HIV 감염

김준명 · 최준용 지음

군자출판사

HIV 감염
Human Immunodeficiency Virus Infection

첫째판 1쇄 인쇄 | 2007년 7월 20일
첫째판 1쇄 발행 | 2007년 7월 30일

지 은 이 김준명 · 최준용
발 행 인 장주연
편집디자인 안호연
표지디자인 오호경
발 행 처 군자출판사
등 록 제 4-139호(1991. 6. 24)

본 사 (110-717) 서울특별시 종로구 인의동 112-1 동원회관 BD 3층
Tel. (02) 762-9194/5 Fax. (02) 764-0209
대구지점 Tel. (053) 428-2748 Fax. (053) 428-2749
광주지점 Tel. (062) 228-0252 Fax. (062) 228-0251
부산지점 Tel. (051) 893-8989 Fax. (051) 893-8986

www.koonja.co.kr

*파본은 교환하여 드립니다.
*검인은 저자와의 합의 하에 생략합니다.

ISBN 978-89-7089-818-6

정가 45,000원

acquired immune deficiency syndrome

저 자

김 준명 연세의대 감염내과 교수
연세의대 에이즈연구소 소장
대한감염학회 이사장

최 준용 연세의대 감염내과 교수
연세의대 에이즈연구소 연구부장

집필진

김 동수	김 명수	김 승민
김 연아	김 영근	김 현숙
김 현옥	김 효열	박 윤선
박 윤수	박 은숙	박 전한
송 영구	신 소연	신 수린
염 준섭	염 창환	용 동은
유 내춘	이 꽃실	이 민결
이 필구	장 경희	조 정호
최 영화	허 애정	홍 성관

acquired immune deficiency syndrome

서 문

HIV 감염이 우리 인류에게 그 모습을 드러낸 지도 어언 25년이 지났습니다. 그 간 이미 7천만 명 이상을 감염시키고 수많은 인류를 희생시켜 왔지만 아직도 이 질병은 인류 보건에 있어서 가장 심각한 문제로 남아 있습니다. 다행히도 최근에 치료제가 개발되면서 병용요법을 통해 질병의 경과를 억제하고 사망률을 감소시키는 긍정적인 치료 효과를 보이고 있으나, 아직도 완치를 시키기에는 요원한 것이 현실이라 하겠습니다.

국내에서도 첫 감염자가 보고된 이후 20여 년이 흘렀으며, 최근에는 빠른 속도로 감염자가 증가하고 있어 많은 우려와 경각심을 불러 일으키고 있습니다. HIV 감염은 지역, 민족, 환경 및 문화에 따라 다양하고 특징적인 역학 및 임상 양상, 바이러스적 성상, 그리고 치료 반응을 보이고 있습니다. 따라서 우리나라의 HIV 감염 문제를 효과적으로 해결키 위해서는 고유한 양상과 특성을 알고 이해하는 것이 필요하다 하겠습니다.

그러한 면에서 국내에서 아직까지 이 분야를 진료하고, 연구하고, 공부하고자 하는 분들을 위해서 국내 감염의 양상과 특성도 함께 소개하는 관련 저서가 없었음은 무척 아쉽다 하겠습니다. 따라서 뒤늦게나마 국내 관련 전문가들의 노력에 의해 'HIV 감염' 저서가 발간됨은 무척 의미가 깊다 하겠습니다. 본 'HIV 감염' 저서는 빠르게 변화하고 있는 관련 지식 및 정보를 소개하고자 하였으며, 더불어 국내 자료 및 연구 결과를 포함시키고자 노력하였습니다.

본 'HIV 감염' 저서는 이 분야를 연구하거나 진료하는 의학자 및 임상의사들에게 도움이 될 것이며, 나아가서 이 질병을 공부하고자 하는 학생들에게도 많은 도움이 되리라 생각합니다. 본 저서를 발간함에 있어서 귀중한 옥고를 집필해 주신 여러 필자 분들께 심심한 감사를 드리며, 특히 바쁜 가운데서도 최종 검토를 위해 헌신적인 노력을 아끼지 않으신 최 영화 교수에게 다시 한번 감사를 드립니다.

2007. 7.

저자 **김준명 최준용**

acquired immune deficiency syndrome

목 차

chapter · 1

병인 및 발병 기전

acquired immune deficiency syndrome

1. 원인 바이러스

1. 원인 바이러스의 분리

후천성면역결핍증(acquired immune deficiency syndrome; AIDS)은 종양을 유발시키지는 않으나 후천적으로 면역결핍을 유발시키는 레트로바이러스(retrovirus)인 사람면역결핍바이러스(human immunodeficiency virus; HIV)에 의해 발생하는 질환이다. 1981년 미국 동성애자집단에서 폐포자충 폐렴이 집단적으로 발생한 것을 계기로 처음 밝혀진 이래 원인바이러스의 분리 및 동정은 물론, 분자생물학적 특성 규명까지 빠른 시간 안에 이루어졌다.

1983년 Montagnier 연구진에 의해 림프절병증(lymphadenopathy)이 있는 환자의 림프절에서 레트로바이러스가 분리됨으로써 후천성면역결핍증의 병원체에 대한 최초의 단서를 얻게 되었다. 처음에는 그 중요성이 충분히 평가되지 못하였지만 다음 해에 Robert Gallo 연구진과 Jay Levy 연구진에 의해 각각 후천성면역결핍증 환자의 혈액에서 T세포에 친화성이 있고(T-cell trophic), 세포변성(cytopathic)인 레트로바이러스가 분리됨으로써 Montagnier 연구진에 의한 후천성면역결핍증 병원체 발견의 중요성이 더 분명해졌다. 바이러스를 분리한 연구자들에 따라 Montagnier 연구진에서는 LAV(lymphadenopathy-associated virus), Gallo 연구진에서는 HTLV-III(human T-cell lymphotropic virus type III), Levy 연구진에서는 ARV(AIDS-related virus)로 명명하였다. 그러나 이 바이러스들의 전자현미경적 형태가 모두 렌티바이러스와 유사한 것으로 판명되어, 1986년 국제 바이러스 분류학회(International Committee on Taxonomy of Viruses)에서 사람면역결핍바이러스(human immunodeficiency virus; HIV)로 통일하여 명명할 것을 권장하였다.

사람면역결핍바이러스의 발견 후 고양이에서 feline leukemia virus, 여러 영장류에서 simian immunodeficiency virus(SIV)와 같은 다른 렌티바이러스가 추가로 분리되었다. 1986년 François Clavel, Montagnier 연구진에서는 서부 아프리카에 만연되어 있는 또 다른 유형의 HIV를 발견하였고, 최초로 분리된 HIV-1과 구별하기 위하여 HIV-2라고 명명하였다. HIV-2에 감염된 사람에서도 후천성면역결핍증이 발생하나, HIV-1에 의한 감염에 비해 잠복기가 길고 유병율이 낮다.

2. HIV의 특성

사람면역결핍바이러스 비리온(virion)이 다른 레트로바이러스와 다른 점은 단백질을 함유한 원추형의 밀도가 조밀한 핵심부를 가지고 있다는 것이다(그림 1). 외피에서 돌출되는 72 peplomers인 당단백질의 올리고머 gp160은 비공유결합으로 결합된 gp120과 gp41로 구성되어 있다(그림 2). gp41 외피 산물은 바이러스 외피에 당단백질을 고정하는 막통과영역(transmembrane domain)과 표적세포 내로

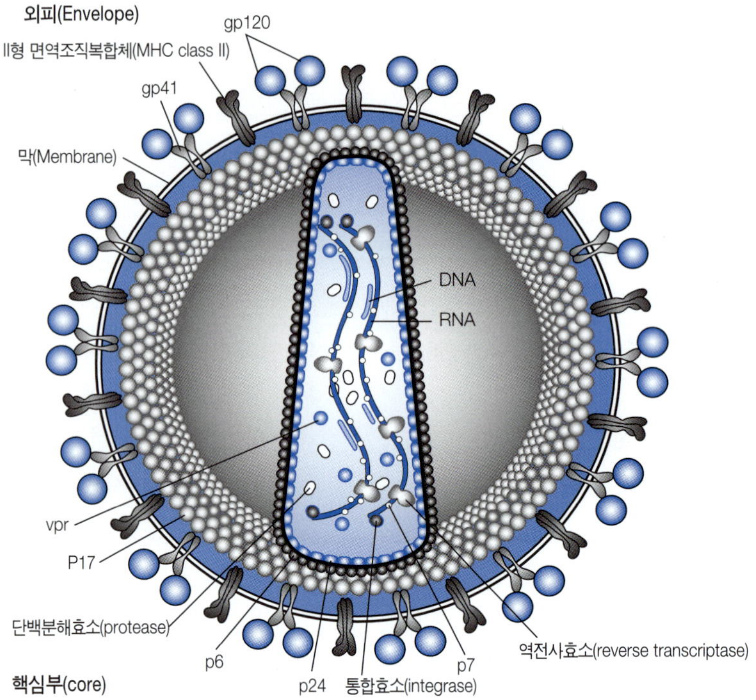

그림 1. 사람면역결핍바이러스 비리온의 모형도

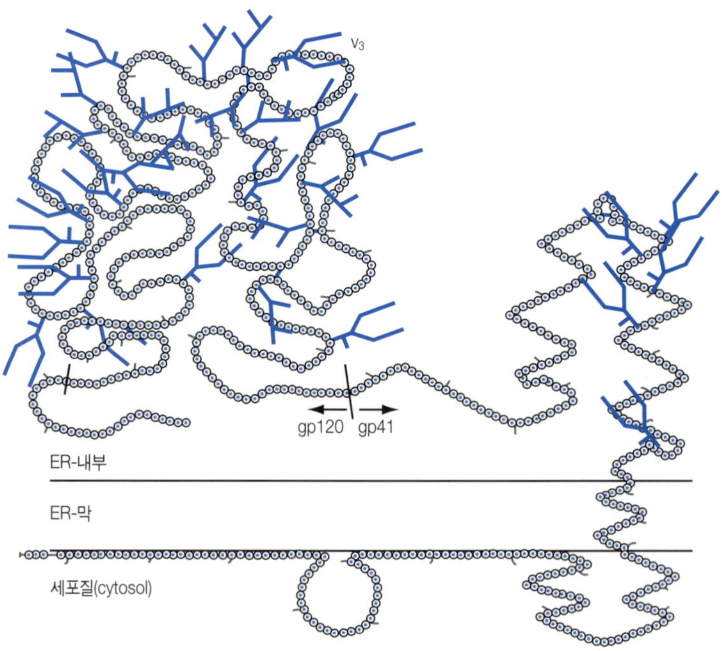

그림 2. gp160의 구조
(Land A. Biochemistry 783-791, 2001; modified)

의 바이러스 침입을 촉진하는 융합영역(fusion domain)을 가지고 있다. 세포 수용체에 결합하는 리간드(receptor-binding ligand)이면서, 가장 중요한 항원영역들(antigenic domains)이 주로 존재하는 곳은 gp120 분자의 V3 loop이다. gp120은 가장 많이 당화된(glycosylated) 바이러스 단백질로 이처럼 "당의(sugar coating)" 된 점이 중화항체의 접근을 방해하게 된다. gp41은 소수성 외피(hydrophobic membrane)에 고정되어 있으며, 세포막 융합에 의한 바이러스의 세포내 침입에 관여한다. 또한, 바이러스 외피는 class I과 class II 조직적합복합체 항원과 같은 숙주세포에서 유래된 단백질을 함유하고 있다. 바이러스 외피의 안쪽 면은 기질단백(matrix protein)인 p17로 덮혀 있으며, 이는 55kDa *gag* 유전자 산물이 분해된 산물이다. 가장 풍부한 바이러스 단백질은 인산화된 단백질인 p24로서 이도 역시 *gag* 유전자 산물이며, 정이십면체의 뉴클레오캡시드(icosahedral nucelocapsid)를 형성한다. 기타 *gag* 유전자 산물로 p9과 p7가 있는데, 비리온 핵심부(core)에서 바이러스 유전체와 밀접하게 연합되어 있다. 역전사효소(reverse transcriptase; RNase H 활성도 가지고 있음), 통합효소(integrase; endonuclease), 단백분해효소(protease)의 3종류 바이러스 효소도 핵심부에서 바이러스 유전체와 연합되어 있다.

사람면역결핍바이러스는 두배수체(diploid) (2×9.2kb) 및 sense ssRNA를 유전체로 갖고 있으며, *gag*, *pol*, *env*의 구조단백질 유전자 외에도, 유전자 발현 조절기능을 담당하는 6종류의 유전자를 더 갖고 있는데, virion infectivity factor(*vif*), viral protein R(*vpr*), transactivator(*tat*), regulator of expression of virion proteins(*rev*), negative factor(*nef*) 및 HIV-1에서의 viral protein U(*vpu*), HIV-2에서의 viral protein X(*vpx*)가 이에 해당한다.

현재까지 알려진 바이러스의 유형으로는 HIV-1과 HIV-2의 두 가지가 있다. HIV-2는 HIV-1과 단지 40% 정도의 염기서열 상동성을 보이며, HIV-1의 *vpu* 대신에 *vpx*라는 독특한 유전자를 가지고 있다. 최근의 연구보고에 의하면 HIV-2는 sooty mangabey의 면역결핍바이러스와 75% 정도의 높은 상동성을 보이며, 주로 아프리카에 국한되어 있고 HIV-1에 비해 병독성이 약한 것으로 알려져 있다.

3. HIV의 분류

사람면역결핍바이러스는 레트로바이러스인데 Retroviridae는 oncovirinae, lentivirinae 및 spumavirinae로 나뉘며, 이 중 사람면역결핍바이러스는 소, 고양이 및 원숭이 면역결핍바이러스와 함께 Lentivirinae 아과(subfamily)에 속한다.

사람면역결핍바이러스는 변이에 의해 다양한 유형이 존재하는데, HIV-1은 후천성면역결핍증의 병원체중 가장 많은 원인이 되고 있고, HIV-1에 비해 병독력이 약한 HIV-2는 두 번째로 많은 원인이 되며 주로 서부 아프리카 지역에 국한되어 분포한다.

HIV-1은 M(major)그룹, O(outlier)그룹, N그룹으로 크게 나뉜다(그림 3). *env* 유전자 염기서열에 기초하여 9개의 HIV-1(A-D, F-H, J-K) 아형들과 5개의 HIV-2(A-E) 아형들이 동정되었다. M그룹은 세계에 주로 분포하는 그룹이며, O그룹은 카메룬, 가봉, 프랑스 등에서 발견된 상대적으로 드문 그룹이다. N그룹은 카메룬 여성에서 발견되었는데, 단지 몇몇 증례만 보고되었다. 우리나라에 주로 분포하는 아형은 HIV-1의 B 아형이다.

사람이외의 영장류에서도 많은 종류의 레트로바이러스가 분리되었다. 서부 아프리카에 서식하고 있는 원숭이의 일종인 sooty mangabey에서 분리된 SIV는 HIV-2와 매우 유사하여 이 두 바이러스는 동일 바이러스의 변이주로 생각되어 진다. 침팬지

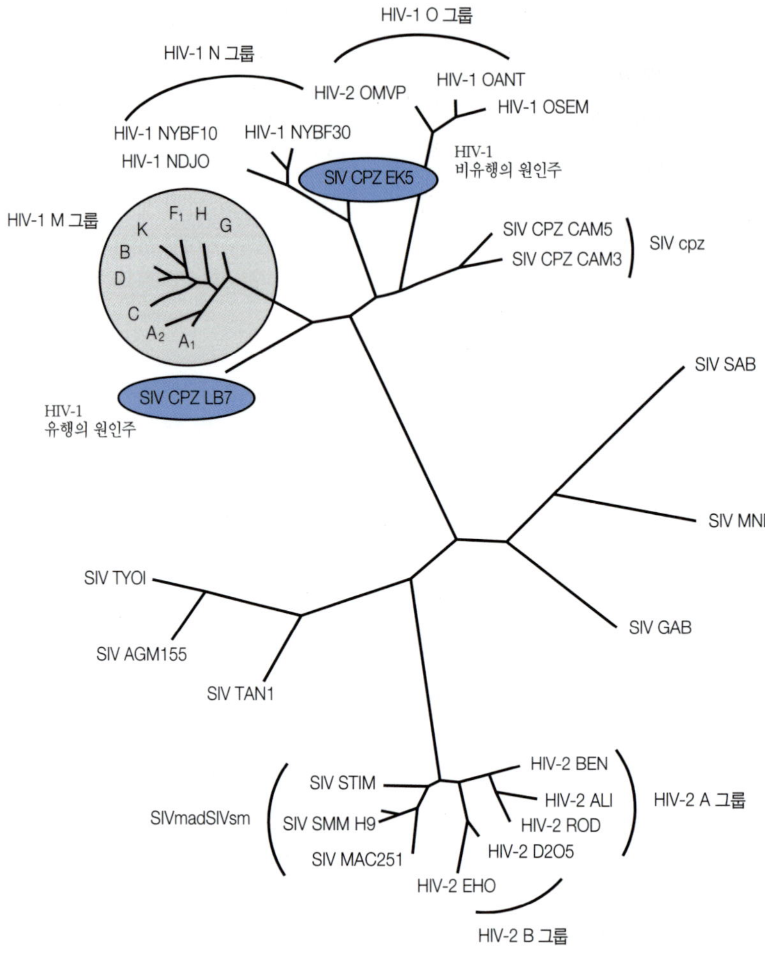

그림 3. **렌티바이러스의 계통학적 분류**

에서 분리된 바이러스는 HIV−1과 밀접한 관계가 있다.

영장류 렌티바이러스의 유전체 구성은 매우 유사하다. 그러나 HIV−1과 침팬지에서 분리된 바이러스는 *vpu* 유전자를 가지고 있는 반면에, HIV−2와 대부분의 SIV는 *vpx* 유전자를 가지고 있는 것이 차이점이다. 분리 주에 따라 *env* 유전자에 상당한 유전자 다양성을 보이는데, 다만 막투과영역의 염기서열은 바이러스 입자 바깥으로 노출되어 있는 영역(external glycoprotein)의 염기서열에 비해 잘 보존되어 있다. HIV−1과 SIV의 중심 항원 사이에는 교차반응이 강하게 일어나며, 외피 항원에서의 교차반응은 두드러지지 않는다.

사람면역결핍바이러스는 아프리카의 원숭이가 가지고 있던 바이러스가 사람에 감염되어 발생한 것으로 믿어진다. HIV−2는 sooty mangabey SIV로부터 기원된 것으로 여겨지며, HIV−1이 기원된 바이러스는 아직 분리되지 않았지만, 현재로서는 침팬지에서 분리되는 바이러스가 가장 의심된다. HIV−1을 침팬지에 접종하면 증식이 일어나지만 다른 원숭이에서는 증식이 일어나지 않는다. 한편, HIV-2는 사람, 침팬지, 짧은 꼬리 원숭이(macaques), 개코 원숭이(baboon) 등에 감염되어 HIV-1 보다 넓은 숙주분포를 보인다.

4. 동물 렌티바이러스(Lentivirus) 감염양상

동물 감염실험을 통하여 알려진 질병 양상은 종에 따라 다르지만, 렌티바이러스 감염에 대하여 다음과 같은 몇 가지 공통적인 생물학적 특성이 알려져 있다.

① 바이러스는 체액에 의해 전파된다.

② 바이러스는 감염 숙주에서 매우 낮은 수준이지만 지속적으로 존재한다.

③ 바이러스는 변이가 자주 일어나, 조건(숙주 요인, 면역 반응, 조직 등)에 따라 서로 다른 변이주가 검출된다. 감염 숙주에서 유전체가 매우 유사한 일련의 바이러스군이 검출되는데 이를 유사종(quasi-species)이라 한다.

④ 바이러스 감염은 특정 단계를 밟으며 서서히 진행된다.

대식세포계열에 속하는 세포들이 감염에 중요한 역할을 하며 다른 레트로바이러스와 달리 분열하고 있지 않은 세포나 완전히 분화가 끝난 세포에도 감염된다. 그러나, 이러한 세포에서는 세포가 활성화되어야 바이러스 증식이 유도되어 자손 바이러스(progeny virus)가 생산된다. 림프구에 친화성이 있는 바이러스주는 바이러스가 고역가로 생산되는 감염(highly productive infection)을 일으키는 경향이 있으며, 대식세포에 친화성이 있는 바이러스주는 제한적인 바이러스 증식을 일으킨다.

5. 바이러스 수용체

모든 영장류 렌티바이러스는 T림프구와 대식세포에서 표현되는 CD4 분자를 수용체로 이용한다. 정상적으로 CD4 분자를 표현하지 않는 사람세포

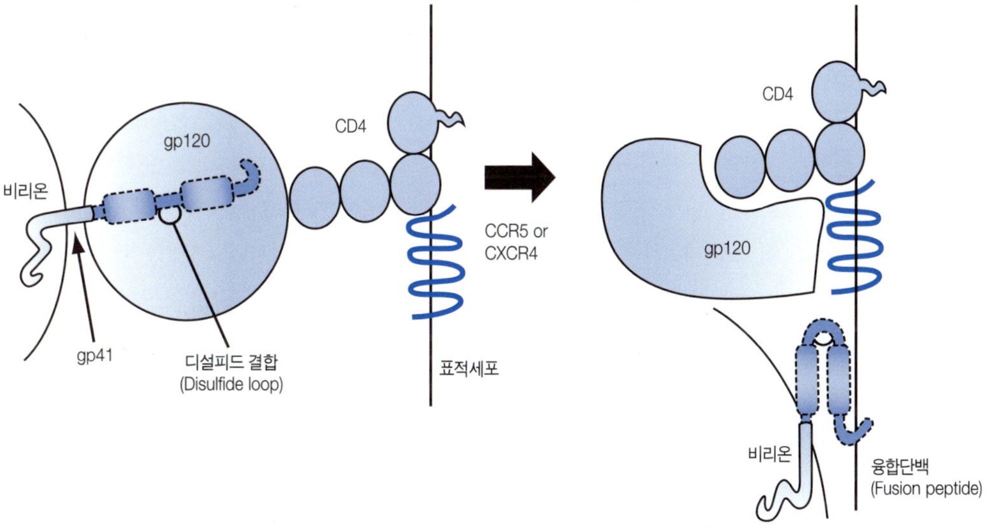

그림 4. 사람면역결핍바이러스의 표적세포 융합

(예; 상피세포)에도 CD4를 유전자전달(transfection)한 후 사람면역결핍바이러스를 감염시키면 바이러스를 생산해 낸다. 반면, 설치류 세포에 사람 CD4 분자를 유전자전달하여도 바이러스를 생산하는 감염이 일어나지 않는다. 그러나, HIV 프로바이러스 DNA를 설치류 세포의 염색체에 삽입시키면 바이러스가 생성된다. 이러한 사실은 사람면역결핍바이러스가 세포 내로 들어가기 위해서는 기존의 사람면역결핍바이러스 수용체인 CD4 분자 이외에도 하나 이상의 보조인자가 더 필요하다는 것을 의미한다.

최근에 키모카인(chemokine) 수용체들이 사람면역결핍바이러스의 보조수용체로서의 기능을 한다는 것이 밝혀졌다. RANTES, MIP－1α, MIP－1β에 대한 수용체인 CCR5가 대식세포 친화성을 가지는 HIV－1에 대한 보조수용체이다. 반면에 SDF－1에 대한 수용체인 CXCR4는 림프구 친화성 HIV－1에 대한 보조수용체로 작용한다. 이와 같은 보조수용체는 바이러스가 세포막과 융합하는 데 필요하다(그림 4). 바이러스는 CD4 분자에 먼저 부착하고, 그 다음에 보조수용체에 부착한다. 이와 같은 상호작용은 바이러스 외피의 입체형태 변화(conformation change)를 초래하여 gp41 융합펩타이드를 활성화시켜 세포융합을 유도하게 된다. CCR5 유전자의 동종접합 결손(homozygous deletion)이 있는 개체는 HIV－1 감염으로부터 보호된다는 사실이 사람면역결핍바이러스 감염에서 보조수용체의 필요성에 대한 증거가 된다. 이들 보조수용체가 어떤 세포에 존재하느냐에 따라 세포(림프구, 대식세포 등)들의 사람면역결핍바이러스에 대한 친화성이 달라진다.

적어도 몇 가지 세포에서는 수용성 CD4 분자를 통한 바이러스 감염이 차단되지 않는데, 이는 이러한 세포들에서 CD4와는 다른 분자가 수용체로 이용된다는 것을 의미한다. 신경세포에서는 CD4 분자 대신에 galactosyl ceramide가 수용체로 이용된다.

6. HIV의 복제

사람면역결핍바이러스는 레트로바이러스로서 역전사효소를 가지고 있어 바이러스 RNA에서 바이러스 DNA를 만들어 감염된 숙주세포의 염색체에 삽입되고 잠복상태로 존재한다. 이렇게 숙주세포 염색체에 삽입된 바이러스 DNA를 프로바이러스(provirus)라 하며, 세포가 활성화되면 바이러스 생성에 필요한 RNA를 만들어 출아현상(budding)을 통해 세포 밖으로 나가게 된다.

사람면역결핍바이러스의 복제는 다음과 같은 몇 가지 특징을 가지고 있다.

① 인체에 존재하는 대부분의 T림프구는 활성화된 상태가 아닌 안정된(resting) 휴지기 상태이며, 사람면역결핍바이러스의 복제는 증식하고 있는 CD4+ T림프구에서 일어나므로 많은 경우 장기간 지속되는 잠복감염을 초래한다. 이러한 상태는 T림프구가 활성화되면 바이러스 생산성 감염(productive infection)으로 전환하게 된다.

② 바이러스 단백질 뿐만 아니라 세포 단백질도 바이러스 복제를 조절하는 데 참여한다.

③ 특정 조절 단백질(Tat와 Rev)이 DNA 프로바이러스에 부착하는 것이 아니라 RNA 전사체에 부착하여 전사를 조절하는데, 이는 포유류 렌티바이러스에서 볼 수 있는 독특한 현상이다.

④ 사람면역결핍바이러스 유전체는 단지 9개의 유전자를 가지고 있으며, 3개는 구조단백질을 암호화하고(encoding), 6개는 조절단백질을 암호화하지만, 다양한 리보핵산짜집기(RNA splicing) 양상에 의해 30종 이상의 RNA가 형성된다. 그러나, 이들 중 많은 부분의 기능이 아직 밝혀져 있지 않은 상태이다.

⑤ 사람면역결핍바이러스는 세포 융합으로 융합체(syncytium)를 형성할 수 있어 한 세포에서 다른 세포로 효율적으로 전파된다.

그러나 이와 같은 사람면역결핍바이러스 복제에 대한 생화학적인 지식은 비리온을 감염시키는 세포 배양 연구를 통하여 얻게 된 것으로 실제 생체와 중요한 차이가 있을 수 있다.

사람면역결핍바이러스 비리온은 gp120을 통해 보조 T림프구와 대식세포계열 세포의 표면에 있는 CD4 분자에 결합하며, CD4 분자가 사람면역결핍바이러스에 대한 주된 수용체가 된다. HIV−1의 CD4에 대한 친화력은 HIV−2 보다 25배 강하며, 이러한 성질 때문에 HIV−2가 HIV−1에 비하여 낮은 병원성을 보이는 것으로 생각된다. gp120의 카르복실말단(carboxyl terminal) 부분에 잘 보존된 397−439 아미노산 부위가 CD4 분자와 결합하는 부위이다. 단백분해효소 CD26이 보조 수용체로 작용한다고 제시되었는데 CD26이 V3 loop에서 gp120을 분해하여 입체형태 변화를 유도하고 gp41의 융합영역을 노출시킨다고 하였다. 그러나, 이에 대해서는 검증이 필요하다. pH에 관계없이 gp41과 세포막이 직접 융합되어 바이러스가 세포 내로 들어오게 되면 비리온 핵심부(core)를 세포질로 방출하게 되고 역전사효소에 의해 유전체의 dsDNA가 만들어진 후 이들이 숙주세포 염색체에 삽입된다.

숙주세포 염색체에 삽입된 프로바이러스는 영구히 잠복상태로 남아 있을 수 있다. 세포 RNA 중합효소 II에 의한 전사는 안정된 T림프구에서는 일어나지 않고, 단지 증식하고 있는 T림프구에서만 일어난다. 세포분열물질(mitogen), 시토카인, 또는 HTLV−1, herpes simplex virus, Epstein−Barr virus, cytomegalovirus, human herpsevirus 6, hepatiris B virus와 같은 다른 바이러스의 조절단백이 T림프구를 활성화시킨다(그림 5). 이러한 물질들은 세포단백인 NF−κB계의 활성화를 통해 세포를 활성화시킨다. NF−κB는 세포질에서 NF−κB 억제단백인 IκB와 복합체를 이루고 있으며, IκB가 인산화되어 polyubiquitination되면 IκB는 proteasome에서 분해되고 유리된 NF−κB가 활성화되어 핵내로 전위

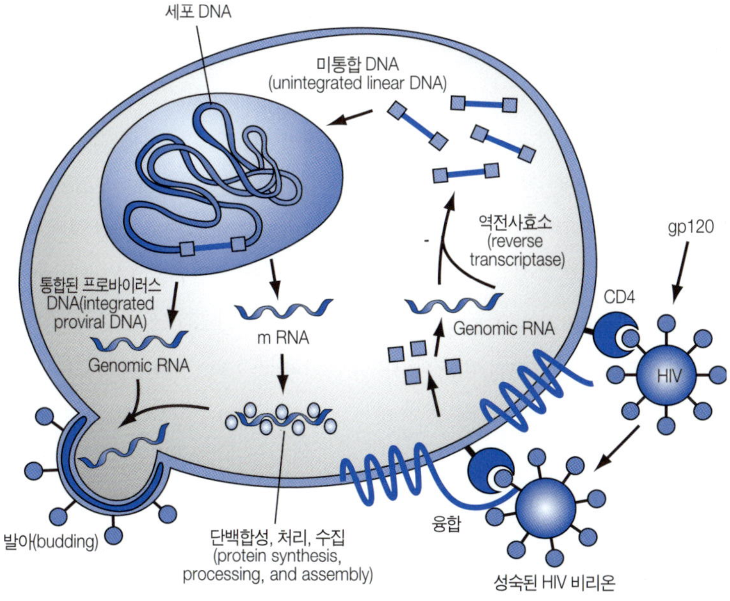

그림 5. T세포에서의 사람면역결핍바이러스 증식 과정

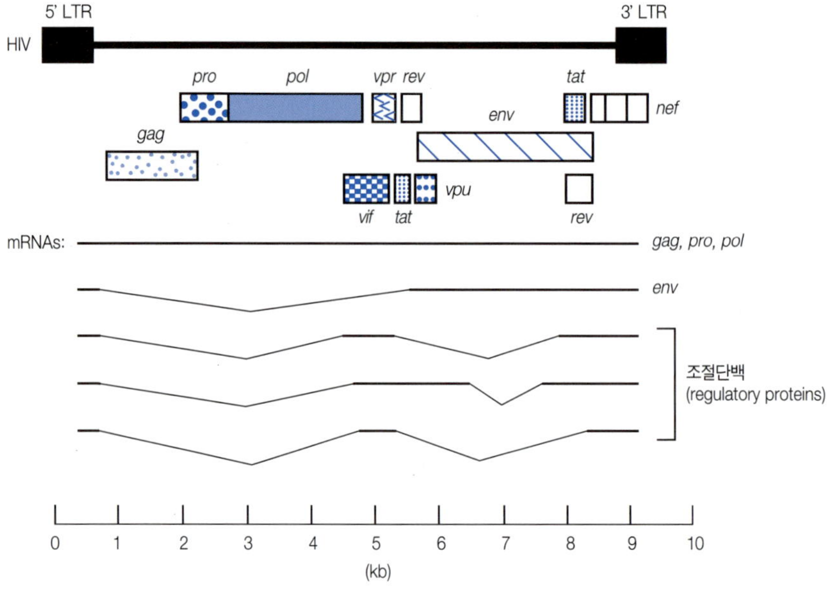

그림 6. 사람면역결핍바이러스 유전체의 구성 및 전사

(translocation)한다. NF-κB는 다양한 증강인자에도 부착하여 특정 유전자의 발현을 조절하게 되며, HIV provirus LTR(long terminal repeats)의 U3 부위에 존재하는 두 개의 κB 증강인자(enhancer element)에도 부착할 수 있다. 숙주세포에서 기본적으로 발현되는 세포 전사인자와 더불어 NF-κB가 LTR에 부착하게 되면, 비교적 낮은 수준이지만 프로바이러스 유전체의 전사가 일어나게 된다. HIV LTR에는 NF-κB 외에도 다양한 세포 전사조절인자들이 부착할 수 있는 전사조절부위들이 존재한다. TATA box를 비롯하여 LTR U3 부위에 존재하는 전사조절부위들이 전사촉진제(transcription promoter)를 구성한다. 그러나 이 촉진제(promoter)의 기본적인 전사활성능(basal activity)은 약하여 단지 제한된 전사가 일어날뿐이다.

사람면역결핍바이러스 유전자들은 조기에 발현되는 유전자(조절단백 유전자: *tat, nef, rev*)와 후기에 발현되는 유전자(구조단백 유전자: *gag, pol, env*)로 구분된다. 다양한 짜집기 양상에 의해 3가지 주된 HIV mRNA들이 만들어지는데, 짜집기가 일어나지 않은 유전체의 완전한 길이에 해당하는 9.2kb의 RNA 전사체는 Gag와 Pol polyprotein의 유전암호해독(translation)을 위한 mRNA로 이용된다. 한 군데서 짜집기가 일어난 4.5kb RNA 전사체는 Env, Vif, Vpr 및 Vpu 단백의 번역에 이용된다. 여러 군데서 짜집기가 일어난 2kb RNA 전사체는 Tat, Rev 및 Nef 단백의 번역에 이용된다(그림 6). 처음 한번의 전사(first round transcription)에서는 Tat, Rev 및 Nef 단백의 번역에 이용되는 2 kb mRNA 전사체만 세포질로 나가게 된다.

강력한 전사촉진조절인자(transactivator)인 Tat는 14-16kDa의 단백으로 HIV-1 mRNA의 tat activation response element(TAR)에 결합하여 세포인자(cellular factor)와 함께 신생 mRNA를 안정화시키고 전사효율을 증대시킨다. 이러한 전사 효율 증대는 *tat*가 전사종료 억제인자(anti-terminator)로 작용하여, 조기 전사 종료(premature termination)를 막아주기 때문에 전사연장 효율이 증가됨으로써 일어난다. 또한, *tat*가 직·간접적으로 LTR promoter에 연합되는 전사시작복합체(transcription initiation complex)를 변형시킴으로써 전사시작 효율을 증가시킨다는 보고도 있다. 모든 사람면역결핍바이러스 유전자가 전사되지만, *tat, rev*와 *nef*의 번역에 이용되는 전사체를 제외한 다른 전사체들은 Rev가 상당양에 도달할 때까지 핵내에 남아있게 된다. Rev는 구조단백질 발현에 필요하며 구조단백은 사람면역결핍바이러스 복제의 후기(late phase)에서 짜집기가 일어나지 않은 mRNA에서 합성된다(그림 7).

Rev도 필수적인 조절단백질로서 바이러스 RNA에 RRE(Rev regulatory element)라고 알려진 염기서열에 부착한다. RRE는 *env* 유전자 내에 존재하므로 9.2kb와 4.5kb의 RNA 전사체에는 존재하지만, *tat, rev, nef*의 번역에 이용되는 2kb 전사체에는 존재하지 않는다. Rev가 없으면 9.2kb와 4.5kb 전사체는 핵 내에 남아있게 된다. 그러나 *rev*가 핵 내에 축적되면 RRE를 가지고 있는 이들 전사체(9.2kb, 4.5kb)는 세포질로 나가게 되며, 사람면역결핍바이러스 유전체 크기에 해당하는 완전한 길이의 9.2kb 사람면역결핍바이러스 mRNA의 번역이 가능하게 된다. 또한 Rev는 *tat, nef, rev* 기능을 감소시키는 작용도 가지고 있는 것으로 알려져 있다.

Nef는 27kD의 myristylation된 세포질 단백으로 사람면역결핍바이러스가 감염된 세포의 세포질에 많이 존재하며 바이러스 증식이나 병원성에 필수

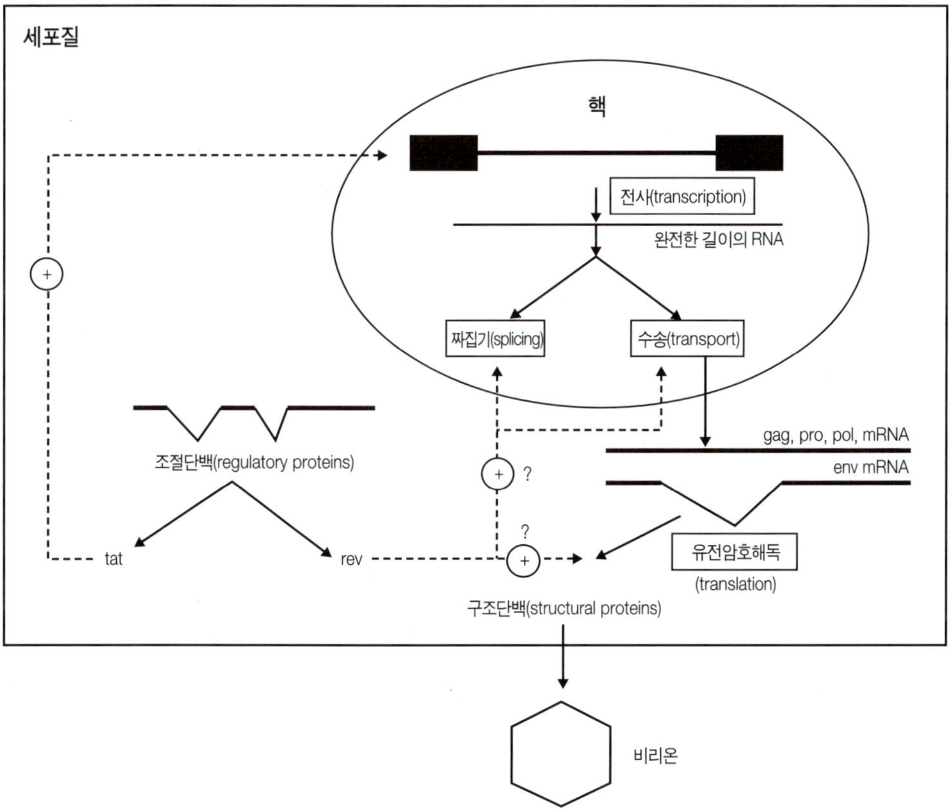

그림 7. 사람면역결핍바이러스 유전자 발현의 전사촉진 조절

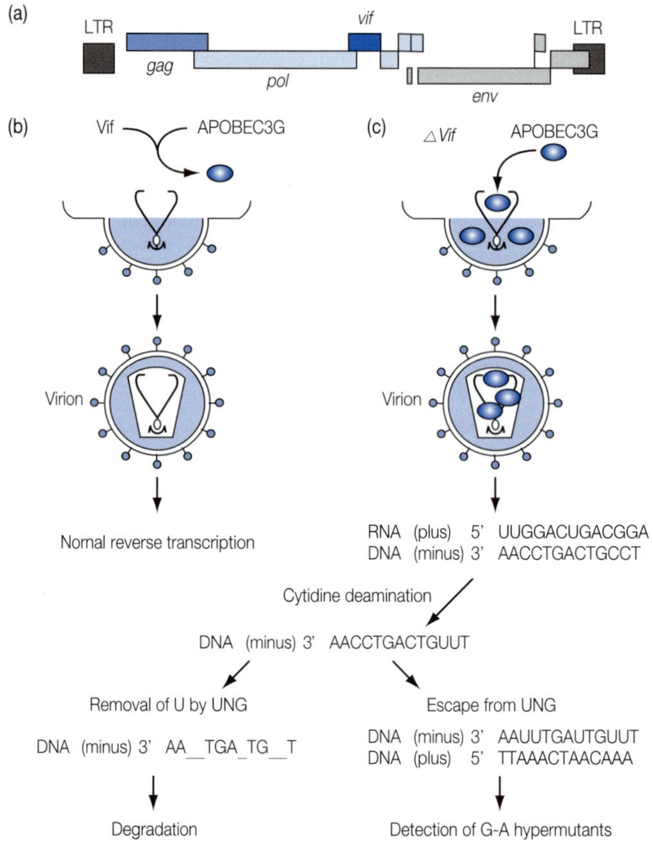

그림 8. Vif와 APOBEC 3G
(Vartanian JP, Sommer P. Wain-Hobson S. Trends in molecular medicine 9; 409-413, 2003; modified)

요소는 아니다. Nef 단백의 기능은 확실하지는 않으나 면역결핍의 빠른 진행과 연관된 높은 바이러스 수준을 유지하는 것에 중요한 역할을 한다. Nef가 대식세포에서 표현되면 T림프구의 활성화를 유도한다. *nef* 유전자가 결손된 바이러스는 병독성이 약하나 감염력은 가지고 있으므로 추후 생백신으로 개발될 가능성이 있다. 그러나 *nef* 결손 바이러스의 병독성을 해결하는 것이 우선과제이다.

Vif는 24-kDa 세포질 단백으로, deoxycytidine deaminase APOBEC 3G와 결합하여 기능을 억제시킨다. APOBEC 3G는 역전사시 바이러스의 cDNA의 음성가닥에 광범위한 탈아미노작용을 일으켜 G-to-A 과돌연변이를 일으키는 방법으로 바이러스의 복제를 억제하므로 *vif*가 결손된 바이러스의 경우 많게는 1000배 이상 감염력이 떨어지게 된다(그림 8).

Vpu는 인플루엔자 바이러스의 이온 채널 M2 단백과 유사한 적산 막 인단백질(integral membrane phosphoprotein)으로서 *env* 당단백질의 완숙(maturation)을 촉진하며 발아에 의한 바이러스 방출을 촉진한다.

Vpr은 바이러스의 복제를 증가시키고 전이활성(transactivator)을 일으키는 것으로 알려져 있으며 세포자멸사(apoptosis)와도 연관되어 있다고 알려져 있다.

gag−*pol* 전사체는 Gag 다단백(polyprotein)으로 유전암호해독되며 리보솜 구조이동(ribosomal frameshift)에 의해 Pol 다단백으로 유전암호해독되는데, Pol 다단백은 Gag 다단백에 비해 훨씬 낮은 효율로 단백 합성이 일어난다. 바이러스 유전체는 세포질 내에서 핵심부 단백질인 Gag와 Gag−Pol 전구체와 연합되며, gp160과 연합하기 위하여 Env 당단백질 gp160이 있는 세포막 부위로 이동하게 된다. Pol 다단백은 비리온 핵심부내에 존재하는 4가지 효소(역전사효소; gp 64, gp51, 단백분해효소; gp10, 통합효소; p32)로 분해되며, Gag 다단백은 4가지 구조단백인 p23, p17, p9, p7로 분해된다. 바이러스의 단백분해효소가 이 과정에 참여하며, 이는 바이러스가 출아되는 동안 뿐만 아니라 출아 후에도 일어난다.

env 유전자는 160kD 당단백질을 만들어 내고 이 당단백질은 숙주세포 단백분해효소에 의해 외피 당단백질인 gp41과 gp120으로 분해된다(그림 9). gp120은 림프구와 대식세포에 대한 친화력을 결정하며 중화항체에 대한 주요 항원결정기가 된다. 분리된 바이러스주에 따라 다양성을 보이는 사람면역

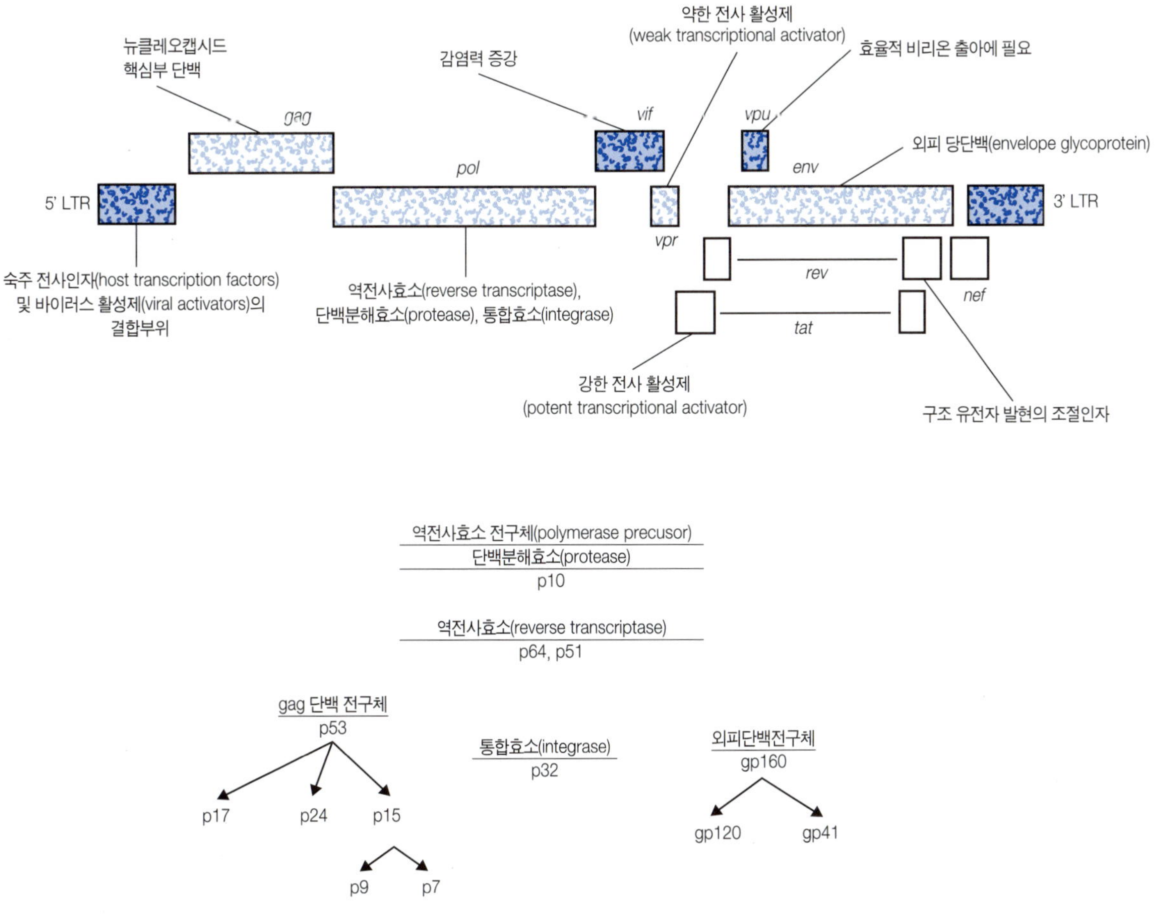

그림 9. 사람면역결핍바이러스 유전자 기능 및 발현

결핍바이러스 외피 당단백질은 5개의 가변부위('variable' region)를 가지고 있는데, 이중 V3 부위가 바이러스 중화에 중요하다. 이러한 사람면역결핍바이러스 외피의 다양성은 후천성면역결핍증에 대한 효과적인 백신 개발을 어렵게 한다.

7. 유전적 변이

역전사효소의 부정확성에 의해 한 숙주 개체에서 원래 감염된 바이러스주뿐만 아니라 다양한 돌연변이체가 검출되는데, 이를 통칭하여 "유사종(quasi-species)"이라 한다. 이러한 변이는 *env* 유전자의 가변부위에서 가장 현저하다. 이와 같은 변이주에는 드물게는 재조합주도 있지만, 세포 친화성, 병독력, 항원성과 같은 표현형에 따라 적어도 3가지 종류가 있다.

T림프구에 친화성을 갖는 변이주는 X4 바이러스라고 하며 말초혈액 림프구에서 배양 시 빠른 속도로 증식하여 고역가의 바이러스를 생산하는('rapid-high' strain) 경향이 있다. 생체 내에서는 주로 CD4+ T림프구에 감염된다. 이러한 변이주는 세포 융합체 형성을 유발하는(syncytium-inducing; SI) 경향이 있고, 환자 상태를 후천성면역결핍증으로 진행시킨다는 보고가 있다. 반면에 대식세포에 친화성을 갖는 변이주는 R5 바이러스라고 하며 말초혈액 림프구에서 배양시 서서히 증식하여 저역가의 바이러스를 생산하는("slow-low" strain) 경향이 있고, 융합체 형성을 유발하지 않는다(non-syncytium-inducing; NSI). 이러한 변이주는 혈액에서는 주로 단핵세포에, 뇌에서는 주로 신경아교세포에 감염되며, 성행위에 의한 감염시 주로 초기에 나타나는 유형으로 여겨진다.

감염의 후기가 되면 X4 바이러스가 주로 출현하게 되는데 이 경우 후천성면역결핍증으로의 빠른 진행을 예견할 수 있다. 이는 이러한 변이주들의 병독력이 강하기 때문이다.

시험관내에서 사람면역결핍바이러스에 대한 단클론 항체 존재 하에 사람면역결핍바이러스를 배양함으로써 항체에 의한 중화반응을 회피할 수 있는 돌연변이주(neutralization-escape mutant)를 선별해 낼 수 있다. 이러한 중화반응 회피 변이주에서 외피 당단백질의 과가변부위를 구성하는 아미노산이 다른 아미노산으로 대치된 것을 발견할 수 있다. 이러한 돌연변이주의 출현은 환자에서 분리된 바이러스주에서도 발견되는데, 이것이 생체내 면역반응에 의해 선택된 것인지, 무작위적인 현상인지, 또는 세포 친화성과 병독력의 변화와 관계가 있는지를 입증하기는 어렵다.

따라서 긴 무증상 감염 후에 진행된 질병상태로 발전함에 따라 더욱 다양한 세포 친화성을 나타내며, CD4+ T림프구에 대한 병원성이 증가되고, 증식속도가 빠르며, 항체에 의한 중화반응을 회피할 수 있는 변이주들이 출현하는 것으로 여겨진다.

8. 잠복

사람면역결핍바이러스에 감염되면 전 기간 동안 예민한 검사방법으로 환자로부터 바이러스를 검출할 수 있기 때문에 잠복감염보다는 만성감염으로 간주하는 것이 더 적절하지만(잠복감염에서는 바이러스가 재활성화되지 않는 한 바이러스를 검출할 수 없음-예; herpes virus), 어떤 특정 기간에는 CD4+ T림프구에서 바이러스를 생산하지 않고 잠복감염 상태로 있다. 핵산부합화(nucleic acid hybridization) 실험을 통하여 두 가지 유형의 세포내 잠복 상태가 있음이 알려졌다. 한 가지 유형은 전형적인 잠복 상태(true latency)로서 바이러스 cDNA가 염색체 내로 삽입하여 적절한 시토카인과 다른 바이러스에 의한 전사촉진으로 인해 세포가 활성화되지 않는 한 바이러스 생산이 유도되지 않는 경우이다. 또 다른 유형은 초기 차단 잠복 상태(blocked-early stage latency)로서 바이러스 cDNA는 안정화된 T림프구의 염색체 바깥 쪽에 존재하여 숙주세포 염색체에 삽입되어 있지 않고(그러나 염색체에 삽입될 수 있는 여력은 있음) 수 일 내에 세포가 활성화된다면 감염력을 갖는 비리온을 생산할 수 있는 경우로서 잠복 초기단계에서 차단된 경우라 할 수 있다.

참고문헌

1. Barré-Sinoussi F, Chermann JC, Ley F, Nugergre MT, Charmaret S, Gruest Jeral. Isolation of T-lymphotropic retrovirus from a patient at risk for acquired immunodeficiency syndrome(AIDS). Science 220; 868-871, 1983
2. Levi JA. HIV pathogenesis: Knowledge gained after two decades of research. Adv Dent Res 19; 10-16, 2006
3. Kim EY, Cho YS, Maeng SH, Kang C, Nam JG, Lee JS. Characterization of V3 loop sequences from HIV type 1 subtype B in South Korea: Predominance of the GPGS motif. AIDS Research and Human Retrovirus 15; 681-686, 1999
4. Simon V, Ho DD, Karim QA. HIV/AIDS epidemiology, pathogenesis, prevention and treatment. Lancet 368; 489-504, 2006
5. Land A. Folding of the human immunodeficiency virus type 1 envelop glycoprotein in the endoplasmic reticulum. Biochemistry 783-791, 2001
6. Cullen BR. Regulation of human immunodeficiency virus replication. Annu Rev Microbiol 45; 219-250, 1991
7. Fauci AS. The human immunodeficiency virus: infectivity and mechanism of pathogenesis. Science 239; 617-622, 1988
8. Greene WC. The molecular biology of human immunodeficiency virus type 1 infection. N Eng J Med 324; 308-317, 1991
9. Levy JA. Pathogenesis of human immunodeficiency virus infection. Microbiol Rev 57; 183-289, 1993
10. Liu R, Paxton WA, Choe S, et al. Homozygous defect in HIV-1 coreceptor accounts for resistance of some multiply-exposed individuals to HIV-1 infection. Cell 86; 367-377, 1996

acquired immune deficiency syndrome

2. 발병 기전

1. HIV 감염의 임상시기에 따른 발병기전

T림프구의 CD4 분자는 사람면역결핍바이러스 감염의 특징은 CD4+ T림프구의 점진적인 양적, 질적 감소에 따른 전반적인 면역결핍 상태이다. T림프구의 CD4+ 분자는 사람면역결핍바이러스에 대한 세포 수용체 역할을 한다. 사람면역결핍바이러스가 세포에 성공적으로 융합, 침투를 하려면 세포 수용체 이외에 보조 수용체를 필요로 하는데 CCR5와 CXCR4가 대표적인 물질이다. 실험실적으로는 CD4+ T림프구의 결핍이나 파괴에 대한 많은 기전들이 알려져 있지만 생체 내에서의 CD4+ T림프구의 점진적인 감소와 기능 장애의 근본적인 기전은 확실치 않다. 사람면역결핍바이러스 감염 초기부터 말기까지의 발병 기전은 매우 복잡하고 다양하나, 여기서는 주로 전형적인 사람면역결핍바이러스 감염의 임상경과에 따른 발병 기전에 대해 알아보기로 한다.

1) 초기 HIV 감염 (Primary HIV infection)

사람면역결핍바이러스가 림프조직으로 확산되는 것은 만성 지속성 사람면역결핍바이러스 감염으로 이행하는 데 있어 중요한 요소로서 추후 사람면역결핍바이러스 감염의 임상 경과에 중요한 영향을 미친다. 초기 감염시 침범되는 세포의 종류는 감염경로에 따라 조금씩 차이가 있다. 혈액이나 수직감염, 주사침 등 감염된 혈액을 통한 직접적인 감염의 경우, 사람면역결핍바이러스가 혈액에 들어온 후 비장이나 림프 조직에서 걸러진 후 증식하며 증식한 많은 수의 사람면역결핍바이러스가 바이러스혈증을 유발하고 전신으로 확산한다. 반면, 국소적으로 감염된 경우—성행위 중 질이나 직장, 요도를 통한 감염, 정액을 삼킨 경우, 모유를 통한 감염—에는 가지 세포(dendritic cell)가 중요한 역할을 한다. 가지 세포는 DC−SIGN과 같은 C−type lectin 수용체를 표면에 발현하여 HIV gp120과 강력히 결합한 후 사람면역결핍바이러스를 보유하고 있다가 감수성이 있는 CD4+ T림프구를 만나면 사람면역결핍바이러스를 감염시킨다.

초기 사람면역결핍바이러스 감염 시에는 특이면역반응이 일어나기 전에 CD4+ T림프구에서 바이러스 증식이 증폭되고, 증폭된 바이러스에 의해 바이러스혈증이 일어난 후 빠른 속도로 전신으로 확산되어 타 조직을 감염시킨다. 이 시기에는 55%의 환자에서 "급성 HIV 증후군"의 증상을 보이며 고농도의 바이러스혈증이 수주간 지속된다. 질병의 진행속도와 초기 사람면역결핍바이러스 감염의 바이러스혈증의 정도는 크게 관련이 없으나 기저치(set point)−초기 감염 1년 후 안정화된 바이러스혈증의 정도−는 관련이 있는 것으로 알려져 있다.

2) 만성 지속성 감염

(1) HIV의 지속적 증식과 면역계 회피 기전

사람면역결핍바이러스 감염의 특징은 면역 반응으로 바이러스를 완전히 제거할 수 없다는 것이다. 바이러스는 숙주를 죽이지 않고 면역반응을 피하여 지속적으로 활발히 증식한다. 이러한 기전으로 만성감염이 유발되고 환자에게 증상이 나타나기 전까지 대략 10년 동안 체내에서 증식하게 된다.

그렇다면 사람면역결핍바이러스는 우리 몸에서 일어나는 면역 반응을 어떻게 피하는가? 뚜렷하게 밝혀지지는 않았지만 몇 가지 가설이 제기되고 있다.

첫째는 돌연변이의 유발이다. 이 기전은 만성 감염을 유지하는데 중요한 역할을 하는 것으로 보인다. CD8+ 세포독성 T림프구를 피할 수 있는 돌연변이의 발생은 사람면역결핍바이러스의 증식과 감염 진행에 필수 요소이며, 바이러스의 빠른 증식과 계속적인 돌연변이의 출현은 중화 항체의 생성을 어렵게 한다. HIV-1의 유전체의 길이는 10^4 뉴클레오티드(nucleotide)이나 한 복제주기 당 바이러스 역전사효소의 오편입률이 10^{-4}이므로 이론적으로 모든 바이러스는 서로 다르게 된다. 또한 CD8+ 세

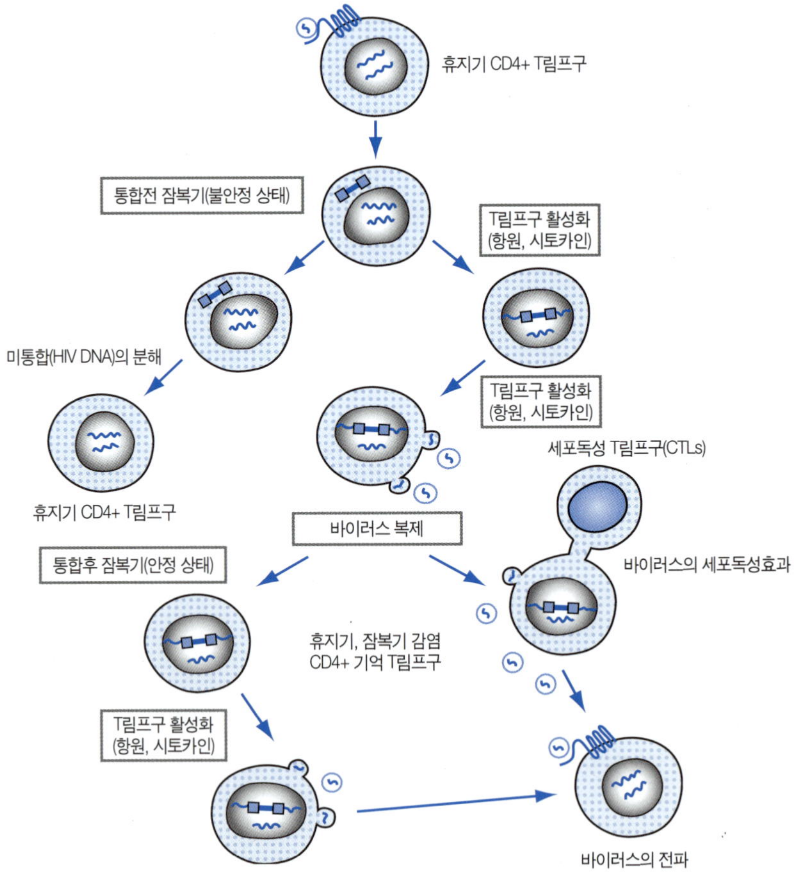

그림 1. 사람면역결핍바이러스 감염자에서 잠복감염, 휴지기 CD4+ T림프구의 생성

포독성 T림프구를 분석해 보면 이 세포들이 초기 감염 시에 급속히 증가하여 바이러스를 제거하는데 가장 효과적인 역할을 하는 것으로 보이는데 초기 감염 이후에는 더 이상 측정되지 않아 초기 바이러스혈증으로 증가한 항원에 다량으로 노출되면서 소모되는 것으로 생각되고 있다.

둘째로, Nef 단백에 의한 사람면역결핍바이러스 감염 세포에서 1형 조직적합항원(HLA)의 하향조절(down regulation)이다. 이러한 기전으로 CD8+ 세포독성 T림프구는 사람면역결핍바이러스 감염 세포를 인식하거나 파괴하지 못하게 된다.

셋째로, 체액면역체계를 피하기 위한 중요한 기전 중 하나는 수용체 결합 부위의 구조적 변화를 통한 항체 매개 중화작용의 회피이다.

넷째로, 항원 특이 면역 반응에서의 CD4+ T림프구의 역할은 매우 중요한데, 사람면역결핍바이러스는 CD4+ T림프구를 특이적으로 감염시켜 사람면역결핍바이러스에 대한 면역반응을 저하시킨다.

마지막으로, 초기 감염에서 만성 감염으로 이행하는 시기에 사람면역결핍바이러스 특이 세포독성 림프구와 이들의 전구세포들이 말초혈액으로 모인다는 것이다. 결국 바이러스가 증식하여 바이러스혈증의 원인이 되는 림프조직은 상대적으로 면역반응을 피할 수 있게 되며, 감염된 세포가 중추신경계와 같이 면역 반응을 회피할 수 있는 곳에 있으면 잠복감염세포가 증가하게 된다.

결국 초기 감염 동안에 일어나는 바이러스 제거 반응을 피함으로써 사람면역결핍바이러스 특이 세포독성 림프구에 의해 제거되지 않은 잠복 감염된 세포들이 많이 존재하게 된다. 이러한 기전으로 초기 감염 후 강력한 면역반응에도 불구하고 사람면역결핍바이러스는 일정 수준의 지속적인 바이러스 증식을 이루는데 성공한다. 대개의 경우 이 시기동안 환자는 임상적으로 급성 초기 감염에서 상대적으로 긴 기간의 임상적 잠복기로 이행하게 된다(그림 1).

(2) HIV의 저장소인 감염된 잠복기 세포

세포내 잠복상태로 있는 바이러스는 항 사람면역결핍바이러스 치료의 주요한 장애요소가 된다. 사람면역결핍바이러스가 잠복해 있는 세포들은 지속적으로 바이러스의 저장소 역할을 하며, 이러한 세포들은 세포의 DNA에 바이러스가 통합(integration) 한 후 그대로 있다는 점에서 통합후 잠복기(postintegration latency) 양상을 보인다. 이러한 상태에서 활성화 신호가 전달되면 바이러스는 전사를 시작한다.

이와 달리 통합전 잠복기(preintegration latency)를 보이는 경우도 있다. 이때 바이러스는 안정(resting) CD4+ T림프구에 들어간 후 활성화 신호 없이 소수의 역전사만 일어난다. 이 기간은 수시간에서 수일간으로 짧은데, 이 경우 활성화 신호가 세포에 전달되지 않으면 프로바이러스 DNA는 감염을 시작할 능력을 잃게 된다. 이때 만약 세포들이 활성화되면 역전사가 완료되고 바이러스는 증식과정을 계속 이어가게 된다.

통합후 잠복기 상태의 세포는 초기 사람면역결핍바이러스 감염기에(primary HIV infection) 형성된다. 이 세포들은 5년 이상 고강도 항레트로바이러스 치료(highly active antiretroviral therapy; HAART)를 통해 HIV−RNA를 50copies/mL 이하로 억제하여도 지속적으로 존재하여 언제든지 증식 가능한 바이러스로 전환한다.

잠복기 상태의 세포는 사람면역결핍바이러스의 저장소 역할을 하며 바이러스의 박멸에 가장 큰 걸림돌이다. 최근에는 valproic acid를 사람면역결핍바이러스 융합억제제(enfuvirtide)와 HAART와 병합할 때 잠복기 상태의 세포를 감소시킬 수 있음이 제시되고 있다.

(3) 항레트로바이러스 치료와 바이러스 역동학

과거에는 임상적 잠복기에는 바이러스가 거의 증식하지 않는 것으로 생각했었다. 그러나 림프조직 내 바이러스 RNA에 대한 중합연쇄반응이나 제자리부합법(in situ hybridization)을 해본 결과 바이러스가 있는 세포들을 명확히 밝힐 수 있었으며 사람면역결핍바이러스 감염의 모든 단계에 걸쳐서 바이러스가 증식함을 알 수 있었다. HAART를 시작하면 보통 2주 이내에 HIV RNA가 약 1%로 감소한다. CD4+ T림프구 수는 동시에 서서히 증가하여 CD4+ T림프구의 파괴가 바이러스의 증식과 관련이 있다는 것을 보여준다. 그러나 치료 시작 후 CD4+ T림프구의 증가는 신체의 다른 부분에서 말초 혈액으로 재분포한 결과라고 알려져 있다. 말초 혈액에 존재하는 바이러스의 93~99%는 최근에 감염된 전환율(turn over)이 빠른 CD4+ T림프구에서 유래하며 1~7%는 좀 더 수명이 긴 단핵구나 대식세포에서 유래하는 것으로 알려졌다. 잠복 감염된 세포에서 유래해서 말초혈액에서 돌아다니는 바이러스 입자의 반감기는 30분이고, 감염된 세포의 반감기는 1일이다. 매일 10^{10}~10^{11} 이상의 바이러스 입자들이 생성되고 없어지며 바이러스가 증식하는데 필요한 시간은 평균 1.5일로 계산되었다(그림 2).

항레트로바이러스제로 치료를 시작하면 혈중 바이러스가 감소하고 이는 림프절의 바이러스 감소와 밀접한 관련이 있음이 밝혀짐으로써 림프절이 바이러스 증식의 주요 장소이고 혈중 바이러스의 근원임이 증명되었다. 항레트로바이러스제가 완벽하게 바이러스를 억제할 수 없다는 사실은 민감도 높은 중합연쇄반응법으로 혈중 바이러스가 측정 안되는 경우에도 세포 내에 바이러스가 있음을 밝힘으로써 증명되었다. 그러므로 현재의 항레트로바이러스제로는 임상적 결과가 좋기는 하나 바이러스를 박멸시킬 수는 없다고 본다.

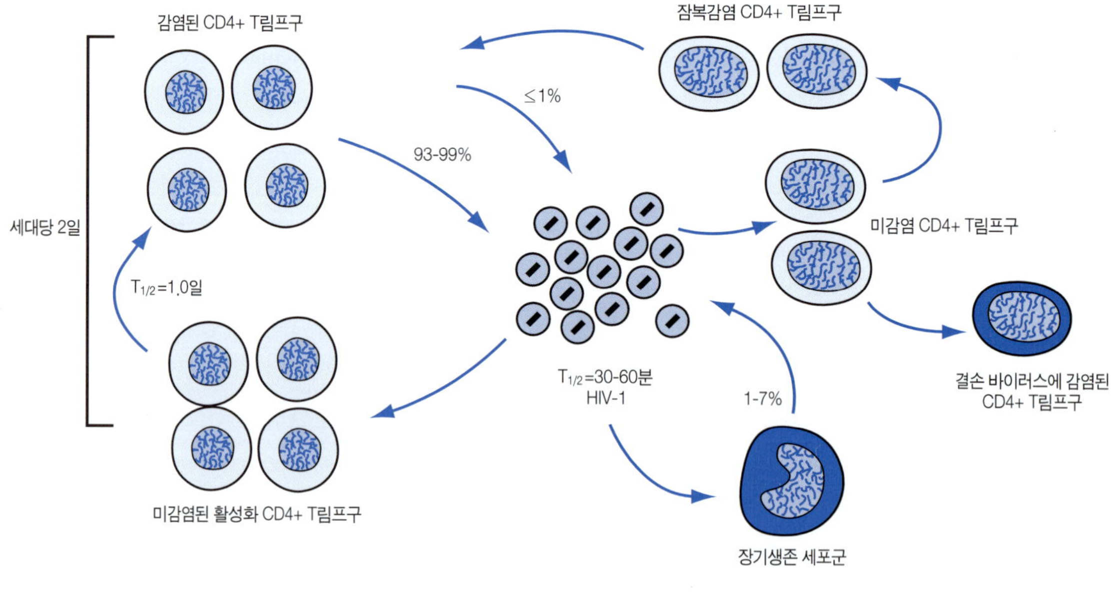

그림 2. 생체내 사람면역결핍바이러스 감염의 역동학

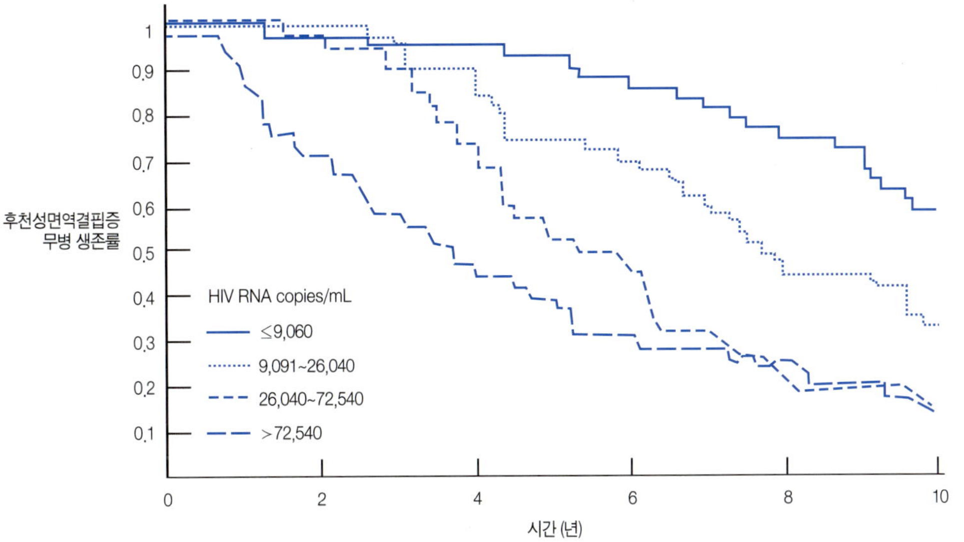

그림 3. 사람면역결핍바이러스 감염의 진행정도와 바이러스 수와의 상관관계
HIV RNA 기저치에 따라 살펴본 후천성면역결핍증 무병 생존률에 대한 생존곡선

(4) HIV RNA의 기저치와 예후

초기 사람면역결핍바이러스 감염시에는 혈중에 무수히 많은 표적세포들이 존재하고 이에 대항할 숙주의 면역반응이 없는 상태이므로 혈장 HIV RNA 농도는 10^7copies/mL을 넘는다. 그러나 바이러스에 대한 면역반응이 생기면서 혈장 HIV RNA 농도는 급속히 감소하여 6개월이 지나면 점차 그 수치가 안정되는데, 이러한 시기의 혈장 HIV RNA 수준을 기저치(set point)라고 한다. 감염자마다 기저치가 다른데 치료받지 않은 성인 사람면역결핍바이러스 감염자의 혈장 HIV RNA 기저치는 대개 10^3~10^5 copies/mL 이다. 기저치가 높을수록 CD4+ T림프구 수의 감소와 후천성면역결핍증 진행이 빠르며 더 일찍 사망한다(그림3). 이러한 혈장 HIV RNA는 후천성면역결핍증으로 진행하고 사망하는 것을 예측하는데 CD4+ T림프구 수보다 더 유용하지만 이 두 가지를 함께 사용하는 것이 감염자의 예후를 평가하는데 더 정확하다. 다시 말해서 HIV RNA의 기저치가 높을수록 CD4+ T림프구는 더 빨리 감소하며, CD4+ T림프구가 감소하면서 사람면역결핍바이러스 감염도 점차 진행하는데 이러한 면역세포 수의 감소 기울기는 혈중 바이러스의 양과 함께 임상 경과와 질병 악화를 예측할 수 있는 요소이다. 이러한 면역세포 감소 시기에 대다수의 환자들은 무증상인 상태로 있기 때문에 임상적 잠복기라고 한다. 그러나 이러한 임상적 잠복기에도 여지없이 면역력의 감소는 진행하고 있기 때문에 질병의 잠복기를 의미하는 것은 아니다. 더욱이 이 임상적 잠복기를 미생물학적 잠복기와 혼동해서는 안된다.

3) 진행된 HIV 감염

치료를 받지 않았거나 치료를 통해 바이러스를 적절히 억제하지 못한 경우 일정 기간이 지나면 CD4+ T림프구 수가 위험수준(<200/μL) 이하로 감

소하게 되고 여러 가지 기회감염에 걸리게 된다.

환자들은 이 시기에 계속해서 CD4+ T림프구 수가 감소하며 여러 가지 소모성 증상과 징후들이 나타나고 다양한 기회감염을 앓게 된다. CD4+ T림프구 수는 10/μL 이하로도 감소하는데 이렇게 감소한 상태에서 수개월 또는 드물게 1년 이상까지도 생존할 수 있다. 요즘은 기회감염에 대한 예방요법이 발전하여 이렇게 감소한 상태에서도 생존하는 환자들이 늘고 있다. 그러나 결국엔 면역결핍의 정도가 심해지고 기회감염 또는 종양으로 사망하게 된다.

4) 장기 생존자 및 장기 비진행자

치료를 하지 않는 경우 사람면역결핍바이러스 감염 후 후천성면역결핍증까지 진행하는데 걸리는 시간은 약 10년 정도이다. 그러나 항레트로바이러스제가 도입되면서 치료를 통해 이 기간이 점차 연장되어 왔다.

(1) 장기 생존자(Long-term survivor)

장기 생존자의 정의는 시간이 지남에 따라 계속 변화하고 있지만, 현재는 초기 감염 후 20년 이상 생존하고 있는 경우를 뜻한다. 이들 대부분은 병이 진행하면서 면역결핍이 심해지고 많은 경우 기회감염을 겪는다. 그러나 일부는 CD4+ T림프구 수가 200/μL 이하로 감소하였는데도 수년 간 안정된 상태를 보이는 경우도 있다. 이 안정 상태를 유지하는 기전이 무엇인지는 아직 명확하지 않지만 항레트로바이러스 치료와 기회감염 예방요법이 관련이 있을 것으로 여겨진다. 또한 바이러스나 환자와 관련된 어떤 요소들이 이러한 장기 생존에 관여할 것으로 생각된다. 어떤 이들에서는 좀 더 병독성이 적은 바이러스에 감염되었거나 또는 항레트로바이러스 치료로 병독성이 적은 바이러스로 변화했을 수도 있다. 일부는 사람면역결핍바이러스에 대한 특이 면역반응의 양적 질적인 측면 또는 환자의 유전적인 요소가 이러한 장기 생존에 영향을 주었을 것으로 보고 있다.

(2) 장기 비진행자(Long-term non-progressor)

장기 비진행자의 정의 역시 시간에 따라 변화하였다. 사람면역결핍바이러스 감염자의 5% 이하는 장기 비진행자이다. 장기 생존자와 장기 비진행자의 차이를 아는 것은 중요한데, 모든 장기 비진행자는 장기 생존자이지만 장기 생존자가 모두 장기 비진행자는 아니기 때문이다. 10년 이상 사람면역결핍바이러스에 감염되어 있고 항레트로바이러스 치료를 받지 않은 상태에서 CD4+ T림프구 수가 정상 범위이고 수년간 안정된 상태로 있다면 장기 비진행자로 간주한다. 이러한 감염자들의 특징은 바이러스에 감염된 세포 수가 적고 혈중 바이러스의 정도가 낮으며 피부반응 검사나 항원에 대한 림프구 반응을 검사했을 때 면역반응이 정상이고 림프절 조직검사에서 그 구조가 정상이다. 이러한 바이러스들의 질적인 차이는 알려지지 않았다.

소수에서 *nef* 유전자에 이상이 있는 바이러스가 검출되기도 하였고, 호주에서 보고된 환자는 *nef* 유전자의 결손과 *nef*와 U3 부분이 겹치는 부위에 결손이 있는 바이러스가 분리되었다. 그러나 이들 중 일부는 면역결핍이 진행되어 현재는 장기 비진행자로 생각하고 있지 않다. 아직 이들 장기 비진행자와 관련된 숙주인자는 명확하지 않고 확실한 유전적 요소도 밝혀지지 않았다. 그러나 몇가지 유전자 돌연변이가 사람면역결핍바이러스 진행을 늦춘다는 사실은 알려져 있는데, 대표적인 것은 *CCR5−△32* 결손의 이형접합, *CCR2−64I* 돌연변이 이형접합, *SDF1−3'A* 돌연변이 동형접합, *RANTES−28G* 돌연변이 이형접합 등이다. *CCR5*는 R5 HIV에 대한 보조

수용체이고 *CCR5−△32* 결손의 동형접합자인 경우는 사람면역결핍바이러스 감염에 대해 방어적이기 때문에 이들이 이형접합인 경우 병의 진행을 늦춘다는 것은 명확하다. *CCR2−64I* 돌연변이 이형접합자가 병의 진행을 늦추는 이유는 아직 명확하지 않으나 *CXCR4*가 *CCR2−64I* 돌연변이와 이합체(dimer)를 형성하나 야생형(wild type) CCR2와는 이러한 현상이 일어나지 않는다는 것이다. 이러한 이합체 형성이 세포 표면의 *CXCR4*를 감소시켜 X4 바이러스의 감염을 억제하는 역할을 하는 것으로 보인다. *SDF1−3'A* 돌연변이 동형접합자인 경우는 *SDF1* 유전자를 상향조정하여 *SDF−1*을 증가시키고 이것이 *CXCR4*의 리간드 역할을 하게 되므로 X4 바이러스와 *CXCR4* 보조수용체에 대해 경쟁적으로 작용한다. *RANTES−28G* 돌연변이 이형접합은 *RANTES* 발현이 증가하며 이는 *CCR5*의 리간드이므로 R5 바이러스의 감염을 억제하게 된다. 장기 비진행자들이 모두 다 동일한 이유를 갖는 것은 아닌데, 일부는 바이러스 자체의 결손으로 설명하는 경우도 있고, 일부는 환자의 유전적 요인으로 설명하기도 하며, 이 두 가지 모두로 설명할 수도 있다.

2. HIV 감염의 발병 기전에 있어서 면역체계의 역할

1) HIV의 병인에 있어서 림프계의 역할

림프조직은 사람면역결핍바이러스가 감염 후 계속 증식하는데 있어서 가장 중요한 해부학적 구조이다. 그러나 현실적인 이유로 말초혈액의 단핵구들이 사람면역결핍바이러스의 병인을 연구하는데 주로 사용되었다. 그러나 실제 말초혈액에 존재하는 림프구는 전체 림프구의 2%에 불과하기 때문에 이들을 대상으로 한 연구가 전체를 정확히 대변한다고 보기는 어렵다. 대개의 림프구들은 림프절과 비장, 장, 점막의 림프조직들에 존재하며, 바이러스가 증식하는 곳도 림프조직과 점막 등이지 혈액 내가 아니다. 결국 사람면역결핍바이러스는 면역체계의 감염질환이며 사람면역결핍바이러스에 감염된 림프 조직에서 일어나는 현상을 이해하는 것이 중요하다.

어떤 감염자들은 감염 초기에 전신 림프절이 커지는 경험을 하기도 한다. 초기부터 점차 커지는 사람도 있고 일시적인 종대 소견을 보이는 경우도 있다. 림프종대는 림프조직 내에서 바이러스에 대한 면역반응과 세포 활성을 반영한다. 이러한 양상은 배중심(germinal center)의 증식소견으로 나타난다. 림프절 침범은 림프종대가 발견되지 않더라도 모든 감염자에서 나타나는 소견이다.

말초혈액과 림프절을 동시에 검사하면 사람면역결핍바이러스 감염의 병리를 이해하는데 도움이 된다. 초기에 치료받지 않은 경우 바이러스의 기저치가 형성되고 면역 손상이 심하지 않기 때문에 CD4+ T림프구 수가 500/μL을 넘는 감염자를 보면 혈중 바이러스 양이 적고 말초혈액의 바이러스 양도 적다. 이 시기에는 특징적으로 세포 밖에서 바이러스들이 림프조직의 소포가지세포(follicular dendritic cell; FDC)들이 내는 돌기들 사이에 잡혀있다. 제자리부합법으로 살펴보면 속겉질(paracortex) 부위에 바이러스 입자들이 있고 이보다 적은 수가 배중심에서 관찰된다. 이 시기에는 바이러스에 감염되어 보이는 세포 수가 적지만 병이 진행하면서 수가 증가한다. 사람면역결핍바이러스의 초기 감염에서 만성 감염으로 전환하는 시기에 이러한 배중심이 형성되고 바이러스가 포획되는 것으로 보이며, 바이러스 특이 면역반응과 함께 이러한 포획 기전에 의해 초기 감염 후 급격히 증가한 바이러스가 빠르게 감소하는 것으로 보인다. 상당수의 바이러스가 포획되어 있으며 비록 이렇게 포획된 바이러스들이 계속 교체되고 새로운 바이러스 입자들에 의해 대체되어 지속적으로 생산되기는 하지만 이들이 평형상태(steady state)를 유지하게 되고 임상적 잠복기에 이르게 된다. 사람면역결핍바이러스 감염 초기에는 배중심의 구조는 유지되어 있고 B림프구의 증식이나 다른 림프구들이 모여들어 과증식(hyperplasia)을 보인다. 전자현미경상 소포가지세포(FDC)의 많은 돌기들이 배중심에 있는 림프구들을 둘러싸고 있다. 세포 밖에 있는 바이러스 입자들이 이 돌기들에 붙어있는 것을 볼 수 있는데 아직 이 소포가지세포들은 상대적으로 정상을 유지한다. 생리적으로 이러한 항원들의 포획은 소포가지세포의 정상적인 기능으로 이러한 항원들을 B림프구에 전달하여 기억 B세포의 생성을 돕는다. 그러나 사람면역결핍바이러스의 경우 이러한 포획된 바이러스 입자들이 세포 활성화를 지속적으로 자극함으로써 IL−1β, TNF−α, IL−6 등 바이러스 증식을 상향조절하는 시토카인을 분비하게 한다. 바이러스 입자들은 FDC에 포획되어 있는 동안 바이러스 입자에 중화 항체가 붙어 있어도 여전히 CD4+ T림프구에 감염력이 있다. 배중심에 모여든 CD4+ T림프구는 사람면역결핍바이러스 특이 면역반응을 하도록 B세포를 돕는 역할을 하지만 시간이 지나면서 오히려 바이러스에 감염된다. 그러므로 사람면역결핍바이러스 감염에서는 면역체계의 정상적인 반응들이 사람면역결핍바이러스 특이 반응을 유도하여 바이러스 제거에 도움을 주기도 하지만 오히려 악영향을 초래하게 한다. 이 시기뿐만 아니라 상당히 진행한 후에도 소포가지세포의 감염 여부를 증명키는 어렵다. 그러나 일부에서 바이러스가 소포가지세포에서 출아하는 예를 보고하기도 하였다.

병이 진행하면서 배중심은 천천히 파괴되고 림프절이 바이러스를 포획할 수 있는 능력도 감소하게 된다. 전자현미경으로 살펴보면 미세 구조들이 커지고 소포가지세포는 세포사(cell death) 과정을 겪게 된다. 소포가지세포의 세포사 기전에 대해서는 아직 밝혀지지 않았다. 이 단계에서부터 혈중 바이러스 수치가 증가하기 시작하며 혈중에 감염된 세포나 바이러스를 표지한 세포들이 증가하여 림프절 감염도 증가한다. 점점 더 진행하면서 배중심의 구조가 완전히 파괴되고 소포가지세포들은 급격히 사멸된다. 림프절이 포획기능을 완전히 잃음으로써 바이러스들은 자유롭게 혈류 속으로 퍼져 나오게 된다. 따라서 혈중에 감염된 세포들이 증가하여 림프절의 감염 수준과 같게 되는데, 진행함에 따라 혈중 바이러스가 더욱 높아지게 되고 이 높아진 정도가 바이러스 증식의 정도를 사실적으로 반영하게 된다. 이러한 단계에서는 바이러스를 면역학적으로 조절할 능력이 없고 림프절에서도 포획기전을 상실했음을 의미한다. 이러한 림프조직의 파괴와 함께 면역결핍 때문에 기회감염균에 대한 적절한 면역반응을 상실하여 각종 기회감염이 발생한다.

2) HIV의 병인에 있어서 세포 활성의 역할

면역체계는 정상적으로 항상성을 갖고 있고 항원 자극에 의해 변동이 일어난다. 따라서 면역체계의 활성화는 외부 항원에 대해 반응하는데 필수 요소이다. 일단 면역반응이 일어나고 항원을 제거하게 되면 면역체계는 다시 정지 상태로 들어가게 된다. 그러나 사람면역결핍바이러스 감염에서는 면역체계가 사람면역결핍바이러스의 만성 감염과 바이러스 증식 때문에 계속적으로 활성화되어 있다. 따라서 B림프구의 만성적 과활성은 고감마글로불린 혈증으로 나타나고, 또한 림프구 증식, 단핵구 활성화, CD4+, CD8+ T림프구의 활성인자 표지, 림프절 과증식, 시토카인 분비 증가, neopterin, β2−microglobulin, acid labile interferon, 수용성 IL−2 수용체 증가, 자가면역현상 등이 나타난다. 사람면역결핍바이러스에 직접 감염되지 않더라도 사람면역결핍바이러스의 외피 단백들이 CD4 분자나 키모카인 수용체 등 세포의 수용체에 작용하여 각종 활성화 신호를 전달하게 된다. 이러한 지속적인 면역체계 활성화는 궁극적으로는 몇가지 악영향을 미친다. 휴지기 상태의 CD4+ T림프구도 사람면역결핍바이러스에 감염될 수 있지만 바이러스의 역전사, 통합, 확산 등은 활성화된 세포에서 훨씬 효과적이다. 또한 세포 활성화는 사람면역결핍바이러스가 잠복 감염된 세포 내에서 바이러스가 표현되도록 유도한다. 면역학적 측면에서는 면역체계가 특별한 항원에 장기적으로 노출되면서 종국에는 항원에 대한 적절한 면역반응을 유지하지 못하게 되고, 면역세포들이 만성적으로 활성화되면서 광범위한 항원에 대한 면역반응 능력이 떨어지게 된다. 게다가 면역체계의 활성하는 사람면역결핍바이러스의 표현을 유도하는 시토카인을 분비하게 할 뿐 아니라, 세포자멸사를 거쳐 세포들을 제거하는 방향으로 가기 때문에 더욱 악영향을 미치게 된다.

(1) 세포자멸사의 역할

세포자멸사(apoptosis)는 정상 면역반응 동안에 일어나는 세포 활성화 뿐만 아니라 기관형성(organogenesis) 시기에 생산력이 다한 세포를 제거하는 정상 기전이다. 세포자멸사는 엄격하게 세포의 활성화에 의존하여 작용한다. 사람면역결핍바이러스 감염에서는 활성 신호가 CD4+ T림프구에 전달되고 세포자멸사를 유도한다는 가설을 세우고 있다. CD4 분자와 gp120 또는 gp120/항-gp120 복합체가 교차 결합을 하여 세포자멸사를 유발하는 처음 두 신호를 시작한다. 세포자멸사로 이르게 되는 두 번째 신호는 항원에 의해 T림프구에 전달된다. 이 가설에 따르면 사람면역결핍바이러스에 감염된 세포의 tyrosine kinase 활성 변화가 세포자멸사를 유도하는 것이 증명되었으나 세포자멸사가 일어나는데 사람면역결핍바이러스가 CD4+ T림프구에 직접 감염될 필요는 없다. 사람면역결핍바이러스는 세포자멸사의 Fas 의존적 경로와 Fas 비의존적 경로를 모두 자극할 수 있다. 이 과정에 필요한 기전은 Fas와 Fas 리간드의 상향조절, caspase-1과 caspase-8의 상향조절, antiapoptotic Bcl-2 단백의 하향조절, 그리고 cyclin-dependent kinase의 활성화이다. 외피나 Nef, Vpu 같은 물질들이 세포자멸사에 대한 감수성을 높이기도 한다. 림프조직에 대한 연구 등 많은 연구에서 사람면역결핍바이러스 감염에서는 세포자멸사율이 상승해 있고 CD4+ T림프구뿐만 아니라 B림프구나 CD8+ T림프구들이 세포자멸사에 있어서 방관자(bystander)로 보인다는 것이 증명되었다.

대식세포는 gp120이 대식세포의 Fas 리간드의 표현을 상향조절하여 TNF-α 분비를 증가시켜 CD8+ T림프구의 세포자멸사를 매개하는 것으로 보인다. 세포자멸사 정도는 면역체계의 활성화 정도와 관련되며 바이러스의 수나 병의 진행정도와는 관련이 없다. 면역기능이 유지되어 있는 세포들의 세포자멸사는 면역결핍에 기여하며, 면역계의 활성이 정상정도를 벗어난 것을 반영한다.

(2) 자가면역현상

사람면역결핍바이러스 감염자에서 흔히 보이는 자가면역현상은 부분적으로는 바이러스의 구성요소의 유사성 뿐만 아니라 만성적인 면역체계의 활성에 의해 발생한다. 비록 이런 현상들이 자가면역질환으로 나타나지는 않으나 자가면역과 관련된 광범위한 임상 양상들이 보고되어 있다. 자가면역현상으로 림프구에 대한 항체나 혈소판, 호중구에 대한 항체들이 나타난다. 감염자의 항혈소판 항체는 혈소판 감소증과 관련이 있다. 핵이나 세포질 내의 성분에 대한 항체, CD4, CD43, C1q−A, Fas, IL−2에 대한 항체들도 보고된 바 있다. 또한 혈청 단백의 성분인 알부민이나 면역글로불린, 갑상샘 글로불린에 대한 항체도 보고되었다. 사람면역결핍바이러스의 표면 단백인 gp120, gp41과 MHC class II 결정기 사이에 항원교차반응이 보고되었으며, 이러한 항체들에 의해 MHC class II를 가진 세포들이 항체의존세포 독성반응에 의해 제거될 수 있다. 또한 사람면역결핍바이러스의 외피 당단백은 MHC class I 분자뿐만 아니라 IL−2와도 동일한 부분이 있다.

(3) 보조요소의 역할

사람면역결핍바이러스의 표현을 조절하는 중요한 내부 인자는 시토카인이다. 외부 요소들 중에는 다른 미생물들이 바이러스의 증식과 병인에 중요한 영향을 준다. HSV−1, CMV, HHV−6, EBV, HBV, adenovirus, pseudorabies virus, HTLV−1과의 동시감염(coinfection)이나 사람면역결핍바이러스 감염세포에 동시에 동시전달감염(cotransfection)되는 경우가 증명되어 있다. 미코플라스마와 같은 미생물도 사람면역결핍바이러스 표현을 유도하는데 기여하며 결핵균은 사람면역결핍바이러스 감염자의 흔한 기회감염이다. 더욱이 사람면역결핍바이러스 감염자는 결핵균에 노출되면 활동성 결핵에 더 잘 걸리며 활동성 결핵이 또한 사람면역결핍바이러스 경과를 악화시킨다는 것이 증명되어 있다. 활동성 폐결핵의 경우 결핵 발생 전과 후를 비교하면 혈중 바이러스가 엄청나게 증가해 있는 것을 알 수 있다. 시험관내 연구로는 피부반응 양성인 환자의 림프구는 PPD 항원 주입시 세포 활성을 나타내고 바이러스 증식이 가속화한다는 것이 증명되어 있다. 활동성 폐결핵을 가진 사람면역결핍바이러스 감염자에서 항원 활성이 바이러스 혈증을 가속화하는 주요 원인이라는 증거는 사람면역결핍바이러스 감염자를 인플루엔자나 파상풍 톡소이드, 폐렴구균 다당류로 예방접종했을 때의 연구 결과에 근거한다. 이 결과에 의하면 예방접종에 의해 유도된 세포 활성에 동반되어 혈중 바이러스가 일시적으로 상승한다. 바이러스의 유도정도는 사람면역결핍바이러스 감염이 상당히 진행된 환자보다 초기 감염자에서 더 많이 증가하며 이는 면역체계의 활성화 정도에 비례한다.

3) HIV의 병인에 있어서 시토카인의 역할

(1) HIV 표현에 대한 시토카인의 조절

면역체계는 면역조절에 관여하는 복잡한 시토카인 그물망(network)에 의해 조절 받으면서 항상성을 유지한다. 이들은 면역체계가 휴식 상태에 있을 때에도 계속 유지되며 항원에 의해 면역체계가 자극되면서 증가하게 된다. 이러한 면역조절 체계에서 시토카인은 중요한 구성 요소를 담당하고 있으며 사람면역결핍바이러스 표현을 조절하는 데 있어서도 중요한 역할을 한다는 것이 증명되어 있다. 사람면역결핍바이러스 표현을 유도하는 시토카인으로는 IL−1, IL−2, IL−3, IL−6, IL−12, TNF−α, TNF−β, M−CSF, GM−CSF 등이 있다. 이들 중에 가장 지속적이고 강력한 유도물질은 TNF−α, IL−1β, IL−6이며, INF−α와 INF−β는 바이러스 증식을 억제하는 역할을 한다. TGF−β와 IL−4, IL−10, IFN−γ는 어느 체계가 관련하느냐에 따라 억제하기도 하고 유도하기도 한다. Stromal cell−derived factor(SDF) 1은 X4 HIV에 의한 감염과 확산을 억제하는 반면, CC−chemokine인 RANTES, macrophage inflammatory protein(MIP)−1α, MIP−1β는 R5 HIV의 감염과 확산을 억제한다. 이들 중 일부의 시토카인은 상승적으로 사람면역결펩바이러스의 감염과 증식을 조절하고, 일부는 정상 생리작용과 마찬가지로 자가분비, 주변분비의 방식을 통해 작용한다. 실험실적으로 사람면역결핍바이러스 감염자의 말초혈액 단핵구나 림프절의 단핵세포를 배양하는데 이러한 사람면역결핍바이러스 유도 시토카인을 작용하지 못하게 하거나 사람면역결핍바이러스 억제 시토카인의 억제제를 추가함으로써 사람면역결핍바이러스 증식이 이러한 내부 시토카인들에 의해 엄격하게 조절되는 것을 증명하였다. 실제로 사람면역결핍바이러스 감염자의 바이러스 증식의 순변화량은 부분적으로는 숙주의 억제요소와 유도요소 간의 균형과 관련되어 있으며 이는 주로 시토카인과 연관되어 있다. 한 예로 IL−10은 TNF−α나 IL−6의 분비를 억제함으로써 최근 감염된 대식세포나 단핵구 안의 바이러스 증식을 억제한다. IL−4, IL−13, TGF−β는 IL−1β에 대한 IL−1 수용체 길항제의 비를 증가시킴으로써 GM−CSF와 지질다당질에 의해 자극된 만성감염 단핵구의 바이러스 표현을 억제한다.

사람면역결핍바이러스 조절에 대한 분자 수준의 기전은 TNF−α에서 가장 잘 알려져 있다. TNF−α는 사람면역결핍바이러스 표현을 위해 전사활성제(transcriptional activator)로 작용하는 NF−κB를 활성화한다. IL−1β의 사람면역결핍바이러스 유도효과는 NF−κB와 무관한 방법으로 바이러스 전사 수준에서 일어나는 것으로 생각된다. IL−6, GM−CSF, IFN−γ는 전사후 단계에서 바이러스 표현을 조절한다. TNF−α나 IL−6의 증가는 혈장이나 뇌척수액에서 증명되어 있다. TNF−α, IL−1β, IFN−γ, IL−6의 증가는 사람면역결핍바이러스 감염자의 림프절에서 증명되어 있다. 그러나 CC−chemokine RANTES, MIP−1α, MIP−1β가 R5 바이러스의 감염을 억제하는 기전은 바이러스와 보조수용체, 즉 CC−chemokine 수용체인 CCR5의 결합을 억제하기 때문으로 생각된다. R5 바이러스의 감염을 억제하는 CC−chemokine이 CCR5와 CD4 분자와의 세포내 신호전달을 유도하여 X4 바이러스의 감염을 촉진할 수 있다. 더욱이 HIV−1과 같은 바이러스 뿐만 아니라 세균의 부산물까지도 CXCR4의 표현을 유도하여 X4 바이러스의 감염을 쉽게 한다.

(2) 시토카인의 조절곤란(dysregulation)

사람면역결핍바이러스 감염자는 면역반응에 있어서 T림프구에서 불균형을 보이기 때문에 시토카인의 분비에도 영향을 미친다. 1형 보조 T세포(T_H1)는 IL−2와 IFN−γ를 분비하고 세포매개 면역반응에 주로 관여한다. 반면에 2형 보조 T세포(T_H2)는 IL−4, IL−5, IL−10의 분비에 관여하고 체액성 면역반응에 주로 관여하게 된다. 사람면역결핍바이러스 감염자들은 T_H2 반응에 비해 상대적으로 T_H1 반응이 감소해 있다. IL−2 수용체 표현능력을 점차 잃게되며 IL−2나 IL−12를 생산하는 능력도 감소하게 된다. 이러한 시토카인들은 세포독성 T림프구나 NK세포의 증식이나 세포용해와 같은 세포매개 면역반응에 필수적이고, 특히 IL−12는 T_H1 반응의 시토카인인 IL−2나 IFN−γ를 자극하는데 중요한 시토카인이다. IL−2, IL−12, TNF−α, IFN−γ와 같은 T_H1 반응의 시토카인들은 CCR5 표현을 상향조절하며, IL−4, IL−10과 같은 T_H2 반응의 시토카인들은 CXCR4의 표현을 상향조절하고 CCR5 표현은 하향조절한다. IL−4와 IL−10에 대한 항체는 시험관내에서 사람면역결핍바이러스 감염자의 T세포 자멸사를 억제할 수 있으며 IL−12 항체에 의해 촉진될 수 있다. 그러나 사람면역결핍바이러스 감염의 진행에서 T_H1 반응과 T_H2 반응이 명확히 이분법으로 나뉘어지진 않는다. 사람면역결핍바이러스 감염에서 시토카인의 조절곤란은 매우 복잡하며 T_H1 반응이나 T_H2 반응의 양극단에 의해 분류될 수 있는 성질의 것은 아니다.

4) HIV의 표적세포

CD4+ T림프구와 단핵구 계열 CD4+ T림프구들이 사람면역결핍바이러스의 주요 표적세포가 되지만 CD4 분자와 보조수용체를 표지하고 있는 세포들은 모두 표적이 될 수 있다. 혈액 내에 순환하고 있는 가지세포는 적은 정도이나 성숙 정도에 따라 CD4 분자를 표지하고 있으며 따라서 사람면역결핍바이러스에 감염될 수 있다. 표피의 랑게르한스세포도 CD4를 표지하며 따라서 감염될 수 있다. 실험실내에서는 상당히 광범위한 세포들을 감염시킬 수 있는데 적은 정도의 CD4를 표지한 세포나 CD4가 측정되지 않는 세포 또는 단지 CD4 mRNA 만을 표지한 세포들에도 감염이 된다. 이러한 세포들은 소포가지세포, 거대핵세포(megakaryocyte), 호산구, 별아교세포, 희소돌기아교세포, 미세아교세포, CD8+ T림프구, B림프구, 자연살세포, 신장상피세포, 자궁경부세포, 직장이나 장의 상피세포, 기타 간, 폐, 심장, 눈, 전립선, 고환, 부신의 세포들이 있다. 다만 감염되는 것이 명백하고 바이러스의 증식이 가능한 세포는 CD4+ T림프구와 단핵구/대식세포 계열이고 그밖의 세포와 시험관내 감염의 관련성은 확실하지 않다.

가슴샘의 전구세포(thymic precursor cell)들도 중요한 세포이다. 이들 세포들은 CD3, CD4, CD8 분자들을 표지하지 않은 것으로 생각되는데, 이 전구세포들이 실제로는 적은 수의 CD4를 표지하고 있어서 시험관내에서는 사람면역결핍바이러스에 감염될 수 있다. 더욱이 사람의 가슴샘 상피세포를 면역결핍 상태의 실험쥐에 이식한 후 바이러스를 가슴샘에 직접 접종하여 사람면역결핍바이러스에 감염시킬 수 있다. 이들 세포들은 CD4+ T림프구의 정상적 재생에 중요한 역할을 하기 때문에 이 세포들이 사람면역결핍바이러스에 감염되고 감소한다는 것은 항레트로바이러스제 치료로 바이러스를 측정 수준 이하로 충분히 억제한 환자에서 CD4+ T림프구 수를 완전히 회복시킬 수 없는 이유가 된다. 진행된 사람면역결핍바이러스 감염자에서는 CD34+ 단핵구 전구세포들도 사람면역결핍바이러스에 감염되는 것으로 보이는데, 이 세포들도 적지만 CD4를 표지하고 있다.

5) HIV의 세포향성에서 보조 수용체의 역할

사람면역결핍바이러스가 표적세포로 들어가는데 이용하는 보조 수용체로 대표적인 것은 CCR5와 CXCR4인데 이들은 다른 키모카인의 수용체이기도 하다. 보조 수용체로 CCR5를 이용하는 바이러스를 R5 바이러스라고 한다. 전에는 이 바이러스가 T림프구보다는 대식세포를 쉽게 감염시키기 때문에 대식세포 향성 바이러스(macrophage trophic virus)라고 하였다. CXCR4를 이용하는 바이러스는 X4 바이러스라고 칭한다. 이 바이러스는 대식세포보다는 T림프구를 쉽게 감염시키는데 전에는 T림프구 향성 바이러스(Tcell trophic virus)라고 하였다. 실제로 X4 바이러스는 대식세포에도 들어가지만 세포 내로 적절한 신호가 들어오지 않으면 효과적으로 증식할 수 없다. CCR5와 CXCR4를 모두 이용하는 중복향성(dual trophic)이 있는 바이러스들도 많은데 이것들은 R5X4 바이러스라고 한다. R5 바이러스와 X4 바이러스를 달리 지칭하기도 하는데 R5 바이러스를 융합체 비유도바이러스(nonsyncytium inducing virus), X4 바이러스를 융합체 유도바이러스(syncytium inducing virus)라고 한다. R5 바이러스는 T림프구와의 배양에서 융합체를 형성하지 않지만, X4 바이러스는 융합체를 형성한다. 어떤 상황에서는 R5나 X4 바이러스 모두가 배양에서 융합체를 형성할 수 있다(그림 4).

사람면역결핍바이러스 보조 수용체의 원래 리간드는 사람면역결핍바이러스가 세포로 들어가는 것을 막을 수 있다. 예를 들자면 CC chemokine인 RANTES, MIP−1α, MIP−1β는 CCR5의 원래 리간드인데 이들이 R5 바이러스가 세포 안으로 들어가는 것은 막으며, SDF−1은 CXCR4의 원래 리간드인데 X4 바이러스가 세포 안으로 들어가는 것을 막는다. 이렇게 바이러스가 들어가는 것을 막는 기전은 신호전달에 의존하지 않는 입체적 억제(steric inhibition)이다.

사람면역결핍바이러스를 전파시키는 바이러스는 거의 모두 R5 바이러스인데 이 바이러스는 사람면역결핍바이러스 감염 초기에 우세한 바이러스이다. 사람면역결핍바이러스 감염자의 약 40%에서 감염이 상대적으로 빨리 진행하면서 X4 바이러스로 변화한다. 그러나 감염자의 약 60%는 R5 바이러스가 우세한 상태로 병이 진행한다. 다른 키모카인 수용체가 사람면역결핍바이러스나 SIV의 보조 수용체로 기능하지만 CCR5나 CXCR4의 역할에는 미치지 못한다. 이들 수용체에는 CCR3, BOB/GPR15, Bonzo/STRL33/TYMSTR, CCR2, CX_3CR1(V28), GPR1 등이 있다.

CXCR4나 CCR5와 같이 서로 다른 외피 당단백에 대한 향성은 보조 수용체와 작용하는 gp120의 V3 loop의 능력과 관련이 있다. CD4에 gp120이 결합함으로써 gp120에 형태학적 변화를 유발하여 CCR5에 대한 친화도를 높이게 된다. CXCR4와 gp120과의 결합은 CD4에 의해 유발되는 gp120의 형태학적 변화와는 덜 관련되는 것으로 보인다. 사실 표면에 CD4가 없거나 수용성 CD4가 없는 상태에서 CXCR4와 결합하는 X4 바이러스도 있다. R5 바이러스는 단핵구/대식세포, 뇌의 미세아교세포에 좀 더 효과적으로 감염된다.

6) 단핵세포의 이상

(1) CD4+ T림프구

진행된 사람면역결핍바이러스 감염에서 T림프구의 이상 정도는 매우 다양하다. 모든 면역체계의

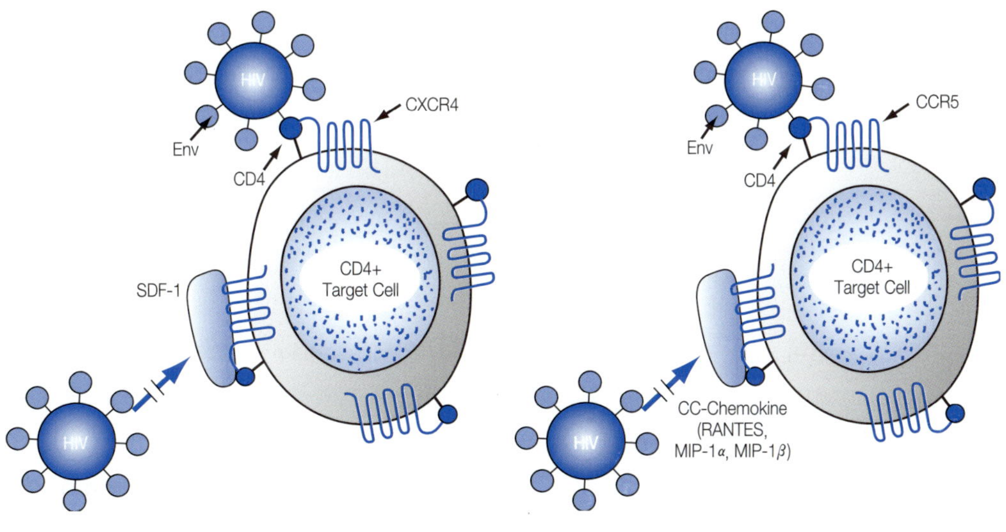

그림 4. CD4+ 표적세포에 들어가는데 있어서 X4 바이러스와 R5 바이러스의 효과적 결합을 위한 CXCR4와 CCR5의 역할에 대한 모델

양적 질적 이상이 관찰되는데 이는 이러한 면역체계를 유지하는데 CD4+ T림프구의 유도 또는 보조 기능이 중요하기 때문이다. 진행된 감염의 경우 모든 면역 결핍은 CD4+ T림프구의 양적 감소와 관련된다. 그러나 CD4+ T림프구 수가 정상범위의 하한치 안에 있는 비교적 초기 환자에서도 T림프구의 기능 이상을 관찰할 수 있다. 이러한 기능 이상의 정도와 범위는 병이 진행하면서 점차 심해진다. 이러한 이상 소견 중 하나는 원격회상항원(remote recall antigen)에 대한 반응 결핍이다. 단핵세포가 파상풍 톡소이드나 인플루엔자에 의한 자극에 정상적으로 반응하는 시기임에도 불구하고 이러한 원격회상항원에 반응하지 않는다. 수용성 항원(soluble antigen)에 대한 반응을 잃게 된 후 동종항원(alloantigen)에 대한 T세포 증식의 반응을 잃게 되고 결국 미토겐(mitogen)에 대한 반응도 잃게 된다. 본질적으로 모든 T림프구의 기능이 정상이 아닌 것으로 보고되고 있다. 이러한 이상 소견에는 불완전한 T림프구 클론과 집락형성효능(colony－forming efficacy), IL－2 생성능력의 결핍, 항원에 반응하여 IFN－γ를 생성하는 능력의 결핍 등이 있다. T림프구의 활성화에 필요한 CD28 분자를 표지한 CD4+ T림프구의 수도 감소한다. CD28 표현이 적은 세포들은 활성화 신호에 반응하지 않으며 HLA－DR, CD38, CD45RO와 같은 종료 활성화 신호(markers of terminal activation)들을 표현할 수도 있다. 사람면역결핍바이러스 감염자에서 CD4+ T림프구는 비정상적으로 CD40 리간드의 표현정도가 낮다. 이것으로 B세포 기능의 조절 이상을 설명하기도 한다.

단순히 CD4+ T림프구의 직접 감염이나 양적 결핍으로 사람면역결핍바이러스 감염에서 나타나는 심각한 면역결핍을 완전히 설명하기는 어렵다. 특히 CD4+ T림프구가 약간 감소했을 뿐인 감염 초기는 더욱 그러하다. 물론 CD4+ T림프구 수가 0~50/μL 사이인 진행된 감염의 경우는 양적 결핍만으로도 설명할 수 있다. 그러나 CD4+ T림프구의 기능 이상은 직접 감염에 의한 세포 고갈과 바이러스와 관련된 간접적 영향들에 의한 복합적 효과에 의한 것으로 보인다(표 1).

비록 생체내의 세포사에 대해 명확히 밝혀지지는 않았지만 세포의 파괴나 감염세포와 비감염세포 사이에 융합체를 형성하는 것은 실험실적으로 명확히 증명되어 있다. 시험관 내에서 감염세포에 대한 세포독성 효과는 세포막이 손상되거나, RNA 형성과정을 방해하거나, 이형분산RNA(heterodisperse RNA)가 축적되거나, 세포질내 미통합 바이러스 DNA(unintergrated viral DNA)가 축적되거나, 단백티로신인산화(protein tyrosine phosphorylation)을 이상하게 유도하거나, 세포내에서 CD4 분자와 사람면역결핍바이러스의 gp120 사이의 상호작용 등과 같은 여러 기전에 의해 일어난다. 세포 하나를 파괴하는데 바이러스간의 차이는 gp120의 유전자 서열에 의해서 결정되는 부분이 많아 이 과정에 바이러스의 외피가 중요함을 보여준다. 융합체 형성은 감염된 세포의 세포막과 다른 감염되지 않은 CD4+ 림프구의 세포막과의 융합에 의해서 만들어진다. 이러한 세포 융합이 생체내에서 중요한 병인은 아닐 수 있으나 이러한 융합체의 존재와 세포 독성의 사이의 직접적 상관성이 실험실적으로 증명되어 있다. 또한 시험관 내에서 즉시 융합체를 형성할 수 있는 바이러스와 좀더 심한 임상경과를 갖는 감염과의 관련성도 보고된 바 있다. 실험실적으로는 효과적인 융합체의 형성은 최근에 감염된 CD4+ T림프구의 백혈구 부착분자(leukocyte adhesion molecule)인 LFA－1에 달려있다.

사람면역결핍바이러스에 대한 체액 면역반응과 세포매개 면역반응은 바이러스를 제거하는 역할을 한다. 그러나 사람면역결핍바이러스 감염의 주요 표적 세포가 면역기능을 가진 세포들이므로 이러한

표 1. CD4 양성 T림프구 기능 저하 및 고갈의 기전

직접 기전	간접 기전
바이러스의 발아(budding)에 따른 세포막의 손상	세포내 신호 전달의 이상
미통합(unintegrated) 바이러스 DNA의 축적	자가면역
세포 RNA 처리과정의 간섭현상	바이러스 항원에 의해 덮힌 세포의 파괴
세포내 gp120－CD4 자가융합	세포자멸사(apoptosis)
융합체(syncytia) 형성	림프구 형성 장애
	활성 유발 세포사
	바이러스 특이 면역반응에 의한 사람면역결핍바이러스 감염 세포의 제거

반응은 감염된 세포와 주변의 비감염(innocent bystander)세포를 제거함으로써 면역세포를 고갈시키고 면역학적 장애를 유발하게 된다. 바이러스의 수용성 단백, 특히 gp120과 같은 단백은 감염되지 않은 T림프구나 단핵구의 CD4 분자에 높은 친화도를 지니고 있어 이들과 결합할 수 있다. 더우기 바이러스나 바이러스의 단백들은 소포가지세포에도 결합할 수 있다. 사람면역결핍바이러스 특이 항체는 이러한 결합상태의 분자들을 알아보고 항체의존세포매개세포독성(antibody－dependent cellular cytotoxicity; ADCC)에 의해서 세포들을 제거하는데 서로 협조한다.

MHC class I 생성물의 일부는 사람면역결핍바이러스의 gp120, gp41 분자와 동질성(homology)을 갖고 있다. 이러한 유사성은 자신의 MHC결정기에 대한 자가항체를 생산하게도 한다. 사실 항－HLA－DR 항체가 사람면역결핍바이러스 감염자의 혈청에서 증명된 바도 있다. 이러한 항체는 ADCC에 의해 HLA－DR을 표현하고 있는 세포를 제거하는데 기여하게 된다. 게다가 이러한 항체는 HLA－DR 분자가 관여하는 T세포 기능을 억제하기도 한다.

사람면역결핍바이러스의 외피 당단백인 gp120과 gp160은 여러 키모카인 수용체 뿐 아니라 CD4와 높은 결합력을 보인다. gp120에 의해 전달되는 세포내 신호는 무반응(anergy), 세포자멸사 등 여러 면역학적 이상과정과 관련이 있다. 이러한 이상에 대한 분자 단위의 기전에는 T세포 수용체 phosphoinositide 경로의 이상조절(dysregulation), p56lck 활성화, focal adhesion kinase의 인산화, MAP kinase와 ras 신호전달계의 활성화, 동반활성분자(costimulatory molecule)인 CD40 리간드와 CD80의 하향조절 등이 있다.

마지막으로 치명적인 CD4+ T림프구의 숫적 감소는 사람면역결핍바이러스에 의해 파괴된 세포와 자연경과로 감소한 세포들을 보상하기에 충분한 CD4+ T림프구를 다시 생산할 수 없기 때문이다. 이러한 CD4+ T림프구 저장소를 적절히 재구성할 수 없는데 기여하는 기전으로는, 첫째, 가슴샘이나 골수에 있는 림프구성 전구세포들의 파괴이며, 둘째, 림프조직의 미세 환경이 점차적으로 파괴되어 면역기능을 가진 세포들을 효과적으로 재생산할 수 없기 때문이다.

(2) CD8+ T림프구

CD8+ T림프구 수는 시기에 따라 매우 다양하다.

급성기 초기 감염에서 회복된 후에는 CD8+ T림프구 수는 정상보다 높게 반등하여 임상적 잠복기 동안 그 상태로 유지한다. 이 CD8+ T림프구의 증가는 부분적으로는 사람면역결핍바이러스 특이 CD8+ 세포독성 T림프구를 반영한다. 감염 후기에는 CD8+ T림프구 수가 감소하게 된다. 사람면역결핍바이러스 특이 CD8+ 세포독성 T림프구는 사람면역결핍바이러스 감염 초기에 나오는데 병이 진행함에 따라 기능적 능력은 감소하게 되고 결국 완전히 소멸된다. 이러한 세포독성 효과를 잃는 원인은 명확치 않다. 병이 진행함에 따라 CD8+ T림프구는 IL−2 수용체를 표현하지 않고 HLA−DR과 같은 활성화 표지를 표현하는 비정상적인 표현형을 보이고 클론성 증식능력도 잃게 된다. 사람면역결핍바이러스 감염자에서 CD8+ T림프구의 표현형이 환자의 예후에 중요한 의미를 갖는다는 보고도 있다. 혈청 전환 후에 HLA−DR+/CD38−형으로 CD8+ T림프구가 생기는 경우에는 좀더 나쁜 경과를 갖고 예후도 좋지 않다. 사람면역결핍바이러스 특이 세포독성 T림프구에 결함이 생길 뿐만 아니라, 인플루엔자에 대한 반응이나 거대세포바이러스에 대한 반응과 같은 다른 MHC 제한 세포독성 림프구의 기능에도 결함이 생긴다. CD8+ T림프구 기능은 부분적으로 CD4+ T림프구의 유도 신호에 의존하기 때문에 CD8+ T림프구의 결함은 CD4+ T림프구의 양적 손실에 의한 복합적 반응이다.

(3) B림프구

사람면역결핍바이러스 감염자의 B림프구는 자동으로 증식하거나 면역글로불린을 임의로 생성하고 TNF−α나 IL−6의 분비도 임의로 증가되어 있는 비정상적 활성 양상을 보인다. 시험관 내에서 EBV와 B림프구가 저절로 전환(transformation)하는 효과가 증강된 것은 아마도 T림프구의 면역감시에 결함이 있기 때문으로 보이며 생체 내에서 EBV 관련 B세포 림프종이 많은 이유를 설명할 수 있는 부분이다. 전환이 안된 B림프구에는 사람면역결핍바이러스가 감염될 수 없다. 그러나 사람면역결핍바이러스 자체나 그 부산물들은 B림프구를 직접 활성화시킬 수 있고 사람면역결핍바이러스의 막당단백인 gp41도 다클론 B림프구를 활성화시킬 수 있는 것으로 보고되어 있다. 또한 B림프구의 표면에 있는 VH_3 유전자 산물은 사람면역결핍바이러스의 수용체로 작용한다. 바이러스의 산물에 의한 생체내 B림프구의 활성화는 부분적으로는 생체 밖(ex vivo)에서 알려진 이들 세포의 자동적 활성화를 설명할 수 있다. 사람면역결핍바이러스 감염자의 B림프구는 표면에 HLA−DR을 비정상적으로 적게 표지하고 있으며 활성화된 T림프구의 자극 후에 일어나는 CD70의 상향조절이 나타나지 않는다. 이러한 결함은 CD70 의존 면역글로불린의 합성 결함으로 나타난다. 진행된 사람면역결핍바이러스 감염자에서는 B림프구가 CD40과 B림프구 항원 수용체의 결합에 반응하여 증식 분화하지 못하는데 이는 신호 전달의 결함을 시사한다. 생체 내에서 이러한 활성화 상태는 자가항체가 존재한다거나 면역복합체가 혈류에 존재한다거나 고글로불린혈증을 나타내는 등의 양상으로 나타난다. 사람면역결핍바이러스 감염자는 단백질이나 다당류 항원을 이용한 일차, 이차 예방접종에 대한 반응도 좋지 않다. 이러한 B림프구의 장애는 부분적으로 사람면역결핍바이러스 감염 소아에서 세균 감염의 발생과 사망에 중요한 역할을 하고 있다. 초기 사람면역결핍바이러스 감염에서는 순환하는 B림프구 수가 절대적으로 감소해 있지만 이런 현상은 일시적이며 혈액순환 밖 림프조직 등으로 재분포하기 때문으로 여겨진다. 어떤 감염자에서는 진행한 상태에서도 혈액내 순환하는 B림프구 수가 감소해 있다.

(4) 단핵세포/대식세포

사람면역결핍바이러스 감염자에서 일반적으로 혈액내 순환하는 단핵세포의 수는 정상이다. 단핵세포도 표면에 CCR5, CXCR4, CCR3와 같은 사람면역결핍바이러스에 대한 보조수용체와 CD4분자를 표지한다. 따라서 사람면역결핍바이러스 감염의 표적이 된다. 그러나 이러한 단핵세포 계열에 대한 사람면역결핍바이러스의 세포독성은 낮기 때문에 거의 세포독성 효과는 나타내지 않으면서 이 세포들 내부에서 광범위하게 증식하게 된다. 그러므로 이러한 단핵세포 계열의 세포들이 사람면역결핍바이러스가 전신으로 확산하는데 많은 기여를 하며 사람면역결핍바이러스 감염의 저장소 역할을 하여 약물치료로 바이러스를 박멸하는 데 장애가 되고 있다. 생체 내에서 혈액순환하는 단핵세포의 감염을 증명하기는 어렵다. 그러나 조직에 있는 대식세포나 폐나 뇌에 있는 대식세포 계열의 세포들의 감염은 쉽게 증명할 수 있다. 골수에서 단핵세포 전구세포의 감염은 직간접적으로 사람면역결핍바이러스 감염자에서 보이는 혈액학적 이상의 원인이 된다. 사람면역결핍바이러스 감염자에서는 혈액순환하는 단핵세포에서 IL－1이나 IL－12의 분비감소, IL－10의 분비 증가, 항원전달의 결함, MHC class II 표현 감소로 인한 T림프구 반응 유도 이상, Fc 수용체의 기능 이상, C3 수용체 매개 반응의 이상, 산화터짐반응(oxidative burst response) 이상, ADCC와 같은 세포독성 기능 이상과 같은 여러가지 비정상적인 소견이 보고되어 있다. 이러한 단핵세포 결함의 원인은 확실치는 않지만 대부분의 문제를 사람면역결핍바이러스 감염의 직접적 영향으로 설명하기는 어렵다. 시토카인이나 gp120, Tat와 같은 바이러스의 단백에 단핵세포가 노출된 경우 비정상적 활성화를 유발하고 이것이 세포들의 비정상적 기능을 유발하는 것으로 생각할 수 있다.

(5) 가지세포와 랑게르한스세포(Langerhans cell)

혈액순환하는 가지세포의 기능장애 뿐만 아니라 숫적 감소, 그리고 이 세포에 대한 사람면역결핍바이러스의 감염력에 대해서는 일치된 의견이 없다. 이들 세포는 성숙 정도에 따라 가지세포의 키모카인 수용체나 CD4분자의 표현 정도가 매우 다양하다. 이 점에서 가지세포의 감염정도는 세포의 성숙 정도에 달려있는 것으로 생각된다. 성숙한 가지세포는 X4 바이러스와 R5 바이러스 모두에 감염되는 것으로 나타났다. 미성숙 상태의 조직내 가지세포는 조직 내에 있기 때문에 아직 연구가 충분히 되어 있지 않다. 어떤 연구자들은 가지세포의 사람면역결핍바이러스 감염과 기능 이상, 특히 T림프구에 항원을 전달하는 능력이 감소되어 있다고 보고하지만, 다른 연구자들은 기능 이상을 찾아내지 못하였다. 그러나 피부나 점막에 있는 랑게르한스세포에 있어서는 사람면역결핍바이러스에 감염된다는 데 의견의 일치를 보이고 있다. 이 세포는 사람면역결핍바이러스 감염의 시작과 확산에 중요한 역할을 한다. 가지세포가 사람면역결핍바이러스에 감염이 된다고 하더라도 감염의 정도나 증식 정도에 미치는 영향은 CD4+ T림프구에 비교하면 적을 것으로 여겨진다.

(6) NK세포(Natural killer cell)

NK세포는 바이러스 감염세포나 암세포, 동종세포(allogenic cell)에 대한 면역감시의 기능을 하고 있다. 이러한 NK세포의 기능이상이 사람면역결핍바이러스 감염자에서 관찰되며, 사람면역결핍바이러스 감염의 경과가 심해지면서 기능 이상의 정도도 심해진다. 대개의 연구에서 사람면역결핍바이러스 감염자에서 NK세포의 수나 표현형은 정상이라고 보고하였으나, CD16/CD56을 표현하는 NK세포

군에서는 숫적 감소와 활성형 표지자의 증가 소견이 보고되어 있다. NK세포의 기능이상은 결합 후 세포용해 과정의 결함에서 비롯된다고 생각하고 있다. 그러나 사람면역결핍바이러스 감염자의 NK세포가 ADCC를 정상적으로 매개하는 점을 고려하면 이 용해에 관여하는 조직자체가 이상이 있어 보이지는 않는다. 시험관내에서 배양할 때 IL−2, IL−12, IL−15나 IFN−α를 추가하면 NK세포의 기능이상을 돌이킬 수 있다. 사람면역결핍바이러스 감염자에서 세포용해를 억제하는 수용체가 증가하는 것이 NK세포의 기능이상의 원인일 수 있다. HLA−C, HLA−D를 제외한 HLA−A와 B의 선택적 하향조절은 NK세포를 매개로 한 사람면역결핍바이러스 감염세포를 죽이는 데 억제기능을 한다. 마지막으로 NK세포는 사람면역결핍바이러스 억제 CC−chemokine의 중요한 원천이다. 사람면역결핍바이러스 감염자에서 분리된 NK세포는 고농도의 MIP−1α, MIP−1β, RANTES 등을 생산한다. 이러한 키모카인들은 NK세포가 IL−2나 IL−15에 의해 자극되었을 때, CD16이 교차로 연결되었을 때, 또는 표적세포의 용해과정에서 더 증가하는 것으로 보인다.

3. HIV의 병인에 관여하는 유전학적 요인

사람면역결핍바이러스의 병인이나 병의 경과에 관여하는 숙주 인자나 MHC 대립유전자들에 대한 보고에 따르면, 이들은 카포시육종이나 미만성 림프종대와 같은 사람면역결핍바이러스와 관련된 임상양상이나 장기 생존자와 급격히 진행하는 감염자 사이의 차이와 관련된 인자로 여겨진다. 후천성면역결핍증으로 빨리 진행하는 감염자와 장기 비진행자의 차이와 관련된 MHC 관련 분자들이 많이 제시되어 있다. 제시된 기전들은 면역학적으로 우세한 보조 T림프구나 세포독성림프구항원결정인자(CTL epitope)를 전달하여 상대적으로 방어력이 우수한 면역반응을 유발하여 천천히 진행하게 한다. 반면 어떠한 MHC class I이나 II 분자들은 폐나 뇌조직에서 병을 유발하는 바이러스항원결정인자(viral epitope)에 대한 면역반응을 유도한다. 또한 어떠한 MHC class I이나 II 분자들은 감염된 이종 세포들을 덜 효과적으로 제거되게 한다. Class I 유전자자리(A, B, C)의 최대 HLA 이형접합은 후천성면역결핍증의 발병을 늦추는 것으로 밝혀졌다. 반면에 동형접합은 후천성면역결핍증 진행을 빠르게 하며 사망도 빠르다. 이러한 결과는 HLA 이형접합을 가진 환자는 좀 더 다양한 바이러스 펩티드를 세포독성 T림프구에 전달하여 사람면역결핍바이러스를 포함한 좀 더 많은 수의 병원체에 대한 더 효과적인 면역반응을 유발하는 것으로 여겨지고 있다. 특히 HLA class I allele B35와 Cw O4는 빠른 후천성면역결핍증 진행과 관련이 있는 것으로 알려져 있다. 드문 경우이기는 하나 R5 바이러스의 보조 수용체인 CCR5를 생성하는 유전자에 동종접합결손이 있어 R5 바이러스에 의한 감염에 저항을 보이는 경우가 보고된 바 있다.

4. HIV에 대한 면역반응

사람면역결핍바이러스 감염 초기에 바이러스혈증의 급격한 발생에 뒤이어 숙주는 면역반응을 나타낸다. 이는 바이러스혈증의 정도를 낮추고 임상증상이 나타나기까지 약 10년 정도의 기간을 지연시킨다. 이러한 면역반응은 체액성 및 세포매개 면역반응 모두를 포함한다(표 2; 그림 5). 그 동안 사람면역결핍바이러스에 대한 면역반응을 이해하려는 많은 연구와 노력이 있어 왔으나 이러한 현상 중 과연 감염의 진행을 지연시키는 가장 중요한 요소가 무엇인지, 또한 이러한 요소가 사람면역결핍바이러스 질병 발생 과정에서 차지하는 역할은 무엇인지에 대해서는 여전히 명확히 밝히지 못하고 있다.

(1) 체액성 면역반응

사람면역결핍바이러스 특이 항체를 생성하는 능력에 장애를 가진 드문 경우를 제외하고, 항체는 대개 초기 감염 이후 6주 이내에 나타나고 12주 이내에는 거의 예외 없이 나타난다(그림 6). 대부분의 사람면역결핍바이러스 감염 선별검사는 이런 항체를 검출하는 것을 기본으로 한다. 효소면역측정법(ELISA)이나 면역전기영동 웨스턴 블롯(western blot) 검사로 중화항체의 발생 이전에 나타나는 사람면역결핍바이러스 결합 항체를 검출할 수 있으며, 중화항체는 일반적으로 바이러스혈증의 감소에 뒤이어 나타나는데 이는 사람면역결핍바이러스 특이 CD8+ T림프구의 발생과 밀접히 관련되어 있다.

처음에는 사람면역결핍바이러스의 구조단백이나 gag 단백에 대한 항체가 검출되며, p24 항원 및 p17 항원, 그리고 p55 gag 전구체에 대한 항체가 검출된다. p24 항체의 발생은 혈청 내 유리 p24 항원의 농도와 관련되어 있다. gag 단백 항체에 뒤이어 외피단백(gp160, gp120, gp88, gp41) 및 pol 유전자 산물(p31, p51, p66)에 대한 항체가 나타난다. 또한 사람면역결핍바이러스 유전자 *vpr, vpu, vif, rev, tat, nef*에 의해 만들어진 저분자량 조절단백에 대한 항체를 발견할 수도 있다.

사람면역결핍바이러스의 여러 항원에 대한 항체가 만들어지지만 이들 다양한 항체의 정확한 기능적 의미는 알려져 있지 않다. 이 중 바이러스의 외피단백 항체가 가장 많이 연구되어 있는데, 사람면역결핍바이러스의 외피는 120 kDa의 분자량을 가진 외막(outer envelope) 당단백과 41 kDa의 분자량을 가진 막(transmembrane) 당단백으로 구성되어 있다. 이는 160 kDa의 전구체가 세포 단백분해효소에 의해 분해되어 생긴 것이다. 대부분의 항외피 항체

표 2. 사람면역결핍바이러스에 대한 면역반응의 요소

체액성 면역반응
- 항체결합
- 중화항체
  - 형(type) 특이
  - 군(group) 특이
- 항체의존세포매개세포독성(antibody-dependent cellular cytotoxicity; ADCC)
  - 방어적
  - 병리적
- 증강 항체

세포매개 면역
- 보조 CD4+ T림프구
- class I MHC-제한 세포독성 CD8+ T림프구
- CD8+ T세포-매개 억제(비세포용해성)
- ADCC
- 자연세포독성 세포

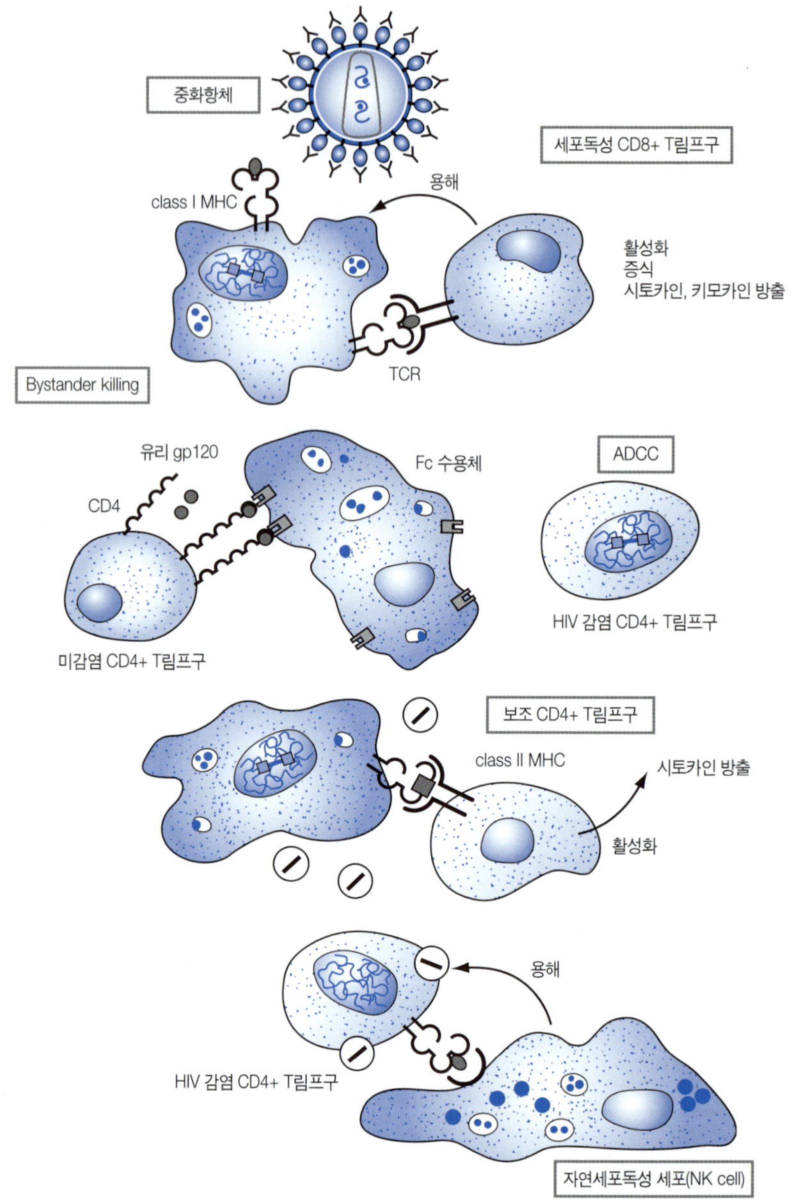

그림 5. **사람면역결핍바이러스감염의 면역반응**

는 579−613 아미노산을 구성하는 gp41 부위 항원결정인자(epitope)나 V3 loop 부위라고 알려져 있는 303−338 아미노산을 구성하는 gp120 분자의 초변이부위(hypervariable region)에 대한 것이다. 이 V3 loop 부위는 돌연변이를 발생시켜 면역체계에 잘 인식되지 않는 변종 사람면역결핍바이러스를 만드는 데 중요한 역할을 한다.

사람면역결핍바이러스의 외피 단백 항체는 방어기능을 하기도 하지만 사람면역결핍바이러스의 질병 발생에 기여하기도 한다. 방어항체 중에는 직접적으로 사람면역결핍바이러스를 중화시키고 다른 세포가 감염되는 것을 방지하는 기능을 가진 것 뿐만 아니라 항체의존세포매개세포독성(antibody-dependent cellular cytotoxicity, ADCC)에 관여하는 것도 있다. 중화항체 자체가 사람면역결핍바이러스 초기 감염에 일부 작용할 가능성이 있으며, 실제 일부 장기 비진행자에서 중화항체 역가가 높다는 보고가 있다.

중화항체는 형(type)-특이 항체, 군(group)-특이 항체의 두 가지 형태로 존재한다. 일반적으로 형-특이 중화항체는 V3 loop 부위에 대응된다. 이들 항체는 단지 특정한 바이러스만을 중화시키며 대부분의 감염자에서 역가가 낮다. 군-특이 중화항체는 다양한 종류의 사람면역결핍바이러스를 중화시킬 수 있는 능력이 있다. 적어도 두 가지 형태의 군-특이 중화항체가 발견되었는데, 이는 각각 gp120의 423-437 아미노산과 gp41의 728-745 아미노산에 결합한다. 기타 중요한 방어항체로는 ADCC에 관여하는 항체로 gp120, gp41에 대한 항체가 여기에 속한다. 이 경우 특이 항HIV 항체가 자연살세포(NKcell)의 Fc 수용체 부위에 결합하여 자연살세포(NKcell)가 세포매개 면역반응을 보이는데 작용하며, 이 자연살세포(NKcell)는 HIV 항원을 표현하는 세포와 결합하여 파괴시킨다. ADCC를 매개하는 항외피 항체는 사람면역결핍바이러스 감염의 초기에 가장 높은 역가를 보이며, 실험실적으로는 IL-2가 ADCC 매개 반응을 증강시키는 것이 증명되었다.

사람면역결핍바이러스 특이 항체는 숙주의 방어에 관여하는 역할 이외에 질병의 발생에도 역할을 한다. 실험실적으로 gp41 항체가 낮은 역가로 존재할 때 Fc 수용체 매개 기전을 통해 세포에 감염이 잘 되게 하는 역할을 하는데, 이를 항체 증강효과(antibody enhancement)라고 한다. 즉, 실험실적으로 ADCC 매개 항체를 생성하는 외피 단백의 일부분이 동시에 세포감염을 조장하는 항체의 생성을

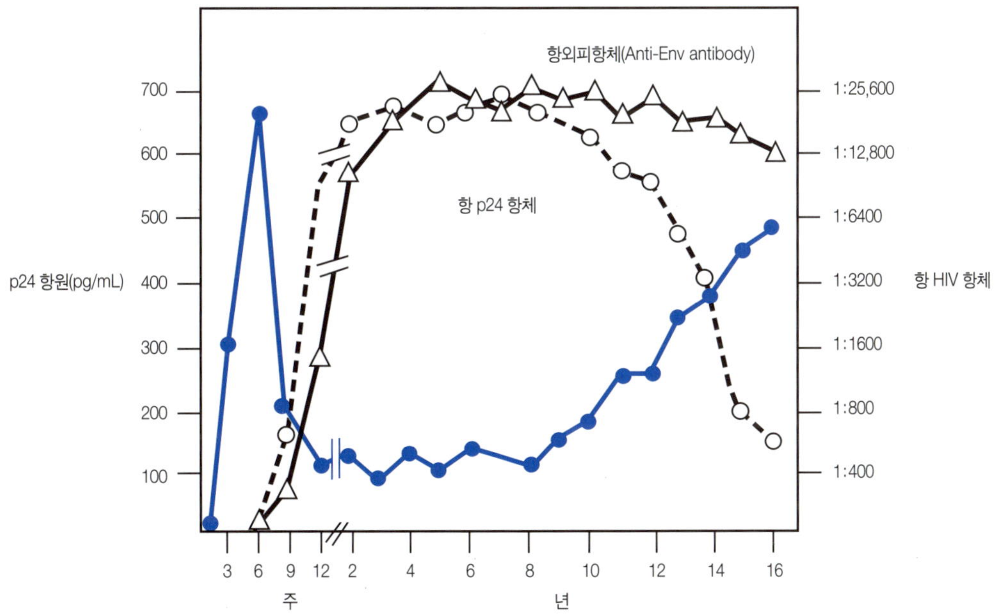

그림 6. 사람면역결핍바이리스 힝원혈증과 사람면역결핍바이러스에 대한 항체생성의 관계

유도한다는 것이다. 또한, 사람면역결핍바이러스에 감염된 세포를 죽이는 ADCC에 관여하는 항gp120 항체는 유리 gp120과 결합한 비감염 CD4+ T림프구를 파괴할 수 있다는 가설이 제시되고 있으며 이를 방관자 살해(bystander killing)라고 한다.

(2) 세포매개 면역반응

대부분의 바이러스 감염에 대한 숙주의 방어기전에 T림프구 매개면역이 중요한 역할을 하고 있는 것처럼, 사람면역결핍바이러스에 대한 숙주의 면역반응에서도 중요한 부분을 차지하고 있다. T림프구 면역은 각각 보조/유도 CD4+ T림프구와 세포독성/면역조절 CD8+ T림프구에 의해 매개된다.

대다수의 사람면역결핍바이러스 감염자에서 사람면역결핍바이러스 특이 CD4+ T림프구를 검출할 수 있으며, 흐름세포측정법(flow cytometry)이나 사람면역결핍바이러스 p24 림프구증식측정법(lymphocyte proliferation assay)을 사용한다. 사람면역결핍바이러스 특이 CD4+ T림프구와 혈장 HIV RNA 수준과는 직접적인 관계가 증명된 바는 없지만, 고바이러스혈증이 동반된 경우 CD4+ T림프구는 사람면역결핍바이러스 항원에 반응하여 증식하기보다 IFN－γ를 생성하게 된다.

컴퓨터 모형작업을 통해 HIV－1 외피 분자의 몇몇 부위를 파악할 수 있었는데, 이는 amphipathic helices라는 구조로 알려진 다른 T림프구 항원결정인자와 구조적으로 동일하였다. 이들 펩타이드를 통하여 이들 부위에 특이적인 CD4+ T림프구의 존재를 사람면역결핍바이러스에 감염된 사람들의 말초혈액에서 확인할 수 있었다. 또 다른 연구에서는 일부 건강한 사람들의 말초혈액 T림프구 역시 사람면역결핍바이러스의 외피 단백과 반응한다는 것을 보고하기도 하였다. 이러한 사실이 사람면역결핍바이러스에 대한 방어면역을 반영하는지는 명확치 않다.

HIV－1에 감염된 사람들의 말초혈액에서는 I형 MHC 제한, HIV 특이 CD8+ T림프구가 발견된다. 이들 세포에는 세포독성 T림프구와 사람면역결핍바이러스 항원에 반응하여 INF－γ와 같은 시토카인을 분비하는 T림프구 등이 포함된다. 세포독성 T림프구는 사람면역결핍바이러스 감염 수주 이내에 말초혈액에서 발견된다. HIV 특이 항체 수용체를 통해 이들 CD8+ T림프구는 HIV 항원과 결합된 자가 I형 MHC 분자를 갖고 있는 표적세포를 파괴시킨다. 사람면역결핍바이러스에 감염된 사람의 말초혈액이나 림프절 내 단핵세포에서 두 종류의 세포독성 T림프구 반응이 관찰되는데, 그 중 한 가지는 자발세포독성반응(spontaneous CTL activity)이다. 이것은 사전에 실험실 자극이 없이도 표적세포를 직접 분해하는 반응이다. 또 다른 반응은 세포독성 T전구세포의 빈도를 반영하는데, 실험실적으로 phytohemagglutinin과 같은 미토겐(mitogen)이나 항CD3 항체를 통해 자극되는 CD8+ T림프구를 증명함으로써 가능하다.

초기 사람면역결핍바이러스 감염에 뒤이어 발생하는 사람면역결핍바이러스 특이 세포독성 T림프구의 질적인 양상은 향후 임상경과의 중요한 예측인자이다. CD8+ 세포독성 T림프구의 반응이 광범위하게 일어난 사람은 제한적인 반응을 보인 사람에 비해 양호한 임상경과를 보인다.

HIV－1 감염에서 CD8+ T림프구는 세포독성 반응뿐만 아니라 HIV 항원에 반응하여 IFN－γ와 같은 시토카인을 분비하는 능력을 가진 것으로 보인다. 그러나, 세포독성을 보이는 세포와 이러한 세포가 동일한 세포인지는 확실치 않으며, 사람면역결핍바이러스에 대한 숙주반응에서 각각의 역할 역시 충분히 이해되고 있지 않다.

CD8+ T림프구가 HIV 항원에 의해 수적으로 증가한다는 사실은 알려져 있으며, HIV 항원에 대한 반응으로 IFN−γ를 분비하는 CD8+ T림프구의 수준과 혈중 HIV−1 RNA의 정도 사이에는 직접적인 연관성이 있다. 이들 세포들이 HIV−1 감염에 의해 유도되는 것은 명확한데 반해, 그들이 사람면역결핍바이러스 감염을 어느 정도 조절할 수 있는 지는 명확하지 않다. Gag, Env, Pol, Tat, Rev, Nef 등과 같은 다양한 HIV 항원은 CD8+ T림프구의 반응을 유도할 수 있으며, 항레트로바이러스제를 복용하지 않고도 낮은 바이러스 수준을 유지하는 환자들 중에서 높은 CD8+ T림프구를 갖고 있는 환자들이 있어 이러한 세포들이 사람면역결핍바이러스 특이 방어기전에 중요한 역할을 할 가능성이 제시되고 있다.

사람면역결핍바이러스에 대해 적어도 세 가지 형태의 세포매개 면역반응이 알려져 있는데, CD8+ T림프구 매개 사람면역결핍바이러스 증식억제, 항체의존세포매개세포독성(ADCC), 자연살세포 반응이 그것이다. CD8+ T림프구 매개 HIV 증식억제는 사람면역결핍바이러스 감염자의 CD8+ T림프구가 세포를 용해시키는 방법이 아닌 다른 방법으로 사람면역결핍바이러스 증식을 억제하는 것을 말한다. 여기에는 CD8+ T림프구와 사람면역결핍바이러스 감염세포 사이에 HLA 적합성이 필요하지 않으며 비특이적이다. 이것은 CC−chemokine인 RANTES, MIP−1α, MIP−1β, 그리고 α−defensin 계의 시토카인 등을 포함한 수용성 인자에 의해 매개되는 것으로 보인다. 이들은 사람면역결핍바이러스 증식을 강력히 억제하며 말초혈액 단핵세포의 R5 바이러스에 대한 보조수용체 CCR5를 봉쇄하는 작용을 한다. 앞에서 체액성 면역과의 관계에서 설명하였듯이 ADCC는 HIV 항원에 대한 특이 항체를 가진 자연살세포가 사람면역결핍바이러스를 표현하는 세포를 파괴하는데 관여한다. 마지막으로 자연살세포는 조직배양에서 사람면역결핍바이러스에 감염된 세포를 단독으로 죽이는 능력이 있음을 보여주었다. 이러한 원시적인 세포독성 반응은 I형 MHC 분자 변화를 인지하여 신생물화 변성(neoplastic transformation)이나 바이러스 감염을 감시하는 비특이적 숙주방어이다.

참고문헌

1. Braunwald, Fauci, Kasper, Hauser, Longo, Jameson. Harrison's Principles of Internal Medicine, 16th ed. pp1861−1876, McGraw−Hill, New York, 2005
2. General L. Mandell, John E. Bennett, Raphal Dolin. Mandell, Douglas, and Bennett's Principles and Practice of Infectious Disease, 6th ed, Churchill−Livihgstone, Philadelphia, 1372−1397, 2005
3. Yamashita M, Emerman M. Retroviral infection of non−dividing cells: old and new perspectives. Virology 344; 88−93, 2006
4. Paranjape RS. Immunopathogenesis of HIV infection. Indian J Med Res 121; 240−255, 2005
5. Derdeyn CA, Silvestri G. Viral and host factors in the pathogenesis of HIV infection. Curr Opin Immunol 17; 366−373, 2005
6. Simon V, Ho DD, Karin QA. HIV/AIDS epidemiology, pathogenesis, prevention, and treatment. Lancet 368; 404−504, 2006
7. Levi JA. HIV pathogenesis: Knowledge gained after two decades of research. Adv Dent Res 19; 10−16, 2006
8. Stebbing J, Gazzard B, Dovek DC. Where does HIV live? N Engl J Med 350; 1871−80, 2004

chapter · 2

역 학

acquired immune deficiency syndrome

1. 전파경로

사람면역결핍바이러스는 이성과 동성간의 성접촉, 혈액 혹은 혈액제재, 그리고 분만이나 주산기에 또는 모유를 통해 전파된다(표 1).

1. 성접촉에 의한 전파

사람면역결핍바이러스 전파 경로 중 전 세계적으로 성접촉이 가장 중요한 전파 방법이다. 유럽, 미국 등에서는 동성애에 의한 경우가 상당부분을 차지하고 있으며, 개발 도상국에서는 이성간의 성접촉에 의한 경우가 대부분으로 전세계적으로는 이성간의 성접촉이 가장 중요한 전파경로가 되어가고 있다. 사람면역결핍바이러스는 정액성분 중 감염된 단핵구와 세포성분이 없는 정액에서 모두 발견된다. 바이러스는 요도염과 부고환염과 같은 생식기염증 혹은 다른 성병과 같이 림프구가 증가되어 있는 상황에서 정액 내에 특히 많이 존재하며, 자궁경부 도말검체 및 질액에서도 발견된다.

사람면역결핍바이러스의 전파는 항문성교와 깊은 연관성이 있는데, 이는 점막내 그리고 그 밑에 존재하는 감수성 세포와 정액과의 경계가 얇고, 연약한 직장 점막이 성교시 상처를 받을 수 있기 때문이다. 비록 질점막은 직장점막보다 몇 겹 더 두꺼우며 성교시 상처받을 가능성은 적지만 바이러스가 질성교를 통해서 배우자에게 전파될 수 있다는 것은 확실하다. 구강성교를 통한 사람면역결핍바이러스 전파가능성은 다소 떨어지나 대부분의 경우 같은 상대와 구강성교와 항문성교를 같이 하게 되기 때문에 많은 예들이 보고되지 않았을 가능성도 있다. 그

표 1. 전파방식에 따른 HIV 전염 위험성(콘돔을 사용하지 않는 경우)

전파방식	전염 위험건수(10,000명당)
수혈	9,000
마약주사바늘 공유	67
항문성교(여성 역할)	50
주사침자상	30
질성교(여성)	10
항문성교(남성 역할)	6.5
질성교(남성)	5
구강성교(여성 역할)	1
구강성교(남성 역할)	0.5

From Centers for Disease Control & Prevention: MMWR 2005: 54

러므로 구강성교가 완전히 안전하다는 생각은 위험한 생각이다.

안전하지 않은 성행위와 동반되는 알코올 섭취와 불법 약물의 사용은 동성과 이성간의 성접촉 모두에서 성접촉에 의한 사람면역결핍바이러스 전파 위험을 증가시킨다.

2. 혈액과 혈액제제에 의한 전파

사람면역결핍바이러스는 주사 바늘, 주사기, 약물 혼합액 또는 솜과 같이 주사시 필요한 부속품들을 공유할 때 사람면역결핍바이러스에 오염된 혈액, 혈액제제 또는 이식된 조직들에 의해서 전파될 수 있다. 마약 주사는 반드시 정맥내 주사만 해당되는 것은 아니며, 위험성이 매우 낮은 것으로 알려져 있지만, 피하나 근육주사로도 전파될 수 있다. 주사약물 남용자에서 사람면역결핍바이러스 감염의 위험성은 주사약물 사용기간, 주사바늘의 사용빈도, 여러 명이 같은 바늘을 사용하는 경우, 정신질환이 있는 경우 등에서 증가한다.

미국의 경우, 1970년대 말부터 헌혈받은 혈액에 대한 HIV−1 검사가 시작된 1985년 봄까지 10,000명 이상이 혈액이나 혈액제제의 수혈을 통해 감염되었을 것으로 추정된다. 미국에서 사람면역결핍바이러스에 오염된 혈액이나 혈액성분을 수혈받았거나 조직이식을 받은 사람들 중 약 9,300명의 사람들에서 후천성면역결핍증이 발생하였다. 이는 사람면역결핍바이러스에 오염된 제제에 노출된 사람의 90~100%가 감염된다는 것을 의미한다. 전혈, 농축적혈구, 혈소판, 백혈구, 혈장의 수혈은 모두 사람면역결핍바이러스를 전파시킬 수 있으나, 면역감마글로불린, B형 간염 면역글로불린, 혈장 유래 B형 간염백신, 그리고 Rh 면역글로블린은 사람면역결핍바이러스 감염증의 전파와 무관하다. 현재 미국에서 선별검사를 시행한 혈액제제를 수혈받은 환자에서 사람면역결핍바이러스에 감염될 위험은 약 725,000~835,000 헌혈 혈액 중 하나 정도에 해당된다. 따라서 미국에서 매년 모아지는 1,200만 헌혈 혈액 중 약 16개의 혈액이 수혈을 통한 감염을 일으킬 수 있는 것으로 추정된다. 최고의 과학적 노력을 하더라도 감염 후 첫 1~2주에는 바이러스혈증 수치가 낮아서 HIV RNA를 발견할 수 없기 때문에 수혈과 관련된 사람면역결핍바이러스 전파를 완전히 제거하지 못하고 있다.

3. 의료 종사자와 검사실 직원의 직업성 전파

보건의료종사자, 검사실 근로자와 사람면역결핍바이러스가 감염된 검체를 다루는 사람들은 여러 기구들을 사용하면서 이와 관련되어 사람면역결핍바이러스에 감염될 위험이 있다. 여러 기관에서 시행한 연구에 따르면 사람면역결핍바이러스에 감염된 혈액으로 오염된 바늘이나 다른 뾰족한 물건에 피부가 찔렸을 때 사람면역결핍바이러스에 감염될 위험성은 대략 0.3% 정도이며, 점막이 노출된 경우에는 0.09% 정도로 나타났다. 손상된 피부에 노출된 후 감염된 사례도 있지만, 이 경로로 감염될 위험은 점막 노출에 의한 위험보다 낮을 것으로 추정된다.

사람면역결핍바이러스에 감염된 혈액에 노출되었을 때 감염 위험을 높일 수 있는 경우는 상대적으로 많은 양의 혈액에 노출되었을 때, 정맥이나 동맥에 직접 삽입했던 바늘에 찔렸을 때, 깊게 찔렸을 때 등이다. 사람면역결핍바이러스의 피부점막 전파와 관련이 있는 요인들에는 많은 양의 혈액에 노출된 경우, 장시간 접촉된 경우, 가능성이 높은 침입구 등이 포함된다. 병기가 진행된 환자의 혈액에 노출된 경우에도 감염 위험이 증가하게 되는데, 이는 병독성이 더 높은 바이러스 때문이기도 하지만, 혈액 내의 사람면역결핍바이러스 역가가 높기 때문일 것으로 여겨진다.

4. 모태감염 및 유아감염

사람면역결핍바이러스는 임신 중에 산모에서 태아로, 분만 중에, 혹은 모유수유를 통해 전파될 수 있다. 이 전파형태는 감염된 남자와 여자 비율이 1:1을 나타내는 개발도상국가에서 사람면역결핍바이러스 감염의 가장 중요한 전파 형태이다. 임신기간 중 빠르게는 첫번째와 두번째 3개월 내에 태아가 감염될 수 있으나 대부분의 모태감염은 주로 출산 전후기에 일어난다고 여겨지고 있다. 임신, 진통, 그리고 출산 중에 산모에게 그리고 출생 후 태아에게 예방적 항레트로바이러스 제제를 투여하지 않을 경우, 모태/유아 감염율은 선진국에서 15~25%, 개발도상국가에서는 25~35% 정도로 알려져 있다. 전파율을 높이는 가장 잘 알려진 요인은 산모의 높은 바이러스혈증이다. 또한 양막 파열 후 출산까지의 시간이 길었던 경우도 잘 알려진 위험 요인이다. 이외에 확실하게 입증되지는 않았지만 가능성이 있는 위험인자로는, 출산시 융모양막염이 있었던 경우, 양수천자, 양수경검사, 태아 두피 전극, 회음부절개술 등과 같은 산과적 시술을 시행한 경우 등이 있다.

선진국에서는 사람면역결핍바이러스의 출산 전후 전파를 감소시키기 위한 권고사항으로 임산부들의 자발적인 사람면역결핍바이러스 검사와 상담, 항레트로바이러스제 예방, 신생아의 모체 혈액과 생식기 분비물 노출을 최소화하기 위한 산과적 조치, 모유수유 금지 등을 포함시키고 있다.

모유수유는 개발도상국가, 특히 오랜기간 동안 모유수유를 하는 국가에서는 가장 중요한 사람면역결핍바이러스 전파 형태이다. 모유수유를 통한 감염의 위험인자는 아직 충분하게 밝혀지지 않았지만, 전파를 증가시킬 수 있는 요인으로 모유 속의 사람면역결핍바이러스 수준, 유방염이 있는 경우, 모체의 CD4+ T림프구 수가 낮은 경우, 모체의 비타민 A 결핍 등이 포함된다. 모유수유를 통한 사람면역결핍바이러스 감염의 위험은 수유를 시작한 초기 수개월 내에 가장 높은 것으로 알려져 있다.

5. 다른 체액에 의한 전파

감염자 중 극히 일부에서는 타액에서도 사람면역결핍바이러스를 발견할 수 있었으나 키스나 의료종사자들에게 직업상 타액을 통해서 사람면역결핍바이러스가 전파된다는 증거는 없다. 바이러스는 어떠한 체액에서도 동정될 수 있지만, 눈물, 땀, 그리고 소변과 같은 다른 체액에 노출되어 사람면역결핍바이러스가 전파되었다는 증거는 없다.

참고문헌

1. Braunwald E, Fauci A, Kasper DL, Hauser SL, Longo DL, Jameson JL. Harrison' s Principles of Internal Medicine. 16th ed. pp 1079−1082, McGraw−Hill, New York, 2005
2. Mandell GL, Bennett JE, Dolin R. Principles and practice of Infectious Disease 5th ed. pp 1488−1493, Churchill Livingstone, Philadelphia, 2000
3. Wormser GP. AIDS and other manifestations of HIV Infection. 4th ed. pp 12−27, Elsevier academic press, 2004

2. 세계적인 발생 현황

UNAIDS(the Joint United Nations Programme on HIV/AIDS)와 WHO(World Health Organization)에서 집계하여 발표한 자료를 보면, 2005년도 말까지 사람면역결핍바이러스에 감염되거나 후천성면역결핍증 환자의 수는 약 3,800만명으로 1991년 WHO에서 세계 프로그램을 시작한 이후에도 약 50% 이상 증가하였다(표 1).

사하라 이남 아프리카 지역을 넘어서 최근에는 중국, 인도네시아, 파푸아뉴기니, 베트남, 일부 중앙아시아 공화국, 그리고 북아프리카 등으로 계속 확산되고 있다. 예를 들어, 베트남은 주사약물 남용이 증가하는 곳에서 어떻게 HIV/AIDS가 갑자기 증가할 수 있는지를 보여주는 좋은 예이다. 주사약물 남용이 문제가 되고 있는 아시아, 동유럽, 중동과 라틴아메리카 지역들도 감염자가 증가하고 있는 추세이다. 러시아연방에서도 2005년까지 약 35만명의 사람면역결핍바이러스 감염자가 등록되었는데, 약물남용자들의 주사기 공동 사용이 가장 중요한 요인으로 나타나고 있다.

지역별 2003년과 2005년도 말까지의 발생 현황과 특성을 비교정리하면 표 2와 같다.

1. 사하라 이남 아프리카

사하라 이남의 아프리카 지역은 1990년대를 정점으로 케냐, 짐바브웨, 브루키나파소의 도시지역에서 발생이 감소하고 있지만, 전 세계에서 사람면역결핍바이러스 감염자와 후천성면역결핍증 환자가 가장 많은 지역이다. 최근 남부 아프리카를 제외하고 전체적인 유병률이 안정되어 보이는 이유는 감염되는 숫자에 해당하는 만큼의 사망자가 발생하고 있기 때문이다. 2005년에만 약 270만 명의 새로운 감염자가 발생하여 약 2,450만 명이 사람면역결핍바이러스에 감염되어 살고 있으며, 2005년에만 약 200만명이 후천성면역결핍증으로 사망하였다.

다른 지역과 달리 아프리카에서는 여자가 남자보다 적어도 1.2배 많이 사람면역결핍바이러스에 감

표 1. 세계 HIV/AIDS 발생 현황(2005. 12월말 현재)

(단위 : 만명)

	총계	성인	15세미만 소아
HIV/AIDS 누적합계	3,860 (3,340~4,600)	3,630 (3,140~4,340)	230 (170~350)
2005년도 신규 감염자	410 (340~620)	360 (300~540)	54 (42~67)
2005년도 후천성면역결핍증 사망자	280 (240~330)	240 (200~280)	38 (29~50)

표 2. 지역별 HIV/AIDS 발생현황과 특성(2003년)

Region	Adults & children living with HIV/AIDS	Adults & children newly infected with HIV	Adult prevalence (%)*	Adult & chlid deaths due to AIDS	Main mode(s) of transmission# for adults living with HIV/AIDS
Sub-Saharan Africa	2,500~2,820	300~340	7.5~8.5	220~240	Hetero
North Africa & Middle East	47~73	4.3~6.7	0.2~0.4	3.5~5.0	Hetero, IDU
South & South-East Asia	460~820	61~110	0.4~0.8	33~59	Hetero, IDU
East Asia & Pacific	70~130	15~27	0.1~0.1	3.2~5.8	IDU, Hetero, MSM
Latin America	130~190	12~18	0.5~0.7	4.9~7.0	MSM, IDU, Hetero
Caribbean	35~59	4.5~8.0	1.9~3.1	3.0~5.0	Hetero, MSM
Eastern Europe & Central Asia	120~180	18~28	0.5~0.9	2.3~3.7	IDU
Western Europe	52~68	3.0~4.0	0.3~0.3	0.26~0.34	MSM, IDU
North America	79~120	3.6~5.4	0.5~0.7	1.2~1.8	MSM, IDU, Hetero
Australia & New Zealand	1.2~1.8	0.07~0.1	0.1~0.1	<0.01	MSM
TOTAL	4,000(3,400~4,600)	500(420~580)	1.1(0.9~1.3)	300(250~350)	

* The proportion of adults (15 to 49 years of age) living with HIV/AIDS in 2003, using 2003 population numbers.

\# Hetero (heterosexual transmission), IDU (transmission through injecting drug use), MSM (sexual transmission among men who have sex with men).

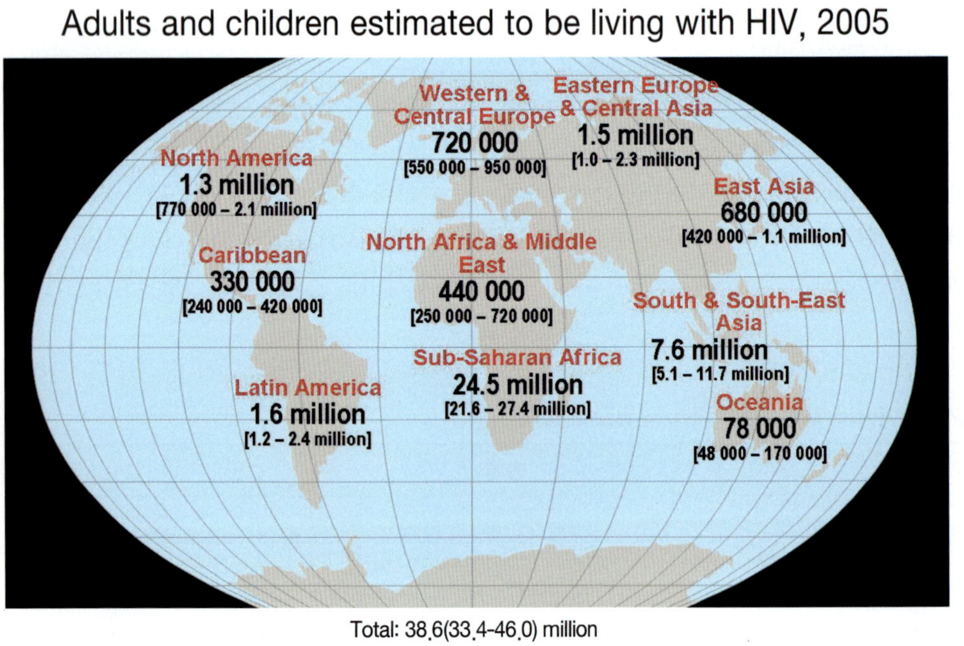

그림 1. 지역별 HIV 감염 발생 현황(2005년)(출처 UNAIDS)

염되어 있으며, 15~24세 사이의 젊은 연령에서는 2.5배까지 비율이 증가한다. 이는 남자에서 여자로 감염이 더 잘 일어나며, 성생활이 여자에서 더 빨리 시작되는 것이 주요 요인으로 여겨진다.

유병률은 다양한데, 남부 아프리카 지역의 대부분의 국가들은 임산부의 20% 이상이 사람면역결핍바이러스에 감염되어 있고, 사하라 이남 지역의 나머지 국가에서는 일부에서만 사람면역결핍바이러스 유병률이 10%를 넘고 있다.

14개 국가에 있는 산전 클리닉의 2년간(2003~2004)의 경향 분석을 보면, 임산부의 사람면역결핍바이러스 유병률이 보츠와나와 스와질랜드에서 약 40%, 말라위 16%, 그리고 잠비아에서 16%로 나타났다. 남아프리카지역 도시의 유병률은 30%를 넘는 반면, 모잠비크는 2004년도에 20%로 나타났다. 말라위에서는 여성의 산전검사 유병률이 1996년 23%에서 2001년 15%로 감소되는 경향을 보이고 있는 반면, 남아프리카에서는 1998~1999년 조사에서 여성 산전검사 유병률이 22~23%에서 2003~2004년에 29.5%로 오히려 증가하고 있는 것으로 나타났다. 2002년 말 남아프리카에서 사람면역결핍바이러스에 감염되어 살고 있는 환자는 530만 명으로 추정되며, 앞으로 후천성면역결핍증으로 인한 사망이 급격히 증가할 것으로 예상된다.

이웃 4개 국가(보츠와나, 레소토, 나미비아, 스와질랜드)의 사람면역결핍바이러스 유병률은 최고 수치를 나타내고 있는데, 스와질랜드와 보츠와나 국가 전체의 사람면역결핍바이러스 유병률은 불과 10년 전에 4%에서 2004년에 40%까지 증가한 것으로 나타났으며, 어느 국가에서도 15~24세의 젊은 임산부에서 유병률이 감소하는 증거가 나타나지 않고 있다.

짐바브웨는 2001년에 성인 사람면역결핍바이러스 유병률이 34%에서 2004년도에 약 23%로 감소되고 있는 것으로 나타났는데, 자료의 통계학적 해석에 다소 문제점이 있는 것으로 생각되지만 그 점을 감안하더라도 1997년 이후 조금씩 감소하는 것으로 보인다.

잠비아와 모잠비크도 임산부에서 15% 내외의 유병률을 보이고 있고, 앙골라는 40여년간의 전쟁으로 인하여 수백만명이 국가를 떠나 상대적으로 사람면역결핍바이러스 유병률이 낮게 나타났었지만, 최근 주변 국가에서 수십만 명이 다시 돌아오고 있어 사람면역결핍바이러스 유병률이 갑자기 증가할 가능성이 높아지고 있다. 앙골라의 수도인 루안다에서는 산전 클리닉에서 검사한 사람면역결핍바이러스 유병률이 약 3% 정도로 낮게 나타났지만, 2001년도에 조사한 매춘 여성들의 유병률은 33%까지 나타나고 있다.

동부와 중부 아프리카는 독특한 양상을 보이는데, 우간다에서 사람면역결핍바이러스 유병률은 계속 감소하여 우간다의 수도 캄팔라에서는 2003년에 6.2%까지 감소되었으며, 주변 국가에서도 두자리수 유병률은 현재 거의 없는 상태이다. 르완다의 수도 키갈리에서도 1993년 임산부의 산전 검사 유병률이 35%였던 것이 13%까지 감소되었으며, 에티오피아의 수도 아디스아바바에서도 15~24세 임산부의 사람면역결핍바이러스 유병률이 1995년 24%를 정점으로 계속 감소하여 2003년에는 11%까지 감소하였다. 콩고민주공화국의 수도 킨샤사에서도 임산부의 사람면역결핍바이러스 유병률이 5% 미만으로 매우 낮게 유지되고 있다.

서부 아프리카에서는 다양한 양상인데, 세네갈은 1980년대부터 광범위한 사람면역결핍바이러스 예방 프로그램을 적용하여 1990년까지 임산부에서 사람면역결핍바이러스 유병률을 1% 정도로 안정적으로 유지시켰고, 2003년까지 이 수준을 유지하고 있다. 그러나 매춘부에서 유병률은 서서히 증가하여 세네갈의 수도인 다카르에서 1992년도 5%에서 2002년도에 14%로 증가하였고, 카올라크시에서는

1992년 8%에서 2002년 23%까지 증가하였다. 사헬 지역의 다른 나라에서도 성인 사람면역결핍바이러스 유병률은 상대적으로 낮게 유지되고 있는데, 말리에서는 2%, 감비아, 모리타니아, 니제르 등에서는 1% 미만으로 유지되고 있다.

이 지역에서 유병률이 안정되는 것으로 보이는 두가지 요인이 있는데, 사람면역결핍바이러스 발생률이 높게 유지되고 있는 반면 높은 후천성면역결핍증 사망률로 인하여 사람면역결핍바이러스 유병률이 안정되어 있는 것처럼 보이게 한다. 잠비아에서는 매년 약 8만 명이 새롭게 사람면역결핍바이러스에 감염되지만 후천성면역결핍증으로 사망하는 사망자 수도 비슷하기 때문에 유병률이 안정되어 있는 것처럼 보이는 것이다. 따라서 효과적인 대책이 없는 한 이 지역 국가들 유행은 지속될 것이다. 그러나 최근 2~3년 동안 더욱 강력한 정책적 지원과 자금 지원 등을 통해 사람면역결핍바이러스 유행을 억제시키려는 움직임이 일어나고 있다.

2. 동유럽과 중앙아시아

이 지역의 사람면역결핍바이러스 발생률은 전 세계에서 가장 빨리 증가하고 있다. 사람면역결핍바이러스 감염자와 후천성면역결핍증 환자의 수는 성인과 소아를 합쳐서 1999년 말에 42만 명에서 1년 후인 2000년 말 70만 명 이상으로 증가하였으며, 2003년도에 약 23만명의 새로운 감염자를 합치면 약 150만 명이 사람면역결핍바이러스에 감염되어 살고 있고, 지난 1년 동안 3만 명이 후천성면역결핍증으로 사망하였다.

러시아연방, 우크라이나, 발틱 국가(에스토니아, 라트비아, 리투아니아) 등이 가장 심각하며, 주변 국가들도 증가 추세에 있다. 러시아연방은 15~49세의 인구 중 약 100만 명(60만~150만)이 사람면역결핍바이러스에 감염된 것으로 추정된다.

사람면역결핍바이러스 유행의 주요 원인은 젊은 이들 사이에 비위생적인 주사기의 공동 사용과 콘돔을 사용하지 않는 성행위 때문으로 여겨진다. 러시아연방의 한 조사에 의하면, 16~20세 사이에 성행위시 콘돔을 사용하는 경우는 절반 이하이며, 지속적으로 콘돔을 사용하는 매춘부는 50%를 넘지 못하고, 주사 약물 남용자들은 평균 20% 미만이 지속적으로 콘돔을 사용하는 것으로 나타났다. 주사 약물 남용자가 러시아연방에만 3백만 명이 넘으며, 우크라이나에 60만 명, 카자흐스탄에 20만 명 정도로 추정된다. 이들 중 25% 정도는 20대 이하의 젊은 연령층이며, 75~80%가 비위생적인 주사기를 공동으로 사용하고 있는 것으로 조사되었다.

젊은 연령층의 감염자가 두드러지는데, 우크라이나는 감염자의 25%가 20대 미만이며, 벨라루스에서는 감염자의 60%가 15~24세의 젊은이들이다. 러시아연방에서는 주사약물 남용에 의해 감염된 사람면역결핍바이러스 감염자의 80%가 30대 이하의 젊은 층이다. 서유럽이나 미국이 감염자의 30% 정도만 29세 이하의 젊은 층인데 비해, 이 지역은 전체 감염자의 80% 이상이 아직 30세를 넘지 않은 젊은이들이다.

러시아연방에서의 사람면역결핍바이러스 유병률 증가가 이 지역에서 가장 심한데, 2005년 말까지 약 350,000명이 사람면역결핍바이러스에 감염된 것으로 진단되었으며, 약 1/6에 해당되는 50,000여명이 2005년 한 해에만 새로 발생되었다는 점에서 엄청난 증가 추세임을 알 수 있다. 그러나 이와 같은 급증가 추세조차도 오히려 과소평가 되고 있는 것으로 보이는데, 2005년까지 추정에 의하면 약 94만 명(56만~160만명)의 감염자가 있으며, 실제 감염자의 일부만 국가 등록체계에 등록되고 있는 것으로 보고있다.

대부분 주사기의 공동 사용이 주요 감염 경로였

지만, 최근 신규 감염자에서 여성의 비중이 점점 증가하고 있는 것으로 나타나, 예년의 24% 정도에서 2002년에는 33% 정도를 차지하였다. 그 결과 모자감염의 비율도 급증하게 되어 모자감염의 예방이 가장 시급한 문제가 되었다.

발틱 국가의 전체 감염자 수는 아직 낮은 수치를 보이지만, 경계를 해야 할 국면에 이르렀다. 라트비아의 총 감염자 수는 2002년도에 2,300명으로 1999년 이후 4배나 증가하였고, 에스토니아는 4년 전 12명이던 신규 감염자 수가 2002년도에는 899명으로 증가하였으며, 리투아니아도 비슷한 과정에 있다.

가장 최근의 사람면역결핍바이러스 유행은 중앙아시아에서 일어나고 있는데, 1995년 88명에서 기하급수적으로 증가하여 2002년도에 5,458명으로 증가되었다. 젊은 연령층에서 주사 약물 남용에 의한 감염이 역시 주요 원인으로 나타났다.

서부 지역은 아직 안정적이어서 폴란드에서는 1990년대 중반 이후로 매년 500~600명 정도의 신규 감염자가 보고되고 있으며, 체코, 헝가리, 슬로베니아도 1990년대 말 이후로 비슷한 수준이다. 그러나 남동유럽은 주사 약물 남용과 위험성이 있는 성행위로 사람면역결핍바이러스 감염이 증가하고 있다.

남성간의 성접촉에 의한 감염도 숨겨져 있으나, 중앙아시아, 벨라루스와 우크라이나, 그리고 리투아니아의 커다란 유행의 일부는 남성간의 성접촉이 원인일 가능성이 있는 것으로 나타났다.

3. 아시아와 태평양 지역

이 지역에서는 100만 명 이상이 2003년도에 사람면역결핍바이러스에 감염되었으며, 740만 명이 사람면역결핍바이러스에 감염되어 살고 있다. 그리고 50만 명 이상이 2003년도에 후천성면역결핍증으로 사망한 것으로 추정된다. 대부분의 이 지역 국가에서 성인 사람면역결핍바이러스 유병율이 1% 미만이지만 믿을 수 없으며, 일부 국가에서는 이미 심각한 유행의 징조가 나타나고 있다. 주사 약물 남용과 성접촉에 의한 감염이 점차 퍼지고 있으며 낮은 감염률을 나타내고 있는 국가에서조차 급작스러운 유행을 보일 수 있을 것으로 보여진다.

중국은 1990년대 초 비위생적인 헌혈 기구의 사용으로 수만 명의 매혈자들이 감염된 것으로 보고되고 있어 충격을 주고 있다. 중국의 공식적인 발표에 의하면 2005년까지 대략 65만 명(39만명~110만명)의 사람면역결핍바이러스 감염자가 있으며 이 가운데 약 44%가 주사약물 남용자들로 알려져 있다. 중국 전체에 등록되어 있는 주사약물 남용자는 적어도 백만 명에 이른다. 따라서, 비위생적인 주사바늘과 주사기를 사용하는 주사 약물 남용이 증가하고 있고, 매춘부 뿐만 아니라 남성간의 성행위시 콘돔을 사용하는 경우도 매우 낮다. 주요 전염경로는 마약주사와 수혈을 통한 전염이다. 성인 감염률은 0. 1%에도 미치지 못하지만 이미 31개 성에 사람면역결핍바이러스 감염이 퍼져 있고, 후천성면역결핍증 환자는 뚜렷한 증가세를 보이고 있다. 또한, 후천성면역결핍증 사망률은 최고조에 직면해 있는데, 역대 후천성면역결핍증 환자 보고 자료에 따르면 후천성면역결핍증 누계 환자수가 현저하게 증가하고 있으며, 특히 2001년 이래 중국은 이미 후천성면역결핍증 발병 및 사망에 있어 최고조에 진입하였다. 1985년~2000년 말 중국의 후천성면역결핍증 누계 환자수와 사망자수는 각각 880명과 496명이었으나 2001년과 2002년의 후천성면역결핍증 발병자수와 사망자수는 각각 1,742명과 716명에 달했고, 2002년 연간 보고된 후천성면역결핍증 환자수는 2001년에 비해 44%나 증가하였다. 현재 중국의 주요 사람면역결핍바이러스 전염 경로는 마약주사이며, 동시에 성접촉을 통한 전염 또한 해마다 증가하고 있는 상황으로 1997년의 5.5%에서 2002년말 10.9%로 증가하였다. 모니터링 센터의 모니터링 결과에 따르면 매춘부의 사람면역결핍바이러스 감염률 또한 증가세를 보이고 있다. 이외에 1995년 처음으로 모자감염이 발견된 이래 모자감염의 비율 또한 해마다 상승하고 있다. 중국은 점차 후천성면역결핍증 위험집단의 수가 증가하고 있는데, 콘돔 사용률이 낮으며, 후천성면역결핍증에 관한 지식이 부족하고 농촌 부인의 생식기 감염률이 높으며, 일부 지역의 경우 수혈과 기타 병원성 감염의 위험이 존재하고 있다. 지역 발전 불균형과 빈곤 등으로 에이즈 유행의 위험요인이 광범위하게 존재해 일반인에게 후천성면역결핍증이 확산되고 있다.

캄보디아, 미얀마, 그리고 태국은 이미 심각한 전국적인 유행에 맞서 싸우고 있으며, 캄보디아는 단호한 노력 덕분에 1997년 이후 성인 유병률이 3% 정도로 안정되었다. 매춘부들의 혈청유병률이 1998년 43%에서 2002년에는 29%로 감소되었는데, 광범위한 콘돔 사용 지원 프로그램 덕분이다. 태국의 100% 콘돔 사용 프로그램도 국가의 사람면역결핍바이러스 유병률을 2002년에 2% 범위에서 머물게 하였고, 21세 신병에서 유병률은 1990년대 중반 4%에서 2002년에 1%까지 떨어뜨렸다. 캄보디아와 태국 모두 매춘시 콘돔 사용의 증가와 매춘 행위 자체의 감소로 이와 같은 결과가 나타난 것으로 보인다. 그러나 배우자간의 전파가 신규 감염의 주요 감염경로로 분석됨에 따라, 위험군만을 목표로 하는 것은 불충분하다는 것을 시사해 주고 있다. 태국을 포함한 이 지역의 다른 국가와는 달리 캄보디아에서는 주사 약물 남용에 의한 감염이 매우 적게 나타나고 있지만, 주사 약물 남용에 의해 감염된 사람이 성 파트너와 자녀들에게 전파시킬 수 있다는 점에서 주사 약물 남용에 의한 전파가 주요 감염 경로가 될 수 있다는 것을 명심해야 한다.

베트남도 심각한 유행에 직면해 있는데, 최근 국가의 사람면역결핍바이러스 유병률은 아직 1% 미만으로 잘 유지되고 있는 것으로 추정되었지만 이미 주사 약물 남용자에서 유행이 일어나고 있으며, 전체 사람면역결핍바이러스 감염자의 약 65%가 오염된 주사 기구를 사용한 주사약물 남용자라는 사실이 이를 뒷받침 해주고 있다. 2002년 감시 결과 주사 약물 남용자의 20% 이상이 사람면역결핍바이러스에 감염된 것으로 나타났다. 이미 다른 취약 집단에 유행이 일어나고 있다는 징표들이 나타나고 있고, 일부 도시의 매춘 여성에서 사람면역결핍바이러스 유병률은 11~24%에 이르고 있다. 물론 많은 매춘부들이 주사 약물을 남용하고 있지만 성접촉에 의한 감염이 증가하고 있다는 것은 분명한 사실이다.

미얀마도 이미 더 심각한 유행이 일어나고 있는데, 대부분 주사 약물 남용과 매춘에 의한 성접촉이 주요 감염 원인이다. UNAIDS에서 유행을 억제하기 위하여 특별 기금 지원을 하고 있으나 국가의 공중보건 체계의 수립과 협조가 절대적으로 필요한 상황이다.

인도네시아에서도 마찬가지인데, 1990년 후반부터 콘돔 사용 캠페인을 벌이고 있으나 아직 매춘에 의한 성행위시 콘돔 사용률은 미미한 실정이다. 잦은 성접촉을 하는 인도네시아 남성 700~1000만 명 중 콘돔을 지속적으로 사용하는 경우는 10% 미만으로 추정된다. 매춘부 사이에서 사람면역결핍바이러스 유병률은 도시 지역 뿐만 아니라 시골 지역에서도 점차 증가하고 있는 추세이나 인도네시아에서의 사람면역결핍바이러스 유병률의 주요 원인은 주사 약물 남용이다. 주사 약물 남용자의 약 90% 이상이 불결한 주사 도구를 사용하고 있는 것으로 나타났으며, 이들 중 70% 정도는 콘돔을 사용하지 않고 매춘에 의한 성접촉을 하고 있는 것으로 나타났다.

남부 아시아에서는 세계에서 두번째로 많은 인구를 가진 인도가 2005년 말까지 15세에서 49세에 이르는 연령에 520만 명의 감염자를 보고하고 있다. 성인의 후천성면역결핍증 유병률은 0.9%로 지역에 따라 차이는 있지만 케랄라주를 제외한 산업화된 반도지역의 유병률이 높다. 그러나 후천성면역결핍증은 점차 시골지역으로 확대되고 있고, 나갈랜드나 카르나타카주는 2004년에 임산부의 1% 이상이 사람면역결핍바이러스 양성으로 확인되었다. 따라서, 현재 도시지역이나 취약 집단에만 국한되지 않고 전체 국민들에게 확산되고 있다.

인접한 방글라데시와 네팔은 사람면역결핍바이러스 유병률이 아직 1% 미만에 머물러 있으나, 감염에 위험한 행위들이 만연되어 있어 유행이 일어나는 것은 시간문제로 보인다. 네팔의 수도에서는 주사약물 남용자의 68%, 매춘부의 17%가 감염되어 있는 것으로 나타났다. 네팔에서는 성행위가 15세까지 약 20%에서 이미 이루어지고 있고 콘돔은 거의 사용하지 않는다. 방글라데시도 마찬가지로 안전하지 못한 성행위와 주사 약물 남용이 이루어지고 있으며, 후천성면역결핍증에 대한 인식도 매우 낮아서 젊은 층의 65%, 기혼 여성의 20% 미만, 그리고 기혼 남성의 33% 정도만 후천성면역결핍증에 대해 들어보았을 정도이다. 최근 조사에 의하면 방글라데시 중부 지역에서 주사 약물 남용자의 4% 정도가 사람면역결핍바이러스에 감염된 것으로 나타났다.

파키스탄은 사람면역결핍바이러스 유병률은 매우 낮았지만, 1990년대 후반기 이후 약 300만명의 마약 사용자들이 주사 약물을 사용하기 시작했으며 55% 이상이 불결한 주사 기구를 같이 사용하고 있는 것으로 나타났다. 이들은 매춘부와 성행위를 하는 군과 중복되는데, 단지 4% 정도만 콘돔을 사용하며, 16% 정도만 후천성면역결핍증에 대해 들어본 적이 있는 것으로 나타나 유행의 잠재 위험이 높을 것으로 여겨진다.

4. 라틴 아메리카와 카리브해 지역

이 지역에서는 약 200만 명 이상이 사람면역결핍바이러스에 감염되어 살고 있으며, 지난 한 해에만 20만 명의 새로운 감염자와 10만 명의 후천성면역결핍증 사망자가 보고되었다.

대부분의 국가에서 여러 가지 전파 경로가 같이 존재하는데, 빠른 성생활의 시작, 여러 성 파트너와 무방비한 성생활, 불결한 주사약물 기구 등의 위험한 행위들이 만연되어 있다. 남아메리카 국가들은 주로 주사 약물 남용과 남성간의 성행위가 주요 전파 경로인 반면, 중앙아메리카는 성접촉(이성간, 동성간)에 의한 전파가 대부분을 차지한다. 카리브해 지역에서는 이성간의 성접촉(특히 매춘)이 주요 전파 경로이다. 푸에르토리코는 주사 약물 남용이 유행의 주요 원인으로 나타나고 있다.

하이티와 도미니카공화국이 가장 심각한데, 1년에 3만 명이 감염되는 것으로 추정되며, 20만 명의 어린이가 후천성면역결핍증 환자이다. 하이티의 사람면역결핍바이러스 유병률은 1980년대 이후 5~6%를 유지하고 있는데, 그 이유는 확실하지 않다. 대부분의 젊은이들은 후천성면역결핍증에 대한 지식이 상대적으로 높은데도 불구하고 콘돔을 사용하는 경우는 매우 적다. 도미니카공화국은 최근의 예방 노력으로 1995년 3%까지 올라갔던 산모의 사람면역결핍바이러스 유병률이 1% 미만으로 감소하였는데, 콘돔 사용의 증가와 성 파트너 수의 감소가 주요 요인으로 생각된다.

중앙아메리카의 사람면역결핍바이러스 유병률은 약 1% 정도인데, 매춘부에서 유병률은 국가에 따라 1%에서 10% 이상까지 다양하게 나타나고 있으며, 남자 동성연애자 사이의 유병률은 9~18% 정도로 높다.

콜롬비아와 페루에서는 남자 동성연애자에서 전파가 가장 두드러지게 나타나 사람면역결핍바이러스 유병률이 18%에 이르며 콘돔 사용률은 매우 낮은 것으로 보고되고 있다. 특히 이들의 여성 파트너와 아이들에게 전파될 가능성이 높다는 것을 고려해야 하는데, 이성간의 성접촉시 콘돔은 거의 사용하지 않기 때문이다.

브라질도 도시에서 지방으로 점차 확산되고 있기는 하지만, 지난 5년간 산전 검사에서 임산부의 유병률은 1% 미만으로 매우 낮게 유지되고 있다. 이는 1990년대 이후로 지속되어 온 예방 프로그램의 효과로 여겨진다. 그러나 공중보건 체계가 잘 닿지 않는 지역의 여성 사람면역결핍바이러스 유병률은 3~6% 정도로 추정되고 있어 눈에 보이지 않는 유행이 진행되고 있을 가능성도 배제할 수 없는 상황이다.

5. 북부 아프리카와 중동 지역

이 지역은 자료가 불충분하여 1994년부터 1999년까지 발생한 사람면역결핍바이러스 감염자를 추정하기가 곤란하다. 그러나 최근의 자료에 의하면 아직 빈도가 매우 낮기는 하지만 새로운 감염자가 증가하고 있는 것으로 추정된다. 2003년에 약 5만 5천 명이 감염되어 총 60만 명이 사람면역결핍바이러스에 감염되어 살고 있는 것으로 추정되며, 2003년에만 4만 5천 명이 후천성면역결핍증으로 사망하였다.

특히 수단의 남부 지역이 현재 가장 문제가 심각한 지역으로 주로 이성간의 성접촉이 주요 원인이 되고 있다. 성인에서 사람면역결핍바이러스 유병률은 2%를 넘으며, 다른 지역에 비해 임산부의 사람면역결핍바이러스 유병률이 6~8배 정도 높다.

또한 사람면역결핍바이러스 감염자들이 일부 국가 사이에서 이동을 하고 있는데, 예를 들어, 튜니지아는 사람면역결핍바이러스 감염자의 절반 이상이 항레트로바이러스 치료를 받기 위해 다른 국가에서 이동해 온 것으로 분석되고 있다. 이는 튜니지아에서는 무료로 항레트로바이러스 치료제를 제공하기 때문으로 여겨진다.

이 지역에서는 수혈과 헌혈 등을 포함하여 다양한 경로로 확산되고 있는데, 혈액 선별검사를 통해서 전파 위험을 상당부분 감소시키고 있으나 아직 혈액 제제를 통한 전파의 위험성이 많이 남아있다.

또한 주사 약물 남용자들 사이에서 사람면역결핍바이러스 감염이 증가하고 있는데, 특히 이란에서는 대부분의 사람면역결핍바이러스 감염자들이 주사 약물 남용과 관련되어 있으며, 죄수들 사이에서 심각하게 보고되고 있다. 주사 약물을 남용하는 10명의 이란 죄수 중 사람면역결핍바이러스 유병률은 63% 정도까지 나타나고 있다. 이란은 약 20만 명의 주사 약물 남용자들이 있는 것으로 보고되고 있고, 이들 중 대부분이 남자로 1/2은 결혼을 하였고, 1/3은 혼외 성관계를 하는 것으로 나타나, 이차적으로 이성간의 전파 가능성이 높을 것으로 예측되고 있다. 리비아도 주로 주사 약물 남용에 의한 감염이 주요 전파 경로로 알려져 있는데, 감염자의 약 90%가 주사 약물 남용에 의한 감염으로 여겨지며, 한 약물 중독 치료 기관에서는 지난 3년간 새로운 약물 중독 환자의 49%가 사람면역결핍바이러스에 양성인 것으로 조사되었다.

그 외에도 이 지역은 매춘부나 남성 동성연애자 사이에서 감염 위험이 증가하고 있는 것으로 나타났는데, 예멘에서는 매춘부의 7%가 사람면역결핍바이러스 양성으로 추정된다. 따라서 전파 가능성이 있는 위험군들을 대상으로 좀 더 현실적인 조사가 이루어져야 할 것이다.

6. 고소득 국가

고소득 국가에서는 광범위한 항레트로바이러스

제의 사용으로 인한 수명 연장 효과로 사람면역결핍바이러스에 감염되어 살고 있는 환자의 수가 계속 증가하고 있다. 총 160만 명이 감염되어 살고 있는 것으로 추정되며, 2003년에만 8만 명의 새로운 감염자와 18,000명의 사망자가 보고 되고 있듯이 항레트로바이러스제의 광범위한 사용으로 후천성면역결핍증으로 인한 사망자의 수가 점차 감소하고 있다.

미국은 매년 약 4만 명의 신규 감염자 중 절반이 아프리카계 미국인에서 일어나고 있으며, 주로 아프리카계 미국인 여성의 신규 감염자 비율이 증가하고 있는 것으로 나타나고 있다. 또한 신규 감염자의 약 1/3은 이성간의 성접촉을 통한 감염으로, 그들의 남성 파트너(대부분 남성 동성애자이거나 주사 약물 남용자)와 안전하지 못한 성접촉을 통해 전파되는 것으로 보인다. 현재 25~34세의 아프리카계 미국인 여성의 사망률 1위는 후천성면역결핍증으로 나타났고, 남성 동성연애를 하는 사람면역결핍바이러스 양성인 젊은 아프리카계 미국인 도시 남성들 중 약 90%는 혈청양성 여부를 알지 못하고 있는 것으로 나타났다. 전체적으로 미국에서 사람면역결핍바이러스에 감염되어 살고 있는 85만~95만 명 중 약 1/4 정도는 그들이 사람면역결핍바이러스에 감염되었다는 것조차 모르고 있다.

대부분의 고소득 국가에서는 남성간의 성행위가 아직 중요한 감염 경로로 남아있다. 미국(2002년)과 호주(2001년)에서 신규 감염자의 약 42%와 86%가 각각 남성간 성접촉에 의한 감염이며, 일본, 서부 유럽 등에서도 남성 동성애자를 포함한 젊은 층에서 성접촉에 의한 감염이 다시 증가하고 있는 것으로 나타났다. 최근 매독, 임질 등 성매개 질환이 젊은 10대 사이에서 증가하고 있는 것으로 나타나 예방 대책이 시급한 상황이다.

일본도 사람면역결핍바이러스 감염자가 점차 증가하고 있는데, 1990년대 이후 매년 신규 감염자 수가 두 배씩 증가하고 있으며, 다른 성매개 감염질환도 같은 시기에 같이 증가하고 있다. 이는 젊은이들 사이에 광범위한 성행위의 증가에 기인한 것으로 보인다. 서부 유럽도 이성간의 성접촉이 주요 감염 경로로 나타나고 있으나, 신규 감염자의 대부분은 사람면역결핍바이러스 유병률이 높은 다른 나라에서 감염된 것으로 여겨지고 있다. 영국은 이성간의 성접촉에 의한 사람면역결핍바이러스 감염자의 약 70%가 다른 유행국가에서 살다가 감염된 경우이며, 네델란드, 노르웨이, 스웨덴 등도 마찬가지이다. 이는 예방 및 치료 프로그램을 적용하는 데 있어서 매우 중요한 부분이다.

고소득 국가에서 주사 약물 남용에 의한 사람면역결핍바이러스 전파는 매우 다양한데, 미국과 캐나다는 신규 감염자의 약 25% 정도가 주사 약물 남용과 관련이 있는 반면, 호주는 신규 감염자의 10% 미만에서만 연관이 있는 것으로 보인다. 유럽은 포루투갈의 경우 2002년 전체 감염자의 약 절반이 주사 약물 남용에 의한 전파로 보고되고 있지만, 대부분의 국가들은 10% 정도만 연관이 있는 것으로 나타났다.

7. HIV−2의 역학

사람면역결핍바이러스 감염의 대부분은 HIV−1에 의한 감염이지만, 기니비사우(Guinea−Bissau)와 포루투갈과 같은 국가에서는 HIV−2의 감염도 사람면역결핍바이러스 감염의 일부를 차지하고 있다. HIV−2는 주로 서부 아프리카에 국한되어 발생하고 있으며, 유럽 일부 지역과 인도의 남서부 지역에서 발생이 보고되고 있다. 아프리카의 기니비사우에서의 HIV−2 유병률은 8~10% 정도 되는 반면, 주변 국가인 갬비아(매춘부 사이에서의 유병률은 28%), 세네갈, 기니 등의 유병률은 1~2% 정도로 낮다. 서부 아프리카 지역 외에 과거에 포루투갈과 사회경제학적으로 연관이 있었던 인도의 남서부 지역, 앙골라, 모잠비크, 그리고 브라질 등은 HIV−2 감염이 상당수 보고되고 있으며, 포루투갈은 유럽에서 가장 높은 10~13%의 유병률을 나타내고, 후천성면역결핍증 환자의 4.5%를 차지하는 것으로 나타났다.

아형 A가 HIV−2 감염의 주류를 이루고 있으며, 기니비사우와 유럽에서 가장 흔한 유전형이다. 아형 B 바이러스는 서부 아프리카의 동부 지역에서 유래된 것으로 보이며, 유럽에서 간혹 발견되기도 한다. 시에라리온(Sierra Leone)은 0.02% 정도의 매우 낮은 HIV−2 유병률을 보이지만, HIV−2 아형의 다양성(A, B, E, F)이 가장 높은 국가이다. HIV−1과 HIV−2가 동시에 감염되는 경우는 HIV−2 유행 지역인 기니비사우와 같은 지역에서 더 자주 볼 수 있는데, 이들 지역에서 HIV−1 유병률이 증가하여 HIV−1과 HIV−2 사이에 재조합이 일어날 가능성이 증가하고 있기 때문으로 여겨진다.

참고문헌

1. DeVita VT, Hellman S, Rosenberg SA, Curran J, Essex M, Fauci AS: AIDS; Etiology, Diagnosis, Treatment and Prevention. 4th ed. p.103, Philadelphia, Lippincott−Raven, 1997
2. http://www.unaids.org: AIDS epidemic update, December 2003
3. http://www.unaids.org: Global report 2006
4. Reeves JD, Doms RW: Human immunodeficiency virus type 2. J Gen Virol 83: 1253−1265, 2002

3. 국내 발생 현황

사람면역결핍바이러스 감염은 1981년 처음으로 발견된 이후 빠른 증가를 보여 현재는 전세계적으로 감염자 수가 4,000만 명을 넘어섰고 인류에게 가장 심각한 보건 문제로 여겨지고 있다. UNAIDS (The Joint United Nations Programme on HIV/AIDS)와 세계보건기구(World Health Organization, WHO)에서는 우리나라를 감염률이 매우 낮은 나라로 분류하고 있으나 최근 신규 사람면역결핍바이러스 감염자가 증가하는 양상을 보이고 있다. 사람면역결핍바이러스 감염은 지역과 국가, 인종, 환경에 따라 다양하고 특징적인 역학적 임상적 양상을 나타내는데, 우리나라는 미국이나 유럽, 동남아시아 또는 아프리카와 지역적으로나 인종적으로, 그리고 문화배경이나 생활환경에 있어서 커다란 차이가 있어, 사람면역결핍바이러스 감염자 및 후천성면역결핍증 환자의 전파요인, 임상경과, 기회질환 등이 다른 지역과 상이한 양상을 보이고 있다.

1. HIV 감염의 역학

1) HIV 감염의 현황

국내에서는 1985년 6월에 외국인 사람면역결핍바이러스 감염자가 최초로 발견되었고, 1985년 12월에 한국인 사람면역결핍바이러스 감염자가 처음 보고되었다. 그 후 2006년 3월까지 모두 4,021 명의 사람면역결핍바이러스 감염자가 확인되었는데 이 중 748명이 사망하여 2006년 3월 말 현재 3273명이 생존해 있다(표 1). 1985년 이후 현재까지 매년 새로 확인되는 감염자의 숫자가 늘고 있는데, 특히 최근 들어서 신규 감염자의 연평균 증가율이 증가하는 양상이다(그림 1). 1994년부터 1998년까지 연평균 증가율은 12.8% 수준이었으나, 1999년에는 전년대비 44.2%, 2000년에는 17.7%, 2001년에는 50%, 2002년에는 22%로 최근들어 연평균 증가율이 증가

표 1. 국내 사람면역결핍바이러스 감염자 및 후천성면역결핍증 환자의 연도별 발생현황 2006년 3월 말 기준 (단위: 명)

구분	계	'85-'94	'95	'96	'97	'98	'99	'00	'01	'02	'03	'04	'05	'06-3
총감염자 (여자)	4,021 (368)	410 (45)	107 (19)	105 (12)	124 (17)	129 (18)	186 (26)	219 (25)	327 (35)	398 (35)	534 (32)	610 (53)	680 (40)	192 (11)
후천성면역결핍증 환자	557	27	14	22	33	35	34	32	42	88	62	79	67	22
사망자	748	55	21	33	36	46	43	52	58	76	96	114	91	27

출처: 국립보건원 HIV/AIDS 정기보고자료. 2006년 3월 말

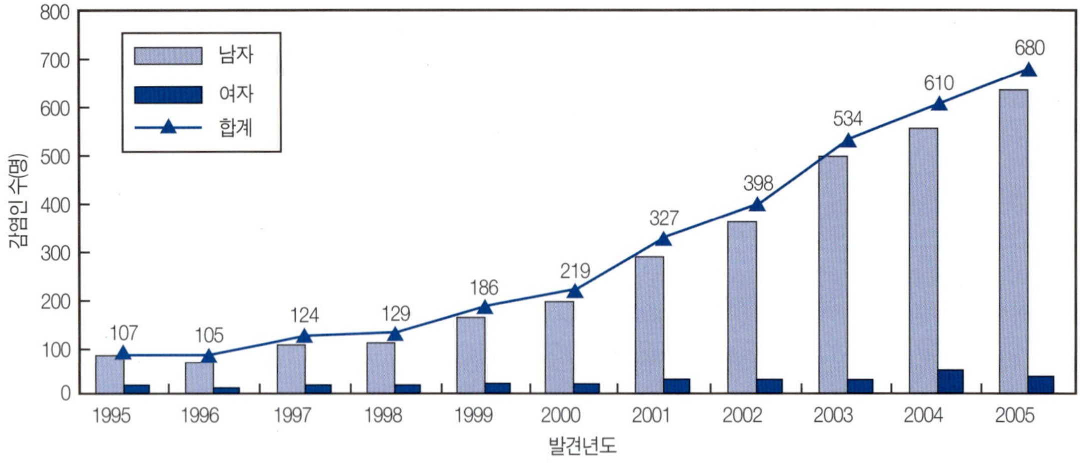

그림 1. 사람면역결핍바이러스 감염자 년도별 발생현황(1995~2005)

표 2. 사람면역결핍바이러스 감염경로별 누적분포 현황(1985~2006.3)

구분	계		남자		여자	
	감염자 수(명)	백분율(%)	감염자 수(명)	백분율(%)	감염자 수(명)	백분율(%)
계	3,403	100.0	3,078	100.0	325	100.0
이성간 성접촉	2,040	59.9	1,724	56.0	316	97.2
동성간 성접촉	1,310	38.5	1,310	42.5	0	0.0
수혈/혈액제제						
혈액제제	17	0.5	17	0.5	0	0.0
국내수혈	16	0.5	11	0.4	5	1.6
국외수혈	13	0.4	12	0.4	1	0.3
수직감염	5	0.1	2	0.1	3	0.9
마약사용자	2	0.1	2	0.1	0	0.0

※감염경로가 밝혀진 3,403명에 대한 통계임(기타, 무응답 등은 제외)
출처: 국립보건원 HIV/AIDS 정기보고자료. 2006년 3월 말

하는 양상을 보여주고 있으며, 2006년에는 3월까지의 신규 감염자수가 192명으로, 하루평균 2.1명꼴로 발생하고 있다. 성별로는 남자가 3,078명으로 여자 325명 보다 많고, 전체 감염자의 58.4%가 사회경제적으로 가장 활동적인 30~40대이다(표 2).

실제 감염자의 수는 보고된 숫자의 3배 이상일 것으로 추정하는 것이 일반적으로 받아들여지고 있는데, 사람면역결핍바이러스 감염은 특이적인 자각증상이 없는 경우가 많기 때문에 보고되지 않은 감염자의 대부분은 검사를 받지 않아서 자신이 감염자라는 사실을 모르고 있을 것으로 판단된다.

2) 감염경로

2006년 3월 말 현재 감염경로가 확인된 3,403명 중 3,350명(98.4%)이 성접촉에 의한 감염으로 확인되었고, 성접촉에 의해 감염된 3,350명중 2,040명(59.9%)은 이성간 성접촉, 1,310명(38.5%)은 동성과의 성접촉에 의해 감염된 것으로 보고되었다(표 2). 수직감염 의심사례는 5명이 있었으며, 주사용 마약 사용을 통한 감염은 2명이 보고되었다. 해외에서 받은 수혈에 의한 감염은 0.47%, 국내 수혈에 의한 감염은 0.5%, 혈액제제에 의한 감염은 0.5%를 차지하고 있다.

1985년부터 1995년까지 감염경로가 밝혀진 492명과 1996년부터 2002년까지 감염경로가 밝혀진 1,116명을 대상으로 비교해 보면, 1995년 이전에는 해외에서 이성간 성접촉이 38.8%로 가장 많은 비중을 차지하였으나, 1996년 이후에는 15.9%로 급격히 감소하였다. 국내 이성간 성접촉에 의한 감염은 1995년 이전에는 33.5%를 차지하였으나 1996년 이후에는 49.5%를 차지하였고, 동성간 성접촉에 의한 감염은 1995년 이전에는 19.7%를 차지하였으나 1996년 이후에는 34.2%를 차지하였다. 감염이 일어났을 것으로 의심되는 성접촉 장소를 국내와 국외로 구분해 볼 때 1993년 이전에는 해외에서 성접촉이 많았으나 1993년에서 1995년을 기점으로 국내 성접촉이 다수를 차지하면서 그 순위가 바뀌었다. 이러한 변화는 1990년대에 들어서면서 사람면역결핍바이러스 감염이 국내에 토착화되는 현상을 반영한다.

국내 사람면역결핍바이러스 감염자의 성별 및 감염 경로에 대한 자료에서 주목할 점은 남녀의 성비이다. 이성간 성 접촉이 사람면역결핍바이러스 감염의 주요 경로인 아프리카와 아시아 일부 국가에서는 사람면역결핍바이러스 감염자의 남녀 성비가 1:1인데 비하여 우리나라 감염자의 성별 분포는 동성애에 의한 사람면역결핍바이러스 감염이 주류인 북미나 유럽과 비슷한 양상이다. 국내 감염자의 감염 경로에 대한 자료는 응답에 의한 자료로서 동성애를 터부시하는 우리나라의 문화적인 배경으로 인해 감염경로에서 동성애가 차지하는 비율이 과소평가되었을 가능성이 있다. 국내 사람면역결핍바이러스 감염자의 아형 분포에 대한 한 연구에 따르면 국내에서 감염된 남성에서는 동성 또는 이성간 성접촉에 의한 감염 모두에서 거의 100% 가까이 아형 B가 분리되는 반면에 여성의 경우에는 남성과 달리 대부분이 국내 감염임에도 불구하고 아형 B와 다른 아형이 약 1:1의 비율로 나타났다. 이러한 결과는 국내 감염을 주도하는 남성의 성행태가 이성 보다는 동성간 성관계가 많을 가능성이 있음을 시사한다.

시기별로 전체 감염자 중 외항선원, 윤락여성과 같이 사람면역결핍바이러스 감염위험이 높은 고위험군이 차지하는 비율을 살펴보면, 1990년대 이전에는 사람면역결핍바이러스 감염자 중 고위험군이 차지하는 비중이 40~70%로 높았으나 1992년 이후부터 고위험군의 비중이 감소하였다. 1995년 이후로는 10% 이하 수준으로 감소하였으며 1999년과 2000년은 각각 10.4%와 5.1%였다.

2. HIV 감염의 임상 양상

1) 내원시 질병 상태

1985년부터 2000년까지 사람면역결핍바이러스 감염자 176명을 대상으로 한 김 등의 조사에 의하면 처음 내원시 감염자들의 질병상태는 후천성면역결핍증 상태가 72예(40.9%), 무증상 사람면역결핍바이러스 감염 상태가 75예(42.6%), 후천성면역결핍증 이외의 증상이 있는 사람면역결핍바이러스 감염

상태가 29예(16.5%)였다. 후천성면역결핍증 상태 시에는 폐포자충 폐렴, 결핵, 거대세포 바이러스 감염증, 사람면역결핍바이러스 소모 증후군, 칸디다성 식도염 등이 많이 동반되어 있었으며, 후천성면역결핍증 이외의 증상으로는 구강 칸디다증, 입안 털백색판증, 모낭염, 경부 림프절 종대 등이 동반되어 있었다. 첫 내원시 감염자들의 검사실 성적을 보면 면역상태를 나타내는 CD4+ T림프구 수는 평균 252/μL으로 감소되어 있었고, 바이러스 부하를 반영하는 HIV RNA는 평균 226,035 copies/mL으로 매우 증가되어 있는 상태였으며, β_2MG는 평균 3.1mg/L으로 증가되어 있었다. 즉 사람면역결핍바이러스 감염에 의해 면역력이 저하되고 질병이 진행된 상태에서 병원에 내원함을 알 수 있다.

2) 기회질환의 종류 및 특성

김 등의 조사에 의하면 총 176명 중 121명에서 232예의 기회질환이 발생하였는데, 그 중 150예가 후천성면역결핍증 정의질환에 속하는 기회질환이었다(표 3). 이러한 기회질환의 발생시기는 사람면역결핍바이러스 감염 진단 후 평균 19.9개월 후에 발생하였고, CD4+ T림프구 수는 기회질환 진단시 평균 140/μL이었다. 첫 내원시 사람면역결핍바이러스 RNA는 평균 226,035 copies/mL이었고, 기회질환 진단시는 평균 347,403 copies/mL로 viral load가 증가함에 따라 질병이 진행함을 알 수 있었다.

1999년 발표된 최 등의 연구에 의하면 국내 사람면역결핍바이러스 감염자의 가장 흔한 기회질환은 결핵이었는데, 김 등의 연구에서는 가장 흔한 후천성면역결핍증 정의 기회질환이 폐포자충 폐렴이었고 다음으로 결핵이 많이 발생하였다. 따라서 두 연구 결과에 의하면 결핵과 폐포자충 폐렴이 국내 사람면역결핍바이러스 감염자에서 발생 빈도가 높은 후천성면역결핍증 정의 기회질환이라고 사료된다.

폐포자충 폐렴은 1999년 발표된 최 등의 연구에서는 전체 대상 중 10%에서 발생하였는데, 김 등의 연구에서는 전체 대상 중 15.9%에서 발생하였으며 사망원인에 있어서도 결핵과 함께 높은 빈도를 보였다. 폐포자충 폐렴 발생시 면역상태는 평균 CD4+ T림프구수 63/μL이었고, RNA는 평균 281,967 copies/mL로 질병이 매우 진행된 후 발생한 것을 알 수 있었다. 폐포자충 폐렴은 미국에서는 발생빈도가 50% 이상으로 높은 기회질환이었지만 1987년 이후 예방요법의 확대로 그 빈도가 많이 감소하였다. 따라서 국내 감염자에 있어 발생빈도를 줄이기 위해서는 항레트로바이러스치료와 함께 예방요법이 충실히 시행되어야하겠다.

결핵은 국내 유병율이 높은 질환으로 국내 사람면역결핍바이러스 감염자에서도 주의를 요하는 기회질환이다. 1999년 발표된 최 등의 연구에서 결핵은 전체 대상자의 25%에서 발생하여 가장 흔한 기회질환이었고, 김 등의 연구조사에서는 12.5%에서 발생하였다. 사망 원인에 있어서도 25.7%로 폐포자충 폐렴과 함께 가장 높은 빈도를 나타내었다. 결핵 29예 중 37.9%에서 폐외 침범이 있었다. 결핵 발생시 CD4+ T림프구 수는 평균 142/μL이었고 사람면역결핍바이러스 RNA는 평균 817,012 copies/mL로 기회질환 중 바이러스 수치가 가장 높았다. 사람면역결핍바이러스 감염자에서 결핵 발생은 과거력을 가진 경우가 34%이었고, 66%가 사람면역결핍바이러스 감염 진단 이후 결핵을 진단 받았다. 또한 176명의 전체 대상자들 중에서 결핵의 과거력이 있던 24예 중 10예(42%)가 사람면역결핍바이러스 감염이후 결핵에 다시 이환되었다. 따라서 면역기능이 일정 상태 이하로 저하되거나, 결핵의 과거력이 있는 환자는 이에 대한 예방요법이 필요할 것으로 보인다. 결핵이 사람면역결핍바이러스 감염자에서 바이러스 부하를 5배에서 160배까지 증가시켜 질병의 진행을 촉진시키며, 또한 결핵에 이환된 사람면역결

표 3. 국내 사람면역결핍바이러스 감염자의 기회질환 양상(N=232)

기회질환	환자수(%)	평균 CD4+ 세포수(mm³)
칸디다증	50 (21.6)	71
구강	36 (15.5)	77
식도	14 (6.1)	57
폐포자충폐렴	37 (15.9)	63
입안털백색판증	30 (12.9)	206
결핵	29 (12.5)	142
폐결핵	18 (7.8)	162
폐외결핵	11 (4.7)	89
거대세포바이러스 감염	21 (9.1)	32
망막염	15 (6.5)	28
기타 감염	6 (2.6)	37
HIV 소모성증후군	15 (6.5)	67
후천성면역결핍증 뇌병증	9 (3.9)	80
대상포신	9 (3.9)	247
말초신경병	8 (3.4)	79
비정형 미코박테리움 감염	6 (2.6)	51
크립토코쿠스 수막염	4 (1.7)	88
단순포진 바이러스 만성 궤양	3 (1.3)	80
뇌 톡소포자충증	3 (1.3)	21
악성 림프종	3 (1.3)	46
카포시육종	2 (0.9)	198
진행다초점성 백색질뇌증	2 (0.9)	183
자궁경부암	1 (0.4)	266

출처: Kim JM, Cho GJ, Hong SK, Chang KH, Chung JS, Choi YW, et al.: Epidemiology and clinical features of HIV infection/AIDS in Korea. Yonsei Med J 44(3):363-370, 2003

핍바이러스 감염자는 낮은 생존율을 보인다는 보고가 있다. 따라서 결핵의 예방요법은 매우 중요한 문제로서, 외국에서는 PPD 피부 검사 결과가 결핵 예방요법의 시기를 결정하는데 중요한 지표로 사용되는데, 우리나라와 같이 결핵의 유병률이 높고 BCG 접종을 시행하고 있는 지역에서는 사람면역결핍바이러스 감염자에서 예방요법의 시기를 결정하는데 있어서 PPD 피부 검사의 유용성에 대해서는 논란의 여지가 있다.

거대세포바이러스 감염은 9.1%에서 발생하여 높은 발생빈도를 보였다. 전체 거대세포바이러스 감염자의 71%에서 망막염이 나타났고, 그 외 폐, 식도, 위, 대장 등의 침범이 관찰되었다.

칸디다증은 식도 칸디다증과 구강 칸디다증을 합하여 21.6%에서 발생하여 기회감염 중 가장 높은 빈도를 보였다. 서구에서 빈번히 발생하는 것으로 알려진 톡소포자충증이나 크립토콕쿠스 수막염은 그 발생률이 낮았고, 특히 톡소포자충증은 평균 CD4+ T림프구수가 21/μL로 심한 면역부전상태에서 발생하였다.

사람면역결핍바이러스 감염과 연관되어 발생하는 악성종양으로는 카포시육종과 악성 림프종이 있으며, 여성의 자궁경부암도 사람면역결핍바이러스 감염과 연관된 종양의 하나이다. 국내에서도 이러한 사람면역결핍바이러스 감염과 연관된 악성종양들의 발생이 보고되고 있다.

3) 사망원인

국내 사람면역결핍바이러스 감염자 중 사망자 수는 2006년 3월 현재 총 748명에 이른다. 1987년 처음으로 사람면역결핍바이러스 감염자의 사망이 보고된 이후 해마다 증가하고 있는 추세이다. 김 등의 연구에서는 사망원인으로서 결핵과 폐포자충 폐렴이 각각 25.7%를 차지하였으며, 세균성 폐렴 20%, 사람면역결핍바이러스 뇌병증 8.5%, 크립토콕쿠스 수막염 5.7%이었으며, 그 외 악성림프종, 패혈증 등이 있다. 최 등의 연구에서는 사망원인으로 폐렴, 결핵, 크립토콕쿠스 수막염, 거대세포바이러스 감염증, 폐암, 세균성 복막염, 간경변, 자살 등이 있다.

3. HIV 유행주의 특성

사람면역결핍바이러스는 유전적 변이가 심하여 현재 사람면역결핍바이러스 1형 내에도 HIV-1의 M(major) 군에 속하는 10종의 아형과 이들의 다양한 재조합 아형들이 보고되고 있으며, M 군과 유전적으로 50% 이상 차이가 있는 HIV-1 아형 O (outlier)와 HIV 아형 N이 발견되었다. HIV-2도 이미 5종의 아형이 보고되었다. 이러한 다양한 사람면역결핍바이러스의 형과 아형은 대륙별, 지역별로 유행이 다르다는 사실이 잘 알려져 있다. 그러므로 후천성면역결핍증 백신 개발 뿐만 아니라 향후 후천성면역결핍증 백신이 개발될 경우 백신을 선정하고 투여 대상군을 결정하기 위하여 필요한 기본적인 사항이 각 나라의 유행주의 성상을 파악하는 것이다.

국립보건연구원에서 2002년 말 기준으로 한국인 감염자의 약 17%에 해당하는 연구대상 269명에서 분리된 HIV-1의 아형을 조사한 결과 국내에는 아형 A, B, C, D, E, F, 그리고 아형 G의 7종이 전파되고 있으며, 최대 유행주는 아형 B임을 확인하였다.

국내 감염자에서 분리된 HIV-1의 *nef* 유전자나 *env* 유전자를 이용한 계통발생학 분석에 의하면 국내 유행 HIV-1 아형 B는 다른 지역과는 다른 계통발생 가지(phylogenetic tree)를 형성하고 있었으며 (그림 2), 이를 한국형 HIV주라고 부르기도 한다.

4. HIV 감염자의 유전학적 특성

사람면역결핍바이러스 감염에 대한 감수성에 영향을 미치거나 사람면역결핍바이러스 감염자의 질병 경과에 영향을 미치는 숙주의 유전학적 특성에 대한 외국의 많은 연구가 있는데, 국내 사람면역결핍바이러스 감염자의 유전학적 특성에 관한 연구는 외국에 비해 미흡한 실정이다. 이에 관한 몇몇 연구에 따르면 국내 사람면역결핍바이러스 감염자는 외국과 다른 유전학적 특성이 있다.

국내의 한 연구에서 11명의 장기비진행자를 포함한 115명의 국내 사람면역결핍바이러스 감염자와 339명의 사람면역결핍바이러스 비감염자를 대상으로 CCR5 32bp 결손 변이의 빈도를 조사하였다. 대상 환자 모두에서 CCR5 32 bp 결손 변이가 관찰되지 않았으며 이러한 결과로 보아 한국인에서는 서

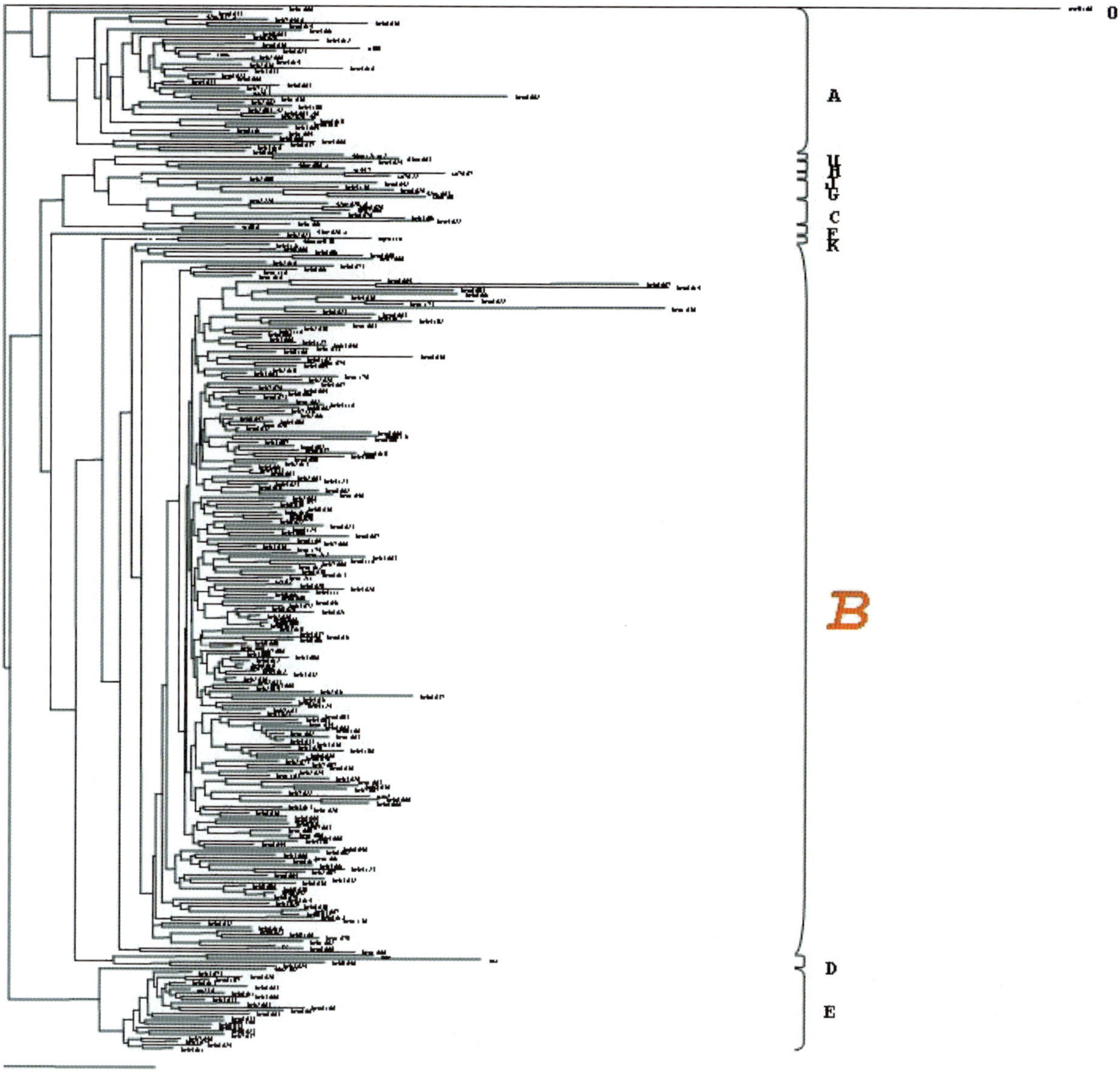

그림 2. *env* 유전자를 이용한 국내 유행 사람면역결핍바이러스의 계통분류학적 분석

구에 비해 CCR5 32 bp 결손 변이가 드문 것으로 여겨진다.

다른 연구에서 100명의 사람면역결핍바이러스 감염자를 포함한 354명의 한국인을 대상으로 CCR2b−64I 대립유전자와 SDF1−3'A 대립유전자의 빈도를 조사하였는데, CCR2b−64I, SDF1−3'A 대립유전자는 각각 25.1%, 28.7%의 빈도를 나타냈는데 이는 백인이나 흑인에 비해 높은 빈도이다.

사람면역결핍바이러스 감염자의 질병 경과와 HLA 유전형의 상관관계에 관한 외국의 연구가 많았다. 한국인의 HLA 대립유전자 분포는 외국과는 다른 양상을 보이는 것으로 알려져 있으며 국내 사람면역결핍바이러스 감염자의 질병 경과와 HLA 유전형의 상관 관계에 대한 연구가 진행 중이다.

5. HIV 감염 치료의 현황

사람면역결핍바이러스 감염의 치료제 중 최초로 미국식품의약품안전청의 공인을 받은 zidovudine이 1991년 국내에 보급되었다. Didanosine은 1994년부터 보험 급여를 인정받았고 lamivudine과 indinavir는 1998년부터 보험 급여를 인정받았다. 2006년 3월 현재까지 국내에서 사용가능한 항레트로바이러스제로는 zidovudine, lamivudine, didanosine, stavudine, zalcitabine, saquinavir, efavirenz, nelfinavir, indinavir, abacavir, nevirapine, ritonavir/lopinavir, atazanavir 등이 있다.

고강도 항레트로바이러스 치료(HAART)는 1997년부터 국내 환자들에게 시작되었다. 두종류의 뉴클레오시드 역전사효소 억제제와 한종류의 단백분해효소 억제제 조합이 국내에서 흔히 사용된다. 국내 환자를 대상으로 고강도 항레트로바이러스 치료의 치료효과 및 안정성을 평가한 한 연구에 의하면 12개월에 90%의 환자에서 혈장 HIV RNA 농도를 검출 한계 미만으로 유지할 수 있었고 CD4+ T림프구 수를 206/μL에서 376/μL으로 증가시킬 수 있었다. 최근에는 항바이러스제 내성이나 약제 부작용 등으로 인해 항레트로바이러스제를 변경해야 하는 경우가 늘어나고 있다.

국내 사람면역결핍바이러스 감염자에서도 항레트로바이러스제의 다양한 부작용이 나타난다. 외국의 경우 단백분해효소 억제제를 복용하는 환자에서 지방이상증, 고지혈증 등의 지질 대사와 관련된 부작용이 흔하게 나타나서 문제가 되고 있으며, 국내에서도 빈도의 차이는 있으나, 이러한 부작용이 나타나고 있다.

6. 향후 전망

국내 사람면역결핍바이러스 감염 및 후천성면역결핍증 발생율은 현재까지는 외국에 비해 낮은 것으로 파악되고 있으나, 신규 감염자의 수가 해마다 증가하고 있으며, 증가의 폭도 점차 커지고 있다. 최근 몇 년간의 증가폭과 일반인구로 확산되어가는 역학적 양상을 고려했을 때, 향후 발생율이 더욱 증가될 것으로 추정되며 그로 인한 질병의 진행 및 사망 또한 증가할 것으로 예견된다. 향후 국내 사람면역결핍바이러스 감염자의 유행을 예측하고 조절하기 위해서는 국내 감염의 고위험군에 대한 감시와 위험행동 감소를 위한 노력이 필요하며, 사람면역결핍바이러스 감염의 고위험 성행태를 근절하기 위한 노력이 요구된다. 국내 사람면역결핍바이러스 감염의 특성을 정확히 규명하기 위한 대규모의 장기적인 연구가 필요하며 이러한 연구가 국내 사람면역결핍바이러스 감염의 치료 원칙 및 예방 원칙을 수립하는데 크게 기여할 것으로 생각된다.

참고문헌

1. 국립보건원 HIV/AIDS 정기보고자료 2006년, 3월말
2. UNAIDS, Report on the global HIV/AIDS epidemic 2003
3. Daniels RS, Kang C, Patel D, et al. An HIV type 1 subtype B founder effect in Korea: gp 160 signature patterns infer circulation of CTL–escape strains at the population level. AIDS Res Hum Retroviruses 19; 631–641, 2003
4. Kim JM, Cho GJ, Hong SK, et al. Epidemiology and clinical features of HIV infection/AIDS in Korea. Yonsei Med J 44(3); 363–370, 2003

5. Oh MD, Park SW, Kim HB, al. Spectrum of opportunistic infections and malignancies in patients with human immunodeficiency virus infection in south Korea. Clin Infect Dis 29; 1524−1528, 1999
6. Choi BS, Cha SH, Kim SS, Park YK, Lee JS. High frequencies of the CCR2b−64I and SDF1−3'A mutations with HIV infection in Koreans. Immune Network 2(2); 86−90, 2002
7. Oh MD, Kim SS, Kim EY, et al. The frequency of mutation in CCR5 gene among Koreans. Int J STD AIDS 11; 266−267, 2000
8. 홍성관, 박윤수, 조정호 등. Human immunodeficiency virus(HIV) 감염자에 있어서 3제 병용요법의 치료효과 및 안전성. 대한내과학회지 58; 582−589, 2000
9. 이꽃실, 장경희, 최준용 등. 국내 사람면역결핍바이러스 감염자에 있어서 항레트로바이러스 치료제의 부작용. 감염과 화학요법 35(2); 71−77, 2003

chapter · 3

임상 양상

acquired immune deficiency syndrome

1. 전반적인 임상 경과

사람면역결핍바이러스 감염은 세가지의 주요 임상 경과를 가진다. 먼저 바이러스에 노출된지 초기 수 주 후에 나타나는 급성 HIV 증후군과 만성 바이러스 감염으로 인해 숙주의 면역학적 매개 과정이 일어나는 시기, 그리고 마지막으로 면역체계가 파괴되면서 기회감염이 나타나는 시기 등으로 나뉠 수 있다(그림 1). 장기 비진행자(long-term nonprogressor)를 제외한 대부분의 감염자는 이러한 시기를 거치는 동안 사람면역결핍바이러스의 급격한 복제와 점진적으로 진행하는 면역체계의 파괴 과정을 경험하게 된다. 그러나 모든 감염자가 같은 임상 경과를 밟는 것은 아니다. 또한 최근에는 이러한 세가지의 임상 경과에 더해 고강도 항레트로바이러스 치료제(HAART)의 사용으로 인해 야기되는 두 가지의 임상 양상을 새로 추가하기도 한다. 그 중 하나가 숙주의 면역 기능이 부분적으로 회복되면서 불현성 기회질환에 대한 면역반응이 나타나 생기는 면역회복증후군(systemic inflammatory reaction,

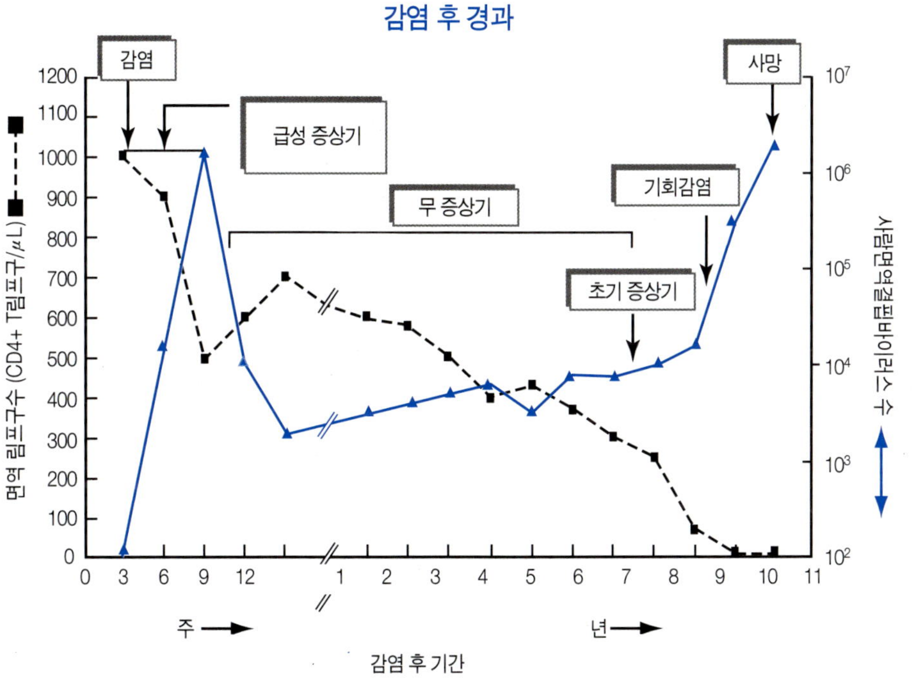

그림 1. 사람면역결핍바이러스에 감염된 환자의 전형적인 임상 경과

표 1. 사람면역결핍바이러스 감염에 관한 미국질병통제센터의 분류

Group I	Acute HIV syndrome (급성 HIV 증후군)
Group II	Asymptomatic infection (무증상 감염)
Group III	Persistent generalized lymphadenopathy (지속성 전신성 림프절병증)
Group IV*	Other diseases (기타 질환)
Subgroup A	Constitutional disease (전신 질환)
Subgroup B	Neurologic disease (신경 질환)
Subgroup C	Secondary infectious diseases (이차 감염 질환)
Subgroup D	Secondary neoplasms (이차 종양)
Subgroup E	Other conditions (기타 증상)

* Group IV. Other diseases (기타 질환)

Subgroup A. Constitutional disease (전신 질환)

발열, 오한, 체중감소, 설사, 피로감, 식욕부진, 야간 발한

Subgroup B. Neurologic disease (신경 질환)

1. HIV 뇌병증
2. 척수병증
3. 말초신경병증

Subgroup C. 이차 감염 질환

Category C-1. 후천성면역결핍증 정의 기회감염

1. 폐포자충 폐렴
2. 와포자충증
3. 톡소포자충 뇌염
4. 장외 분선충증
5. 포자충증
6. 식도 칸디다증
7. 폐 칸디다증
8. 폐외 크립토콕쿠스증
9. 히스토플라스마증
10. 폐외 혹은 파종성 비정형 미코박테륨
11. 폐외 혹은 파종성 결핵
12. 침습성 거대세포바이러스 감염
13. 거대세포바이러스 망막염
14. HSV 감염 (만성 점막피부 혹은 파종성)
15. 진행다초점 백색질뇌증
16. 반복적인 살모넬라 패혈증

Category C-2. Other secondary infectious diseases (기타 이차감염증)

1. 털백색판증
2. 다피부분절 대상포진
3. 노카디아증
4. 구강칸디다증
5. 피부 질환: 지루 피부염, 건선, 원인미상의 가려움증, 피부건조증, 만성모낭염, 손발톱진균증, 전염물렁증 등

Subgroup D. Secondary neoplasms (이차 종양)

1. Kaposi's sarcoma (카포시육종)
2. Lymphoma, immunoblastic (면역모세포 림프종)
3. Lymphoma, Burkitt's (버킷 림프종)
4. Primary lymphoma of brain (일차성 중추신경계 림프종)

Subgroup E. Other conditions (기타 증상)

혈소판 감소증, HIV 소모증후군 등

immune reconstitution syndrome)이며, 나머지 하나는 콜레스테롤 및 중성지방이 상승하고 지방의 재분배가 일어나며 인슐린 저항성을 가지는 지방이영양증이다.

1. HIV 감염의 분류

사람면역결핍바이러스 감염증을 분류하기 위해 그간 몇 가지 분류법이 제시되어 왔다. 그 중에서도 미국질병통제센터(Centers for Disease Control: CDC)의 분류법은 임상소견에 따라 Group I은 급성감염, Group II는 무증상감염, Group III은 지속성 전신성 림프절병증, 그리고 Group IV는 증상이 동반된 사람면역결핍바이러스 질환(symptomatic HIV disease)으로 분류하였다(표 1). Group IV는 소그룹 A를 전신질환, B는 신경계 질환, C는 이차 기회감염 질환, D는 이차악성질환 및 E를 기타 상태로 나누었다. 미국질병통제센터 분류법은 단순히 임상증상에만 기초를 해서 만들었기 때문에 분류군이 높아질수록 질병이 점차 진행하는 것으로 생각되지만, 실은 분류군과 질병의 진행은 무관하다. 따라서 이러한 미국질병통제센터 분류법은 예후를 추정하거나, 또는 면역결손이나 질병진행을 예측하는데 크게 도움이 되지 않는 것이 사실이다.

이에 1992년 12월 미국질병통제센터는 기존의 분류법을 대폭 개정하여 새로운 분류법을 만들었다. 이 분류법은 기존의 분류법이 임상증상만을 기초로 하여 만든데 비해, 임상증상은 물론 면역결손의 정도도 함께 고려하여 만들었다. 다시 말해서 CD4+ T림프구 수와 임상증상의 유무, 나아가서 후천성면역결핍증 정의 상태의 여부에 따라서 9가지로 분류하고 있다(표 2). 임상적 분류를 무증상이거나 급성 HIV 증후군인 경우(A), 증상이 있으나 A나 C가 아닌 경우(B), 후천성면역결핍증 정의 질환이 있는 경우(C)로 나누고, 각각을 CD4+ T림프구 수에 따라 나누며, 이 중 임상적 분류가 C이거나 CD4+ T림프구 수가 200/μL 미만인 경우를 후천성면역결핍증으로 정의한다.

1) 급성 HIV 증후군

사람면역결핍바이러스에 감염되면 그 중 50%에서 70% 가량에서는 평균 3~6주 후 급성 인플루엔자

표 2. 성인에서 사람면역결핍바이러스 감염과 확대 후천성면역결핍 증감시 증례 정의의 개정된 분류체계(1993)

CD4+ T림프구 수	임상적 분류		
	A	B	C
	무증상, 급성 HIV 증후군	증상이 있으면서 A나 C가 아닌경우	후천성면역결핍증 정의 질환
1. ≥500/μL	A1	B1	C1
2. 200~499/μL	A2	B2	C2
3. <200/μL (AIDS 정의 CD4 +T림프구 수)	A3	B3	C3

※ 어두운 영역이 확대 후천성면역결핍증 감시 증례 정의에 해당됨.

표 3. 급성 HIV 증후군의 임상양상

전반적	신경계
발열	뇌수막염
인후염	뇌염
림프절염	말초신경염
두통/후안구통	척수병증
관절통/근육통	
피로/권태	**피부계**
식욕부진/체중감소	발진
오심/구토/설사	점막피부 궤양

또는 감염성 단핵구증과 비슷한 증상이 나타날 수 있다. 증상으로는 발열, 발한, 권태감, 근육통, 식욕부진, 오심, 설사, 인후염 등이 주요 증상들이지만 이는 비특이적이고, 경우에 따라서는 발진이 얼굴 또는 몸통에 나타나기도 하고, 일부에서는 무균성 수막염이 발생하기도 한다(표 3). 또, CD4+ T림프구의 감소에 따라 폐포자충 폐렴이나 칸디다 식도염 같은 기회감염도 발생할 수 있다. 이러한 증상들의 정확한 발생기전은 아직 모르며, 대개는 10~15일 이내에 특별한 치료 없이도 저절로 사라지는데, 드물게 10주 이상 지속되는 경우도 있다.

신체 검사에서 경부, 후두부, 액와부 등의 림프절 종대를 70%에서 관찰할 수 있고, 드물게 간비장 종대가 나타난다. 검사실 소견으로는 림프구 수의 감소, 침강률의 증가, 간기능 이상 등이 나타날 수 있고, 뇌척수액 검사에서는 단백질과 포도당의 수치는 정상범주이면서 림프구의 증대를 볼 수 있다. CD4+ T림프구는 초기에 감소하다가 대부분은 정상보다 약간 감소된 상태로 유지하게 되나, 일부 감염자에서는 정상수준으로 올라오기도 한다. 약 10%에서는 증상이 사라진 후에도 면역학적 또는 임상적인 갑작스런 악화를 경험하기도 한다.

급성 HIV 증후군과 감별해야 하는 질환으로는 인플루엔자, 전염성 단핵구증, 바이러스성 간염, 홍역이나 풍진 같은 바이러스 감염증, 이차 매독 등이 있다.

2) 무증상감염 및 지속성 전신성 림프절병증

사람면역결핍바이러스 감염자는 급성 감염기 증상이 사라진 후 아무런 증상도 느끼지 못하는 무증상 시기가 8~10년 정도 계속된다. 그러나 이 무증상 시기 동안에도 면역기능은 계속 감소하게 되고, 전염력도 여전히 존재하고 있어 문제가 될 수 있다. 이 시기 동안에 병의 진행 정도는 혈중 HIV RNA와 직접적인 관련이 있다. 즉 HIV RNA가 높은 감염자의 경우 HIV RNA가 낮은 감염자보다 초기증상과 후천성면역결핍증으로 이행이 빠르다. 그러나 일부 감염자는 CD4+ T림프구 수가 정상범위이거나 수년간 안정된 상태로 그대로 있는 장기 비진행자가 있으며 이런 감염자의 경우 HIV RNA가 극도로 낮다. 또한 CD4+ T림프구가 감소하기 시작하여 아주 낮은 정도로 있는데 수년간 아무런 증상이 없는 장기 생존자(long term survivor)도 있다. 김 등에 따르면 국내 감염자 176명을 대상으로 초기 병원에 내원시 감염의 상태로는 무증상 시기가 75명(42.6%)로 가장 많았으며, 그 다음이 후천성면역결핍증으로 72명(40.9%)을 차지하였다.

이러한 무증상 감염시기에도 CD4+ T림프구 수는 1년에 평균 50/μL 정도 감소한다. 무증상 시기에도 일부 감염자는 지속성 전신성 림프절병증을 동반하며, 이것이 감염의 첫 번째 증후로써 나타나는 경우도 많다. 지속성 전신성 림프절병증 정의는 원인 모르게 3개월 이상 서혜부를 제외한 두 곳 이상의 부위에 직경 1cm 이상의 림프절이 만져지는 경우를 말한다. 이러한 림프절 비대는 대칭적이고, 고정되어 있지 않고 탄력성을 가지며, 전혀 통증이나 압통을 동반하지 않기 때문에 유심히 관찰하고 만져보기 전에는 쉽게 발견되지 않을 수도 있다. 지속성 전신성 림프절병증의 존재는 감염자의 예후나 질병진행에 어떠한 의미를 부여하지는 않으며, 단지 림프절에 다수 존재하는 B림프구의 과다활동의 결과로 나타난다.

이러한 림프절병증은 몇가지 다른 질환과 감별이 필요한데, 국소적이거나 급격하게 커지거나 통증이나 압통을 수반하는 경우에는 세침흡인 검사를 통해 균 배양과 세포학적 검사를 해 볼 수 있다. 감염성 질환으로는 우리나라의 경우 결핵이 흔하며, 악성 질환으로는 비호치킨성 림프종이 흔한 원인 질환이다. 세침흡인만으로 진단이 되지 않는다면 림프절 조직검사를 고려해야 한다.

3) 전신성 질환 및 소모 증후군

사람면역결핍바이러스 감염자는 수 년 간의 무증상 시기가 지나면 원인을 알 수 없는 발열, 오한 및 설사, 체중감소, 그리고 야간의 수면 중 발한, 불면증 등을 경험하게 된다. 일부 감염자의 경우 심한 피로감, 무력감, 식욕부진, 불안, 우울증을 보이기도 한다. 미국에서는 한달 이상의 원인 모를 38.3℃ 이상의 발열과, 설사, 체중의 10% 이상의 감소가 있을 때 이를 소모 증후군으로 정의하였다. 발생 기전은 아직 밝혀져 있지 않지만, 일부 연구자들은 인터루킨-1, 6 혹은 종양괴사인자와의 연관성을 보고하고 있다. 치료로는 글루코코르티코이드를 사용해 볼 수가 있으나 면역저하를 더욱 조장할 수도 있기 때문에 잇점을 따져서 사용해야하며, 그 외에도 남성 호르몬, 성장 호르몬, 비경구적영양법 등을 시도해 볼 수 있다.

이러한 감염자에서 대사성 혹은 내분비적 장애가 나타나기도 한다. 예를 들면, 과소고환증, 테스토스테론 혹은 디하이드로테스토스테론의 저하, 근육의 이화작용에 관여하는 미오스타딘 면역반응 단백질의 증가 등의 소견을 볼 수 있다. 하지만, 대부분의 임상시험에서는 소모성 증후군이 위에 언급한 이런 요인들 보다는 영양 섭취의 부족이나 기회 질환에 의한 이화작용의 증가 또는 만성 설사와 더욱 관련이 있는 것으로 나타났다.

4) 후천성면역결핍증

사람면역결핍바이러스에 감염되고 나서 후천성면역결핍증이 발병할 때까지는 오랜 시간이 걸린다. 한 연구 결과에 의하면 10년이 지나면 약 50%에서 후천성면역결핍증이 되고, 30%에서는 이보다는 가벼운 후천성면역결핍증 관련 증후군(ARC, AID-related complex)으로 진행되며, 나머지 20%는 아무런 증상도 없었다. 그러나 치료를 하지 않아도 10년 이상 아무런 증상이 없고, CD4+ T림프구 수도 감소하지 않는 이른바 장기비진행자도 있다.

수혈에 의한 감염자는 다른 경로로 감염된 사람들보다 후천성면역결핍증이 발생이 빠르고 나이가 젊은 사람은 늙은 사람보다 진행이 느린 경향이 있다. 수직 감염에 의한 소아의 감염은 진행이 매우 빨라서 처음 1년 간에 가장 많이 발병한다. 칸다디증, 구강백반증, 파종성 대상포진 등을 가진 환자는 더

표 4. 후천성면역결핍증 정의 질환(1993)

다발성 혹은 반복적인 세균감염
기관지, 기관, 폐 칸디다증
식도 칸디다증
침습성 자궁 경부암[a]
폐외 혹은 미만성 콕시디오이데스진균증
폐외 크립토콕쿠스증
1개월 이상의 만성 창자 와포자충증
거대세포바이러스 감염증(간, 비장, 임파절 제외)
시력상실을 동반한 거대세포바이러스 망막염
HIV 뇌병증
궤양을 동반한 만성 단순 헤르페스 감염(기관지염, 폐렴, 식도염)
파종성 혹은 폐외 히스토플라스마증
한달 이상의 만성 창자 포자충증
카포시육종
림프모양 간질성 폐렴, 폐의 림프모양 증식
버킷림프종
뇌림프종
폐외 혹은 미만성 비정형 미코박테륨(*M: avium intracellulare* complex, *M. kansasii*)
폐[a] 및 폐외결핵
폐외 혹은 미만성 기타 비정형 미코박테륨
폐포자충 폐렴
반복적인 폐렴[a]
진행다초점 백색질뇌증
반복적인 살모넬라 패혈증
톡소포자충뇌증
사람면역결핍바이러스에 의한 소모증후군[b]

[a] Added in the 1993 expansion of the AIDS surveillance case definition for adolescents and adults

[b] HIV wasting syndrome: wt. loss(>10%) plus chronic diarrhea(>30 days) or wt. loss(>10%) plus chronic fatigue plus fever(>30 days)

욱 더 급속히 진행하는 경향이 있다.

혈중 사람면역결핍바이러스의 부하가 높고, CD4+ T림프구 수가 현저히 감소한, 즉 더 진행된 사람면역결핍바이러스 감염자에서 체중 감소, 발열, 피곤함 등의 증상이 새로 생길때는 악성질환이나 기회질환이 곧 발생할 수 있음을 예고하는 지표가 된다는 것을 알아야 한다.

국내에서 232 예를 대상으로 조사한 기회 감염 질환의 빈도에 관한 연구를 보면 칸디다 감염증이 50 예(21.6%)로 가장 많았으며, 그 다음이 폐포자충 폐렴으로 31 예(15.9%), 결핵이 29 예(12.5%)를 차지하였다. 발열이 있는 외래 감염자를 대상으로 한 외국의 연구에서는 83%에서 그 원인질환을 규명할 수 있었는데, 원인질환으로 폐포자충 폐렴, 세균성 폐렴, 림프종, 카테타 관련 패혈증, 부비동염 등이 있었다. 결국 2주 이상 발열이 계속되는 경우는 후천성면역결핍증과 관련된 정의 질환의 가능성이 있음을 염두에 두고 검사를 진행하는 것이 필요하다. 국내에서는 150 예의 후천성면역결핍증 환자에서 초기 후천성면역결핍증 정의 질환으로 폐포자충 폐렴이 37 예(24.7%)로 가장 많았으며, 결핵이 29 예(19.3%), 거대세포바이러스 감염이 21 예(14.0%)를 차지하였다.

또한 감염자는 여러 악성 종양의 발생 빈도가 높은데, 특히 카포시육종, 림프암, 그리고 자궁 경부와 항문의 상피내 이형성증 등이 대표적인 예이다. 카포시육종은 CD4+ T림프구가 정상인 감염자에서도 발생하며, 피부에 적갈색 결절로 나타난다. 림프절이나 폐, 소화기 점막 등 내부 장기에도 발생한다. 림프종은 후기에 나타나는 징후로서 대개 CD4+ T림프구수가 200/μL 미만인 환자에서 나타난다. 림프종 중에서는 면역모세포 림프종, 버킷 림프종, 일차성 중추신경계 림프종이 흔하다. 이들 림프종은 B림프구에서 유래한 암이 90% 이상을 차지하며, 50% 정도는 EBV의 DNA를 가진다. 이는 사람면역결핍바이러스 감염으로 B림프구의 다클론 활성과 관련이 있을 것으로 보인다. 흉막강, 복강 등에서 생기는 림프종은 HHV−8과 관련이 있다.

사람면역결핍바이러스 질환과 관련된 증상은 감염의 전 기간을 거쳐 아무 시기에나 나타날 수 있지만, CD4+ T림프구 수가 200/μL 미만으로 감소된 경우에는 생명을 위협할 정도로 심하게 나타날 수 있다. 후천성면역결핍증의 정의는 사람면역결핍바이러스의 감염이 있으면서 CD4+ T림프구 수가 200/μL 미만인 경우나 세포 매개 면역의 심한 결손으로 폐포자충 폐렴, 거대세포바이러스 감염, 비정형 결핵 등이 생기는 시기로 정의한다(표 4). 이러한 후천성면역결핍증 환자의 사망 원인은 사람면역결핍바이러스 자체 보다는 기회 질환에 의한 감염증이 80% 이상을 차지하고 있고, 그 중 세균 감염이 가장 큰 원인을 차지하고 있다. 국내에서 36명의 감염자를 대상으로 사망 원인을 조사한 바에 따르면 결핵과 폐포자충 폐렴이 각각 9명(25.7%)으로 가장 흔한 사망 원인이었으며, 그 다음이 세균성 폐렴으로 7명(20.0%)을 차지하였다. 하지만 고강도 항레트로바이러스 치료와 기회 질환의 일차, 이차 예방요법으로 이차 감염의 비율은 눈부시게 감소하고 있는 추세이다.

사람면역결핍바이러스 질환의 임상적인 스펙트럼은 기회 질환의 일차, 이차 예방치료와 고강도 항레트로바이러스 치료법으로 감염자들의 생명이 연장됨에 따라 끊임없이 변화할 것으로 생각된다.

2. 장기 비진행자

항레트로바이러스 치료를 받지 않은 어른의 경우, 사람면역결핍바이러스에 감염된 시점에서 후천성면역결핍증 관련 증상이 나타날 때까지 걸리는 시간은 평균 10년이다. 사람면역결핍바이러스에 감염된 후 면역부전 및 기회 감염증이 얼마나 빨리 생기느냐는 CD4+ 림프구 수가 얼마나 빨리 감소하느냐에 달려있다.

감염자들 중 약 20%는 감염 후 5년 이내에 증상이 나타나지만, 어떤 감염자들(<5%)은 10년이 넘도록 증세가 없고 CD4+ 림프구 수도 500 이상을 유지한다. 이들 중 일부는 항레트로바이러스 치료를 받지 않고도 혈중 바이러스의 양이 아주 낮은 수준이면서, CD4+ 림프구 수가 정상인 감염자도 있다. 이들 중 일부는 바이러스의 돌연변이(*nef* 유전자)가, 일부는 감염자의 돌연변이(CCR5 유전자)가 발병을 늦추는데 관여한다는 사실이 알려졌다. 또 사람면역결핍바이러스에 감염된 사람과 계속 성관계를 갖는데도 사람면역결핍바이러스에 감염되지 않는 사람들이 있는데, 이들 중 일부는 CCR5 유전자에 돌연변이를 가지고 있다는 것이 밝혀졌다.

참고문헌

1. 김준명, 조군제, 홍성관 등. 국내 사람면역결핍바이러스 감염/후천성면역결핍증의 역학적 및 임상적 양상. 대한내과학회지 61: 355–364, 2001
2. CDC. 1993 Revised classification system for HIV infection and expanded surveillance case definition for AIDS among adolescents and adults. MMWR 41: 1–19, 1992
3. CDC. Surveillance for AIDS–defining opportunistic illness, 1992–1997. MMWR 48: 1–22, 1999
4. Grant AD, Djomand G, De Cock KM. Natural history and spectrum of disease in adults with HIV/AIDS in Africa. AIDS Suppl B: S43–54, 1997
5. Kim JM, Cho GJ, Hong SK, Chang KH, Chung JS, Choi YW, et al. Epidemiology and clinical features of HIV infection/AIDS in Korea. Yonsei Med J 44(3): 363–370, 2003
6. Klein RS, Harris CA, Small CB, Moll B, Lesser M, Friedland GH. Oral candidiasis in high–risk patients as the initial manifestation of the acquired immunodeficiency syndrome. N Engl J Med 311: 354–358, 1984
7. Mandell GL, Bennett JE, Dolin R. Principles and Practice of Infectious Diseases 5th ed. P1404–1409, Churchill Livingstone, philadelphia, 2000
8. Munoz A, Schroger L, Bacellar H, et al. Trends in the incidence of outcomes defining acquired immunodeficiency syndrome(AIDS) in the multicenter AIDS study, 1985–1991. Am J Epidemiol 137: 423–438, 1993
9. Sansone GR, Frengley JD. Impact of HAART on cause of death of persons with late–stage AIDS. J Urban Health 77: 166–175, 2000

2. 원인 미생물에 따른 임상 양상

1. 미코박테륨 감염

1) 결핵균 감염

(1) 역학

후천성면역결핍증의 전 세계적인 유행이 시작된 이후로 *Mycobacterium tuberculosis* 감염의 위험성이 높은 사람들이 증가하였고 이로 인하여 결핵 이환율 또한 급격히 증가하였다. 1997년에 사람면역결핍바이러스와 *M. tuberculosis*에 동시 감염된 환자들이 약 10,700,000여명으로 추정되었고 이중 640,000명이 결핵을 앓았다. 비록 이들 대부분의 환자들은 아프리카 사하라 이남 지역 및 동남아시아에 거주하는 사람들이지만 미국에도 약 60,000명의 환자가 있는 것으로 추정된다. 사람면역결핍바이러스 감염자는 활동성 결핵을 앓게 될 위험이 정상인보다 15~30배 높으며 PPD(Purified Protein Derivative) 양성인 잠복결핵 상태에서 결핵이 재활성화될 확률은 매년 7~10%에 이른다.

우리나라는 서양과 달리 결핵 환자가 많은 나라로 결핵은 사람면역결핍바이러스 감염자에서 나타나는 빈번한 기회 감염 중 하나이다. 국내 후천성면역결핍증 환자에서 발생한 결핵에 대한 전체적인 통계는 없으나 일부 기관에서 보고한 자료는 있다. 김 등이 1985년부터 2000년까지 176명의 사람면역결핍바이러스 감염자를 분석한 자료에 따르면 결핵은 29명(12.5%)의 환자에서 발병하였다. 오 등이 1985년부터 1998년까지 173명의 환자를 분석한 자료에서는 44명(25%)의 환자에서 나타났다.

(2) HIV 감염과 결핵의 상관관계

*M. tuberculosis*에 대한 신체 면역반응에서 인터페론 $-\gamma$(IFN$-\gamma$)은 대식세포를 활성화함으로써 대식세포내 기생하는 미코박테륨의 성장을 억제하는데 중추적인 역할을 한다. IFN$-\gamma$는 CD4+ T림프구에서 분비되는데 사람면역결핍바이러스 감염에서는 특징적으로 CD4+ T림프구의 감소 및 T림프구의 IFN$-\gamma$ 생산능력이 질병이 진행함에 따라 감소되어 결핵의 일차감염, 재발 혹은 재감염의 위험이 높아진다.

사람면역결핍바이러스 감염자가 *M. tuberculosis*에 동시 감염되면 종양괴사인자$-\alpha$ 같은 시토카인 분비가 증가하고 이로 인하여 세포내에 존재하는 사람면역결핍바이러스의 증식이 증가하는 것이 입증되어 있다. 이러한 현상은 실제 임상적으로도 반영되는데, 사람면역결핍바이러스와 *M. tuberculosis*에 동시 감염된 환자들은 사람면역결핍바이러스만 감염된 환자들보다 사망률이 두 배 이상 높고 대다수 사망의 원인은 결핵이 아닌 사람면역결핍바이러스 감염증의 악화로 인한 것이다.

이렇게 결핵은 사람면역결핍바이러스 감염과 밀접한 관계를 가지고 있어 최근 서양에서는 모든 결핵 환자에서 반드시 사람면역결핍바이러스에 대한 선별검사를 하도록 권장하고 있다. 결핵 및 사람면역결핍바이러스 감염의 조기 발견을 통한 적극적인 치료는 공중보건학적 측면에서도 매우 중요하다. 결핵 환자가 많고 상대적으로 아직 사람면역결핍바이러스 감염자가 적은 우리나라에서도 최근 사람면역결핍바이러스 감염자가 급격히 증가하고 있어 결핵 및 사람면역결핍바이러스 감염자의 조기 발견을 위한 노력은 반드시 필요하다.

(3) 임상 양상

사람면역결핍바이러스 감염자에서 나타나는 결핵의 임상적 특징은 CD4+ T림프구 수에 따라 다양하게 나타나는데 CD4+ T림프구 수가 상대적으로 높을수록 일반인과 유사한 폐결핵의 형태로 나타나는 반면 CD4+ T림프구 수가 적을수록 더욱 심한 파종성 감염의 형태로 나타난다. 일반인과 비교하여 폐외결핵 특히 림프절 결핵이 많은데 전체적으로 보면 60~80%가 폐결핵으로 나타나고 30~40%가 폐외결핵으로 나타난다. 결핵성 림프절염의 임상 양상은 일반인과 차이가 없으나 사람면역결핍바이러스 감염자에서는 복강내 결핵에서 내장의 침범, 복강내 림프절 종대 및 림프절 괴사가 흔하며 복수 및 그물막(omentum)의 비후는 드물다. CD4+ T림프구수가 최소 200개/μL 이상인 사람면역결핍바이러스–폐결핵 동시 감염자의 흉부엑스선 소견은 일반인과 차이가 없어서 주로 폐상엽을 침범하고 공동을 형성한다. 그러나 CD4+ T림프구 수가 200/μL 미만인 경우에는 공동형성이 드물고 세로칸림프절 종대가 흔하며 이러한 소견은 소아에서 나타나는 일차 결핵의 양상과 유사하다. 그러나 이들 환자에서 세로칸림프절 종대가 일차 결핵을 의미하는 것은 아니며 이러한 현상은 환자의 면역능 저하로 인한 것으로 추정된다. 약 5%의 사람면역결핍바이러스 감염 폐결핵 환자에서는 흉부 엑스선 사진이 정상임에도 불구하고 객담도말 양성을 보인다. 고강도 항레트로바이러스 치료(HAART)를 받고 있는 환자에서는 면역능 회복에 의한 역설적 반응(paradoxical reaction)에 의하여 오히려 결핵이 악화되는 소견도 보일 수 있다(그림 1).

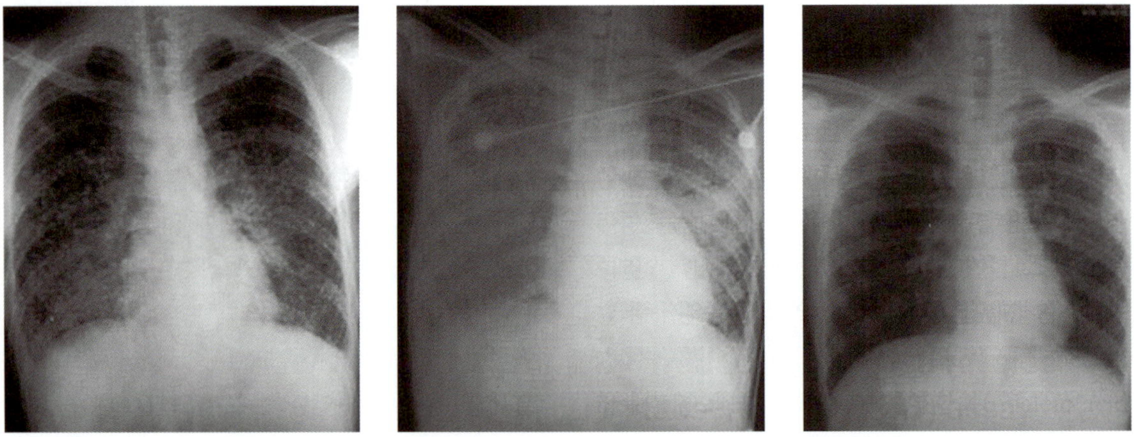

A B C

그림 1. 결핵에 이환된 사람면역결핍바이러스 감염자에서 항레트로바이러스치료 후 나타난 전신적 염증 반응

A. 속립성 결핵의 흉부 방사선 소견
B. 항레트로바이러스치료 후 전신적 염증반응으로 악화된 소견
C. 스테로이드 사용 후 호전된 흉부 방사선 소견

(4) 치료

가. 권장 치료지침

사람면역결핍바이러스와 결핵에 동시 감염된 환자의 결핵 치료원칙은 일반인 결핵환자의 치료 원칙과 다르지 않다. 약제 내성이 아닌 결핵인 경우에는 isoniazid, rifampin, pyrazinamide를 포함하는 처방으로 최소 6개월을 사용하도록 권장하고 있다. Ethambutol은 항결핵제의 내성이 높은 지역에서는 약제 감수성 검사가 확인되기 전까지는 초기 처방에 포함시켜야 한다. 이렇게 ethambutol까지 포함하는 4제 처방은 감염균이 isoniazid에 내성이 있는 경우에도 6개월 단기 치료를 할 수 있다. 많은 연구에서 6개월 단기 요법은 치료 종료 후 18~22개월 추적 관찰에서 재발률이 약 3~5%로 양호한 결과를 보였다. 6개월 단기요법과 더 긴 요법간의 비교 연구

표 1. 권장되는 결핵치료 처방

<table>
<tr><th></th><th colspan="2">처방</th></tr>
<tr><td rowspan="2">표준처방</td><td>Rifampin 기본처방
(PI 혹은 NNRTI 사용하지 않는 경우)</td><td>① HERZ daily 8주 + HR or HER daily 18주
(CD4+ T림프구 수 < 100/μL에서 권장됨)
② HERZ daily 2주 + 2~3회/주 6주 + HR 2~3회/주18주
③ HERZ 3회/주 8주 + HR 3회/주 18주</td></tr>
<tr><td>Rifabutin 기본처방
(PI 혹은 NNRTI 동시 사용 중)</td><td>① HEZRb daily 8주 + HRb daily 18주*
② HEZRb daily 2주 + 3회/주 6주 + HR daily 혹은 2~3회/주 18주</td></tr>
<tr><td>Isoniazid 내성 혹은 못견딤성 (intolerance)</td><td colspan="2">ERZ 6~9개월
ERbZ 6~9개월</td></tr>
<tr><td>Rifampin 내성 혹은 못견딤성</td><td colspan="2">SHEZ 2개월 + SHZ 7개월
HEZ 18~24개월</td></tr>
</table>

H = isoniazid, R = rifampin, E = ethambutol, Z = pyrazinamide, Rb = rifabutin, S = Streptomycin
※ 속립결핵, 결핵성수막염, 골결핵에서는 최소 9개월의 투약 요함

표 2. 항결핵제의 상용량

약물	1일 용량(최대용량)	DOT 용량(주 2~3회 투여시 용량)
Isoniazid	5mg/kg (300mg)	15mg/kg (900mg)
Rifampin	10mg/kg (600mg)	10mg/kg (600mg)
Streptomycin	15mg/kg (1g)	25~30mg/kg (1.5g)
Pyrazinamide	20~25mg/kg/day (2.0g)	주 2회: 45~50mg/kg (4.0g) 주 3회: 30~35mg/kg (3.0g)
Ethambutol	156~20mg/kg/day (1.6g)	주 2회: 35~45mg/kg (4.0g) 주 3회: 5~30mg/kg (2.4g)

는 제한적이어서 좀 더 많은 연구결과가 필요하다. 항결핵제를 시작한지 2개월이 지나도 객담배양검사가 음성으로 전환되지 않거나 약물치료에 대한 임상적 반응이 좋지 않은 경우에는 총 9개월 치료 혹은 객담배양검사가 음성으로 전환된 후 4개월까지 치료 기간을 연장해야한다. 국내와 달리 미국에서는 직접관찰치료를 하는데 이 방법이 더 효과적이고 비용－효율적이어서 사람면역결핍바이러스－결핵 감염자의 치료에 적극 권장되고 있다. DOT는 표준 처방과 사용하는 약물의 종류는 동일하나 약물의 용법과 용량이 다르다. 최소 2주간 그리고 임상적인 호전이 보일 때 까지는 매일 투약 하고 그 후로는 주 2~3회 투약한다(표 1 및 표 2 참조).

나. 항결핵제와 항레트로바이러스제의 약물 상호작용

사람면역결핍바이러스 감염증의 치료에 획기적인 변화를 가져온 것은 강력한 단백분해효소 억제제의 개발 및 이들 약물과 기타 항레트로바이러스제를 혼합하여 사용하는 고강도 항레트로바이러스 치료의 시작이었다. 고강도 항레트로바이러스 치료는 사람면역결핍바이러스 감염증의 예후에 많은 변화를 가져왔으며 사람면역결핍바이러스 감염자의 면역능 향상으로 결핵 발생 수도 급격히 감소하였다. 그러나 결핵 치료에서는 항결핵제와 단백분해효소 억제제 및 비뉴클레오시드 역전사효소 억제제 간의 약물상호작용으로 인하여 처방에 어려움이 발생하였다. 단백분해효소 억제제, 비뉴클레오시드 역전사효소 억제제, rifabutin은 장벽 및 간에 있는 시토크롬 P－450－3A(CYP3A)에 의하여 대사된다. Rifabutin과 rifampin은 CYP3A의 활성을 증가시켜서 이 효소에 의하여 대사되는 항레트로바이러스제의 혈중 농도를 감소시킨다. 또한 일부 항레트로바이러스제는 CYP3A의 활성에 영향을 미쳐서 rifabutin 및 대사물질의 혈중 농도에 변화를 준다.

Rifampin은 강력하게 CYP3A의 활성을 유도하는 약물로 saquinavir, indinavir, nelfinavir, amprenavir, lopinavir 및 delavirdine과 동시에 사용할 경우 이들 약물의 혈중 농도를 75%~95%까지 감소시킨다. 이렇게 병용투여되는 단백분해효소 억제제 및 비뉴클레오시드 역전사효소 억제제의 혈중최저치가 감소하게 되면 사람면역결핍바이러스 억제가 불완전함은 물론 바이러스가 약제내성을 획득하게 된다. Nevirapine과 rifampin의 약물상호작용에 대한 연구는 아직 충분히 이루어지지 않아 같이 사용하는 것은 권장되지 않는다. Rifampin은 오직 ritonavir 혹은 efavirenz와 같이 사용할 수 있을 뿐이다. 실제 임상에서는 여러 가지 용량의 ritonavir를 사용하게 되는데 rifampin은 ritonavir를 최고용량(600mg 하루 2회)으로 사용할 때 이 약물의 항바이러스 효과를 억제하지 않는다. 낮은 용량의 ritonavir(100mg~400mg 하루 2회)는 흔히 CYP3A의 억제를 통해 다른 단백분해효소 억제제의 혈중 농도를 높일 목적으로 사용되나 100mg 하루 2회 사용하는 것은 rifampin이 기타 단백분해효소 억제제에 미치는 영향을 억제하지는 못한다. 그러므로 rifampin과 함께 ritonavir를 사용할 경우에는 반드시 ritonavir 400mg 혹은 600mg 하루 2회 용법으로 사용하여야 한다. Rifampin은 efavirenz의 혈중농도곡선하면적(area－under－the curve; AUC)을 13% 정도 밖에 감소시키지 않지만 같이 사용하게 될 경우 efavirenz를 하루 800mg으로 증량하여 사용해야 한다. 그러나 최근에 인도에서 시행된 efavirenz와 rifampin의 상호작용에 대한 임상연구 결과가 발표된 바에 따르면 체중이 40~60kg 정도로 비교적 체중이 적은 환자들에서 efavirenz 600mg을 사용하여 면역능의 회복 및 결핵치료에 성공하였고 역설 반응은 8%, 약물에 의한 간독성은 10%에서 발생하였음을 보고하였다. 브라질에서 시행된 연구에서도(rifampin+efavirenz 600mg 사용) 의미있게 바이러스의 양이 감소하고 CD4+ T림프구 수가 증가하며 투약 24개월 후 치료 성공률은 84%, 역설 반응은 12%에서 나타났음을 보고하였다. 이러한 결과는 efavirenz+rifampin의 사용이 비교적 안전하면서도 치료 결과가 효과적임을 보여주는 것이다. Rifampin은 zidovudine 및 abacavir의 혈중 농도를 감소시키나 이러한 현상의 임상적 의미는 명확하게 밝혀지지 않았다.

Rifabutin은 rifampin에 비해 CYP3A의 활성을 유도하는 정도가 약해서 고강도 항레트로바이러스를 받고 있는 사람면역결핍바이러스 감염자의 결핵 치료에 매우 유용한 약물이다. Rifabutin은 뉴클레오시드 역전사효소 억제제와 약물 상호작용이 없어서 3가지 뉴클레오시드 역전사효소 억제제로 치료받는 환자에서 용량 조절이 필요하지 않다. 또한 단백분해효소 억제제 및 delavirdine을 제외한 비뉴클레오시드 역전사효소 억제제와도 병용투여하는데 큰 문제는 없으나 이들 약물을 증량하여 사용해야할 경우는 있다. Rifabutin 및 여러 가지 항레트로바이러스제가 상호간에 혈중농도곡선하면적에 미치는 영향은 표 3과 같다. 항레트로바이러스제의 AUC를 10%~20% 정도 감소시키는 것은 사람면역결핍바이러스 치료 효과 측면에서 큰 문제가 되지 않는데 그 이유는 치료제에 반응이 좋은 환자들에서도 환자마다 단백분해효소 억제제의 혈중 농도가 매우 다양하기 때문이다. 그러므로 ritonavir, amprenavir, nelfinavir, nevirapine, efavirenz는 용량 조절이 필요하지 않다. Indinavir의 용량은 하루 800mg씩 3회 투여에서 1000mg씩 3회 투여로 증량할 필요가 있으며 saquinavir는 하루 1200mg 3회 투여에서 1600mg 3회 투여로 증량을 고려해야 한다.

단백분해효소 억제제는 rifabutin의 대사를 억제하여 혈중 농도를 높이고 포도막염, 백혈구감소증, 관절통 등과 같은 약물부작용의 발생 가능성을 높인다. 그러므로 nelfinavir, indinavir, amprenavir와 같이 사용할 경우 rifabutin의 하루 투여량은 300mg에서 150mg으로 감량해야 한다. Rifabutin은 주 2회 투여할 경우에는 300mg을 사용할 수 있다. Ritonavir 단독 혹은 lopinavir/ritonavir 복합제제는 rifabutin 대사를 억제하는 가장 강력한 약물이므로

표 3. 약동학적 약물 상호작용에 따른 항레트로바이러스 약물 및 Rifamycin의 용량조절

항레트로바이러스 약물	Rifabutin이 항레트로바이러스 약물의 AUC에 미치는 영향	항레트로바이러스 약물이 Rifabutin AUC에 미치는 영향	Rifampin이 항레트로바이러스 약물의 AUC에 미치는 영향	항레트로바이러스 약물이 Rifampin AUC에 미치는 영향
Amprenavir	14% 감소	400% 증가	81% 감소	변화 없음
Nelfinavir	0~23% 감소	200% 증가	82% 감소	보고 없음
Indinavir	24% 감소	270% 증가	92% 감소	보고 없음
Ritonavir	보고 없음	400% 증가	35% 감소	변화 없음
Saquinavir	46% 감소	45% 증가	80% 감소	보고 없음
Lopinavir/ritonavir	영향 없음	300% 증가	lopinavir 75% 감소	
Nevirapine	16% 감소	영향 없음	37% 감소	변화 없음
Efavirenz	영향 없음	35% 감소	13% 감소	변화 없음
Delavirdine	80% 감소	342% 증가	96% 감소	변화 없음

표 4. Rifabutin과 사용시 단백분해효소억제제(PI)/비뉴클레오시드 역전사효소 억제제(NNRTI)의 사용량

PI 혹은 NNRTI	Rifabutin
Indinavir 1000mg q8h	150mg/일 혹은 300mg 주 2~3회
Nelfinavir 1000mg tid 혹은 1250mg bid	150mg/일 혹은 300mg 주 2~3회
Amprenavir 1200mg bid	150mg/일 혹은 300mg 주 2~3회
Efavirenz 600mg qd	450mg/일 혹은 600mg 주 2~3회
Ritonavir standard	150mg 주 2~3회
Nevirapine 200mg bid	300mg/일
Ritonavir standard	150mg 주 2~3회*
Ritonavir/saquinavir 400/400mg bid	150mg 주 2~3회
Lopinavir/ritonavir(Kaletra) 400/100mg bid	150mg qod
Fortovase, Delavirdine	자료 불충분

*CD4+ T림프구 수가 100/μL 미만인 사람면역결핍바이러스 감염자의 활동성 결핵 치료에서 intermittent treatment를 위해서는 주 3회 이상의 투약이 필요함.

rifabutin의 용량은 150mg씩 주 2회 감량하여 투여해야한다. 이렇게 저용량으로 rifabutin을 사용할 경우 단백분해효소 억제제가 같이 사용되지 않으면 rifabutin의 효과가 없어지므로 환자들이 항레트로바이러스 약물을 잘 복용하는지 관찰하는 것이 매우 중요하다. Saquinavir와 nevirapine은 rifabutin 농도에 미약한 변화 혹은 변화를 주지 않으므로 rifabutin 용량 조절이 필요하지 않다. Efavirenz는 CYP3A를 억제하여 rifabuin AUC를 약 40% 정도 감소시키므로 rifabutin 용량은 450mg~600mg으로 증량하여 사용하여야 한다(표 4).

다. 치료방법

고강도 항레트로바이러스가 시작된 이후로는 고강도 항레트로바이러스를 받고 있는 사람면역결핍바이러스 감염자에서 결핵이 많이 감소하고 있다. 그러므로 근래에 결핵이 발병한 사람면역결핍바이러스 감염자는 고강도 항레트로바이러스를 받고 있지 않는 경우가 더 많으며 결핵으로 진단되면서 동시에 사람면역결핍바이러스 감염을 발견하게 되는 경우도 많다. 이 경우에 고강도 항레트로바이러스 및 결핵에 대한 치료를 모두 시작하여야 한다. 그러나 고강도 항레트로바이러스와 항결핵 치료를 동시에 시행하는 경우에 있어서 몇 가지 어려운 점이 있다. 먼저 복용하는 약이 많아짐에 따라 약물 순응도가 떨어지게 되고 이것은 결국 바이러스 혹은 결핵균의 약물 내성을 유발하여 결핵과 사람면역결핍바이러스 감염증 치료를 모두 어렵게 할 수 있다. 또한 약물 상호작용에 의하여 각종 약물 부작용의 발생 빈도가 증가할 수 있으며 고강도 항레트로바이러스에 의한 면역능의 회복으로 결핵이 악화되는 역설반응(paradoxical reaction)이 나타날 가능성이 높다. 이러한 여러 가지 문제점을 극복하기 위하여 일부 의사들은 항결핵제를 먼저 8주간 사용한 후에 고강도 항레트로바이러스를 시작하기도 한다. 이러한 방법은 환자의 결핵약에 대한 순응도를 높이고 약물 부작용을 줄이며 약물 부작용이 발생하였을 때 결핵약에 의한 것인지 또는 항레트로바이러스제에 의한 것인지 감별하기 어려운 상황을 피할 수 있게 한다. 또한 국내에서와 같이 rifabutin을 구하기 쉽

지 않은 상황에서는 rifampin을 안전하게 초기 2개월간 사용할 수 있으며 면역능 회복에 의한 역설 반응을 줄일 수 있을 것으로 생각된다. WHO 지침에 따르면CD4+ T림프구수가 < 50/μL인 경우에는 결핵과 사람면역결핍바이러스의 치료를 동시에 진행하고 CD4+ T림프구 수가 50~200/μL인 경우에는 사람면역결핍바이러스의 치료를 8주 늦게 시작하도록 권장하고 있다. 이미 고강도 항레트로바이러스를 받고 있는 환자에서 결핵이 발생한 경우에는 결핵 치료를 동시에 진행한다. 이렇게 2개월간 먼저 결핵약을 사용한 후에 고강도 항레트로바이러스를 시작하게 되면 rifampin은 rifabutin으로 교체 투여해야 하는데 CYP3A에 대한 rifampin의 영향이 약 2주간 유지되므로 고강도 항레트로바이러스 치료 시작 2주 전부터 rifabutin으로 교체 투여하는 것이 바람직하다. 일부 의사들은 결핵환자에서는 nelfinavir 혹은 indinavir에 두 가지 뉴클레오시드 역전사효소 억제제를 병용 투여하는 것을 권장하는데 그 이유는 결핵 환자에서 이 요법이 가장 좋은 결과를 보였기 때문이다. Indinavir 보다는 투약 횟수가 적은 nelfinavir가 더 권장된다. 사람면역결핍바이러스 바이러스 양이 100,000 copies/mL 미만인 환자에서는 뉴클레오시드 역전사효소 억제제를 3가지 사용하는 요법을 사용해 볼 수 있는데 이 요법의 장점은 단백

표 5. 잠복 결핵의 예방요법

요법	1일 용량	주 2회 투여시 용량	기간
Isoniazid	성인: 5mg/kg 소아: 10~20mg/kg 최대용량: 300mg	성인: 15mg/kg 소아: 20~40mg/kg 최대용량: 900mg	9개월
Rifampin + Pyrazinamide	성인: Rifampin 10mg/kg Pyrazindamide 15~20mg/kg 소아: Rifampin 10~20mg/kg Pyrazindamide 15~20mg/kg 최대용량: Rifampin 600mg, Pyrazinamide 2g	권장되지 않음	2개월
Rifabutin + Pyrazinamide	성인: Rifabutin 5mg/kg Pyrazinamide 15~20mg/kg 소아: Rifabutin 10~20mg/kg Pyrazinamide 15~20mg/kg 최대용량: Rifabutin 300mg, Pyrazinamide 2g	권장되지 않음	2개월
Rifampin	성인: 10mg/kg 소아: 10~20mg/kg 최대용량: 600mg	권장되지 않음	4~6개월
Rifabutin	성인: 5mg/kg 소아: 10~20mg/kg 최대용량: 300mg	권장되지 않음	4~6개월

분해효소 억제제 및 비뉴클레오시드 역전사효소 억제제의 사용을 아낄 수 있고 rifabutin과의 약물 상호작용을 피할 수 있기 때문이다.

라. 잠복 결핵의 예방요법

사람면역결핍바이러스 감염자는 잠복 결핵에서 활동성 결핵으로 이행할 위험성이 매우 커서 잠복 결핵의 치료는 공중보건학적 측면에서 매우 중요한 문제이다. 서양에서는 현재 혹은 과거에 시행했던 PPD 피부반응 검사에서 경결의 직경이 5mm 이상인 경우 혹은 최근에 활동성 결핵환자에 접촉한 과거력이 있는 사람면역결핍바이러스 감염자들을 대상으로 잠복 결핵을 치료하도록 권장하고 있다. 그런데, 우리나라의 경우 소아 예방접종으로 BCG 접종을 하고 있고 결핵의 유병율이 매우 높은 지역이므로 예방요법 시행에 관한 우리나라 나름대로의 기준이 필요하다. 국내의 한 연구에서는 PPD 피부반응 검사 결과 양성이거나 CD4+ T림프구 수가 200/μL 이하인 경우에 결핵 예방요법을 시행하자는 주장을 하였고, 다른 국내의 한 연구에서는 PPD 양성의 기준을 외국처럼 5mm로 하지 말고 바꾸자는 주장을 하기도 하였다. 국내의 기준을 마련하기 위해서는 전문가들의 의견을 폭넓게 수렴하여 결정하여야 할 것으로 사료된다. 치료 처방은 표 5와 같다.

2) *Mycobacterium avium* complex 감염

(1) 역학

사람면역결핍바이러스 감염자에서는 비정형 미코박테륨 감염 또한 흔히 일어난다. 최소 12가지 이상의 비정형 미코박테륨 감염증이 보고되어 있는데 이 중 가장 흔한 것은 *M. avium* complex(MAC) 감염으로 후천성면역결핍증 환자의 전신적 세균감염의 약 15%~40%를 차지한다. MAC은 *M. avium* 및 *M. intracellulare*로 이루어져있다. 과거에는 기존의 폐질환을 가지고 있는 환자에서 드물게 폐렴을 일으키는 원인균으로 알려져 있었으나 최근에는 말기 에이즈 환자에서 주로 심한 형태의 파종성 감염증을 일으키는 중요한 균으로 관심의 대상이 되었다. MAC 감염증의 발생 수는 증가하고 있는데 그 증가의 원인은 최근 후천성면역결핍증 환자에서 폐자충 폐렴의 예방 및 고강도 항레트로바이러스로 이들의 수명이 연장되어 MAC에 대한 감수성이 높은 환자들이 많아졌기 때문이다. MAC 중에서도 특히 *M. avium*이 후천성면역결핍증 환자에서 가장 흔히 감염되는데 특히 1, 4, 8번 혈청형 *M. avium*이 연관성이 높다. MAC 감염증은 성별, 인종과 상관없이 발생한다. 미국에서는 MAC 감염이 흔하지만 아프리카에서는 드물게 나타나는데 *M. tuberculosis*의 감염이 MAC의 감염을 감소시키는 한 원인으로 추정된다. MAC 감염은 주변 환경에 흔히 존재하는 MAC이 호흡기 혹은 위장관을 통해 감염되는 것으로 추정된다. MAC 감염은 사람면역결핍바이러스 감염증의 말기 합병증으로 CD4+ T림프구 수가 50개/μL 미만인 환자에서 호발한다. 진단 당시 환자들의 평균 CD4+ T림프구 수가 약 10/μL 정도이다.

(2) 진단 및 임상 증상

발병 당시 증상으로는 발열, 체중감소, 야간 발한 등을 호소하며 25%에서 흉부엑스선에서 이상소견이 발견되는데 보통 속립성 결핵처럼 양측성으로 주로 폐하엽을 침범한다. 이 외에도 복통, 설사, 림프절종대 등이 나타난다. 일부 사람면역결핍바이러스 감염자에서는 아무런 증상이 없다가 고강도 항레트로바이러스 시작한지 1~3개월 후에 급격한 CD4+ T림프구 수의 회복과 함께 면역능 회복에 의한 MAC 림프절염(MAC immune recovery lymphadenitis)이 발생하기도 한다.

최소 85% 이상 환자의 혈액에서 MAC이 동정되기 때문에 진단을 위한 검사로 반드시 혈액배양이 필요하며 때로는 침범된 조직의 배양 검사를 실시한다. 2차례 이상 객담에서 MAC이 동정되는 경우에는 MAC의 폐 감염을 의심할 수 있다. 그러나 파종성 감염을 일으키기 전에도 호흡기 및 위장관에 MAC이 집락 되어있는 경우가 흔하므로 대변 혹은 객담배양검사를 파종성 MAC 감염의 진단에 이용하는 것은 권장되지 않는다. 배양검사는 기존의 고식적 방법으로는 평균 20~29일이 소요되나 최근에 개발된 BACTEC TB 및 Septi-Chek AFB 시스템으로는 각각 5~12일, 12~19일의 시간이 소요된다.

(3) 치료 및 예방

파종성 MAC 감염의 치료를 위해서는 결핵과 유사하게 치료 효과의 극대화 및 내성균의 출현을 억제하기 위해 최소 2가지 이상의 항생제 치료가 필요하다. 처방에는 반드시 clarithromycin 혹은 azithromycin이 포함되어야 하고 특히 clarithromycin이 여러 연구에서 좋은 결과를 보였다. clarithromycin은 500mg을 1일 2회 투여하는데 더 고용량을 사용할 경우에는 사망률이 더 높다. 대부분의 전문가들은 clarithromycin에 ethambutol을 병용한다. 병이 심하게 진행된 상태에서는 추가적으로 ciprofloxacin, levofloxacin, rifabutin 혹은 rifampin, amikacin 중 하나를 사용하기도 하지만 어떠한 연구에서도 3제 혹은 4제 병용요법이 기존의 2제 요법보다 우수하다는 결과를 보이지는 않았다. Rifampin보다는 rifabutin의 사용이 권장되는데 그 이유는 항레트로바이러스제와의 상호작용이 적을 뿐만 아니라 실험실적 활성도 또한 더 우수하기 때문이다.

치료에 대한 반응은 보통 2~4주가 지나면 증상의 호전을 보이나 경우에 따라서는 4~8주가 지나야 나타날 수 있으며 열이 떨어지기 위해서는 4주 이상의 투약이 필요하다. 치료기간은 생존할 때까지 지속적으로 시행해야 하나 최근 고강도 항레트로바이러스의 도입 후로는 CD4+ T림프구 수가 6개월 이상 100/μL 인 경우에는 치료를 중단할 수 있다. CD4+ T림프구 수가 50/μL 미만인 사람면역결핍바이러스 감염자에서는 예방적 항생제를 사용해야 하는데 고강도 항레트로바이러스로 CD4+ T림프구수가 3~6개월 이상 100/μL 이상인 환자에서는 예방약도 끊어볼 수 있다.

Rifabutin으로 예방요법을 시행중이던 환자에서 MAC 감염증이 발생한 경우에는 여전히 치료 목적으로 rifabutin을 사용할 수 있으나 macrolide를 예방적으로 사용하던 환자에서는 약제 내성의 발현 가능성이 있으므로 이러한 경우에는 macrolide에 추가로 2가지 이상의 약물을 병용하여 치료할 수 있다.

3) *Mycobacterium kansasii* 감염

비정형 미코박테륨으로 MAC 다음으로 흔히 질병을 일으키는 균주이다. 결핵균보다 발병력은 떨어지나 다른 비정형 마이코박테리아보다 결핵균과 유사한 임상 양상을 보인다. 객담 등의 임상 검체에서 MK가 동정되면 집락이 아닌 진성 감염증을 의미한다. 주변 환경에서 MK가 발견되는 경우는 MAC보다 드물어서 사람면역결핍바이러스 감염자에서 어떠한 경로로 감염되는지는 아직까지 명확하지 않다.

MK 감염자의 60~74%는 호흡기 감염증만 나타나지만 16~22%는 폐 및 폐외감염증이 동시에 나타나고 4~18%는 폐 침범 없이 파종성 감염증의 형태로 나타난다. 호흡기 감염증을 일으키는 경우 환자들은 열, 야간 발한, 체중감소, 피로, 잦은 기침, 호흡곤란, 흉통 및 객혈 등을 호소한다. 흉부엑스선 사진 소견은 한쪽 혹은 양측으로 간질성 침윤 혹은 폐포

침윤의 소견이 폐상엽에 주로 나타나며 대부분 감염자의 CD4+ T림프구가 200/μL 미만임에도 약 절반의 환자에서는 폐에 공동이 나타난다. 파종성 감염 환자는 파종성 MAC 감염자와 유사한 증상을 보이나 설사 등의 위장관 증상은 흔하지 않다. 진단을 위해서는 배양검사가 가장 중요하며 혈액은 물론 골수, 간, 피부 및 연조직농양에서도 배양 가능하다. MK 감염증도 치료가 가능한데 호흡기 감염증만 있는 경우가 파종성 감염보다 치료 성공률이 높다. 치료를 위한 처방으로는 isoniazid, rifampin, ethambutol 및 streptomycin을 사용한다.

표 6. **비정형 미코박테륨 감염의 임상 증후군 및 치료**

미코박테륨	임상 증후군	치료
M. avium complex	파종성 감염증, 호흡기, 소화기, 신경계 감염증	Clarithromycin 혹은 azithromycin + ethambutol ± rifabutin 혹은 rifampin, ciprofloxacin 혹은 levofloxacin, amikacin
M. kansasii	호흡기 감염 및 파종성 감염	Isoniazid + rifampin + ethambutol ± streptomycin
M. celatum	파종성 감염 및 호흡기 감염	Clarithromycin, rifabutin
M. chelonae	피부감염, 림프절염	Clarithromycin, amikacin, cefoxitin, doxycycline
M. fortuitum	호흡기, 피부 및 파종성 감염	Amikacin + cefoxitin 정주 후 경구용 clarithromycin, doxycycline, ciproflxacin
M. genavense	*M. avium* 감염과 유사	Clarithromycin + ethambutol + rifampin
M. gordonae	호흡기 및 파종성 감염	Isoniazid + rifampin + clofazimine 혹은 clarithromycin
M. haemophilum	피부감염, 관절염, 골수염, 호흡기 미 파종성 감염	Isoniazid + rifampin + ethambutol
M. malmoense	호흡기 및 파종성 감염	Clarithromycin 혹은 azithromycin, rifabutin, ethambutol, ciprofloxacin
M. marinum	피부감염	Rifampin + ethambutol
M. scrofulaceum	피부감염, 림프절염 및 파종성 감염	외과적 절제, clarithromycin, azithromycin, rifabutin ± streptomycin, cycloserine + sulfonamides
M. simiae	파종성 감염	Sulfamethoxazole, ciprofloxacin, ethionamide, cycloserine
M. xenopi	호흡기 및 파종성 감염	Rifampin + ethambutol + streptomycin

4) 기타 미코박테륨 감염

기타 미코박테륨에 의한 감염의 임상 양상 및 치료는 표 6과 같다.

참고문헌

1. Kim JM, Cho GJ, Hong SK, Chang KH, Chung JS, Choi YW et al. Epidemiology and clinical features of HIV infection/AIDS in Korea. Yonsei Med J 44(3); 363−370, 2003
2. Oh MD, Park SW, Kim HB, Kim US, Kim NJ, Choi HJ et al. Spectrum of opportunistic infections and malignancies in patients with human immunodeficiency virus infection in south Korea. Clin Infect Dis 29; 1524−1528, 1999
3. Barnes PF, Lakey DL, Burman WJ. Tuberculosis in patients with HIV infection. Infect Dis Clin North Am 16(1), 2002
4. Havlir DV, Barnes PF. Tuberculosis in patients with human immunodeficiency virus infection. New Engl J Med 340(5); 367−373, 1999
5. Sterling TR. Treatment of tuberculosis in the HIV−infected patients. The Hopkins HIV Report 15(3); 6, 2003
6. French AL, Benator DA Gordin FM. Nontuberculous mycobacterial infections. Med Clin North Am 81(2); 361−379, 1997
7. Centers for Disease Control and Prevention. Prevention and treatment of tuberculosis in patients infected with human immunodeficiency virus: Principles of therapy and revised recommendations. MMWR Morb Mortal Wkly Rep 47; 1−58, 1998
8. Barlett JG, Gallent JE. 2003 medical management of HIV infection. 2003 ed. p141−p149, Johns Hopkins University, Baltimore, 2003

2. 세균 감염

사람면역결핍바이러스 감염은 다양한 기회감염을 야기한다. 경증의 면역기능 저하를 가진 무증상 감염자에게도 일반적인 세균성 감염이 호발 할 수 있으며, 면역기능 저하가 진행될수록 더욱 다양한 기회감염이 발생하게 된다. 사람면역결핍바이러스 감염자에 있어서 세균감염에 대한 감수성이 증가하는 원인은 몇 가지로 설명할 수 있다. 첫째, 사람면역결핍바이러스 감염 자체나 감염자에서 사용하는 약제로 인한 골수기능의 저하로 호중구의 기능저하와 화학주성, 식작용 등의 기능이 저하되어 세균 살해능력이 저하되어 있음이 관찰된 바 있다. 둘째, 정맥주사 상용자들에 있어 정맥주사 자체로 인한 세균감염의 위험도가 증가되어 있으며, 세째 세포-매개 면역의 양적, 기능적 저하는 물론, 체액성 면역, 시토카인 생산 등이 저하되어 있기 때문이다. 특히 소화관 점막에서 국소 세포 매개 면역의 저하는 장내세균감염의 높은 감염율과 재발율 그리고 이로 인한 패혈증의 발생과 연관이 있으며, B림프구의 항원자극에 대한 반응저하와 연쇄구균-다가백신 등과 같은 T림프구-독립 항원에 대한 반응 저하는 *S. pneumoniae, H. influenzae, M. catarrhalis* 등 외피성 화농균의 높은 발생과 연관이 있다.

1) 발생 원인

(1) 혈액학적 이상

사람면역결핍바이러스에 감염되면 호중구의 숫적, 기능적 저하로 인하여 세균감염의 기회가 증가하게 된다. 이러한 호중구의 이상은 사람면역결핍바이러스 감염 후 질병의 상태에 따라 다양한 양상을 취하는데 일반적으로 질병이 진행됨에 따라 더욱 증가하게 된다. 이러한 혈액학적 이상은 사람면역결핍바이러스 감염 자체나 약물, 만성감염이나 기회감염, 악성종양 등의 여러 가지 요인에 의하여 나타나는데, 특이 후천성면역결핍증 상태의 혈액에서 과립구세포나 대식세포 집락단위 감소 등의 골수 기능저하 소견은 이미 밝혀진 바 있다. 이러한 호중구 감소로 인하여 세균 감염의 위험은 더욱 증가하게 된다.

(2) 약물에 의한 호중구 감소

호중구 감소증은 세균 감염, 특히 패혈증 등 침습적 감염에 매우 중요한 위험인자이다. CD4+ T림프구 수와 호중구 수의 변화에 따른 세균감염 발생빈도를 조사한 한 보고에 의하면, 동일한 호중구 수를 가진 환자에서 CD4+ T림프구 수가 감소함에 따라 세균감염의 빈도가 약 3배(호중구 수 0.5 X 10^9/L 이하인 경우는 차이가 없었음) 증가한데 반하여, 동일한 CD4+ T림프구 수를 가진 경우에는 호중구 수가 감소함에 따라 세균감염의 빈도가 약 3~10배 증가하였다. 이렇게 사람면역결핍바이러스 감염과 관련하여 호중구 감소를 유발하는 약물로는 가장 대표적인 zidovudine, ganciclovir를 비롯하여 항바이러스제, 항균제, 항진균제 등 여러 약물이 있다(표 7).

(3) 면역학적 식균작용의 이상

면역학적 기능 이상으로 식균작용의 질적 기능저하와 양적 기능저하에 대한 많은 보고들이 있으나, 사람면역결핍바이러스 감염자에서 호중구와 대식세포의 질적 기능저하에 대해서는 아직도 많은 연구가 필요한 상태이다. 또한 후천성면역결핍증 상태에서 화학주성이나, 세균살해능력, 그리고 식균작용을 위한 균의 결합능력 등에 의미 있는 감소가 관찰되었으며, 수퍼옥사이드(superoxide)의 분비 감소도 보고된 바 있다. 이러한 이상은 CD4+ T림프구

표 7. 사람면역결핍바이러스 감염에서 호중구 감소증과 연관되어 있는 약물

항바이러스제	Zidovudine, zalcitabine, didanosine, ganciclovir, α-interferon
항암제	Daunorubicin, doxorubicin, vinblastine, vincristine, radiation therapy, α-interferon
진균제	Amphotericin, flucytosine
항균제	β-lactam antibiotics, metronidazole, sulphonamides, trimethoprim, pentamidine
H_2 수용체 길항제	Cimetidine, ranitidine
진통제	NSAIDS (특히 indomethacin)
항전간제	Phenytoin
신경이완제	Chlorpromazine, 다른 phenothiazine
기타	Quinine

수가 감소함에 따라 더욱 증가하게 된다. 내인성 테트라펩티드인 tuftsin은 비장의 엔드카르복시펩티드 분해효소에 의하여 분비되어 식균작용을 증진시키는데 사람면역결핍바이러스 감염자에서는 비장적출술을 시행한 상태와 유사하게 그 분비가 감소되어 있으며, 이러한 결함은 세균감염에 대한 감수성을 증가시키는 한 요인으로 작용하게 된다. 식균작용이 기능저하와 함께 급성감염이나 예방 접종에 대한 특이항체의 반응저하 및 체액-매개 면역의 기능저하도 사람면역결핍바이러스 감염 상태에서 관찰되었다. 비감염자에 비해 감염자에서 폐렴구균 특이 항체의 혈중 수치가 의미 있게 감소되어 있는데, 특히 CD4+ T림프구 수가 500/μL 미만인 경우 이러한 감소가 더욱 증가하였다. 이러한 면역학적 이상이 사람면역결핍바이러스 감염자에서 세균감염에 대한 감수성을 높이는 요인이 된다.

2) 호흡기 세균 감염

후천성면역결핍증의 유행이 입증된 초기에 세균성 폐렴의 발생빈도가 증가함이 이미 보고된 바 있으며, 그 원인균주는 다양하다(표 8).

Simberkoff 등은 1984년, 폐렴구균 예방 접종을 시행했던 사람에서 패혈증이 동반된 폐렴구균에 의한 폐렴의 발생을 보고한 바 있으며, 1986년 Gerberding 등은 사람면역결핍바이러스 감염자에서 *S. pneumoniae*, *H. influenzae* 등 외피성 화농균에 의한 매우 높은 원외획득폐렴의 발생빈도를 보고한 바 있다. 또한 이들은 재발율이 50%로 높았으며, 약 75%에서 패혈증이 동반되어 있었다. 1987년 Witt 등은 폐렴의 높은 발생빈도와 함께 원인균주로 *M. catarrhalis*, group B streptococcus, *S. aureus*, *Legionella*, 그리고 *Mycoplasma pneumoniae* 등을 보고하였다. 1988년 Selwyn 등과 1989년 Yancowiz 등은 사람면역결핍바이러스 감염 후 면역저하의 정도에 상관없이 모든 임상경과 중 패혈증을 동반한 폐렴의 발생빈도가 높게 증가되어 있음을 관찰하였다. 또한 1984년 Murray 등은 사람면역결핍바이러스 감염자에서 *Rhodococcus equi*, *Chlamydia pneumoniae*, *Actinomycetales*, *Nocardia*, *Salmonella* (농흉) 등에 의한 폐렴발생이 증가함을 보고하였다. 이러한 세균성 폐렴은 CD4+ T림프구 수가 감소하면서 더욱 증가하지만 CD4+ T림프구 수가 높은 경우에도 폐 감염증의 가장 많은 원인이다. 특히 *S.*

표 8. 사람면역결핍바이러스 감염자에서 호흡기 감염증을 일으키는 원인

Streptococcus pneumoniae
Staphylococcus aureus
Hemophilus influenzae
Enterobacteriaceae
Pseudomonas aeruginosa
Moraxella catarrhalis
Group A *streptococcus*
Nocardia species
Legionella species
Rhodococcus equi
Chlamydia pneumoniae

*pneumoniae*에 의한 폐렴의 발생은 기회감염의 과거력이 없던 사람면역결핍바이러스 감염자에 있어서도 흔히 일어날 수 있다.

(1) 폐렴구균 감염

*S. pneumoniae*는 살모넬라증과 함께 사람면역결핍바이러스 감염자에 있어 가장 중요한 세균감염질환 중 하나이며, *H. influenzae* 등과 함께 외피성 화농균으로 폐감염의 가장 흔한 원인균주이다. 보통 사람면역결핍바이러스 감염자에서 세균성 폐렴의 발생 빈도는 약 5~10배 정도 증가되어 있으며, 특히 이 중 *S. pneumoniae*가 가장 많은 원인균주이다. 더욱이 이로 인한 패혈증의 발생빈도는 비감염자가 10~20%인데 비해 약 60~80%로 매우 증가되어 있다. 이와 함께 항레트로바이러스 치료와 기회감염증의 예방요법이 시행되면서 기회질환의 종류가 변화하였는데 폐포자충 폐렴 등의 발생빈도가 저하되는 대신 세균성 감염의 발생은 더욱 증가하여 병원에 입원하게 되는 가장 주된 원인 중의 하나가 되었다. 이러한 폐렴의 발생은 면역기능이 저하됨에 따라 더욱 증가하는데 보통 무증상의 사람면역결핍바이러스 감염자에 비해 이미 후천성면역결핍증으로 진행한 상태에서 약 3~5배 정도 더욱 증가되어 있다. 또한 매 해 *S. pneumoniae*에 의한 폐렴의 재발율도 약 10~30%로 높은데 이는 다당체항원에 대한 면역반응의 저하에 기인한 것으로 생각된다. *S. pneumoniae* 감염에 의한 임상적 양상은 다양한 경과를 취하는데, 중이염이나, 부비동염, 기관지염 등을 유발하며 괴사성폐렴, 뇌수막염, 패혈증 등을 일으키기도 한다. 폐렴 발생시 임상적 양상은 비감염자에서와 유사하여 보통 급성경과를 취하며 발열, 오한, 기침, 호흡곤란, 흉통 등의 호흡기 증상과 농성, 점액성 객담을 호소하며, 이러한 임상경과로 폐포자충 폐렴과 감별에 도움이 된다. 그러나 사람면역결핍바이러스 감염이 진행되어 있는 상태에서는 비전형적인 임상양상을 보일 수 있어 결핵 등과의 감별에 어려움이 있을 수 있다. 방사선 소견도 비감염자와 유사하여 전형적으로 국소적인 대엽성 폐렴의 소견, 또는 다엽성 경화 소견을 보이는데, 역시 결핵에서도 이러한 소견이 관찰될 수 있어 감별을 요한다. *H. influenzae*에 의한 폐렴은 다엽성 간

질성 폐병변이 주된 방사선학적 소견이며, *S. pneumoniae*에 비해 만성경과를 취하고 건성기침 등을 주로 호소하여 *S. pneumoniae*와 감별에 도움이 된다. 또한 *S. pneumoniae*에 의한 감염의 특징은 폐렴이외의 감염으로 시작되어 침습성 감염으로 진행하는 경우가 많다는 것이다. 이러한 질환으로 부비동염, 중이염 등이 있으며, 패혈증 등의 빈도도 높고 심내막염이나 뇌농양, 종격염 등도 보고되고 있다. Penicillin류를 기본으로 한 치료에 대한 반응은 비교적 양호하나, 초기의 적극적인 치료가 필요하며, 특히 패혈증이 동반된 경우에는 사망률이 높기 때문에 주의를 요한다. 또한 항생제 내성 *S. pneumoniae*의 감염이 증가하고 있어 이에 대한 관심이 증가되고 있다. *S. pneumoniae*에 의한 감염은 발생빈도와, 그로 인한 이환율 및 사망률이 높고, 감염에 의한 염증반응이 사람면역결핍바이러스 감염의 면역 기능 조절을 어렵게하므로 예방이 중요하다. 예방에는 백신접종과 예방적 화학요법이 있다. 백신접종은 폐렴알균 다당류 다가백신이 영국에서는 1991년부터, 미국에서는 1989년부터 사람면역결핍바이러스 감염자에게 권장되고 있다. 특히 CD4+ T림프구 수가 200/μL 이상인 경우는 백신접종으로 인하여 폐렴알균 감염의 발생을 낮출 수 있기 때문에 백신접종을 표준 치료로 권하고 있다. 또한 CD4+ T림프구 수가 200/μL' 이하인 경우에 접종을 하고 항레트로바이러스 치료에 의하여 CD4+ T림프구 수가 200/μL 이상으로 증가하였다면, 재접종이나 주기적인 접종을 고려하여야 한다. 예방적 화학요법은 co−trimoxazole을 투여한 경우 *S. pneumoniae*에 의한 감염율을 낮추었다는 보고가 있으나 항생제 내성을 높일 수 있는 문제를 안고 있다.

(2) 세균성 폐렴의 기타 원인

후천성면역결핍증 환자에서 원내폐렴의 가장 많은 원인균주는 *P. aeruginosa, Klebsiella* 등을 포함한 그람음성세균과 *S. aureus*이다. 다른 원내환자들과 마찬가지로 원내폐렴 발생의 위험인자는 호중구감소증과 광범위 항생제 사용 등이며, 원외폐렴에 비하여 높은 이환율과 사망률을 보인다. *P. aeruginosa*에 의한 폐렴인 경우 사람면역결핍바이러스 감염자에서는 항상 원내획득의 전격성 경과를 취하지는 않으며, 무통성의 만성 또는 아급성 경과를 취하는 원외획득폐렴이 발생하기도 한다. 주로 진행된 사람면역결핍바이러스 감염 상태에서 호발하며, *P. aeruginosa* 감염의 약 30~50%에서 폐병변이 동반되고 약 50%에서 패혈증을 동반하며 재발도 흔하게 일어난다. 그 외 사람면역결핍바이러스 감염사의 폐렴의 원인균주로 *Bordetella bronchiseptica, M. catarrhalis*, group B streptococcus, *Mycoplasma pneumoniae, Salmonella typhimurium* 등이 보고되고 있으며, 특히 *Legionella pneumophilia, L. micdadei* 등에 의하여 공동이 형성된 폐렴이 발생함이 보고된 바 있어 원내폐렴의 원인균주로 고려해볼 필요가 있다. *Rhodococcus equi*는 그람양성, 호기성균주로 사람면역결핍바이러스 감염자에서 역시 폐감염을 일으킬 수 있는 원인균주 중 하나이다. 수주간 진행하는 임상경과를 취하며 한 개의 대엽, 특히 상엽침윤으로 시작하여 다엽성 병변으로 진행하며, 공동을 형성하기도 하고 흉막 삼출, 농흉 등을 형성하기도 하며 흉부방사선검사에서 정상소견을 보이기도 한다. 많은 경우에 패혈증을 동반하며, 흔하게 β−lactam계 항생제에 내성을 유발하여 치료제로는 erythromycin, vancomycin, clindamycin, TMP/SMX 등을 사용한다. 항생제의 지속적인 정주를 필요로 하며 필요한 경우 수술적 치료를 병행할 수 있다. 대개 재발은 흔하지 않다. *Nocardia*에 의한 폐감염은 흔한 질환은 아니지만 폐가 일차 병원소이며, 폐외감염이나 침습성 병변을 흔하게 동반한다. 대개 CD4+ T림프구 수가 200/μL 이하인 경우 주로 발생하며 무통성의 비특이적 경과를 취한다. 급성, 아급성, 또는 만성의 다양한 임상경과를 취하고 발열, 체중감소 등의 전신증상과 함께 기침, 호흡곤란, 흉통 등을 호소하며 객혈을 동반하기도 하고 호흡기 증상이 없는 경우도 있다. 방사선학적으로 대개 일측성 병변을 보이고 주로 상엽을 침범하며, 폐포침윤을 보이지만 결절성 병변을 보이거나 공동이나 농흉을 형성하는 경우도 있다. 객담검사를 통하여 균을 배양함으로써 진단할 수 있지만 객담 균배양에 4주 이상의 시간이 소요되기 때문에 주로 그람염색에서 분지를 형성하는 선형의 염주모양의 그람양성균을 관찰하거나 변형 항산성염색에서 양성인 특징적인 병리학적 소견으로 진단한다.

사람면역결핍바이러스 감염자에서 이러한 폐감염의 소견을 보이고 적절한 항생제 치료에 반응을 보이지 않는 경우에는 폐포자충 폐렴이나 크립토콕쿠스 폐렴, 또는 카포시육종 등에 대한 감별이 필요하며, 경우에 따라 기관지내시경검사를 시행하여야 한다.

3) 장내 세균 감염

사람면역결핍바이러스 감염자에서 장내 감염질환은 비교적 흔한 질환이며 다양한 원인균주를 가지고 있다. 소장에 병변에 있을 경우 복부 팽만, 오심, 복통, 설사, 그리고 흡수장애와 체중감소 등의 증상을 호소하며, 대장의 병변인 경우는 하복부 불편감, 복통, 변의 절박, 뒤무직, 그리고 특징적으로 소량의 잦은 설사를 호소한다. 이러한 장내감염의 호발은 장관 숙주방어 기전의 이상에서 기인한다. 특히 소화기계 점막에서 국소적 세포매개 면역의 장애와 T림프구에 의한 interferon-γ의 분비 저하 등으로 인하여 장내 세균 감염이 호발하며 재발율도 높고 패혈증으로 진행하는 경우도 많다. 주된 원인균주로는 *Salmonella* spp, *Shigella, Campylobacter jejuni, Escherichia coli* (enterotoxigenic, enteriadherent, enteroaggresive) 등이며, *Listeria monocytogenes*도 흔한 원인균주이다. 특히 살모넬라증은 감염된 환자의 약 50%에서 패혈증이 동반되며 재발율도 높다. *Shigella* 또는 *Campylobacter*에 의한 감염도 비감염자에 비해 더 많이 패혈증이 발생한다. 원내에서 항생제 사용과 연관되어 주로 발생하는 *C. difficile* 독소에 의한 설사나 위막성 대장염의 발생도 사람면역결핍바이러스 감염자에서 더 높은 편이다. 그 외 사람면역결핍바이러스 감염자의 장내 감염 원인균주로 *Aeromonas, Plesiomonas, Yersinia, Vibrio* spp. 등이 있다(표 9).

(1) 살모넬라증(Non-typhoidal salmonellae ; NTS)

사람면역결핍바이러스 감염자에서 장내세균은 패혈증의 가장 많은 원인균주이며, 그 중에서도 살모넬라증은 가장 빈번한 기회감염 중의 하나이다. 특히 아프리카 지역에서는 *S. typhimurium*과 *S. enteritidis*에 의한 감염이 문제가 되고 있는데, 사람면역결핍바이러스 감염자에게서 NTS 감염에 의한 패혈증은 사망률의 가장 많은 원인 중의 하나이며, 미국에서도 사람면역결핍바이러스 비감염자에 비해 100배 정도 높은 빈도를 보인다고 보고된 바 있다. 특히 *S. typhimurium*은 아프리카의 후천성면역결핍증 성인의 혈액에서 75%의 양성율이 보고된 바도 있다. 대개 육식과 관련되어 질병이 발생하며, 인간과 동물이 모두 균을 보유할 수 있다. 주로 균에 오염된 동물성 식품이나 감염동물의 분변에 오염된 음식물, 식수, 그리고 우유, 달걀, 고기 등이 원인이 되기도 한다. 장티푸스가 T림프구의 면역능에 상관없이 독성감염을 유발하는데 비하여 NTS는 주

표 9. 사람면역결핍바이러스 감염자에서 소화기계 감염을 일으키는 원인균

간질환(Hepatic disease)	장관염(Enterocolitis)	직장염(Proctitis)
Bartonella henselae (peliosis hepatis)	*Campylobacter jejuni* and other spp.	*Chlamydia trachomatis*
	Salmonella spp.	*Neisseria gonorrhoeae*
	Shigella flexneri	*Treponema pallidum*
	Aeromonas hydrophila	
	Plesimonas shigelloides	
	Yersinia enterocolitica	
	Vibrio spp.	
	Mycobacterium avium complex	
	Mycobacterium tuberculosis	
	Escherichia coli (enterotoxigenic, enteroadherent)	
	Bacterial overgrowth	
	Clostridium difficile (toxin)	

로 면역기능이 저하된 성인에서 패혈증을 동반한 창자열(enteric fever) 증상을 일으킨다. 살모넬라증과 같은 세포내감염에 대한 숙주의 면역반응에는 대식세포, 단핵세포와 interferon−γ, interleukin−12 등의 시토카인이 중요한 역할을 하는데 사람면역결핍바이러스 감염자에게는 이들 시토카인 분비능이 떨어져 있어 패혈증 등의 침습성 질환으로 쉽게 이환되는 것이다. 이러한 감염은 CD4+ T림프구 수가 500/μL 이상일 경우는 드물며 200~500/μL에서 발생하기 시작하여 CD4+ T림프구 수가 감소할수록 그 빈도가 증가한다. 임상적으로는 장티푸스 유사증상을 보이며, 한 때 사망률이 80%까지 보고된 바도 있으나 적절한 치료로 인하여 약 12%까지 감소하였다. 그러나 치료 후에도 재감염이나 재발율이 약 26%까지 높게 보고된 바가 있어 주의를 요한다. NTS는 이러한 패혈증 뿐 아니라 심내막염, 중추신경계 감염, 화농성 근염, 폐감염 등의 국소감염의 원인이기도 하며, 또한 균주들의 항생제 내성율도 높아 ampicillin에 48%, cefuroxime에 35%, co−trimoxazole에 46%, tetracycline에 66%의 내성율이 보고된 바 있다. 다행히 아직 quinolone에 대한 내성율은 높지 않으나 향후 치료에 문제가 될 것으로 생각된다.

(2) 기타 그람 음성균 감염

살모넬라증 이외에 사람면역결핍바이러스 감염자에서 높은 빈도로 감염을 일으키는 장내세균으로는 *Escherichia coli, Klesiella, Shigella* spp. 등이 있다.

4) 매독

매독의 자연경과, 임상양상, 그리고 치료에 대한 반응 등은 사람면역결핍바이러스 감염자에서 비감염자와 상이한 양상을 취한다. 사람면역결핍바이러

스 감염상태에서는 조기에 신경 매독으로 이행하는 경향이 있으며, 뇌수막염, 뇌졸중, 시신경염, 포도막염, 중이염 등의 증상 발현이 많은데, 이는 사람면역결핍바이러스 비감염 상태에서는 매우 드물게 발현하는 증상들이다. 반면에 3기 매독이나 척수매독 등과 같은 신경매독의 후발 매독은 후천성면역결핍증 상태에서는 극히 드물게 나타난다. 초기매독이나 제2기 매독의 임상 경과도 다르게 나타날 수 있으며, 이는 초기 일반적인 치료 후 치료실패나 재발이 사람면역결핍바이러스 감염자에서 흔하기 때문이다. 사람면역결핍바이러스 감염자에서 매독의 치료는 면역기능이 정상인 경우와 다소 차이가 있을 수 있다. 초기 매독과 제2기 매독의 치료로 많은 전문가들은 일주일 간격으로 benzathine penicillin 2.4 백만 단위, 3회 용법이 필요하다고 주장한다. 대체 약제로 ceftriaxone이 효과적이다. 혈액검사에서 매독에 양성반응 보인 환자의 척수천자검사에 대한 적응증도 상이한 주장들이 있다. 어떠한 저자들은 매독의 모든 질병 상태에서 요추천자검사를 시행하여야 한다고 권유하는 반면, 후기감염 상태에서만 적응증이 된다고 주장하는 전문가들도 있다. 그러나 일반적으로 잠복매독 상태에서는 요추천자검사를 시행하여야 한다고 동의하고 있다. 사람면역결핍바이러스 감염자에서 신경매독은 뇌척수액 VDRL 검사의 상대적으로 낮은 민감도와 사람면역결핍바이러스 자체로 인한 뇌척수액의 이상 소견으로 인하여 그 진단이 쉽지 않다. 신경매독의 경우는 정주용 penicillin으로 치료하며, ceftriaxone도 효과가 있는 것으로 알려져 있다.

5) 패혈증

사람면역결핍바이러스 감염자에서는 폐렴의 동반 유무에 상관없이 다양한 원인균주에 의해 발생하는 패혈증을 관찰할 수 있다. 폐렴과 동반되어 패혈증이 발생하는 경우, 그 원인균주로는 *S. pneumoniae*, *H. influenzae* 등이 가장 흔하며 *M. catarrhalis*도 빈번한 원인 중의 하나이다. 세포매개면역의 저하와 연관되어 *Salmonella*, *Listeria*, 그리고 *R. equi*에 의한 패혈증의 발생빈도도 높으며, 특히 소화기계 감염이 동반된 경우는 *Salmonella* 감염에 의한 경우가 많다. 살모넬라증의 경우 발생율이 사람면역결핍바이러스 비감염자에 비해 약 20~100 배 높고, 적절한 치료 후에도 재발율이 높기 때문에 패혈증 발생 이후에 오랜 기간 억제요법을 권유하는 경우도 있다. 중심정맥도관이나 종양, 또는 다른 침습성 질환에 의하여 표피나 소화기계에 방어막이 깨진 경우에는 *S. aureus*, group A streptococci, *S. bovis*, 그리고 Enterobacteriaceae나 다른 그람음성 간균에 의한 패혈증이 호발 할 수 있다. 사람면역결핍바이러스 감염자에서 세균감염과 관련하여 피부나 내장기에 세균성혈관종증의 발생이 보고되고 있다. 피부병변일 경우 단일 병변, 또는 다발성 병변 등 다양하게 나타나며, 피부결절이나 구진 양상을 취하여 카포시육종과 감별에 어려움이 있을 수 있다. 세균성혈관종증은 사람면역결핍바이러스 감염자에서 침습성 경과를 취하여 간(peliosis hepatis), 비장, 림프절, 골수, 중추신경계, 그리고 폐 등에도 병변을 보인다. 흔한 원인균주로는 *Bartonella henselae*가 알려져 있으며 *B. quintana*도 연관이 있는 것으로 생각된다. 또한 *B. henselae*에 의한 패혈증은 고양이긁힘병(cat scratch disease)과도 연관이 있는 것으로 알려져 있다. 세균성혈관종증은 Warthin−Starry 염색이나 Steiner's silver 염색에서 특징적인 조직학적 소견과 함께 간균이 발견되면 진단할 수 있으며, erythromycin이나 doxycycline으로 4주 이상 치료한다. 사람면역결핍바이러스 감염 후 면역기능의 저하가 진행하면 비전형적 균주에 의한 패혈증의 발생에 대한 고려도 필요하다. 이러한 균주로는 *Chromobacterium violaceum*,

Rhodococcus equi, Ehrlichia chaffeensis(ehrlichosis), 그리고 *Listeria monocytogenes* 등이 있으며, 특히 극동지역에서 이들에 의한 패혈증이 간혹 보고되고 있다. 사람면역결핍바이러스 감염자에서는 패혈증의 증상이 발현될 때 이러한 세균성 원인과 함께 칸디다혈증, *Penicillium marneffei,* 아스페르길루스증 등의 진균감염증과 바베시아증과 같은 기생충혈증, 그리고 미코박테륨혈증 등의 감별이 필요한 경우도 있다.

6) 기타 감염

부비동염은 사람면역결핍바이러스 감염자에서 그 발생빈도가 증가하는 감염증 중의 하나이며 면역기능이 저하될수록 더욱 심하고 만성적인 임상경과를 취하게 된다. 대개의 환자에서 발열과 두통, 비충혈 등을 호소하지만, 증상이 비특이적이고 어떠한 경우는 임상증상이 나타나지 않을 수도 있다. *S. pneumoniae, H. influenzae* 등을 대상으로 한 항생제 치료에 반응이 좋게 나타나며, 만성적인 경과를 취하는 경우에는 비강 내 스테로이드 요법이나 비충혈제거제를 병용하기도 한다. 사람면역결핍바이러스 감염 후 면역능의 저하와 함께 요로 감염 빈도도 증가한다. CD4+ T림프구 수 200~500/μL에서 발생하기 시작하여 200/μL 미만이 되면 더욱 증가하게 된다. 한 보고에 의하면 연구그룹 중 사람면역결핍바이러스 비감염자에서는 1.8%의 세균뇨가 관찰된데 비하여 무증상 사람면역결핍바이러스 감염상태에서는 3.2%, 그리고 후천성면역결핍증 상태에서는 13.3%의 세균뇨가 관찰되었고, 6.6%에서는 증상이 동반된 세균뇨가 관찰되었다고 보고하였다. 이러한 요로 감염을 일으키는 주 원인균은 *Escherichia coli, Klebsiella, Pseudomonas* spp. 등의 그람음성균주이다.

참고문헌

1. Mandell, Bennett, Dolin, Principles and Practice of Infections Diseases, 5th ed, Churchill Livingstone, 2005
2. Dworkin Ms, Ward JW, Handsan DL, et al.Pneumococcal disease among human immunodeficiency virus intected persons: incidence, risk factors and impact of vaccination. Clin Infect Dis 32; 794−800, 2001
3. Levine WC. Buehler JW, Bean NH, et al. Epidemiolory of non−typhoidal Salmonella bacteremia during the human immunodeficiency virus epidemic. J Infect Dis 164; 81−7, 1991
4. Smith PD. Infectious diarrhea in patients with AIDS. Gastroenterol Clin North Am. 3; 535−48, 1993
5. Currier JS, Feinberg J. Bacterial infections in HIV diseases. AIDS Clin Rev 131−52, 1995
6. Bacterial sepsis in patients with acquired immunodeficrency syndmne. Crit Care Med. 29: 653−4, 2001

3. 바이러스 감염

1) 헤르페스바이러스 감염

헤르페스바이러스 감염은 사람면역결핍바이러스 감염자에서 가장 흔한 기회감염이다. Herpes simplex virus(HSV), varicella zoster virus(VZV), cytomegalovirus(CMV) 등이 초기에 알려진 헤르페스바이러스들이며, 최근에는 소아에서 장미진의 원인균으로 알려진 human herpesvirus 6(HHV−6)과 카포시육종의 원인균으로 밝혀진 HHV−8 등이 사람면역결핍바이러스 감염자에서 발견되고 있다(표 10).

모든 헤르페스바이러스들의 전형적인 특징은 초감염 이후 잠복 상태로 있다가 재활성화되는 것이다. 1형 및 2형 HSV는 구순궤양, 성기궤양, 직장궤양 등을 반복적으로 일으키며, 간혹 장과 중추신경계에 파종성 감염을 일으키기도 한다. 거대세포바이러스(CMV)의 재활성화는 폐렴, 뇌염, 망막염, 위장관염, 부신염 등을 유발시키며, VZV의 재활성화

표 10. 헤르페스바이러스 감염의 임상 양상

바이러스	초감염	재활성화
HSV−1	일차 헤르페스잇몸입안염 HSV 뇌염 신생아 HSV 감염 성기 HSV 감염	재발 입/입술 HSV 감염 재발 항문성기 HSV 감염 HSV 뇌염 HSV 식도염 HSV 간염
HSV−2	성기/직장 헤르페스 신생아 HSV 수막뇌염 천골 신경근염	성기 HSV 감염 Mollaret 수막염 HSV 뇌염 만성 점막피부 병변
CMV	무증상 감염 Heterophile−음성 단핵구증	CMV 망막염 CMV 결장염/담관염 CMV 폐렴 CMV 부신 부전 골수 부전
HHV−6	장미진	간염의 원인일 수 있음. 면역손상숙주에서 간질성 폐렴의 원인일 수 있음.
HHV−7	소아 발진의 형태로 나타날 수 있음.	알려지지 않음.
EBV	단핵구증 근육의 육종 뇌염(젊은 성인)	입안 털백색판증 EBV 관련 림프증식증후군 EBV−연관 중추신경계 림프종 소아의 림프양 간질성 폐렴
HHV−8	미상	카포시육종과 관련이 있음. 체강 림프종 캐슬만병

는 대상포진과 간혹 파종성 감염을 일으킬 수 있다. Epstein–barr virus(EBV)는 입안 털백색판증(oral hairy leukoplakia)과 면역저하 환자에서 림프증식성 질환과 관련이 있으며, 사람면역결핍바이러스 감염자에서 EBV의 초감염은 근육 조직의 악성 종양을 유도할 수 있다. HHV–8은 후천성면역결핍증 관련 카포시육종 병변에서 확인되었으며, 면역기능이 정상인 사람에서도 카포시육종이 발견되나 아직 혈청학적 검사 방법이 없어 역학적 분포에 대해서는 알려지지 않았다. 표 10은 알려진 헤르페스바이러스들과 이들의 초감염 및 재활성화시 가장 흔한 임상증상을 나타낸 것이다.

(1) 단순헤르페스바이러스 감염

가. 역학

1형과 2형 단순헤르페스바이러스 모두 사람면역결핍바이러스 감염자에서 매우 높은 유병률을 보이는데, 미국과 유럽에서는 남자 동성연애자 중 95%가 1형과 2형 혹은 두가지 모두 양성을 보이고 있으며, 주사 약물 남용자의 40~60%는 2형 HSV에 양성을 보인다. 아시아와 아프리카에서는 일반인보다 사람면역결핍바이러스 감염자에서 2형 HSV의 양성률이 높다.

나. 임상 양상

대부분 HSV 감염은 사람면역결핍바이러스 감염보다 먼저 일어나며, 임상 증상을 나타내지 않는다. 대부분의 경우 처음 감염 후 수년 후에 재활성화가 나타난다. 30~50%는 HSV 초감염시 증상을 나타내는데, 발열, 림프절병증, 피로, 그리고 점막과 피부를 포함하는 통증성 궤양 등이 나타난다. 구순 감염의 초기 증상 및 징후는 중등도의 인두 부종 및 홍반을 동반한 인후통이다. 통증성 소수포가 구강 점막에 발생해서 빠르게 궤양을 형성하며 숫자가 증가한다. 이 병변은 입술과 뺨으로 퍼질 수 있으며 보통 10~21일 내에 소실된다. 초기 성기 혹은 직장 감염은 보통 발열, 피로, 식욕부진, 압통과 양측성 서혜부 림프절병증을 동반한다. 수포성 병변은 남성과 여성의 외부 생식기와 회음부, 직장, 자궁 경부 등에 발생하게 된다. 직장염은 심한 직장 출혈 및 손상과 관련될 수 있으며, 천추의 신경근척수염은 항문생식기의 초감염으로 일어날 수 있는데 2형이 원인이 된다. 이는 천추부의 감각 소실 혹은 이상감각, 뇨저류, 신경통, 변비, 발기부전 등을 일으킬 수 있다.

초감염 후 천추 신경절과 삼차신경절에 잠복 상태로 남아있게 된다. 재활성화는 전구 증상이나 통증, 저림, 무력감과 같은 일련의 증상들로 나타나기 시작한다. 수시간 내에 한 개 이상의 수포성 병변이 나타나나, 재활성화는 증상이 나타나지 않거나 아무때나 나타날 수 있어 증상이 나타나지 않는 동안 타인에게 전파시킬 수 있다. 항문생식기 부위의 재발 빈도는 다양해서 자주 재발하는 사람이 있는가 하면 재활성화되지 않는 사람도 있다. 그러나 2형 HSV와 사람면역결핍바이러스가 동시에 감염된 거의 모든 환자에서 항문생식기 부위의 재활성화를 경험하게 된다.

다. HIV 감염자의 단순헤르페스바이러스 감염

2형 HSV 감염으로 인한 지속적인 직장 주위의 궤양은 후천성면역결핍증 환자의 기회감염의 하나로 기술되어 왔다. 후천성면역결핍증 환자 중 2형 HSV 감염은 지속적이고, 미란성이며, 발열, 통증, 피하괴사 등과 연관되어 나타날 수 있으나 내부 장기까지 파급되는 경우는 드물다. 사람면역결핍바이러스에 감염되지 않은 사람에 비해서 사람면역결핍바이러스에 감염된 환자의 경우 2형 HSV 재활성화가 3~5배 정도 자주 나타나며 대부분 직장 주위에서 일어난다(그림 2).

면역저하의 정도는 재활성화율과 질환의 중증도

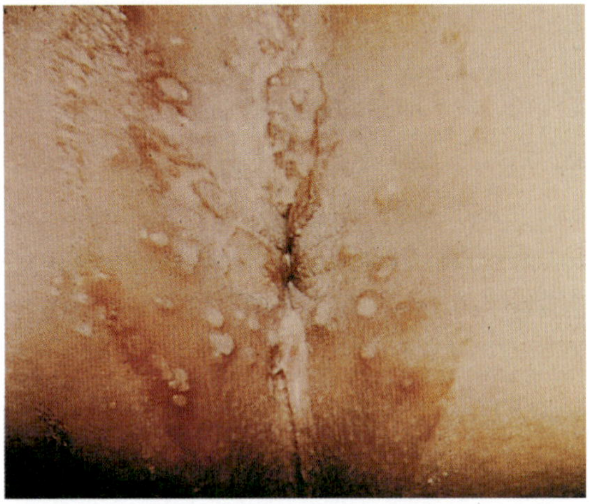

그림 2. 직장주위 HSV 감염

에 영향을 미치며, CD4+ T림프구 수가 낮은 환자에서 더 광범위하게 지속적인 궤양성 병변을 나타낸다. 병변은 전형적으로 작고 국소적인 궤양으로 시작해서 회음부와 둔부까지 광범위한 부위로 퍼지게 된다. 이와 같은 HSV의 '대상포진양' 양상은 CD4+ T림프구 수가 높은 환자에서 일어날 수 있다. HSV의 대상포진양 병변은 VZV에 의한 병변과 감별이 어려우므로 특수 진단이 필요하게 되는데, 두 질환의 치료 방법이 다르기 때문이다. 사람면역결핍바이러스 감염자에서 1형 HSV의 재활성화 빈도는 2형 HSV보다 적으며 광범위한 대상포진양 병변도 2형 HSV의 재활성화에서 더 자주 나타난다(그림 3).

HSV와 사람면역결핍바이러스에 감염된 환자에서 가장 흔한 감염은 피부점막 감염이지만, 내부 장기까지 퍼져 식도염, 뇌염, 망막염, 흉부척수염, 혈소판 감소증 등을 일으킬 수 있다. HSV 식도염은 사람면역결핍바이러스에 감염된 지 오래된 환자에서 나타나며, 연하곤란, 흉골 후방 통증, 그리고 연하통 등의 증상으로 나타난다. 신체검진에서는 정상일 수 있으며, 구강 칸디다증이 흔히 동반된다. HSV 뇌염은 후천성면역결핍증 환자에서 비교적 드문 편이지만, 2형 HSV에 의한 수막뇌염이 보고되어 있다. 뇌염의 증상과 징후로는 두통, 발열, 행동 변화, 언어장애, 그리고 경련 등이 포함되며, 면역기능이 정상인 경우에도 조직검사로 확진된 예에서 치료하지 않을 경우의 사망률은 60~80% 정도에 해당되며 생존자의 90% 이상이 중요한 신경학적 후유증을 갖게 된다.

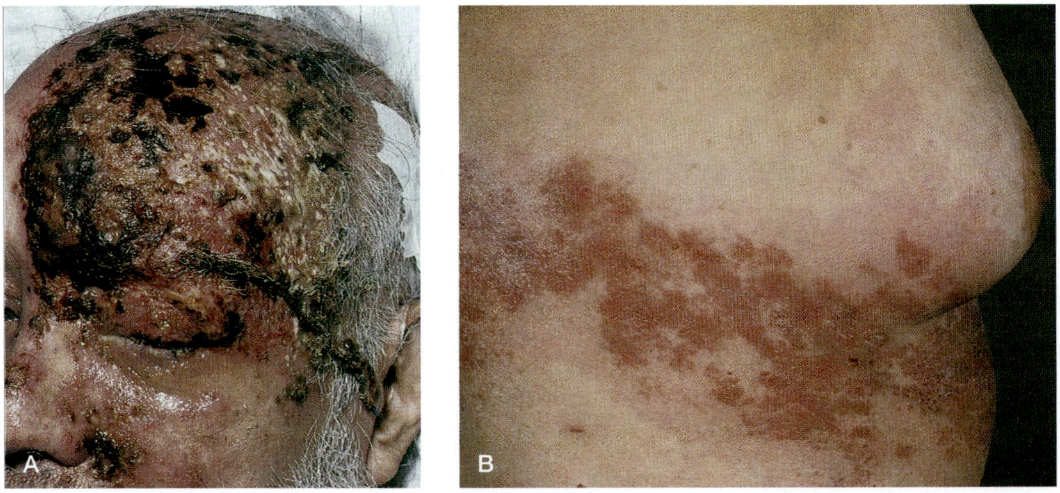

그림 3. 대상포진 피부소견(A, B)

Acyclovir에 내성인 경우도 사람면역결핍바이러스 감염자에서 헤르페스바이러스 감염의 중요한 합병증이다. Acyclovir 내성 헤르페스바이러스의 자연사는 잘 알려져 있지 않으나, 위험 인자는 CD4+ T림프구 수가 50/μL 미만이면서 장기간 헤르페스바이러스 병변을 갖고 있는 경우이다. 내성 바이러스가 출현하는 기전은 확실하지는 않으나, 재활성화 기간 동안 상피세포내 증식하는 바이러스 수의 증가와 acyclovir 치료로 인해 티미딘 키니아제(thymidine kinase; TK)가 변형된 변종이 선택적으로 증식해서 발생하는 것으로 생각된다.

Acyclovir 내성 HSV 병변은 입, 입술, 얼굴, 손가락, 외부 생식기, 직장 주위에 발생하는데, 대부분의 경우 정확한 치료 없이는 호전되지 않고 증상이 지속된다. 따라서 acyclovir의 혈중농도가 >2ug/mL로 적절히 유지됨에도 불구하고 HSV 배양 양성인 병변이 계속 지속될 경우에는 acyclovir 내성 HSV를 의심해야 한다. 이때는 고용량의 경구용 acyclovir(최고 800mg씩 하루 5회 투여)나, 새로운 약제인 valacyclovir(1000mg씩 하루 3회 경구투여) 또는, famciclovir(500mg씩 하루 3회 경구투여)로 대치할 수 있다. 그 외에 정맥 주사용 foscarnet은 HSV 특이 DNA polymerase를 억제하고, 인산화과정에서 바이러스 TK를 필요로하지 않기 때문에 TK 변형 혹은 TK 결핍 변종에 효과적이다. 그러나 foscarnet은 질소혈증과 전해질 이상을 초래하는 신독성이 흔하게 나타난다. 즉, 급성 신부전, 저칼슘혈증, 저마그네슘혈증, 저인산혈증 등의 위험이 높기 때문에 반드시 치료시작 첫 수일간은 입원하여 투여해야 한다. 부작용 없이 적정 용량이 결정되면 외래에서 치료할 수 있다.

Viroptic®(trifluridine)을 포함하는 국소제제에 대해서 단일 요법과 인터페론-α 와의 병합요법의 효과에 대한 연구가 진행중에 있다. HPMPC(cidofovir)라고 하는 항바이러스제도 TK 결핍 2형 HSV 변종에 대해 시험관내에서 효과가 있는 것으로 나타나고 있으며, 3% 국소용 HPMPC를 매일 도포했을 경우 피부 병변을 빨리 호전시키는 것으로 나타났다. 전신적 투여도 효과가 있는 것으로 보고되고 있다.

라. HIV 획득과 전파의 위험 인자인 HSV

일부 연구들은 2형 HSV를 사람면역결핍바이러스의 획득과 전파의 위험 인자로 간주하고 있는데, 아마도 성기 궤양이 사람면역결핍바이러스의 획득과 전파를 촉진시키는 것으로 생각된다.

마. HIV 병인 기전에서 보조인자로 작용하는 HSV

실험실 연구에서 HSV와 사람면역결핍바이러스가 동시에 감염된 경우 사람면역결핍바이러스의 증식률에 변화가 나타날 수 있다는 것이 제안되었다. 1형 HSV나 2형 HSV를 MT-2, MT-4, ACH-2 등과 같은 T세포주에 첨가하면 사람면역결핍바이러스의 표현이 현저하게 증가하는 것을 볼 수 있다. 1형 HSV의 초기 조절 단백인 ICP0와 ICP4는 HIV-1의 long terminal repeat(LTR)를 상호 활성화시키고, ICP0와 ICP27은 CEM 세포에서 사람면역결핍바이러스 표현을 증가시킬 수 있다. HSV의 상호활성단백인 Vp16은 HIV-1 Tat 단백과 상승적으로 작용하여 HIV-1 LTR로부터 사람면역결핍바이러스의 전사를 증가시킨다. 그러나 이와 같은 현상은 생체내에서 아직 증명되지 않았으며 연구가 진행 중에 있다. 일부 연구에서는 acyclovir를 투여받은 환자의 생존율이 호전되는 이유가 2형 HSV의 억제로 인하여 사람면역결핍바이러스의 표현이 적은 빈도로 일어나는 것으로 설명하고 있다. 그러나 모든 연구에서 동일한 결과가 나타나지 않았기 때문에, 사람면역결핍바이러스의 병인기전에 HSV가 어떤 역할을 하는지 정확한 대조군 연구가 완성되기 전까지는, 그리고 2형 HSV가 임상적으로 자주 재발하는 경우가 아닌 이상은, 사람면역결핍바이러스 감염자에서 통상적인 항바이러스제의 사용은 권장하지 않는다.

바. 진단

HSV에 대해 가장 흔히 사용되는 진단법으로는, 혈청학적 검사, 병변 삼출물의 현미경 검사, 배양, 면역형광법이나 효소면역측정법으로 HSV 항원을 확인하는 방법 등이 있다. 지난 10년 동안 인체 내에서 1형 HSV와 2형 HSV 항체를 정확히 검사할 수 있는 혈청학적 검사가 발달해 왔으나, 불행히도 상품화된 효소면역측정법은 정확하지 못하다. 반복 혈청 검사는 초기 음성 결과에서 회복기 양성으로 혈청전환되는 것으로 초감염을 진단하는 데 사용할 수 있다.

HSV는 병변에서 쉽게 동정되기 때문에 배양 검사가 아직 표준 검사법이다. 아형에 대한 검사로 1형 HSV와 2형 HSV를 감별하는 것은 재활성화율을 결정하는데 도움이 되는데, 1형 HSV의 재활성화율이 더 낮다. 또한 배양 검사는 항바이러스제의 감수성을 결정하기 위해서도 필요하다. 직장 HSV 배양 검사는 세균이나 진균의 과성장으로 인해 종종 음성으로 나타나는데, HSV 직장염이 의심되는 경우에는 조직 검체를 병리실에 보내 바이러스 배양을 시행해야 한다.

중추신경계 HSV 감염의 경우 HSV 특이 PCR이 임상적으로 유용해지면서 진단법이 바뀌었다. 일부 연구에서 HSV 뇌염과 뇌수막염에서 HSV DNA가 뇌척수액에서 검출되는 것을 보여주고 있다. PCR은 중추신경계와 드문 HSV 감염의 진단을 위한 선택 검사법이다.

사. 치료

Acyclovir는 점막피부 HSV 감염의 1차 선택 약제로 국소, 경구, 그리고 정맥 주사 형태로 사용이 가능하다. 경구 acyclovir(400mg씩 하루 3회)와 valacyclovir (500mg씩 하루 2회)는 바이러스 배출 기간을 감소시키고, 사람면역결핍바이러스 감염자에서 점막피부 HSV 감염의 회복 시간을 단축시켜 준다. Famciclovir(125mg씩 하루 2회) 경구 투여는 성기 HSV 감염이 있는 면역억제 환자에서 점막피부 HSV의 회복을 촉진시킬 수 있으나 사람면역결핍바이러스 감염자에서 효과에 대한 평가는 아직 자료가 부족한 상태이다. 일년에 6회 이상 자주 재발하는 경우에는 장기간 동안 acyclovir를 400mg씩 하루 2회 복용하면 재발 방지 효과가 있으며, 800mg씩 하루 2회 복용하는 방법도 사용되고 있다. Famciclovir(500mg씩 하루 2회 복용)는 사람면역결핍바이러스 감염자에서 HSV 재활성화로 인한 증상과 징후를 감소시켜 준다. 표 11은 사람면역결핍바이러스 감염자에서 HSV의 치료 적응증, 투여경로, 투여기간 및 투여 회수 등에 대한 자료이다.

(2) 거대세포바이러스(CMV) 감염

가. 역학

다른 헤르페스바이러스와 마찬가지로 일반인보다 사람면역결핍바이러스 감염자에서 연령별 CMV 유병률이 높다. 남자 동성연애자의 95% 이상, 주사용 약물 남용자의 80% 이상이 CMV 항체를 갖고 있다. 그러나 사람면역결핍바이러스의 전파가 여성과 10대 청소년으로 퍼짐에 따라, 사람면역결핍바이러스와 관련된 CMV의 혈청유병률도 변화되어 오히려 전체적으로는 혈청유병률이 감소되는 결과가 되었다. 사람면역결핍바이러스 감염 기간 동안 CMV 재활성화가 흔한데, CMV 망막염과 CMV 관련 위장관 질환이 가장 심각한 질환들이다.

나. 임상 양상

사람면역결핍바이러스 감염자에서 임상적으로 중요한 CMV 감염증은 진행된 후천성면역결핍증 환

표 11. 사람면역결핍바이러스 감염자 혹은 후천성면역결핍증 환자에서 HSV 감염의 치료

적응증	약제	용량	사용기간
HSV 일차감염	Acyclovir Acyclovir	200mg 경구 투여 400mg 경구 투여	1일 5회, 10일간 1일 3회, 10일간
재발 HSV 감염	Acyclovir Acyclovir Famciclovir Valacyclovir	200mg 경구 투여 400mg 경구 투여 250mg 경구 투여 500mg 경구 투여	1일 5회, 5일간 1일 3회, 5일간 1일 2회, 5일간 1일 2회, 5일간
억제요법	Acyclovir Famciclovir	400mg 경구 투여 500mg 경구 투여	1일 3회 1일 2회
중증 점막피부침범	Acyclovir IV	5.0mg/kg 정주 (1시간 이상 정주)	8시간 간격으로 1일 3회, 7일간
신경계 침범 (뇌염 포함)	Acyclovir IV	10mg/kg 정주 (1시간 이상 정주)	8시간 간격으로 1일 3회, 10~21일간
Acyclovir-내성 HSV	Foscarnet	40mg/kg 정주	8시간 간격으로 1일 3회, 치료될 때까지 (10~24일)

자(보통 CD4+ T림프구<100/μL)에서 일어나는데, 눈, 위장관, 그리고 중추신경계 감염이 가장 흔하며, 후천성면역결핍증 환자의 약 40% 정도가 병의 경과 중에 한 번은 CMV 관련 질환을 겪는다. 아직 사람면역결핍바이러스 감염자에서 CMV의 병인기전은 잘 알려지지 않았다.

㉮ 눈 감염

망막의 CMV 감염은 가장 흔한 안내 감염으로 후천성면역결핍증 환자에서 실명을 초래하는 원인이 된다. 증상으로는 감염된 눈에 부유물이 떠다니는 듯한 증상으로 시작해서, 시력 감퇴나 시야 소실, 그리고 일측성 실명 등의 증상이 나타난다. 혈관주위 삼출과 출혈이 동반된 크림색의 과립양 병변을 관찰할 수 있다. 감별진단으로는 면화반, 톡소포자충증, 매독, HSV 감염, VZV 감염, 결핵 등이 있다. CMV 망막염은 보통 CD4+ T림프구 수가 50/μL 미만이면서 치료받지 않고 있는 경우에 잘 발생하며, 감염된 눈의 완전 실명을 초래할 수 있다(그림 4).

㉯ 중추신경계 감염

CMV 뇌염, 다발신경근병증, 척수염 등이 가장 흔한 중추신경계 감염증이다. CMV 뇌염이 있는 환자들은 의식 수준의 감소, 뇌신경 이상, 경련 등이 동반되는 치매 증상을 흔히 보이며, 뇌척수액 검사는 보통 정상이거나 비특이적인 단핵세포 증가와 약간의 단백 상승을 보인다. 뇌척수액 배양 검사는 대개 음성이며, 신경 영상 검사도 정상이거나 약간의 위축만 보인다. 뇌척수액의 CMV PCR은 중추신경계 감염에 대해 민감도와 특이도가 높은데, 바이러스 DNA 수가 많을수록 임상적으로 심한 증상과 연관성이 있다. 신경근척수염은 하지 쇠약, 천추신경 소실, 그리고 요실금 등의 전형적인 증상을 나타내며, 뇌척수액은 특징적인 다형핵세포 증가와 저당뇌척

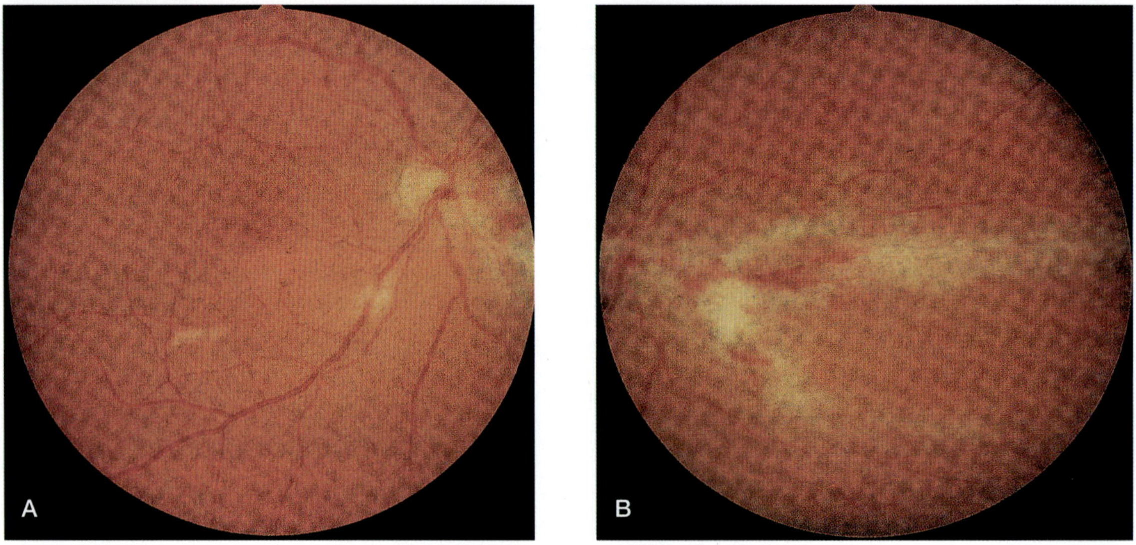

그림 4. 거대세포바이러스 망막염의 망막소견(A, B)

수액증이 나타나고, 수시간 내에 급속도로 진행하여 하반신 마비나 사지 마비가 나타날 수 있으므로 적절한 평가와 치료가 필수적이다.

㉰ 소화기 감염

CMV 식도염의 흔한 증상은 연하통, 후흉골 흉통, 연하 곤란 등이다. 환자는 보통 체중감소를 보이며, 내시경 검사상 식도에 칸디다 과증식을 동반한 크고 얕은 궤양 병변을 관찰할 수 있다. 조직 검체의 배양 검사는 대개 음성이기 때문에 도움이 되지 않으며, 양성인 경우에도 조직 검사 과정에서 혈액에 오염된 것을 반영한다. 진단은 생검 조직의 조직 병리 검사를 통해서 이루어지는데, 다형핵 거대세포나 CMV 봉입체를 관찰할 수 있다. 감별진단으로는 *Candida albicans* 감염, HSV 감염, 매독, 침습성 진균 감염 등이 있다.

CMV 관련 대장염 환자는 수양성 설사, 발열, 체중감소, 복통, 혈변 등의 증상을 경험하며, 환자의 70%는 지속적이며 그치지 않는 설사를 호소하지만, 일부는 간헐적으로만 증상이 나타난다. 감별 진단으로는 흔한 장내 병원균인 대장균, 이질균, 살모넬라균 등이 포함되며, *Mycobacterium avium* complex, *Microsporidium*, *Cryptosporidium*, *Isospora*, 사람면역결핍바이러스 장병증 등도 포함된다. 설사의 원인 병원균이 한가지 이상인 경우가 25~40% 정도이므로 설사를 일으킬 수 있는 몇 가지 병원균에 대해서 항상 관심을 갖고 있어야 한다. 확진은 생검 조직의 조직병리학적 검사를 통해서 이루어지는데, 환자의 25% 정도는 정상 대장 점막을 나타내고, 40%는 반점형(patchy) 대장염 양상을 나타내며 15%는 광범위한 대장염을 나타낸다.

㉱ 기타 감염

CMV는 사람면역결핍바이러스 감염자나 후천성면역결핍증 환자의 폐렴의 원인으로서 흔한 원인균은 아니다. *Pneumocystis jiroveci* 폐렴 환자에서 종종 동정되고 있음에도 불구하고 후천성면역결핍증 환자에서 CMV에 의한 호흡기계 감염은 환자의 사망률에 아무런 영향을 미치지 않는다. 사람면역결핍바이러스에 감염되지 않은 CMV 혈청양성 동성연

표 12. 거대세포바이러스 감염 치료제

약제	FDA 승인연도
Ganciclovir IV	1989
Foscarnet IV	1991
Ganciclovir capsules	1994
Ganciclovir implant	1996
Cidofovir IV	1996
Fomivirsen injectable	1998
Valganciclovir	2001

애자에서 소변과 정액의 배양 검사에서 36%가 양성으로 나오기 때문에, 사람면역결핍바이러스 감염자에서 혈액이나 소변에서 CMV가 확인되더라도 해석하는데 어려움이 있다. 후향적 연구에서, 바이러스혈증이나 바이러스뇨증이 주요장기의 CMV 질환의 발생과 관련이 없었으며, 체중감소나 발열과도 연관이 없는 것으로 나타났다. 그러나 일부 연구에서는 CMV가 재활성화된 환자에서 항바이러스 치료를 하면 주요장기의 CMV 질환의 빈도를 감소시키는 것으로 나타났다.

다. 치료

CMV 치료제로 미국식품의약국에서 공인된 약제는 표 12와 같다.

㉮ Ganciclovir

Ganciclovir는 뉴클레오시드 유사체로 CMV가 감염된 세포에서 UL97 유전자가 만들어내는 phosphotransferase에 의해 ganciclovir 단인산염(mono-phosphate)으로 전환되고, 세포 효소에 의해 이인산염(diphosphate)을 거쳐 활성형인 삼인산염으로 전환되어 ganciclovir 삼인산염이 DNA polymerase를 강력히 억제하여 작용을 나타낸다. CMV에 대한 항바이러스 효과는 약제에 노출된 동안만 지속되는 정바이러스(virustatic) 작용을 나타내기 때문에 약을 중단하면 바이러스는 다시 증식하게 된다. 경구용 ganciclovir는 흡수율이 낮아서 효과가 떨어지는데, CMV 망막염의 유지요법으로 1000mg 씩 하루 3회 부여할 수 있나.

CMV 망막염의 치료에서 80~90%는 호전되거나 안정되는 결과를 보였으며, CMV 식도염, CMV 장염에서도 사용할 수 있다. 비록 골수이식 후 발생한 CMV 폐렴(그림 5, 6)에서 고용량의 IV immunoglobulin과 ganciclovir의 병합요법이 ganciclovir 단독요법보다 효과적인 것으로 나타나고 있지만, 다른 장기의 CMV 감염에 대한 ganciclovir 치료는 아직 입증되지는 않았다. CMV 신경계 질환에서는 ganciclovir와 foscarnet을 병합하는 것이 반응이 좋은 것으로 보고되고 있다. CMV 망막염의 치료에서 초자체 안으로 직접 ganciclovir를 주사하는 방법과 지속적으로 ganciclovir가 유리되는 안구내장치를 외과적으로 삽입하는 방법도 있다. 초자체 내로 400ug을 주사하면 대부분의 CMV에 대한 ID_{50}보다 높은 농도로 60시간 이상 유지되므로 주 2회의 주사만으로 효과적일 수 있다. 2~3 주간 주 2회 주사 후 유지요법으로 주 1회 주사한다. Ganciclovir 안구내장치를 삽입하면 6~9 개월간 약 1.4ug/hr의 속도로 초자체 안으로 ganciclovir 가 유리된다. 국소 치료는 부작용이

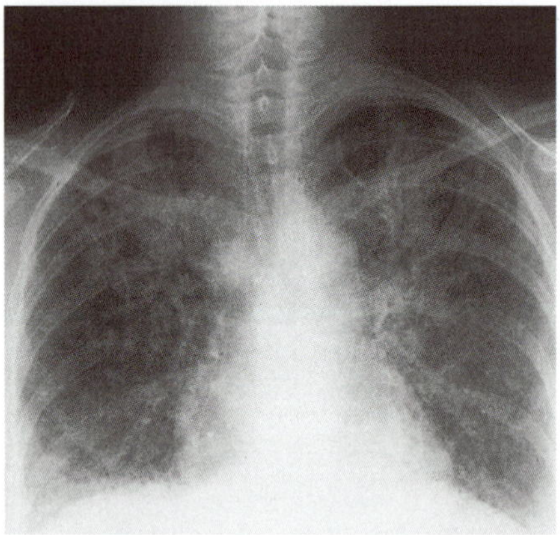

그림 5. 거대세포바이러스 폐렴

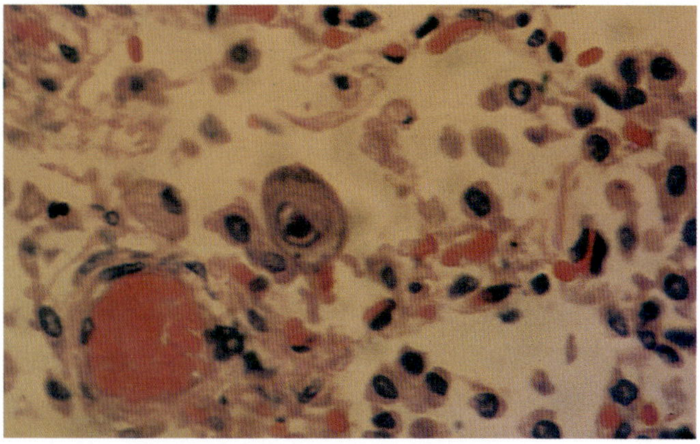

그림 6. 거대세포바이러스 감염의 병리소견

적어 전신적 독성을 피할 수 있고, 하루에도 여러 차례 혈관 주사해야 하는 불편함을 피할 수 있다. 그러나 망막박리와 안구내염의 합병증이 발생할 수 있으며, 국소 치료는 반대쪽 눈을 감염에서 예방하지는 못하는 단점이 있다.

㉯ 경구용 valganciclovir

CMV 망막염의 유도요법 및 유지요법에 사용된다. 2~3주간 900mg 하루 2회의 유도요법 후 900mg 하루 1회 유지요법을 시행한다. 생체이용률이 높아 경구 900mg을 투여했을 경우의 혈중 농도는 ganciclovir 5mg/kg를 정맥 주사했을 때의 혈중 농도와 비슷하다. IV ganciclovir 유도요법 후 경구용 valganciclovir를 유지요법으로 투여한 경우와 비교해서 경구용 valganciclovir로 유도요법과 유지요법을 모두 시행한 경우 비슷한 치료효과와 부작용을 나타냈다.

㉰ Foscarnet

Foscarnet은 CMV와 다른 헤르페스바이러스와 사람면역결핍바이러스에도 활성을 나타내는 항바이러스제제이다. 모든 헤르페스바이러스의 DNA polymerase를 억제하고 뉴클레오시드 결합부위를 막아 사슬연장을 방해한다. 또한 사람면역결핍바이러스의 역전사효소에도 활성을 나타낸다. Foscarnet의 주요 부작용은 전해질 불균형, 질소혈증, 빈혈, 저칼슘혈증, 저인산혈증 등을 일으키는 신장애이다.

CMV 망막염의 치료는 아직 이견이 있다. SOCA (Study of Ocular Complications of AIDS)의 연구에서 foscarnet과 ganciclovir를 비교 연구한 결과, foscarnet이 분명히 생존율 향상(8개월 vs. 12개월)은 있었으나 CMV 망막염으로 진행하는데 소요되는 시간은 56일로 동일하였다. 사망률의 차이는 아마도 ganciclovir를 사용한 환자군에서 AZT 관련 호중구감소증이 더 많이 나타난 것과, foscarnet이 항레트로바이러스 작용을 갖고 있어서 병합치료의 효과를 볼 수 있기 때문인 것으로 생각된다. 표준 용량으로 치료할 경우 대부분 2~4개월 내에 병이 진행하지만, 일부 연구에서는 고용량의 foscarnet 유지요법으로 생존 시간을 증가시키고 망막염의 진행을 늦춰주는 것으로 보고하고 있어, 보다 강력한 항바이러스 활성이 재발을 억제시키는 것으로 추측된다. 두번째 SOCA 연구에서는 ganciclovir와 foscarnet의 병합요법이 단일 요법에 비해 재발된 CMV 망막염에 더 효과가 있는 것으로 나타났다. 병이 진행하기 시작할 때, 다른 정맥용 제제로 교체하는 것이 일부 도움이 되기도 한다. 전신적 투여가 불가능한 경우에 초자체 내로 투여할 수 있다.

㉣ Cidofovir

Cidofovir는 뉴클레오티드 유사체로 모든 herpesvirus에 활성을 나타내며 1996년 CMV 망막염의 치료제로 허가받았다. 반감기가 2.6시간 정도이지만 인산화 대사물의 세포내 반감기가 길어 초기 자료는 매 2주마다 투여해도 효과적인 것으로 나타났다. 신독성이 흔한데, 수액 보충과 probenecid 투여로 줄일 수 있다. CMV 망막염에 대한 치료효과는 직접 비교된 연구는 없으나 적어도 ganciclovir나 foscarnet과 유사한 효과를 나타내는 것으로 보인다. 독성이 ganciclovir나 foscarnet보다 많으나 매 2주마다 투여하는 장점이 있으므로 신기능을 잘 관찰하면서 사용할 수 있다. 그러나 망막염 이외의 CMV 감염증에서는 효과가 증명되지 않았으므로 통상적으로는 사용하지 말아야 한다.

Ganciclovir나 foscarnet과 마찬가지로 cidofovir도 초자체 내로 투여하여 치료효과를 나타낼 수 있다. 그러나 홍채염(14%), 시력 상실과 관련이 있는 저안압(6%) 등의 부작용이 발생할 수 있으므로 통상적인 사용은 주의해야 한다.

㉤ Vitravene®(Fomivirsen)

Fomivirsen은 안티센스(antisense) 올리고핵산염으로 초자체 내로만 투여할 수 있다. 다른 약제에 내성인 CMV 망막염의 치료에 사용된다. 2주 간격으로 0.05mL를 2번 투여한 후 4주 간격으로 투여한다. 최근 2~4주 이내에 cidofovir를 투여받은 경우는 금기이다. 부작용으로 시력 감퇴, 안통, 안 염증, 그리고 안압 상승 등이 있다.

후천성면역결핍증 관련 CMV 망막염의 치료를 정리하면 표 13과 같다.

표 13. 후천성면역결핍증 관련 CMV 망막염의 치료

지표	Ganciclovir IV	Foscarnet IV	Valganciclovir PO	Ganciclovir Implant	Cidofovir IV	Fomivirsen
첫 망막염이 발병하기 까지 소요되는 시간의 중앙값	47~104 일	53~93 일	160 일	216~226 일	64~120 일	71 일
유도요법	5mg/kg을 12시간 간격으로, 14~21일간	90mg/kg을 12시간 간격으로, 14~21일간	900mg 1일 2회 경구 투여, 14~21일간	pars plana를 통하여 ganciclovir 삽입물 (4.5mg)을 안내 삽입함; 동일 성분을 동시에 경구 투여해야함.	5mg/kg을 주 1회 probenecid와 함께 2주간 투여. 투여 전후로 수액 정주가 필요함.	0.05mL(330㎍)를 2주 간격으로 총 2회 유리체내 주입
유지요법	5mg/kg 1일 1회	90~120mg/kg 1일 1회	900mg 1일 1회 경구 투여	5~8개월 간격으로 교체가 필요함.	5mg/kg을 2주마다	0.05mL를 매 4주마다

(3) Varicella zoster virus (VZV) 감염

가. 역학

사람면역결핍바이러스 감염자의 약 90%가 VZV에 대한 혈청 양성을 나타내어 일반인과 유사하지만, 재활성화가 사람면역결핍바이러스 감염자에서 17배 정도 더 흔하게 나타난다.

나. 임상 양상

VZV 일차감염은 보통 수두로 나타난다. 면역상태가 정상인 소아에서는 경한 질환에 해당되지만, 면역저하 환자에서는 많은 병변 부위, 회복 시간의 지연, 이차 세균 감염, 그리고 전신적인 감염증을 일으킬 수 있다. 사람면역결핍바이러스 감염자나 후천성면역결핍증 환자에서 VZV 초감염은 치명적일 수 있으며, 사람면역결핍바이러스에 감염된 성인에서의 수두는 반드시 항바이러스 치료를 해야 한다. 수두의 전신 파급에 의한 중추신경계 증상에는 뇌염과 소뇌조화운동불능(cerebellar ataxia)이 포함되며, 내부 장기의 파급으로 폐렴, 간염, 그리고 출혈성 피부 질환 등을 볼 수 있다. 폐렴은 VZV의 초감염 환자에서 흔한데, 면역저하 환자에서 치명적일 수 있다. 사람면역결핍바이러스 감염자의 10%는 VZV 혈청 음성이고 초감염이 치명적일 수 있으므로, 모든 사람면역결핍바이러스 감염자와 후천성면역결핍증 환자들은 수두의 과거 병력 유무를 반드시 확인하여 수두에 대한 병력이 없거나 확실하지 않을 경우에는 VZV에 대한 혈청학적 검사를 반드시 실시해야 한다.

VZV 재활성화의 가장 흔한 임상 증상은 대상포진이다. 사람면역결핍바이러스 감염자의 약 20% 정도가 재발성 대상포진을 겪고 있으며, 종종 여러 신경절을 침범하는 대상포진 형태로 나타나기도 한다. 대상포진은 CD4+ T림프구 수에 관계없이 나타날 수 있는데, 장기간 지속되는 경우 사람면역결핍바이러스 감염의 초기 증상일 수 있다.

사람면역결핍바이러스 감염자에서 대상포진의 증상은 면역기능이 정상인 사람의 증상과 유사하여, 척수신경근통에 뒤따라서 침범된 피부분절 표면에 수포성 반점을 형성하는 전형적인 증상을 나타낸다. VZV는 서로 다른 시기의 병변을 발견함으로써 파종성 HSV나 대상포진양 HSV와 감별할 수 있는데, 가피 병변이 수포성 병변이나 치료된 병변부위 주변에서 발견될 수 있다. 안부대상포진(zoster ophthalmicus)은 삼차신경의 첫 번째 분지(V_1)인 안분지가 침범되어 나타나는데, 코 끝에 나타나는 병변으로 짐작할 수 있다. 이 환자들은 포도막염, 각막 흉터, 그리고 영구적인 시력 소실이 초래될 수 있기 때문에 반드시 안과 전문의에게 의뢰해야 한다. 다른 피부 부위로 혈류를 하고 퍼지는 일은 면역기능이 정상인 경우에는 드물지만, 후천성면역결핍증 환자에서는 흔히 나타난다. 사람면역결핍바이러스 감염자에서 VZV의 내장 파급은 흔하지 않지만, 중추신경계 침범은 일어날 수 있다. 중추신경계 증상에는 다발신경염, 척수염, 뇌염 등이 포함되며, 피부 증상이 시작된 후 9~12일 경에 나타나기 시작한다.

사람면역결핍바이러스 감염자에서 VZV의 파급은 비전형적이긴 하지만, 지속적인 피부 감염은 흔하며 특징적인 병변을 나타낸다. 병변은 종창과 중심부 괴사로 구성된 농창과 유사하게 나타난다. 지속적인 피부 VZV 병변은 각화과다증이나 전신에 걸쳐 사마귀양 병변으로 나타나기도 한다. 이들은 종종 acyclovir에 내성을 나타내어 acyclovir로 치료 중인 환자에서 볼 수 있는데, 감수성 검사를 해보면 TK 활성이 결핍된 내성임을 알 수 있다.

사람면역결핍바이러스 감염자에서 대상포진 재발은 흔해서 20~30%에서 두세번의 재발을 경험한다. 재발시에 분리된 바이러스들은 보통 TK 의존 항바이러스제에 감수성이 있다.

사람면역결핍바이러스 감염자에서 VZV 감염의 다른 합병증은 급성 망막괴사이다. 이 감염증은 흔하지는 않지만, 급속도로 진행하여 실명을 초래할 수 있으며 보통 양안을 모두 침범한다. 치료는 고용량의 ganciclovir, foscarnet, 혹은 이 두 약제의 병합요법이 추천된다.

대상포진의 진단은 보통 피부절을 따라서 나타나는 특징적인 병변을 보고 내린다. 그러나 대상 포진양 HSV와 감별이 잘 안되기 때문에 이들을 감별하기 위해서 배양 검사나 항원 검사를 권하고 있다. 비전형적인 증상은 진단에 혼선을 초래할 수 있기 때문에, 실험실 진단이 가능하다면 면역형광분석법으로 병변의 기저부위에서 감염된 세포를 찾아내어 바이러스의 존재를 확인할 수 있다. 만약 acyclovir 내성이 의심되는 경우에는 감수성 검사를 위해 배양 검사가 필요하다.

다. 치료

㉮ 수두

면역기능이 정상인 소아, 청소년, 성인에서 합병증이 없는 수두의 치료는 경구용 acyclovir로 할 수 있다. 피부 병변이 생긴지 24시간 이내에 acyclovir를 투여하면 새 병변의 발생 기간을 줄일 수 있고, 병변의 수와 증상을 감소시킬 수 있다. 보통 20mg/kg를 하루 5회 투여(최고 800mg)한다. Valacyclovir와 famciclovir도 유사한 효과가 있을 것으로 기대된다. 사람면역결핍바이러스 환자에서는 잘 짜여진 연구결과는 없으나, 대부분의 의사들은 우선 경구용 항바이러스제를 투여하고 증상이 심각하고 합병증이 있는 경우 정맥용 acyclovir를 투여한다.

㉯ 대상포진

세가지 약제가 경구용 치료제로 허가되어 있는데, acyclovir, valacyclovir, 그리고 famciclovir이다. 대상포진 병변이 발생한 지 72시간 이내에 치료를 시작하면 바이러스 배출 기간을 줄이고, 새 병변 발생기간을 단축시키며, 피부병변을 호전시키고, 통증 기간을 단축시킨다. 약동학적 장점 때문에 최근에는 valacyclovir와 famciclovir를 선호한다. 후천성면역결핍증 환자에서 대상포진의 치료로 famciclovir의 효과는 인정되고 있으나 valacyclovir는 체계적으로 연구되지 못했다. 치료 기간은 보통 피부병변이 완전히 없어질 때까지 해야하므로 7~10일 이상 투여해야 한다.

사람면역결핍바이러스 감염자에서 대상포진 치료는 famciclovir 500mg씩 하루 3회 투여하거나 valacyclovir 1000mg을 하루 3회 투여하여 7일이상

표 14. 후천성면역결핍증 환자에서 VZV 감염의 항바이러스 치료

약제	적응증	용량
Acyclovir	수두 혹은 대상포진	치유될 때까지 20mg/kg(혹은 800mg)을 1일 5회 경구 투여(≥7일)
	파종성 혹은 내부 장기의 VZV 감염	10mg/kg을 8시간 간격으로 정주(≥7일)
Famciclovir	대상포진	치유될 때까지 500mg/kg을 8시간 간격으로 투여(≥7일)
Valacyclovir	대상포진	치유될 때까지 1.0g을 8시간 간격으로 투여(≥7일)
Foscarnet	Acyclovir 내성 VZV 감염	치유될 때까지 60~90mg/kg을 12시간 간격으로 정주(≥10일)

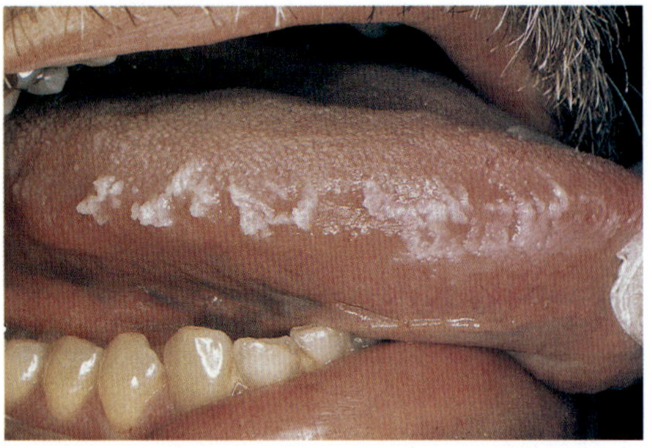

그림 7. 입안털백색판증(Oral hairy leukoplakia)

치료하는 것을 권장한다. 파종성 대상포진의 치료는 정맥 주사로 acyclovir 10mg/kg을 하루 3회 3~5일간 투여한 후 경구 치료로 교체하는 것이 적절하다. 신경학적 후유증이 남은 환자는 재발률이 높으므로 장기간의 억제 치료가 권장된다. Acyclovir 내성 VZV 감염이 의심되는 경우에는 foscarnet 60~90 mg/kg의 용량을 하루 2회 10일 이상 정맥 투여한다(표 14).

(4) Epstein-barr virus(EBV) 감염

성인에서 EBV의 혈청유병율은 청소년기까지 약 90% 이상이 양성을 나타내기 때문에 사람면역결핍바이러스 감염자에서 EBV의 초감염은 흔하지 않다. EBV 초감염의 가장 흔한 임상 증상은 감염성 단핵구증(infectious mononucleosis)이다. 소아 사람면역결핍바이러스 감염자나 후천성면역결핍증 환자에서 최근 보고는 EBV의 초감염 동안 심각한 근육 종양들이 발생하는 것으로 기술되고 있다. 초감염 이후 EBV의 재활성화는 전형적으로 면역저하 환자에 국한되어 나타나고, 버킷 림프종, 중추신경계 림프종, 그리고 코인두암종 등과 같은 혈액 악성 종양 등과 연관되어 있다.

무증상 사람면역결핍바이러스 감염자에서 일차 임상 증상은 입안털백색판증(oral hairy leukoplakia, OHL)이다. 입안털백색판증은 다른 면역저하 환자들에서도 보고되고 있으나 면역기능이 정상인 경우에는 거의 발생하지 않는다. 이 질환은 상피세포 내에서 EBV가 증식하여 발생하는 질환으로, 저절로 좋아지며 잦은 바이러스 재조합 현상과 관련되어 있다. 입안털백색판증은 사람면역결핍바이러스 질환의 어느 시기에도 발생할 수 있으며, 진행된 사람면역결핍바이러스 질환을 의미하지는 않는다. 고용량의 acyclovir 투여로 병변의 크기를 줄이거나 없앨 수 있으나 이 병변은 양성 질환이므로 보통 약물 치료를 필요로 하지 않는다(그림 7).

(5) Human herpesvirus(HHV) 6 및 7 감염

HHV-6과 HHV-7은 최근에 발견된 헤르페스바이러스로서 CMV와 가장 많은 상동성을 갖고 있다. 이들 바이러스는 T세포 친화성을 나타내나, 잠복되어 있는 특수 부위는 아직 확인되지 않았다. 대부분의 사람들은 유소아기 동안에 이들 바이러스에 대해 혈청 양성이 된다.

HHV-6 혈청전환이 장미진의 급성기에 확인되는 것으로 보아 이 질환의 원인 균주로 추측되며, heterophile-음성 단핵구증과 간염과도 때로 관련되는 것으로 보인다. HHV-6 초감염의 다른 합병증으로 빈혈, 과립구감소증, 가와사키병 등이 보고되고 있으며, HHV-6의 재활성화(IgM 항체가의 증가로 확인)는 골수이식 환자에서 간질성 폐렴과 자연 유산과 관련되어 나타나고 소아의 열성 경기와도 관련되어 있다.

HHV-6이 사람면역결핍바이러스 감염자에서 기회감염을 일으키는 지는 확실하지 않다. 면역화학법을 이용하여 검사해 보면, HHV-6에 감염된 세포는 후천성면역결핍증 환자의 림프 조직에서 발견되며 폐렴과 연관된 것으로 보인다. 또한 HHV-6

이 CD4+ T림프구 수가 높은 사람면역결핍바이러스 감염자에서 더 많은 수로 발견되는 점으로 보아 CD4+ T림프구에 잠복되어 있는 것으로 추측할 수 있다. 그러나 HHV−6과 사람면역결핍바이러스와의 시험관내 상호작용에도 불구하고, 실제 임상에서 HHV−6이나 HHV−7과 관련된 질환은 나타나지 않고 있다. 한 전향적 연구는, 모든 병기의 사람면역결핍바이러스 감염자의 말초혈액 단핵세포에서의 HHV−6 재활성화를 PCR을 통해 측정한 결과 매우 낮은 빈도로 HHV−6이 나타남을 보여주고 있다.

(6) Human herpesvirus −8(HHV−8) 감염

HHV−8은 후천성면역결핍증 환자의 카포시육종 병변에서 독특한 DNA를 발견함으로써 헤르페스바이러스과의 한 구성원이 되었다. 후천성면역결핍증 관련 카포시육종의 역학을 보면 성접촉에 의해 전파되는 질환임을 알 수 있는데, 다른 사람면역결핍바이러스 관련 성인성 질환들의 역학 양상을 따르는 것을 볼 수 있다.

HHV−8의 유전자는 후천성면역결핍증 환자의 카포시육종 병변과 지중해성 카포시육종 병변에서 PCR로 분석되었다. 또한 흉막, 심장막, 복막의 림프성 삼출액을 특징으로 하는 체강 B세포 림프종의 한 부분에서 발견되었다. 대부분의 이들 종양에서 HHV−8과 EBV 유전체 연쇄가 같은 조직에서 발견되지만, Reene 등은 HHV−8 연쇄만 이용해서 종양을 확인하였다. 이들 유전체 연쇄들은 무증상 감염자의 말초혈액 단핵세포에서 발견되어 왔는데, 무증상 사람면역결핍바이러스 감염자의 말초혈액 단핵세포에서 HHV−8을 발견하는 것이 카포시육종의 위험도를 예측할 수 있는지는 아직 알려지지 않았다.

2) 사람유두종바이러스(human papillomavirus) 감염

(1) 역학

HPV는 85종 이상이 알려져 있고 부위−특이 조직친화성이 있다. 임상 양상은 감염된 바이러스의 종류, 감염 부위, 숙주의 나이와 면역 상태에 따라서 다양하게 나타난다. HPV의 복제와 캡시드(capsid) 생성은 편평상피세포의 분화와 밀접하게 연관되어 있기 때문에, 전통적인 배양 방법으로는 HPV를 발견할 수 없으며, 진단은 임상 소견, 질확대경 검사나 현미경 검사, 혹은 부합화(hybridization) 기법을 통해 이루어진다. 바이러스를 배양하는 것이 불가능하여 급성 감염이나 과거의 감염을 알기 위한 믿을 만한 혈청 검사법이 개발되지 못하였다.

생식기형(genital type)은 남녀 생식기관의 상피

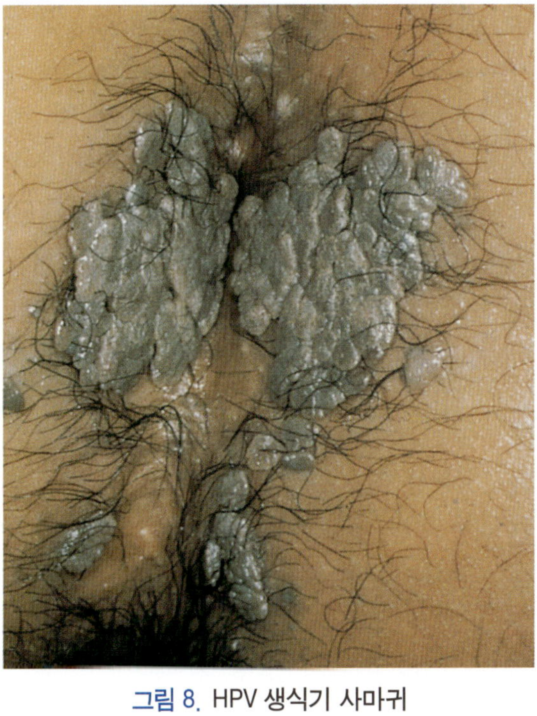

그림 8. HPV 생식기 사마귀

세포를 잘 감염시켜, 육안적으로 관찰이 가능한 생식기 사마귀를 만들거나(그림 8), 더 흔하게는 질확대경 혹은 현미경의 도움이나 DNA 탐촉자(probe)를 이용한 방법으로만 확인이 가능한 무증상 질환을 일으키게 된다. 생식기 감염이 대부분 무증상이고, 민감한 특이 혈청 검사법이 없기 때문에 HPV 감염의 자연사에 대해서는 거의 알려지지 않았다. 부합화 측정 결과를 토대로 보면, 모든 성인성 질환들 중에서 HPV가 가장 흔한 것으로 나타나고 있다. 비록 대부분의 생식기 HPV 감염은 자연 치유되지만, HPV 16형이나 18형은 생식기관의 편평세포암(예, 자궁경부, 질, 음부, 음경, 그리고 항문 암)과 상피내암 전구 병변의 위험도를 증가시키는 것으로 알려져 있으며, 내자궁경부 선암도 HPV 감염과 연관이 있다.

(2) HIV 유행 전 HPV 감염과 면역억제와의 관계

후천성면역결핍증이 유행하기 이전부터 HPV 감염은 면역저하 환자에서 양성 혹은 악성 증상의 위험을 증가시키는 것으로 잘 알려져 있었다. 세포매개 면역의 드문 유전 질환인 사마귀표피형성이상(epidermodysplasia verruciformis) 환자들은 정상 면역기능을 갖고 있는 사람에서는 거의 발견되지 않는 HPV 형을 포함하는 많은 수의 사마귀 질환이 증가하는 것으로 알려져 있다. 정상 면역기능을 갖고 있는 사람의 사마귀와는 달리 사마귀표피형성이상 환자들에서 생기는 사마귀는 편평세포암으로 자주 발전한다. 장기이식 환자와 같은 인위적인 면역저하 상태에서 생식기 사마귀와 HPV 관련 신생물의 위험이 증가하는데, 자궁경부, 음부, 항문의 상피내암종(carcinoma－in－situ)은 정상 여성보다 신장이식 환자에서 14~100배 정도 높게 발생한다.

(3) HPV의 획득과 전파

HPV와 사람면역결핍바이러스 중 어느 쪽이 상대 바이러스의 감염을 증가시키는 지는 확실하지 않다. HPV에 대한 혈청학적 검사법이 없기 때문에 재활성화인지 새로운 감염인지를 감별하는 것은 불가능하며, 게다가 저위험군에서도 HPV 감염이 매우 흔하기 때문에 대부분의 사람면역결핍바이러스 감염자들은 사람면역결핍바이러스에 감염되기 전에 HPV에 감염되었을 가능성이 크다.

사람면역결핍바이러스와 HPV에 동시감염된 사람 중 어떤 사람이 HPV(+), HIV(-)인 사람보다 성 파트너에게 HPV를 효과적으로 잘 전파시키는지 여부는 알려져 있지 않다. 그러나 HIV(-), HPV(+) 환자와 비교해서 HPV와 사람면역결핍바이러스에 동시감염된 경우 HPV DNA 수치가 더 높게 나타나고 있다.

(4) HIV-1 감염, HPV DNA 및 면역억제의 관련성

사람면역결핍바이러스 혈청양성 및 혈청음성 여성과 남자 동성연애자에 대한 많은 단면연구들은 사람면역결핍바이러스 혈청양성이 자궁경부 혹은 항문 HPV DNA의 발견과 관련이 있다는 것을 보여주고 있다. 여러 연구에서 사람면역결핍바이러스 혈청음성 여성의 경우 8~50% 정도에서 생식기 HPV DNA가 발견되는 반면, 사람면역결핍바이러스 혈청양성 여성에서는 37~78%가 발견되어, 교차비(Odds ratio, OR)가 1.9~16.9 정도로 보고되고 있다.

항문 HPV 감염, 사람면역결핍바이러스 감염, 그리고 면역억제의 관련성에 대한 가장 큰 대규모 연구 중 한 연구에서 남자 동성연애자를 조사한 결과, 항문 HPV DNA가 사람면역결핍바이러스 혈청음성자에서 78%, 혈청양성자에서는 92%로 검출되었다. 나이와 성활동 정도 등과 같은 영향을 줄 수 있는 인자를 보정해도 HIV-1 혈청양성은 생식기관의 HPV DNA 검출과 관련성이 있었다(OR=3.1).

사람면역결핍바이러스에 의한 면역저하 상태의 진행은 HPV DNA 발견의 증가와 관련이 있는데, 사람면역결핍바이러스 혈청음성자에 비하면 CD4+ T림프구 수가 >800/μL인 경우라도 사람면역결핍바이러스 혈청양성자에서 HPV DNA 검출률이 높으며, 같은 사람면역결핍바이러스 감염자 중에서는 CD4+ T림프구 수가 적을수록(<200/μL) HPV DNA 검출률이 높게 나타난다.

(5) HIV-1 감염과 HPV 관련 신생물

단면연구 및 코호트 연구에서 사람면역결핍바이러스 감염자는 HPV 관련 신생물의 위험을 증가시키는 것으로 나타나고 있다. Melbye는 일반인과 비교해서 남자 동성연애자에서 침습성 항문암의 상대위험도는 후천성면역결핍증이 진단되기 전 5년까지는 13.9 정도인데 비해, 후천성면역결핍증이 진단된 이후에는 상대위험도가 84 이상으로 증가하는 것을 발견하였다. 사람면역결핍바이러스와 침습성 자궁경부암과의 관계를 지지하는 연구는 증례보고나 작은 규모의 연구에 국한되어 있으며, 미국이나 개발도상국가에서도 사람면역결핍바이러스 감염자에서 자궁경부암이 의미있게 증가한다는 결과는 나오지 않고 있지만, 자궁경부암은 여성에서 후천성면역결핍증 정의질환으로 간주되고 있다.

미국, 유럽, 동부 및 서부 아프리카에서 시행된 연구는 여성 HIV-1 감염자가 조직학적으로 증명된 전암병변인 편평상피내 병변의 위험이 증가하는 것으로 보고하고 있다. 사람면역결핍바이러스 비감염 여성의 2~19%에 비해 사람면역결핍바이러스 감염 여성에서는 5~63%가 편평상피내 병변에 합당한 변화를 갖고 있었다(OR=1.0-10). 고악성도(High-grade) 병변이 HPV의 특정한 형과 관련되어 있는데, Wright 등은 고악성도 병변과 연관되어 있는 HPV 18형이 사람면역결핍바이러스 감염 여성의 CIN 병변에서 47%에서 나타나는 것을 발견하였다.

(6) HIV-1과 관련된 치료반응의 변화

사람면역결핍바이러스에 감염된 여성의 자궁경부암에 대한 전통적인 치료의 반응은 잘 알려지지 않았으며, 항문 신생물의 치료에 대한 반응에 대해서도 거의 알려지지 않았다. Spinillo 등은 전기지짐기로 치료한 CIN1 환자 10명과 전기지짐기나 cold knife cone으로 치료한 CIN2 혹은 3 환자 8명을 포함한 총 18명의 사람면역결핍바이러스 감염 여성을 조사한 결과, CIN2 혹은 CIN3 환자중 1명만 재발한 것을 보고하였다. 반대로 냉동수술 후 높은 재발률을 보고한 예로, McGuiness와 LaGuardia는 18명의 사람면역결핍바이러스 감염 여성 중 78%의 재발률을 보고하였고, Adachi 등은 5명의 사람면역결핍바이러스 감염 여성중 50%의 재발률을 보고하였다.

Maiman 등은 44명의 사람면역결핍바이러스 감염 여성과 125명의 사람면역결핍바이러스 음성 CIN 환자의 냉동요법, 레이저, 원추생검(cone biopsy) 치료 결과를 조사하였는데, 사람면역결핍바이러스 감염 여성 중 39%, 사람면역결핍바이러스에 감염되지 않은 여성의 9%에서 CIN 재발을 보고하였다($P<0.01$). 재발은 평균 CD4+ T림프구 수와 관련되어 있었는데, 사람면역결핍바이러스 감염자는 239/μL였고 사람면역결핍바이러스 비감염자는 367/μL였다. Wright는 CIN으로 loop electrosurgical excision 치료를 받은 여성에서, 사람면역결핍바이러스 양성인 경우 56%에서, 사람면역결핍바이러스 음성인 경우 13%에서 재발이 되는 것을 발견하였다. 이와 같은 결과는 면역 기능의 정도(CD4+ T림프구 수로 측정)와 연관되었는데, CD4+ T림프구 수가 500/μL 미만인 경우에는 61%가, 500/μL 이상인 경우에는 20%가

재발하는 것으로 나타났다.

(7) HIV와 HPV의 상호작용 기전

사람면역결핍바이러스 감염자에서 HPV 감염의 자연사와 HPV 관련 신생물의 자연사가 변하는 것은 아마도 전신적 혹은 국소적으로 사람면역결핍바이러스와 연관된 면역기능 부전의 결과로 생각된다. 따라서 많은 수의 림프구나 랑게르한스 세포가 사람면역결핍바이러스에 감염되었을 경우 HPV 치료가 잘 되지 않는다. 일부 연구에서, 사람면역결핍바이러스에 감염되지 않은 여성에서 편평상피내 병변이 있는 경우가 없는 경우에 비해 랑게르한스 세포가 더 적었고, 사람면역결핍바이러스 감염 여성에서 편평상피내 병변이 있는 경우가 사람면역결핍바이러스에 감염되지 않았으면서 편평상피내 병변이 있는 경우보다 랑게르한스 세포가 적다는 것을 보고하였다. 또한 사람면역결핍바이러스가 HPV에 직접적으로 작용하는 것도 가능한데, 실험실 연구에서 세포내 HIV−1 Tat mRNA가 편평상피암의 발생에 중요한 과정인 HPV 16형 E6와 E7을 상호 활성시키는 것으로 나타났으며, 세포외 HIV−1 Tat 단백도 HPV에 감염된 세포내로 들어가 HPV 16형 E6와 E7을 상향조절 하는 것으로 나타났다. HIV−1 Tat 단백은 E2 의존 HPV 16형 전사를 증가시킨다. 그러나 아직까지 정확한 기전에 대해서는 이견이 있다.

3) 간염 바이러스 감염

사람면역결핍바이러스는 CD4+ T림프구, 대식세포, 중추신경계의 미세아교세포, 장관 상피세포에서 증식을 하며, HBV와 HCV의 증식은 일차적으로 간세포와 조금 넓게는 림프구에서 일어난다. 그러나 이 세 바이러스들은 모두 혈액과 생식기관 분비물에 존재하며 전파될 수 있다. 성접촉에 의한 전파가 HCV에서는 별로 효과적이지는 않지만, 모두 혈액 혹은 성접촉에 의해 전파될 수 있다. 또한 HBV와 사람면역결핍바이러스는 감염된 모체의 체액(예; 혈액, 질분비물, 그리고 사람면역결핍바이러스의 경우 모유)에 영유아가 노출되거나, 자궁내에서 태반을 통해 바이러스가 태아로 전파될 수 있다. 이들 바이러스들은 비슷한 경로로 감염되기 때문에 대부분의 사람면역결핍바이러스 감염자가 HBV나 HCV에 감염되어 있는 것은 놀라운 일이 아니다.

이들 바이러스의 역학에서 또 다른 측면은 동시 감염될 가능성이 높다는 점이다. 동양과 아프리카의 많은 지역에서는 출생시 HBV에 노출되는 경우가 많기 때문에 혈청 검사상 성인에서의 HBV 유병률은 매우 높다. 서양에서는 HBV는 주로 성접촉 혹은 혈액을 통해 전파되며 따라서 일반인에서는 상대적으로 드물다. HBV의 가장 높은 유병률을 나타내는 집단은 고위험 성행위자(많은 성파트너, 항문성교)나 정맥주사 약물 남용자, 혈액제제에 자주 노출되는 집단이다. 사람면역결핍바이러스 유행이 있기 이전에 동성연애자의 50~70%, 대부분의 혈우병 환자, 그리고 미국과 유럽의 많은 정맥주사 약물 남용자들이 이미 HBV 감염의 증거를 갖고 있었다. HCV도 1984년 전까지 응고인자 농축액을 투여받은 대부분의 혈우병 환자에서 감염되었다. 1987년과 1988년 사이에 미국 9개 치료센터에서 관찰된 사람면역결핍바이러스 혈청음성 혈우병 환자의 79%가 HCV 혈청양성이었다. 비슷한 경향이 정맥주사 약물 남용자에서도 관찰되었는데, 일반인의 HCV 유병률이 1~2%인데 비해 사람면역결핍바이러스 감염자에서는 45~75%에서 HCV 혈청양성이었다. HCV는 성접촉에 의해 효과적으로 전파되지 않는 것으로 알려져 있기 때문에, 정맥주사 약물 중독자가 아닌 동성연애자 중에서는 유병률이 낮아 10% 미만이다. 사람면역결핍바이러스가 나타나기 이전에 이미 HBV와 HCV에 광범위하게 감염된 집단은 사람면역결핍바이러스에 감염될 가장 높은 위험군이다.

(1) Hepatitis A virus (HAV) 감염

사람면역결핍바이러스 감염은 HAV 감염의 자연사를 변화시키지 않는다. 그러나 급성 HAV 감염이 있는 사람면역결핍바이러스 환자에서 사람면역결핍바이러스 바이러스 부하의 현저한 증가가 보고되어 있다. 또한 HAV 감염은 항레트로바이러스제의 독성이나 다른 사람면역결핍바이러스 관련 간질환으로 오인될 수 있다.

(2) Hepatitis B virus (HBV) 감염

가. HBV 감염자에서 HIV의 획득과 과정

이미 HBV에 감염되어 있는 경우 사람면역결핍바이러스에 감염될 위험이 일부 연구에서 증가하는 것으로 나타났다. 가능한 설명으로, 만성 HBV 감염으로 인한 활성화된 림프구 수의 증가가 사람면역결핍바이러스에 쉽게 감염될 수 있는 조건으로 작용할 수 있다는 점이다. 그러나 이들 감염 간에 상관관계가 없다는 보고도 있다. HBV가 사람면역결핍바이러스의 자연사에 미치는 영향은 확실하지 않으나, 항레트로바이러스 치료와 연관된 간 효소수치의 상승이 더 많이 일어날 수 있다.

나. HIV 감염자에서 HBV의 획득과 과정

사람면역결핍바이러스 감염자는 비감염자에 비해 HBV 감염 위험을 증가시키는 것으로 일부 연구에서 보고되고 있다. 이와 같은 결과는 물론 사람면역결핍바이러스 감염에 의한 면역체계의 이상으로 숙주가 HBV 감염의 민감도가 높아져서 나타날 수도 있지만, 성습관 등과 복합적으로 작용하여 나타났을 가능성도 있는데, 사람면역결핍바이러스 감염자들은 HBV와 사람면역결핍바이러스 혈청양성인 고위험 파트너와 성관계를 할 가능성이 높기 때문이다. 반대로 정맥용 약물 남용자들을 대상으로 한 연구에서는 사람면역결핍바이러스 감염이 HBV 감염을 증가시키지 않는 것으로 보고되기도 하였다. 대부분의 연구자들은 급성 HBV 감염의 증상과 경과, 만성 HBV 감염의 발생과 경과, 그리고 HBV의 재활성화의 빈도 등이 사람면역결핍바이러스의 동시감염에 의해 변화되는 것으로 보고해 왔다. 사람면역결핍바이러스 감염자에서 HBV 감염 경과의 변화 빈도와 종류는 HBV와 사람면역결핍바이러스가 감염되는 순서와 연령에 따라 다양하게 나타난다. 따라서 사람면역결핍바이러스 감염자에서의 HBV 감염을 이해하기 위해서는 잘 구성된 전향적인 연구가 중요하다.

다. HIV 감염자에서 급성/만성 HBV 감염

급성 HBV 감염에서 ALT의 최고치는 사람면역결핍바이러스 감염자군과 비감염자군 간에 차이가 없으나, ALT가 200IU/L 이상으로 증가되어 있는 기간이 사람면역결핍바이러스 감염자에서 더 길며, 사람면역결핍바이러스 비감염자에 비해 황달을 제외하고는 심한 임상 증상을 나타낸다. 사람면역결핍바이러스 감염자에서 HBV의 급성 감염은 보통 황달이 나타나지 않는데, 이는 면역기능이 저하된 사람면역결핍바이러스 비감염자에서도 비슷한 양상으로 나타난다.

여러 연구에서 사람면역결핍바이러스 감염이 만성 HBV 감염의 위험을 증가시키는 것으로 나타나고 있다. 사람면역결핍바이러스 감염자에서 HBV 감염이 된 경우 보균자로 이행될 확률이 더 높은데, 사람면역결핍바이러스 감염자의 면역저하 정도가 만성 HBV 감염 발생에 영향을 미치는 것으로 생각된다. 만성 HBV 감염의 경과는 사람면역결핍바이러스 동시감염에 의해 변화되는데, 간의 염증반응의 감소로 인해 간기능 이상 소견은 사람면역결핍바이러스 동시감염자에서 적게 나타난다. HBV DNA, HBV DNA polymerase, HBV DNA 청소율 감소 등은 사람면역결핍바이러스 감염자에서 만성 HBV 감염의 특징적인 소견들이다. 또한 사람면역결핍바이러스 비감염자에 비해 감염자는 HBeAg과 HBV DNA를 더 많이 갖고 있다. 사람면역결핍바이러스 감염자이고 HBeAg 양성인 환자에서 CD4+ T림프구 수가 적을수록 ALT가 낮게 나타난다. 이와 같은 결과는 사람면역결핍바이러스 감염에 의한 면역저하가 HBV의 증식을 증가시키고 간의 염증반응은 감소시킨다는 가설을 지지해주고 있다.

그러나 일부 연구자들은 다른 결과를 보고하고 있는데, HBV DNA가 사람면역결핍바이러스 음성인 환자에서 더 자주 나타나며, 간 조직 검사에서 간 손상에 차이가 없고, 바이러스 증식도 CD4+ T림프구 수와 관련이 없다고 보고하고 있다.

대부분의 연구에서 사람면역결핍바이러스 감염자중 만성 HBV 감염인 경우, 특히 심한 면역저하 상태인 경우에 HBV 증식, 혈청 HBV DNA, DNA polymerase 등을 많이 나타내는 것으로 보고하고 있다. 간 염증은 오히려 사람면역결핍바이러스 감염자에서 감소하는데, ALT 감소와 조직 검사에서 나타나는 병변 정도를 반영한다. 이와 같은 반응들이 급성 HBV 감염후 어느 시점에서 영향을 받는지, 그리고 다른 간염 바이러스에 의해서도 영향을 받는지 여부는 확실하지 않다.

라. HIV 감염자에서 HBV 백신에 대한 반응

사람면역결핍바이러스 감염자에게 HBV 예방접종이 효과가 없다는 것은 일반적으로 알려진 내용이며 이는 면역저하와 관련된 것으로 생각된다. 사람면역결핍바이러스에 감염된 영아와 감염되지 않은 영아를 대상으로 미국질병통제센터에서 권장하는 B형 간염 백신을 투여한 후 항체 반응을 조사한 결과, 사람면역결핍바이러스에 노출은 되었으나 감염되지 않은 24명 중 22명(92%)이 항체반응을 보였으며, 사람면역결핍바이러스에 감염된 17명 중에서는 6명(35%) 만이 항체반응을 보였다($P<0.0005$). 사람면역결핍바이러스 감염자와 비감염자 간에 CD4+ T림프구 수의 차이는 있었으나, 사람면역결핍바이러스 감염자 중 항체반응이 있었던 군과 없었던 군 사이에는 의미 있는 차이는 없는 것으로 나타났다.

마. HIV와 HBV의 상호작용 기전

㉮ HIV 복제에 HBV가 미치는 영향

실험실 연구에서 HBV에서 유리한 "X 단백"이 NF-κB나 림프구에서 생성되는 κB 유사 세포전사인자와 상호작용하여, 사람면역결핍바이러스의 증식을 증가시키는데 관련된 긴말단중복부위(long terminal repeat; LTR)에 결합할 수 있는 복합체를 형성하는 것으로 나타났다. 이와 같은 결과는 중요하기는 하지만, HBV와 사람면역결핍바이러스가 모두 림프구를 감염시킬 수 있기 때문에 그 의미는 분명하지 않다. 만약 두 바이러스가 통상적으로 같은 림프구에서 발견된다면, HBV가 간접적으로, 인터페론의 생성을 감소시킬 수 있고 인터페론의 세포반응을 억제할 수 있는 HBV pol-ended protein의 활성을 통해, 사람면역결핍바이러스의 증식을 증가시킬 수 있을 것이다.

만성 HBV 감염이 없는 환자와 비교해서 만성 B형 간염이 있는 환자는 TNF-α의 수치가 증가되어 있는데, TNF-α는 세포 배양에서 사람면역결핍바이러스의 증식을 증가시킬 수 있으며 NF-κB를 유도할 수 있다. HBV 감염은 시토카인 통로를 통해서도 간접적으로 사람면역결핍바이러스 증식을 증가시킬 수도 있는데, 아직 이를 뒷받침하는 자료는 없는 실정이다.

㉣ HBV 복제에 HIV가 미치는 영향

활동적인 사람면역결핍바이러스 유전자 발현은 몇가지 방법으로 HBV의 자연사를 변화시킬 수 있다. HBV 감염의 결과는 세포매개 면역과 밀접하게 연관되어 있는데, HBV에 감염된 간세포의 e항원과 core항원에 직접 작용하는 세포독성 T세포가 HBV 감염의 회복과 HBV와 관련된 간의 병리 발생에 중심적인 역할을 한다. 이는 장기이식 환자나 암 환자에서 면역억제제 치료를 받는 경우 HBV 감염이 잘 회복되지 않는 것과 마찬가지로, 사람면역결핍바이러스 감염자는 HBV의 만성 보균자로 잘 이행되는 것으로 보인다. 사람면역결핍바이러스 감염의 가장 중요한 영향 중의 하나는 세포매개 면역 기능의 저하이며, 면역기능 저하가 HBV 감염을 회복시키지 못하는 기초가 되는 것으로 보인다.

바. 치료

HBV의 치료로 공인된 약제는 interferon-α와 lamivudine이다. HIV/HBV 동시감염자에서 interferon-α의 치료가 성공적이라는 연구는 거의 없다. Lamivudine은 사람면역결핍바이러스와 HBV 두 바이러스에서 모두 역전사 효소 활성을 억제시키며, HIV/HBV 동시감염자에서 HBV DNA를 억제시켜 간 효소치의 호전을 유도한다. 10~20%에서 돌연변이에 의한 내성이 발생할 수 있는데, 동시감염자에서 병합요법의 효과는 아직 밝혀지지 않았다. 동시감염자에서는 사람면역결핍바이러스 뉴클레오시드 내성 돌연변이 발생을 방지하기 위해 다른 항레트로바이러스 약제를 lamivudine과 같이 사용해야 한다.

(3) Hepatitis C virus (HCV) 감염

가. HCV의 획득과 전파에 HIV가 미치는 영향

최근 5년 동안 진행된 연구들은 사람면역결핍바이러스 감염이 HCV 감염의 몇가지 중요한 부분을 변화시킬 수 있음을 제시하고 있다. 성접촉에 의한 HCV의 전파는 사람면역결핍바이러스 감염이 동시에 존재할 때 변하는 것으로 보인다. 혈액을 통해 HCV에 감염된 환자중에서 사람면역결핍바이러스와 동시 감염이 있는 경우 심각한 간질환으로 발전할 위험이 증가되는 것으로 보인다.

HCV 혈청양성 약물중독자들에서 성접촉에 의한 HCV의 전파를 연구한 결과, 사람면역결핍바이러스에 동시에 감염되어 있는 환자의 경우 사람면역결핍바이러스에 감염되지 않은 군보다 3배 정도 많이 성파트너에게 HCV를 전파시킨 것으로 나타났다. 이는 사람면역결핍바이러스가 HCV RNA 수치를 높이기 때문인 것으로 생각된다.

나. HCV의 자연사에 HIV가 미치는 영향

몇몇 연구에서 HCV RNA 수치, 사람면역결핍바이러스 감염, 면역저하, 그리고 심한 간질환 등과의 연관성에 대해 조사하였는데, 대부분 연구에서 사람면역결핍바이러스 감염자는 HCV에 대한 반응을 저하시켜 HCV RNA 수치를 증가시키는 것으로 나타나고 있다. 그러나 간 병리, CD4+ T림프구 수, 간 효소치의 이상 등의 변화와 관련해서는 다소 혼란스러운 점이 있는데, 이와 같은 차이는 장기간의 노출, 노출 순서의 차이, HCV와 사람면역결핍바이러스의 감염 경로의 차이 때문일 가능성이 있다.

일부 연구에서 HCV만 감염된 혈우병 환자와 사람면역결핍바이러스와 동시에 감염된 혈우병 환자를 비교한 결과, 동시에 감염된 환자군에서 더 심한 간 병리 소견을 보이는 것을 관찰하였는데, 간부전은 HCV가 10년 이상 감염되어 있는 경우와 CD4+ T림프구 수가 낮은 경우에 더 자주 나타나는 것으로 보인다.

사람면역결핍바이러스가 HCV RNA 수치에 미치는 영향과 HCV RNA 수치와 간 병리 발달과의 상관관계에 대해서 일부 연구자들이 연구하였는데, HCV(+)/HIV(+) 혈우병 환자와, HCV 기저치가 비슷한 HCV(+)/HIV(-) 혈우병 환자들로부터 5~12년 이상 연속 검체를 검사한 결과, 사람면역결핍바이러스 혈청음성으로 남아있는 환자의 경우 HCV RNA 수치가 약 3배 증가한 반면, 사람면역결핍바이러스 혈청양성으로 전환된 환자에서는 HCV RNA 수치가 약 58배 증가한 것으로 나타났으며, 전체적으로 증가율이 약 8배 정도 빠른 것으로 나타났다. 면역부전이 심해질수록 HCV 부하가 증가하였고, HCV RNA 수치와 AST는 CD4+ T림프구와 상관관계가 있었다. HCV RNA 증가율은 간부전이 발생된 환자에서 더욱 높았으나 통계적으로 유의하지는 않았다.

다. HCV가 HIV의 진행에 미치는 영향

아직까지 HCV가 사람면역결핍바이러스의 자연사에 미치는 영향에 대한 보고는 이견이 있다. 한 전향적 연구에서 HCV가 사람면역결핍바이러스의 자연사에 거의 영향을 미치지 않는 것으로 보고되었는데, 추적 관찰 기간이 3년밖에 되지 않았으며, 또 다른 연구에서는 고강도 항레트로바이러스 치료(HAART)를 시행받는 환자에서는 사람면역결핍바이러스가 억제되어 HCV에 의한 독립적인 영향을 볼 수 없다고 하였다. 일부 연구에서는 HCV 유전형 1이 다른 유전형에 비해 빨리 후천성면역결핍증으로 진행하여 사망에 이르게 한다고 보고하고 있다. 동시감염자에서 고강도 항레트로바이러스 치료에 대한 반응으로 CD4+ T림프구 수의 증가가 잘 일어나지 않는다는 보고도 있는데, 이는 HCV가 면역 회복을 지연시킨다는 것을 시사하고 있다.

라. 치료

2002년 중반까지 사람면역결핍바이러스 감염자의 HCV 치료에 대한 지침이 없었다. 사람면역결핍바이러스에 감염된 환자에서 고강도 항레트로바이러스 치료로 생존기간이 연장되면서 간질환이 악화될 가능성이 많아지기 때문에 적어도 사람면역결핍바이러스 비감염자에서 HCV 감염을 치료하는 정도 만큼은 해야 할 것으로 여겨진다. 만성 HCV 감염의 치료는 단독요법보다 Pegylated interferon-α와 ribavirin의 병합투여가 효과적인 것으로 나타나고 있으나, 사람면역결핍바이러스와 동시감염된 환자에서는 연구가 진행중에 있다. HIV/HCV 동시 감염자에서 생각해야 할 또 다른 문제는 ribavirin과 항레트로바이러스제제와의 약물 상호작용이다. 최근 국내의 연구에서도 ribavirin 상용량을 투여했을 경우 lamivudine의 농도를 저하시켜 서로 길항효과가 있음을 증명한 바 있다. Lamivudine의 농도가 낮게 유지될 경우 사람면역결핍바이러스의 내성을 유도할 가능성이 커질 수 있으므로 생체내에서 이들 약물의 상호작용 및 그에 따른 임상적인 의의를 평가해야 할 것이다.

(4) HIV와 HGV(GBV-C)의 상호작용

최근에 발견된 flavivirus GB virus C(Hepatitis G virus, HGV)는 전격성 간부전을 일으키는 데 중요한 역할을 하는 것으로 논의되어 왔으나 증거가 없다. 사람면역결핍바이러스와 동시에 감염된 경우 HGV는 예상했던 것과는 반대로 사람면역결핍바이러스 감염을 악화시키지 않는 것으로 보이며, 오히려 후천성면역결핍증으로의 진행을 늦추는 것으로 나타났다. HGV는 아마도 사람면역결핍바이러스의 증식을 직접 억제하거나 면역체계를 증강시켜 사람면역결핍바이러스의 성장을 억제하는 것으로 생각된다.

참고문헌

1. 허애정, 남정구, 장경희 등. 사람면역결핍바이러스 감염에서 Ribavirin의 Lamivudine에 대한 길항 효과. 대한화학요법학회지 20; 35−47, 2002
2. Baker DE. Pegylated interferon plus ribavirin for the treatment of chronic hepatitis C. Rev Gastroenterol Disord. 3; 93−109, 2003
3. DeVita VT, Hellman S, Rosenberg SA, Curran J, Essex M, Fauci AS. AIDS; Etiology, Diagnosis, Treatment and Prevention. 4th ed. p.267−294, Lippincott−Raven, Philadelphia, 1997
4. Dolin R, Masur H, Saag MS. AIDS Therapy. 2nd ed. p.555−673, Churchill Livingstone, Philadelphia, 2003
5. Gorbach SL, Bartlett JG, Blacklow NR. Infectious Diseases. 3rd ed. p.1905−1974, Lippincott Williams & Wilkins, Philadelphia, 2004
6. Mandell GL, Bennett JE, Dolin R. Principles and practice of infectious diseases. 5th ed. p.1509−1510, Churchill Livingstone, Philadelphia, 2000
7. Tillmann HL, Manns MP. GB virus−C infection in patients infected with the human immunodeficiency virus. Antiviral Res 52; 83−90, 2001

4. 진균 감염

진균 감염은 사람면역결핍바이러스 감염자의 이환과 주요한 사망 원인으로 점차 증가하고 있다. 국내 보고에 의하면 칸디다증(28.4~30%)이 사람면역결핍바이러스질환과 후천성면역결핍증의 가장 흔한 기회감염이었으며, 폐포자충 폐렴(10~21%)도 흔한 기회감염으로 후천성면역결핍증 환자의 주된 사망원인이 되고 있다. 현재까지 보고에 의하면 국내에서는 서양에 비해 칸디다 감염의 비율이 높고, 서양이나 동남아시아, 아프리카 등지에서 흔하게 발생하는 것으로 알려진 크립토코쿠스 수막염의 발생률은 낮으며, 그 외 히스토플라스마증, 콕시디오이데스감염증 및 분아균증 등의 보고는 아직 없다 (표 15).

1) 칸디다증

칸디다 감염은 사람면역결핍바이러스 감염자의 가장 흔한 진균 감염으로 사실상 모든 환자가 질병경과 중 어떤 형태로든 경험하게 된다. 사람면역결핍바이러스 질환의 초기에 발생하여 임상적으로 면역결핍의 시작을 알리는 지표가 되기도 한다. *Candida*는 어디에나 편재하는 효모균으로 사람면역결핍바이러스 감염자는 물론 면역이 정상인 사람도 점막표면에 집락되어있다. 사람면역결핍바이러스 감염자는 세포면역의 저하로 이 진균에 의한 점막질환이 나타나게 된다. *Candida albicans*가 가장 흔히 감염을 일으킨다. 그 외의 종으로는 *C. krusei*, *C. tropicalis*, *C. parapsilosis*와 *C. glabrata* 등이 있으며, 이들은 대개 이전에 항진균 치료를 받았던 환자에서 낮은 빈도로 발견된다.

(1) 임상 양상

구강 칸디다증(그림 9)은 사람면역결핍바이러스의 초기 임상발현의 하나로 약 70%의 환자에서 발생한다. 세포면역이 감소함에 따라 유병률은 증가하는데, 특히 CD4+ T림프구 수가 200~300/μL 이하일 때 증가한다. 1993년 미국질병통제센터에서 구강 칸디다증을 증상이 있는 사람면역결핍바이러스 감염으로 정의하였으며, 후천성면역결핍증으로 정의하지는 않았다. 하지만 구강 칸디다증이 후천성면역결핍증 관련 질환의 발생을 예측하는 지표임을

표 15. 사람면역결핍바이러스 감염자에서 흔한 진균과 임상 양상

균주	임상 양상
Candida albicans	아구창, 질 칸디다증, 식도 칸디다증
Cryptococcus neoformans	수막염
Histoplasma capsulatum	열과 체중감소를 동반한 감염증
Coccidioides immitis	미만성 혹은 국소적 폐 질환
Blastomyces dermatitidis	국소적 폐질환과 수막염을 포함한 감염증
Aspergillus fumigatus	열, 기침, 객혈을 동반한 폐질환
Penicillium marneffei	열 혹은 열과 동반한 폐질환, 림프절병증, 피부병변

보여주는 여러 임상 연구가 있다.

구강 칸디다증(아구창)이 있는 환자는 증상이 없을 수도 있으며, 대개는 맛을 못 느끼든지, 작열감, 구강 건조 등의 증상이 있고 그 결과 입맛이 없어지고 식사량이 줄어들게 된다. 여러 형태의 구강 병변이 나타날 수 있는데 전형적인 임상발현으로는 구강 점막이 희고 치즈 같은 삼출성 반점으로 덮이는 위막형과 점막 표면이 편평하고 위축된 홍반성 반점으로 변하는 홍반형, 그리고 제거되지 않는 융기된 흰색 반점으로 나타나는 비대형 등이 있다. 또한 입의 가장자리에 붉은 색의 균열을 동반한 가피가 형성되는 입술염이 생길 수 있는데 이 경우는 심한 통증을 유발할 수 있다. 일반적으로 아구창은 쉽게 치료되지만 면역이 저하된 환자는 재발이 잘되고, 통증이 심한 경우 적절한 경구 영양 섭취를 방해하여 체중 감소를 일으킬 수 있다. 또한 아구창은 식도 칸디다증과 같은 좀 더 침습성의 칸디다증으로 진행할 수 있는데, 실제로 아구창이 있는 환자에서 식도 칸디다증이 동반되는 경우는 매우 흔하기 때문에 증상이 거의 없는 식도 칸디다증의 진단에 아구창의 존재가 유용한 지표가 될 수 있다.

식도 칸디다증(그림 10)은 후천성면역결핍증 정의질환에 속하고, 모든 후천성면역결핍증 환자의 20~40%에서 발생한다. 대부분 CD4+ T림프구 수가 100/μL 이하일 때 발생하지만 원발성 사람면역결핍바이러스 감염의 급성증후군 단계에서도 보고된다. 증상이 없을 수도 있으나 대개는 연하통과 흉부후방 동통 또는 작열감 같은 식도염 증상을 호소한다. 이들 증상들이 심하면 현저한 체중감소를 유발할 수 있다. 구강내 아구창이 국소 항진균제를 복용하고 있는 경우에는 없을 수도 있으나 보통은 같이 동반되어 나타난다.

여성 사람면역결핍바이러스 감염자는 질 칸디다 감염이 면역저하의 초기 증후로 나타날 수 있다. 구강이나 식도 칸디다 감염증에 비해 질 칸디다 감염은 사람면역결핍바이러스 감염의 초기 단계에 나타나고, 사람면역결핍바이러스에 감염되지 않은 사람에 비해 발생 빈도가 높아 일부 임상 의사들은 질 칸디다 감염이 새로 발생하거나 자주 재발하는 여성에서 사람면역결핍바이러스 검사를 추천하기도 한다.

피부 칸디다 감염이 드물게 나타날 수 있는데 외

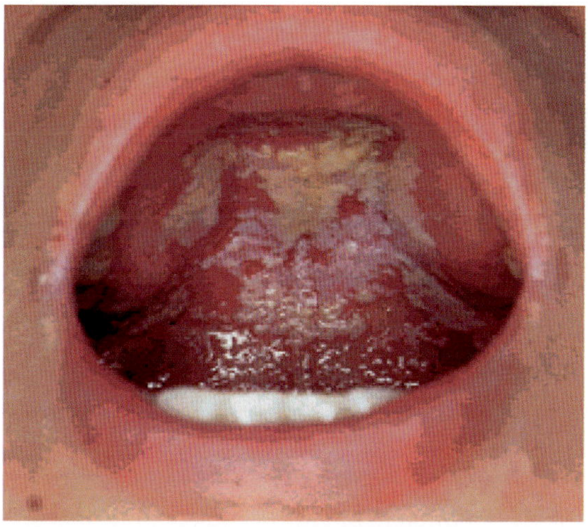

그림 9. 구강 칸디다증

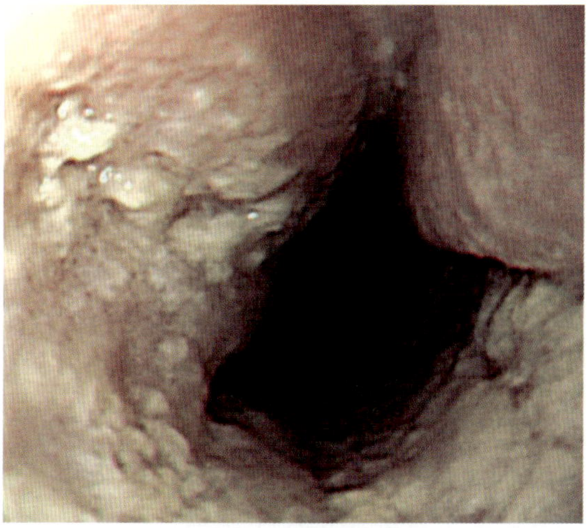

그림 10. 식도 칸디다증

이나 피부가 접히는 부위인 서혜부 등에 흔히 발생한다. 칸디다가 조갑주위염이나 손발톱진균증의 원인균이 되기도 한다.

침습성 질환은 매우 드문데 칸디다 식도염이 파종성으로 진행되는 경우가 드물기 때문이다. 대개는 카테터 삽입이나 광범위 항생제 사용, 약제 유발성 중성구 감소증, 비경구적 과영양 공급 등의 위험요소가 있는 환자에서 현저히 발생한다. 기관지, 세기관지와 폐를 침범하는 폐 칸디다 감염은 흔하지 않으며, 대개 사람면역결핍바이러스 감염의 말기에 파종성 칸디다증의 일부로 나타난다. 칸디다 감염이 보고된 다른 부위로는 심근, 중추신경계, 눈, 관절 등이 있다.

(2) 진단

임상에서 아구창은 대개 구강 내에 특징적인 소견으로 진단이 가능하다. 드물게 진단을 위해 진균배양검사가 필요한 경우도 있으나 많은 환자에서 칸디다가 구강에 정상적으로 집락하기 때문에 결과의 신뢰성이 문제가 된다. 대개는 병변 부위의 삼출은 쉽게 벗겨지므로 면봉으로 긁어 KOH 습식 도말 또는 그람염색 후 가성균사와 출아형 포자가 증명되면 확진할 수 있다.

식도 칸디다 감염은 내시경을 시행하여 습식 표본상 위균사를 가진 특징적인 백색반을 관찰하면 확진할 수 있다. 그러나 병력과 식도조영술에서 불규칙한 점막 모양 등 칸디다 감염이 의심되는 소견이 있으면 경험적으로 항진균제 치료를 시작할 수 있다. 만약 치료시작 4~6일 이내에 호전이 되지 않으면 식도염을 일으킬 수 있는 다른 원인인 거대세포바이러스나 단순 헤르페스바이러스 감염, 카포시육종, 림프종 등을 배제하기 위하여 내시경이 필요하다.

침습성 질환을 진단하기 위해서는 조직에서 *Candida* 균을 확인하는 것이 필요하다.

(3) 치료

유병률은 높지만 칸디다 감염은 일반적으로 잘 치유되며, 점막 표면에만 한정되는 경우가 대부분이다. 구강 및 질내 칸디다 감염은 국소용 nystatin이나 국소용 clotrimazole 알약으로 치료할 수 있으며, 투여빈도는 병의 경중에 따라 조절한다. 그렇지만 대부분의 의사들은 ketoconazole이나 fluconazole을 사용하는 전신치료를 선호하는데, 두 약제 모두 효과가 있으나 가격이 더 비싼 fluconazole이 ketoconazole 보다 치료 효과가 더 좋다. Ketoconazole은 위내 산도가 높은 경우 체내 흡수율이 떨어지고 400~800mg 이상의 고용량을 사용할 경우 오심, 구토, 식욕감퇴, 복통, 설사 등의 위장 장애와 간기능 이상 그리고 여성형 유방, 정력감퇴, 월경불순, 탈모 등의 내분비 장애 등이 나타날 수 있다. Fluconazole과 itraconazole도 비슷한 부작용이 생길 수 있으나 대개는 경미하고 심한 부작용은 거의 없다. 중증 감염인 경우 단기간 동안 amphotericin B를 정맥주사한 후 fluconazole을 경구로 복용할 수 있다. 후천성면역결핍증 환자에서 칸디다증은 만성적으로 재발하기 때문에 적은 용량의 항진균제를 장기간 사용하게 되면 내성이 생길 수 있다는 점을 고려해야 한다.

Fluconazole 내성 칸디다에 의한 감염은 진행된 사람면역결핍바이러스 환자나 이전에 장기간 fluconazole을 사용한 환자에서 종종 발생한다. 드물긴 하지만 *C. krusei*, *C. glabrata* 등에 의한 감염인 경우도 fluconazole에 내성을 보일 수 있다. 항진균제에 중간 감수성인 칸디다 감염이 있을 수 있기 때문에 fluconazole 치료에 실패한 경우 우선 먼저 용량을 두 배로 올려 사용해 보고 그래도 반응이 없으면 다른 전신 항진균제인 itraconazole(경구), amphotericin B(정주), caspofungin(정주), voriconazole(경구 또는 정주)을 사용해 볼 수 있다. 치료에 저항을 보이는 칸디다 감염증의 가장 효과적인 장기 치료는 강력한 항레트로바이러스 병합요법으로 면역기능을 회복하는 것이다. 표 16에 HIV/AIDS에서 칸디다 감염증의 치료지침을 요약하였다.

(4) 예방

진행된 사람면역결핍바이러스 감염자에서 경구 fluconazole을 예방적으로 사용하는 것이 국소용 clotrimazole 알약을 사용하는 것보다 식도 칸디다 감염의 발생을 현저하게 줄이고 구강, 피부 및 질 등의 표재성 칸디다 감염도 감소시킨다. 하지만 점막 감염증에 일상적인 예방목적으로 사용하는 것은 추천하지 않는데 그 이유로는 급성감염질환이 발생하였을 때 항진균제의 효과가 떨어질 수 있고, 점막에 한정된 칸디다 감염이 사망에 이르는 경우는 거의 없으며, 심한 침습성 질환이 드물고, 약제 내성 균주가 출현할 수 있고, 약물상호작용이나 약제비용 상승 등의 단점이 있기 때문이다. 구강 및 질 칸디다 감염이 자주 재발하고 심한 경우에는, 간헐적으로 장기간의 국소 항진균제를 사용하거나 경구 아졸계 항진균제를 사용할 수 있다. 예방적 항진균제를 사용할 때 고려해야 될 다른 요소로는 삶의 질과 다른 진균 감염의 예방 필요성 등이 있다. 식도 칸디다 감염이 있었던 환자는, 특히 여러 번 재발한 경우, fluconazole을 이용한 장기간의 억제요법을 고려해야 한다.

표 16. HIV감염에서 칸디다 감염의 치료지침

약제	용량
구강인두 칸디다증	7~14일간 치료
Nystatin 현탁액	분말 시럽 240만 단위(9g)에 물을 가하여 24mL가 되게 조제, 1회 50만 단위(4~6mL)를 1일 3~4회 입안에 오래 둔 후 삼킴
Clotrimazole 정	10mg 씩 1일 5회 입안에서 빨아 녹게 하여 투여
Fluconazole	첫날 200mg, 다음날부터 100mg 씩 하루 한번 복용
Itraconazole 현탁액	200mg을 하루 한 번 또는 100mg을 하루 두 번 공복에 복용
Ketoconazole	하루 1회 200mg을 식사와 함께 복용
식도 칸디다증	14~21일간 치료
Fluconazole	200~400mg을 하루 한 번 복용
Itraconazole	200mg을 하루 한 번 공복에 복용
Amphotericin B	하루 0.3~0.6mg/kg을 10~14일간 정주
Caspofungin	첫날 70mg 정주, 다음날부터 50mg씩 하루 한 번 정주
Voriconazole	3mg/kg를 12시간 간격으로 정주 또는 경구로 첫날 200~400mg을 하루 두 번 복용, 다음날부터 100~200mg을 하루 두 번 복용
질 칸디다증	
Fluconazole	150mg을 1회 복용
Miconazole 질정	자기 전 100mg 질정을 7일간 또는 200mg 질정을 3일간 사용
Clotrimazole 질정	자기 전 100mg 질정을 7일간 또는 200mg 질정을 3일간 사용

Baddour L, Gorbach SL, eds. Therapy of infectious diseases. WB Saunders Co., 2003 참조.

2) 크립토콕쿠스증(Cryptococcosis)

크립토콕쿠스(그림 11)는 후천성면역결핍증 환자의 6~12%에서 중증의 치사성 감염을 유발하고 후천성면역결핍증 환자에서 수막염의 가장 흔한 원인이다. 크립토콕쿠스 감염은 후천성면역결핍증 환자의 2%에서 최초의 후천성면역결핍증 정의질환으로 발견되며, 일반적으로 CD4+ T림프구 수가 100/μL 이하로 진행된 환자에서 주로 나타난다. 크립토콕쿠스 감염은 후천성면역결핍증 환자에서 생기는 진균감염증 중 가장 유병률과 사망률이 높으며, 진단 후 평균생존기간은 9개월이다. 가장 흔한 감염부위는 뇌와 뇌수막으로 크립토코쿠스 수막염은 특히 아프리카 후천성면역결핍증 환자에서 흔하며, 약 20%에서 일어나고, 아프리카에서 면역결핍의 새로운 유행이 일어나고 있음을 시사하는 초기 질환이었다.

원인균인 *Cryptococcus neoformans*는 다당질 외피를 갖는 효모균으로 전 세계적으로 퍼져있으며, 비둘기나 다른 조류의 배설물에서 흔히 검출된다. 대부분 호흡기를 통해 감염되는 것으로 추정되며, 흡입된 효모균이 폐포에 도달하면 세포매개 면역계에 의해 제거되어야 하나 세포면역이 손상된 후천성면역결핍증 환자는 폐나 다른 신체부위 특히 중추신경계로 감염증이 퍼지게 된다.

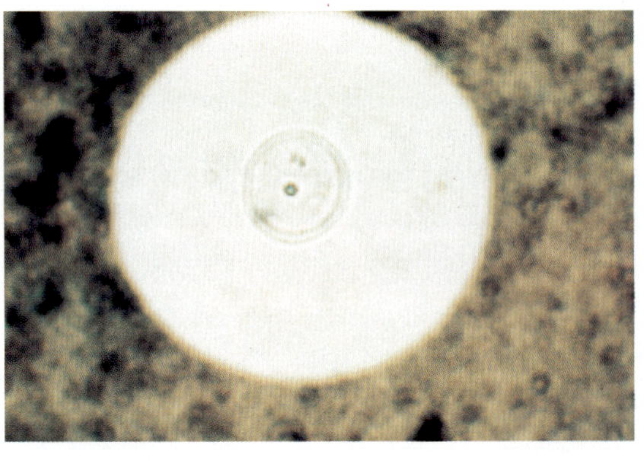

그림 11. 크립토콕쿠스(India ink 소견)

(1) 임상 양상

감염의 초기 임상발현으로 뇌수막염이 가장 흔하며, 크립토콕쿠스 감염환자의 72~90%에서 관찰된다. 크립토콕쿠스 뇌수막염은 대부분 수일 내지 수주에 거쳐 서서히 증상이 나타나며, 급성 또는 전격성 발병은 드물다. 그러므로 다른 후천성면역결핍증 관련 기회감염처럼 조기진단을 위해서는 이 질환에 대한 높은 의심을 필요로 한다. 가장 흔한 증상은 발열과 두통으로 65~90%의 환자에서 있으며, 그외 눈부심(30%), 경부강직(30%), 의식변화(20%) 등이 있고, 국소 신경학적 장애나 경련은 드물다(<10%).

폐질환은 약 40%에서 나타나며 이들 중 90%가 중추 신경계 감염을 동반한다. 폐 크립토콕쿠스는 국소 감염증이나 파종성 감염의 한 부위로 발생하게 된다. 특별한 관심을 가지고 조사하지 않으면 진단되지 않는 경우가 많으며, 폐감염이 증명된 경우는 대부분 이미 파종성 감염으로 진행되어 있는 경우가 많다. 증상은 비특이적이며, 다른 사람면역결핍바이러스 관련 폐질환에서 나타날 수 있는 발열, 기침, 호흡곤란이 가장 흔한 증상이고, 그 외에 흉막성 흉통, 객혈이 종종 발생할 수 있고, 객담은 적다. 90% 이상의 환자에서 흉부 방사선 소견상 국소적 또는 미만성의 간질성 침윤을 보이며, 그 외에 폐엽성 질환, 공동성 질환, 늑막 삼출, 폐문 또는 종격동 림프절병증 등이 관찰되기도 한다. 반수 이상의 환자에서 진균혈증이 발생한다. 진균혈증이 있는 환자는 발열, 권태감 및 피로감이 흔하다.

피부병변이 파종성 질환의 10%에서 발생하며, 크립토콕쿠스 감염의 초기 소견일 수 있다. 병변은 주로 얼굴, 목, 두피에 흔히 발생하고 사지와 몸통에서도 발생할 수 있다. 여러 형태의 피부병변이 관찰되는데 주로 홍반성 구진으로 나타나며, 드물게 농포나 감염성 연속종과 유사한 분화공상의 구진 형태로 나타날 수 있다.

전립선의 감염은 대개 무증상이나 중추신경계 감염을 효과적으로 치료해도 감염상태가 계속 지속되어 뇌수막염이 재발하는 병원소로 작용할 수 있다. 전립선 감염이 20% 이상의 환자에서 지속되며 박멸하기가 어렵다. 유지요법을 지속하는 후천성면역결핍증 환자에서 지속되는 전립선 감염을 꼭 박멸할 필요는 없다.

파종성 크립토콕쿠스 감염이 눈을 침범할 수 있는데, 내안구염이 있는 환자는 무증상일 수도 있으나 대개 시력이 흐려지거나 변하고 때때로 통증이 동반될 수 있다. 안저검사에서 작고 반짝이는 구형 병변이나 또는 큰 백색병변이 관찰되는데, 이는 아마도 치료하지 않은 진행성 질환의 결과로 나타나게 된다. 드물게 흰색의 돌출된 망막병변과 함께 출혈이 발생할 수 있다. 내안구염 없이도 시력이 소실될 수 있는데 시신경염이나 뇌압 상승으로 인한 합병증으로 발생할 수 있다.

다른 장기침범 없이 감염의 유일한 소견으로 진균혈증이 4~8%에서 나타날 수 있다. 진균혈증은 몸의 다른 부위에 감염을 유발하는데 앞에 열거한 부위 외에도 부신, 심장, 간, 비장, 복막, 림프절, 관절, 신장, 뼈, 골수, 근육, 갑상선 등에 감염을 일으킬 수 있다.

(2) 진단

일부 임상의들은 사람면역결핍바이러스 감염이 있고 신경학적 이상이 있는 환자는 *C. neoformans*, 사람면역결핍바이러스관련 감염증 또는 종양에 의한 뇌의 공간점유 병변을 배제하기 위해 전산화단층촬영이나 자기공명영상촬영을 우선 시행할 것을 권장한다. 중추신경계 이외에 크립토콕쿠스 감염이 있는 경우도 중추신경계 감염의 동반 여부에 대한 검사가 필요하다. 전산화단층촬영이나 자기공명영상촬영에서 드물게 다발성으로 윤상 조영증강 병변으로 보이는 병변이 관찰되기도 한다.

금기증이 아니라면 요추천자를 통한 뇌척수액 검사를 시행하여야 한다. 크립토콕쿠스 뇌수막염에서 대부분 뇌척수압이 증가하고 당은 낮으며, 단백질은 증가하고, 척수액 백혈구는 림프구가 두드러지게 증가하는 소견을 보인다. 후천성면역결핍증 환자에서는 다른 환자군에 비해 뇌척수액 소견이 정상이거나 약간의 이상만을 보일 수 있다.

뇌척수액이나 다른 임상검체들은 외피가 있는 균체를 확인하기 위해 먹물경검법을 한다. 균사가 없거나 하나의 균사를 내는 효모균이 관찰되며, 크립토콕쿠스 뇌수막염에서 뇌척수액으로 시행한 이 검사의 감수성은 70% 이상이다.

혈액 또는 척수액에서 크립토콕쿠스의 다당류 외피 항원을 라텍스 응집법으로 측정하는 방법이 매우 진단율이 높다. 뇌수막염 환자의 90% 이상이 혈청이나 척수액에서 이 항원이 검출된다. 그러나 중추신경계 이외의 질환에서 이 검사의 감수성은 떨어진다. 위양성을 줄이기 위해 일부 전문가들은 적어도 역가가 1:8 이상일 때 양성으로 판정한다. 크립토콕쿠스 뇌수막염의 급성 치료 후 유지 억제요법 동안 혈청 크립토콕쿠스 항원을 추적 관찰하는 것은 재발을 예측하지 못하므로 추천하지 않는다.

척수액에서 먹물법으로 균체를 확인하거나, 혈액 또는 척수액에서 크립토콕쿠스 항원을 측정하는 것은 크립토콕쿠스 감염의 추정진단이며, 확진은 척수액, 혈액, 골수, 객담, 기관지폐포 세척액, 늑막액 또는 조직에서 균체를 배양함으로써 가능하다. 부위에 관계없이 *C. neoformans* 배양이 양성으로 나오는 것은 의미있으며, 치료의 적응증이 된다. 중추 신경계 크립토콕쿠스종이 있는 환자는 뇌척수액 내 항원 및 배양 모두가 음성일 수 있으며 진단을 위해 생검이 필요하다.

(3) 치료

크립토콕쿠스 감염증은 치료하지 않으면 치명적이기 때문에 항원 또는 배양검사에서 크립토콕쿠스 감염의 증거가 있는 모든 환자에서 amphotericin B 치료가 즉시 시작되어야 한다. 사람면역결핍바이러스 감염자에서 최선의 초기 치료약제나 용량, 치료기간에 대해 논란이 있지만 치료지침이 확정되기 전까지는 환자 개개인의 상황에 맞게 치료방법을 선택하게 된다. 후천성면역결핍증 환자의 크립토콕쿠스 뇌수막염에서 흔히 추천되는 치료는 amphotericin B 0.7~1.0mg/kg/1일 정주와 함께 flucytocine 100mg/kg/1일(4회 분복) 경구로 병용하여 2주간 또는 임상적으로 안정화 될 때까지 사용하고 amphotericin B 치료가 끝난 시점부터 매일 400 mg의 fluconazole을 경구로 8~10주 더 투여하며, 이후 저용량의 경구 fluconazole(억제요법; 200mg/일)로 이차예방을 위한 유지요법을 하게 된다. 이차예방은 6개월 이상 CD4+ T림프구 수가 100~200/μL 이상으로 증가되어 있으면 중단하고, 이 수치보다 감소하면 다시 시작하는 것이 권유된다. 초기 치료로 환자의 약 60%에서 치료에 반응을 보이는데, 약 50%의 환자에서 중성구 감소증으로 인하여 치료 과정 중 부분적이나마 flucytosine 사용을 중지해야 한다(표 17).

경한 중추신경계 감염증은 fluconazole을 초기부터 매일 400mg씩 경구로 6~10주간 사용 후 억제요법을 하기도 하는데 최근연구에서 amphotericin B와 flucytosine 병합요법이 척수액에서 균을 제거하는 속도가 더 빠른 것으로 밝혀져 대부분의 의사들은 초기 치료로 fluconzole 보다는 amphotericin B 단독 또는 amphotericin B와 flucytosine을 병합하여 치료하는 것을 선호한다. Amphotericin B 대신 liposomal amphotericin을 사용하면 독성을 줄일 수 있다.

크립토콕쿠스 뇌수막염에서 뇌압이 상승하면 실명이나 사망 등의 합병증으로 예후가 나쁘기 때문에 뇌척수액을 제거해 주어야 한다. 전산화단층촬영이나 자기공명영상에서 수두증이 발생하면 뇌실단락이 필요하다. 수두증이 없는 경우에는 수시로 요추천자를 하여 뇌척수액을 뽑아주거나 고용량의 스테로이드 사용, 뇌척수액 생성을 줄이기 위한 acetazolamide 사용, 뇌실 단락 등의 치료를 고려해 볼 수 있다.

억제치료를 하지 않은 크립토콕쿠스 감염 환자의 50~60%는 재발한다. 한 연구에서 amphotericin B를 1주일 간격으로 1mg/kg를 투여한 군에서는 18%의 환자에서 재발하였고, fluconazole을 매일 200mg씩

표 17. HIV감염에서 크립토콕쿠스증의 치료지침(수막염)

유도요법(급성기)	Amphotericin B(0.7mg/kg, 하루 한 번) 정주 단독 혹은 flucytosin(25mg, 하루 4번) 경구 병합하여 2주간 Liposomal Amphotericin B(4mg/kg 하루 한 번) 정주 단독 혹은 flucytosin(25mg/kg, 하루 4번) 경구 병합 하여 2주간
강화요법	Fluconazole(400mg, 하루 한 번) 경구투여를 8주간 혹은 뇌척수액이 균이 없어질 때까지
유지요법(이차예방)	Fluconazole(200mg, 하루 한 번) 경구투여 유지

복용한 군에서는 2%의 환자에서 재발하여 경구 fluconazole이 재발을 방지하는 데 더 효과적이었다. Itraconazole은 fluconazole에 비해 효과가 떨어지지만 고용량으로 사용하면 재발방지에 효과가 있다.

(4) 예방

크립토콕쿠스 감염은 잠복감염이 재활성화되어 발병하기보다는 새로이 획득되어 발병하는 질환으로 추측되므로 예방이 가능하다. 사람면역결핍바이러스 감염자는 비둘기 분변으로 오염된 지역과 같이 *C. neoformans*가 심하게 오염된 장소에 노출을 삼가는 것이 좋다. 원인균을 피할 수 없는 상황이라면 fluconazole과 같은 항진균제를 예방적으로 사용해 볼 수 있겠으나 크립토콕쿠스 감염이 흔하지 않고, 내성 균주의 발현, 약물상호작용, 약제비 등의 이유로 일상적으로 시행하는 것은 추천하지 않는다. CD4+ T림프구 수가 50/μL 미만인 환자나 다른 진균감염의 예방이 필요한 경우는 예방적 항진균제 사용을 고려해볼 수 있다.

3) 폐포자충증(Pneumocystosis)

원인균인 *Pneumocystis jiroveci*(이전에 *Pneumocystis carinii*)는(그림 12) 폐에 서식하는 기회감염 병원체로 이로 인해 발생하는 폐포자충 폐렴(*Pneumocystis* pneumonia)은 최근까지 후천성면역결핍증 환자의 대표적인 기회 감염증이었다. 폐포자충 폐렴은 이전에 병력이 있는 환자와 CD 4+ T림프구 수가 200/μL 미만인 환자에서 호발한다. 폐포자충폐렴 환자의 79%에서 CD4+ T림프구가 100/μL 미만이고, 95%에서 CD4+ T림프구가 200/μL 미만이다. 반복되는 발열, 체중감소, 야간발한, 아구창은 폐포자충 폐렴의 호발과 관계가 있으며, 이런 이유로 CD4+

그림 12. *Pneumocystis jiroveci* 감염의 병리소견

T림프구가 200/μL 미만이거나 CD4+ T림프구가 차지하는 비율이 15% 미만인 환자에서는 폐포자충 폐렴의 일차예방요법을 권장하고 있다. 현재는 적절한 항레트로바이러스 병합요법과 예방요법으로 폐포자충 폐렴이 현저히 감소하고 있다.

(1) 임상 양상

폐포자충 폐렴 환자는 일반적으로 호흡곤란, 발열, 객담이 없는 기침을 호소하게 된다. 또한 환자들은 특징적인 흉골뒤 흉통을 호소하며, 이는 흡기시 악화되고 찌르거나 타는 듯한 양상의 통증이다. 사람면역결핍바이러스 관련 폐포자충 폐렴은 수주에 걸쳐 모호한 증상이 서서히 진행하므로 사람면역결핍바이러스감염자이면서 CD4+ T림프구가 200/μL 미만이고, 원인모를 체중감소, 열, 기침, 폐증상을 호소하면 의심해 보아야한다. 사람면역결핍바이러스 감염자에서 이 질환이 의심되어도 흉부방사선 사진상 정상이거나 미미한 양측 간질성 침윤 소견이 대부분이며, 후천성면역결핍증 환자에서는 특징적인 진한 폐문부 침윤은 잘 나타나지 않는다. Pentamidine 흡입제를 예방요법으로 사용하고 있는 환자에서 폐결핵과 유사한 폐상엽부 공동이 관찰되는 경우가 있으며, 늑막삼출과 폐엽성 침윤은 드물게 나타난다. 일반적인 혈액 검사는 감별진단에 도움이 되지 못한다. 약간의 백혈구 증가증이 흔하나 이미 중성구가 감소되어 있던 환자에서는 이것도 뚜렷하지 않다. 동맥혈 가스분석검사에서는 저산소혈증과 폐포－동맥혈 산소분압차(D(A－a)O_2)가 증가되어 있다. 이런 동맥혈 가스분석검사는 진단뿐만 아니라 질환의 병기나 중증도와 치료 방향을 결정하는 데 중요한 정보를 제공한다.

폐렴이외에도 사람면역결핍바이러스 감염자가 폐포자충에 감염되어 나타나는 많은 질환이 있다. 일차감염으로 귀를 침입에서 외이도에 용종양 종괴를 보일 수 있다. 폐포자충 폐렴을 예방하기 위해 pentamidine 흡입제를 사용하는 환자에서 폐 이외의 다른 장기 침범의 증상들이 발견될 수 있다. 여기에는 눈의 맥락막 병변, 버거씨 질환과 유사한 괴사성 혈관염, 골수형성저하, 장폐쇄 등이 있다. 또한 림프절, 간, 신장, 췌장, 심막, 심장, 갑상선, 부신 등의 장기를 침범할 수 있다. 장기 침범시 전산화단층촬영이나 초음파상에서는 석회화를 동반한 낭성 병변으로 발견될 수 있다.

(2) 진단

폐포자충 폐렴의 정확한 진단은 객담이나 폐포－기관지 세척물, 경기관지생검, 개흉생검 등의 검체에서 균주의 영양형이나 낭포를 검출하는 것이다. 확진을 위한 조직 염색으로 폐포자충의 세포벽을 선택적으로 염색하는 시약(methenamine silver, toluidine blue, cresyl echt violet)과 모든 발달단계의 핵을 염색하는 Wright－Giemsa 같은 시약을 사용하여야 한다. 조직 검사에서 진단이 안 된 경우 중합효소연쇄반응을 통해 *P. jiroveci* 의 DNA 서열을 검출하는 방법이 감수성 높은 진단법으로 기대된다.

(3) 치료

폐포자충 폐렴이나 범발성 폐포자충증의 표준치료는 trimethoprim/sulfamethoxazole(TMP/SMX)을 사용하는 것이다. 경증이고 위장관장애가 없다면 경구 TMP/SMX 2배 강화정(double strength tablets, 160/800mg) 2알을 8시간 간격으로 총 21일간 경구 투여한다. 중증인 경우는 정주용 TMP/SMX 15~20mg/kg/일의 용량을 4회에 나누어 투여하고 호전되면 경구로 바꾸어 치료한다. 사람면역결핍바이러스 감염자에서는 TMP/SMX에 골수억제나 피부발진 같은 특징적인 부작용의 발생률이 높다. TMP/SMX에 부작용이 있는 경증 혹은 중증도의 폐포자충 폐렴에서는 dapsone(100mg을 매일 1회 경구)과 trimethoprim(5mg/kg를 하루 3번 경구) 병합요법이나 또는 clindamycin(600mg을 매 8시간마다 정주 또는 300~450mg을 매 6시간마다 경구)과 primaquine(30mg base을 매일 1회 경구) 병합요법이 대체약제로 추천된다. TMP/SMX에 부작용이 있고 중증인 환자는 정주용 pentamidine(3 또는 4mg/kg/일)을 사용할 수 있으나 저혈당, 신독성, 부정맥, 고칼륨혈증, 저혈압 등의 심한 부작용이 높은 빈도로 발생할 수 있어 주의가 필요하다. 항폐포자충 치료 시작 후 첫 3~5일 동안 Jarisch－Herxheimer 반응과 유사한 염증반응 증가로 저산소증이 악화될 수 있다. 그래서 동맥혈 산소분압이 70mmHg 미만이고 폐포－동맥혈 산소분압차가 35mmHg 이상인 환자에서는 TMP－SMX 및 다른 항폐포자충 약제를 투여하기 전부터 추가적으로 prednisolone을 병용하여 사용해야 한다. 용량은 경구 prednisolone을 1~5일째는 40mg 씩 하루 2회, 6~10일째는 40mg 씩 하루 1회, 11~21일째는 20mg을 하루 1회 투여한다. 항폐포자충 치료는 대체적으로 21일간 시행하고 이후 이차적 예방요법을 시행한다.

표 18. HIV감염에서 폐포자충증 치료지침

급성기	TMP/SMX(15~20mg TMP,75~100mg SMX, 하루 3~4회) 정주, 21일간 TMP/SMX 하루 세 번 경구투여 TMP/SMX 2배 강화정 2알, 하루 세 번 투여
만성기(이차예방)	TMP/SMX 2배 강화정 1알, 하루 한 번 투여

(4) 예방

폐포자충 폐렴의 예방요법은 전에 폐포자충 폐렴의 병력이 있거나, CD4+ T림프구가 200/μL 미만 또는 CD4+ T림프구 비율이 15% 미만, 2주 이상의 설명되지 않는 발열이 있는 경우, 구인두 칸디다증의 병력이 있는 환자에서 필요하다. 추천되는 제제로는 TMP/SMX 2배 강화정 1알을 매일 한 번씩 복용하는 것이다. 이 약제는 톡소포자충증과 몇 종의 세균성 호흡기계 병원체에 대한 방어 효과가 있다. TMP/SMX에 부작용이 있는 경우 dapsone(50mg 매일 1회 경구)+pyrimethamine(50mg 매주 1회 경구)+leucovorin(25mg 매주 1회 경구) 병합요법이나 분무기를 이용한 흡입형 pentamidine(매달 1회), atovaquone(1500mg 매일 1회 경구) 등의 대체약제를 사용할 수 있다. 폐포자충 폐렴의 일차 및 이차예방은 강력한 항레트로바이러스 병합요법으로 CD4+ T림프구가 200/μL 이상으로 3개월 이상 유지되는 환자에서는 중단할 수 있으나 예외적으로 CD4+ T림프구 수가 200/μL 이상에서 발생한 폐포자충 폐렴 환자의 이차예방은 CD4+ T림프구 수의 증가와 관계없이 평생 지속하여야 한다(표 18).

4) 히스토플라스마증(Histoplasmosis)

히스토플라스마증은 후천성면역결핍증 환자에서 가장 흔한 풍토 진균증으로 유럽, 아프리카, 동남아, 카리브해, 미국의 미시시피와 오하이오 주변, 푸에르토리코, 도미니카공화국, 중앙 및 남아메리카에서 감염증례가 보고되어 있다. 이러한 지역적 제한 때문에 풍토지역 외에 히스토플라스마증이 있는 후천성면역결핍증 예는 매우 드물며 대개 오염된 조류나 박쥐의 배설물에 노출되어 발생한다. *Histoplasma capsulatum*이 원인균으로 온도에 따라 두가지 형태로 존재하는데 땅이나 35℃ 이하의 배지에서는 균사상(mycelial phase)으로 존재하고, 폐로 흡입되면 체온에서 효모상(yeast phase)으로 변하게 된다. 흡입된 효모는 폐포 대식세포 내에서 식균되고 증식되며, 분열하면서 폐포 대식세포를 파괴하며, 다른 대식세포나 단핵구에 의해 섭취된다. 정상인에서는 특이 세포매개면역이 생기면 활성화된 대식세포에 의해 효모의 증식이 억제되고 질병이 호전된다. 그러나 사람면역결핍바이러스 감염자는 *H. capsulatum*에 대한 대식세포의 식균작용이나 증식억제 작용이 손상되어 있다. 히스토플라스마증은 일반적으로 사람면역결핍바이러스 감염의 후기에 나타나는 양상이나, 최초로 나타나는 후천성면역결핍증 정의질환일 수도 있다. 한 연구에 의하면 히스토플라스마증이 있는 환자의 평균 CD4+ T림프구 수는 33/μL이었다.

(1) 임상 양상

히스토플라스마증 환자의 95%는 파종성 감염이

다. 대부분의 환자들은 보통 4~8주 동안의 발열 및 체중감소의 병력을 보인다. 절반의 환자에서 기침, 호흡곤란이 발생하고, 25% 이상의 환자에서 간비장비대와 림프절염이 동반되며, 20% 이상의 환자에서 파종성 히스토플라스마증의 후기 발현양상인 패혈성 쇽이 나타날 수 있다. 흉부 방사선 소견은 질병의 발현 시점에 따라 다양한 형태로 나타날 수 있다. 정상이거나 불연속적 침윤, 결절, 폐문부 림프절 종대, 늑막삼출, 동공과 같은 국소병변 그리고 미만성 간질성 또는 망상 결절형 침윤으로 보일 수 있다.

중추신경계 히스토플라스마증은 환자의 20%에서 발생하며, 뇌병증, 뇌수막염, 국소 뇌실질 병변 등으로 나타난다. 증상으로 발열, 두통, 의식변화, 경련, 국소 신경학적 결손 등이 나타날 수 있고, 뇌척수액은 림프구가 현저한 세포증가와 단백질 상승, 당 감소 등이 관찰될 수 있다.

피부병변은 환자의 10%에서 관찰된다. 구진성 또는 반점구진성 발진, 농포성 모낭염, 궤양성 판, 가운데 구진성 괴저성 병변을 갖는 홍반성 병변, 습진성 병변, 다발성 홍반, 주사양 병변 등으로 발현된다. 위장관 질환이 10%의 환자에서 발생하며, 설사, 복통, 장 폐색 또는 천공, 위장관 출혈, 복막염 등이 포함된다. 대개 병변은 소장과 우측 대장에 흔하다. 드물게 맥락망막염, 부신기능부전을 동반한 부신염, 심낭염, 췌장염, 전립선 농양 등이 보고되어 있다.

골수침범이 흔해 33%의 환자에서 혈소판 감소증, 중성구 감소증, 빈혈 등이 관찰된다.

(2) 진단

진단은 혈액, 골수 또는 조직 내에서 균주를 배양함으로써 할 수 있다. 그러나 *H. capsulatum*은 배양조건이 까다로운 균으로 증식 속도가 느려 1주 이내에 동정되기도 하지만 대개는 6주 정도 걸린다. 조직학적 염색으로 Gomori's methenamine silver 또는 periodic acid-schiff(PAS) 염색을 하면 빠르게 진단할 수 있다. 형태학적으로 육아종, 림프구 또는 조직구 침윤, 대식세포 침윤 등이 관찰될 수 있다. 말초혈액도말에서 *H. capsulatum*이 관찰되기도 한다. *Pneumocystis jiroveci, C. neoformans, Candida* 등과 감별이 필요한데 *H. capsulatum*은 대식세포나 조직구와 같은 세포 내에 작은 효모균으로 관찰되며, PAS염색에 양성이고 mucicarmine에 염색되지 않는 특징이 있다.

H. capsulatum 항체에 대한 혈청학적 검사는 50~70% 환자에서 양성을 보인다. 하지만 혈청검사는 다른 진균 감염증과 교차반응으로 인한 위양성이 있을 수 있고 과거 감염과 활동성 감염을 구분하지 못하는 제한점이 있다.

진균의 다당질 항원이 혈액에서 발견될 수 있으며 치료의 경과를 추적하는 데 이용될 수 있다. 항원이 소변에서 95% 혈청에서 86%에서 검출된다. 10%의 환자에서 항원검사에 음성일 수 있는데 대개 경하거나 국소 질환인 경우이다.

(3) 치료

중등도 및 중증의 히스토플라스마증은 amphotericin B로 치료를 시작한다. 치료는 초기에 amphotericin B를 매일 0.6mg/kg 용량으로 총 1g까지 투여하며, 약 80%에서 호전된다. Itraconazole을 매일 200mg 씩 3회 3일간 투여 후 하루에 두 번씩 12주간 투여하여 경증 히스토플라스마증 환자의 85%가 호전되었으나 중등도 및 중증 질환에서는 치료실패가 발생할 수 있고 amphotericin B에 비해 치료반응이 늦을 수 있다.

초기 치료 후 유지요법이 재발을 막는 데 필수적이다. 이차예방을 위한 유지요법으로 itraconazole을 200mg 씩 하루 두 번 투여하는 것이 추천된다. 또한 amphotericin B 50~100mg을 매주 또는 격주

표 19. HIV감염에서 히스토플라스마증 치료지침

경증	Itraconazole(200mg 하루 세 번) 경구투여를 3일간 한 후, 200mg 하루 두 번씩 12주간 유지
중증	급성기(3~5일) Amphotericin B(0.7mg/kg, 하루 한 번) 정주 Liposomal amphotericin B(4mg/kg, 하루 한 번) 정주 유지기(12주) Itraconazole(200mg 하루 세 번) 경구투여
수막염	Amphotericin B 혹은 liposomal amphotericin을 12~16주간 유지
이차예방	Itraconazole(200mg 하루 한 번) 경구투여

에 한번 간헐적으로 정주하여 amphotericin B 일차 치료 후 재발을 90% 이상 예방할 수 있다. 혈중과 소변에 항원치를 측정하여 치료의 효과를 판단하는데 이용할 수 있다. 항원의 감소 또는 증가가 치료반응, 재발 등과 매우 밀접한 연관성을 보인다(표 19).

5) 콕시디오이데스 진균증(Coccidioidomycosis)

콕시디오이데스 진균증은 흙 속에 존재하는 사상균인 *Coccidioides immitis*에 의해 발병하며, 1987년에 후천성면역결핍증 정의질환에 포함되었다. 정상 면역기능을 가진 사람과 사람면역결핍바이러스 감염환자 모두에서 주로 호흡기계 감염을 일으킨다. 히스토플라스마증의 예와 마찬가지로 *C. immitis* 감염은 어떤 특정지역 내에 한정되어 있으며 아르헨티나, 중앙아프리카, 미국 서남부지역, 멕시코 북서부지역 등의 서반구에서만 발견된다. 이 풍토지역에서 매년 감염률은 약 3%이고 대부분은 사람면역결핍바이러스 감염환자에서 나타나는데 재활성에 의한 것으로 생각된다. 콕시디오이데스 감염은 상대적으로 비교적 초기에 나타날 수도 있으나, 대부분의 환자는 CD4+ T림프구 수가 250/μL 이하에서 발생한다.

(1) 임상 양상

환자는 일반적으로 발열, 체중감소, 기침 등의 증상을 보이고, 흉부 방사선 검사에서 상당한 이상소견이 관찰된다. 흉부 방사선 소견은 미만성 망상결절성 침윤이 가장 흔하고 그 외 결절, 공동, 흉막삼출 및 폐문부 림프절종대 등이 있을 수 있다. 폐질환이 가장 흔한 임상양상으로 환자의 70%에서 나타나며, 그밖에 12%에서 뇌수막염, 9%에서 림프절종대, 9%에서 간 침범, 5%에서 피부질환이 나타난다. 복부감염과 복막염이 보고되기도 하였다.

콕시디오이데스 감염증을 임상양상에 따라 여섯가지 군으로 나눈다. ①국소 폐질환이 국소 폐포 침윤, 불연속 폐결절, 폐문부 림프절종대, 폐 동공, 늑막 삼출 등과 연관되어 나타날 수 있고, ②미만성 폐질환의 형태로 폐포자충 폐렴과 유사하게 나타날 수 있으며, 종종 폐포자충 폐렴과 동시에 발생하기도 한다. 80% 이상의 환자에서 국소 또는 미만성 폐질환을 보인다. ③피부질환은 대개 폐질환과 동반되어 나타나고 구진, 농포, 결절, 피하농양, 궤양, 사마귀형 육아종 등으로 나타날 수 있다. ④뇌수막염이 폐질환과 동반되어 나타날 수 있는데, 뇌척수액의 세포 증가증(특히 림프구 증가), 당 감소, 단백질

증가, 보체-고정 항체 양성 등의 소견을 보이고 이는 면역이 정상인 사람과 같다. ⑤파종성 발현으로 대개 국소적인 흉부 외 림프절 또는 간 침범으로 발현된다. 후천성면역결핍증 환자에서는 대부분 서혜부 림프절을 침범한다. 파종성 질환의 다른 침범 부위로는 신장, 갑상선, 복막, 부신, 심장, 뇌하수체, 식도, 췌장 등이 있다. ⑥마지막으로 임상감염의 증거없이 콕시디오이데스 혈청 양성인 환자군이 있다.

(2) 진단

사람면역결핍바이러스 환자에서 임상적으로 진단된 콕시디오이데스 감염의 90% 이상이 배양검사나 조직검사에서 균이 증명된 경우이다. 객담이나 기관지 세척액 또는 조직에서 Gomori's methanamine silver 염색이나 Papanicolaous's 염색으로 소구체(spherule)를 확인할 수 있다. 면역기능이 정상인 환자에서는 혈청학적 검사가 대개 도움이 되나 콕시디오이데스에 감염된 사람면역결핍바이러스 환자에서는 25%에서 음성이다.

(3) 치료

국소 폐렴은 아졸계 항진균제로 외래치료가 가능한데, 경구 fluconazole 또는 itraconazole을 하루 400mg씩 사용하는 것이 추천된다. 중증 폐렴이나 파종성 질환을 보이는 경우는 amphotericin B를 매일 1mg/kg 용량으로 총 2.5g까지 투여하며, 이후 fluconazole 또는 itraconazole로 일생동안 유지요법을 시행한다.

콕시디오이데스 수막염의 치료는 이전에는 amphotericin B 0.1~0.3mg을 매일 수막공간으로 투여하였으나 최근에는 고용량 fluconazole(하루 800mg)을 단독으로 무한정 사용하는 것이 더 추천된다(표 20). 후천성면역결핍증 환자에서 콕시디오이데스 감염의 치료는 절반 이하의 환자에서만 반응을 보인다. 사망률은 미만성 폐질환에서 가장 높아 70%에 달한다.

6) 분아균증(Blastomycosis)

분아균증은 *Blastomyces dermatitidis*라는 동종

표 20. HIV감염에서 콕시디오이데스 진균증 치료지침

비수막염	급성기(경증) Fluconazole(400mg~800mg, 하루 한 번) 경구투여 Itraconazole(200mg, 하루 두 번) 경구투여 급성기(중증) Amphotericin B(0.5~1.0mg/kg, 하루 한 번)씩 임상적으로 호전될 때까지 유지
수막염	Fluconazole(400mg~800mg, 하루 한 번) 정주 혹은 경구투여
이차예방	Fluconazole(400mg, 하루 한 번) 경구투여 Itraconazole(200mg, 하루 두 번) 경구투여

이형의 진균에 의해 발생한다. 균은 흙의 습지에서 발견되고 북아메리카에 지역적으로 분포한다. 25℃에서 균사체(mycelia)를 형성하고 37℃에서 넓은 저부를 갖는 출아성 효모로 변한다. 분생포자를 흡입하여 감염된다. 분아균증은 사람면역결핍바이러스 감염의 후기에 발생하며, 일반적으로 CD4+ T림프구 수가 200/μL 미만인 경우이다. 두가지 형태로 발생하는데, 폐분아균증은 발열, 체중감소, 기침을 보이고, 드물게 늑막성 흉통과 호흡곤란이 있을 수 있다. 흉부 사진상 국소 대엽성 질환, 속립성 또는 미만성 간질성 질환, 양측성 결절, 동공, 늑막 삼출 등의 소견을 보일 수 있다. 파종성질환은 일반적으로 미만성 폐 분아균증을 포함한다. 증상은 불쾌감, 기침, 호흡곤란, 심한 체중감소, 전격성 패혈증후군, 뇌막염 등이다. 배양검사와 조직검사 소견으로 진단한다.

Amphotericin B가 초기 치료제이며, 유지요법으로 경구 itraconazole을 사용한다.

7) 아스페르길루스증(Aspergillosis)

침습성 아스페르길루스증은 후천성면역결핍증 정의질환에 속하지 않지만 사람면역결핍바이러스 감염의 후기에 감염 빈도가 증가한다. 아스페르길루스증이 있는 후천성면역결핍증 환자에서 전통적인 위험요인이 없는 환자들도 상당수 있으나 대부분은 위험요인을 갖고 있으며, 중성구감소증이 가장 흔한 위험요인이 된다. 사람면역결핍바이러스 감염 동안에 아스페르길루스증의 위험요인이 발생할 수 있는데, 여기에는 약제기인성 또는 사람면역결핍바이러스 관련 중성구감소증이나 코르티코스테로이드 사용, pentamidine 기인성 당뇨, 감염이나 카포시육종에 의한 낭성 또는 동공성 폐질환, 광범위 항생제 사용 등이 포함된다.

(1) 임상 양상

후천성면역결핍증 환자에서 아스페루길루스증의 가장 흔한 발생부위는 폐이다. 다양한 형태로 나타나는데 부생균의 집락화, 알레르기성 기관지 폐 아스페르길루스증, 위막성 괴사성 기관지 아스페르길루스증, 궤양성 및 판양 기관기관지염, 침습성 아스페르길루스증 등이 보고되어 있다. 침습성 질환은 종종 폐외질환을 동반한다. 방사선 소견으로 동공성 질환, 결절, 늑막의 병변, 국소 폐포 침윤, 미만성 침윤 등이 관찰된다.

뇌가 두번째로 흔한 침범부위로 단독으로 발생하기도 하고, 아니면 폐, 부비동, 또는 안와 부위의 침범을 동반하여 발생하기도 한다. 대부분 임상양상이 뇌농양과 유사하다.

심장을 침범하여 심낭질환, 큰 유동성 우종을 동반한 심내막염, 심외막 또는 심근 농양 등이 보고되어 있다. 신장 아스페르길루스증이 불법 마약주사 사용의 과거력이 있던 환자에서 보고되어 있다. 아스페르길루스 부비동염은 대개 급성이고 침습성으로 동시에 뇌, 안와, 유양돌기, 또는 다른 골 질환을 흔히 동반한다. 드문 발현으로 중심정맥관이나 부착 테이프 아래 부위에 원발성 피부 아스페르길루스증이 발생할 수 있고 그 외에 위장관 궤양, 췌장 주위 아스페르길루스 농양, 갑상선염이나 갑상선종 등이 보고되어 있다.

(2) 진단 및 치료

침습성 아스페르길루스증을 확진하기 위해서는 배양과 조직 현미경 검사 모두 *Aspergillus*를 확인하는 것이 필요하다. 혈액배양검사에서 드물게 *Aspergillus*가 동정되며, 아스페르길루스 항체나 항원검사는 임상적으로 유용하지 않다.

침습성 질환에서 amphotericin B 1mg/kg를 매일 정주하여 총 2~2.5g까지 사용하는 것이 초기 표준 치료이며, liposomal amphotericin B를 사용할 경우 적은 신독성으로 더 많은 용량을 사용할 수 있다. 최근 개발된 caspofungin은 첫날 70mg 정주 후 다음날부터 50mg(중등도 간기능부족시에는 35mg)씩 하루 한 번 정주하여 사용할 수 있고, voriconazole은 첫날 6mg/kg를 12시간 간격으로 정주하고, 이후 4mg/kg를 12시간 간격으로 정주하거나 또는 경구용으로 체중이 40kg 이상인 경우 200mg(체중이 40kg 미만인 경우는 100mg)을 하루 두 번 복용하여 치료할 수 있다. Itraconazole도 사용해 볼 수 있으나 치료 실패 가능성이 있어 아스페르길루스증의 일차 치료제로는 사용하지 않으며, amphotericin B에 부작용이 있거나 신부전이 있는 경우, 치료에 실패한 경우에 고려할 수 있다. 일반적으로 추천되는 치료는 초기 amphotericin B 치료와 함께 적절한 수술적 중재를 시행하고 amphotericin B나 itraconazole로 일생 동안 억제치료를 하는 것이 추천된다. 후천성면역결핍증환자에서 침습성 아스페르길루스증의 예후는 매우 불량하다.

참고문헌

1. Minamoto GY, Rosenberg AS: Fungal infections in patients with acquired immunodeficiency syndrome. Med Clin North Am 2; 381−409, 1997
2. Fauci AS, Lane HC: Human immunodeficiency virus (HIV) disease: AIDS and related disorders, In : Braunwald E, Fauci AS, Kasper DL, Hauser SL, Longo DL, Jameson JL. Harrison's principles of Internal Medicine. 15th ed. p1833−1835, McGraw−Hill, New York, 2001
3. Chen RY, Kilby JM: Therapy and prophylaxis for infectious complications of human ummunodeficiency virus, In : Baddour L, Gorbach SL, eds. Therapy of infectious diseases. p499−507, WB Saunders, Philadelphia, 2003
4. Darouiche RO: Oropharyngeal and esophageal candidiasis in immunocompromised patients: Treatment issues. Clin Infect Dis 26; 259−274, 1998
5. 김준명, 조군제, 홍성관 등. 국내 HIV/AIDS의 역학적 및 임상적 양상. 대한내과학회지 61(4); 355−364, 2001
6. 최강원, 오명돈, 박상원 등. 사람면역결핍바이러스에 감염된 환자들의 기회 감염증 및 악성종양. 감염 30; 507−515, 1998

5. 원충 및 기생충 감염

1) 톡소포자충증(Toxoplasmosis)

사람면역결핍바이러스 감염자에서 *Toxoplasma gondii* 감염 질환은 초감염에 의한 경우는 드물고, 95% 이상에서 잠복감염의 재활성에 의해 발생하며, 특히 중추신경계의 주요 기회감염이다. *T. gondii*에 대한 항체 양성자 및 CD4+ T림프구 수 100/μL 이하인 환자에서 뇌염이 발생할 위험이 높으며, 후천성 면역결핍증의 약 15%에서 이들에 의한 뇌염을 경험하는 것으로 보고되어 있다. 드물게 호흡기 감염의 원인이 되기도 한다.

*T. gondii*는 주변환경에 널리 퍼져있으며, 특히 개나 고양이 등의 가축에서 주로 발견된다. 대부분의 경우 사람에서는 무증상의 준임상적(subclinical) 감염을 유발하며, 경로는 최종숙주의 배설물에 있던 난포낭에 오염된 음식이나 충분히 가열되지 않은 감염동물을 섭취함으로써 감염되는 것으로 알려져 있다.

미국에서 시행한 혈청 양성률 조사연구에 의하면 지역에 따라 다소 차이가 있지만 인구의 약 10~40%에서 이전에 감염된 적이 있음을 반영하는 *T. gondii*에 대한 Ig G 항체 양성반응을 나타내었다.

급성 톡소포자충증의 증상 및 증후는 주로 중추신경계 침범에 의한 경우가 많고, 뇌증, 뇌수막염, 및 종괴에 의한 국소적 또는 전반적인 뇌기능장애를 나타낼 수 있으며, 그 외 맥락망막염(그림 13) 및 파종성 감염을 일으킬 수 있다. 환자는 흔히 공간점유병소에 따른 증상 및 증후를 보이며, 주로 의식장애(75%), 발열(10~72%), 발작(33%), 두통(56%), 운동실조, 뇌신경마비, 운동조절 거리 이상, 시야결손, 언어상실증 등의 국소신경장애(60%)를 나타내나 드물게 성격변화 또는 치매와 유사한 양상을 보이기도 한다. 미만성 대뇌피질장애 소견을 보이던 환자에서 감염이 진행되면서 국소신경증후를 나타낼 수 있는데, 단순히 원충의 직접적인 침범에 의한 괴사성 뇌염 이외에 혈관염, 부종 및 출혈 등에 의해서도 가능하다. 발병은 수주에 걸친 아급성 경과로 시작되거나 또는 급성으로 반부전마비, 반마비, 시야결손 등이 발생할 수 있다. 다른 원인에 의한 면역저하자들에서 발생하는 톡소포자충증에서는 림프절병증, 근육 및 장관 침범이 흔한데 비해서 사람면역결핍바이러스 감염에서는 중추신경계 감염이 흔하다.

병변은 중추신경계의 어느 부위에나 발생할 수 있으며, 특히 뇌줄기, 기저핵, 뇌하수체 및 겉질속질 경계부에 호발한다. 전산화단층촬영에서 조영제에 의해 증강되는 종괴나 고리모양의 병변으로 관찰되며, 환자들에서 이전에 노출되었음을 반영하는 Ig G 수치가 증가된 소견을 보이나 혈청반응 음성일 때 톡소포자충증이 아닌 것으로 단정지을 수 없어 혈청 검사는 크게 도움이 되지 않는다. *Toxoplasma gondii*는 주로 뇌염을 일으키고 수막염을 일으키는 경우는 드물기 때문에 뇌척수액 소견이 크게 도움이 되지 않으며, 뇌척수액의 백혈구 수나 단백질

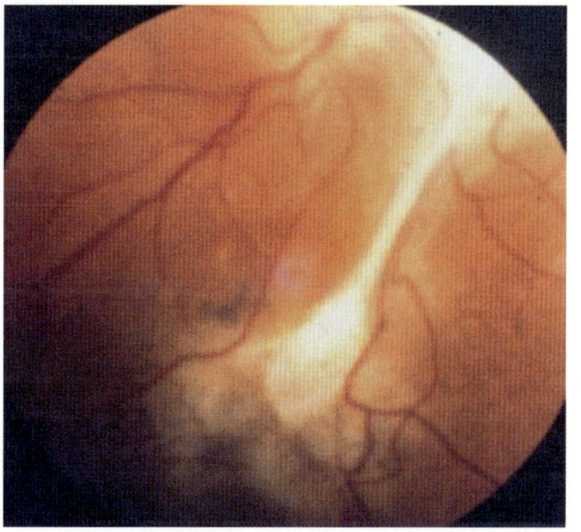

그림 13. 톡소포자충에 의한 맥락망막염

표 21. HIV감염에서 호발하는 원충감염의 원인균, 호발부위 및 임상 양상

원인균	호발 부위	임상 양상
Toxoplasma gondii	중추신경계, 눈, 심장	중추신경계 종괴, 맥락망막염
Cryptosporidium parvum	소화기	설사, 담낭염
Microsporidia sp.	소화기	설사, 담낭염, 폐, 간, 신장 등
Isospora belli	소화기	설사, 담낭염
Entamoeba histolytica	소화기	설사
Giardia lamblia	소화기	설사

증가를 관찰할 수 있고, 대부분 당은 감소하지 않는다. 확진을 위해서는 뇌생검 조직에서 침습성 급분열소체(tachyzoite)나 낭종(cyst)을 관찰하는 것이 중요하다. 그 밖에 중추신경계 톡소포자충증을 진단하기 위해서는 단순헤르페스바이러스 뇌염, 크립토콕쿠스 수막염, 진행다초점백색질뇌증(progressive multifocal leukoencephalopathy) 및 원발성 중추신경계 림프종에 대한 감별이 필요하며, 이를 위해서 뇌조직검사가 도움이 될 수 있으나 실제 신경기능장애 환자에서 시행이나 해석에 어려움이 있다.

톡소포자충증 환자들의 부검 연구에서 폐, 소화기, 췌장, 피부, 눈, 심장 및 간을 포함한 여러 장기를 침범한 소견을 보고하였으며, 이중 폐를 침범한 경우는 폐포자충증과 유사한 병리소견을 보일 수 있는 것으로 알려져 있다.

치료하지 않을 경우 급성으로 치명적인 상태까지 진행할 수 있으므로 질병의 초기상태에서 정확히 진단하고 pyrimethamine과 sulfadiazine 병합요법으로 조기에 치료하는 것이 전격성 진행 예방과 신경결손 회복에 중요하다. 급성 감염의 치료와 유지요법 및 예방요법의 선택약제와 용량에 대해서 표 22에 구체적으로 기술하였다.

2) 와포자충증(Cryptosporidiosis)

후천성면역결핍증 환자의 만성 중증 수양성 설사의 원인 원충 중 하나로, 1976년 첫 인체감염이 보고되기 전까지는 가축에서 설사의 원인되는 원충으로만 알려져 있었다. 송아지, 돼지, 염소, 양, 개, 고양이 등에서 흔히 발견되며, 장상피의 미세융모부위에 존재한다. 와포자충증은 인수전염병의 하나로 생각되고 있으며, 소나 다른 가축들은 인체감염에서 병원소의 역할을 한다. 소에서 경한 설사를 유발하나 다른 가축들에서는 증상이 없거나 만성 장염, 성장장애 및 활력소실 등을 나타낸다. 사람면역결핍바이러스 비감염자에서는 감염되더라도 경미한 설사 증상이 일시적으로 나타날 수 있으나 대부분 치료없이 회복된다. 후천성면역결핍증 환자에서는 심한 수양성 설사가 흔히 나타나며, 그 중 일부에서만 와포자충이 동정된다. 다량의 수양성 설사와 복통이 나타나는데 심한 경우 하루에 10~15L 까지 설사를 일으킨다. 발열, 오심, 구토 및 심한 체중감소, 영양실조를 초래하기도 한다. 이와같이 면역저하자에서 감염될 경우 치료가 어려우며, 환자의 전신상태를 악화시킬 수 있다.

진단은 변형된 Sheather 설탕물 부유법(modified Sheather's sucrose flotation technique)을 이용하여

표 22. 원충감염의 치료 및 예방

원인균주	일차요법	대체요법
Toxoplasma gondii 뇌염		
1) 급성감염	· Pyrimethamine 200mg 부하 후 50(체중 60kg 미만)-75(체중 60kg 이상) mg, 하루 1회 경구투여 + sulfadiazine 1,000(체중 60kg 미만)-1,500(체중 60kg 이상)mg 하루 4회 경구투여 + leucovorin 10~20mg 하루 1회 경구투여 최소 6주 이상 투여	· Pyrimethamine + leucovorin + clindamycin 600mg 하루 4회 정주투여 또는 경구투여 · Trimethoprim + sulfamethoxazole(5mg/kg TMP, 25mg/kg SMX) 하루 2회 정주투여 또는 경구투여 · Atovaquone 1,500mg 하루 2회 경구투여(음식과 함께) + pyrimethamine + leucovorin · Atovaquone 1,500mg 하루 2회 경구투여(음식과 함께) + sulfadiazine 1,000~1,500mg 하루 4회 경구투여 · Atovaquone 1,500mg 하루 2회 경구투여(음식과 함께) · Pyrimethamine + leucovorin + azithromycin 900~1,200mg 하루 1회 경구투여 · 경구투여가 불가능한 경우: Trimethoprim/sulfamethoxazole 정주투여 + pyrimethamine 경구투여
2) 유지요법	· Pyrimethamine 25~55mg/일 경구투여 + leucovorin 10~25mg/일 경구투여 + sulfadiazine 500~1,000mg 하루 4회 경구투여	· Clindamycin 400~450mg 하루 3~4회 경구투여 + pyrimethamine 25~50mg/일 경구투여 + leucovorin 10~25mg/일 경구투여 · Atovaquone 750mg 하루 2~4회 경구투여 +/-pyrimethamine 25mg/일 경구투여 + leucovorin 10mg/일 경구투여
3) 예방요법	· Trimethoprim/sulfamethoxazole 1DS/일 경구투여	· TMP-SMX 1SS/일 경구투여 · Dapsone 50mg/일 + pyrimethamine 50mg/주 + leucovorin 25mg/주 경구투여 · Dapsone 200mg/주 + pyrimethamine 75mg/주 + leucovorin 25mg/주 경구투여 · Atovaquone 1,500mg/일 +/-pyrimethamine 25mg/일 + leucovorin 10mg/일 경구투여
Cryptosporidiosis	· 설사에 대한 대증요법, 영양공급 및 지사제 · 효과적인 항레트로바이러스 치료(CD4+ T림프구 수를 100/μL 이상으로 증가시키면 HIV 관련 와포자충증은 완치될 수 있다.)	· Nitazoxanide 500mg 하루 2회 경구투여 · Paromomycin 25~35mg/kg를 2~4회로 나누어 경구투여
Microsporidiosis	· 효과적인 항레트로바이러스 치료(CD4+ T림프구 수를 100/μL 이상으로 증가시킴) · 파종성 감염, 장 감염, *Enterocytozoon bieneusi*가 아닌 경우: Albendazole 400mg 하루 2회 경구투여(CD4+ T림프구 수가 200/μL 이상으로 증가할 때까지 치료) · 안 감염: Flumidil B를 생리식염수에 3mg/mL (fumagillin의 농도 70μg/mL)의 농도로 혼합한 안약을 사용, albendazole 400mg 하루 2회 경구투여 · *Enterocytozoon bieneusi*에 의한 장 감염: Fumagillin 60mg/일 경구투여	· 파종성 감염: itraconazole 400mg/일 경구투여 + albendazole (*Trachipleistophora*나 *Brachiola*인 경우)

대변내에서 2~6um 크기의 난포낭을 분리함으로서 가능하며, 과정을 요약하면 설탕 용액에 넣은 대변 0.5g을 원심분리 후 용액 표면에 모여있는 난포낭을 고리모양철사(wire loop)를 이용하여 현미경용 슬라이드 위로 옮긴 다음 위상차 현미경하에서 관찰한다. 선명한 굴절능과 진한 색의 과립을 가진다는 점에서 효모 세포들과 형태학적으로 감별되며, 난포낭이 항산성(acid−fast)을 가지는 점을 이용하여 대변을 직접도말하거나 포르말린−에테르에 농축한 표본을 변형된 Ziel−Neelsen 방법이나 형광오러민염색하여 양성소견을 관찰하기도 한다. 환자의 소장조직을 일반적인 H&E 염색하에서 관찰하면 장융모의 점막표면에 일렬로 분포되어 있는 와포자충를 발견할 수 있다. 담낭이나 직장의 점막표피세포에서 관찰되기도 하며, 드물게 호흡기계 감염을 일으킬 수 있다. 전자현미경으로 관찰하면 영양형(trophozoite), 분열체(schizont), 난포낭(oocyst), 암생식모세포(macrogametocyte), 분열소체(merozoite) 등을 포함한 원충의 다양한 발생단계를 관찰할 수 있다.

설사를 유발하는 기전은 아직 밝혀져 있지 않으나 광학현미경상의 변화가 미세하다는 점은 독소가 관여할 가능성을 제시하며, 전자현미경상에서 관찰되는 비정상적인 용해소체(lysosome) 의 응집은 숙주의 탐식작용이 효과가 없음을 반영한다.

치료제 선택에 제약이 있으며 많은 약제들이 시도되어 왔다. 과거에 유럽과 캐나다 등지에서 spiramycin 등의 macrolide 투여가 증상을 호전시키고 대변내 원충을 근절시키는 것으로 생각되어 사용되었으나 실제 대조군 연구에서는 그 효과가 입증되지 못하였으며, 무감마글로블린혈증 소아환자나 일부 후천성면역결핍증 환자에서 면역된 소의 초유를 투여하는 것이 효과적이라는 보고들이 있었다. 최근 연구결과들에서 paromomycin이나 azithromycin이 임상적으로 효과적임이 입증되어 선택 약제로 권유되고 있다.

와포자충증에 의한 설사는 치료가 어려우며, 경증의 환자는 식이요법이 도움이 될 수 있다. 젖당이 제거된 저지방 고열량, 고단백 수액 경구투여가 일부 도움이 될 수 있으며, loperamide 또는 lomotil 등의 지사제나 diphenoxylate, paregoric 등의 아편제제를 사용하는 것이 일부 증상호전에 효과가 있다.

후천성면역결핍증 환자들 중 일부에서 심한 수분손실과 그에 따른 전해질불균형 및 질소혈증을 유발할 수 있으며, 콜레라와 유사한 양상을 보인다. 동물실험모델에서 장독소가 규명되었으나 실제 환자들에서는 아직 규명된 바 없으며, 움(crypt) 상피세포에서 염소분비를 억제하는 효과가 있는 indomethacin, phenothiazine, chlorpromazine 및 trifluoperazine 등의 약제투여로 설사량이 감소하였다. 일부에서는 somatostatin 유사체인 octreotide가 효과적임을 보고하였으나 이후 대조군 연구에서 그 효과가 입증되지 못하였다. 그 외 수액요법이나 장관외 영양공급 등의 보존적 치료가 필요하다.

3) 포자충증(Isosporiasis)

*Isospora belli*는 와포자충 종과 유사성을 가지는 원충으로, 이들에 의한 감염증은 특히 아이티(Haiti)나 서부아프리카 지역의 후천성면역결핍증 환자들에서 흔히 보고되어 왔다. 포자충증의 증상은 와포자충증과 유사하며, 난포낭이 대변내에서 매우 드물게 나타나기 때문에 진단하기 어렵다. 조직검사상 포자충은 장관 상피융모의 세포질 첨단부쪽에서 주로 발견되며 부분적인 융모위축이나 움 과다증식 소견을 보인다. 또한 장간막 림프절을 포함한 여러 장기에 광범위하게 침범한 파종성 포자충증이 증례보고된 바 있다. 무담석 담낭염과 연관이 있으며, 이러한 원인이 쉽게 규명되지 않아 결국 담관촬영술을 시행하게 되는 경우가 많다. Trimethoprim/

sulfamethoxazole 등으로 치료시 장관기능의 회복 및 질병억제 효과를 볼 수 있었다는 보고들이 있으나 이러한 결과들이 모든 환자에 해당되는 것은 아니다. 치료를 중단할 경우 설사 증세가 재발하기 때문에 trimethoprim 단독이나 sulfamethoxazole과의 병용 또는 pyrimethamine와 folinic acid 병용요법으로 장기간 치료가 필요하다.

4) 작은포자충증(Microsporidiosis)

1985년 인체감염이 처음 보고된 이래, 이후 약 10년간 세계적으로 약 20례의 증례가 보고되었으며, 점차 보고가 증가하는 추세로 현재 후천성면역결핍증 환자에서 초기치료에 반응 없는 원인불명인 설사의 원인 중 약 15~20%를 차지하는 것으로 알려져 있다. 와포자충증과 유사하게 주로 면역저하자에서 질환을 유발하나, 정상숙주에서도 치료없이 회복되는 경증 설사의 원인이 될 수 있으며, CD4+ T림프구 수가 높은 무증상 사람면역결핍바이러스 감염자에서 장내에 집락으로 있다가 이후 면역기능 악화시 장내질환을 유발한다는 사실이 밝혀졌다.

작은포자충은 세포내에 기생하는 포자를 만드는 원충이며, 인체내에서 질환을 유발하는 원인으로 *Enterocytozoon bieneusi* 및 *Septata intestinalis*가 알려져 있다. 작은포자충은 장관세포를 침범하는 특성이 있어 다른 장기로 파급하는 경로가 될 수 있으며, 실제 *Enterocytozoon bieneusi*는 주로 장관질환을 유발하고 드물게 담관에서 동정되는데 비해 *Septata intestinalis*는 폐, 간 및 신장으로 파급되는 광범위한 임상양상을 나타낸다.

작은포자충증은 경련성 복통, 점차적인 체중감소 및 비혈성 설사 등을 특징으로 하며 심한 경우 전해질 불균형이나 영양결핍을 유발하기도 한다. 일반적으로 발열, 식욕부진 등은 동반하지 않는다. 질환의 경과가 간헐적인 악화를 보여 진단이 지연되는 경우가 많으므로 설사환자에서 대변 백혈구, 미생물 배양검사 등 일반적인 검사에서 반복적으로 음성소견이 나올 때 의심해 보아야 한다. 병력에서 장기간 심한 면역저하 소견을 나타내고, CD4+ T림프구 수가 50/μL 이하이며, alkaline phosphatase 증가시 담관 침범을 의심해 보아야 한다.

과거에는 장관조직의 전자현미경 소견으로 진단하였으나, 최근 농축된 대변표본을 Giemsa 염색이나 trichrome 염색하여 광학현미경상에서 관찰하는 방법들이 이용되고 있으며, 최근 PCR 등의 새로운 진단법들이 시도되고 있다.

Albendazole에 대한 긍정적인 치료효과를 보고하고 있으나, 주로 *Septata intestinalis*에 대한 것으로 치료 후 단기간내에 증상 호전, 대변내 원충 소실 등이 입증되었다. 이에 반해 *Enterocytozoon bieneusi*에 대한 치료제는 확립된 바가 없으며 albendazole, metronidazole에 대한 예비결과들이 일부에서 보고되고 있다. 대증요법으로 loperamide, lomotil 등 약제투여나 지방이나 젖당을 배제한 식이요법들이 일부 도움이 될 수 있으며, 중증에서는 비경구 영양공급이 필요하다.

5) 편모충증(Giardiasis)

*Giardia lamblia*에 의한 장관감염은 세계적으로 중요한 문제가 되고 있으며, 1970년대부터 1980년대 초반까지 남성 동성연애자들에게서 흔히 진단되어 "동성연애자 장증후군(gay bowel syndrome)"의 흔한 원인균이었다. 낭종에 의해 오염된 물을 섭취하거나 구강항문 접촉 등을 포함한 성관계를 통해 전파된다. 균주는 강력한 숙주의 면역반응을 유도하나 단기간에 편모충이 항원변이를 하기 때문에 완벽히 박멸하지는 못한다.

후천성면역결핍증 환자에서 급성 설사의 흔한 균주는 아니나 간혹 대변검체에서 낭종이 발견되거나 장 조직검사에서 관찰된다. 편모충에 의한 소장의 손상은 T림프구에 의해 매개되는 반응으로 점막구조는 정상적으로 유지된다. 급성감염시에 일반인에 비해 사람면역결핍바이러스 감염자에서 편모충에 대한 항체가가 낮게 나타난다. 장관손상없이 장관 솔가장자리(brush border) 단백에 대한 국소영향, 담즙산 분해 등으로 흡수장애를 유발할 수 있다. 다른 원인에 의한 설사가 의심되더라도 대변내에서 편모충의 낭종이나 영양형이 검출되면 quinacrine이나 metronidazole 등 약물투여의 적응이 된다.

6) 아메바증(Amebiasis)

*Entamoeba histolytica*에 의한 장관감염은 남성동성연애자에서 흔한 감염증 중 하나이며, "동성애자 장증후군"의 원인이기도 하다. 편모충증과 마찬가지로 대변내에서 흔히 발견되는데 비해 심각한 질환을 유발하지는 않는다. *Entamoeba histolytica* 중 일부 병원성을 가지는 분리주들은 특정 효소원(zymogen)과 관련되어 있으며, 이들을 가지지 않는 대부분의 분리주는 공생관계를 유지한다. 따라서 균주가 동정되어 metronidazole을 처방하게 되더라도 공존하는 다른 병원체의 가능성을 염두에 두어야 한다.

7) 기타 감염

상기한 감염질환들 외에 *Strongyloides stercoralis* 감염에 대한 보고들이 있었으며, 과다감염증후군(hyperinfection syndrome)에 의한 소견을 나타낼 수 있다.

일부환자들에서 *Cyclospora*에 의한 감염이 진단되었으며, 형태학적으로 *Cryptosporidia* 종과 유사하나 크기가 더 크다는 차이가 있다. *Blastocystis hominis*도 설사나 다른 위장관 증상을 보이는 후천성면역결핍증 환자 중 일부에서 발견되어 일부 연구에서는 장관 감염의 원인균 가능성을 제시하였으나 아직까지 병원체 가능성에 대해서는 정확히 알려져 있지 않다.

참고문헌

1. Mandell GL, Bennett JE, Dolin R. Principles and practice of Infections Diseases. 5th ed. p1504－1514, Philadelphia, Churchill Livingstone, 2000
2. Bartlett JG, Gallant JE. 2000-2001 Medical Management of HIV Infection. p108－111, Baltimore, Johns Hopkins University, 2000
3. Porter SB, Sande MA. Toxoplasmosis of the central nervous system in the acquired immunodeficiency syndrome. N Eng J Med. 327; 1643－1648, 1992
4. Braunwald E, Fauci A, Kasper DL, Hauser SL, Longo DL, Jameson JL. Harrison's Principles of Internal Medicine. 15th ed. p1223－1227, McGrow－Hill, 2001.
5. Debitta VT, Hellman S, Rosenberg SA. AIDS etiology, diagnosis, treatment and prevention. 4th ed. p 221－230. Lippincott－Raven. Philadelphia, 1997

3. 장기 및 기관에 따른 임상 양상

1. 눈질환

사람면역결핍바이러스 감염자 특히 진행된 후천성면역결핍증 환자에서는 여러 가지 눈질환이 발생하는데 보고에 따라서는 약 50%~75%에서 발생하며 병이 진행할수록 즉 CD4+ T림프구 수가 감소할수록 발생 가능성은 증가한다. 이들에서 안저검사를 시행하면 가장 많이 관찰되는 소견은 면화반점(cotton−wool spot)이다. 이것은 미세혈관의 이상으로 인한 일시적인 망막의 국소적 허혈에 의해서 발생한다. 이외에도 망막출혈, 미세혈관류가 관찰되는데 특히 망막출혈은 cytomegalovirus(거대세포바이러스, 이하 CMV) 망막염과 감별이 곤란한 경우가 많다. 그러나 임상양상에는 차이가 있어서 단순한 망막출혈은 일반적으로 시력손실이 없고 진행하지 않으며 때로는 호전될 수 있다.

1) CMV 망막염

(1) 역학

후천성면역결핍증 환자에서 발생하는 가장 심각한 안구 합병증은 CMV에 의한 망막염이다. 특히 여러 가지 항레트로바이러스 약물을 이용한 치료 즉 고강도 항레트로바이러스 치료(highly active antiretroviral therapy; HAART)가 개발되기 이전에는 후천성면역결핍증 환자의 약 30%에서 발생하였으나 HAART가 가능해진 이후로는 55%~75% 감소하여 후천성면역결핍증 환자의 약 5%에서 발생하고 있다. 국내의 후천성면역결핍증 환자에서 CMV 망막염이 어느 정도 발생하고 있는지 정확한 통계는 없지만 우리나라 성인의 95% 이상이 CMV IgG 항체 양성이라는 점을 감안한다면 국내 후천성면역결핍증 환자에서 CMV 망막염은 상당히 많을 것으로 예상할 수 있다. 그러나 현재까지 보고된 국내 문헌을 보면 김 등이 1985년부터 2000년까지 15년간 총 176명의 분석에서 15명(8.5%)의 환자가 발생하였음을 보고하였고 최 등이 1987년부터 1998년까지 총 173명의 환자에서 14명(8.1%)이 발생하였음을 보고하여 서양 환자들보다는 적게 발생한 것을 알 수 있다. 그나마 이 자료에 포함된 환자들의 상당수는 국내에 HAART가 도입되기 이전 환자들로 국내에 HAART가 도입된 이후에는 많이 감소하였을 것으로 추정된다.

(2) 숙주의 면역능

CMV는 사람면역결핍바이러스와 동일한 경로로 감염이 일어나며 숙주세포에 잠복감염되어 있다 숙주의 면역능이 감소하면 재활성화되어 질병을 일으키는데 후천성면역결핍증 환자에서는 골수이식 혹은 장기이식에 의한 면역저하자와 달리 CMV 감염증의 75~85%가 망막염으로 나타난다. CMV 망막염이 발생할 위험성은 환자 말초혈액의 CD4+ T림프구 수와 CMV DNA 양과 밀접한 연관이 있다. 환자의 CD4+ 림프구 수가 200/μL 이하로 감소하면 연간 발생할 확률은 약 10%로 알려져 있으나 CD4+ T림프구 수가 낮더라도 혈중 CMV DNA 양이 적으면 발생 가능성은 이보다 더 낮다. 대부분의 환자는 CD4+ T림프구 수가 50/μL 미만에서 발생하는데 국내 환자들도 서양과 차이가 없어서 최 등이 보고한 국내 자료에서는 14명 모두 CD4+ T림프구 수가 50/μL 미만이었고 김 등이 보고한 자료에서도 CMV 망막염 환자들의 평균 CD4+ T림프구 수는 28/μL 이었다. 그러므로 CD4+ T림프구 수가 100/μL 미만으로 감소되어있거나 다른 장기에 CMV 감염증이 발생한 환자들은 망막염 증상에 대한 교육과 함께 3~6개월마다 정기적인 안저검사가 필요하며 CMV 망막염이 발생한 환자에서는 기타 장기의 CMV 감염 여부를 반드시 확인해야 한다. 증상이 없고 CD4+ T림프구 수가 100/μL 이상이며 HAART에 대한 반응이 좋아 사람면역결핍바이러스 바이러스 양이 현격히 감소하는 환자에서는 안저검사를 자주할 필요는 없어서 1~2년에 한번씩 검사를 시행한다. 최근에는 여러 가지 검사법들이 발달하면서 CD4+ T림프구 수 외에 CMV 망막염의 발생을 사전에 예측하여 망막염의 발생을 일차적으로 예방하기 위한 검사법들의 연구가 활발히 진행되고 있다. CMV 바이러스 양을 측정하는 방법으로 CMV pp65 항원검사, 정성 및 정량적 CMV DNA 중합효소연쇄반응(PCR), CMV branched DNA assay, quantitative hybrid capture assay 등을 이용하여 HAART 치료 전 및 후 CMV 바이러스 양을 측정하고 이들의 변화와 CMV 질환의 발생을 전향적으로 분석한 여러 문헌에서 이 검사들이 CMV 질환의 발생을 예측하는데 유용하게 이용될 수 있는 가능성이 보고되었고 현재 대규모 다기관 연구가 진행되고 있다.

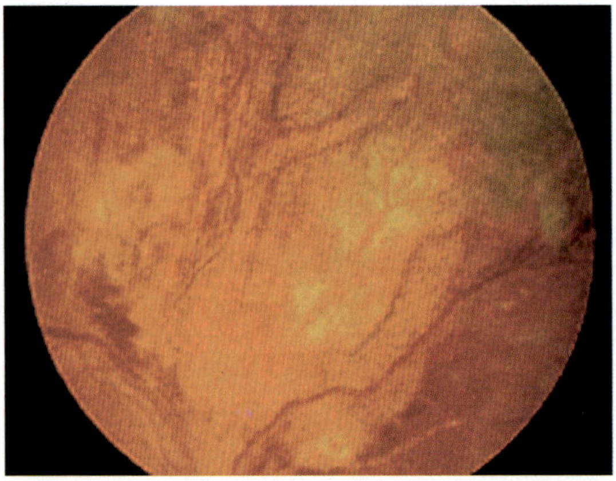

그림 1. CMV 망막염에 의한 광범위한 망막출혈 및 손상

(3) 증상 및 진단

CMV 망막염은 서서히 혹은 갑자기 나타날 수 있는데 환자들은 안구의 통증은 없으면서 지속적인 시력감소, 시력혼탁 및 안구내 부유물이 있는 느낌을 호소한다. 일반적으로 한쪽 망막을 침범하나 병이 진행함에 따라 반대쪽 망막 또한 침범하게 된다. 진단을 위해서는 숙련된 안과의사의 진료가 필요하며 안저검사에서 망막혈관 주변으로 출혈 및 백색 삼출액이 관찰된다(그림 1). 이러한 소견은 망막의 주변부위에서 시작하여 중심으로 진행하며 말기에는 망막박리가 발생하여 비가역적 시각상실을 초래한다. 안저검사 소견만으로 진단이 어려운 경우에는 유리체 혹은 방수를 얻어 CMV를 검출하는 분자생물학적 검사를 시행할 수 있으나 이차감염의 위험성이 높고 후천성면역결핍증 환자에서는 망막염의 대부분이 CMV에 의해 발생한다는 점을 고려하여 신중히 결정해야 한다.

(4) 치료 및 예후

CMV 망막염의 치료를 위해 미국식품의약품안정청에서 승인한 방법은 총 7가지가 있다. Ganciclovir의 정맥 혹은 경구투여, 경구용 valganciclovir의 사용, foscarnet의 정맥투여, cidofovir의 정맥투여, ganciclovir 임플란트의 안구내 이식 그리고 유리체

표 1. CMV 망막염의 다양한 치료법

약물	유도치료	유도치료기간	유지요법
Ganciclovir	5mg/kg IV 12시간 간격	14~21일	5mg/kg IV 24시간 간격
Foscarnet	60mg/kg IV 8시간 간격 혹은 120mg/kg IV 12시간 간격	12~21일	90~120mg/kg IV 24시간 간격
Cidofovir	5mg/kg IV	주 1회	5mg/kg IV 2주 간격
Valganciclovir	900mg 하루 두 번 경구투여	21일	900mg 하루 한 번 경구투여
Ganciclovir 삽입물	안구내 이식	6개월마다 교체	Valganciclovir 900mg 하루 한번 경구투여
Fomivirsen	330mg 유리체내 주입	2주 간격	330mg 유리체내 주입 1개월 간격

Barlett JG, Gallant JE. Medical Management of Human Retrovirus Infection, 2002 참조

내 fomivirsen을 주입할 수 있다(표 1). Ganciclovir는 5mg/kg을 매 12시간마다 정주하며 첫 14~21일간 투여 후 5mg/kg 24시간 간격으로 투여하는 유지요법을 시행한다. Foscarnet은 90mg/kg을 12시간 간격 혹은 60mg/kg을 8시간 간격으로 첫 14~21일간 정맥투여 후 90~120mg/kg을 24시간 간격으로 투여하는 유지요법을 시행할 수 있으며 효과는 두 약제 간에 큰 차이가 없다. 그러나 foscarnet은 전처치로 생리식염수를 60분간 주입한 후에 정맥주사해야 하며 60분 이상 서서히 주입해야 하는 불편함이 있다. 최근 미국에서는 이 두 약물을 이용한 CMV 망막염의 치료는 거의 사용되지 않는데 그 이유는 장기간의 약물 사용을 위한 중심정맥카데터의 삽입이 필요하고 이들 약물과 동일한 효과를 보이면서도 더 안전한 다른 치료법들이 개발되었기 때문이다.

Cidofovir는 5mg/kg을 주 1회 첫 2주간 투여 후 유지요법으로 2주에 한번씩 동일 용량을 사용한다. 투약 간격이 길어 카테터를 계속 유지할 필요가 없는 장점이 있으나 신독성이 상해서 선처치로 probenecid 투여 및 1리터의 수액을 주입해야 한다. 이들 약물 투여에도 불구하고 7일 이내에는 안저검사에서 망막의 병변이 더 진행할 수 있고 이것이 치료 실패를 의미하지 않으며 약물에 대한 반응이 좋은 환자들은 보통 21일 이내에 상당한 호전을 보인다. 유지요법은 강력한 항레트로바이러스 치료에 의하여 면역능이 회복되지 않는 이상 평생 지속해야 하지만 정맥으로 투여된 약물의 안구 생체이용률이 낮아 결국 대부분 망막염이 재발하고 유지요법을 시행하지 않는 경우에는 더 빨리 재발하여 실명하게 된다. 이러한 약물을 정맥 주입하기 위해서는 오랜 기간 유지할 수 있는 카테터 삽입이 필수적이나 이로 인한 감염의 위험성이 높아지고 약물투여에 어려움이 많아 경구용 약물 혹은 국소부위에 약물을 주입하는 치료법들이 개발되었다.

CMV 감염이 망막에만 국한되어 있는 환자는 안구 안으로 ganciclovir가 주입된 임플란트를 이식할 수 있다. 이 임플란트의 평균 수명은 약 6~8개월로 5~8개월마다 교체 삽입해야 하며 ganciclovir가 시간당 1ug씩 서서히 지속적으로 유리되어 안구 안의 약물 농도를 일정하게 유지할 수 있는 장점이 있는데, ganciclovir를 정맥내 주입한 군과 치료 효과를

비교한 연구에 의하면 임플란트를 이식한 군은 망막염이 재발하기까지 221일이었던 반면 정맥내 주입한 군은 71일로 더 우수한 효과를 보였다. 그러나 이러한 임플란트 이식의 단점은 약물의 효과가 한쪽 눈으로 국한된다는 것으로 시간이 흐름에 따라 반대측 눈에도 망막염이 발생하는 것을 막을 수 없고 다른 장기의 CMV 감염증이 약물을 정맥으로 주입하는 환자들보다 많이 발생한다는 것이다. 보고에 의하면 안구내 임플란트 이식 후 7개월이 지나면 기타 장기에 CMV 감염증이 15%~31%에서 발생하며 반대측 눈의 망막염이 40%~67%에서 발생하였다. 이러한 문제점을 해결하기 위해 경구용 ganciclovir를 동시에 투여하는 방법이 연구되었는데 안구내 임플란트 단독으로 치료한 군보다 망막염의 진행 속도가 늦고 다른 장기의 CMV 감염증 발생도 낮추는 결과를 얻었다.

안구내로 투여할 수 있는 또 다른 약물로 fomivirsen이 있다. Fomivirsen은 유리체내 주사용으로 개발된 약물로 1998년 미국 식품의약품안전청에서 기존의 CMV 망막염 치료 약물을 사용할 수 없거나 치료효과를 보지 못하였던 환자들의 치료 목적으로 승인 하였다. Fomivirsen 330mg을 2주에 한 번씩 2회 유리체내로 주사하고 유지요법으로 4주에 한 번씩 주사한다. 최근 fomivirsen 165mg을 첫 3주간 주 1회 유리체내로 주입한 후 유지요법으로 2주에 한번씩 투여하는 방법으로 CMV 망막염의 진단 초기부터 투여한 군과 기존의 표준 치료법으로 치료 중 재발한 시점에서 투여한 군과의 비교 연구에서 약물 투여 후 재발하기까지의 시간이 각각 71일과 13일로 유의한 차이를 보였다. Ganciclovir, foscarnet, cidofovir 등의 약물을 정맥으로 주입하여 치료하는 경우에 재발하기까지의 시간이 각각 49.5일, 93.1일, 69~120일 정도였던 다른 연구 결과들과 비교해보면 유사한 치료효과를 얻을 수 있음을 알 수 있다. Fomivirsen 유리체내 주사 후에는 전방의 염증과 안압상승이 부작용으로 발생할 수 있는데 국소 스테로이드 및 안압을 감소시키는 약물 투여로 조절할 수 있다.

경구용 치료약물로는 기존의 ganciclovir와 최근에 개발된 ganciclovir의 전구약물인 valganciclovir가 있다. Ganciclovir는 경구로 투여하였을 때 하루 3회 복용해야하는 불편함이 있고 생체이용률이 6~9%로 매우 낮아 초기 치료에는 이용할 수 없고 유지요법에 보조적으로 사용할 수 있다. 반면 valganciclovir는 생체이용률이 60~90%로 매우 높아 900mg을 투여하였을 때 ganciclovir를 5mg/kg 정맥으로 주입한 경우와 동일한 혈중 농도를 유지할 수 있다. 최근 발표된 ganciclovir 정맥 투여군과 valganciclovir 투여군 과의 비교 연구에서 CMV 망막염이 재발하기까지 기간이 각각 125일과 160일로 valganciclovir 투여군이 더 우수한 효과를 보였고 부작용의 발생도 양군 간에 차이가 없었다. 이러한 연구 결과로 최근에는 ganciclovir 임플란트의 안구내 이식 후 경구용 ganciclovir 대신 valganciclovir의 투여를 권장하고 초기 치료 목적으로 valganciclovir 900mg을 하루 2회 21일간 투여 후 유지요법으로 900mg을 하루 1회씩 투여한다.

이러한 치료에도 결국 거의 모든 환자에서 망막염이 재발하고 일부 환자에서는 약물치료에도 불구하고 망막염이 지속적으로 악화된다. 일반적으로 8주간의 약물치료에도 병변이 지속적으로 악화되거나, 치료에 반응이 있다고 판단하기에 너무 빈번히 재발하는 경우에는 치료에 대한 반응이 없는 것으로 판단하고 새로운 치료 계획을 수립해야 한다. 단순한 망막염의 재발에서는 같은 약물로 다시 한번 치료를 시도해볼 수 있다. 그러나 바이러스의 약제 내성 획득으로 치료 효과는 점차 감소한다. 또 다른 방법으로 기존에 사용하던 약물을 다른 약물로 교체 투여할 수 있는데 한 연구에 의하면 이러한 방법이 동일 약물을 재투여 하는 것보다 효과적이지 않았다. ganciclovir 혹은 foscarnet 투여 후 재발한 경우 cidofovir의 투여를 고려할 수 있으며 두 가지 약물을 병용 투여할 수도 있다. 재발한 CMV 망막염 환자에서 ganciclovir 혹은 foscarnet을 단독 투여할 때 다시 망막염이 진행하기까지의 시간이 1~2개월이었던 반면 두 약물을 병용 투여한 경우에는 4.3개월로 더 우수한 효과를 보였고 약물 부작용 발생은 차이가 없었다. 그러나 약물 투여에 소요되는 시간이 많아 환자의 약물에 대한 순응도 및 삶의 질이 떨어지는 단점이 있다. 약물을 정맥으로 주입하던 환자에서는 안구내 임플란트의 이식 혹은 fomivirsen의 유리체내 주입도 고려할 수 있다.

국내에서는 CMV 망막염의 치료에 여러 가지 제한점이 많다. 현재까지 국내에서 사용 가능한 약물은 정주용 및 경구용 ganciclovir와 foscarnet으로 제한되어 있다. Foscarnet도 공급이 원활하지 않은 형편이며 위에서 언급된 기타 약물과 ganciclovir 임플란트는 없다. 그래서 국내 환자에서는 대부분 ganciclovir를 정맥 투여하는 방법을 일차적으로 사용하게 된다. 최근 박 등은 총 16명의 CMV 망막염 환자 중 15명에서 ganciclovir를 정맥 투여하였는데 이중 5명이 유도요법 중 골수 억제로 인한 백혈구 감소증으로 치료를 중단하고 foscarnet으로 바꾸어 치료하였고 5명 중 1명이 골수억제가 회복되지 않아 사망함과 ganciclovir를 단독으로 유리체 내로 주입하거나 ganciclovir와 foscarnet을 각각 400μg, 200μg 씩 총 4회 유리체 내로 주입하여 병을 지연시키는 효과를 본 1명도 보고하였다.

CMV 망막염의 치료에서 HAART는 매우 중요하다. HAART로 면역능이 향상된 환자들에서 CMV 망막염의 발생은 현격히 감소하였고 CD4+ 림프구 수가 100/μL 이상으로 회복되는 환자들에서는 CMV 망막염 치료제의 투약 중단이 시도되었다. 현재로서는 CD4+ T림프구 수가 100~150/μL로 회복되고 이 상태가 최소 3개월 이상 유지되는 환자에서 망막의 병변이 악화되지 않으며 주기적으로 안과 진료가 가능한 경우에는 유지요법을 중단할 수 있다. 그러나 망막 병변이 시각신경 혹은 망막중심오목(fovea) 주변에서 재발하게 되면 시각손실의 위험이 높기 때문에 이러한 경우에는 유지요법을 더 장기간 사용하는 것이 좋다. 만일 환자가 HAART를 중단하게 되는 경우에는 재발의 위험이 높으므로 철저한 관리가 필요하고 혈장 CMV 바이러스 양을 측정하는 검사법들을 이용하면 CMV 망막염의 재발을 예측하는데 도움을 받을 수 있다.

HAART를 시행 받고 있는 CMV 망막염 환자로 면역능이 회복되는 일부 환자에서는 0.11~0.83/인년의 빈도로 포도막염이 발생할 수 있는데 이것을 면역회복포도막염(immune recovery uveitis; IRU) 혹은 면역회복유리체염(immune recovery vitreitis)이라 한다. 최근 HAART가 광범위하게 시행되면서 최근 미국에서는 CMV 망막염 환자의 시각 상실의 가장 흔한 원인이 IRU로 밝혀지고 있으며 그 이유는 IRU로 인한 여러 가지 합병증인 백내장, 유리체 혼탁, 황반부종, 유리체황반견인(vitreomacular traction), 증식유리체망막병증 혹은 시각신경유두 주변의 신생혈관증식에 의한 유리체 출혈 등이 나타나기 때문이다. 이와 같은 현상은 정확한 기전은 밝혀지지 않았으나 환자의 면역능이 회복되면서 CMV에 대한 면역반응도 증가하기 때문일 것으로 추측된다. 포도막염이 발생한 환자들은 시력감소를 호소하는데 이것은 낭포황반부종이나 망막앞막이 생기기 때문이다. IRU는 반드시 다른 안질환들 즉, cidofovir와 연관된 포도막염, ganciclovir 임플란트와 연관된 안구내염, 매독에 의한 포도막염 등과 감별이 필요하다. 정립된 치료법은 없으나 많은 의사들이 부신피질호르몬을 사용하고 있으며 일부에서는 더욱 강력한 항-CMV 치료를 권장하기도 한다. IRU가 발생한 경우에도 HAART는 지속적으로 시행한다.

2) Varicella zoster virus 및 herpes simplex virus 망막염

진행된 후천성면역결핍증 환자에서는 varicella zoster virus 및 herpes simplex virus에 의한 망막염도 발생한다. CMV 망막염과 달리 급격히 진행하며 양측 안구에 괴사성 망막염이 나타나는데 통증이 동반되고 안저검사상 혈관의 폐색성 병변, 시신경염, 공막 및 유리체의 염증 소견 등이 관찰된다. 대부분의 환자에서 항바이러스제의 투여에도 불구하고 결국 시각상실이 발생하지만 acyclovir 혹은 foscarnet 투여로 효과를 보는 경우도 있어 이들 약물을 사용해볼 수 있다.

3) 폐포자충 맥락막염

*Pneumocystis jiroveci*에 의한 감염으로 맥락막염이 발생할 수 있는데 주로 폐포자충 폐렴을 앓고 예방 목적으로 pentamidine을 흡입하는 환자에서 나타나며 증상이 없어 안과검사 중 우연히 발견되는 경우도 있다. 특징적으로 병변이 양측에 나타나며 안저검사에서 황백색의 판이 보이며 면화반점과 혼동하기 쉽다.

4) 톡소포자충 망막염

톡소포자충증에서도 망막염이 발생할 수 있다. 망막염이 있는 경우 뇌 톡소포자충증이 같이 있는 경우가 많다. 안저검사에서 망막의 염증이 있으나 출혈은 없고 유리체의 염증이 동반될 수 있다.

참고문헌

1. 김준명, 조군제, 홍성관, 정주섭, 장경희, 김창오, 박윤수, 조정호, 김효열, 최영화, 송영구. 국내 HIV/AIDS의 역학적 및 임상적 양상. 대한내과학회지 61(4); 355-364, 2001
2. 박윤선, 김영근, 최준용, 김명수, 신소연, 김연아, 구남수; 김준형, 송영구, 권오웅, 김준명. 거대세포바이러스 망막염의 임상양상 및 치료에 관한 고찰. 감염과화학요법. 38; 116-122, 2006
3. 최강원, 오명돈, 박상원, 김홍빈, 김의석, 강성욱, 최희정, 신동현. 사람면역결핍바이러스에 감염된 환자들의 기회 감염증 및 악성종양. 감염 30(6); 507-515, 1998
4. Jabs DA, Van Natta ML, Kempen JH, Pavan PR, Lim JI, Murpy RL et al. Characteristics of patients with cytomegalovirus retinitis in the era of highly active antiretroviral therapy. Am J Ophthalmol 133; 48-61, 2002
5. Lalezari JP, Stagg RJ, Kuppermann BD, Holland GN, Kramer F, Ives DV et al. Intravenous cidofovir for peripheral cytomegalovirus retinitis in patients with AIDS. A randomized controlled trial. Ann Intern Med 126; 264-274, 1997
6. Martin DF, Kuppermann BD, Wolitz RA, Palestine AG, Li H, Robinson CA, The Roche ganciclovir study group. Oral ganciclovir for patients with cytomegalovirus retinitis treated with a ganciclovir implant. N Engl J Med 340; 1063-1070, 1999
7. Martin DF, Sierra-Madero F, Walmley S, Wolitz RA, Macey K, Georgiou P, et al.A controlled trial of valganciclovir as induction therapy for cytomegalovirus retinitis. N Engl J Med 346; 1119-1126, 2002
8. Musch DC, Martin DF, Gordon JF, Davis MD, Kuppermann BD. The ganciclovir implant study

group. Treatment of cytomegalovirus retinitis with a sustained-release ganciclovir implant. N Engl J Med 337; 83−90, 1997

9. The Vitravene Study Group. A randomized controlled clinical trial of intravitreous fomivirsen for treatment of newly diagnosed peripheral cytomegalovirus retinitis in patients with AIDS. Am J Ophthalmol 133; 467−474, 2002

10. Whitley RJ, Jacobson MA, Friedberg DN, Holland GN, Jabs DA, Dieterich DT et al. Guidelines for the treatment of cytomegalovirus diseases in patients with AIDS in the era of potent antiretroviral therapy: Recommendations of an international panel. Arch Intern Med 158; 957−969, 1998

2. 구강 질환

실제로 모든 사람면역결핍바이러스 감염자에서 질환의 경과 중에 그와 연관된 구강 질환이 적어도 한 가지 이상은 나타나게 되는데, 그 범위는 양성질환에서 중증질환 및 사망에 이르는 치명적인 상태에 이르기까지 다양하다. 사람면역결핍바이러스 초감염은 심한 아프타구내염과 입인두 및 식도 칸디다증과 관련이 있으며, 점차 감염이 진행되고 면역기능이 저하됨에 따라 여러 가지 구강내 합병증들이 나타나게 된다. 질환의 말기에는 구강질환이 더욱 흔해지며, 매우 심각한 상태를 보인다. 이들 질환에 의한 구강구조의 변화나 치아소실 등은 외형상의 문제를 유발할 수 있으므로, 이에 대한 관심도 함께 기울여야 한다.

구강 질환의 가장 흔한 원인은 이차적 감염질환이며, 그 밖에 림프종 및 카포시육종도 발생할 수 있다. 치료를 시작하지 않은 감염자에서 아구창, 털백색판증(hairy leukoplakia), 아프타궤양 등이 가장 흔한 구강질환이며, 특히 칸디다증에 의한 아구창과 EBV(Epstein−barr virus)에 의한 입안털백색판증은 CD4+ T림프구 수가 감소된 경우에 호발하며, 면역기능장애가 진행되어 있음을 반영한다. 아구창을 가진 사람면역결핍바이러스 감염자 중 1년 이내에 후천성면역결핍증으로 진행된 환자가 약 59%임을 보고한 연구를 포함하여 구강질환의 발생이 후천성면역결핍증의 진행위험 증가와 연관성이 있음을 많은 연구에서 제시하였다.

일반적인 구강병변의 진단법, 검사소견 및 치료에 대해서는 아래의 표 2, 3에 요약하여 설명하였다.

1) 구강 칸디다증

구강 칸디다증은 가장 흔한 기회감염질환으로 호발부위는 연구개이나 볼측점막, 혀, 잇몸, 인두 등에서도 흔하게 관찰된다. 가장 흔한 원인은 *Candida albicans*이며 그 외에 *Candida tropicalis, Candida glabrata, Candida krusei* 등이 있다. 포식세포의 수와 기능장애가 전신성 진균감염을 초래하는 것과 달리 표재성 칸디다증에 의한 점막병변은 세포매개면역의 장애로 인해 초래된다. 이러한 면역기능의 저하가 진행됨에 따라 칸디다증의 발생빈도가 증가되며, 특히 CD4+ T림프구 수가 200~300/μL 이하로 감소될 경우에 호발한다. 또한 구강칸디다증 자체가 기회감염이기 때문에 질환의 진행이나 후천성면역결핍증 진행의 지표가 된다.

사람면역결핍바이러스 감염자에서 나타나는 칸디다증의 여러 임상양상 중에서 아구창은 후천성면역결핍증 환자의 약 50% 이상에서 발생하는 가장 흔한 형태이다. 주로 연구개, 입인두 후벽, 편도 및 볼측점막의 홍반성 점막 위에 설압자로 제거되는 백색의 치즈양 삼출물 소견을 나타내며(그림 2), 드

표 2. 구강 질환의 진단법 및 소견

진단방법	검사소견
KOH 도말 표본 현미경검사	특징적인 진균 세포 관찰
배양	미생물 동정 (사람면역결핍바이러스관련 치주염 및 잇몸염의 경우는 거의 도움이 되지 않음)
조직검사	미생물이나 종양세포 관찰
시진	특징적인 구강병변 관찰

표 3. 구강 질환의 치료

약물치료	
칸디다증	Clotrimazole 10mg씩 하루 5회 국소도포(식도칸디다증은 제외) 또는 fluconazole 첫날 200mg 이후 하루 100mg 경구 투여
털백색판증	통상 특별한 치료하지 않음 중증에서 acyclovir 10mg/kg, 8시간 간격, 7일간 정주 투여
사람면역결핍바이러스 관련 치주염 및 잇몸염	국소적 베타딘 및 chlorhexidine gluconate 경구 투여 Metronidazole 500mg, 12시간 간격, 경구 투여 (약물치료는 반드시 죽은조직제거술과 병행해야 함)
단순헤르페스바이러스 감염	병변 지속시: acyclovir, 200~400mg 하루 5회 1~2주간 경구 투여 (재발 방지: 400mg 하루 2회, 경구투여 유지) Acyclovir 내성: foscarnet, 40mg/kg 8시간 간격, 3주간 정주 투여 (재발방지: 40mg/kg 하루 1회 정주투여 유지)
카포시육종	병변 내 vinblastine 0.1mg/cm^2 또는 3% Na tetradecyl sulfate 투여
림프종	항암화학요법(CHOP 또는 BACOD + G-CSF)*
아프타궤양	국소적 스테로이드 주입 또는 thalidomide 투여
기타질환에 의한 구강통증	국소적 진통제 투여, 필요시 전신적인 진통제 또는 마약제제 사용
수술적 치료 및 치과적 치료	
카포시육종 및 림프종에 대한 방사선 치료 및 수술적 제거	
매 2~3개월마다 구강청소 및 치석제거, 죽은조직제거술	
사마귀에 대한 CO_2 레이저치료	
일반적 처치	
상대적인 탈수, 전해질 불균형 및 영양결핍상태에 대하여 정맥수액요법 및 영양공급	
구강위생에 대한 환자교육	

* CHOP; Cyclophosphamide+Doxorubicin+Vincristine+Prednisolone
BACOD; Bleomycin+Doxorubicin+Cyclophosphamide+Vincristine+Dexamethasone

물게 경구개, 혀 및 저인두 부위에도 발생한다. 삼출물 없이 점막 위에 홍반성 판(plaque)상 병변만 보이는 위축성 칸디다증은 후천성면역결핍증 환자의 5% 이내에서 발생하는 드문 병변이며, 임상 의사들이 이러한 병변에 익숙하지 않아 진단률이 실제보다 더 낮을 가능성도 있다. 칸디다증은 입인털백색판증과 유사하게 설압자로 제거되지 않는 백색판 형태로도 나타날 수 있는데 발생빈도는 1% 이하로 매우 드물고, 물결모양의 주름진 병변과 머리카락 모양의 돌기를 가지는 입안털백색판증에 비해서 경계가 매끄럽고 부드럽다는 차이가 있다. 입술외측에 호발하는 구석입술염도 흔한 합병증 중 하나로 통증, 홍반, 열창 및 개구장애를 유발하며, 이학적 소견, KOH 표본검사 및 항진균제에 대한 반응 등으

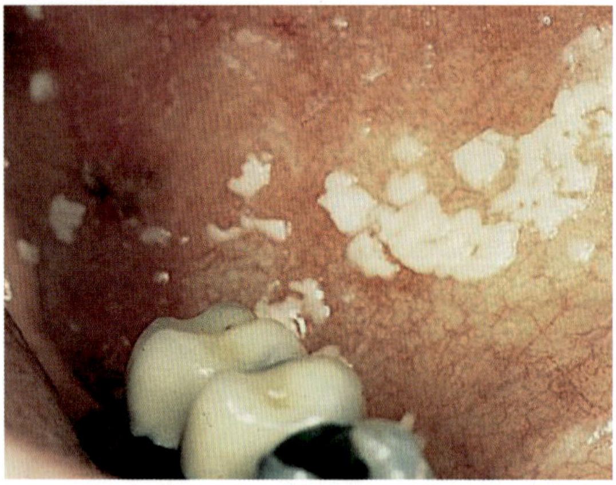

그림 2. 구강 칸디다증

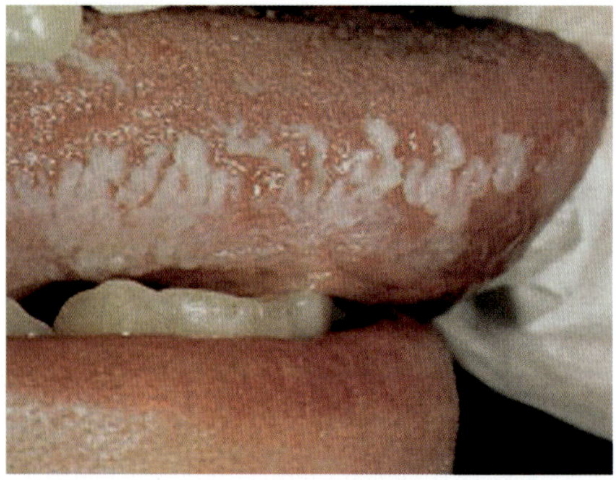

그림 3. 털백색판증(Hairy leukoplakia)

로 진단된다.

칸디다증의 진단은 대개 이학적 소견만으로 이루어지며, 병변에서 찰과표본을 얻어 KOH 처리후 가성균사를 확인하는 것이 진단적이고 용이한 방법이다. 배양검사를 요하는 경우는 거의 없고, 아구창이 없는 사람면역결핍바이러스 감염자에서도 대부분 인후배양상 *Candida*가 동정되기 때문에 그 진단적 가치가 적다. 구강병변의 조직검사는 다양한 백색판증과의 감별진단에 도움이 될 수 있으며, 항진균제의 투여 및 그 효과 관찰도 진단에 도움을 줄 수 있다.

구강 칸디다증은 조절 및 치료가 가능한 기회감염질환으로 대부분의 병변이 국소적 또는 전신적 항진균제 치료에 대해 비교적 잘 반응한다. 그러나 최근에 빈도는 낮으나 triazole계 항진균제의 광범위한 사용으로 인한 내성균주의 발생 및 이로 인한 감염증들이 점차 증가되는 추세이며, 이러한 fluconazole 내성 칸디다증의 위험인자로는 이전의 장기간 항진균제 사용력과 낮은 CD4+ T림프구 수 등이 있다. 또한 *Candida krusei*와 *Candida glabrata*는 병독성은 약하나 fluconazole에 저항성을 보이므로 치료시 이러한 점이 고려되어야 한다.

2) 입안 털백색판증(Oral hairy leukoplakia)

털백색판증은 Greenspan 등에 의해 1984년 처음 기술되었으며, 후천성면역결핍증후군의 약 30%에서 경험하게 된다. 혀의 외측경계부위에 발생하는 백색의 나뭇잎모양의 병변으로 흔히 나타나며(그림 3), 드물게 인접한 볼측 점막(buccal mucosa)에도 생길 수 있다. 칸디다증과 마찬가지로 CD4+ T림프구 수가 감소됨에 따라 발생빈도가 증가하고, 명칭과 달리 전암병변은 아니며 EBV의 활발한 증식과 관련되어 있다. 기타 다른 HSV(herpes simplex virus)들이 병변조직의 배양검사에서 동정된다는 보고들이 있으나 그 임상적 의의는 확실하지 않다. 털백색판증의 병인은 아직까지 확실하게 밝혀져 있지 않으며, 대부분의 경우 병변의 배양이나 DNA probe로도 사람면역결핍바이러스는 동정되지 않는다.

진단은 시진상의 특징적 병변이나 백색판이 설압자로 제거되지 않는 소견을 관찰함으로서 가능하며, 항진균제에 대한 반응 관찰 및 병변조직이나 찰과표본에서 EBV를 동정하는 것도 도움이 된다.

큰 병변의 경우 드물게 식욕저하, 불편감 등을 유발하지만 대개 무증상인 경우가 많으며, 그 자체가 치료를 요하기보다는 사람면역결핍바이러스와 관련된 면역결핍의 지표로서 고려된다. 일부 중증 환자에서 고용량의 acyclovir 또는 ganciclovir, isotretinoin 투여 및 국소적 포도필린(podophylline) 도포 등이 효과적이라는 보고들이 있으나 그 효과는 일시적이다.

3) 구강 궤양

(1) 단순헤르페스바이러스 감염

사람면역결핍바이러스 감염시에 다양한 구강내 궤양성 병변이 발생할 수 있다. HSV 1형 및 2형 모두 일차성 또는 재발성 궤양의 원인이 될 수 있으며, 감염자 중 70~90%에서 구강병변의 주원인이 되는 HSV 1형에 대한 항체를 가지며, HSV 2형에 대한 항체를 가지는 경우가 약 20%로 보고되고 있다. 이들에 의한 병변은 입술, 볼측 점막 및 경구개의 홍반성 기저부위에 대개 크기가 작고, 경계가 부드러운 궤양의 형태로 나타난다(그림 4). 단발성 또는 다발성 궤양을 형성하고 통증을 동반하며 비감염자에 비하여 병변의 범위가 넓으며, 오랜 기간 지속된다. 구강 헤르페스병변은 표피소포를 특징으로 하며, 현미경 검사상 광범위한 세포내, 세포외 부종소견을 관찰할 수 있다. 세포간 결합체(intercellular bridges)가 소실되어 풍선변형(ballooning degeneration)으로 진행되며, 일부에서는 호산구성 핵내 유입체나 다핵성 거대세포를 동반한다. 치료받지 않은 사람면역결핍바이러스 감염자에서 발생한 병변은 광범위한 조직파괴 및 상처치유 지연을 특징으로 한다.

Acyclovir가 일차적 치료 및 재발방지에 도움이 된다. Acyclovir의 지속적이고 광범위한 사용으로 acyclovir 저항 바이러스종이 발생되어, acyclovir 치료에 대한 반응이 불충분하거나, acyclovir 유지요법중에 병변이 발생되는 경우에는 일반적으로 foscarnet을 투여한다.

HSV는 사람간 접촉을 통해 전파가능하며, 손이나 의료기구 등을 통한 간접적인 전파도 가능하다. 이러한 점은 환자를 다루는 의료인에게도 숙지되어야 하며, 전파방지를 위한 지침을 준수하도록 해야 한다. 감염자에서 감염부위로부터 다른 부위로의 자가접종에 의한 전파가 가능하므로 병변접촉 후 손씻기에 대한 교육도 철저히 해야 한다.

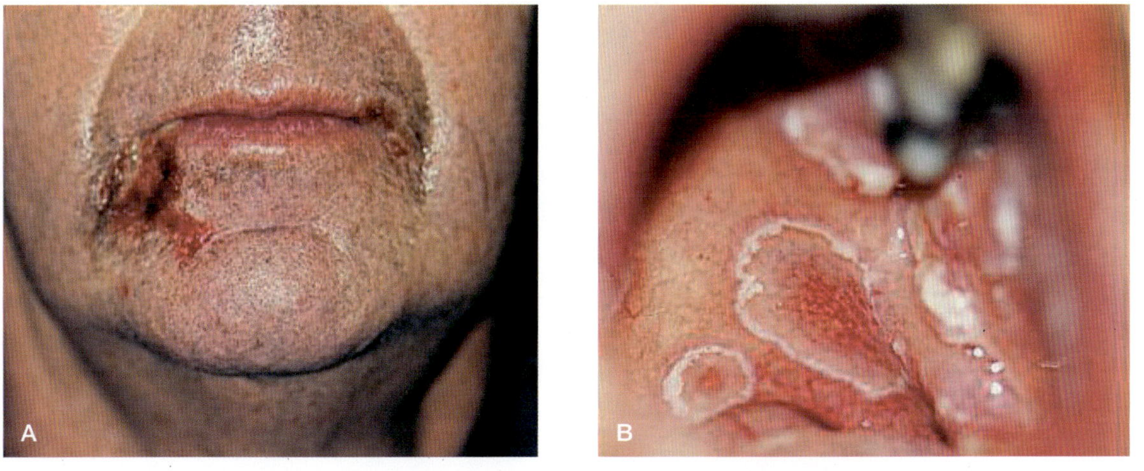

그림 4. 단순헤르페스바이러스 감염 (A: 피부병변, B: 점막병변)

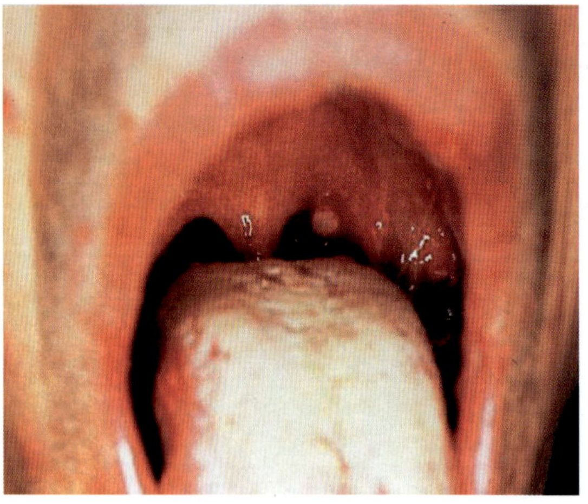

그림 5. 아프타궤양

(2) 아프타구내염 및 궤양

사람면역결핍바이러스 감염자에서 입인두 후벽의 아프타구내염 및 궤양은 흔히 관찰되는 소견으로, 명확한 원인은 현재까지 밝혀져 있지 않으며, 이로 인한 연하장애 및 심한 통증이 임상적으로 문제가 된다. 아프타궤양은 대부분 통증을 동반하며, 단발성 또는 다발성으로 발생하는데 일부에서 삼출물이나 괴사소견을 나타내기도 한다(그림 5). 이러한 병변의 발생빈도는 비감염자에서와 유사하나 병변이 중증도가 더 심하고 오래 지속되는 특징이 있다. 장기간 지속될 경우 국소적으로 스테로이드나 thalidomide 투여가 도움이 될 수 있으며, 국소적인 진통제 투여는 즉각적인 증상완화에 도움이 되나 지속시간이 짧다. Thalidomide가 효과적이라는 것으로 보아 조직파괴성 시토카인들이 질병의 병인에 관여할 가능성이 있다.

(3) 기타 드문 원인

대부분의 경한 구강궤양은 특별한 치료 없이 호전되나 병변의 원인규명은 조직검사 및 바이러스를 포함한 배양검사를 통해서 가능하다. 다른 감염성 원인으로 *Cryptococcus*나 *Histoplasma* 등이 구개, 혀 및 잇몸부위의 궤양을 유발할 수 있으며, zalcitabine, zidovudine 및 dapsone 등의 약물도 드물게 구강궤양의 원인이 될 수 있다.

4) 잇몸염

잇몸염(gingivitis)은 잇몸의 경계부위에 생기는 동통성 염증병변으로 잇몸조직내의 다양한 미생물의 증식과 연관되어 있는 것으로 생각된다. 대부분 치아와 잇몸경계부위에 밝은 적색의 가는 선모양의 소견을 보이며, 원인 균주는 그람음성간균인 경우가 많다. 그러나 최근 드물게 스피로헤타 균주가 관련된 것으로 보고되기도 하였다. 초기병변이 발견되거나 치료받지 않고 방치될 경우 잇몸주머니를 형성하여 미생물이나 음식찌꺼지가 고이는 장소를 제공하게 되며, 염증반응을 자극하여 잇몸염을 악화시킬 뿐 아니라 치주염으로 진행하게 된다. 잇몸염 자체를 제거하기는 어렵지만 악화되는 정도는 구강위생관리, 올바른 칫솔질 및 2~3개월 간격의 치석제거 등으로 지연될 수 있으며, 베타딘, chlorhexidine gluconate와 같은 방부제를 사용하여 규칙적으로 구강 세척하는 것도 간단하지만 상당한 도움을 줄 수 있는 방법이다. 또한 환자를 진료하는 의료진이 이를 조기에 발견하여 치료하는 것이 중요하다.

5) 치주염

치주염(periodontitis)은 뼈와 기타 치아주변의 지지조직의 괴사를 특징으로 한다. 비감염자에서도 흔하며 구강위생이 안 좋은 일부에서 악화가 빠른 것 외에는 일반적으로 진행이 느린 경과를 거치나, 사람면역결핍바이러스 관련 치주염의 경우는 증상이나 소견이 중하고 악화되어 치아소실을 가져오는 경우가 많다. 병인은 잇몸염에서와 마찬가지로 병변부위의 다양한 미생물 과다증식과 연관된 것으로 알려져 있다. 대부분의 환자들에서 내원 전에 극심한 통증이 있었음을 호소하며, 내원 당시 치아 소실이 있거나 진찰, 조작 등에 의해 쉽게 발치되어 "finger tip extraction"이라고도 기술된다. 완치는 어려우며 치료자체가 질병의 경과를 지연시키는 의미이며, 다양한 치료방법이 동원되어야 한다는 점도 잇몸염에서와 유사하다. 대부분의 치료는 이전에 설명한 잇몸염의 치료와 동일하며 그 외 전신적인 항생제 치료를 고려할 수 있다. 방부제로 규칙적인 구강세척을 하는 것이 매우 중요하며, 죽은조직의 제거술도 필수적이다.

6) 종양

카포시육종의 적자주색의 병변은 구강 내 어느 부위에나 생길 수 있으며, 특히 구개부위에 호발한다. 진행할 경우 결절성의 큰 병변을 형성할 수 있으며(그림 6), 보고에 따라 차이가 있지만 대개 사람면역결핍바이러스 감염자의 약 30%에서 발생하는 것으로 알려져 있다. 임상적으로는 다양한 소견을 보이는데, 사람면역결핍바이러스 감염의 어느 시기에든 나타날 수 있고 심지어는 CD4+ T림프구 수가 정상인 경우도 있다. 비호지킨 림프종이나 편평상피세포암도 드물게 부종 또는 궤양 형태의 구강병변으로 나타나며(그림 7), 진단을 위해서는 조직검사가 필요하다.

카포시육종의 치료는 명확한 지침이 정해져 있지 않는 상황이나, 대다수의 경우 효과적인 항레트로바이러스 치료로 병변이 조절되며 실제로 효과적인

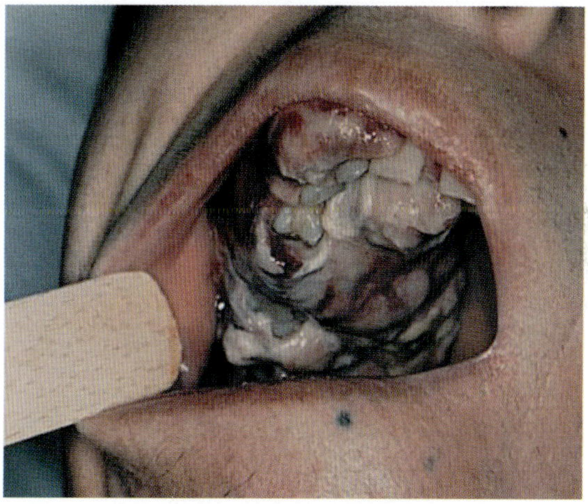

그림 7. 비호지킨 림프종

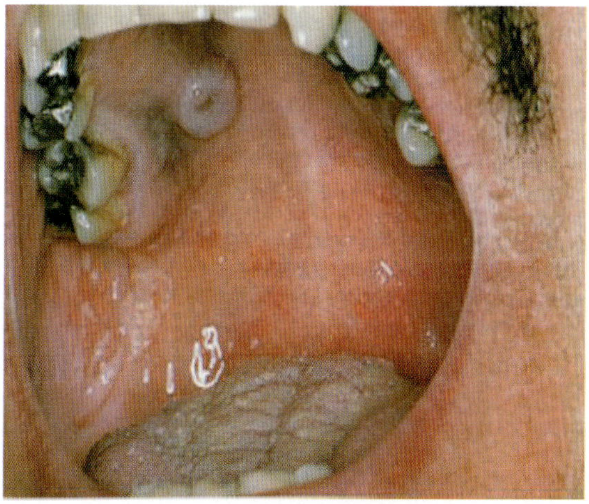

그림 6. 카포시육종

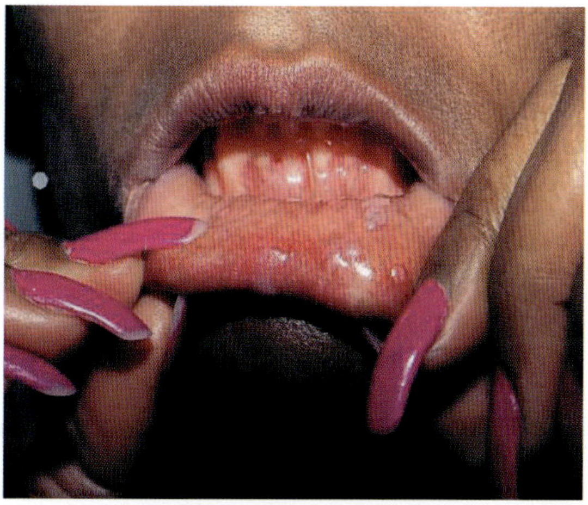

그림 8. 유두종바이러스 감염

항바이러스 치료만으로 저절로 호전된 예가 보고되고 있다. 카포시육종을 동반한 후천성면역결핍증 환자의 10% 미만 만이 악성종양으로 사망하고 실제로는 기회감염으로 인한 사망이 더 흔하다는 것을 고려하면, 가능한 한 기회감염을 증가시키는 상황을 만들거나 면역을 더 억제시키는 치료는 피해야 한다.

7) 기타 질환

기회감염의 하나인 Papilloma virus 감염시에 사마귀(warts)라는 병변이 생길 수 있다(그림 8). 이러한 구강병변을 유발하는 바이러스는 성접촉에 의해 전파되는 유형이 아니며, 병변 자체도 전암병변이 아닌 것으로 알려져 있다. 치료는 수술적 요법이나 레이저치료로 병변을 제거하는 것이나 바이러스 자체에 대한 근본적인 치료가 아니므로 동일한 부위나 구강 내 다른 부위에 재발할 수 있다.

Ketoconazole 및 zidovudine은 구강 내 갈색의 색소침착을 유발할 수 있다. 그 외에 CD8+ T림프구의 침윤이나 림프상피세포모양 낭종에 의한 침샘의 확대소견을 보일 수 있는데, 대부분 항레트로바이러스제제로 치료시에 잘 반응한다.

참고문헌

1. Braunwald E, Fauci A, Kasper DL, Hauser SL, Longo DL, Jameson JL. Harrison's Principles of Internal Medicine. 15th ed. pp1884-1885, McGrow－Hill, NY, 2001
2. Mandell GL, Bennett JE, Dolin R. Principles and practice of Infectious Diseases 5th ed. pp1406－1407, Churchill Livingstone, Philadelphia, 2000
3. Geroge Laskaris. Color atlas of oral diseases. pp112－116, Thieme Medical Publishers Inc., New York, 1988
4. Klein RA, Harris CA, Small CB, et al. Oral candidiasis in high－risk patients as the initial manifestation of the acquired immunodeficiency syndrome. N Engl J Med 311; 354－358, 1984
5. Greenspan D, Greenspan JS. HIV－related oral disease. Lancet 348; 729－733, 1996
6. Weinert M, Grimes RM, Lynch DP. Oral manifestations of HIV Infection. Ann Intern Med 125; 485－496, 1996
7. Jacobson JM, Greenspan JS, Spritzler J. et al. Thalidomide for the treatment of oral aphthous ulcers in patients with human immunodeficiency virus infection. N Engl J Med 336; 1487－1493, 1997
8. Rowland RW, Escobar MR, Friedman RB, et al. Painful gingivitus may be an early sign of infection with the human immunodeficiency virus. Clin Infect Dis 16; 233－236, 1993
9. Sanguineti A, Carmichael JK, Campbell K. Fluconazole－resistant Candida albicans after long-term suppressive therapy. Arch Intern Med 153; 1122－1124, 1993
10. Lifson AR, Hilton JF, Westerhouse JL, et al. Time from HIV seroconversion to oral candidiasis or hairy leukoplakia among homosexual and bisexual men enrolled in three prospective cohorts. AIDS 8; 73－79, 1994

3. 폐질환

폐질환은 사람면역결핍바이러스 감염자에서 사망률과 이환율의 가장 중요한 요인이다. 기회감염에 대한 효과적인 예방 약제의 사용과 단백분해효소 억제제를 포함하는 새로운 항바이러스 병합요법의 사용으로 인하여 사람면역결핍바이러스와 관련된 폐질환의 발생과 범위는 변화하고 있다. 단백분해효소 억제제를 사용하기 이전 시대에도 폐포자충 폐렴에 의한 사망률은 감소하고 있었던 반면, 세균성 폐렴에 의한 사망률은 점차 증가하고 있었다. 미국에서는 비교적 덜하지만, *Mycobacterium tuberculosis* 감염은 개발도상국가에서는 가장 중요한 사람면역결핍바이러스 관련 폐질환이다. 단백분해효소 억제제를 포함하는 치료도 기회감염의 양상을 변화시켰는데, 예후의 호전과 특이한 양상들이 보고되고 있다.

1) 세균 감염

세균성 하기도 감염증은 사람면역결핍바이러스 감염자에서 가장 흔하고 심각한 폐질환이다. 사람면역결핍바이러스에 감염되지 않은 사람보다 감염자에서 더 흔히 발생하고, 특히 주사약물 남용자인 감염자에서 흔하다. 물론 CD4+ T림프구 수가 감소됨에 따라 세균성 폐렴의 빈도는 증가하지만, CD4+ T림프구 수가 높은 감염자에서도 세균은 폐렴의 가장 흔한 원인균이다. 특히, 폐렴알균 폐렴은 기회감염의 병력이 없는 환자에서 자주 일어난다.

세균성 폐렴과 관련된 많은 병원균들이 있지만, *S. pneumoniae*, *S. aureus*, *H. influenzae*, 그리고 *Klebsiella*와 *Pseudomonas*와 같은 그람음성균 등이 흔하다. 폐렴알균은 건강한 사람의 감염증과 비슷한 전형적인 임상 양상을 나타내는데, 발열, 기침, 오한, 호흡곤란과 국소 분절, 대엽, 혹은 다엽성 경화를 동반한 흉막성 흉통 등의 증상이 나타난다. 폐렴알균에 의한 균혈증도 사람면역결핍바이러스 감염자에서 더 흔히 나타나는데, 환자의 약 60% 정도에서 혈액 배양 검사로 진단될 수 있다. 폐렴알균 폐렴도 간질성 침윤을 나타낼 수 있지만, *H. influenzae*에 의한 폐렴이 더 자주 폐포자충 폐렴과 유사한 침윤을 나타낸다. *P. aeruginosa* 감염은 진행된 사람면역결핍바이러스 질환과 관련된 중요한 원외 감염성 병원균이다. 일반적인 원외폐렴과 다른 항생제 치료가 요구되기 때문에 감별진단이 매우 중요하다. *Legionella* 감염증은 사람면역결핍바이러스 관련 폐렴의 흔하지 않은 원인이지만 원내폐렴인 경우에는 반드시 고려해야 한다.

폐의 노카디아증은 사람면역결핍바이러스 감염자에서 드물게 보는 질환이지만, 감염자에서 노카디아증의 일차 발병 장기이다. 폐 노카디아증은 급성, 아급성, 혹은 만성 열성 질환으로 체중감소, 기침, 호흡곤란, 흉막성 흉통, 그리고 가끔 객혈을 동반한다. 대부분 폐포 침윤을 나타내지만, 공동이나 농흉을 나타내는 경우도 있다. 진단은 기관지 내시경 검사에서 얻은 호흡기 검체나 객담 배양 검사로 이루어지지만 성장 속도가 느리다. 실모양이며 구슬모양의, 분지가 있는 그람양성균으로, 호흡기 검체에서 변형된 항산성 간균이 관찰되면 빨리 진단할 수 있다.

*Rhodococcus equi*는 사람면역결핍바이러스 감염자에서 중요한 폐 병원균이다. 서서히 진행하는 발열, 기침, 흉통과 공동을 형성하는 폐렴이 전형적이지만, 방사선 소견은 비특이적으로 침윤, 흉막삼출, 종괴로 나타나고 심지어 정상 소견을 보일 수도 있다. 객담, 혈액, 기관지폐세척액, 조직 등이 균주 배양에 유용하다. 진단은 균주가 정상 상재균이나 오염균으로 잘못 오인될 수 있으므로 의심을 하지 않으면 오진할 수 있다. 도말검사나 배양검사에서 다형성, 그람양성 구간균이 발견될 경우에는 *R.*

equi 감염을 의심해야 한다.

폐렴 예방을 위한 폐렴구균 백신은 항체반응을 최대화시키기 위해서 가능한 사람면역결핍바이러스 감염 초기에 맞아야 한다. 그러나 *H. influenzae* type b 백신은 성인에서 통상적으로 투여하지는 않는다. 사람면역결핍바이러스 감염자에서 침습성 *H. influenzae* 감염이 증가하기는 하지만 흔하지 않고, 이들 감염의 대부분이 b형이 아니기 때문에 백신의 효과도 없다.

2) 진균 감염

(1) 폐포자충 폐렴

가. 역학

혈청 검사를 해 보면 대부분의 사람은 두 살 정도부터 *P. jiroveci*에 대한 항체를 갖게 된다. 따라서 몸 속에 남아 있던 균이 숙주의 면역상태가 감소하게 되면 재활성화되는 것으로 여겨졌으나 최근 자료에서는 기전은 확실하지 않지만 균주가 전파될 수 있는 것으로 보인다. 폐포자충 폐렴은 효과적인 예방과 HAART에도 불구하고 CD4+ T림프구 수가 200/μL 미만인 환자에서 폐질환의 가장 흔한 원인이다. 일반적으로 *P. jiroveci*는 병원균이 아니기 때문에 균주가 증식하고 질환이 발생하기 위해서는 CD4+ T림프구 수가 현저히 감소되어 있는 심각한 면역저하 상태여야 한다.

나. 임상 양상

폐포자충 폐렴은 사람면역결핍바이러스 감염자에서 다른 원인균들보다 서서히 진행한다. 가장 흔한 증상은 발열, 기침, 호흡곤란이다. 호흡곤란은 초기에는 운동성 호흡곤란으로 시작되어 가스교환이 점차 악화되면서 휴식 상태에서도 호흡곤란이 나타나게 된다. 기침은 주로 객담을 동반하지 않으나, 흡연자나 세균성 기관지염 혹은 세균성 폐렴이 동반된 경우에는 객담이 동반될 수 있다. 전형적인 흡기시 후흉골 불편감이 나타나는데, 이 증상은 이전에 폐포자충 폐렴을 앓았던 환자에서 재발했을 경우 첫 증상으로 나타날 수 있다. 거의 항상 동반되는 발열과 빈호흡을 제외하고는 도움이 될만한 신체검진 소견이 없다. 초기 검사실 소견에서 CD4+ T림프구 수는 보통 200/μL 미만으로 나타나며, 동맥가스검사나 산소측정법 검사에서 보통 산소 탈포화 현상을 볼 수 있다. 비록 양측성 미만성 간질성 폐침윤이 가장 흔한 흉부 방사선 이상소견(그림 9)이지만(약 80%에서 나타남), 그 외에도 폐포 침윤, 국소적 침윤, 흉막삼출, 결절, 무기폐, 낭성 병변, 공동, 함기성 폐낭포, 소기포, 대기포로 나타나기도 하고 초기에는 방사선 소견(10~20%) 등을 볼 수 있다. 단순 X-선 검사상 정상인 환자들의 고해상전산화단층촬영 소견은 특징적인 젖빛 유리 양상을 나타낸다. 분무제 pentamidine 예방을 시행받은 환자는 폐상엽에 병변이 흔히 나타나는데, 분무제의 폐 분포의 차이 때문으로 생각된다.

다. 진단

진단은 유도객담 검체나 기관지 내시경을 통한 검체에서 포낭이나 영양형을 발견하여 이루어진다(그림 10). 유도객담 검체의 민감도는 60~95% 정도로 매우 다양한 반면, 기관지 내시경 검사의 민감도는 95% 이상으로 높다. 중합요소연쇄반응을 이용한 진단법은 구강 세척액을 통해서도 진단을 할 수 있다. 진단 기법은 기관마다 숙련된 정도에 따라 다양한데 silver, Diff-Quik, toluidine blue O, 직접면역형광항체 염색법 등이 포함된다.

라. 치료

경험적 치료에 대해서는 아직 이견이 많다. 반대하는 입장은 자칫 다른 질환을 놓칠 수 있으며, 득

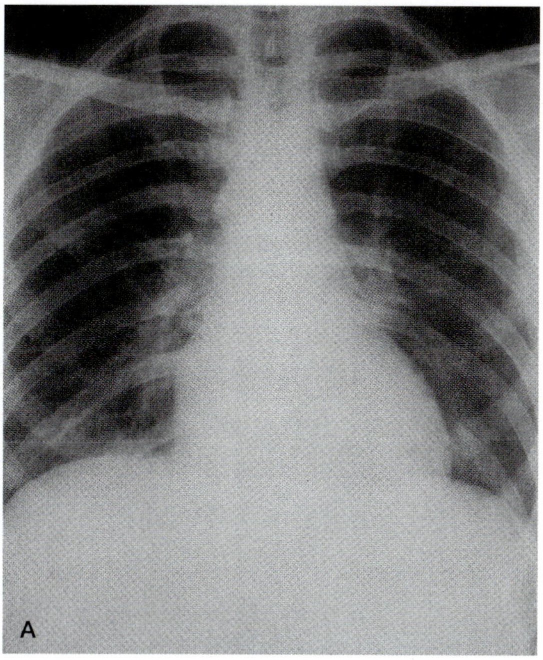

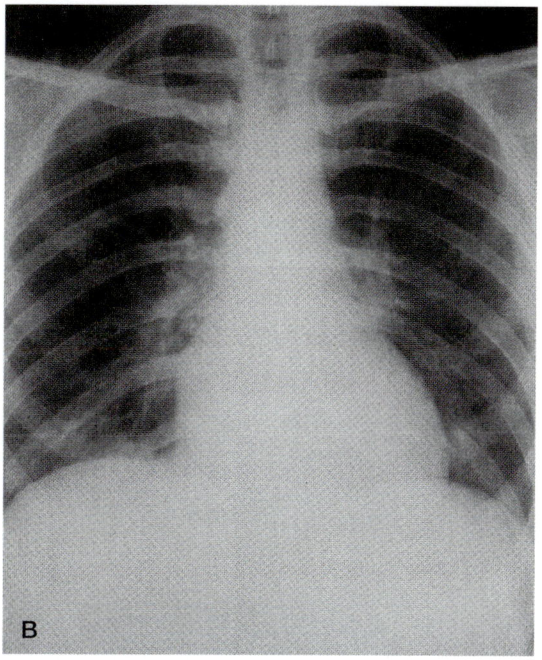

그림 9. 폐포자충 폐렴의 방사선 소견(A, B)

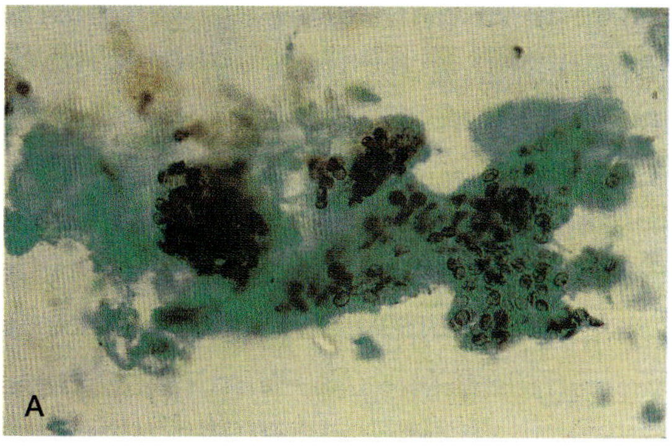

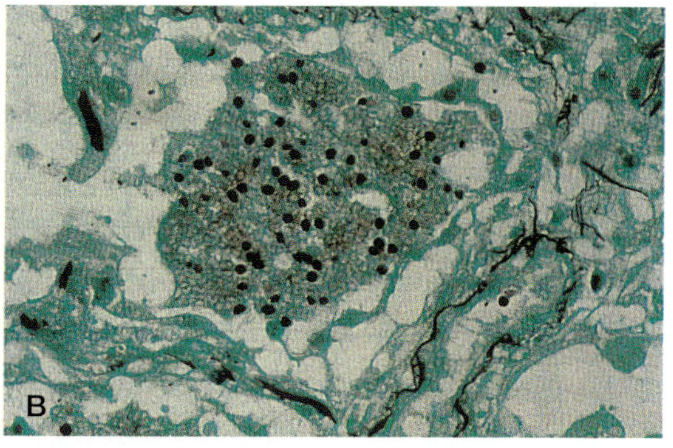

그림 10. 폐포자충 폐렴의 객담검사 소견(A, B)

보다는 치료에 대한 위험성이 증가할 수 있다는 주장이며, 찬성하는 입장은 경험이 많은 의사의 경우 전형적인 증상으로도 추정 진단의 정확도가 높기 때문에 부담이 되는 검사를 하지 않고 경험적 치료를 함으로써 비용을 줄일 수 있다는 주장이다. 후천성면역결핍증 환자에서 폐포자충 폐렴의 치료는 다른 면역저하 환자에서의 치료와 동일하나, 몇가지 다른 점이 있다. 첫째는 후천성면역결핍증 환자에서는 치료를 시작하면서 증상이 악화될 수 있다는 점이며, 둘째는 치료제에 대한 부작용이 흔해서 치료 시작 5~15일 사이에 자주 나타나는 경향이 있고, 셋째는 증상이 심한 폐포자충 폐렴 환자에서 코르티코스테로이드 치료가 도움이 될 수 있다는 점이다. 사람면역결핍바이러스 관리의 발달에도 불구하고, 병원에 입원해서 표준 치료를 받는 폐포자충 폐렴 환자의 사망률은 아직 15~20%에 달한다. 약제 내성은 아직 알려지지 않았다.

마. 예방

사람면역결핍바이러스 감염자에서 폐포자충 폐렴의 예방은 효과적인 것으로 증명되었으며 매우 중요하다. 예방을 해야 하는 경우는 다음과 같다. CD4+ T림프구 수가 200/μL 미만인 경우, 설명되지 않는 지속적인 발열, 구강 칸디다증, 혹은 이전에 폐포자충 폐렴을 앓았던 경우 등이다. Trimethoprim-sulfamethoxazole이 선택 약제이나, dapsone, atovaquone, pentamidine 분무제 등도 효과적이다. *P. jiroveci*가 사람면역결핍바이러스 감염자로 전파되는 것을 차단하기 위하여 급성 폐포자충 감염자와 사람면역결핍바이러스 감염자를 격리시켜야 하는지는 논란의 여지가 있다.

(2) 폐 국균증

*Aspergillus*는 후천성면역결핍증 환자 폐렴 원인의 1~4%를 차지한다. 거의 모든 환자에서 CD4+ T림프구 수가 50/μL 미만이며, 절반은 호중구 감소증이 있거나 코르티코스테로이드를 투여받고 있다. 다른 위험 인자로 마약 중독, 폐의 구조적 질환, 광범위 항생제 노출 등이 있다.

나타나는 형태는 집락, 아스페르길루스종, 침습성 폐 아스페르길루스증, 폐쇄성 기관지 아스페르길루스증이나 위막성, 궤양성, 혹은 플라그 모양의 기관지 아스페르길루스증 소견을 보이는 기관기관지 질환 등이 있다. 침습성 폐질환은 발열과 마른 기침, 호흡곤란, 흉막성 흉통 등의 특징이 있다. 객혈은 흔하지 않다. 기관기관지 질환에서 환자는 기침, 호흡곤란과 함께 흉통이나 천명음 등이 나타난다. 일부 기관기관지 질환의 경우에서는 진균성원주가 기침과 함께 배출된다. 다른 질환의 경우 진단은 진균성원주, 점액매복이 꽉차있는 소견(mucoid impaction), 위막, 플라그를 동반한 점막 염증, 혹은 기관지경검사상 궤양 등의 발견으로 이루어진다. 기관지내 조직검사는 염증과 침습성 균사를 볼 수 있다. 기관기관지 질환을 가진 환자의 약 반수는 폐실질의 침범이 있고, 약 25% 정도는 파종성 질환과 연관되어 있다.

후천성면역결핍증 관련 폐 아스페르길루스증의 흉부 방사선 소견은 상엽에 두껍거나 얇은 벽을 갖는 공동, 결절, 흉막저 병변들, 특히 하엽의 국소적 혹은 미만성 침윤 등이나 기관기관지 질환의 경우에는 정상으로 보일 수 있다. 침습성 질환에서는, 경기관지 조직검사는 음성을 나타낼 수 있으나 *Aspergillus*(*A. fumigatus*가 가장 흔함)는 보통 기관지폐포 세척액에서 자란다. 아스페르길루스증이 없으면서 *Aspergillus*가 호흡기 검체에서 발견되는 경우 11% 정도만 질환이 있는 것으로 나타나기 때문에, 표준 진단은 침윤된 조직의 조직병리적 증거가 있는 경우로 한다. *Aspergillus*는 혈액 검체에서는 거의 자라지 않는다.

예후는 좋지 않아서 생존기간 중앙값이 3개월이다. Amphotericin B가 선택약제이며, itraconazole도 효과적일 것으로 생각되나 경험이 많지 않아 주로 amphotericin 투여 후 장기간 사용할 경우에 권장된다. 호중구감소증과 코르티코스테로이드 사용같은 기저 질환에 대한 치료도 매우 중요하다.

(3) 히스토플라스마증

히스토플라스마증은 유행지역에 살고 있는 후천성면역결핍증 환자의 약 5% 이상에서 보고되고 있다. 유행지역에서는 주로 광범위하게 진행되는 초감염으로 나타나고, 유행지역 외의 지역에서는 잠복감염의 재활성화로 나타난다. 심각한 파종성 질환은 보통 심한 면역저하 상태에서 나타나는데, 대부분의 환자들은 CD4+ T림프구 수가 100/μL 미만이다.

히스토플라스마증이 있는 대부분의 사람면역결핍바이러스 감염자는 파종성 질환으로 나타나며, 파종성 질환이 있는 대부분의 환자는 진행된 사람면역결핍바이러스 질환을 갖고 있다. 증상은 발열, 체중감소, 기침, 호흡곤란 등이다. 폐 침범은 보통 파종성 질환이 있는 환자의 약 70% 정도에서 나타난다. 폐 침범이 있는 경우 방사선 소견이 정상인 경우도 있지만, 미만성 간질성 침윤이나 세망결절성 침윤이 보통 나타난다. 파종성 질환에서 보이는 소견들은 피부와 점막 표면의 특징적인 병변, 소모 증상, 골수 억제, 간비종대, 림프절병증 등이 포함된다.

도말검사나 배양검사에서 균주를 확인하면 진단할 수 있다. *Histoplasma capsulatum* 다당항원 검사로 빨리 진단할 수 있는데, 항원은 소변에서 93%, 혈청에서 89%, 그리고 기관지폐포 세척액에서 70% 정도 검출된다. 특이도는 높으나 다른 진균감염과 교차반응이 나타날 수 있다. 객담 염색 및 배양 검사에서는 약 30% 정도에서 균주를 검출할 수 있다. *Histoplasma*는 혈액 배양에서도 검출될 수 있는데, 특히 *lysis* centrifugation system이 있는 기관에서 가능하다. 혈청학적 검사의 진단적 가치는 제한적이다.

표준 치료는 amphotericin B 이며 중증 환자에서 권장된다. Liposomal amphotericin은 임상 효과도 우수하고 부작용이 적은 장점이 있다. Itraconazole은 경증이나 중등증 환자에서 사용하거나 중증 환자에서 amphotericin B 투여 후 장기적으로 사용할 경우에 권장되며, fluconazole은 itraconazole에 비해 효과가 떨어진다. 치료에 대한 반응은 혈액이나 소변에서 *Histoplasma* 캡슐 항원의 역가 감소로 모니터링 할 수 있다.

(4) 폐크립토콕쿠스증

폐크립토콕쿠스증은 사람면역결핍바이러스 감염 말기에 나타나는 흔한 합병증으로 보통 수막염과 함께 동반되어 나타난다. 보통 CD4+ T림프구 수가 100/μL 미만에서 나타난다.

폐크립토콕쿠스증은 기침과 발열로 시작되며, 대부분 흉부 방사선 소견상 미만성 간질성 이상소견을 보여 폐포자충증과 유사하다. 객담 도말검사나 배양검사로 균주를 증명하며, 더 흔하게는 기관지폐포 세척액이 진단에 이용된다. 배양은 도말검사보다 민감도가 높다. 폐외 질환이 흔하여 혈액, 소변, 뇌척수액 검사가 진단에 사용되므로 이들 검체를 확보해야 한다. *Cryptococcus neoformans*에 대한 혈청 항원 검사는 약 90%에서 양성을 나타내나, 수막염이 없는 경우에는 음성일 수 있다. 기관지폐포 세척액과 흉막액의 항원검사는 민감도가 높으나 방법이 표준화되지 않았다. 폐크립토콕쿠스증이 있는 모든 환자는 수막염 유무를 확인하기 위해 요추천자를 시행해야 한다.

치료는 수막염의 경우 amphotericin B로 시작하여 fluconazole을 평생 투여한다. 파종성 질환이 없는 폐 감염증은 치료 경험이 부족하나, 중증인 경우 amphotericin B를 권장하고 증상이 가벼운 경우 fluconazole을 권장하고 있다. 수막염이 없는 경우 치료 기간은 아직 정립되지 않았으며 방사선 검사 및 배양 검사 등을 추적 검사하며 판단해야 한다.

(5) 콕시디오이데스 진균증

*Coccidioides immitis*는 유행지역을 제외하고는 사람면역결핍바이러스 관련 폐질환의 드문 원인이다. 폐가 가장 흔히 침범되는 장기이며, 발열, 체중감소, 기침이 가장 흔한 초기 증상들이다. 흉부 방사선 소견상 미만성 세망결절성 폐침윤이 진행된

사람면역결핍바이러스 환자의 1/2~2/3 정도에서 관찰되지만, 국소 질환이나 정상 소견을 보일 수 있다. 균주는 대부분의 객담, 기관지폐포 세척액, 경기관지 조직 검체의 세포학적 검사에서 보이며, 호흡기 검체의 배양검사도 진단적이다. 혈액 배양검사는 12% 정도만 양성을 나타낸다. 콕시디오이데스 진균증이 의심되는 경우에는 검사실을 오염시킬 수 있으므로 주의해야 한다. 미만성 폐질환이나 파종성 질환인 경우 예후가 나쁘며 amphotericin B나 azole계 항진균제를 투여해야 한다.

(6) 기타 진균 감염

분아균증은 후천성면역결핍증 환자에서 흔하지 않은 감염증이다. 한 연구에서 10개 기관에서 보고된 15예의 환자 모두 *Blastomyces dermatitidis*가 유행하는 지역에서 사는 환자였으나, 1/3은 분아균증이 흔하지 않은 지역에서 진단되었다. 환자의 80%는 초기 검사에서 폐질환을 갖고 있었다. 폐질환을 갖고 있었던 환자들의 증상을 보면 발열, 체중감소, 기침 등이 포함되었으며 거의 모두 CD4+ T림프구 수가 200/μL 미만이었다. 7명의 환자에서 병변이 폐와 흉막에 국한되어 있었다. 흉부 방사선 소견은 비정상적이나 비특이적으로, 대엽성 또는 미만성 간질성 폐렴이나 양측성 결절, 폐공동, 흉막질환 등 다양하게 나타난다. 기관지경 검체의 도말 및 배양검사가 흔한 진단법이다. 항원검사는 유용하지 않다.

칸디다 폐렴은 드물어서 조직 검체에서 조직 침윤 소견이 없는 경우에는 진단할 수 없다. 아구창이 흔하기 때문에 호흡기 검체의 도말이나 배양에서 칸디다를 검출해도 비특이적이며 진단에 유용하지 못하므로, 진단하기가 어렵다.

3) 결핵

(1) 중요성

사람면역결핍바이러스 감염은 결핵의 발생에 중요한 위험 인자이다. 잠복 감염 재활성화의 위험을 증가시킬 뿐 아니라 감염 직후 발병의 위험성도 증가시킨다. 그리고 결핵은 분명히 사람에서 사람으로 전파될 수 있는 아마도 유일한 사람면역결핍바이러스 관련 감염증이다. 그리고 진단만 된다면 효과적으로 치료될 수 있으며, isoniazid 예방적 투여와 HAART 치료는 잠복 *Mycobacterium tuberculosis*를 갖고 있는 환자에서 결핵의 위험성을 의미있게 감소시킨다. 또한 활동성 혹은 잠복 결핵의 치료는 사람면역결핍바이러스 감염자의 사망률과 이환율을 의미있게 감소시킨다. 전향적 코호트 연구에서 결핵 발생의 주요 위험인자는 거주하는 곳과 면역저하의 정도로 나타났다. 거주하는 곳은 결핵의 기저 유병률이 중요한 역할을 한다. 미국에서는 사람면역결핍바이러스에 감염된 주사약물 남용자에서 활동성 결핵의 위험도가 높았으며, CD4+ T림프구 수가 200/μL 미만인 경우와 결핵 피부반응이 양성(5mm 이상)인 경우에 더욱 높게 나타났다. 사람면역결핍바이러스가 결핵역할에 미치는 영향은 매우 큰데, 특히 사람면역결핍바이러스 감염자에서 결핵 관련 사망이 폐포자충 폐렴이나 다른 기회감염에 의한 사망보다 높은 개발도상국가에서는 더욱 그렇다. 미국과 유럽에서는 활동성 결핵이 사람면역결핍바이러스 감염을 의심하는 지표로 인식되고 있다. 국내에서는 김 등의 연구에서 후천성면역결핍증 환자의 기회감염증 중 결핵이 가장 흔한 기회감염으로 나타났다. 또한 우리나라 사람면역결핍바이러스 감염자에서 결핵 발생률은 9.6명/100person-year로 외국의 보고에 비해 약 4배 이상 높은 것으로 나타났다.

(2) 임상 양상

사람면역결핍바이러스 감염자에서 결핵의 임상 양상은 감염의 어느 시기에 결핵이 발생했는지에 따라 다양하게 나타난다. 사람면역결핍바이러스 감염 초기에 CD4+ T림프구 수가 200/μL 이상인 경우에 발생하는 결핵은 보통 폐 상엽의 공동성 질환으로 나타난다. 사람면역결핍바이러스 감염 말기에, 특히 CD4+ T림프구 수가 50/μL 미만인 경우에는 파종성 결핵이나 폐외 결핵의 빈도가 높게 나타나며, 비전형적인 방사선학적 소견과 투베르쿨린 피부반응도 나타나지 않는다. 림프절 침범이 흔하며, 뇌농양, 결핵종, 수막염과 같은 중추신경계 침범, 골수염, 심낭염, 위 결핵, 결핵성 복막염, 고환 결핵 등 다양한 비전형적인 결핵이 보고되고 있다. 게다가 골수에서 뿐만 아니라 혈액에서도 결핵균이 종종 배양된다. CD4+ T림프구가 낮은 감염자에서 결핵의 방사선 소견은 비전형적이어서, 하엽을 침범하거나 폐포자충 폐렴과 유사하게 미만성 침윤을 나타내거나 심지어 정상 소견을 보이기도 한다.

(3) 진단

증상이나 방사선 소견이 비전형적이고 다른 후천성면역결핍증 관련 감염증과의 중복 가능성 등으로 진단이 어려워질 수 있으며, 투베르쿨린 검사에 무반응인 경우와 객담 도말 검사에서 음성인 경우가 많기 때문에 더욱 진단이 어렵다. 진단이 지연되면 사망률, 이환율, 그리고 질환의 전파와 관련이 있기 때문에, 대부분의 사람면역결핍바이러스 관련 폐질환이 있는 환자에서는 빨리 평가를 해야 한다. 경험적 치료가 확진을 기다리는 동안 필요할 수 있다. 환자의 CD4+ T림프구 수를 아는 것은 결핵을 고려하는 데 유용한데, 상엽 질환이나 공동이 있는 경우는 CD4+ T림프구 수가 높은 경우와 관련이 있

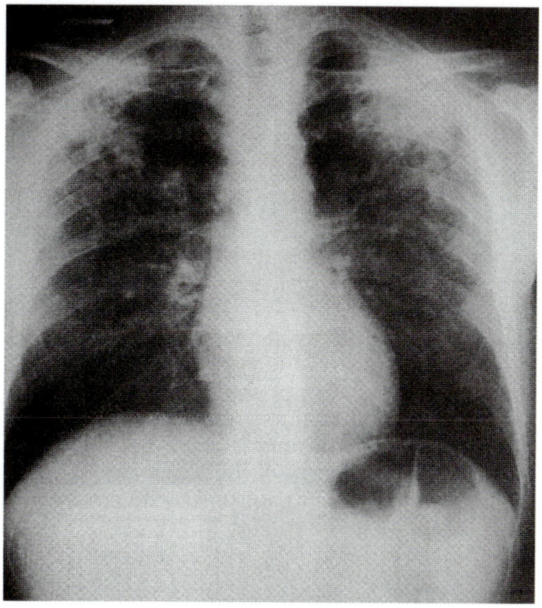

그림 11. **폐결핵의 방사선 소견**

고(그림 11), 하엽 침윤, 속립성 양상, 종격동이나 폐문의 림프절 비대는 낮은 CD4+ T림프구 수와 관련이 있다. 림프절 비대, 흉막삼출, 공동은 폐포자충 폐렴에서는 드물기 때문에 진단에 중요한 단서가 된다. 방사선 소견은 세균성 폐렴을 의심할 수 있는 폐포 침윤, 폐포자충 폐렴과 유사한 미만성 침윤, 그리고 정상 소견 등을 나타낼 수 있다. 사람면역결핍바이러스 관련 결핵 환자의 40~67%는 객담 도말 검사에서 항산균이 발견될 수 있으며, 배양 검사에서는 74~95%에서 양성으로 나타난다. 항산균에 대한 도말 양성률은 CD4+ T림프구 수가 감소함에 따라 감소하며, 흉부 방사선 소견이 정상인 경우에 음성으로 나타나는 경우가 많다. 도말에서 항산균이 나타나는 경우에는 결핵이 유행하지 않는 지역이라도 결핵을 강력하게 시사하는 소견이지만, MAC 감염을 포함해서 다른 미코박테륨 감염증도 도말에서 양성으로 나타날 수 있다. 일반적으로, MAC 보다는 결핵균이 객담 도말 검사에서 양성으로 나타날 가능성이 더 높으므로, 우선 결핵에 준해

서 조기 치료와 감염관리를 해야 한다. 사람면역결핍바이러스 감염자에서, 특히 파종성 질환인 경우, 미코박테륨혈증의 빈도가 높지만, 파종성 질환이 아닌 폐질환의 경우에 미코박테륨혈증은 거의 없다. 객담 도말 음성인 환자에서, 절반 이상은 기관지내시경 검사로 진단될 수 있다. 경기관지 생검이 진단율을 높여주며, 흉막액의 도말은 진단율이 낮으나 흉막 생검은 진단율을 높일 수 있다.

결핵의 가장 최근 진단법으로 결핵균의 핵산을 직접 증폭시키는 방법이 있다. 이 방법은 도말 양성인 검체에서만 시행하도록 허가되어 있는데, 결핵균인지 아닌지를 빨리 확인할 수 있는 단서가 될 수 있다. 때로 도말 음성 검체에서 시행하기도 하는데, 음성일 경우라도 결핵을 배제하지는 못한다. 배양검사와 항생제 감수성 검사는 아직 필요한데 혼합감염일 가능성이 있기 때문이다. 최근의 배양체계의 발달과 배양에서 미코박테륨의 검출을 위한 핵산 부합화(hybridization) 측정법의 이용으로 마이코박테리아를 분리하는 시간을 단축시킬 수 있게 되었다.

(4) 치료

대부분은 치료가 잘 되며, 사람면역결핍바이러스 비감염자와 동일하게 치료한다. Rifamycin 성분은 예외인데, 단백분해효소억제제나 뉴클레오시드 역전사효소억제제를 투여받는 환자에서 rifabutin과 rifampin 중 어느 약제를 사용할 것인지 결정해야 한다. 아직 항레트로바이러스 치료를 시작하지 않은 경우의 WHO 권고사항은 다음과 같다.

- 활동성 결핵은 항상 즉시 치료를 시작한다.
- 결핵과 사람면역결핍바이러스 치료를 동시에 시작하지 않는다. 왜냐하면 7~8가지의 새로운 약제 투여로 약물 부작용의 빈도가 높고 순응도가 떨어질 것이 예상되기 때문이다.
- CD4+ T림프구 수가 50/μL 미만인 진행된 사람면역결핍바이러스 감염인 경우, 항결핵제에 잘 견딜 수 있는 가장 빠른 시기에 항레트로바이러스 치료를 시작해야 한다. CD4+ T림프구 수가 50~350/μL 정도로 덜 진행된 사람면역결핍바이러스 감염인 경우에는 항레트로바이러스 치료를 2개월 정도 연기할 수 있다.

(5) 예방적 치료

사람면역결핍바이러스 감염은 잠복 결핵에서 활동성 결핵으로 진행하는 위험인자 중 다른 어떤 것보다 위험이 높기 때문에, 투베르쿨린 피부반응 검사는 통상적으로 시행해야 하며 5 tuberculin unit의 PPD에 적어도 5mm 이상의 경결이 나타난 경우에는 결핵 감염으로 간주하고 예방적 치료를 시행하는 것이 미국질병통제센터의 권장 사항이다. 면역기능이 정상인 경우에 PPD 피부반응 검사의 민감도는 100% 이지만, CD4+ T림프구 수가 200/μL 미만인 경우에는 민감도가 떨어진다. 특히 우리나라와 같이 BCG 예방접종을 하는 경우에는 투베르쿨린 검사만으로 감염과 예방접종을 구별할 수 없다. 국내한 연구에서 투베르쿨린 검사 양성율은 30세 미만 연령군에서 60%, 30세 이상 연령군에서 36.6%로 나타났다.

Isoniazid와 pyridoxine을 9개월 사용하거나 rifampin과 pyrazinamide를 2개월간 사용할 수 있는데, rifampin과 pyrazinamide 2개월 요법이 단기간 내에 끝내면서 효과적인 장점이 있는 반면 심각한 간독성의 부작용이 나타날 수 있다. 단백분해효소억제제나 nevirapine을 사용하는 경우에는 rifampin 대신 rifabutin을 사용한다. Isoniazid 처방은 안전하고 항레트로바이러스 약제와 약물상호작용이 없는 장점이 있으나 9개월간 투여해야 하므로 순응도에 문제가 있을 수 있다.

4) 비결핵성 미코박테륨 감염

진행된 사람면역결핍바이러스 감염 환자들은 골수, 림프절, 그리고 여러 다른 장기를 침범하는 파종성 *Mycobacterium avium* 감염이 종종 나타난다. 균주는 혈액, 골수, 또는 침범된 부위에서 동정될 수 있다. 객담에서 MAC은 흔히 검출되지만, 후천성면역결핍증에서 MAC 관련 폐질환은 드물다. 객담에서 MAC의 검출은 CD4+ T림프구 수가 50/μL 미만인 환자에서 MAC 균혈증의 위험도를 증가시키는 지표가 될 수 있지만, 이것으로 폐질환을 진단하지는 못하며 당장 치료할 필요도 없다. 사람면역결핍바이러스 감염자에서 MAC에 의한 폐질환의 진단 기준은 잘 정립되지는 않았으나, 호흡기 검체에서 반복적으로 MAC이 자라고, 흉부 방사선 소견상 침윤이 관찰되며, 다른 폐 병원균이 검출되지 않고, 적절한 병변 부위의 생검 조직에서 항산균이 보이는 경우에는 MAC 감염을 고려해야 한다. MAC 폐렴이 있는 모든 환자가 파종성 MAC이나 MAC 균혈증을 나타내지는 않는다.

비결핵성 미코박테륨 중 *M. kansasii*가 사람면역결핍바이러스 감염자의 가장 중요한 폐 병원균이다. 환자는 보통 250/μL 미만의 낮은 CD4+ T림프구 수를 가지며 객담을 동반한 기침과 발열, 체중 감소의 증상을 나타낸다. 호흡곤란, 흉통, 객혈이 동반된다. 흉부 방사선 소견은 간질성 혹은 엽상 침윤, 공동, 폐문 림프절 비대, 결절 등을 포함하지만 비특이적이다. 집락이나 오염은 드물기 때문에, 일단 호흡기 검체에서 분리되면 보통 폐질환을 진단할 수 있다. 폐외 침범은 거의 없기 때문에 진단은 보통 호흡기 검체로 이루어진다. 그 외에 *Mycobacterium xenopi, M. simiae, M. scrofulaceum, M. haemophilum* 등도 드물게 사람면역결핍바이러스 관련 폐질환을 일으킬 수 있다.

비결핵성 미코박테륨에 대한 화학적 예방으로 clarithromycin이나 azithromycin을 투여한다. 이들 약제는 세균성 호흡기 감염증을 예방하는 추가 효과도 나타낸다.

5) 바이러스 감염

상기도 질환과 급성 기관지염은 사람면역결핍바이러스 감염자에서 더 흔하게 나타나지만, 인플루엔자 증후군은 그렇지 않다. 바이러스 병원균이 호흡기 검체에서 때로 검출되지만 이들의 의미는 결정하기 곤란하다. 비록 사람면역결핍바이러스 감염자에서 심각한 호흡기 바이러스 감염증이 보고되고 있지만 흔하지 않다. 배양된 바이러스의 의미를 결정하는 것이 어렵기 때문에 균의 분리와 조직병리학적 확진 방법이 진단에 이용되고 있다. 호흡기 검체에서 인플루엔자가 발견된 경우는 그것이 호흡기 질환이 원인이라는 것을 나타내지만, CMV나 herpesvirus와 같은 대부분의 균주들은 호흡기 질환의 원인이 아니다. 그밖에 사람면역결핍바이러스 감염자의 기관지폐포 세척 검체로부터 분리되는 것으로 보고된 바이러스에는 parainfluenza virus, rhinovirus, adenovirus, respiratory syncytial virus 등이 있다.

대부분의 CMV 검출이 의미있는 폐질환을 나타내는 것은 아니라고 하더라도 CMV는 후천성면역결핍증과 관련된 가장 중요한 호흡기 바이러스이다. CMV 폐질환은 사람면역결핍바이러스 감염자의 경과에서 매우 늦게 나타나는 질환이다. 불행히도 진단하기가 쉽지 않아서 놓치는 경우가 있다. 즉, CMV 폐렴은 임상적으로는 다른 질환과 감별할 수 없고, 기관지폐포 세척 검체에서 CMV를 흔히 (>50%) 분리하지만 진단적이지 못하기 때문이다. 비록 세척액에서 CMV가 발견되거나 배양되는 것이 예후와 관련이 있을 수는 있어도, CMV 폐렴의 조기 진단과는 관련이 없다. 따라서 폐렴은 세포학적 혹

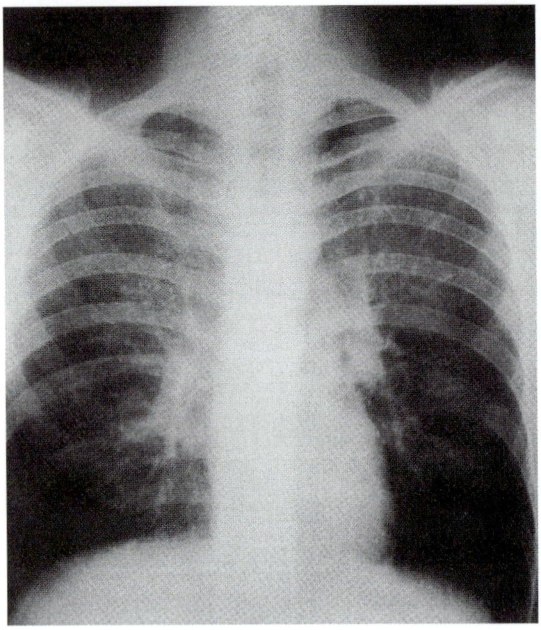

그림 12. 거대세포바이러스 폐렴의 방사선 소견

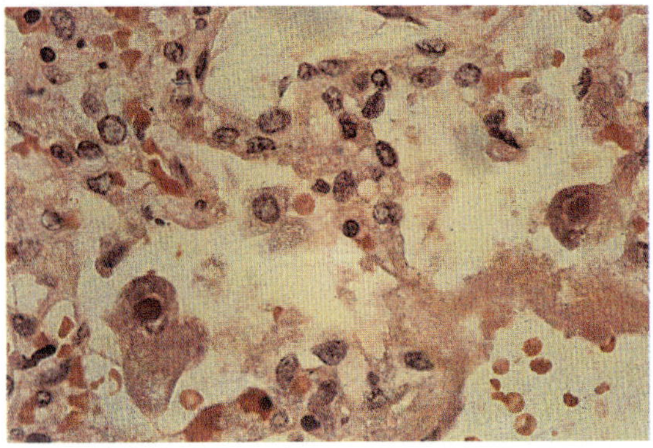

그림 13. 거대세포바이러스 감염의 병리소견

은 조직병리학적 기준에 의해서 진단되어야 한다. 가장 신뢰할 만한 진단은 임상적 소견과 방사선학적 폐렴(그림 12)의 증거를 종합하는 것이다. 기준에는 CMV의 발견, 다른 병원균은 증명 안됨, 그리고 확실한 조직병리, 특히 여러개의 CMV 봉입체와 동반된 염증소견이 있는 경우 등이 포함된다(그림 13). CMV 혈액 배양이나 혈청학적 분석은 CMV 폐렴의 진단에 포함되지 않는다. CMV 항체 검사는 통상적으로 시행하는 것보다 세척액으로부터 CMV가 분리된 경우에 확인하기 위해 시행하는 것을 권장한다.

6) 원충 감염

폐 톡소포자충증은 미국보다 프랑스에서 더 흔히 보고되고 있다. 보통 CD4+ T림프구 수가 50/μL 미만인 경우에 나타난다. 발열, 기침, 호흡곤란, 그리고 가끔 패혈성 쇽 형태로 나타난다. 흉부 방사선 소견은 양측성 간질성 침윤 형태가 가장 흔하지만, 결절, 흉막삼출, 또는 정상 소견으로도 나타날 수 있다. 폐포자충 폐렴과 유사하기 때문에 적절한 진단적 시술을 시행하지 않으면 오진할 가능성이 있다. 진단은 기관지폐포 세척 검체로 간접면역형광법이나 Giemsa 염색으로 빠른분열소체(tachyzoites)를 관찰하면 진단할 수 있으나, 10% 정도는 음성으로 나타나기 때문에 조직 배양이나 쥐에 접종을 하는 방법으로 진단할 수 있다. 그러나 이 방법들은 널리 사용되지는 않는다. 중합효소연쇄반응에 의한 진단 방법도 사용되며, 혈청검사는 거의 모든 환자에서 양성을 나타내지만 특이도가 떨어진다.

7) 악성 및 비감염성 원인

기관기관지가지, 폐실질, 또는 흉막을 침범하는 폐 카포시육종은 진단하기 어려울 수 있다. 대부분의 환자가 진단을 고려할 때 피부점막 질환을 가지고 있다고 생각하지만, 피부점막 침범이 없는 경우도 있다. 증상도 비특이적이어서, 기침, 호흡곤란, 발열을 보통 나타내며, 무증상인 경우도 있다. 보통 CD4+ T림프구 수는 50/μL 미만이다. 주요 단서는 방사선학적 소견으로, 결절과 기관지벽 비후가 폐문주위까지 광범위하게 퍼져있거나 공기 기관지조영상이 관찰되면서 Kerley B선과 흉막 삼출이 동반될 수 있으며, 중하엽 부분의 이상소견이 두드러진다. 미만성 혹은 상엽 침범은 폐포자충 폐렴과 같은 다른 질환이 겹쳐있을 가능성을 시사한다. 전형적인 전산화단층촬영 소견은 혈관 및 기관지 주위를 따라 퍼지는 양상의 연조직 음영을 동반한 양측성 폐문주위 침범 소견이나 다양하게 나타날 수 있다.

특이한 세포 형태보다 특징적인 구조가 진단에 필요하며, 검사하는 조직의 양이 적은 경우에는 위음성이나 위양성을 초래할 수 있다. 조직의 압착 부산물이나 출혈, 또는 다른 진단들이 카포시육종으로 잘못 진단될 수 있다. 따라서 정확한 조직학적 진단을 위해서는 생검 포셉에 의해 압좌되지 않을 정도로 커다란 조직이 필요한데, 경기관지 생검은 보통 충분하지 못하다. 개흉 폐생검과 같은 매우 침습적인 진단법을 피하려는 경향이 있기 때문에, 기관지내시경 검사자가 카포시육종에서 보이는 특징적인 기관지내 홍반 혹은 자색의 반점이나 구진을 관찰할 경우에 진단하게 된다. 이와 같은 병변들은 진단율이 낮고, 출혈의 위험이 있으며, 압착 부산물로 해석하기 어렵기 때문에 보통 조직검사를 하지 않는다. 기관지폐포 세척술은 동반된 병원균이 있는지 확인하기 위해 시행한다.

사람면역결핍바이러스 관련 폐 림프종도 침윤, 종괴, 혹은 결절 형태로 나타날 수 있다. 기관지폐포 세척액 세포 검사는 진단에 적합하지 못하며, 미세침 흡인법으로 진단되는 경우도 있으나 흉막액이 진단적이지 못한 경우에는 경기관지 생검이나 개흉 폐생검이 필요하다. 일부 연구에서 경기관지 생검, 흉막 세포검사, 개흉 폐생검 등은 각각 50% 이상의 진단율을 보였다.

비특이성 간질성 폐렴은 경기관지 혹은 개흉 폐생검 검체에서 조직병리학적 기준에 의해 진단되는 질환이나. 특징적인 병변은 경도에서 중등도의 간질성 단핵세포 침윤으로 나타나는데, 이들은 간질성 부종, type II 폐포세포 증식, 폐포 대식세포의 증가, 결절성 림프양 응집 등과 관련이 있다. 임상적으로 폐포자충 폐렴으로 진단된 환자의 5% 정도에서 나타나는데, 발열, 기침, 호흡곤란 등의 증상은 폐포자충 폐렴과 유사하지만, 이들은 CD4+ T림프구 수가 높고 폐침윤도 광범위하지 않다. 비특이성 간질성 폐렴 환자는 치료없이 1주일 이내에 저절로 회복된다. 비특이성 간질성 폐렴은 증상이 없는 환자에서도 나타날 수 있는데, 무증상 환자에서 경기관지 생검을 시행한 결과 거의 절반에서 비특이성 간질성 폐렴을 갖고 있다. 이 병변의 원인, 병인, 자연 경과 등을 명확히 하기위해 추가 연구가 필요하다.

그 외에 후천성면역결핍증 관련 폐질환은 흔하지 않다. 림프구성 간질성 폐렴은 성인 사람면역결핍바이러스 감염자에서는 매우 드물며, 소아 사람면역결핍바이러스 감염자에서는 성인보다 흔하다. 조직병리학적으로 진단되므로 조직 검체가 필요한데, 경기관지 생검으로는 보통 부족하다. 폐쇄세기관지 기질화 폐렴(bronchiolitis obliterans organizing pneumonia)도 조직병리학적으로 진단되는데, 다양한 원인에 의한 폐조직의 반응으로 생각되며, 특징적으로 다병소성 폐포혼탁이나 결절성 침윤 형태로 나타난다. 그 외에 후천성면역결핍증 환자에서 폐를 침범하는 질환군으로는 폐기종 유사 질환, 폐 고혈압, 폐 부종, 분선충증 등이 포함된다. 폐 색전증은 심각한 후유증을 유발시킬 수 있으므로 감별진단으로 고려해야 할 중요한 질환이다. 폐출혈은 다양한 폐 병변의 합병증으로 나타날 수 있으므로 원인 질환을 찾아야 한다. 병원에 입원한 약 3,000명의 사람면역결핍바이러스 감염자의 조사에서 객혈은 2% 미만에서 있었으며, 이들 중 80%가 감염성 질환이 원인이었다. 대부분이 세균성 폐렴이 원인이었으며, 카포시육종은 드문 원인으로 나타났다.

8) 평가와 진단

우선 새로운 환자에서 가장 먼저 해야 할 일은 사람면역결핍바이러스 감염을 진단하는 것이다. 병력 청취와 신체 검진은 폐질환의 중증도 및 범위 뿐만 아니라 환자의 면역저하 정도를 알기 위해서 반드시 필요하다. 증상과 기간, 사람면역결핍바이러스 감염 경로(주사약물 남용, 남성 동성연애, 직업여성과의 관계, 여러 명의 성 파트너, 이미 감염된 성 파트너 등), 사람면역결핍바이러스 감염 상태(기회 감염, CD4+ T림프구 수, 바이러스 양), 기존의 폐질환, 결핵 노출 여부, 약물 사용력과 순응도(특히 항 폐포자충 예방제), 흡연력, 여행력 등에 대한 적절한 질문을 해야 한다. 사회생활에 대한 정보도 좋은 단서를 제공할 수 있는데, 예를 들면, 무주택자, 주사약물 남용, 혹은 결핵의 위험을 증가시킬 수 있는 유행지역 출신 여부 등이다. 거주지 및 여행지도 중요한데, 예를 들면, 미국 내에서도 히스토플라스마증과 콕시디오이데스 진균증 같은 폐 진균증의 발생 빈도는 지역에 따라 다양하게 나타나고, *Penicillium marneffei*는 적당한 지리적 노출이 있는 환자에서만 발생한다.

환자의 면역저하의 정도는 폐질환의 가능한 원인에 대한 중요한 단서가 된다. 후천성면역결핍증 관련 증상들이 있었는지 여부, CD4+ T림프구 수와 바이러스 양, 그리고 아구창이나 소모증후군과 같은 징후의 유무 등에 대한 자세한 정보가 면역저하의 정도를 가늠하게 해준다. 사람면역결핍바이러스 감염을 진단받지 않은 환자나 최근 면역학적 검사를 해보지 않은 사람에서, 말초혈액 검사로부터 계산된

표 4. CD4+ T림프구 수에 따른 원인균

CD4+ T림프구 수	흔함	드묾
>200/μL	*Streptococcus pneumoniae* *Haemophilus influenzae* *Mycobacterium tuberculosis*	비정형원인균 *Staphylococcus aureus* 풍토 진균 *Pneumocystis jiroveci* Mycobacteria other than tuberculosis (MOTT) 혐기성 세균 호흡기 바이러스
50~200/μL	상기원인균 + *Pneumocystis jiroveci*	상기원인균 + Kaposi 육종 림프종 Cryptococcosis *Legionella* species *Nocardia* species *Rhodococcus equi* Aspergillus species *Mycobacterium kansasii*
<50/μL	상기원인균 모두	상기원인균 + Cytomegalovirus Aspergillosis

총 림프구 수의 감소는 면역저하의 단서가 될 수 있다. 환자의 CD4+ T림프구 수는 감별진단을 위해 매우 유용하다. CD4+ T림프구 수가 높은 경우의 폐질환은 세균성이나 결핵일 가능성이 높다. 폐포자충 폐렴은 CD4+ T림프구 수가 보통 200/μL 미만에서 주로 발생하며, Aspergillus, *Mycobacterium avium complex*(MAC), 혹은 Cytomegalovirus 질환은 CD4+ T림프구 수가 매우 낮아 보통 50/μL 이하에서 발생한다(표 4). 폐포자충 폐렴은 예방 약제를 투여한 환자에서는 드물며, TMP−SMX 이외의 약제로 치료한 경우와 CD4+ T림프구 수가 매우 낮은 환자에서 더 흔하다.

상기도 감염증과 급성 기관지염은 사람면역결핍바이러스 감염자에서 매우 흔하게 나타나서 생명을 위협할 수 있다. 신체검진이 매우 유용한 진단 방법이지만 폐포자충 폐렴의 경우 정상 소견을 보일 수 있으므로 흉부 방사선 소견으로 판단하지 말아야 한다. 흉부 방사선 소견은 비특이적이어서 진단을 위해서는 제한적이지만, 다른 진단적 방법을 시행해야 할 부위를 결정하는 데 많은 도움이 된다. 흉부 CT 촬영, 특히 고해상도 CT는 침윤의 정도, 림프절병증, 속립결절, 공동, 혹은 젖빛 유리 형태의 비정상 부위에 대한 추가 정보를 제공해 줄 수 있다.

(1) 경험적 치료

적당한 진단 방법이 없는 경우 예상되는 추정 진단에 근거한 경험적 치료의 역할은 아직 논란의 여지가 있다. 그래도 일부 의사들은 폐포자충 폐렴은 비교적 특징적이고 천천히 진행하기 때문에 임상적으로 의심되는 경우는 경험적으로 치료해 왔다. 그러나 매우 경험이 많은 의사인 경우에도 약 20% 정도 오진할 가능성이 있고, 많은 경우에서 부적절한 치료가 될 수 있으며, 예방 요법으로 인하여 폐포자충 폐렴의 빈도가 점점 감소하고 있기 때문에, 경험적 치료는 점점 줄어들고 있다. CD4+ T림프구 수가 비교적 높으면서 흉부 방사선 소견에서 급성 세균성 폐렴이 의심되는 경우에는 경험적 치료의 좋은 대상이 될 수 있다.

(2) 진단 방법

가. 호흡기 질환의 선별검사

폐기능 검사는 가벼운 증상과 흉부 방사선 소견상 거의 정상인 환자에서 매우 유용하게 사용될 수 있다. 호흡 기능을 변화시킬 수 있는 폐포 질환인 폐포자충 폐렴의 조기 진단에 폐기능 검사가 이용될 수 있다. 이용될 수 있는 선별 검사로는 맥 산소측정법(pulse oximetry), 폐기능 검사, 일산화탄소 확산능(carbon monoxide diffusing capacity), 동맥혈가스검사, 운동시 동맥산소 탈포화 등이 포함된다. 폐포자충 폐렴이 의심되는 환자의 평가에서 동맥혈 가스검사는 코티코스테로이드의 병합사용의 지표가 되기 때문에 매우 중요하다.

갈륨 스캔은 폐질환에 대한 민감도는 높지만 가격이 비싸며 비특이적이고, 확진검사를 연기시킬 수 있다. 고해상도 전산화단층촬영이 초기 선별검사로 사용되기도 하는데, 정상 소견일 경우 폐포자충 폐렴이 아닐 가능성이 높다.

나. 유도 객담

숙련된 호흡치료사에 의해서 고장성 식염수를 흡입시킨 후 얻어진 적절한 유도 객담 검체는, 면역형광 염색이 가능한 기관에서는 폐포자충 폐렴의 진단에 매우 민감하고 특이도가 높은 방법이다. 객담 유도검사는 폐포자충 폐렴 이외의 다른 질환의 진단을 위해서는 사용되지 않으며, 결과가 음성인 경우에도 임상적으로 의심되는 경우나 다른 진단법을 사용하지 않은 경우에는 기관지내시경 등의 검사를 시행해야 한다.

다. 기관지내시경 검사

사람면역결핍바이러스 관련 폐질환의 진단에서 기관지내시경을 이용한 기관지폐포세척술은 매우 중요한 진단 방법이다. 검사후 대부분의 환자에서 발열과 함께 세척술을 시행한 부위에 새로운 침윤이 관찰되지만 24시간 내에 회복되므로, 질환의 악화와 혼돈하지 말아야 한다. 기관지를 솔로 씻어내는 방법은(brushing) 진단율이 낮아 거의 시행하지 않으며, 경기관지 생검은 시술에 많은 시간이 소요되고 기흉과 출혈의 위험성이 높기 때문에 환자의 임상적 진단과 상태에 따라 결정해야 한다. 경기관지 폐생검은 기관지폐포세척술에서 음성인 폐포자충 폐렴의 진단을 위해 시행하기도 한다. 기관지폐포세척술과 경기관지 생검을 같이 시행하게 되면 모든 병원균에 대한 진단율을 약 98%까지 높일 수 있다.

라. 생검

경피 경흉 침흡인 혹은 생검은 방사선 소견상 결절, 종괴, 공동, 혹은 림프절병증 등이 있는 환자의 진단에 유용하다. 개흉 폐생검은 사람면역결핍바이러스 감염자에서 현재는 잘 시행하지 않는 시술이며, 기관지 내시경이나 침생검을 시행하기 이전에는 거의 시행하지 않는다. 기관지 내시경이나 침생검으로 진단되지 않은 경우나, 진단 후 치료에 대한 반응이 나타나지 않는 경우에 시행할 수 있다.

(3) 흉부방사선 소견에 따른 감별진단

가. 국소적 침윤

증상이 가벼운 환자와 원외 세균성 폐렴을 의심할 수 있는 객담과 국소적 침윤이 있는 환자에서는 반응에 대한 평가를 철저히 하면서 경험적 항생제로 치료하는 것이 보통이다. 치료에도 불구하고 증상이나 방사선학적 호전이 없거나 악화되는 경우에는 다른 검사가 필요하다. CD4+ T림프구 수가 낮은 환자군에서는 *Pneumocystis jiroveci*가 원인일 수 있으며, 그 밖에 카포시육종, 림프종, 진균 감염, *Nocardia, Rhodococcus equi, Aspergillus* 감염들도 국소적 침윤을 나타낼 수 있다.

나. 미만성 간질성 침윤과 세망결절성 침윤

미만성 간질성 침윤은 폐포자충 폐렴과 관련되지만 비특이적이다. 미만성 간질성 혹은 세망결절성 형태의 병변을 일으키는 다른 중요한 원인들로는 결핵 혹은 진균 질환, 세균성 폐렴(특히 *H. influenzae*), 바이러스성 폐렴, 톡소포자충증, 비특이성 간질성 폐렴 등이 있다.

다. 폐 공동과 농양

사람면역결핍바이러스 감염자의 많은 질환들에서 폐 공동을 형성할 수 있는데, 결핵과 다른 미코박테륨 감염(특히 *Mycobacterium kansasii*), 국균증, 녹농균, 포도구균, *Rhodococcus*, 혹은 *Nocardia* 등에 의한 폐렴, 분아균증, 악성종양 등이다. *Pneumocystis*는 얇은 벽의 낭종, 소기포, 공기낭종(pneumatocele), 그리고 드물게 공동성 질환을 야기 시킨다.

라. 폐 결절과 종괴

사람면역결핍바이러스 감염자들은 석회화된 비활동성 폐 육아종이나 과오종(hamartoma) 들을 갖고 있을 수 있으나, 많은 결절들은 치료를 요하는 질환들이다. 원형병변은 크립토콕쿠스종, 림프종, 혹은 원발성 폐암일 수 있다. 원발성 폐암은 사람면역결핍바이러스 감염자에서 약 6배 정도 빈도가 높게 나타난다. 객담 검체는 진단적이지 못하고 흉부 CT 촬영이 유용하며, 경피 경흉부 침생검이 진단적일 수 있다. 악성종양 이외의 진단으로 미코박테륨 혹은 진균 감염, 카포시육종, 패혈성 색전, 육아종성 *P. jiroveci* 감염 등이 있다.

마. 흉막삼출과 기흉

흉막삼출은 입원하고 있는 사람면역결핍바이러스 감염자에서 종종 관찰된다. 대부분은 폐렴구균, *Legionella, Mycoplasma*, 그람음성균, 결핵균, *P. jiroveci* 등을 포함하는 감염성 질환이 원인이다. 그 외에 패혈성 색전과 *Nocardia, Cryptococcus*, MAC 감염 등이 원인이 될 수 있다. 비감염성 질환으로는 저알부민혈증, 심부전, 카포시육종, 무기폐, 요독증, 성인형 호흡곤란증후군 등이 포함된다. 다량의 삼출액은 결핵과 관련이 가장 많고, 히스토플라스마증, 톡소포자충증, 악성 림프종 등도 원인이 될 수 있다. 혈성 삼출액인 경우 카포시육종을 의심할 수 있다. 폐외 폐포자충증도 흉막삼출의 원인이 될 수 있는데, 삼출액의 특수 염색으로 균주를 발견할 수 있다.

기흉은 급성 폐포자충 감염의 합병증으로 가장 흔하게 나타나며, 분무제 pentamidine 예방요법과 이전에 폐포자충 폐렴을 앓았던 경우가 기흉 발생의 위험인자이다. 이 경우 대개 활동성 폐포자충 감염이 존재하고 있다.

바. 침윤이 없는 방사선소견

흉부 방사선 소견이 정상이라고 하더라도 폐포자충 폐렴, 결핵, 진균 질환, 혹은 비특이성 간질성 폐렴 등을 배제할 수 없다. 특히 초기의 폐포자충 폐렴에서는 정상 흉부 방사선 소견을 보이는데, 고해상도 전산화단층촬영이 유용하게 사용될 수 있다. 폐포자충 폐렴은 군데군데 반점 모양, 드물게는 결절형 젖빛유리 음영을 나타낸다. 고해상도 전산화단층촬영은민감도는 뛰어나나 특이도가 떨어진다. 전산화단층촬영은 카포시육종, 폐부종, 폐 고혈압과 같은 다른 진단에도 도움이 된다.

사. 림프절병증

흉곽내의 임파선 비대는 사람면역결핍바이러스 관련 지속성 전신성 림프절병증의 일부가 아닌 경우가 많으므로 진단을 위해 조직 검사가 요구된다. 감별 진단으로는 결핵과 다른 미코박테륨 감염증, 진균 감염, 림프종, 상피세포암, 카포시육종 등이 포함되며, 드물게는 *P. jiroveci* 와 유육종증도 포함된다. 때로 주위 음영증강이 동반된 저음영의 흉곽내 림프절병증이 전산화단층촬영 소견에서 나타날 경우 결핵이 가장 흔한 원인이다.

9) 일반적인 예방법

일단 사람면역결핍바이러스 감염이 확인된 환자는 *M. tuberculosis, Cryptococcus, Coccidioides, Histoplasma* 등과 같은 폐 병원균에 노출될 위험이 증가할 수 있다는 상황에 대해 상담을 받아야 하며, 결핵균 같은 병원균의 전파를 감소시키기 위한 적절한 감염관리 방안이 시행되어야 한다. 환자는 금연을 해야 하고, 매년 인플루엔자 백신을 맞아야 한다. 폐 검체에서 사람면역결핍바이러스가 자랄 수 있지만, 직접적인 병원성 결과의 증거는 나타나지 않았다. 그럼에도 불구하고, 적절한 항레트로바이러스 치료와 바이러스 증식의 조절은 면역기능을 유지하거나 증진시키기 때문에 폐질환의 예방에 도움이 된다.

진균 감염 예방은 진행된 사람면역결핍바이러스 환자에서 크립토콕쿠스증과 히스토플라스마증의 빈도를 감소시키지만, 이들 질환이 흔하지 않고, 항진균 예방이 생존율을 향상시킨다는 증거가 없기 때문에, 통상적으로 권고되지는 않는다. 오히려 광범위한 항진균제의 사용으로 항진균제에 대한 내성이 증가할 수 있다.

참고문헌

1. 최준용, 이꽃실, 박윤수 등. 사람면역결핍바이러스 감염자와 비감염자에서 발생한 주폐포자충 폐렴의 임상 양상 비교. 결핵 및 호흡기 질환 55: 370－377, 2003
2. 신형식, 박상원, 김홍빈 등. 우리나라 사람면역결핍바이러스 감염자에서 결핵의 발생률과 위험인자. 감염 31: 225－231, 1999
3. Kim JM, Cho GJ, Hong SK, et al. Epidemiology and clinical features of HIV infection/AIDS in Korea. YMJ 44: 363－370, 2003
4. Wallace JM, Rao AV, Glassroth J, et al. Respiratory illness in persons with human immunodeficiency virus infection. Am Rev Respir Dis 148: 1523－1529, 1993
5. Dupon M, Texier-Maugein J, Leroy V, Sentilhes A, Pelegrin JL, Morlat P, et al. Tuberculosis and HIV infection; a cohort study of incidence and susceptibility to antituberculous drugs, Broudeux, 1985－1993. AIDS 9: 577－583, 1995
6. Shafer RW, Edlin BR. Tuberculosis in patients infected with human immunodeficiency virus; Perspective on the past decade. Clin Infect Dis 22: 683－704, 1996
7. Huang L, Hecht FM, Stansell JD, et al. Suspected Pneumocystis carinii pneumonia with a negative induced sputum examination; Is early bronchoscopy useful? Am J Respir Crit Care Med 151: 1866－1871, 1995
8. Gallant JE, Ko AH. Cavitary pulmonary lesions in patients infected with human immunodeficiency virus. Clin Infect Dis 22: 671－682, 1996
9. Miller KD, Mican JM, Davey RT. Asymptomatic solitary pulmonary nodules due to Cryptococcus neoformans in patients infected with human immunodeficiency virus. Clin Infect Dis 23: 810－812, 1996
10. Uttamchandani RB, Daikos GL, Reyes RR, et al. Nocardiosis in 30 patients with advanced human immunodeficiency virus infection; Clinical features and outcome. Clin Infect Dis 18: 348－353, 1994
11. Denning DW, Follansbee SE, Scolaro M, et al. Pulmonary aspergillosis in the acquired immunodeficiency syndrome. N Engl J Med 324: 654－662, 1991
12. Meyohas M-C, Roux P, Bollens D, et al. Pulmonary cryptococcosis; Localized and disseminated infections in 27 patients with AIDS. Clin Infect Dis 21: 628－633, 1995
13. Centers for Disease Control and Prevention. Anergy skin testing and preventive therapy for HIV－infected persons: Revised recommendations. MMWR 46(RR－15): 1－10, 1997

4. 심혈관 질환

후천성면역결핍증 환자의 심장 질환은 1983년에 Autran 등이 심장의 카포시육종을 처음으로 보고하여 시작되었다. 초기에는 사람면역결핍바이러스 감염에서 심장은 예외라고 생각하였으나 점차 심장 질환이 드물지 않다는 것을 알게 되었다. 고강도 항레트로바이러스 요법(HAART)이 소개되기 이전에 시행한 후향적 부검 연구에서 후천성면역결핍증 환자의 심장 질환 유병율이 25%에서 75%까지 보고되었다. 최근의 강력한 항레트로바이러스 요법은 사람면역결핍바이러스 감염의 임상 경과를 크게 바꾸어, 환자의 생존기간이 길어지고 삶의 질도 높아지게 되면서 심장 질환과 같이 말기의 사람면역결핍바이러스 감염시에 나타나는 질병이 증가하고 있는 추세이다. 또한 치료와 연관된 말초 혈관 질환 및 관상 동맥 질환의 발병율도 높아지고 있다.

1) 심낭 삼출

심낭 삼출은 사람면역결핍바이러스 감염에 의한 심장 질환 중 가장 흔한 것 중의 하나이다. 임상적으로 증상이 없는 경우부터 심낭염, 심장 눌림증, 교착성 심낭염까지 다양하게 나타난다. 강력한 항레트로바이러스 요법이 사용되기 이전에 무증상 후천성면역결핍증 환자에서 심낭 삼출의 유병율은 11%이다. 아직 전향적인 연구가 없기는 하지만 강력한 항레트로바이러스 요법에 의해 심낭 삼출의 발병율이 낮아졌다. 그러나 설명되지 않는 심낭 삼출이나 눌림증의 감별 진단에 반드시 사람면역결핍바이러스 감염을 포함시켜야 한다. 심낭 삼출을 동반한 후천성면역결핍증 환자의 평균 생존 기간은 6개월로 심낭 삼출이 없는 환자보다 크게 짧다. 원인은 기회감염이나 악성 질환(카포시육종, 비호지킨 림프종 등)과 관련이 있는 경우도 있으나 원인을 밝히기 힘든 경우가 많다.

(1) 임상 양상

심낭 삼출의 임상 양상은 사람면역결핍바이러스 감염자와 비감염자가 유사하다. Moreno 등의 보고에 의하면 141명의 사람면역결핍바이러스 감염자 중 39%에서 심낭 삼출이 있었고 그중 대부분은 적은 양의 심낭 삼출을 보였다. 또한 5년간의 전향적 연구에서는 231명의 후천성면역결핍증 환자 중에서 16명의 환자가 연구 시작 시기부터 심낭 삼출이 있었거나 연구기간 중에 발병하였고 80%의 환자가 적은 양의 심낭 삼출을 보였고 87%의 환자에서는 증상이 없었다.

(2) 원인

심낭 삼출의 원인은 밝히기 힘든 경우도 있는데 현재까지 알려진 원인 요인으로는 세균, 결핵, 신생물, 심내막염, 심근 경색 등이 있다. 이중 *Staphylococcus aureus*에 의한 심낭염은 빠르게 진행하여 심장 눌림증를 유발할 수 있다. 카포시육종도 심낭 삼출 및 심장 눌림증를 유발할 수 있다고 보고되고 있다.

(3) 예후

여러 연구에서 13~42%의 환자는 심낭 삼출이 치료 없이 호전되었다. 그러나 사망률은 심낭 삼출이 호전됨에 관계없이 매우 높게 보고되고 있다. 사람면역결핍바이러스 감염자의 심낭 삼출은 낮은 CD4+ T림프구 수와 관련이 있고 종종 후천성면역결핍증의 말기에서 발견되는 기회감염과 악성 신생물에 의해 생기기 때문에 질병의 말기를 의미하는 표시일 수 있다.

2) 심근염

심근염이 후천성면역결핍증 환자에서 심실부전을 일으킬 수 있는 원인 중 한가지로 알려지고 있다. 강력한 항레트로바이러스 요법이 시행되기 이전의 연구에서 후천성면역결핍증으로 사망한 환자의 40~52%에서 심근염이 동반되었음을 보고하였다. 이들 환자의 80%는 특별한 원인을 발견하지 못한 경우였다. 후천성면역결핍증 심근염의 주된 원인균은 *Toxoplasma gondii, Mycobacterium tuberculosis, Cryptococcus neoformans* 등이다. 이외에 보고된 경우로는 *Mycobacterium avium−intracellulare complex, Aspergillus fumigatus, Candida albicans, Histoplasma capsulatum, Coccidioides immitis,* cytomegalovirus, herpes simplex 등이 있다. 최근에는 사람면역결핍바이러스 또는 바이러스의 단백질(p17, p24, gp 120/160)이 환자의 심장 조직에서 발견되어 사람면역결핍바이러스 단독으로 심근염을 일으킬 수 있음이 알려지고 있는데 한 연구에서는 심장에 병변이 있는 환자의 35%에서 HIV−1이 발견되었고 이중 86%에서는 조직검사상 심근염 소견이 있음을 보고하였다. 심근염이 있는 환자에서 coxsackievirus B3, Epstein−Barr virus, cytomegalovirus와의 동시 감염도 보고되고 있다.

림프구성 심근염이 나타나기도 하는데 울혈성 심부전, 좌심실 부전, 그리고 심실 빈맥을 가진 환자는 심근염을 동반하는 경우가 많다. 심초음파상에 비정상적인 심기능을 가지는 경우 대개 림프구성 심근염을 동반하는 것으로 알려져 있다.

3) 확장성 심근병증

확장성 심근병증의 중요한 원인 중 한가지로 후천성면역결핍증이 증가하고 있다. 강력한 HAART가 시행되기 이전에 후천성면역결핍증 환자의 30~40% 이상의 환자에서 확장성 심근병증이 동반되어 있고 발병률이 연간 1,000명당 15.9명으로 알려져 있다.

(1) 임상 양상

심한 심부전이 있는 환자는 CD4+ T림프구가 감소되어 있고 심근염 및 항심장 항체가 지속적으로 증가되어 있다. 후천성면역결핍증 환자의 심장을 부검하면 심장의 무게가 증가하고 확장되어 있으며 심근층이 창백하게 보인다. 사람면역결핍바이러스 감염 초기에 좌심실 이완기 장애가 나타나고 확장성 심근병증은 감염 말기에 대개 CD4+ T림프구의 극심한 감소와 동반된다.

(2) 병인

심근병증의 병인은 명확치 않다. HIV−1이 직접 병인에 관여한다고 하나 명확하진 않다. CD4+ T림프구의 기능이 변하여 조절되지 않는 고감마글로불린혈증을 유발하고 이에 의해 심근의 염증을 유발한다는 가설이 있다. 사람면역결핍바이러스 유전자가 세포 표면의 심근 단백질을 발현시켜 이 단백질에 대한 심장 자가항체가 파괴적인 자가면역 반응을 일으킨다.

확장형 심근병증이 selenium 결핍과 관련이 있다는 보고도 있다.

(3) 예후

빠르게 발생한 울혈성 심부전의 예후는 6~12개월 사이에 반 이상이 사망할 정도로 좋지 않지만 만성적으로 발생한 울혈성 심부전은 내과적 치료에 비교적 잘 반응한다.

4) 심내막염

소모심내막염(marantic endocarditis) 또는 비세균성 혈전성 심내막염이 심장 판막에 염증반응 없이 혈소판과 적혈구의 섬유성 응집으로 인하여 생기는데 이것은 후천성면역결핍증 환자의 3~5%에서 발생하며 주로 좌측 판막을 침범한다. 소모심내막염은 악성 신생물, 과응고 상태, 만성 소모성 질환과 연관이 있는 것으로 알려져 있다. 전신성 색전이 42%이상의 환자에서 발생하나 대개 증상이 없다. 색전은 뇌, 폐, 비장, 신장, 관상동맥에 생길 수 있다. HAART가 시행되면서 소모성 심내막염에 의한 전신성 색전에 의해 사망하는 경우는 드물다.

후천성면역결핍증 환자의 감염성 심내막염은 대개 정맥 약물 중독자에서 생기며 주로 우측 판막을 침범한다. 사람면역결핍바이러스 감염이 주사 약물 중독자의 감염성 심내막염의 위험도를 높일 수 있다. 감염성 심내막염의 주된 원인균은 *Staphylococcus aureus*(>75%), *Streptococcus viridans* 등이며 *Salmonella, Aspergillus fumigatus, Pseudallescheria boydii* 도 감염성 심내막염을 일으켰다는 증례 보고가 있다. 주로 삼첨판에 생기며 환자는 대개 발열, 발한, 체중감소, 폐렴 또는 뇌막염의 증상을 보인다. 증상이나 생존율은 사람면역결핍바이러스 음성인 환자와 다르지 않으나 말기의 후천성면역결핍증 환자의 경우 무증상 감염자에 비해 사망률이 30% 이상 높게 보고되고 있다.

5) 우심 부전 및 폐동맥 고혈압

사람면역결핍바이러스 감염과 동반된 폐동맥 고혈압은 주로 남자, 젊은 환자에서 많이 발병한다. 일반적으로 발병율이 2만 명 당 1명인데 반해 사람면역결핍바이러스와 연관된 폐동맥 고혈압은 200명 당 1명이다. 위험인자는 정맥 약물 사용자, 동성연애, 그리고 혈우병이며 반복적인 폐와 기관지의 감염과 같은 폐혈관 저항을 증가시키는 질환과 관련이 있는 것으로 알려져 있으나 혈전색전 질환, 주사 약물 중독자, 폐 감염의 과거력이 없는 환자에서도 생길 수 있다. 우심 부전의 임상 증상과 예후는 폐동맥 고혈압의 정도와 관련이 있으며 무증상인 경우부터 심한 심부전과 폐성심, 사망에 이르기까지 다양하다.

사람면역결핍바이러스 감염과 관련된 폐동맥 고혈압의 병인은 명확하지 않은데 폐동맥 내피 세포에서 바이러스가 발견되지 않아 다른 간접적인 방법에 의해 발병하는 것으로 생각된다. 사람면역결핍바이러스의 단백질(gp120)이 대식세포에서 endothelin－1(강력한 혈관수축제)과 TNF－α의 생산을 자극하고 이외에 여러 림포카인들이 관여한다고 알려져 있다.

사람면역결핍바이러스와 연관된 폐동맥 고혈압은 다른 질환이 배제된 후에 진단이 가능하다. 폐동맥 고혈압의 다른 원인으로는 주사 약물 중독자의 활석 육아종, 문맥 고혈압, 혈전색전증, 폐질환 등이 있다.

스위스 코호트 연구에 따르면 원발성 폐동맥 고혈압이 있는 환자가 대조군에 비해 평균 생존 기간이 1.3년 대 2.6년으로 원발성 폐동맥 고혈압이 있는 환자의 평균 생존기간이 짧았다. HAART 요법이 사람면역결핍바이러스 감염과 관련된 폐동맥 고혈압의 발병과 임상 양상에 미치는 영향에 대해서는 아직 알려져 있지 않다.

6) 심장 신생물

사람면역결핍바이러스 감염자에서 2가지 형태의 악성 신생물(육종과 악성 림프종)이 생길 수 있다.

(1) 카포시육종

1983년 Autran 등이 사람면역결핍바이러스 감염자의 심장에서 처음으로 카포시육종을 보고하였다. 감염자의 심장을 부검시 12~28%에서 카포시육종이 발견된다. 사람면역결핍바이러스 감염자에서 카포시육종이 심장에서 생기는 것은 대개 전신에 산재된 카포시육종의 일부로 나타난다. 카포시육종의 임상양상은 특이한 것이 없기 때문에 대부분의 경우 부검시에 발견된다. 치명적인 심장 눌림증과 심낭 교착도 보고되었다. 카포시육종과 관련되어 심낭 삼출이 있는 환자에서 심낭 천자는 진단적이지도 않고 위험한 술기이다. 후천성면역결핍증 환자에서 카포시육종에 의한 심낭 삼출이 의심되는 경우 심낭창(pericardial window)을 만들어 감압하여야 하며 병리적 진단을 위해서도 일차적으로 시행해야 한다.

(2) 악성 림프종

지연형이나 공격형 림프종이 사람면역결핍바이러스 감염과 관련이 있다고 알려져 있고 후천성면역결핍증의 진단 판정기준에도 포함되어 있다. 림프종은 심장을 침범하는 종양 중에서 두 번째로 흔하다. 비호지킨성 림프종의 심장 침범은 주로 B 세포에서 기원하며 전형적으로 고위험(high grade) 림프종이며 종종 후천성면역결핍증의 초기에 전신에 퍼진다. 전신에 산재된 림프종의 심장 침범이 원발성 심장 림프종보다 흔하다. 원발성 심장 림프종은 매우 드물다. 임상 양상은 난치성의 울혈성 심부전, 심낭 삼출, 부정맥, 또는 심장 눌림증 등이다. 환자들은 대개 특이한 증상이 없지만 이후에 빠르게 심장 기능 부전으로 악화된다. 조직학적으로 이러한 림프종은 대개 소비분할성(small noncleaved) 또는 면역모세포(immunoblastic) 형태의 미만성, 침습성 림프종이다. 물리적인 폐쇄가 있는 경우 수술적인 절제로 도움을 받을 수 있다. 사람면역결핍바이러스와 연관된 심장 림프종의 예후는 복합 항암 약물요법으로 임상적인 관해가 유도될 수도 있지만 일반적으로 좋지 않다.

7) 혈관 질환

사람면역결핍바이러스 감염자에서 결절다발 동맥염(polyarteritis nodosa), Henoch–Schonlein 자색반, 약물에 의해 유발되는 혈관염과 같은 염증성 혈관염이 발병할 수 있다고 알려져 있다. 가와사키병과 유사한 증후군과 Takayasu 동맥염과 같은 질병도 보고되고 있다. 사람면역결핍바이러스 감염자에서 혈관 질환이 빠르게 진행할 수 있다고 알려져 있는데 이것은 사람면역결핍바이러스에 감염된 단핵구–대식세포에 의해 동맥경화가 빠르게 진행하기 때문으로 생각된다. 몇몇 후천성면역결핍증 환자는 혈관염, 관절통, 근육통, 그리고 낮은 수준의 항핵항체 양성, 루푸스 항응고 인자에 의한 응고장애, 용혈성 빈혈, 혈전성혈소판감소성자반병과 같은 전신성 홍반성 낭창과 유사한 임상 증상을 나타내는 경우도 있다. B 림프구 활성화에 의해 고감마글로불린혈증이 나타나지만 후천성면역결핍증의 말기에는 감마글로불린이 감소한다. 이중쇄 DNA, Sm 항원, RNP 항원, SSA, SSB, 히스톤에 대한 특이 항체가 종종 발견되지만 이러한 항체의 임상적 의의는 알려져 있지 않다.

8) 항레트로바이러스 치료와 혈관 질환

사람면역결핍바이러스 감염 자체가 지질대사 이상과 관련 있다. 즉 사람면역결핍바이러스 감염 초기에는 고밀도지방단백 콜레스테롤은 감소하며 중성지방은 증가하고 후기에 저밀도지방단백 콜레스테롤이 감소한다. Atazanavir를 제외한 대부분의 단백분해효소 억제제가 고지혈증, 고혈당, 중심비만 등의 원인으로 알려져 있고 이런 대사 이상은 심혈관 질환의 위험성을 증가시킨다. 단백분해효소 억제제로 치료받는 환자의 25~60%에서 인슐린 저항성이 나타나는데 단백분해효소 억제제로 인한 지질 대사 이상은 이런 인슐린 저항성과 연관되어 있다. 즉 고밀도지방단백 콜레스테롤 감소, 저밀도지방단백 콜레스테롤 증가, 중성지방 증가, 고인슐린혈증 등과 연관되어 있다. 이런 인슐린 저항성은 지방세포의 혈청지질 흡수를 감소시키고, 피하지방조직의 지방분해를 가속화시키며, 간세포의 지방생산을 증가시킨다. 또한 ritonavir, indinavir, amprenavir 같은 단백분해효소 억제제는 대식세포의 콜레스테롤 흡수를 매개하는 CD36의 발현을 증가시킨다고 알려져 있어 단백분해효소 억제제가 직접으로 동맥경화를 촉진할 수 있다. 또한 단백분해효소 억제제가 직접적으로, 동맥경화증의 초기 단계인 혈관손상의 표식으로 알려진 혈관내피세포에 의존적인 혈관확장을 방해한다고 알려져 있다. HAART를 시행받는 환자에서 그렇지 않은 환자에 비하여 동맥경화의 유병율이 높고, 고지혈증을 동반한 사람면역결핍바이러스 감염자에서 심근경색증 및 뇌혈관 질환의 독립적 위험인자로 알려진 경동맥 내중막의 두께가 증가하는 것으로 알려져 있다. 그러므로 정기적인 혈청지질 검사가 필요하며 HAART를 받는 환자에서 혈청지질 이상이나 지방이상증이 생기면 약제의 조절이 필요하다.

(1) 환자의 평가

혈청 지질 검사는 최소 8시간 이상, 보통 12시간의 금식 후에 검사하는 것이 권장된다. 총 콜레스테롤과 고밀도지방단백 콜레스테롤은 식사에 큰 영향을 받지 않지만 중성지방은 금식하지 않은 환자에서 크게 영향을 받기 때문에 중성지방의 측정과 저밀도지방단백 콜레스테롤의 계산은 금식한 상태에서 이루어져야 한다. 일반적으로 지질 검사는 총 콜레스테롤, 고밀도지방단백 콜레스테롤 그리고 중성지방을 측정하여야 하고 저밀도지방단백 콜레스테롤과 초저밀도지방단백 콜레스테롤을 계산하여 구할 수 있다. 치료를 시작하기 전에 지질 검사를 시행하고 치료 시작 후 3~6개월마다 지질 검사를 시행하는 것이 권장된다. 치료를 시작하기 전에 중성 지방이 증가되어 있는 환자는 치료 시작 후 1~2개월 내에 빨리 검사를 다시 시행하는 것이 좋다. 단백분해효소 억제제로 치료 받는 환자 중에 일부는 중성지방이 400mg/dL가 넘는 경우가 있는데 이러한 경우에 계산된 저밀도지방단백 콜레스테롤 수치를 믿을 수 없다.

환자는 흡연, 고혈압, 폐경, 활동량이 적은 경우, 비만, 당뇨와 같은 다른 심장 질환의 위험 인자도 고려해야 한다. 환자의 가족력 또한 위험 인자이다. 또한 환자의 이상지질혈증이 과다한 음주, 갑상선 저하증, 신장 질환, 간 질환, 생식샘 저하증과 같은 다른 요인에 의해 유발된 것인지도 고려하여야 한다. 또한 임상 의사는 글루코코르티코이드, β차단제, thiazide, 갑상선 호르몬 제제, 성 호르몬 제제가 콜레스테롤과 중성지방에 미치는 영향도 고려하여야 한다.

(2) 치료 기준

가. 고콜레스테롤혈증

잘 치료받고 있는 사람면역결핍바이러스 감염자의 이상지질혈증의 치료는 일반적인 이상지질혈증 치료의 기준에 따르는 것이 원칙이다. 따라서 사람면역결핍바이러스 감염자의 이상지질혈증 치료의 시작은 국제 콜레스테롤 교육 프로그램의 지침에 따르는 것이 권장된다(표 5). 치료지침은 저밀도

표 5. LDL-콜레스테롤 수치에 근거한 국제 콜레스테롤 교육프로그램 치료 지침(단위: mg/dL)

환자상태	식이조절	약물치료	LDL-C 목표
심장혈관병(CHD)이 없는 경우			
< 2 위험인자	≥160	≥190	<160
≥ 2 위험인자	≥130	≥160	<130
심장혈관병(CHD)이 있는 경우	≥100	≥130	<100

Note. Data are in mg/dL. CHD, coronary heart disease; LDL, low-density lipoprotein. Adapted from National Cholesterol Education Program.
[a] 위험인자: 연령(남성≥45세, 여성 ≥55세 또는 초기폐경을 경험하고, 에스트로겐 치료를 받지 않은 사람), 심장혈관병의 가족력(55세 이전에 CHD를 가진 일촌의 남성 또는 65세 이전에 CHD를 가진 일촌 여성), 현재 흡연상태, 고혈압, HDL-C이 낮은 경우(<35 mg/dL), 당뇨, HDL-C가 높은 경우(≥60 mg/dL) 1가지 위험인자를 뺀다.

지방단백 콜레스테롤에 중점을 맞추고 있다. 그러나 위에서도 언급하였듯이 혈청 중성지방이 높은 환자에서는(>400mg/dL) 저밀도지방단백 콜레스테롤을 계산하는 것이 부정확하다. 따라서 혈청 중성지방이 400mg/dL를 초과하는 환자는 총 콜레스테롤이 240mg/dL를 초과하거나 고밀도지방단백 콜레스테롤이 35mg/dL 미만인 경우 식이요법을 빨리 시작하는 것을 권장한다.

나. 고중성지방혈증

식사조절이나 운동과 같은 비약물적 치료는 거의 부작용이 없기 때문에 혈청 중성지방이 200mg/dL를 초과하는 환자는 누구나 비약물적 치료를 하는 것이 좋다. 혈청 중성지방이 증가되어 있는 것은 심혈관 질환에 독립적인 위험인자이다. 이전에는 이러한 위험이 대개 저고밀도지방단백 콜레스테롤혈증과 같이 다른 위험인자 때문에 생기는 것으로 생각되었으나 최근에는 고밀도지방단백 콜레스테롤 수치를 보정하더라도 중성지방이 심혈관 질환에 독립적인 위험인자로 밝혀졌다. 어느 수치에서 치료를 시작해야하는지에 대해서는 아직 알려지지 않았지만 관상동맥질환의 위험인자나 고콜레스테롤혈증이 없는 경우에 비약물적 치료를 하여도 혈청 중성지방이 1,000mg/dL를 초과하는 경우에는 췌장염의 위험이 증가한다. 따라서 이러한 환자는 약물 치료가 권장된다. 췌장염의 과거력이 있는 환자의 경우에는 치료 기준을 이보다 낮게(>500mg/dL) 정해야 한다. 혈청 중성지방이 2,000mg/dL를 초과하는 경우 비약물적인 치료와 약물적인 치료를 병행하는 것이 좋다. 관상동맥질환의 위험인자가 있거나 관상동맥질환을 가지고 있는 환자의 경우에도 언제 치료를 시작해야 하는지에 대해 알려져 있지 않다. 이러한 환자에 있어서 비약물적인 치료를 철저하게 했음에도 불구하고 혈청 중성지방이 충분히 감소하지 않는 경우에 약물치료를 고려해야 한다. 이러한 경우에 고콜레스테롤혈증과 고중성지방혈증의 식이 요법에 큰 차이가 있다는 것에 유념해야 한다.

(3) 치료

가. 고콜레스테롤혈증

환자가 관상동맥질환이 알려져 있거나 콜레스테롤이 400mg/dL 이상으로 심하게 증가되어 빨리 조치를 취해야만 하는 상황이 아니라면 약물적인 치료를 시작하기 전에 비약물적인 치료를 먼저 철저하게 시행하여야 한다. 사람면역결핍바이러스 감염자는 지질 수치를 낮추어야 할 필요성과 소화기 장애 때문에 체중을 늘려야 할 필요성이 공존하기 때문에 식사를 조절하는 것이 어렵다. 대개 이상지질혈증 보다는 소모 증후군에 대해 고려해야 한다. 환자를 진료하는 의사는 처음부터 영양사와 상의하거나 식이 요법이 충분한 효과를 거두지 못한 경우 영양사와 상의하는 것을 고려해야 한다. 흡연, 비만, 활동량이 적은 경우, 당뇨, 고혈압과 같은 다른 교정 가능한 위험인자에 대해 주의를 기울여야 한다. 필요한 경우에 에스트로겐 대체 요법을 시행해 볼 수 있으나 고중성지방혈증을 악화시킬 수 있으므로 초기 중성지방 수치가 높은 경우에는 주의해야 한다. 그렇지만 최근에는 콜레스테롤 수치는 좋아지나 관상 동맥 질환은 오히려 증가한다는 보고가 있어 에스트로겐 치료는 관상 동맥 질환의 예방에 적절하지 않다.

단백분해효소 억제제를 사용하는 감염자의 고콜레스테롤 혈증의 치료는 쉽지 않으나 HMG CoA 환원효소 억제제인 스타틴 계열의 약제가 고콜레스테롤 혈증의 일차 치료제로 광범위하게 사용된다. Pravastatin, simvastatin, lovastatin, atorvastatin, cerivastatin, fluvastatin과 같은 약제가 미국식약청 식품의약국에서 공인을 받았고 저밀도지방단백 콜레스테롤을 낮추는 효과는 비슷하다. 이러한 스타틴 계열의 약제들이 대체로 시토크롬 P450 3A4에 의해 대사되므로 CYP3A4를 억제하는 단백분해효소 억제제나 비뉴클레오사이드 역전사효소 억제제인 delavirine과 같이 사용하면 약제 상호작용이 생길 수 있다(표 6). Atorvastatin은 simvastatin과 lovastatin에 비해 CYP3A4 억제제에 영향을 적게 받는 것으로 알려져 있으며 새로운 약제인 cerivastatin은 CYP3A4와 2C8에 의해 대사됨으로써 단백분해 억제제에 의해 약물 농도가 크게 변하지 않는 것으로 알려져 있다. Pravastatin은 CYP3A4 억제제인 itraconazole과 약제 상호작용이 가장 적다.

스타틴 계열의 약제를 사용하면서 심각한 문제는 단백분해효소 억제제에 의해 CYP3A4가 억제되면서 스타틴계 약물의 혈중 농도가 올라가 골격근 독성이 증가하고 스타틴 약물에 의해 시토크롬 P450이 유도되어 단백분해효소 억제제의 혈중 농도를 낮추어 바이러스적인 치료 실패를 유발할 수 있다는 점이다. 또한 스타틴 약물을 CYP3A4 유도제인 nevirapine과 efavirenz와 같이 사용하면 스타틴 약물의 혈중 농도를 낮출 수 있다.

스타틴 계열의 약물은 자료가 그리 많지는 않지만 CYP3A4를 강력하게 억제하거나 유도하지는 않기 때문에 단백분해효소 억제제의 혈중 농도를 심

표 6. 고강도 항레트로바이러스 치료를 받고 있는 사람면역결핍바이러스 감염자에서 사용 가능한 스타틴제제들

약제명	고려할 사항
Lovastatin, simvastatin	CYP3A4에 의해 대사됨; 단백분해효소억제제와 병용시 독성 증가.
Fluvastatin	CYP2C9에 대사; nelfinavir와 약물 상호작용 가능.
Cerivastatin	새로운 제제; 약물 상호작용에 관한 자료 제한됨. 상호작용은 적을 것으로 사료됨.
Atorvastatin	일부 CYP3A4로 대사됨; 사람면역결핍바이러스에서 많이 쓰이지 않음. Ritonavir-saquinavir와 병용시 AUC 증가.
Pravastatin	P450 상호작용 없음. 주로 신장 배설. Ritonavir-saquinavir 병용시 AUC 약간 감소.

Note. AUC, area under the curve.

각하게 증가시키거나 낮추지는 않는다. 그러나 fluvastatin의 경우 CYP2C9와 같은 동종 효소를 억제하고 nelfinavir의 경우 활성 대사물이 CYP2C19와 같은 동종 효소에 의해 생성되기 때문에 nelfinavir와 fluvastatin을 같이 사용하는 경우 nelfinavir의 활성 대사물의 농도가 감소할 수 있다. Atorvastatin은 단백분해효소 억제제와 같이 사용하더라도 치료실패가 없었다는 보고가 있고 pravastatin의 경우 nelfinavir의 혈중 농도에 큰 영향을 미치지 않는다는 보고가 있다. 따라서 단백분해효소 억제제를 복용하고 있는 사람면역결핍바이러스 감염자가 고콜레스테롤 혈증을 치료할 경우 pravastatin(20mg 매일)이나 atorvastatin(10mg 매일)으로 치료를 시작하는 것이 권장된다. 단백분해효소 억제제와의 상호작용에 대한 자료는 없지만 fluvastatin과 cerivastatin이 적절한 대체 약제이며 lovastatin과 simvastatin은 사용하지 말아야 한다.

Fibrates(gemfibrozil)는 고중성지방혈증이 동반된 경우 고콜레스테롤 혈증의 치료제로 사용할 수 있다. 단백분해효소 억제제로 치료받는 고지질혈증의 사람면역결핍바이러스 감염자는 지방단백 리파아제 활성이 감소되어 있고 치밀 저밀도지방단백(dense LDL)이 증가되어 있는데 fibrates는 지방단백 리파아제 활성을 증가시키고 치밀 저밀도지방단백의 감소를 유도하기 때문에 중성지방과 콜레스테롤이 모두 증가되어 있는 사람면역결핍바이러스 감염자의 초치료 약제로 적절하다. Fibrates도 시토크롬 P450에 의해 대사되지만 주로 CYP4A에만 관련이 있기 때문에 단백분해 억제제와 약물 상호 작용이 생기지 않는다. Fibrates와 스타틴 약물을 동시에 투여하면 골격근 독성의 가능성이 높기 때문에 주의하여야 한다.

Gemfibrozil의 대체 약물로 fenofibrate가 있는데 이 약물은 시토크롬 P450 경로로 대사되지 않고 주로 글루쿠로니드 접합(glucuronide conjugation)을 통해 소변으로 배설되기 때문에 단백분해 억제제의 혈중 농도에 영향을 미치지 않는다. Fenofibrate는 gemfibrozil에 비해 저밀도지방단백 콜레스테롤에 대한 효과가 좋고 복용하기 편리하며 약물 상호 작용의 관점에서 장점이 있지만 아직 심혈관 질환의 발생을 줄인다는 자료가 없기 때문에 사람면역결핍바이러스 감염자에서 gemfibrozil 대신에 fenofibrate를 반드시 사용해야할 이유는 없다.

Niacin도 저밀도지방단백 콜레스테롤을 낮추는 것으로 알려져 있으나 피부 홍조와 소양증을 유발한다. 또한 당뇨가 없는 환자에서도 인슐린 저항성을 유발하기 때문에 단백분해효소 억제제를 사용하는 환자에서 초치료 약제로 사용해서는 안된다.

나. 고콜레스테롤혈증의 초치료 약제 선택

현재로서는 환자의 사람면역결핍바이러스의 상태와 혈청 크레아틴키나아제를 추적하면서 pravastatin(초기 20mg/d) 또는 atorvastatin(초기 10mg/d)을 사용하는 것이 추천된다. Cerivastatin과 fluvastatin이 적절한 대체 약제이다. Fibrates(gemfibrozil 또는 fenofibrate)는 스타틴 약물이 적절하지 않거나 스타틴에 반응하지 않을 때 적절한 대체 약제이다.

Fenofibrate가 저밀도지방단백 콜레스테롤에 대한 효과가 좋기 때문에 더욱 선호되는 약제이다.

Gemfibrozil과 같은 fibrate를 스타틴 약물과 동시에 사용하는 경우 근병증의 가능성이 증가하므로 주의를 요한다.

사람면역결핍바이러스 감염자는 고콜레스테롤 혈증과 고중성지방 혈증이 동반되어 있는 경우가 많은데 이러한 경우에 fibrates(gemfibrozil, fenofibrate) 또는 스타틴 약물이 초치료 약제로 적절하다.

다. 고중성지방혈증

초기 치료로 비약물적인 치료를 충분하게 시행하여야 한다. 환자를 진료하는 의사는 처음부터 영양

표 7. 고강도 항레트로바이러스 치료를 받고 있는 사람면역결핍바이러스 감염자에서 고지질혈증 치료제

지질이상	우선 선택제	두번째 선택제	참고
콜레스테롤만 높거나 중성지방 200~500mg/dL이고 고밀도지방단백 콜레스테롤 이외의 콜레스테롤이 높은 경우	스타틴 계열	Fibrate 또는 niacin	저용량 스타틴으로 시작하여 올림. CYP3A4 억제 단백분해효소 억제제 복용환자는 pravastatin, atorvastatin 권장
고중성지방혈증, >500mg/dL	Fibrate	Niacin 또는 생선기름	Gemfibrozil 600mg 하루 두 번, fenofibrate 54~160mg 하루 한 번

사와 상의하거나 식이 요법이 충분한 효과를 거두지 못한 경우에 영양사와 상의할 수 있다. 금연과 규칙적인 유산소 운동이 중성지방과 전반적인 심혈관 질환의 위험을 낮추는 일반적인 방법이다. 환자가 비만하면 체중을 줄이도록 한다. 지방 섭취를 줄여야 하지만 동시에 탄수화물 섭취가 증가하면 중성지방 수치를 높이고 고밀도지방단백 콜레스테롤 수치를 낮출 수 있다. 만약 이러한 상황이 발생하면 포화 지방 대신 불포화 지방을 섭취하도록 한다. 중성지방혈증이 심한 경우에는 저지방 식이를 하도록 하고 탄수화물 섭취를 피하고 금주를 하도록 한다. 또한 생선기름(omega−3 fatty acid)을 섭취하는 것이 도움이 된다.

Fibrates는 고중성지방혈증의 치료에 있어서 기본적인 약제이다(표 7). Gemfibrozil(600mg b.i.d, 아침 및 저녁 먹기 전 30분) 또는 fenofibrate를 투여한다. Gemfibrozil은 단백분해효소억제제를 복용하는 사람면역결핍바이러스 감염자에서 57%의 중성지방을 감소시키고 32%의 콜레스테롤을 감소시킨다고 알려져 있다. 아직 충분한 자료는 없지만 사람면역결핍바이러스 치료에 사용되는 약제와 관련된 심각한 부작용은 거의 생기지 않는다.

Niacin은 고중성지방혈증의 치료에 효과적이긴 하지만 빈번한 피부 홍조와 소양증을 유발한다. 또한 당뇨가 없는 환자에서도 인슐린 저항성을 유발하기 때문에 단백분해효소 억제제를 복용하는 환자에서 초치료 약제로 사용하지 말아야 한다. HMG-CoA 환원효소 억제제는 일반적으로 고중성지방혈증만 있는 경우에 초치료 약제로 추천하지 않는다. 그렇지만 모든 스타틴 약물은 초기의 중성지방 수치가 증가되어 있는 경우에 중성지방을 낮추는데 효과적이다. 만약 fibrate 약제를 사용하여 효과가 충분하지 않거나 저밀도지방단백 콜레스테롤 수치가 증가되어 있으면 스타틴 약물의 추가를 조심스럽게 고려하여야 한다.

참고문헌

1. Mandell, Bennett, Dolin. Principles and Practice of Infectious Diseases, 5th ed, Churchill Livingstone, 2005
2. Barbaro G. HIV infection, highly active antiretroviral therapy and the cardiovascular system. Cardiovasc Res 40; 15−22, 2003
3. Dube MP, Sprecher D, Henry WK et al. Preliminary guidelines for the evaluation and management of dyslipidemia in adults infected with human immunodeficiency virus and receiving

antiretroviral therapy: recommendations of the adult AIDS Clinical Trial Group Cardiovascular Disease Focus Group. Clin Infect Dis 31; 1216–24, 2000

4. Opravil M, Pechere M, Speich R, et al. HIV–associated primary pulmonary hypertension. A case control study. Swiss HIV Cohort Study, Am J Crit Care Med 155; 990–995, 1997

5. The Data Collection on Adverse Events of Anti-HIV Drugs(DAD) Study Group. Combination antiretroviral therapy and the risk of myocardial infarction. N Engl J Med 349: 1993–2003, 2003

6. Sudano I, Spieker LE, Noll G, et al. Cardiovascular disease in HIV infection Am Heart J 151; 1147–55, 2006

5. 복부 질환

사람면역결핍바이러스 감염자에서 위장관 합병증이 흔하게 동반되며, 가장 흔한 증상으로는 연하통, 복통, 출혈, 설사 등이다. 대개는 칸디다 식도염, 담도 크립토콕쿠스증, 거대세포바이러스 장염과 같이 진행된 면역저하의 결과로 발생하는 기회감염과 연관이 있다. 다른 위장관 이상으로는 만성 바이러스성 간염, 사람면역결핍바이러스 관련 약제독성 등이 사람면역결핍바이러스 질환의 어느 단계에서든지 발생할 수 있다. 위장관 질환의 임상특성은 숙주와 환경요소 모두에 의존적인데, 특히 감염 합병증은 병원체에 노출과 함께 숙주의 면역상태에 따라 발현양상이 다를 수 있다. 그러나 이들 질환이 경과하면서 대부분의 사람면역결핍바이러스 감염자는 증상이 있는 위장관 질환을 경험하게 되고 이들의 위장관 증상을 전신적으로 평가하기 위해서는 다양한 진단 방법을 고려해야 한다. 사람면역결핍바이러스 감염자에서 위장관 증상에 따른 진단 방법을 표 8에 요약하였다.

1) 식도 질환

식도 질환은 사람면역결핍바이러스 감염자에서 흔히 발생하고, 후천성면역결핍증 환자의 1/3 정도에서 발생한다. 전형적인 증상으로 연하곤란, 연하통이 나타나는데 이는 균에 의한 감염이나 비감염성 병변에 의한 식도 염증과 궤양에 의해 발생한다. 식도염은 *Candida albicans*에 의해 흔히 발생하며, 그 외에 단순포진바이러스, 거대세포바이러스, 수두-대상포진바이러스와 드물게 다른 감염균인 *Mycobacterium tuberculosis, Histoplasma capsulatum, Pneumocystis jiroveci*와 사람면역결핍바이러스 자체에 의해서도 발생한다. 비감염성 병변으로 역류성 식도염, 약제에 의한 식도염(zidovudine, zalcitabine, doxycycline)과 종양(식도암, 림프종, 카포시육종) 등이 발생하며 감염성 식도 질환과 임상적으로 감별이 어렵다. 식도 궤양은 거대세포바이러스(45%), 특발성 궤양(40%), 단순포진바이러스(5%) 등에 의해 발생하고 국소적인 통증을 보일 수 있다.

표 8. **사람면역결핍바이러스 감염자에서 위장관 증상에 따른 진단방법**

증상	의심되는 질환	진단방법
둔한 복통, 설사 경한 오심/구토	감염성 장염	대변 배양검사 및 기생충 충란검사 직장경 검사
급성의 심한 복통 복막자극증상	천공 감염성 복막염	단순복부촬영, 초음파검사, 복강천자(복수가 있는 경우) 복강경검사
우상복부 동통, 간기능 이상	담낭염, 담관염 간의 침윤성 병변 담관병증	간기능검사, 전산화단층촬영, 초음파 내시경역행췌담관조영술(ERCP) 간 생검
아급성 복통, 심한 오심/구토	폐쇄	조영술, 내시경검사

효과적인 항레트로바이러스 치료가 시작되면서 식도 칸디다증의 빈도는 변화가 없는데 반해 거대세포바이러스 관련 식도 질환이 현저히 감소하고 있다. 특발성 식도궤양도 분명하지는 않지만 사람면역결핍바이러스 질환의 효과적인 치료가 이루어지면서 감소가 기대된다. 반면에 역류성 또는 약제기인 식도염 같은 비감염성 식도질환이 식도 증상의 주요 원인이 된다.

원인이 무엇이든 간에 대부분의 식도 질환은 연하곤란과 연하통이 동반되고 지속적 또는 간헐적 흉골후방동통, 오심, 식욕부진, 체중감소가 있을 수 있다. 연하통이 있는 환자에서 식도 이외의 부위에 임상발현을 보이는 경우가 많은데 예로써 구강 칸디다증은 흔히 칸디다 식도염과 동반되고 급성 거대세포바이러스 감염은 망막이나 대장 같은 다른 부위의 감염을 동반한다. 다양한 임상경과와 원인의 다양성 때문에 사람면역결핍바이러스 질환을 갖고 있는 환자에서 식도 증상의 진단과 치료에 세심한 주의가 필요하다.

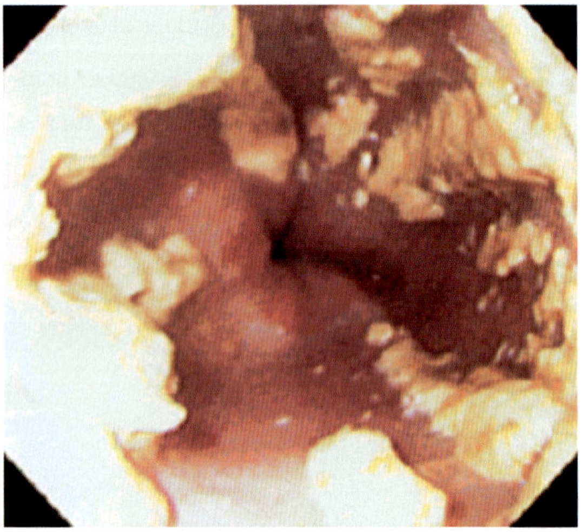

그림 14. 식도 칸디다증의 내시경 소견

초기 검진시 약제기인 식도염이나 위식도역류병을 의심할 만한 의학적 문진과 구강 칸디다증이나 거대세포바이러스 망막염 유무에 대한 진찰을 해야 한다. 식도병변의 약 50~70%를 차지하는 식도 칸디다증은 구강 칸디다증이 있거나 CD4+ T림프구 수가 100/μL 미만일 경우 주로 발생한다. 그러므로 구강 칸디다증이 있으면 식도 침범이 강력히 의심되므로 즉시 경험적 항진균요법(fluconazole 100~200 mg/일)을 시작한다. 이렇게 추정하여 경구용 항진균제를 투여하는 것이 식도 칸디다증의 치료에 매우 효과적이며, 진단 목적으로 상부 내시경이나 코위영양관을 이용한 맹목적 브러쉬생검을 시행하여 볼 수 있다. 항진균제 사용으로 식도 증상이 호전되면 경험적으로 칸디다 식도염으로 진단할 수 있다. 그러나 항진균 치료 7~10일 내에 증상의 호전이 없

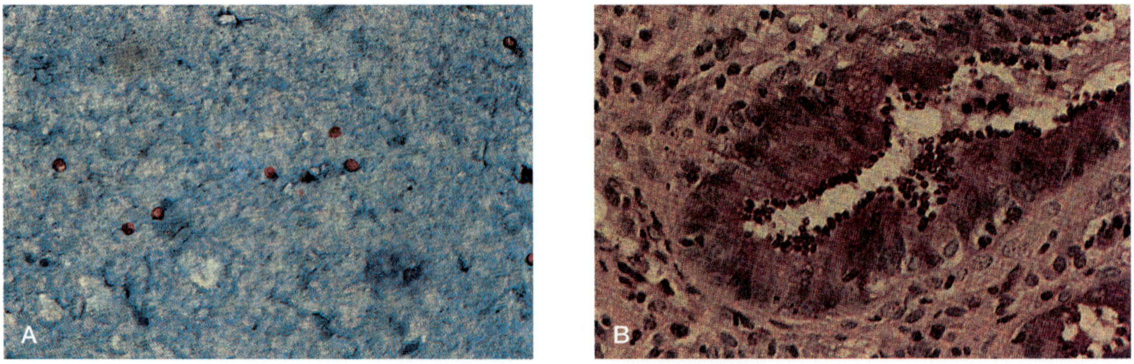

그림 15. 식도 칸디다증의 병리 소견

다면 추가적인 검사가 필요하다. 항진균제에 반응하지 않는 대부분의 환자는 식도 칸디다증이 지속되기보다는 식도 궤양이 있는 경우가 많다. 이런 경우 상부 내시경을 통한 생검이 정확한 진단을 위해 효과적이다. 상부위장관조영술은 특징적인 이상소견을 밝혀내는데 도움이 되지만 민감도와 특이도는 떨어진다. 증상 특이적으로 상부 내시경을 시행함으로써 78% 이상의 환자에서 치료 가능한 병변을 진단할 수 있다.

식도 칸디다증의 내시경 소견은 치즈와 같은 부스러지기 쉬운 반 모양으로 전 식도를 침범하고 있으며(그림 14), 반면 바이러스성 식도염은 대개 점막에 미만성 홍반성 궤양으로 관찰된다. 거대세포바이러스 식도염은 흔히 여러 개의 크고 얕은 궤양을 일으키고 단순포진바이러스에 의한 식도염은 전형적으로 식도 하부에 표재성으로 여러 개가 합쳐지는 궤양을 보인다. 특발성 또는 아프타 궤양은 거대세포바이러스 궤양과 유사하여 감별이 필요하다. 드물게 다른 감염질환이 관찰될 수 있는데 *Mycobacterium tuberculosis*, 세균성 혈관종증(bacillary angiomatosis) 등이 여기에 속한다. 비감염성으로는 약제에 의한 궤양, 식도를 침범하는 악성종양이 있으며, 가장 흔한 종양은 카포시육종이고 그 외 원발성 림프종, 선암종이 있다. 사람면역결핍바이러스 감염자들은 또한 전통적인 식도 병변인 역류성 식도염, 식도무이완증, 식도협착, 식도기관루 등이 있을 수 있다.

내시경상 병변이 관찰되면 생검을 시행하여야 하며, 바이러스 봉입체(거대세포바이러스), 다핵 거대세포(단순포진바이러스), 침습성 진균 등을 관찰하기 위한 조직염색을 시행하여야 한다(그림 15). 진균과 바이러스 배양이 도움이 될 수 있지만 거대세포바이러스나 *C. albicans*는 위양성을 보일 수 있다. 적절한 치료에도 반응하지 않는 병변은 확진을 위해 재차 내시경을 시행하여 생검 및 배양검사를 시행하여야 하고 필요하면 약제 감수성 검사도 시행한다. 추가적인 검사는 식도 운동장애가 의심되는 경우와 같이 특수한 경우를 제외하고는 대부분 필요하지 않다.

2) 위질환

사람면역결핍바이러스 감염자에서 위질환은 대부분 기회감염 때문이나 종종 사람면역결핍바이러스에 의한 면역억제와 연관이 없을 수도 있다. 위질환을 갖고 있는 환자는 오심, 메스꺼움, 조기 팽만감, 식욕감퇴 등과 복통, 토혈 등 다양한 증상을 호소한다. 거대세포바이러스 위염이나 위장관 카포시육종과 같은 일부 질환들은 위 이외의 부위도 침범한다. 사람면역결핍바이러스 감염자에서 발견되는 위염이나 위궤양이 *Helicobacter pylori*와 관련이 있을 수 있으나 정상인 군과 비교해 *H. pylori* 관련 질환의 빈도는 적은 것으로 알려져 있으며, 이는 잦은 항균제 사용 때문일 것으로 추측된다. 사람면역결핍바이러스 감염자에서 위기능의 변화가 있을 수 있는데 위산과 내인자(intrinsic factor)의 분비가 감소할 수 있다. 위산분비 저하는 ketoconazole이나 itraconazole 같은 일부 약물의 흡수를 저해하고 위에서 세균이 과증식될 수 있는 환경을 만든다.

거대세포바이러스는 식도궤양과 동반된 단독의 위궤양 또는 위염을 일으킬 수 있으며, 병변은 부종으로 두꺼워진 위점막주름, 미란성 위염, 표재성 또는 심부 궤양 등 다양한 형태를 보인다. 방사선 소견은 비특이적이어서 심지어는 종괴모양으로 악성질환을 의심하게 한다. 위에 생길 수 있는 다른 감염질환으로는 *Cryptosporidium parvum*, *M. avium complex* 감염, 히스토플라스마증, 크립토코쿠스 감염, 리슈마니아증, 매독 등이 있다. 위를 침범하는 악성 병변이 상부위장관 증상을 일으킬 수 있는데 위장관 카포시육종은 피부 카포시육종이 있는 50% 이상의 환자에서 합병되고 특히 위를 가장 많이 침범한다. 위 카포시육종은 무증상일 수도 있으나 오심, 복통을 일으킬 수 있고 드물게는 심한 출혈도 일으킨다. 후천성면역결핍증 관련 림프종이 위장관을 침범하기도 한다. 이들 병변은 여러 부위를 침범하고 드물게는 *H. pylori*와 연관된 위점막관련 림프조직 림프종이 발생하기도 한다. CD4+ T림프구 수가 200/μL 미만인 환자가 지속적으로 위장관 증상을 호소할 때는 기회감염이나 악성질환에 대한 검사를 시행해야 한다.

상부위장관 병변의 확진을 위해 종종 생검 및 배양검사를 동반한 내시경검사가 요구된다. 카포시육종은 특징적으로 궤양이나 출혈이 없는 보라색 또는 파란색 종괴로 관찰되며, 증식위벽염(linitis plastica)처럼 보이기도 한다. 이들 병변을 생검하면 2/3는 카포시육종으로 진단하는데 실패한다. 그러나 피부 카포시육종이 진단된 경우라면 내시경 소견만으로도 진단하는데 충분하다. 바이러스 배양과 바이러스 봉입체나 진균 또는 *H. pylori* 등을 관찰하기 위해 위 생검을 시행하기도 한다.

3) 담도 및 담낭 질환

사람면역결핍바이러스 감염자에서 담관 및 담낭 질환은 담석증과 같은 사람면역결핍바이러스와 관련이 없는 질환과 무결석(acalculous) 담낭염이나 후천성면역결핍증 관련 담관염 같은 후천성면역결핍증 관련 질환이 있다. 환자들은 전형적으로 식후 동통, 발열, 우상복부 통증과 압통, 혈청 알칼리인산효소(alkaline phosphotase) 상승 등의 소견을 보인다. 이들 질환의 진단에 복부 초음파나 복부 전산화단층촬영이 도움이 된다. 급성 또는 만성 무결석 담낭염은 일반적으로 담낭 결석의 증거가 없이 담낭 내강이 폐쇄되어 있으면서 담낭벽이 두껍고 부어있다. 방사핵간담도섬광조영술(radionuclide hepatobiliary scintigraphy)에서 담낭이 보이지 않으면 담낭염을 의심해 볼 수 있다. 담낭절제를 시행하게 되면 수술 검체는 미생물 및 조직검사를 위해 보내져야 하고, 약 50%의 환자에서 기회 감염균이 발견된다. 거대세포바이러스, *Cryptosporidium*, 미포자충(microsporidians) 등의 병원체가 무결석 담낭염과 흔하게 연관되어 있으며, 이외에도 *Isospora belli* 등 다른 여러 병원체들이 관련이 있다. 그러나 광범위한 미생물학적 검사를 시행하더라도 원인균이 밝혀지지 않는 경우가 종종 있는데, 기회감염이 사람면역결핍바이러스 감염자의 급성 담낭염의 중요한 원인이긴 하지만 담석증도 담낭절제를 시행하게 되는 중요한 원인이 되기 때문이다.

비침습적 검사로 간내 또는 간외 담관확장이 있으면 후천성면역결핍증 관련 담관병증의 진단과 치료를 위해 내시경역행췌담관조영술이 필요하다. 이때 총담관에서 담즙을 채취하거나 십이지장 또는 유두부위의 생검으로 기회감염의 원인균이나 악성병변을 확인할 수 있다. 무결석 담낭염과 마찬가지로 담관염도 절반이상의 예에서 거대세포바이러스, *Cryptosporidium*, 미포자충, *Cryptococcus neoformans*, *I. belli*, *P. jiroveci* 등의 기회감염과 관련이 있다. 담도 크립토콕쿠스증은 CD4+ T림프구 수가 50/μL 미만인 것과 관련이 있고 환자들은 구역, 구토 증상과 알칼리인산효소치의 상승이 흔하게 나타난다. 그 외에 림프종이나 카포시육종과 같은 담관암이 보고되어 있다. 무증상 고빌리루빈혈증이 indinavir의 부작용으로 나타나기도 한다.

4) 간질환

사람면역결핍바이러스 감염자에서 간장애는 꽤 흔한데 혈청 간효소와 알칼리인산효소의 증가소견이 보일 수 있고, 후천성면역결핍증 환자의 약 50%에서는 간종대를 관찰할 수 있다. 급성 또는 만성 바이러스성 간염과 사람면역결핍바이러스 관련 기회

감염, 약제독성, 술, 악성종양 등의 비감염성 질환에 의해 간질환이 발생할 수 있다. 공통의 감염경로 때문에 만성 B형 간염과 C형 간염이 흔히 사람면역결핍바이러스 감염과 합병되기도 한다.

외국의 경우 후천성면역결핍증 환자에서 B형 간염의 표지자(HBs 항원, 항HBs 항체 또는 항HBc 항체)의 양성률은 35~80%이며, 국내 보고에 의하면 사람면역결핍바이러스 감염자에서 중 HBs 항원 양성률은 8.8%로 알려져 있다. 면역저하가 심한 경우 항HBs 항체가 양성인 환자에서 B형 간염바이러스(HBV)가 자가활성화된 보고도 있다. 그러나 면역이 억제되어 있는 환자는 면역 매개 간손상이 약화되어있어 HBV 관련 간질환의 정도가 심하지 않으며, 또한 만성 B형 간염이 사람면역결핍바이러스 질환의 진행에 영향을 미치지 않는 것으로 알려져 있다. B형 간염이 합병된 사람면역결핍바이러스 감염자는 lamivudine을 치료제로 사용하는 것이 두 가지 질환에 모두 효과를 볼 수 있다.

마약주사 사용자나 혈액성분 수혈자와 같이 비경구적 경로로 사람면역결핍바이러스에 감염된 환자에서 만성 C형 간염의 빈도가 높아 전세계적으로 60~95%에 달한다. C형 간염바이러스(HCV)와 사람면역결핍바이러스가 동시에 감염된 환자의 대부분은 무증상의 간효소치 상승을 보인다. 그러나 HCV 감염은 심한 간섬유화 또는 간경변을 발생시키고 간부전과 간세포암을 유발한다. 말기 간질환을 갖고 있는 사람면역결핍바이러스 감염자는 복수, 식도정맥류, 비장종대 등의 현저한 문맥고혈압 증상과 저알부민증, 혈소판감소, 응고장애 등의 간기능 저하와 간성뇌병증이 나타날 수 있다. C형 간염의 간외 임상발현으로 막성사구체신염, 만발피부포르피린증, 혈관염을 동반한 또는 동반하지 않은 혼합 2형 한랭 글로불린혈증 등이 질병 어느 단계에서나 나타날 수 있다. 사람면역결핍바이러스 감염자에 동반된 HCV질환의 자연경과에 대한 연구에서 HCV 복제가 증가하고 간질환이 촉진되는 것이 관찰되었는데, 이는 사람면역결핍바이러스와 연관된 면역억제 때문일 것으로 추측된다. HCV 양성 혈액을 수혈받은 혈우병환자 중 사람면역결핍바이러스에 감염된 환자가 그렇지 않은 환자에 비해 간질환 관련 사망이 6배나 되었고 일반군에 비해서는 94배나 높았다. 그러나 만성 HCV 감염은 사람면역결핍바이러스 질환의 임상적 또는 면역학적 진행을 촉진시키지는 않는 것으로 알려져 있다. C형 간염은 일반적으로 항 HCV 항체의 확인으로 진단되나 면역저하 환자에서는 위음성이 있을 수 있다. 대부분 사람면역결핍바이러스 감염자에서 혈청 HCV RNA가 확인되면 HCV의 활발한 증식을 의미한다. 비침습적 방사선 검사가 간실질의 이상을 확인하는데 도움이 되나 조직학적 간병변을 감별하지는 못하므로 간생검이 필요한 경우가 있다. 만성 HCV 감염의 치료로 interferon과 rivabirin이 선호되지만 항레트로바이러스 약제와 같이 사용하는 경우는 약물상호작용과 독성을 고려하여야 한다.

간에 생기는 다른 감염질환으로 간괴사 또는 육아종성 염증이 있다. 거대세포바이러스, 엡스타인-바 바이러스, 단순헤르페스바이러스, 아데노바이러스 등의 바이러스가 간세포 손상을 초래할 수 있고 대개는 파종성 경과를 보인다. 다른 감염성 균들로 결핵균과 진균이 육아종성 염증을 일으키며, 알칼리인산효소의 상승과 비특이적 간육아종이 특징이다. *M. avium* complex가 간을 침범하는 가장 흔한 기회감염 균으로 발열, 복통, 소모증 등의 전신양상을 보이기도 한다. 폐외 결핵이 간을 침범하는 경우도 흔하며, 드물게 결핵성 간농양을 유발하기도 한다. 파종성 진균감염을 일으키는 균으로 *C. neoformans, H. capsulatum, Coccidioides immitis, Penicillium marneffei, C. albicans* 등이 간에 육아종성 반응을 일으킬 수 있다. *C. neoformans*와 *H. capsulatum*은 다당류 협막항원혈증의 확인으로 빠르게 진단할 수 있다.

파종성 미코박테륨 감염을 진단하는데는 항산균에 대한 혈액배양검사로 충분하다. 간질환의 다른 원인을 진단하기 위해서는 간생검이 필요하며, 원인불명의 발열이 있고 간기능 이상이 있는 사람면역결핍바이러스 감염자의 60% 이상에서 교정 가능한 원인을 조기에 진단하는데 도움을 준다. 간조직 검체는 일상적인 항산균과 진균에 대한 조직 염색과 함께 미생물 검사와 배양을 시행해야 한다.

간종괴는 흔히 악성질환이 원인인 경우가 많다. 가장 흔한 간의 악성종양은 카포시육종이다. 간 침범은 전형적으로 피부질환이 있는 경우에 일어나며, 간종대와 복통이 종종 동반된다. 조영증강 복부 전산화단층촬영이 간실질내로 침범한 캡슐이나 문맥부위의 병변을 진단하는데 도움이 된다. 카포시육종의 확진을 위해 생검을 통한 조직검사가 필요하다. 그러나 카포시육종의 혈관증식성 때문에 생검 후 출혈의 위험성이 증가한다. 비호지킨 림프종이 간을 침범할 수 있는데 원발성 간 림프종도 보고되어 있지만 대개는 림프절 또는 실질을 침범하여 발생한다. 환자들은 체중감소, 발열, 야간발한, 복통 등의 "B" 증상을 보이고 간내 또는 간외 담관을 폐쇄하여 황달이 일어날 수 있다. 방사선 영상은 단독 또는 다발성 간 종괴와 복부 림프절 침범이 전형적인 소견이다. 간병변이나 침범된 림프절의 생검으로 림프종을 확진하게 된다. 만성 바이러스성 간염과 연관되어 간경변이 있는 환자에서 간세포암이 발견될 수 있다.

사람면역결핍바이러스 관련 약제에 의한 간독성이 간기능 이상의 흔한 원인이 되는데 HIV, HCV 또는 이들 모두가 항결핵제와 같은 약제의 독성을 증가시키기도 한다. 대부분 혈청 간 효소치가 증가하나 마크로라이드계 항생제나 trimethoprim-sulfamethoxazole 같은 약제는 담즙 울체성 또는 혼합형 간손상을 보인다. 약제 유발성 간독성은 무증상인 경우가 흔하고 우연히 혈청 간효소를 측정하여 확인되는 경우가 많다. 뉴클레오사이드 유사체 역전사효소 억제제들은 지방증을 동반한 젖산혈증이 발생하는데, 간효소 수치의 상승과 함께 젖산혈증으로 인한 구역, 구토, 복통 및 체중감소를 보이게 된다. 비뉴클레오사이드 유사체 역전사효소 억제제도 간독성이 있을 수 있는데, 특히 nevirapine은 드물지만 전격성 간괴사를 유발할 수 있어, 치료 첫 12주 내에는 간기능 이상을 주의 깊게 관찰할 필요가 있다. 단백분해효소 억제제 중 특히 ritonavir는 치료 시작 후 심한 간독성과 관련이 있으며, 만성 HBV 또는 HCV 감염에 의해 촉진될 수 있다. 간독성을 유발할 수 있는 약제를 복용하는 사람면역결핍바이러스 감염자는 간기능에 대한 세심한 추적관찰이 필요하고 간독성이 의심되면 치료를 수정하여야 한다.

5) 췌장 질환

췌장 질환이 알콜중독, 담석증, 고지혈증과 같이 사람면역결핍바이러스 감염과 관련 없이 생기거나 사람면역결핍바이러스 관련 기회감염 또는 약제독성에 의해 생길 수 있다. 거대세포바이러스, *Cryptosporidium*, 미포자충에 의한 후천성면역결핍증 담관병증이 췌관의 팽대부 근처를 침범할 수 있으며, *M. tuberculosis*나 파종성 *M. avium* complex에 의한 췌장 농양이 보고되어 있다. 파종성 질환인 경우 *C. neoformans, Candida albicans* 같은 진균질환이나 *Toxoplasma gondii, P. jiroveci* 같은 원충질환이 췌장을 침범할 수 있다.

약제에 의한 췌장염과 기능장애가 사람면역결핍바이러스 감염자에서 일어날 수 있다. Didanosine은 무증상 고아밀라아제혈증을 일으킬 수 있다. 임상적인 췌장염은 didanosine 복용자의 1.2~6.7%에서 관찰되고 전격성 췌장독성도 보고된 바 있다. 과거에 췌장염의 병력이 있는 환자는 didanosine 관련 췌장염의 위험이 높기 때문에 이 약제의 사용을 피하는 것이 좋다. Zalcitabine도 췌장염을 일으킬 수 있다. 폐포자충 폐렴에서 전신적 pentamidine 치료가 췌장의 β소도세포에 독성이 있어 췌장염과 유증상 고혈당 또는 저혈당을 일으킬 수 있다. 반면 예방 목적으로 사용되는 흡입용 pentamidine은 췌장장애를 거의 일으키지 않는다. 정주용 pentamidine을 투여 받는 환자에서 췌장염의 위험은 용량과 비례하며, 대부분 치료 2주 후에 발생한다.

6) 소장 및 대장 질환

사람면역결핍바이러스 감염자에서 증상이 있는 소장과 대장 질환은 흔하며, 다양한 감염균에 의해 발생한다. 소장 질환은 일반적으로 팽만감, 오심, 경련, 심한 설사 등의 증상을 보이고 흡수장애나 체중감소와 연관된다. 반면 장염은 하복부 불쾌감과 경련, 변의 절박, 후중기 등이 발생하고 잦은 소량의 설사가 전형적이다. 그러나 임상 양상으로 소장과 대장 감염을 구별하기는 힘들며, 어떤 경우는 소장과 대장 전체에 염증을 일으키기도 한다. 사람면역결핍바이러스 감염자에서 설사의 흔한 원인을 표 9에 요약하였다.

장염의 감별진단은 광범위하며 세균성, 원충성, 바이러스성 병원체들이 다 포함된다. 사람면역결핍바이러스 감염자에서는 세균성이 더 흔한데 *Salmonella, Shigella, Campylobacter jejuni, Escherichia coli, Listeria monocytogenes* 등이 포함된다. 살모넬라증은 절반에서 세균혈증과 동반되며 사람면역결핍바이러스 감염자에 재발될 수 있다. 또한 *Shigella, Campylobacter* 감염에서 드물게 세균혈증이 있을 수 있다. 사람면역결핍바이러스 질환이 있는 환자에서 *Clostridium difficile* 독소와 연관된 설사가 더 흔하게 발생할 수 있는데 특히 입원환자에서 최근 항생제 치료를 받은 경우 흔하다. 흔하지 않지만 장염의 다른 세균성 원인으로 *Aeromonas, Plesiomonas, Yersinia, Vibrio* 종 등이 있다. 소장의 미코박테륨 질환이 대개 말기 사람면역결핍바이러스 질환과 파종성 *M. avium* complex에서 동반되기도 한다.

소장과 대장의 기생충감염으로 *Entamoeba histolytica, Giardia lamblia*는 물론 포자를 형성하는 원충인 *Cryptosporidium, Microsporidia. Isospora, Cyclospora* 등이 포함된다. 아메바 감염이나 편모충증은 사람면역결핍바이러스의 어느 시기에도 발생하며, 성행위나 여행과 관련된 노출 등 전통적인 위험요소와 흔히 관련이 있다.

거대세포바이러스는 장염을 일으키는 가장 중요한 바이러스로 발열, 복통, 압통, 혈변과 드물게 장천공, 독성거대결장증을 일으킨다. 거대세포바이러스 장염은 심한 면역결핍 상태에서 발생하고 표재성 궤양을 동반한 점막 염증을 생성한다. 설사를 유발할 수 있는 다른 바이러스로 아데노바이러스가 거대세포바이러스 장염과 유사한 증상을 일으키고 그 외에 아스트로바이러스, 칼리시바이러스, 피코르나바이러스 등도 장염을 유발한다.

직장 항문의 병변도 후천성면역결핍증 환자에서 흔히 관찰될 수 있는 질환으로 직장염은 배변시 통증, 직장 분비물, 후중기 등이 특징이다. 사람면역결핍바이러스 감염자의 직장염은 특히 남성 동성연애자에서 전형적으로 성매개성 감염인 단순헤르페스바이러스 감염, *Chlamydia trachomatis* 감염, 매독, 임질 등이 나타날 수 있다. 실제로 사람면역결핍바이러스 감염자에서 단순헤르페스바이러스의 재활성 때문에 직장부위에 궤양 및 미란이 흔히 관찰되며, 병변은 소포가 없는 비정형적 병변으로 보일 수 있고, acyclovir 치료에 잘 반응한다. 그러나 심한 면역저하 상태에서는 임상발현이 더 심하고 재발이 잘 된다. 드물지만 거대세포바이러스 직장염이 거

표 9. 사람면역결핍바이러스 감염자에서 설사의 흔한 원인, 진단 및 치료

	원인	빈도(%)	임상 특징	진단	치료
급성설사	*Salmonella*	5~15	물설사, 발열	대변 및 혈액배양검사	Fluoroquinolone (ciprofloxacin 500mg씩 하루 두 번 3~5일간 경구투여)
	Clostridium difficile	10~15	복부경련, 물설사, 발열	대변독소검사	Metronidazole 500mg씩 하루 세 번 7~10일간 경구투여
	Enteric viruses	15~30	물설사, 대부분 발열은 없음	없음	증상치료
	특발성 "AIDS 장병증"	25~40	증상이 다양함	배양검사, 충란 및 기생충검사, *C. difficile* 독소검사-모두 음성	증상치료
만성설사	*Cryptosporidium*	10~30	물설사, 체액 손실로 인한 발열	항산균 검사를 포함한 대변 충란 및 기생충검사	1. 고강도 항레트로바이러스 치료 2. 위 치료에도 반응이 없으면 paromomycin(1g 하루 2회 경구) + azithromycin (600mg 1회/일 경구) 사용
	Microsporidia	15~30	물설사, 발열 없음	대변 trichrome 염색	Albendazole 400mg씩 하루 두 번 3주간 경구 투여
	Isospora	1~3	물설사	대변 충란 및 기생충검사	Trimethoprim-sulfamethoxazole 160/800mg을 하루 4회 10일간 치료하고, 이후 3주간은 하루 2회 투여
	Mycobacterium avium	10~20	물설사, 발열, 쇠약	혈액배양검사	Clarithromycin (500mg씩 하루 2회 경구) +ethambutol(15~25mg/kg/하루, 경구)
	Cytomegalovirus	15~40	물설사 또는 혈변, 발열, 대변 백혈구	대장 생검	Ganciclovir 유도요법 5mg/kg를 하루 2회 3~6주간 치료
	특발성 "AIDS 장병증"	20~30	물설사	배양검사, 충란 및 기생충검사, *C. difficile* 독소검사-모두 음성	증상치료

Cecil textbook of medicine. 22nd ed. 참조

대세포바이러스 장염의 확산으로 발생할 수 있다. 사람면역결핍바이러스 환자에서 흔히 보이는 다른 직장병변으로는 첨형콘딜로마, 카포시육종, 상피내암 등이 있다.

설사나 장염과 관련된 증상을 보이는 사람면역결핍바이러스 감염자는 교정 가능한 원인질환을 진단

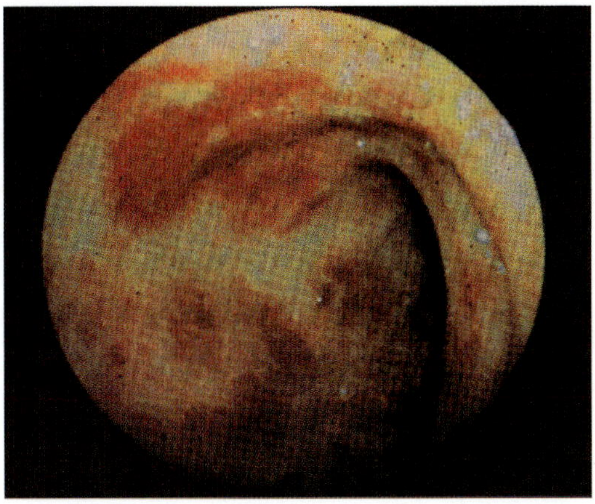

그림 16. 거대세포바이러스 장염의 내시경 소견

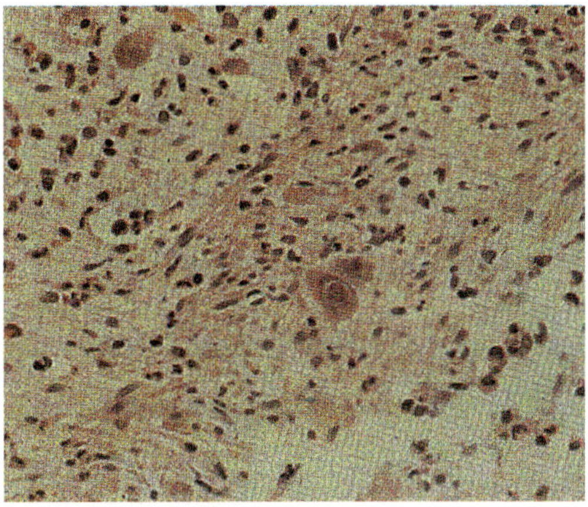

그림 17. 거대세포바이러스 장염의 병리 소견

하기 위해 환자에게 병력 청취와 함께 세심한 검사를 진행하여야 한다. 증상의 특징과 기간, 약물복용력, 여행, 음식이나 물 또는 성접촉 등의 감염원 노출 등에 대한 문진을 시행하여야 한다. 세균성 질환인 경우 대개 급성 및 전격성 경과를 취하며, 기생충 질환인 경우 서서히 진행하는 경우가 많다. 기본적인 진단검사로 대변 백혈구 검사가 세균이나 거대세포바이러스와 같은 염증성 설사질환을 감별하고 경험적으로 치료하는데 도움이 된다. 하지만 원충이나 *M. avium* complex와 같은 감염균은 대변 백혈구가 음성일 수 있다. 대변 검체로 장내 병원균에 대한 배양검사와 *C. difficile* 독소검사, 충란이나 기생충 검사를 시행해야 한다. *Cryptosporidium*, *Cyclospora*, *Isospora*의 관찰을 위해 변형 항산염색을 적어도 세번에 걸쳐 시행하여야한다. 미포자충을 확인하기 위해서는 특수 trichrome 염색이 유용하다. 비침습적인 검사로 진단이 안되거나 증상이 지속되면 생검과 함께 내시경검사를 시행하는 것이 특히 만성 설사가 있거나 CD4+ T림프구 수가 100/μL 미만인 면역저하가 심한 환자에서 도움이 된다. 거대세포바이러스질환에서 내시경 생검의 감수성은 높으며, 우측 대장에 한정된 질환을 진단하기 위해서는 직장경 검사보다는 대장내시경이 더 유용하다(그림 16, 17). 상부 위장내시경으로 십이지장 생검을 시행하는 것이 소장질환을 진단하는데 도움이 되며, 십이지장 조직검체는 일반적인 조직 염색 외에 진균염색, *Cryptosporidium*을 검출하기 위한 변형 항산염색과 미포자충을 검출하기 위해 전자현미경 검사를 시행한다. 생검 검체를 이용한 중합효소연쇄반응이 미포자충 같은 병원체의 진단에 유용한 것으로 밝혀져 있다.

만성 설사가 있는 환자의 약 20~50%는 위장관 검사에 이상이 발견되지 않는다. 설사의 원인이 밝혀지지 않은 환자들은 병리 소견이 모두 밝혀지진 않았지만 후천성면역결핍증 또는 사람면역결핍바이러스 관련 장병증을 갖고 있을 수 있다. 사람면역결핍바이러스 장병증은 사람면역결핍바이러스 감염자에서 원인을 찾을 수 없는 상태로 1개월 이상 지속되는 설사를 말하며, 만성 위장염과 유사한 임상양상을 보인다. 이는 위장관계의 사람면역결핍바이러스 침범으로 인한 직접적인 결과일 가능성이 높으며, 소장의 조직학적 소견은 융모 표면의 감소와 염증이 없이 장샘세포의 증식이 관찰된다. 환자는 종종 소장의 유당분해효소가 없거나 감소하며 체중감소를 동반한 흡수장애를 보인다.

세균성 질환이 의심될 때에는 경험적 항생제 투

여가 필요하며, 이때 치료약제로 ciprofloxacin을 사용할 수 있다. 기생충 질환인 경우는 *Cryptosporidium*과 *Isospora* 감염이 흔한 원인이며 다량의 수양성 설사가 특징이다. *Isospora belli* 감염증은 trimethoprim−sulfamethoxazole에 치료 반응을 보이지만 비교적 재발이 많으며, *Cryptosporidium* 감염증은 치료 반응이 떨어진다. 후천성면역결핍증 말기 환자인 경우는 설사의 원인으로 거대세포바이러스 감염이나 *M. avium intracellulare* 감염의 빈도가 높으며, 모두 장기간의 항균제 치료를 해야 하고, 내성이나 재발의 빈도가 높다. 후기 후천성면역결핍증 환자의 약 15%에서는 동정된 원인균이 없이 다량의 수양성 설사를 경험하는 후천성면역결핍증 장병증(AIDS−related enteropathy)이 나타날 수 있는데 이런 경우 특별한 치료법은 없으나 고강도 항레트로바이러스 치료가 효과적으로 설사를 조절할 수 있으며, octreotide(somatostatin 유사체)가 증상 호전에 도움을 줄 수 있다.

설사를 호소하는 환자의 일차적인 치료는 수액공급과 전해질 교정이며 환자의 임상 양상이 안정적이고 유동식이 가능하면 외래에서 치료가 가능하고, 항생제의 투여가 필요치 않은 심한 설사일 경우는 attapulgite, psyllium, diphenoxylate hydrochloride 또는 atropine 등을 이용한 증상 치료가 도움이 된다.

참고문헌

1. Sulkowski MS, Chaisson RE. Gastrointestinal and hepatobiliary manifestations of human immunodeficiency virus infection, In: Mandell GL, Bennett JE, Dolin R. Principles and practice of Infectious Diseases. 5th ed. p1426−1431, Churchill Livingstone, Philadelphia, 2000
2. Bartlett JG. Gastrointestinal manifestations of AIDS, In: Goldman L, Ausiello D, eds. Cecil textbook of Medicine. 22nd ed. p2168−2170, WB Saunders, Philadelphia, 2004
3. Fauci AS, Lane HC. Human immunodeficiency virus(HIV) disease: AIDS and related disorders, In : Braunwald E, Fauci AS, Kasper DL, Hauser SL, Longo DL, Jameson JL. Harrison's principles of Internal Medicine. 15th ed. p1884−1887, McGraw−Hill, New York, 2001
4. 김준명, 조균제, 홍성관 등. 국내 HIV/AIDS의 역학적 및 임상적 양상. 대한내과학회지 61(4): 355−364, 2001

6. 신장 질환

사람면역결핍바이러스 감염자는 다양한 신장 질환이 생길 수 있다. 이런 신장 질환들은 급성 혹은 만성 신부전으로 이어지기도 한다. 급성 신부전의 경우 사람면역결핍바이러스에 감염되지 않은 사람에 비해 특별히 다른 원인은 없지만, 치료에 많이 사용되는 단백분해효소 억제제가 급성 신부전을 일으키기도 한다. 사람면역결핍바이러스 연관 신증(HIV-associated nephropathy, HIVAN)의 경우 아직 명확한 기전이 밝혀지지 않은 상태로, 바이러스에 의한 세포의 감염이나 신세포 내의 사람면역결핍바이러스에 감염에 대한 2차 수용체 존재 가능성에 대한 많은 연구들이 진행되고 있다. 사람면역결핍바이러스 감염자에서 볼 수 있는 신장 장애는 다음과 같다(표 10).

1) 수분 및 전해질 이상

사람면역결핍바이러스 감염자에게 가장 흔히 볼 수 있는 전해질 이상은 저나트륨혈증이다. 설사로 인한 위장관 소실이 저나트륨혈증의 주된 원인이며, 이는 적절한 수액 요법으로 부족한 전해질과 체액을 보충해 주면 호전된다. 저나트륨혈증은 감염이나 종양에 의해 부신 기능이 저하되어 나타나기도 한다. 또한 부신 기능의 저하는 후천적인 당류코르티코이드(glucocorticoid) 저항에 의해서 나타나기도 한다. 흔하진 않지만 항이뇨호르몬 분비 이상 증후군(syndrome of inappropriate antidiuretic hormone, SIADH)도 저나트륨혈증의 원인이 될 수 있다. 저나트륨혈증 이외에 과칼륨혈증, 과나트륨혈증, 저칼슘혈증, 과요산혈증 등도 후천성면역결핍증 환자에서 비교적 흔히 나타나는 전해질 이상 소견이다. 대개 이런 이상들은 기회 감염이나 종양, 또는 치료의 부작용으로 나타나게 된다.

2) 요로 감염 및 간질성 신염

사람면역결핍바이러스에 감염된 남자와 여자는 대략 20% 정도에서 증상이 있는 요로 감염을 경험하게 된다고 알려져 있다. 주로 *Pseudomonas spp.*와 *Escherichia coli*가 원인이 되며, *Klebsiella,*

표 10. 사람면역결핍바이러스 감염자에서 생기는 신장 장애

사람면역결핍바이러스 특이 사구체병증
- 사람면역결핍바이러스 연관 신증
  - 국소성 분절성 사구체 경화
- 면역 복합체 사구체 신염
  - IgA 신증
  - 막성 사구체 신염
  - 막성증식성 사구체 신염
  - 기타 사구체 병변(혈전성 미세혈관병증을 포함)

동시에 발병하는 신장 장애
- 감염 및 침윤성 질환
- 수분 및 전해질 이상, 산-염기 장애
- 급성 신부전
- 사람면역결핍바이러스 감염 전에 있었던 신장 질환

Serratia, Enterobacter, Staphylococcus epidermidis 등도 원인이 된다. *Acinetobacter, Nocardia, Histoplasma, Candida, Mycobacteria, Pneumocystis jiroveci* 등도 드물지만 요로 감염을 일으키고 만성 신우신염의 원인이 되기도 한다.

신독성을 가진 항생제, 비스테로이드성 항염증제, 항진균제 치료나 만성 감염에 의한 신석회화증도 사람면역결핍바이러스 감염자에게 만성 신세뇨관 간질성 신염을 일으키는 원인이 될 수 있다.

3) 급성 신부전

급성 신부전은 사람면역결핍바이러스 감염자에서 흔히 나타나며, 원인은 사람면역결핍바이러스에 감염되지 않은 경우와 큰 차이가 없다. 입원한 후천성면역결핍증 환자에서 급성 신부전의 발생률은 6~20%로 다양하게 보고되고 있다.

급성 신부전의 원인은 콩팥전, 콩팥, 그리고 콩팥뒤 원인으로 분류될 수 있다. 체액 감소로 인한 콩팥전질소혈증, 폐쇄성 요로병증, 투약이나 조영제, 패혈증과 연관된 급성 세뇨관 괴사 등이 주요 원인으로 알려져 왔다. Peraldi 등은 흔히 알려져 있는 원인보다 용혈성요독증후군(hemolytic uremic syndrome, HUS)이 사람면역결핍바이러스 감염자에게 급성 신부전을 일으키는 가장 흔한 원인이라고 주장하기도 하였다. 급성 신부전의 주요 원인은 다음과 같다(표 11).

(1) 콩팥전 원인

체내에 수분의 균형이 깨지는 원인을 가진 환자들에서 흔히 나타난다. 주로 패혈증, 구토나 설사로 인한 탈수, 출혈 등이 혈관내 체액량을 감소시키게 된다. 이 경우 혈압 저하, 체위성 저혈압, 혈청 크레아티닌의 증가, 요량 감소 등을 주의 깊게 관찰하여야 한다. 중심 정맥압을 측정하고 요관을 삽입하여 요

표 11. 사람면역결핍바이러스 감염자의 급성 신부전 원인

분류	원인
콩팥전	혈액량 감소 저혈압 저알부민혈증
콩팥	급성 세뇨관 괴사–허혈, 패혈증, 항생제, 조영제 간질성 신염–약물, 감염 혈전성 혈소판감소 자반증 용혈성 요독 증후군 면역복합체 사구체 신염
콩팥뒤 콩팥속 콩팥밖	세뇨관 폐색–약물, 종양용해 후복막 섬유증(retroperitoneal fibrosis) 요관 폐색–진균 덩어리, 혈전 요관 압박–림프절, 종양

량을 정확히 측정하는 것이 환자의 상태를 판단하는데 도움을 준다. 환자의 체액 소실 원인에 따라 혈액성분이나 전해질을 포함한 수액으로 부족한 양을 보충해 주는 치료가 필요하다. 적절한 치료 없이 혈액량이 감소된 상태가 지속될 경우나 저혈량증이 교정되기 전에 신독성 물질이 투여되는 경우 급성 세뇨관 괴사 등을 일으키게 된다.

(2) 콩팥 원인

급성 세뇨관 괴사는 신부전을 일으키는 가장 흔한 신장의 내인성 원인이다. Pentamidine, aminoglycoside계 항생제, 방사성 조영제 같은 다양한 신독성 물질 사용도 주요한 요인이나 대개는 장기간 신장에 저관류 상태가 지속되어 발생한다. 급성 세뇨관 괴사는 다양한 감염이나 종양의 급성 병을 앓고 있는 진행된 후천성면역결핍증 환자에서 볼 수 있는 합병증이다. 임상적 양상은 저혈장증, 전해질 이상, 심한 대사성-호흡성 산증과 불안정한 심폐기능을 동반한 다장기 부전의 합병증을 동반한다. 때로는 환자 치료를 위한 침습적 처치가 오히려 허혈성 손상을 가중시키기도 한다. 최근 심한 급성 세뇨관 괴사의 발생률은 감소하고 있는데, 이는 효과적인 항레트로바이러스제의 사용과 사람면역결핍바이러스 환자의 전반적인 치료가 발전되었기 때문이다.

임상에서 접하게 되는 급성 세뇨관 괴사의 양상은 매우 다양하다. 경한 질환을 가진 대부분의 후천성면역결핍증 환자들은 신장 기능을 다시 회복하게 되지만, 심한 경우 합병증과 다장기 부전으로 인해 집중치료실에서 치료받고 있는 경우 집중적인 치료에도 불구하고 사망에 이르기도 한다. 초기에 원인이 잘 치료될 경우 만성 신부전으로 가는 경우는 드물다. 신장 기능이 회복되는데는 수주가 걸리기도 하며, 때로는 신장대체요법(renal replacement therapy)을 필요로 하기도 한다. 사람면역결핍바이러스 감염자에서 급성 세뇨관 괴사가 생기면 비감염자에 비해 예후가 나쁘다.

신부전의 사구체 원인은 사구체 질환인 사람면역결핍바이러스 연관 신증과 면역복합체 사구체 신염(Immune complex glomerulonephritis), 용혈성 요독 증후군과 혈전성 혈소판 감소 자반증 등이 있다.

약물에 의한 신부전도 흔하다. 후천성면역결핍증 환자는 병의 치료나 병으로 인한 합병증의 치료를 위해 여러 종류의 약들을 같이 사용해야 할 경우가 잦으므로 특별한 주의가 필요하다. 신간질성 신염은 과거 원인 약물에 노출되었던 환자에서 나타나는 알레르기 반응이다. 흔한 약물로는 비스테로이드성 항염증제(NSAIDs)와 폐포자충 폐렴의 예방약으로 사용되는 trimethoprim−sulfamethoxazole 같은 항생제가 있다. 뇨검사에서 호산구 수가 증가하는데, 치료를 위해서는 먼저 약물 사용을 중단한다. 치료 방법은 원인 약물의 사용 회피, 고용량 비경구 코르티코스테로이드, 단기간의 신장대치요법 등이 있다.

(3) 콩팥뒤 원인

후복막 섬유증, 림프절, 종양으로 인한 요관의 외부 압박이나 진균 덩어리나 혈전에 의해 요관이 막히는 경우, 또는 방광이나 요도가 막히는 경우 발생한다. 사람면역결핍바이러스 환자들에게 더 흔한 원인은 신세뇨관이 결정의 축적에 의해 막히게 되는 신내 폐색 증후군이다. 이는 sulfadiazine, 정주용 acyclovir, foscarnet, 단백분해효소 억제제와 같은 흔히 사용하는 약물에 의해 생기기도 하고 때로는 후천성면역결핍증에서 생긴 림프종이 약물 치료로 용해되면서 생기기도 한다. 신장 기능 저하, 탈수, 저알부민혈증, 고령 등이 결정의 침착과 관계가 있는 위험인자들이다.

폐색의 원인을 제거하고 원활한 뇨의 흐름을 만

들어 주는 것이 신장 기능을 보존하는 원칙적인 방법이다. 신장 부위의 폐색을 해결하기 위해 신우에 직접 신루관(nephrostomy tube)을 설치하여 원인을 찾고 환자를 처치할 시간을 벌고, 이후에 폐색을 없애기 위한 직접적인 처치를 시행하기도 한다. 만약 직접적인 치료가 불가능한 경우에는 스텐트를 삽입하거나 신루조성술이나 방광경을 통해 압박을 해소할 수도 있다. 약물 유발 결정성 신병증의 경우 투석까지 하게 되는 경우는 드물다. 원인 물질을 중지하고 충분히 수분이 공급되면 신장 기능은 금방 좋아진다. 신장 결석이 생긴 경우에도 충분히 수분 공급이 된다면 재발의 위험 없이 약물을 계속 사용할 수 있다.

4) 약물에 의한 신장 기능 이상

후천성면역결핍증 환자는 병의 치료나 병으로 인한 합병증의 치료를 위해 여러 종류의 약들을 같이 사용해야 할 경우가 잦으므로 특별한 주의가 필요하다. 후천성면역결핍증 환자의 치료에 자주 쓰이는 약제들이 신장과 전해질 균형에 미치는 영향을 표 12에 정리하였다.

Trimethoprim－sulfamethoxazole은 세뇨관에서 배출될 때 크레아티닌의 배출을 방해하여 가벼운 고질소혈증을 일으키기는 하지만 실제로 사구체여과율을 떨어뜨리는 경우는 드물다. 고질소혈증은 주로 방사선 조영제, aminoglycosides, amphotericin B, pentamidine, foscarnet 같은 신독성 약제에 의해 생기게 된다. Ciprofloxacine과 같은 약들은 상대적으로 신독성은 적으나 간질성 신염 등을 일으키는 알레르기 반응에 관여하기도 한다. 단백질분해효소 억제제인 indinavir는 결정뇨(crystalluria)로 인해 사용한 환자의 4~12%에서 세뇨관이나 요로에 신결석증을 일으킨다. 다른 단백질분해효소 억제제인 saquinavir나 ritonavir은 신결석증을 일으키지 않는 것으로 알려져 있다.

표 12. 사람면역결핍바이러스 감염자에서 흔히 사용되는 약물이 신장에 미치는 영향

약물	영향
Aminoglycoside	급성 신부전, 저마그네슘혈증
Ciprofloxacin	알레르기성 간질성 신염
Pentamidine	급성 신부전, 횡문근 융해, 고칼륨혈증
Rifampin	급성 신부전, 급성 세뇨관 괴사, 간질성 신염, Fanconi 증후군, 신성 요붕증
Trimethoprim－sulfamethoxazole	간질성 신염, 급성 세뇨관 괴사, 저나트륨혈증
Penicillin & cephalosporins	급성 세뇨관 괴사, 세뇨관간질 신염
Amphotericin B	급성 사구체 신염, 저칼륨혈증, 저마그네슘혈증, 저칼슘혈증
Acyclovir	결정 유발성 신병증(crystal induced nephropathy)
Dideoxyinosine	저칼륨혈증, 고요산혈증, Fanconi 증후군
Foscarnet	급성 사구체 신염, 신성 요붕증
Zidovudine	유산증, 횡문근 융해
Indinavir	신결석증

5) 사구체 질환

사람면역결핍바이러스 환자에서 보고되는 다양한 사구체 병변 중에서 가장 흔하고 많이 연구되어 있는 병변은 국소분절성 사구체 경화(focal and segmental glomerulosclerosis; FSGS)로, 대개 사람면역결핍바이러스 연관 신증은 조직학적으로 국소분절성 사구체 경화에 합당한 단백뇨를 나타내는 신장 질환으로 정의한다. 사람면역결핍바이러스 연관 신증은 백인에서는 드물고 주로 흑인에게 생긴다. 사람면역결핍바이러스 환자에게 생기는 다른 사구체 질환으로는 IgA 신증, 막성 사구체 신염(membranous glomerulonephritis, MGN), 막성증식성 사구체 신염(membranoproliferative glomerulonephritis, MPGN), 비특이적 면역복합체 사구체 신염(immune complex glomerulonephritis, ICGN) 등이 있다. 이런 병변들은 오히려 백인에게 잘 생기고 흑인에서는 드물게 발생한다. 또 혈전성 미세혈관병증(thrombotic microangiopathy)인 용혈성 요독 증후군과 혈전성 혈소판감소 자반증도 사구체 병변을 동반한다.

(1) HIV 연관 신증

가. 배경 및 역학

사람면역결핍바이러스 연관 신증은 단백뇨, 다양한 정도의 혈뇨, 정상혈압, 말기 신부전으로 갑자기 진행하는 특징을 지닌 증후군이다. 1984년 뉴욕과 마이애미에서 사구체 질환의 과증식과 국소분절성 사구체 경화를 보이는 질환으로 보고되었다. 당시에는 후천성면역결핍증 말기에 나타나는 것으로 생각하였으나, 최근에는 사구체 질환을 가진 환자에서 사람면역결핍바이러스 감염이 확인되는 경우가 증가하고 있다. 사람면역결핍바이러스 감염자 중 대략 10~15%에서 사구체 질환이 생긴다.

대부분의 환자들은 젊은 흑인 남자이고(평균 연령 33세, 남녀비 10:1), 이들 중 반은 주사용 약물 남용자이다. 최근까지 보고된 자료들을 분석해 보면 실제로 사람면역결핍바이러스 연관 신증의 95%가 흑인이고, 미국에서 사람면역결핍바이러스 연관 신증은 20세에서 64세 사이의 흑인들에게 말기신부전으로 가는 원인 중 세번째를 차지하고 있다. 흑인이 이 질환에 대해 감수성이 높은 이유는 알려지지 않았지만 유전적 요인이 중요한 작용을 할 것으로 생각된다.

나. 병리 소견

사람면역결핍바이러스 연관 신증의 병리 소견은 흔하지 않은 사구체와 세뇨관－간질 소견이 결합되어 있고, 전자 현미경 소견 또한 독특하다. 모두에게 나타나지는 않지만 특발성 국소분절성 사구체신염으로부터 사람면역결핍바이러스 연관 신증을 구분하는 사구체 병변의 특징은 사구체 상피 세포의 현저한 과증식 또는 퇴행성 변화, 사구체 허탈, 사구체 내피 세포내의 관망상 군집 등이다. 사구체 유리화(hyalinosis)는 특발성 질환에 비해 드물다. 세뇨관의 특징은 낭성 확장과 세뇨관의 위축, 원주 형성이다. 간질 내 국소적인 단핵구 침윤도 있다.

CD8+ T림프구와 약간의 형질 세포, B림프구, 단핵구로 이루어진 간질 침윤은 초기 병변에서 중등도 밀집을 보이나 병이 만성화 됨에 따라 엷어지는 양상을 보인다. 심한 간질 섬유화, 신세뇨관 위축, 소동맥 경화의 혈관 변화는 최소한으로 나타나거나 아예 나타나지 않는다.

면역 형광 염색에서는 상피 세포의 알부민과 IgG가 염색되고, 사구체 간질(mesangium) 내와 경화된 지역에서는 IgM, C3, 드물게 IgA가 분절성으로 굵은 과립 침착이 염색된다. 이는 면역 복합체(immune complex)가 아닌 면역글로블린의 비특이적인 축적을 나타낸다.

전자 현미경 소견 역시 독특하다. 상피 세포의 족양돌기(foot process)의 국소 분리를 따라 사구체 기저막의 주름과 허탈, 경화된 사구체 간질에 기질의 과도한 축적 소견을 보인다. 안쪽 상피 세포는 심하게 팽창되고 비대되어 융모성 변환을 보이며, 단백 흡수과립을 함유하고 있다. 또한, 관망상 봉입체(tubuloreticular inclusion)가 내피세포 내에 풍부하게 나타난다. 관망상 봉입체는 때로 세뇨관 주위 모세혈관과 침윤된 백혈구 내에도 있다. 복합된 핵체들, 세뇨관과 간질 세포내 핵염색질의 독특한 과립세동성(granulofibrillary) 전환과 간질 섬유모세포의 핵내 결정, 세동성 봉입체 같이 바이러스의 흔적으로 잘 기술된 다양한 초미세구조의 변화들이 사람면역결핍바이러스 연관 신증에서 나타난다.

다. 병인 기전

사람면역결핍바이러스 연관 신증의 발병 기전은 아직 완전히 알려지지 않았다. 신장 침범의 표지가 되는 경한 단백뇨가 사람면역결핍바이러스 질환 초기에 나타난다. 신증후군과 신장 기능 부전이 무증상자에서 처음으로 나타날 수도 있지만, 대개는 CD4+ T림프구 수가 200/μL 미만으로 현저하게 감소된 후기에야 나타난다. 면역 사구체 침착이 없는 것은 바이러스의 항원-항체 매개에 의한 것이 아님을 시사한다. 제자리부합법(in situ hybridization)이나 미세박리와 중합연쇄반응과 같은 기술에 의해 나타나는 바이러스 유전체는, 신세포의 바이러스 감염이 사람면역결핍바이러스 연관 신증에 직접적인 역할을 하고 있음을 시사한다. 그러나, 바이러스 유전체가 신증이 없는 환자의 신장 조직에서도 발견되기 때문에 사구체 병변을 일으키기 위해서는 바이러스 감염 이외에 숙주의 반응이나 다른 유발 요인이 있어야 할 것으로 생각된다. 사람면역결핍바이러스 감염에 대한 이차수용체에 대한 조사가 진행되면서 CXCR4와 CCR5 키모카인 수용체가 사람면역결핍바이러스에 의한 증식성 감염에 공동 수용체들로 밝혀졌다. 이 수용체의 변이는 흑인보다 백인에서 더 흔하게 나타나는데, 이런 변이가 사람면역결핍바이러스 감염에 대한 감소된 감수성이나 예후와 연관이 있다. 이 외에도 사람면역결핍바이러스 연관 신증을 가진 소아 환자의 내피와 신장 세포에서 보이는 Duffy 항원도 이차수용체의 가능성이 논의되고 있다.

CD4 수용체가 없는 다양한 신세포에 바이러스가 감염되었을 때 일어나는 일은 명확하지 않다. 과거 세포 배양 실험을 통해, 바이러스는 사구체 내피세포로 감염되어 복제할 수 있으나, 사구체 간질 세포에서는 적게 이루어지고, 상피세포는 감염되지 않는다고 알려져 왔다. 그러나 최근 세뇨관의 상피 세포도 사람면역결핍바이러스에 감염된다는 연구들이 보고되고 있다.

유전자 변형 생쥐를 통해 사람의 사람면역결핍바이러스 연관 신증을 유발하는 실험에서 신장 조직에서 바이러스 유전체의 존재를 증명하였고, FGF(fibroblast growth factor)와 TGF-β(transforming growth factor)의 증가를 관찰할 수 있었다. 다른 연구자들은 사람면역결핍바이러스 연관 신증 환자의 신장 조직에서 시토카인의 증가와 신세포에서 TGF-β의 과도한 발현을 발견하였다. 지금까지 알려진 사실로 미루어 바이러스의 transactivator protein(Tat)나 gp120 등과 같은 단백질이 직접 신독성 작용을 하거나, 세포자멸사를 일으키고, 시토카인 분비를 증가시켜 질병을 일으키는 것으로 생각된다. 그밖에 환경적 요인들, 신장 질환에 대한 유전적 감수성, 사람면역결핍바이러스 감염에 대한 숙주 반응의 차이 등도 모두 신장 질환의 특성을 결정하는데 중요한 역할을 한다. 이런 차이들이 예후에 나쁜 영향을 주는 경화성 사구체 신염이 흑인들에게 많고, 말기신부전으로 잘 가지 않는 증식성 사구체 신염이 백인들에게 많은 이유의 일부를 설명한다.

라. 임상 및 검사 소견

사람면역결핍바이러스 연관 신증은 하루 3.5g이 넘는 단백뇨, 저알부민혈증, 전신 부종으로 이루어진 신증후군이다. 혈뇨가 같이 나타나기도 한다. 단백뇨는 정상의 크레아티닌 청소율을 보이거나 다양한 양상의 고질소혈증을 동반하기도 한다. 사람면역결핍바이러스 연관 신증에서 혈중 보체는 정상이거나 증가되어 있고, 순환하는 면역글로블린(IgA, IgG, IgM)의 농도도 증가되어 있다. 신증은 무증상 감염자에서도 나타날 수 있으나, 심한 단백뇨와 신장 기능 부전은 대개 CD4+ T림프구가 현저하게 감소한 질환 후기에 나타난다. 신장 질환의 정도와 바이러스혈증의 정도 사이에는 아무런 연관이 없다. 사람면역결핍바이러스 연관 신증 환자들은 진행된 요독증에도 불구하고 혈압은 대부분 정상이다. 복부초음파상으로는 신장이 커져 있으나 특징적인 소견은 없다. 일단 단백뇨가 시작되면, 사람면역결핍바이러스 연관 신증은 대개 3~4개월 이내에 급격히 말기신부전으로 진행하는 악성경과를 밟게 된다. 소아에서는 단백뇨가 시작된 후 말기신부전으로 진행하는데 8~9개월이 걸린다. 그러나 최근에는 고강도 항레트로바이러스 치료가 도입되면서 전격적인 신장 기능의 악화를 어느 정도 막을 수 있게 되었다.

마. 치료

치료는 부종과 저알부민혈증의 증상적 치료와 알려진 병인 기전에 대항하기 위한 노력들을 포함한다. 치료 원칙은 다음과 같다.

· 신장 세포의 지속적인 바이러스 감염을 막기 위해 바이러스를 없애거나 줄여줌으로써 신장 기능 감소의 진행을 막는다.
· 시토카인에 의해 매개되는 신장 손상을 막거나 최소화한다.
· 추가적인 신장 손상을 줄이기 위해 간질에 침윤하는 세포를 제거한다.
· 단백뇨는 신증의 표지일 뿐만 아니라 신장 기능 악화의 위험인자이기도 하므로 단백질 소실을 멈추거나 최소화시킨다.

증상 치료는 저염식이, 이뇨제, 적절한 단백질 섭취를 통한 전신 부종의 최소화와 영양을 유지하기 위한 칼로리 섭취로 이루어진다.

㉮ 항레트로바이러스 치료제

사람면역결핍바이러스 연관 신증 환자에서 zidovudine(AZT) 치료가 신장 질환의 진행을 막아주고, 일부에서는 신증후군을 회복시키는 등의 효과가 있다. 그러나, 갑자기 치료를 중지하는 경우 몇몇 환자에서 가파른 신장 기능의 악화가 일어나 한 달 내에 말기신부전으로 진행하였고, 규칙적으로 약을 복용하는 많은 환자들에서 신증이 시작되는 것을 막지는 못했다. Zidovudine의 효과는 시험관 내에서 보이는 사구체 간질 세포의 증식과 기질 합성을 감소시키는 작용으로 설명될 수 있다.

HAART의 광범위한 사용이 일반적인 사람면역결핍바이러스 환자들의 생존은 증가시키지만 사람면역결핍바이러스 연관 신증의 자연 경과에 미치는 영향에 대해서는 아직 증명되지 않았다. 한 사례 보고에서는 단백뇨를 감소시키고 몇몇 말기 신부전 환자에서 투석을 중지할 정도로 신장 기능을 극적으로 증진시키는 보고를 하였다. 현재 많은 전향적 연구들이 진행 중이다.

크게 HAART를 조기에 복용할 경우 신증의 발병을 막을 수 있는지와 발병한 환자에서 질병의 진행을 막을 수 있는지가 주된 관심이다. 최근 소아의 경우 출생시 사람면역결핍바이러스 감염을 진단하고, HAART를 매우 조기에 시작함으로써 소아에서 사람면역결핍바이러스 연관 신증이 사라지고 있는 것으로 생각하고 있다. 성인에서도 과거에 비해 신증의 빈도가 감소하는 경향이 있으나 추후 진행 중인 연구 결과를 통해 증명되어야 할 것이다.

㈏ 코르티코스테로이드

사람면역결핍바이러스 연관 신증 환자에서 코르티코스테로이드(corticosteroid) 치료는 말기 신부전의 진행을 막고, 신장 기능을 회복시킨다. 한 연구에서 20명의 환자를 매일 prednisone 60mg으로 평균 4주간 치료하였다. 단 2명의 환자만 심한 고질소혈증으로 4~5주 사이에 말기신부전으로 진행되었고, 다른 17명은 혈청 크레아티닌이 8.1mg/dL에서 3.0 mg/dL로 감소하였다. 추적 관찰 기간은 평균 44주(8~107주)였다. 치료를 중단한 후 재발한 5명의 환자에서 이차 prednisone 치료로 혈청 크레아티닌이 감소하였다. 12명의 환자는 24시간 요단백질이 9.1g/d에서 3.2 g/d로 감소하였고 혈중 알부민 농도는 증가하였다. 치료로 인한 심각한 감염증은 6명에서 나타났다. Rao는 코르티코스테로이드 치료가 진행된 신부전을 가진 일부 환자에서 투석 치료를 중단시킬만큼 극적인 효과가 있다고 하였다. 치료를 갑자기 중단하면 심한 단백뇨와 비가역적인 신부전으로 급격히 진행한다.

심각한 감염의 가능성이 있지만 조심스럽게 치료한다면 면역 결핍 환자에서도 효과적으로 치료할 수 있다. 사람면역결핍바이러스 환자에서 스테로이드는 혈소판감소증, 림프종, 폐포자충 폐렴 등 많은 치료에 사용된다. 활동성 감염의 증거가 없다면 감염질환에 주의하면서 사용해 볼 수 있다. 스테로이드는 간질 침윤 세포에 대한 효과와 항염증 작용이 함께 나타난 결과로 생각된다.

㈐ 안지오텐신 전환효소 억제제
(Angiotensin converting enzyme inhibitor; ACEI)

안지오텐신 전환효소 억제제 사용도 단백뇨를 감소시키고 신장 기능을 보존하는 역할을 한다. 안지오텐신 전환효소 억제제의 효과는 사구체 내의 압력을 낮추고, 단백뇨를 감소시키며 시토카인 매개 신장 손상을 조절함에 따른 것이다.

(2) HIV 연관 면역복합체 신장 질환

막성 증식성 사구체 신염, 막성 신증, 사구체 간질성 증식성 사구체 신염, IgA 신증 등의 질환이 포함된다. 사람면역결핍바이러스 연관 신증에 비해 면역복합체가 관련된 신장 질환의 경우 백인들에게 더 흔히 발생한다. 예후도 사람면역결핍바이러스 연관 신증에 비해 좋다. 또 면역복합체가 매개하는 신장 질환의 경우 다른 감염 질환과 관련이 있다. 특히 B형과 C형 간염의 경우 주사용 약물 남용자에게 흔하고 성적 접촉에 의해 전염되므로 사람면역결핍바이러스 감염과 흔히 동반되며, 막성증식성 사구체 신염, 막성 신증 등의 신장 질환과 병인론적으로 연관이 있다.

증식성 사구체 신염이 있는 사람면역결핍바이러스 감염자들의 신장 조직에는 IgM과 IgG로 구성된 면역 복합체가 침착되어 있고, 사구체 간질에 전자고밀도침착(electrondense deposit) 소견도 보인다. 아마도 이 질환들이 사람면역결핍바이러스 감염에 대한 면역 반응에 이차적으로 생기는 면역 매개 질환임을 시사하는 소견이라 할 수 있겠다. 그러나, 이들 질환을 환자의 병력, 진찰 소견이나 실험실 검사로 사람면역결핍바이러스 연관 신증과 감별할 수 있는 단서는 그리 많지 않다.

IgA 신증은 대개 백인과 라틴아메리카계 사람에서 나타난다. IgA 신증은 사람면역결핍바이러스의 p24나 gp120에 작용하는 IgM이나 IgG에 대한 개별특이형(idiotypic) IgA가 매개한다는 견해가 있다. IgA 신증은 드물게 급속히 진행하기도 하기만 대개 양성 경과를 밟는다.

임상적으로 사람면역결핍바이러스 면역복합체 신장 질환은 신증후군 범위의 단백뇨, 저알부민혈증, 다양한 정도의 신장 기능 부전, 고혈압, 혈뇨 등의 소견을 보인다. 진단은 신장 조직 검사를 통해서만 이루어진다. 고용량의 코르티코스테로이드와 안지오텐신 전환효소 억제제의 사용이 단백뇨를 감소시킨다.

(3) 혈전성 미세혈관병증 (Thrombotic microangiopathy) : 용혈성 요독 증후군 및 혈전성 혈소판 감소 자반증(thrombotic thrombocytopenic purpura; TTP)

HUS와 TTP는 혈소판 감소증, 발열, 신경계 증상과 함께 미세혈관병성 용혈성 빈혈과 신장 기능 부전을 일으키는 원인 불명의 질환이다. 이들은 광범위한 내피 손상으로 인해 나타난다는 견해와 이를 증명하는 연구들이 이루어졌다. 한 연구는 HIV−2가 감염된 원숭이 실험에서 사람면역결핍바이러스 감염과 내피 세포의 영향을 보여주었다. 혈관을 통해 HIV−2를 감염시킨 27마리의 원숭이 중 6마리(22.2%)에서 사구체 모세 혈관 혈소판 혈전과 사구체 간질의 박리가 일어나는 신장 미세혈관병증의 특징적인 조직학적, 전자현미경 소견이 나타났다. 최근 연구들은 내피 세포의 감염에 중요성을 강조하고 있다. 한편으로는 사람면역결핍바이러스 감염 환자의 혈장이나 사람면역결핍바이러스의 유전물질에 의해 매개되는 내피와 상피 세포의 세포자멸사를 증명하였다. HUS는 *Shigella, Escherichia coli* 감염이나 cyclosporine과 mitomycin 같은 약과 밀접하게 연관되어 있다.

급성신부전을 일으키는 HUS와 TTP가 사람면역결핍바이러스 감염자에서 빈도가 증가하고 있다. HUS와 TTP의 임상 증상을 보이는 환자에서 사람면역결핍바이러스 감염을 확인하는 경우도 늘고 있다. HUS와 TTP 환자에서 사람면역결핍바이러스 양성률은 대략 3%에서 36% 정도이다.

임상 양상, 검사 소견, 병리 소견 등을 고려해 보면 사람면역결핍바이러스 감염자의 HUS와 TTP는 특발성(idiopathic)과 아주 유사하나, 젊은 남자에서 호발하고(평균연령 35세, 남녀비 9:1) 흑인이나 라틴아메리카계 사람보다 백인에게 많다.

대부분의 환자에서 신장 기능은 혈청 크레아티닌이 2~5mg/dL 정도로 경하거나 중등도 정도의 손상을 보이지만 가끔 핍뇨나 고질소혈증이 심해서 투석 치료가 필요한 경우도 있다. 치료는 신선동결혈장, aspirin, dipyridamole, corticosteroids, 드물게 vincristine, prostacyclin이나 감마글로불린 등을 조합해서 사용한다. 이런 치료들로 인해 폐포자충 폐렴이나, 거대세포바이러스, 진균, 리스테리아나 다른 세균성 감염 등의 심각한 합병증을 유발할 수 있으므로 주의 깊게 환자 상태를 관찰하며 치료하여야 한다. 신장 기능의 회복은 환자에 따라 달리 나타난다. 일부는 투석 치료에서 벗어날 수도 있고, 일부는 말기 신부전으로 진행하기도 한다.

예후는 특발성일 경우보다 나쁘다. 적극적인 치료에도 불구하고 환자의 1/3은 패혈증, 쇼크, 심정지, 출혈 등으로 급성기에 사망한다. 사람면역결핍바이러스 감염자의 경우 사망률은 67~100%로, 사람면역결핍바이러스와 연관되지 않은 경우 장기 생존율이 75% 이상인 것과는 대조적이다.

6) 기타 질환

사람면역결핍바이러스 감염과 연관되지 않은 다낭신(polycystic kidney disease), 본태성 고혈압, 아밀로이드증, 특발성 사구체 신염이나 말기 신부전과 같은 신장 질환들이 사람면역결핍바이러스 감염자에게 생길 수 있다. 더욱이 투석 치료나 신장 이식을 받은 환자들이 오염된 혈액이나 불법 주사 약물 남용, 성관계 등을 통해 사람면역결핍바이러스에 감염될 수 있다. 모든 혈액과 이식 장기에 대한 강세적인 신별 김사를 통해 사람면역결핍바이러스 감염을 막는 것이 중요하다.

참고문헌

1. Emma LD, Robert JU, Robert FM. Presentation, diagnosis, and management of renal failure in patients with HIV Infection. AIDS Patient Care STDs 14(2); 71−77, 2000

2. Kimmel PL. The nephropathies of HIV infection : pathogenesis and treatment. Curr Opin Nephrol Hypertens 9(2); 117−122, 2000

3. Mandell GL, Bennett JE, Dolin R. Principles and Practice of Infectious Diseases 5th ed, P1409−1450, Churchill Livingstone, philadelphia, 2000

4. Michael JR, Paul EK, Jonathan AW. HIV−Associated Nephropathy: Case Study and Review of the Literature. AIDS Patient Care STDs 14(12); 637−645, 2000

5. Rao TK. Human Immunodeficiency Virus Infection and Renal Failure. Inf Dis Clin North Am 15(3); 833−850, 2001

6. Vincent T, DeVita Jr., Samuel H, Steven A. AIDS: Biology, diagnosis, treatment and prevention, 4th ed, P423−428, Lippincott−Raven, Rosenberg, 1997

7. 생식기 질환

사람면역결핍바이러스 감염자는 남녀 모두 전체 감염 기간 동안 생식기 질환의 발병율이 높다. 생식기 헤르페스의 경우 사람면역결핍바이러스 감염자에서 만성적이고 재발성으로 나타날 수 있고 성관계 상대자에게 전파할 가능성이 높다. 생식기 사마귀 역시 사람면역결핍바이러스 감염자에서 증상이 심하고 만성적으로 나타날 수 있다. 다른 성병들도 사람면역결핍바이러스 감염자에서 전형적인 임상 양상을 보이지 않는 경향이 많고 오랜 기간동안 증상이 나타난다.

1) 성병

대부분의 성병과 사람면역결핍바이러스 감염 사이에는 상호 상승 작용이 있다. 사람면역결핍바이러스 감염자가 성병에 이환되면 정액에서 배출되는 바이러스의 수와 바이러스 복제가 증가하기 때문에 전염력이 커진다. 사람면역결핍바이러스 감염자가 아닌 사람에서 성병은 국지적인 외상, 궤양과 염증, 그리고 염증에 의해 사람면역결핍바이러스에 예민한 세포의 수를 증가시키고 활성화시키기 때문에 사람면역결핍바이러스 감염 가능성이 높아진다. 사람면역결핍바이러스 감염자와 성접촉시에 성병이 있는 경우에는 없는 경우보다 감염될 위험성이 크게 증가하며 이러한 경향은 궤양을 형성하는 성병과 궤양을 형성하지 않는 성병 모두에 해당한다. 매독은 독립적으로 사람면역결핍바이러스의 전파와 관련이 있다. Herpes simplex virus(HSV)는 각질형성세표(keratinocyte)가 사람면역결핍바이러스에 감염이 잘 되도록 한다. 제2형 HSV에 의한 병변은 CD4+ T림프구의 유입과 관련이 있다. 연성하감(chancroid)의 원인균인 *Hemophilus ducreyi*는 세포매개 면역반응을 유도하고 T림프구를 자극하는 항원을 가지고 있다. 연성하감에 의한 궤양에서 gp41를 표현하는 세포가 존재하는데 이것은 사람면역결핍바이러스가 활발하게 복제되고 있다는 것을 의미한다. 또한 사람면역결핍바이러스 감염자가 요도염이 있는 경우 정액에서 배출되는 바이러스의 수가 8배 증가하고 요도염을 치료하면 배출되는 바이러스의 양이 크게 감소한다. 실험실적으로 *C. trachomatis*와 *Treponema pallidum* 지질단백은 HIV−1의 복제를 증가시키고 사람면역결핍바이러스 복제를 증가시키는 시토카인의 농도를 증가시킨다. 이러한 성병은 또한 사람면역결핍바이러스에 대한 세포의 민감도를 증가시킨다.

여성에서도 임질, Chlamydia 또는 Trichomonas에 감염된 환자의 자궁 경부에서 CD4+ T림프구 수가 증가되어 있다. 임질, Chlamydia, 생식기 궤양 환자의 자궁 세척액에서 사람면역결핍바이러스의 수가 증가되어 있고 치료 후에는 21~42% 감소한다. 임질과 클라미디아 감염은 성행위나 다른 요인에 관계없이 사람면역결핍바이러스에 감염될 위험성을 4~5배 증가시킨다.

세균성 질증(Bacterial vaginosis)를 일으키는 미생물은 사람면역결핍바이러스의 복제를 실험실적으로 증가시킨다고 알려져 있다. 세균성 질증에 이환된 환자는 자궁경부에 IL−10이 증가하여 대식세포가 사람면역결핍바이러스에 잘 감염되도록 한다. *Mycoplasma hominis, Gardnerella vaginalis*와 자궁경부의 pH가 상승하는 것이 사람면역결핍바이러스 감염의 유발요인이다. 따라서 세균성 질증은 생식기의 바이러스 양을 증가시켜 사람면역결핍바이러스 전파를 증가시킬 수 있고 또한 세균성 질증에 이환될 경우 사람면역결핍바이러스에 감염될 가능성이 높아진다.

성병은 또한 혈중 바이러스의 양을 증가시켜 사람면역결핍바이러스 감염증의 진행을 빠르게 한다. 윤락녀를 대상으로한 연구에서 성병이 없는 감염자보다 성병이 있는 감염자의 혈중 바이러스 수치가 높았는데 특히 생식기 궤양이나 임질 환자에서 심했다. 또한 윤락업에 종사하는 사람에서 그렇지 않은 경우보다 질병이 빠르게 진행하고 임질이나 골반염을 앓는 동안에 혈중 바이러스 수치가 높고 치료하면 낮아진다고 알려져 있다.

성병은 사람면역결핍바이러스 감염증의 임상경과에 영향을 준다. 예를 들면 HSV 감염이 사람면역결핍바이러스 감염증에 영향을 미친다. 반대로 사람면역결핍바이러스 감염 또한 다른 성병의 임상경과에 영향을 준다. 사람면역결핍바이러스에 의한 면역 억제 때문에 생식기 궤양이 잘 생긴다. 생식기 HSV−2 감염이 있는 사람면역결핍바이러스 감염자는 비감염자보다 HSV 배출이 많고 잘 재발하는데 이러한 경향은 면역이 억제된 정도에 비례한다.

미국의 경우 매독 환자의 12.4%(8.3~20.5%)는 사람면역결핍바이러스 항체가 양성이다. 따라서 모든 매독 환자는 사람면역결핍바이러스 감염 검사를 하여야 하고 음성이라 하더라도 고위험군의 경우에는 3개월 후에 재검사를 하여야 한다. 사람면역결핍바이러스 감염자에서 매독검사가 위음성이 나오는 경우가 있다. 물론 위양성이 나오는 경우도 있지만 매독이 사람면역결핍바이러스와 밀접한 관련이 있기 때문에 대부분의 환자는 위양성이 아니다. 사람면역결핍바이러스 감염자가 매독 검사에서 음성이라 하더라도 임상적으로 1기 매독이 의심되면 경험적 치료가 필요하다.

생식기에 궤양성 병변이 있는 환자는 매독 검사, HSV 배양 또는 항원 검사, *H. ducreyi* 배양, 자궁암을 배제하기 위해 조직 검사를 시행하여야 한다. 생식기 궤양의 약 20%는 복합적인 원인균에 의한 감염에 의해 유발된다. 따라서 치료 실패의 원인으로 동시 감염을 고려하여야 한다.

사람면역결핍바이러스 감염자의 성병은 일반적인 방법으로 잘 치료가 되지만 비감염자보다 치료 실패의 빈도가 높기 때문에 주의 깊게 추적 관찰을 하여야 한다. 사람면역결핍바이러스 감염자의 단순헤르페스 바이러스는 11~17%에서 acyclovir에 내성을 나타낸다. HSV에 의한 병변이 의심되는 면역결핍 환자는 배양 검사를 한 후에 acyclovir 200mg을 하루에 5차례, 또는 famciclovir 250mg을 하루에 3차례, 또는 valacyclovir 1 g을 하루에 두차례 투여하여야 한다. 3~5일 후에 새로운 병변이 나타나면 acyclovir 800mg을 하루에 5차례, 5~7일 투여하거나 대체 약제를 고려한다. 대체 약제는 acyclovir, IV 또는 국소 forscarnet, 국소 trifluridine, 또는 국소 cidofovir를 사용할 수 있다. HSV 감염이 자주 재발하는 사람면역결핍바이러스 감염자는 항바이러스제를 예방적으로 투여함으로써 도움을 받을 수 있다.

사람면역결핍바이러스 감염자가 연성하감에 이환된 경우 비감염자보다 치료기간을 연장하여야 한다. 사람면역결핍바이러스에 감염된 남자 중에서 ceftriaxone 1회 투여 요법은 약 1/3에서 치료에 실패한다고 알려져 있으므로 사람면역결핍바이러스 감염자에서, 특히 면역 저하가 있는 경우, 1회 투여 요법은 사용하지 않는 것이 좋다. Azithromycin 이나 erythromycin 7일 요법이 추천된다. 치료 후 3~7일 후에 재검사를 시행하는 것이 중요하며 필요하다면 재치료를 하여야 한다.

2) 골반염 질환

사람면역결핍바이러스 감염과 골반염 질환은 모두 성행위와 관련하여 전파되기 때문에 종종 동시에 발병하는 것이 그리 놀라운 일은 아니다. 골반염 질환을 앓고 있는 환자에서 사람면역결핍바이러스 감염의 빈도가 6.7~22%까지 보고되고 있기 때문에 골반염 질환을 진단받은 환자에서 사람면역결핍바이러스 감염의 가능성을 염두에 두고 검사를 하여야 한다.

사람면역결핍바이러스는 골반염의 임상 양상을 변화시키는 것으로 생각된다. 최근의 골반염 질환을 가진 여성을 대상으로 한 연구에서 사람면역결핍바이러스 양성인 경우에 음성인 경우보다 혈청 백혈구 수가 적고, 적혈구 침강속도(ESR)가 높고 매독이 많고 난관난소 농양(tubo－ovarian abscess)과 자궁 부속기관 종괴(adnexal mass)를 형성할 가능성이 많고 임질과 클라미디아 감염이 적고 세균성 질증(bacterial vaginosis)의 빈도가 높다고 하였다. 이러한 소견은 질의 세균무리(vaginal flora)가 상부 생식기로 올라오는 것을 막는 방어 기전에 문제가 있다는 것을 의미한다. 또한 혐기성균에 대해 강력하게 항생제를 사용해야 한다는 것을 의미한다. 사람면역결핍바이러스 감염자가 골반염에 이환되었을 때 증상이 더 심하기는 하지만 항생제에 대한 반응은 비감염자와 다르지 않으며 외래에서 치료가 가능하다. 치료나 진단을 위해 수술적인 술기가 필요한 경우는 약 15%로 그리 많은 편이 아니라는 것을 염두에 두어야 한다.

3) 음문질 칸디다증

음문질(vulvovaginal) 칸디다증도 사람면역결핍바이러스 감염자에서 흔하고 재발하는 경우도 많다. 증상은 소양증, 불편감, 성교불쾌증, 배뇨곤란 등이다. 음문(vulva) 감염은 발진이 대퇴부까지 퍼지기도 하며 질 감염은 대개 백색 분비물이 나오고 홍반성 질벽을 따라 플라크(plaque)가 관찰될 수 있다. 질 칸디다증은 구강인두 칸디다증이나 식도 칸디다증보다 사람면역결핍바이러스 질환의 초기에, 주로 CD4+ T림프구 수가 500/μL 정도일 때 발병한다. 분비물에 10% 수산화칼륨(KOH) 용액을 섞어 현미경으로 가균사(pseudohyphae)를 발견하면 진단할 수 있다. 경증의 경우 국소요법으로 치료가 가능하고 중증의 경우 fluconazole로 치료할 수 있다. 질염의 다른 원인은 트리코모나스와 여러 세균의 동시감염 등이다.

4) 자궁경부 질환

자궁경부 질환은 사람면역결핍바이러스 감염 여성에서 매우 흔하며 면역저하가 진행할수록 유병율도 증가한다. 사람유두종바이러스(human papilloma virus)의 동반감염이 자궁경부 편평 이형성(squamous dysplasia) 발생에 중요한 역할을 하는 것으로 알려져 있다. 사람면역결핍바이러스 질환이 진행할수록 사람유두종바이러스와 자궁경부 편평 상피내 병소(squamous intraepithelial lesion)의 유병율이 모두 증가한다. 자궁경부뿐 아니라 음문과 항문주위의 편평 상피내 병소도 인간유두종바이러스와 연관하여 증가한다는 연구가 있다. 16과 18형 사람유두종바이러스가 자궁경부암과 연관이 있는 것으로 알려져 있지만 사람면역결핍바이러스 양성자에서도 그러한지는 확실하지 않다. 사람면역결핍바이러스에 감염된 여성의 자궁경부 편평 상피내 병소가 어떤 임상경과를 거치는지에 대해서는 아직 확실히 알려져 있지 않다. 사람면역결핍바이러스 양성인 여성은 저등급(low grade) 또는 고등급(high grade)의 병소, 하나의 병소 또는 여러개의 병소로 나타날 수 있고 절제술이나 박리술(ablation) 후에 재발할 수 있다.

어떤 기관에서는 사람면역결핍바이러스에 감염된 모든 여성이 6개월마다 자궁경부 검사와 팝도말검사(Pap smear)를 시행하여 편평 상피내 병소에 대해서는 질경 검사(colposcopy)를 추천하기도 하고 자연적인 치유도 일어나기 때문에 저등급 편평 상피내 병소에 대해서는 주의 깊게 관찰하기를 추천하는 기관도 있다.

침습성 자궁경부암은 1993년에 후천성면역결핍

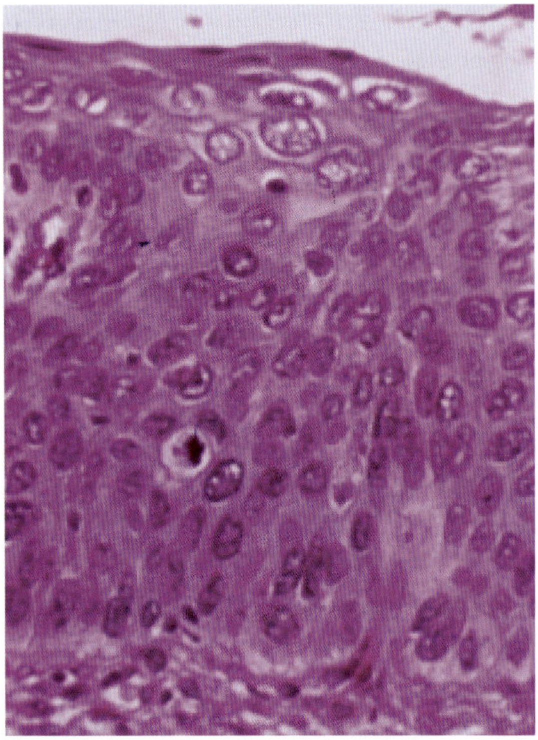

그림 18. 사람유두종바이러스 감염에 의한 상피내 병소

증의 진단기준으로 추가되었다. 사람면역결핍바이러스 양성 여성에서 일상적인 부인과적 진료 및 추적관찰이 중요하다.

5) 매독

매독과 사람면역결핍바이러스 감염의 상관관계는 복잡하고 중요하다. 여러 연구에서 매독 및 연성하감과 같은 여러 생식기 궤양 질환이 사람면역결핍바이러스의 이성간 전파에 중요한 요인이라고 보고하고 있다. 또한 매독의 임상양상도 사람면역결핍바이러스에 의해 변형되는 것으로 보인다.

국내에서는 2002년부터 사람면역결핍바이러스 감염자 사이에서 1기 및 2기 매독이 유행하기 시작하였고, 이러한 유행은 동성애자와 양성애자 및 고강도 항레트로바이러스 치료(HAART)를 시행받지 않던 사람 사이에서 발생하고 있다.

매독에 걸린 사람면역결핍바이러스 양성자의 대부분은 전형적인 증상을 보이지만 일부의 사람면역결핍바이러스 감염자에서 2기 매독에서 혈청변환(seroconversion)이 지연되고 페니실린 치료에 잘 반응하지 않으며 매독의 혈청검사 수치가 계속해서 증가되어 있고 괴사성 혈관염에 의한 궤양성 피부병소인 lues maligma, 설명되지 않는 발열, 신증후군을 보이며 신경 매독의 발생이 빠르다. 사람면역결핍바이러스 감염자의 1%에서 신경매독이 나타나는데 증상은 대부분 뇌막염, 시신경염, 청각소실, 뇌졸중, 무증상 뇌척수액 VDRL 양성 등이다. 이러한 현상이 심한 신경 매독을 의미하는지에 대해서는 정확히 알려져 있지 않다.

사람면역결핍바이러스 감염자의 면역기능이 비정상이기 때문에 혈청검사를 통해 매독을 진단하는데 어려움이 있다. 많은 수의 환자에서 B세포가 다클론성(polyclonal)으로 활성화되기 때문에 VDRL 검사에 위양성을 보인다. 한편 매독에 새로 감염된 환자에서 VDRL 양성이 늦게 나타나기도 하며 면역결핍 때문에 항-FTA(anti-fluorescent treponema antibody) 검사에 음성으로 나타나기도 한다. 따라서 매독이 의심되는 환자는 VDRL이 음성이라 하더라도 적절한 검체를 채취하여 암시야 검사를 시행하여야 한다. 마찬가지로 혈청 VDRL이 양성이고 신경 증상이 있고 뇌척수액 검사에서 비정상 수치를 보이는 경우 뇌척수액 VDRL의 결과에 상관없이 신경매독을 가지고 있는 것으로 간주하여야 한다.

매독에 이환된 사람면역결핍바이러스 환자에서 혈청학적인 치료 실패나 신경학적 증상이 없다면 일률적인 요추 천자는 추천되지 않는다. 사람면역결핍바이러스 환자의 매독을 치료한 후에 임상적인 증상과 혈청학적인 검사를 더욱 자주 추적 관찰 하여야 한다(예를 들면 치료 후 3, 6, 9, 12, 24 개월째). 만약 혈청학적인 치료 실패가 발생하면 요추 천자를 시행하고 재치료로 benzathine penicillin 240만 단위를 1주 간격으로 3차례 근주한다. 사람면역결핍바이러스 양성자가 신경 매독이 있는 경우나 임신 중인 경우에는 선천성 매독을 예방하기 위해 penicilline 치료를 시행하여야 한다.

사람면역결핍바이러스 감염자에서 매독의 양상이 비감염자 집단과는 분명히 다르기 때문에 더욱 광범하게 치료하여야 하며 적절한 치료를 위해서는 주의깊은 추적관찰이 필요하다.

참고문헌

1. Cohen. Infectious Diseases, 2nd edition, Mosby, New York, 2002
2. Mandell, Bennett, Dolin. Principles and Practice of Infectious Diseases, 5th edition, Churchill Livingstone, 2005
3. Korn AP. Gynecologic Care of Women Infected With HIV. Clin Obstet Gynecol 44; 226−242, 2001
4. 장희창, 조재현, 박완범 등. 사람면역결핍바이러스(HIV) 감염자 사이에서의 1기 및 2기 매독의 유행. 감염과 화학요법 36; 366−372, 2004

8. 피부 질환

피부는 사람면역결핍바이러스 감염과 관련된 가장 중요한 기관 중의 하나이다. 피부 및 점막 질환은 사람면역결핍바이러스 감염자 중 80~92%에서 나타난다. 피부 증상은 사람면역결핍바이러스 감염에서 최초의 징후가 되는 경우가 많으며, 무증상의 사람면역결핍바이러스 감염에서 후천성면역결핍증으로 이행을 예보하는 역할을 하기도 한다. 기회 감염을 예방하는 항생제의 사용으로 사람면역결핍바이러스 환자의 생존기간이 길어짐에 따라 피부 질환은 유병율과 사망률에서 중요한 인자가 되고 있다.

사람면역결핍바이러스 감염자에서 발생하는 피부 질환은 다음 두 경우로 나누어 볼 수 있다. 첫째, 면역 저하자들에서 주로 나타나는 질환들로 카포시육종, 기회감염 등이 있다. 둘째, 일반인들도 나타나지만 사람면역결핍바이러스 감염자에서는 일반인들과 다른 양상을 보이는 질환들로 지루피부염, 모낭염, 전염물렁종, 건선 등을 들 수 있는데 이들의 비전형적 임상 양상으로 사람면역결핍바이러스 감염을 진단하는 데 도움이 된다.

피부 질환은 사람면역결핍바이러스 감염이 진행될수록, 면역 기능이 저하될수록, 더 빈번하고 심하게 나타나는데 그 양상은 면역 저하의 정도에 따라 차이를 보인다. 질환의 초기에 지루성 피부염이나 비특이적 피부 건조가 나타나고 질환이 진행됨에 따라 입안털백색판증이나 칸디다증이 올 수 있으며 후기에는 난치성 단순 포진, 포도알균 감염, 전염물렁종, 대상포진 등 감염성 질환의 발생이 증가한다. 환자의 모집단에 따라 피부질환의 빈도에 차이가 있어 지루성 피부염과 칸디다증은 모든 연령층에서 나타나지만 세균 감염은 주로 소아환자들에서 흔하고 카포시육종, 비정형 대상포진, 소양성 구진성 발진 등은 어른에서 더 많이 발생한다.

사람면역결핍바이러스와 관련된 피부 질환들은 감염성 질환, 종양, 기타 피부질환으로 대별된다.

1) 감염 질환

사람면역결핍바이러스 감염자는 피부 감염이 비전형적인 양상으로 나타날 수 있다. 심재성 진균증, 비정형 미코박테륨 감염 등이 치유되지 않는 궤양으로 발생하거나, 비특징적 구진이 파종성 히스토플라즈마증, 효모균증, 항산균 감염증, 포도균증, 폐포자충증 등에서 나타나며 봉소염과 유사한 홍반성 판이 세균 감염, 전신성 진균증, 비정형 미코박테륨증에서 관찰되기도 한다. 또한 면역 저하자의 기회감염이 다른 질환과 유사하게 나타나 진단이 어려운 경우도 있다. 건선과 유사한 히스토플라즈마증이 보고되었고, 효모균증은 전염물렁종처럼 보이기도 한다. 따라서 사람면역결핍바이러스 감염자에서 발생하는 피부 병변이 감염성 질환으로 인해 나타날 수 있다는 가능성을 염두에 두고 적절한 배양검사와 생검을 시행하는 것이 진단에 도움이 된다.

감염성 및 염증성 질환들이 사람면역결핍바이러스 감염자에서 후천성면역결핍증 진행의 표지자가 될 수 있다. 이들은 칸디다증, 대상포진, 폐외 결핵, 지루피부염, 파종성 거대세포바이러스 감염, 모낭염, 건선, 입안털백색판증, 피부사상균증 등이며 이러한 질환들을 통해 면역상태의 변화를 추정할 수 있으므로 사람면역결핍바이러스 감염자에서 피부와 점막의 주의 깊은 관찰이 필요하다.

(1) 바이러스 감염

가. HIV에 의한 급성 발진

대부분의 환자에서 원발성 사람면역결핍바이러스 감염은 무증상이나 10~20%의 환자에서는 감염 후 3~6주에 미열, 피로감, 통증, 설염, 두통, 림프절종대, 관절통 등의 단핵구증양 증후군이 발생하며

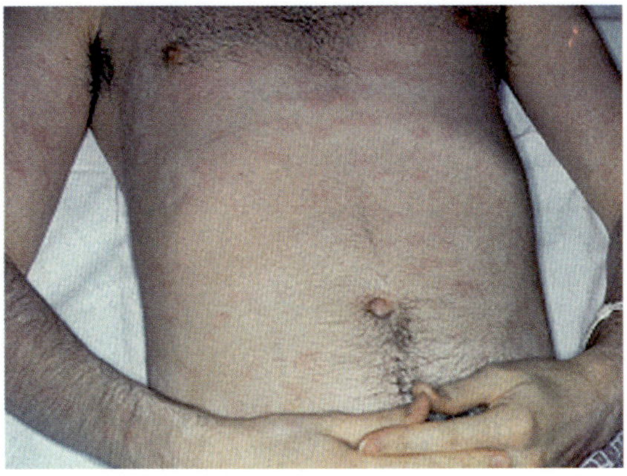

그림 19. **사람면역결핍바이러스 혈청전환 발진**

증상을 나타내는 환자의 75%에서 피부 발진이(그림 19) 나타난다. 이는 사람면역결핍바이러스 감염 최초의 피부 증상으로 몸통과 사지에 홍반성 반 및 구진으로 나타나는데 때로는 손, 발바닥에도 발생하며 4~5일 지속되다가 완전히 사라진다. 이 시기에는 환자의 전염력이 매우 강하며 사람면역결핍바이러스가 혈액 및 뇌척수액에서 발견될 수 있다. 급성 병증을 보인 약 6주 후 혈청전환이 일어난다.

나. 단순포진

단순포진은 사람면역결핍바이러스 감염자 중 20~50%에서 발생한다. 홍색의 기저부 위에 군집한 수포를 형성하는 전형적인 병변 이외에도 지속적인 궤양, 사마귀양 증식성 병변 등으로 나타나기도 하며 사람면역결핍바이러스 감염 초기에 생기면 대개 증상이 심하지 않지만 말기에 심하게 면역저하가 된 상태에서는 만성궤양으로 진행한다. 항문 주위, 외음부, 구강 안면부, 손가락 등이 호발 부위이고 콧구멍 주위에서 *Staphylococcus aureus*에 의한 이차 감염이 생길 수도 있다. 제2형 단순헤르페스바이러스에 의한 항문 주위 병변은 부채꼴의 경계부위를 가진 동통성의 심재성 궤양으로 나타날 수 있으므로 구강과 항문생식기 부위에 통증을 동반한 궤양성 단순포진 감염이 1개월 이상 지속되면 후천성면역결핍증을 의심할 수 있다. 심한 단순헤르페스바이러스 감염은 대부분 CD4+ T림프구 수가 200~250/μL로 감소되었을 때 나타난다.

치료를 위해 acyclovir 200mg, 때로는 400mg을 1일 5회씩 경구 투여한다. 면역이 저하된 환자에서는 acyclovir 800mg을 1일 5회씩 1주에서 1개월 이상 경구 투여하는 지속적인 치료가 필요한 경우도 있다. 심한 면역결핍 환자(CD4+ T림프구 수 50/μL 이하)에서 acyclovir에 내성이 생긴 경우 foscarnet으로 치료하기도 한다.

다. 대상포진

사람면역결핍바이러스 감염자에서 대상포진은(그림 20) 일반인에 비해 7배 이상 많이 발생한다. 피부절을 따라 분포하는 전형적인 발진으로 나타나기도 하지만 파종성 형태, 만성 궤양 혹은 과각화성 병변, 재발, 심한 대상포진후 신경통 등의 비전형적인 양상을 보이기도 한다. 특히 젊은 사람에서 생기

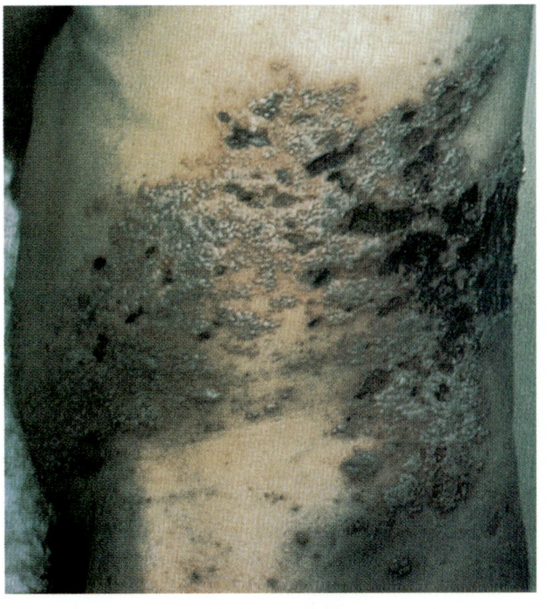

그림 20. **대상포진**

는 대상포진은 면역 약화의 징후로 볼 수 있으므로 사람면역결핍바이러스의 위험 요인에 대해 질문을 하고 혈청학적 검사를 해 보는 것이 좋다. 파종성 또는 재발성 발진을 나타내는 환자에서는 뇌막염이나 뇌염 등의 전신적 질환으로 진행될 수 있다. 인간면역결핍바이러스 감염자의 70%에서 대상포진 발생 후 2년 이내에 후천성면역결핍증이 발생한다. 병변이 국한성일 때는 acyclovir 800mg 1일 5회씩 7~10일간 투여에 반응하나 파종성일 때는 acyclovir의 정맥 투여가 필요하다. Acyclovir 저항성 대상포진의 경우 foscarnet을 사용할 수 있다. 대상포진후 신경통을 감소시키기 위해 사용하는 부신피질호르몬제 투여는 금기이다. 대상포진후 신경통은 조절이 어렵고 신경차단술이 필요한 경우도 있다.

라. 사마귀/뾰족 콘딜로마

사람면역결핍바이러스 감염자에서 인간유두종바이러스에 의한 심상성 사마귀와 뾰족 콘딜로마 빈도가 증가한다. 얼굴과 구강 점막에 발생하는 다수의 사마귀, 손과 손톱 주위의 심상성 사마귀, 외음부 및 항문 주위의 심한 뾰족 콘딜로마 등이 나타날 수 있으며 항문주위 사마귀는 동성연애자 남성 환자에서 많다. 사마귀들은 융합되어 큰 판을 형성하기도 하고 퍼져서 치료에 잘 반응하지 않으며 뾰족 콘딜로마는 보통 재발한다. 항문이나 성기에 생긴 사마귀는 침습성 편평세포암의 전구 단계인 편평상피내 병변과 연관이 있으며, 따라서 여성 후천성면역결핍증 환자는 자궁경부암, 남성에서는 항문암의 빈도가 높다. 사람면역결핍바이러스 감염 초기에 발생한 사마귀에는 podofilox, trichloroacetic acid 등의 국소 치료와 액체 질소를 이용한 냉동치료가 비교적 효과적이나, 심한 면역 저하 환자에서는 어떠한 치료를 하더라도 재발이 잘 된다.

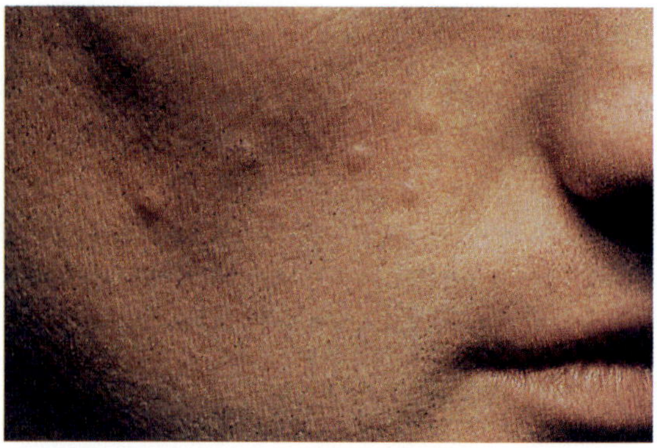

그림 21. 전염물렁종

마. 전염물렁종

사람면역결핍바이러스 감염자의 약 20%에서 발생한다. 다수의 배꼽모양 병변과 큰 사마귀양 병변이 주로 얼굴과 외음부에 나타난다. 어른에서 전염물렁종(그림 21)이 심하게 나타나는 경우 사람면역결핍바이러스 감염의 가능성에 주의를 기울여야 한다. 주로 사람면역결핍바이러스 감염 말기에(CD4+ T림프구 수 200/μL 이하) 생기며 세포 면역의 정도와 반비례한다. 직경 1cm 이상의 거대한 병변이 단독으로 나타나면 임상적으로 기저세포암이나 각화극세포종과 유사하다. 다발성인 경우 효모균증과 감별해야 하는데 효모균증의 경우 병변의 크기가 비교적 일정하고 갑자기 생기는 경향이 있다. 조직생검이 진단에 도움이 된다. 소파술, 액체 질소를 이용한 냉동 요법, trichloroacetic acid, 포도필린 수지 등으로 치료할 수 있으나 거의 재발한다.

바. 입안털백색판증

사람면역결핍바이러스 감염자의 약 25%에서 비교적 초기에 입안털백색판증이 발생한다. 상피세포의 EBV 감염으로 생기는 것으로 추정되며 혀의 측면에 백색 혹은 회백색의 비후성, 사마귀양, 주름 혹은 물결 모양의 판으로 나타난다. 진단적 기준은 ①백색 병변으로 ②혀의 외측면에 위치하고 ③강하게 압력을 가해도 병변이 떨어져 나가지 않고 ④임상적으로 털백색판증의 모양을 보이며 ⑤시간 경과에 따라 변하고 ⑥특징적인 조직소견을 보이거나 항 진균제 치료에 반응하지 않는 것이다. 진단이 의심스러울 때는 조직 생검을 한다. 조직 생검상 극세포증, 현저한 이상각화증, 능선과 각질의 융기, 풍선세포(ballooning cell) 등이 관찰되며, 진피의 염증 반응은 거의 없다. 일반적으로 증상이 없으나 환자가 불편해 하거나 연하 곤란을 호소하기도 한다. 병변은 강하게 압력을 가해도 떨어져 나가지 않으므로 칸디다증과 구별된다. 경구용 acyclovir(800mg 1일 5회, 10일간 경구 투여), zidovudine, tretinoin 국소 요법 등으로 치료한다.

사. 거대세포바이러스 감염

후천성면역결핍증 환자의 약 90%가 거대세포바이러스 감염을 경험하게 된다. 사람면역결핍바이러스 감염 말기(CD4+ T림프구 수가 50/μL 미만)에 발생하며 망막염, 위장관 이상, 중추신경계 이상을 일으킨다. CMV가 피부 병변의 일차적 원인으로 증명된 바는 없으며, 특이한 피부 병변은 없으나 위장관 질환이 직접 퍼져서 단순포진과 유사한 항문 주위 궤양을 일으키기도 한다. 사람면역결핍바이러스 감염자에서 CMV 감염으로 인한 사지의 자반성 반이나 백혈구 파쇄성 혈관염, 체간과 사지, 얼굴 등에 1~3cm의 각화성, 사마귀양 병변 등의 피부 증상도 보고되었다. Ganciclovir 혹은 foscarnet 등의 치료에 반응한다.

(2) 세균 감염

가. 황색 포도알균 감염

*Staphylococcus aureus*은 사람면역결핍바이러스 감염자에서 피부 및 전신 세균 감염의 가장 흔한 원인균이다. *Staphylococcus aureus*에 의한 피부 및 연조직 감염은 면역 저하가 진행할수록 증가하는데 농가진, 수포성 농가진, 농창, 구진성 모낭염, 큰종기나 작은종기 또는 이차감염 등이 올 수 있다.

*Staphylococcus aureus*에 의한 지속적 세균성 모낭염이 경구 및 외용 항생제에 반응하지 않는 경우 면역 저하 및 사람면역결핍바이러스 감염의 가능성을 생각해 볼 수 있다. Penicillinase−저항성 penicillin, cephalosporin 등의 항생제 치료에 반응하지 않는 경우는 균 배양검사 및 조직 생검을 통해 진균성 모낭염 및 항산균 감염과 관련된 모낭 발진 등을 감별하여야 한다.

농가진은 정상인에서는 주로 얼굴에 호발하는 데 비해 사람면역결핍바이러스 감염자에서는 액와, 서혜부, 간찰부위에 더 자주 나타난다. 통증을 동반한 붉은 반점으로 시작했다가 표면에 수포가 생기고 터져서 전염력이 있는 사람면역결핍바이러스를 포함하는 장액이나 농액의 진물을 낸다. 농가진의 특징적 소견인 벌꿀색 가피가 형성되고 주위에 위성 병변도 생긴다.

봉소염은 입원을 요하는 가장 흔한 피부질환이며 무좀과 카포시육종 환자에서 빈도가 높다. 정맥 내 약물 사용자 혹은 도관 삽입자에서는 특히 균혈증의 위험이 높다. 대부분 황색 포도알균 감염은 penicillinase 저항성 penicillin이나 cephalosporin으로 치료되지만 코 안에 세균이 존재하므로 재발이 잘 된다. β−용혈성 연쇄구균도 중요한 병원균으로 농가진 및 림프관염을 일으킨다.

나. 녹농균 감염

Pseudomonas aeruginosa 및 *Pseudomonas cepacia*도 모낭염, 외이도염, 괴저성 농창, 패혈증 등을 일으킬 수 있다. 다른 화농성 세균들과 마찬가지로 단단한 적색의 농포성 구진이나 국소적으로 괴사된 결절을 형성하는데 정확한 진단과 적절한 항생제 치료를 위해서는 배양검사가 필수적이다.

다. 세균성 혈관종증(Bacillary angiomatosis)

리켓치아와 유사한 그람음성 간균인 *Bartonella henselae* 및 *Bartonella quintana*에 의한 혈관증식성 질환으로 주로 사람면역결핍바이러스 감염시에 생기지만 다른 면역결핍질환에서도 나타날 수 있고 드물게 정상인에서도 발생한다. 병변은(그림 22) 혈관종과 유사한 적색 또는 자주색의, 직경 2~3cm의 구진이나 결절로 갑자기 전신으로 퍼지며 빨리 커진다. 병변의 수는 한 개 내지 100개 이상이고 손바닥, 발바닥 및 구강을 제외한 몸의 어느 부위에나 나타날 수 있다. 후천성면역결핍증에서 나타나는 카포시육종과 유사한 소견을 보이기도 하지만 차이점은 자라는 속도가 빠르고 색이 선명한 적색이며, 병변의 모양도 원형에 더 가깝다. 외상을 받으면 병변이 쉽게 출혈하고 화농성 육아종처럼 보이는 경우도 있다. 경과는 다양하여 병변이 저절로 소실되기도 하고 혈행성 혹은 림프성으로 전파되어 골수, 뼈, 비장, 간을 침범할 수도 있으며 간부전 혹은 폐 감염으로 사망하기도 한다. 전신 감염이 있을 경우 발열, 피로, 체중 감소 등의 증상을 동반할 수 있다. 고양이가 중요한 숙주로, 고양이에 긁혔을 때 표피의 미세한 상처를 통해 균이 들어가서 병이 생기므로 고양이와의 접촉을 피하고 개인 위생을 증진시킴으로써 예방할 수 있다.

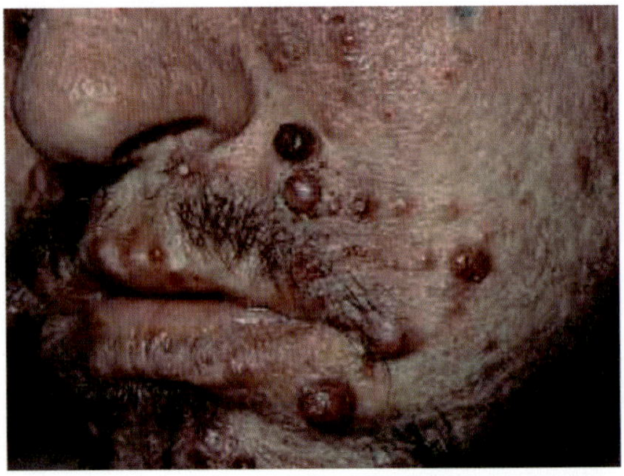

그림 22. 세균성 혈관종증

Erythromycin이 선택 약제이며 250~500mg을 1일 4회, 병변이 없어질 때까지 3~4주간 경구 투여하거나 doxycycline 100mg을 1일 2회씩 경구 투여한다. 액체 질소를 이용한 냉동요법, 절제술 등으로 국소적 병변을 치료하기도 하나 재발하는 경향이 있다.

라. 미코박테륨 감염

미국에서는 계속 감소하여 왔던 결핵의 유병률이 최근 10년간 증가하였는데 이는 사람면역결핍바이러스 감염에 기인한 것으로 추정된다. 사람면역결핍바이러스 감염자에서는 결핵의 특징적인 피부소견이 드문데 이는 결핵이 재활성화되어 피부 소견이 나타나는 기간에 비해 감염자의 생존 여명이 짧기 때문이라고 할 수 있다. 사람면역결핍바이러스 감염 후기의 면역 저하자에서 파종성 결핵이 발생하기도 한다.

마. 매독

㉮ 원인 및 역학

매독은 길이 5~15um의 나선형 세균인 *Treponema pallidum*에 의해 감염되는 만성 성병으로 약 90% 정도가 성 접촉에 의해서 발생하며 키스, 수혈, 실험실 종사자들의 의료사고, 혹은 감염된 산모의 태반을 통해 태아에게 전염되는 경로도 있다.

㉯ 국내 현황

우리나라에서의 매독 감염률은 20세 이상 정상 성인에서 VDRL 양성율이 1977년 2.5%였으나, 1990년 0.4%로 급격히 감소하고 있지만, 후천성면역결핍증 환자의 급증과 더불어 매독 환자가 늘고 있다.

㉰ 임상 증상

일반적으로 매독은 자각 증세가 없으며 감염 형

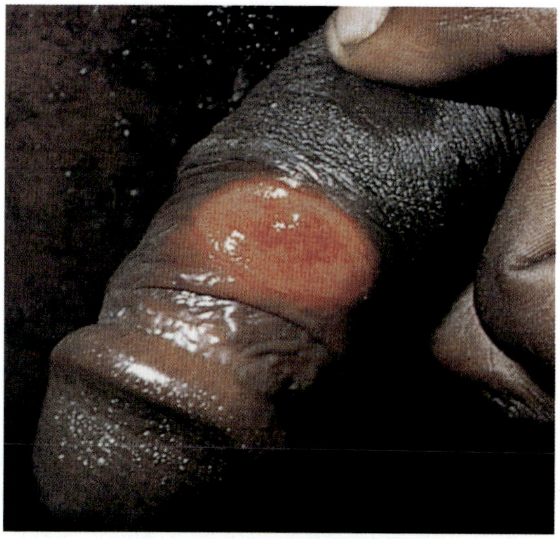

그림 23. **제1기 매독-굳은 궤양**

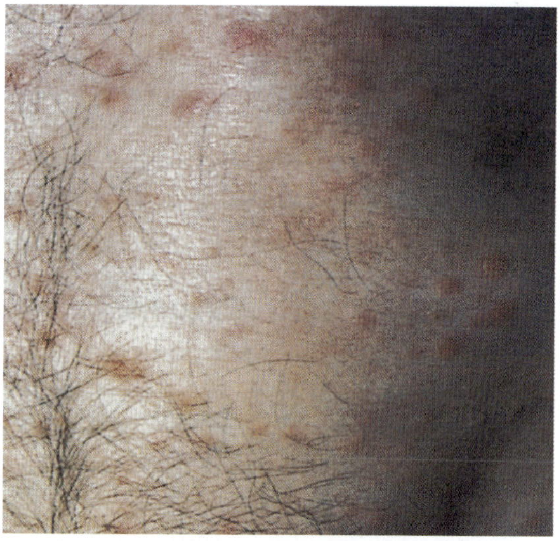

그림 24. **제2기 매독-점막 피부성 발진**

태에 따라 후천성 매독과 선천성 매독으로 나뉜다. 후천성 매독은 감염된 시기에 따라 감염 후 2(4)년 이내인 경우 조기매독으로 분류하며 1기 매독, 2기 매독, 조기 잠복 매독이 여기에 속한다. 감염 후 2(4)년 이상 된 경우는 만기매독으로 만기 잠복 매독, 3기 매독이 포함된다. 선천성 매독은 생후 2년 이내에 매독증세가 나타나는 조기 선천성 매독, 생후 2년 이후에 증세가 나타나는 만기 선천성 매독으로 분류된다.

① 1기 매독(chancre, 굳은 궤양): 감염 약 3주(9~90일) 후에 균이 침범한 부위에 보통 통증이 없는 한 개의 궤양으로 나타나지만 여러 개의 작은 궤양들이 포진상으로 발생하기도 하며 발생 약 3~8주 후 자연 소실된다. 호발 부위는 성기이나 입술이나 구강, 항문, 직장 등에도 발생할 수 있다(그림 23).

② 2기 매독: 1기 매독 증세 후 약 3~6주에 나타나 2~3개월 후에 자연 소실된다. 1기와 2기 매독에서 매독균이 다량 검출되나, 2기 매독에서 1기 매독보다 혈청반응 수치가 훨씬 높게 나타난다. 2기 매독은 피부나 점막을 통해 침범한 매독균이 전신의 혈류를 따라 균혈증을 일으키고, 혈액속의 매독균이 다시 피부나 각 장기를 침범함으로써 병변을 나타낸다. 2기 매독 초기에는 매독균의 균혈증에 의해 인플루엔자 혹은 감기와 비슷한 증상이 많이 나타나며, 두통, 눈물, 비루, 인후통, 전신적인 관절통, 서혜부 림프절 종대 등이 생길 수 있고 약 10%에서 간을 침범하며 위염, 골막염을 일으킨다. 2기 매독의 증상인 매독진(syphilid)은 보통 피부나 점막에 반점, 구진, 인설의 형태로 나타난다(그림 24). 반점양 매독진은 복부에는 장력을 받는 선을 따라 무증상으로 발생하며 손바닥과 발바닥에 가렵지 않은 윤상 병변을 나타내는 것이 특징이므로 손, 발바닥에서 가렵지 않은 윤상 병변을 보면 반드시 2기 매독 병변을 의심하여 매독 혈청검사를 시행해야 한다. 건선과 유사한 구진인설 매독진, 종괴양 매독진, 크기가 크고 적갈색을 띤 결절양 매독진, 손, 발톱 주변에서 관찰할 수 있는 농포성 매독진 등도 있다. 성기부와 항문 주위에 여러 개의 구진 또는 판으로 나타나는 편평 콘딜로마(condyloma latum)라 불리는 특징적 병변을 보이기도 한다.

그 외에도 탈모증, 경부 색소탈실증, 점막 반점 등이 발생한다. 위와 직장 점막 등에도 매독균이 침범하여 병변을 일으킬 수 있다. 또한 중추신경계에 침범한 매독균이 사멸되지 않고 증식하면 중추신경계 손상을 일으켜 신경매독 증세가 나타난다. 재발된 2기 매독은 크기가 크고, 경계가 명확하고, 초발 증세보다 어두운 색을 보이며 성기부에 편평 콘딜롬이 잘 나타난다. 2기 매독의 약 40%는 자연 치유가 되나 60%는 잠복 매독 혹은 3기 매독으로 발전한다.

③ 잠복 매독(latent syphilis): 매독의 증세 없이 매독 혈청검사에만 양성반응을 나타내며 뇌척수액 검사에는 이상소견이 없는 경우이다. 매독 감염후 2(1)년까지를 조기, 그리고 그 이후를 만기 잠복 매독이라 하며, 조기 잠복 매독은 감염력이 매우 높다. 치료하지 않은 경우 약 25%에서 감염 1년 이내에 피부 병변이 재발될 수 있다.

④ 3기 매독: 초기 감염 후 약 5~10년에 발생하나 20년이 지나서 나타나는 경우도 있으며 양성 3기 매독과 신경 매독, 심장 혈관 매독으로 분류한다. 양성 3기 매독에는 표재성 고무종, 고무종, 골관절 병변이 속한다. 표재성 고무종은 인설이 있는 비대칭적 적갈색 결절성 병변으로 피부에만 국한된다. 고무종은 피부, 근육, 골에도 손상을 일으키며 상처를 입는 곳에서 대개 단발성으로 생기는데 깊은 진피층에서 시작하여 부드러운 종괴와 같은 부종으로 발생한다. 골관절에 골염, 골막염, 관절염 등을 일으킬 수 있으며, 코에 골염이 발생하면 말안장과 같은 코의 변형을 초래한다.

⑤ 신경 매독: 증세의 유무에 따라 무증상 신경매독과 현증 신경매독으로 나눈다. 무증상 신경매독은 신경 증상 없이 뇌척수액 검사에서 이상 소견이 나타나는 경우이고 현증 신경 매독은 매독균이 중추 신경계에 직접 침범하여 감염 후 약 15~20년 후에 발생하고 정신병적 혹은 치매같은 증세가 발생하는 전신적 마비와 감염 후 약 20~25년에 하지나 내장의 가벼운 동통으로 시작하여 감각이상, 내부 장기의 이상, 신경병관절병증을 보이는 척수매독이 있다. 매독균이 인체에 감염되면 어느 임상기에나 혈액을 통해 중추신경계를 침범할 수 있으나 인체의 면역 작용에 의해 중추 신경계의 매독균이 소실되지 않으면, 일정한 시간이 지난 후 신경매독이 된다.

⑥ 심장혈관 매독: 대동맥 부전증, 동맥류, 관상동맥 질환 등이 발생할 수 있다.

⑦ 선천성 매독: 매독균은 임신 어느 시기에도 태반을 통과할 수 있으나 임신 말기일수록, 산모가 전염력이 강한 임상기의 매독(1기, 2기, 조기 잠복 매독)을 가지고 있을수록 태반을 잘 통과한다. 태아에서 면역기관이 형성되어 기능을 할 수 있는 임신 18~20주 이후에 태아가 매독균에 감염되는 경우 면역반응을 일으켜 병변이 발생하며 가장 흔한 증상은 자연 유산이다. 선천성 매독은 매독균의 태반 통과로 태아의 혈액을 통하여 감염되므로 2기 매독의 증상과 비슷하게 나타난다. 생후 2년 이내에 발견될 때 조기 선천성 매독이라 분류하며 간비종대, 비염, 손바닥과 발바닥을 포함한 피부발진, 천포창, 콘딜로마, 뼈의 이상 등의 소견을 나타낸다. 만기 선천성 매독의 증상은 코의 변형, 소상악골, 하악골의 돌출 등의 증상과 8번 뇌신경의 이상으로 인한 귀머거리, 결막염, 허친슨 치아 등의 허친슨 징후가 나타난다.

㉣ 진단

매독을 진단하는 방법으로 매독균 검출과 매독 혈청검사가 있다.

① 매독균 검출: 매독 감염을 확진할 수 있는데 이러한 검사 종류로 암시야 검경법, 은 염색법, 면역형광법, 면역 과산화효소법이 있으며 그 외 전자

현미경 검사, 중합효소연쇄반응 등이 사용된다. 1기 매독인 굳은궤양 진단을 위해 암시야 검경법이 주로 이용된다.

② 매독혈청 검사: 매독환자의 진단에 가장 널리 이용되는 검사이다. 1기 매독 이외의 대부분 임상기의 매독 환자에서 매독 혈청 검사에 양성을 보이며, 특히 우리나라에서는 증상이 없는 잠복 매독이 많아 매독 혈청 검사가 매우 중요하다. 매독혈청 검사에는 매독균이 아닌 카디오리핀 같은 비특이성 항원에 반응하는 항체를 검출하는 매독균 비특이 항체검사(non－treponema 검사)와 매독균에 반응하는 항체를 검출하는 매독균 특이 항체검사(treponema 검사)가 있다.

③ 매독균 비특이 항체검사: VDRL, RPR 등이 주로 이용된다. 장점으로 비용이 적게 들고, 감수성이 높고 특이성도 비교적 높기 때문에 매독환자의 선별검사로서 유용하다. 이들은 또한 정량 검사로 항체 역가의 변화를 관찰함으로써 치료 여부를 판정하는 데 도움을 줄 수 있다. 그러나 항원으로 이용되는 카디오리핀은 매독 감염으로 파괴된 조직에서 유리되지만, 정상조직에서도 존재하는 물질이므로 다른 질환에서도 위양성 반응을 나타낼 수 있다. 위양성 반응을 보이는 경우는 임신이 가장 흔하며, 그 이외에도 바이러스 감염이나 자가면역질환들이 있다. 매독균 비특이 항체검사는 만기 매독시에 감수성이 70~80%로 낮아 만기 잠복 매독이 많은 우리 나라에서는 매독균 비특이 항체로만 매독환자를 진단하는 것은 무리가 있다.

④ 매독균 특이 항체검사: FTA－ABS, TPHA, AMHA－TP가 있으며 매독균 비특이 항체검사와는 달리 만기 매독에서도 감수성이 높고 특이성이 높아 매독의 확진 검사로 이용된다. FTA－ABS 검사는 1기 매독에서도 감수성이 높으며, 위양성 반응이 드문 장점이 있지만 조작이 어려워 비용이 비싸다. TPHA 검사는 FTA－ABS에 비하여 조작도 간편하고, 감수성과 특이성도 FTA－ABS와 비슷하여, 최근엔 TPHA를 매독균 비특이 항체검사 대신 매독의 선별검사로 이용하기도 한다. 그러나 상기의 매독균 특이 항체검사들이 측정하는 매독균에 특이한 IgG 항체는 평생 혈액 속에 남아 있어 치료의 판정에는 도움이 되지 않는다. 매독균 특이 IgM 항체 검사에는 IgM－FTA－ABS, 19S(IgM)－FTA, IgM－TP－ABS－ELISA가 있다. 이들은 매독의 조기진단에 도움이 되고, 적절한 치료를 받은 매독환자에서는 치료 2년 후 약 90%에서 19S(IgM)－FTA 검사에 음성반응을 보이므로 치료 판정에 사용되며 선천성 매독의 진단에도 이용되는데 모체의 IgG 항체는 정상태반을 통과하나 IgM 항체는 통과하지 못하므로 매독균 특이 IgM 항체가 신생아에서 검출되면 신생아 스스로 생산한 IgM 항체이므로 그 신생아는 매독에 감염되었다고 판단한다. 매독 감염 후 2주에는 혈청에서 매독균 특이 IgM 항체를 19S(IgM)－FTA 혹은 IgM－TP－ABS－ELISA로 검사할 수 있고, 4주에는 매독균 특이 IgG 항체를 TPHA 혹은 FTA－ABS로 검사할 수 있으며, 5~6주에는 항카디오리핀 IgG 항체를 VDRL 혹은 RPR로 검사할 수 있다.

⑤ 신경매독의 진단: 아직 진단 기준이 확립되어 있지 않아 매우 어렵다. IgG 항체는 정상 혈관－뇌장벽을 통과할 수 있으므로 뇌척수액에서 매독혈청검사에 양성반응이 나타나도 신경매독으로 진단할 수 없다. 특히 신경매독의 증세가 비전형적이거나 증세없이 뇌척수액 검사에서 이상소견을 보일 때 진단이 매우 어렵다. 뇌척수액 검사에서 단핵백혈구 6/mm^3 이상, 단백질 5mg/mL 이상, CSF－VDRL 양성반응이 나타나고 증세가 있으면 현증 신경매독, 증세가 없으면 무증상 신경매독으로 진단한다고 알려져 있으나 실제 이 기

준과 맞지 않는 경우가 많다. 뇌척수액의 매독혈청검사중 FTA−ABS와 TPHA가 양성 반응을 보이는 경우는 많다. VDRL 검사는 활동성 신경매독환자의 30% 이상에서 음성 반응을 보일 정도로 감수성이 낮으나 특이성은 매우 높아 뇌척수액의 매독 혈청 검사중 VDRL 검사가 가장 중요하게 생각된다. 그리고 뇌척수액에서 IgM−TP−ELISA가 신경 매독 진단에 감수성과 특이성이 매우 뛰어나다는 보고가 있다.

⑥ 선천성 매독의 진단: 이학적 검사나 방사선 검사로 선천성 매독의 병변이 있을 때, 뇌척수액의 VDRL 검사에 양성일 때, 뇌척수액 혈청검사가 음성이더라도 뇌척수액에서 백혈구가 6/mm^3 이상이거나 단백질이 5mg/mL 이상일 때, 신생아의 VDRL 혹은 RPR 항체 역가가 산모보다 4배 이상일 때, 19S(IgM)−FTA 검사에 양성 반응을 보일 때 진단할 수 있다.

㉮ 치료

① 1기, 2기 및 1년 이내의 조기 잠복 매독: benzathine penicillin G 240만 단위를 1회 근육주사하여 치료한다. Penicillin 알레르기가 있으면서 임신이 아닌 환자에서는 doxycycline 100mg을 1일 2회씩 2주간 혹은 tetracycline 500mg을 1일 4회씩 2주간 경구 투여하거나, 알레르기 검사 후 ceftriaxone 250mg을 1일 1회씩 10일간 근육주사로 치료할 수 있다. 치료 후 추적검사로 3개월과 6개월에 VDRL 혹은 RPR 검사를 시행하여, 1기, 2기 매독인 경우 3개월 내에, 조기잠복 매독인 경우 6개월 내에 그 역가가 4배 이상 감소하지 않거나 임상증세가 지속되면 뇌척수액 검사를 시행한 후 적절하게 재치료한다. 뇌척수액의 변화가 흔히 나타나지만 위에 언급된 치료를 하면 신경매독으로 거의 발전되지 않으므로, 일반적으로 뇌척수액 검사는 시행하지 않는다.

② 감염된 지 1년 이상 된 매독, 고무종(gummas) 및 심혈관 매독: benzathine penicillin G 240만 단위를 주 1회씩 3회 근육주사로 치료한다. Penicillin 알레르기가 있으면서 임신이 아닌 환자에서는 doxycycline 100mg을 1일 2회씩 4주간 혹은 tetracycline 500mg을 1일 4회씩 4주간 경구 투여한다. 치료 후 추적검사는 6개월과 12개월에 VDRL 혹은 RPR 검사를 시행한다. 신경 증상이나 안증상을 보일 때, 치료에 실패했을 때, VDRL이나 RPR항체의 역가가 1:32 이상일 때, penicillin 이외의 약제로 치료를 시도할 때, 신경 매독이외의 3기 매독 증상이 있을 때, 사람면역결핍바이러스 검사에 양성일 때는 뇌척수액 검사를 시행한다. 치료 후 역가가 4배 이상 증가하거나, 치료 전 1:32 이상인 환자에서 그 역가가 감소하지 않거나 매독 증세가 나타나는 경우는 신경매독 진단을 위한 제반 검사를 시행하고 적절하게 재치료를 시행한다.

③ 신경 매독: 뇌척수액 검사에서 단핵 백혈구 6/mm^3 이상, 단백질 5mg/mL 이상, VDRL(not RPR) 검사 양성이면 신경 매독을 의심한다. 이때 aqueous crystalline penicillin G 200만~400만 단위를 4시간마다(총 1,200만~2,400만 단위) 10~14일간 정맥주사로 치료한다. 외래에서 치료받는 경우, procaine penicillin 240만(200만~400만) 단위를 10~14일간 매일 근육주사하고 probenecid 500mg을 1일 4회씩 10~14일간 경구 투여한다. 이와 같은 치료 후에 benzathine penicillin 240만 단위를 주 1회씩 3회 근육주사로 추가하여 치료하는 것을 권장한다. Penicillin 알레르기 환자에서 대체할 만족할만한 약제는 없다. 그러나 혈중 반감기가 비교적 길고(6~7시간), 혈관−뇌장벽을 잘 통과하는 3세대 cephalosporin인 ceftriaxone을 알레르기 검사(0.1mg 피내주사) 후 1g씩 14일간 근육주사로

치료할 수 있다. 치료 전 뇌척수액의 단핵 백혈구가 증가되어 있는 경우에는 치료 후 정상수치가 보일 때까지 6개월마다 검사하며, 백혈구 수가 치료 후 6개월에 감소하지 않거나 2년 내에 정상으로 되지 않으면 재치료한다.

④ 임산부 매독: 매독의 임상기에 따라 시행한다. Doxycycline과 tetracycline은 임신중에 사용할 수 없고, erythromycin은 태아가 치료되지 않으므로 쓰지 않는다. 임산부의 치료 후 추적검사는 매월 시행하며 항체 역가 변동의 기준은 다른 매독환자와 같다.

⑤ 선천성 매독: 신생아는 aqueous crystalline penicillin G 5만 단위/kg를 첫 7일 동안은 12시간마다, 그 후에는 8시간마다(매일 10만−15만 단위/kg) 10~14일간 정맥주사 또는 procaine penicillin 5만 단위/kg를 10~14일간 근육주사로 치료한다. 이 때 치료를 하루라도 거르면 다시 시작한다. 산모가 임신 중에 erythromycin으로 치료받았거나, 분만 전 1개월 이내에 치료를 받았거나, 산모가 적절히 치료를 받았지만 적당한 혈청학적 반응이 없을 때에는 태어난 신생아에게 benzathine penicillin G 5만 단위/kg를 1회 근육주사한다. 유아나 소아가 선천성 매독 감염으로 확인되면 먼저 뇌척수액 검사를 시행한다. 소아에서 선천성 매독이나 신경증세가 있는 매독이 판명되면 aqueous crystalline penicillin G 5만 단위/kg를 4~6시간마다(총 20만~30만 단위/kg/day) 10~14일간 정맥 주사한다.

㉯ HIV 감염과 매독

매독, 임질, 무른궤양, 비임균성 요도염 등의 성병은 사람면역결핍바이러스 감염자에서 더욱 심하고 빈번하게 나타난다. 이러한 성병을 가진 환자들은 안전하지 않은 성 접촉에 노출되었다고 볼 수 있으므로 주의 깊은 병력 청취와 사람면역결핍바이러스 감염에 대한 검사가 필요하다. 외음부 단순포진, 뾰족 콘딜로마, 전염물렁증의 경우도 위와 같은 주의를 요한다. 항생제 치료에 반응하지 않는 성병이 면역 저하의 징후가 되기도 한다. 매독의 피부 병변은 사람면역결핍바이러스 감염자와 비감염자가 유사하게 나타나지만 빨리 진행하며 결절성 궤양을 보이는 양상으로 나타나기도 하여 진단하기 어려운 경우가 있다.

사람면역결핍바이러스 감염에서 매독 진단을 위한 미국질병통제센터(CDC)의 지침은 다음과 같다.

① 성접촉이나 정맥내 마약 사용을 통해 사람면역결핍바이러스에 감염된 환자는 매독에 대한 검사를 하며 성접촉이 왕성한 매독 환자는 사람면역결핍바이러스에 대한 검사를 하여야 한다.

② 매독이 강하게 의심되나 혈청검사에 음성인 경우는 다른 검사(암시야 현미경 검사 등)를 해본다.

③ 매독균 비특이 항체 검사인 VDRL 혹은 RPR 검사를 시행할 때 정량검사를 해야 한다.

④ 사람면역결핍바이러스 감염 환자에서 신경 질환의 감별 진단으로 신경매독을 염두에 둔다.

(3) 진균 감염

가. 칸디다증

사람면역결핍바이러스 감염의 거의 모든 단계에서 관찰되는 매우 흔한 피부점막 질환으로 주로 구강과 외음부를 침범한다. 심한 경우 구강 점막에 광범위한 백색판이나 홍반으로 발생하고 치료하지 않은 경우 식도를 침범하여 연하 곤란이나 흉골 후방에 동통을 유발할 수 있다. 점막에 가성막으로 백색판을 형성하는 형태가 가장 흔하며 비후성 혹은 구개의 위축성 홍색반으로 나타나기도 한다. 인후 칸디다증은 사람면역결핍바이러스 감염에서 면역 저하의 중요한 단서가 된다. Clotrimazole 혹은 nystatin 등 항진균제의 국소 치료로 호전되지만 증상이 심하거나 조갑을 침범한 경우 ketoconazole, fluconazole을 경구 투여한다.

나. 피부 사상균증

사람면역결핍바이러스 감염자의 약 20%에서 피부 사상균증 감염이 발생하는데 면역이 저하되지 않은 사람에 비해 증상이 심하게 나타난다. 주로 손, 발에서 인설이 있는 경계가 뚜렷한 홍반으로 나타나고 넷째 및 다섯째 발가락 사이에 균열을 보이기도 하며 이차 세균 감염이 생길 수 있다. 사람면역결핍바이러스 감염의 특징적 조갑 징후는 근위부 백색조갑하 질환으로 가장 흔한 원인균은 *Trichophyton rubrum*이다. KOH 도말검사와 배양검사를 통해 쉽게 진단할 수 있다. 피부병변은 국소 치료에 반응하지만 효과가 적어 griseofulvin 500mg을 1일 2회 1년까지, 혹은 itraconazole 200mg을 매일 수 개월간 경구 투여하기도 한다. 심한 경우 terbinafine, ketoconazole, fluconazole, itraconazole 등을 사용할 수 있고 조갑진균증인 경우 itraconazole 경구 투여에 효과를 보인다.

다. 크립토콕쿠스증

*Cryptococcus neoformans*가 사람면역결핍바이러스 감염자에서 기회 감염을 일으킬 수 있다. 이 균은 토양과 새의 배설물에서 발견되는데 사람에게 주로 기도를 통해 감염되고 인플루엔자양 증상을 일으킨다. 피부병변은 대부분 두경부에, 균의 전신 전파에 따른 이차적 현상으로 나타난다. 병변은 전염물렁종 또는 포진상으로 나타나고 도말 표본의 Wright 염색 혹은 조직의 periodic acid－Schiff (PAS) 염색, Gomori－methenamine silver(GMS) 염색 및 mucicarmine 염색으로 진단할 수 있다.

라. 히스토플라스마증

Histoplasma capsulatum 감염은 주로 폐를 통하며 사람면역결핍바이러스 감염자에서 전신으로 퍼져서 피부 및 점막 변화를 일으킨다. 점막 표면에 만성 궤양이 나타나기도 하고 전염물렁종과 유사한 구진 혹은 농포성 발진이 두경부 피부에 보이기도 한다. 피부 생검상 조직구 내에서 GMS 양성 포자를 발견하여 진단한다.

(4) 원충 및 기생충 감염

Sarcoptes scabei 감염(옴)은 면역 기능이 정상인 사람들에서 손가락 사이와 외음부에 발진이 나타나는 것에 비해 사람면역결핍바이러스 감염이 진행된 상태에서는 두꺼운 가피와 인설성 판이 두피, 안면, 손바닥, 발바닥, 체간, 신전부위에 나타나는 노르웨이 옴의 양상을 보여 건선, 아토피 피부염, 지루성 피부염 등의 다른 구진 인설성 질환들과 구별이 어렵다. 증상이 심한 옴인 경우 사람면역결핍바이러스 감염을 의심해 볼 수 있다. 병변을 긁어 현미경하에서 진드기의 충체, 알 혹은 변을 관찰하여 진단한다. 국소 치료는 면역기능이 정상인 사람과 같은 방법으로 시행하지만 반복치료가 필요하다. Lindane도포는 신경 독성의 위험이 있으므로 유아와 어린아이에서는 주의를 요하며 permethrine을 대체약으로 사용할 수 있다. 목과 그 아래 부분에 모두 약을 바르고 8~10시간 후에 깨끗이 씻어낸다. 손톱 밑에도 약을 바르는 것이 좋다. 두꺼운 가피를 부드럽게 하는데 살리실산 등의 각질 용해제가 도움이 된다. 의복과 침구류 등도 소독한다.

2) 종양

일반인에 비해 피부암의 유병율과 사망률이 사람면역결핍바이러스 감염자에서 증가되어 있다. 이러한 종양의 대부분은 카포시육종 및 림프종이며 기저세포암, 편평상피세포암, 보웬병, 악성 흑색종 등도 발생한다. 후천성면역결핍증 환자에서 피부 종양은 항문부, 외음부 및 두경부 등에 호발하며 더 빠르게 침습성으로 자란다. 피부암 유발인자로 햇빛 노출이나 사람유두종바이러스 감염 등을 들 수 있다. 사람면역결핍바이러스 감염자에서는 피부암의 조기 진단을 위해 주의 깊은 추적 검사가 필요하며 면역결핍 상태로 인해 피부의 악성 질환을 억제하는 능력이 부족하므로 의심스러운 병변은 조직 생검하여 병리조직 검사를 하여야 한다. 종양을 조기에 완전 절제하는 것이 매우 중요하다.

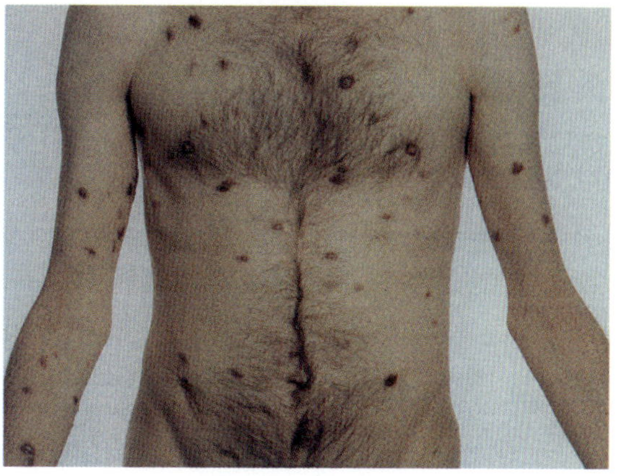

그림 25. 카포시육종

(1) 카포시육종

카포시육종은(그림 25) 사람면역결핍바이러스 감염과 가장 흔히 동반되는 피부 종양이다. 정맥 내 마약 사용자, 혈우병자, 수혈 받은 사람보다 동성연애자에서 호발한다. 최근 변이된 여러 조직 표본에서 성적 접촉을 통한 감염 인자로 추정되는 Kaposi's sarcoma－associated herpesvirus(KSHV) 혹은 human hepesvirus type 8(HHV－8)이 증명되었으나 후천성면역결핍증과 연관되지 않은 고전적 카포시육종 및 후천성면역결핍증 환자의 다른 피부 병변에서도 존재하는 것이 확인되어 카포시육종 병인론에서의 HHV－8의 역할에 대해서는 아직까지 확실하지 않다.

피부 병변은 처음에는 분홍색 반점으로 시작되어 질환이 진행됨에 따라 병변의 수와 크기가 증가하며 색도 짙어져서 자주색 구진 및 판이 되고 결국에는 서로 융합되어 단단한 결절 혹은 종양을 형성한다. 출혈성 병변을 형성하기도 하고 미란, 궤양, 가피, 과각질화 등의 이차적 변화를 보일 수 있다. 신체 어느 부위에도 발생할 수 있지만 고전적 카포시 육종이 하지에 주로 발생하는 데 반해 코끝과 경구개에 호발한다. 궤양이나 이차적 세균 감염, 하지의 심한 부종이 동반되기도 한다. 기회 감염과는 달리 카포시육종 자체가 생명을 위협하지는 않지만 기회 감염이 동반된 경우 예후가 나쁘다. 종양의 크기가 크거나 부종이 심하거나 궤양이 있으면 치료가 필요하다. 치료 방법으로 냉동 치료, 병변내 주입 요법, 레이저 치료, 방사선 치료 등이 있으며 병변의 수가 많거나 내부 장기 등 광범위한 침범이 있는 경우 화학요법제의 단일 또는 병합치료가 효과적이다.

(2) 림프종

사람면역결핍바이러스 감염으로 인해 면역이 저하된 환자에서 중추신경계의 원발성 림프종, 미분화된 비호지킨성 림프종, 편평상피세포암(특히 구강), 항문 직장암, 비흑색종 피부암의 빈도가 증가되어 있다. 대부분의 림프종은 B세포성 종양이지만 표피비친화성 T세포 림프종도 보고되었고 치료에 대한 효과는 좋지 않다. Human T－cell lymphotropic virus type 1(HTLV－1)도 면역 저하를 초래하며 피부에 침습성 병변을 동반하는 급성 T세포성 백혈병/림프종을 유발시킨다. 정맥내 마약 사용자들의 경우 사람면역결핍비이러스와 HTLV－1에 동시에 감염되기도 한다.

(3) 기저세포암과 편평상피세포암

사람면역결핍바이러스 감염자에서 항문에 편평상피세포암이 생길 수 있다. 기저세포암은 사람면역결핍바이러스 감염시 그 빈도가 증가하고 감염 초기에 나타나며 초발 연령이 어리고 두경부보다 체간에 위치한다. 기저세포암은 특징적으로 진주색의 말린 경계부위와 모세혈관 확장을 동반하며 중심에 궤양이 생기기도 한다.

(4) 악성 흑색종과 이형성 모반

악성 흑색종 및 이형성 모반이 사람면역결핍바이러스 감염과 연관되어 보고되었다. 사람면역결핍바이러스 감염자에서 다수의 발진성 이형성 모반이 발생하기도 하는데 보통의 양성 모반보다 크고 색조의 변이가 심하다. 중심의 구진 부분은 불규칙한 경계를 가진 색소성 반에 의해 둘러싸이고 몇몇 병변은 염증과 발적을 보이기도 한다. 이형성 모반은 악성 흑색종으로 진행할 가능성이 있음을 고려하여야 한다.

3) 기타 질환

(1) 지루피부염

지루피부염은(그림 26) 사람면역결핍바이러스 감염에서 가장 흔한 피부질환 중의 하나로 감염자의 약 85%에서 나타난다. 두피, 뺨, 비구순 추벽, 귀 뒤, 흉골부, 겨드랑이, 사타구니 등 피지선 활동이 증가되어 있는 부위에 호발한다. 사람면역결핍바이러스 감염자에서 갑자기 나타나거나 기존의 질환이 급성으로 악화되며, 비감염자에 비해 증상이 심하고 가피를 형성하며 넓게 퍼져 분포한다. CD4+ T림프구 수가 감소하고 사람면역결핍바이러스 감염이 진행될수록 질환은 심하게 나타난다. 지루피부염의 원인은 확실하지 않으나 정서적 긴장, 피지 생성의 증가, 신경 장애, Pityrosporum의 과다 증식 등이 선행 요인으로 생각되고 있다. 사람면역결핍바이러스 감염자에서 지루성 피부염은 부신피질호르몬제 등의 국소 요법에 잘 반응하지 않는다. Itraconazole 혹은 fluconazole, 저용량의 자외선 B 조사 등이 부분적으로 도움이 될 수 있다.

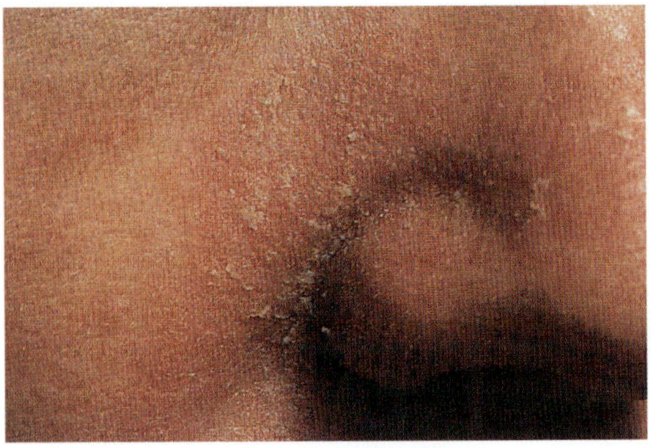

그림 26. 지루피부염

(2) 소양성 구진성 발진

피부색 또는 적색의 작은 구진이 머리, 목, 체간 상부에 생기는 것으로 소양감이 매우 심하고 흔히 사람면역결핍바이러스 감염의 말기에 나타난다. 발생 원인은 아직까지 확실하지 않으나 어떤 감염에 대해 원격 부위에 생기는 감작 반응으로 추정된다. 조직학적으로는 모낭 주위에 다양한 염증 세포의 침윤과 같은 비특이적 소견을 보이고 항히스타민제와 광선 치료가 도움이 된다.

(3) 호산구성 농포성 모낭염

소양감이 심한 적색의 부종성, 모낭성 구진 및 농포가 얼굴, 목, 체간의 상부에 대칭적으로 발생한다. 개개의 병변은 서로 합쳐져서 판을 이루기도 하고 심한 소양증으로 인해 이차적으로 찰상, 색소 침착, 태선화 병변 등이 나타나기도 한다. 혈청 IgE와 말초혈액에 호산구가 증가될 수 있고 조직학적 원인이 될 만한 미생물은 관찰되지 않으면서 모낭 내와 모낭 주위에 다수의 호산구 침윤이 관찰된다. UVB, PUVA 등의 광선치료가 효과적이지만 갑자기 치료를 중단하면 재발될 수 있으므로 일정 기간 동안 유지 치료가 필요하다. 그 밖에 retinoid, isotretinion, metronidazole 등의 경구 투여가 도움이 되기도 한다.

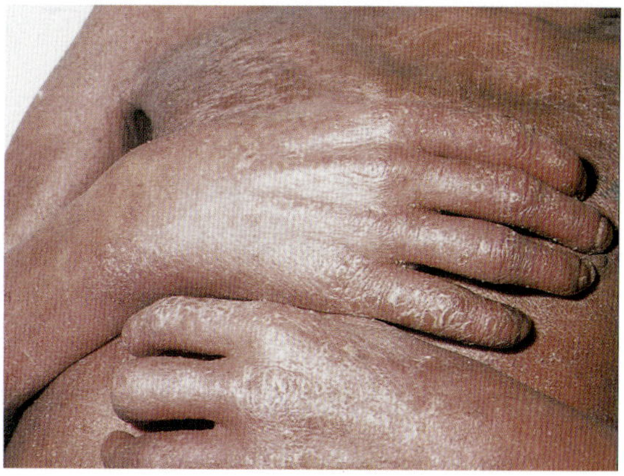

그림 27. 건선

(4) 건피증/후천성 어린선

건피증 혹은 후천성 어린선이 사람면역결핍바이러스 감염자의 23~30%에서 발생한다. 사람면역결핍바이러스가 직접 신경과 표피에 감염되며 신경기능의 이상으로 에크린 한선의 땀 분비가 줄어들고 건조증이 생겨 가려움이 유발된다. 건피증에서는 피부 건조, 과색소성 인설, 부분적 가피 형성 등을 볼 수 있고 병변이 갈라져 국소적 감염이 동반되기도 한다. 물고기 비늘 모양의 큰 인설을 특징으로 하는 후천성 어린선은 다리에서 시작하여 몸 전체로 퍼진다. 피부연화제, 각질용해제 등이 도움이 되며, 항히스타민제로 소양증을 경감시킬 수 있다.

(5) 건선

사람면역결핍바이러스 감염자의 1.3~2%에서 건선이 발생한다(그림 27). 이는 일반인구에서의 건선 유병율 1.6%와 큰 차이가 없으나 건선 관절염은 10%에서 동반되어 예상 유병률인 0.1%에 비해 현저하게 높다. 후천성면역결핍증이 생기면 기존의 건선이 악화되거나 전에 건선이 없던 사람에서 사람면역결핍바이러스 혈청전환 후의 어떤 시점에서 건선이 발생하기도 한다. 병변은 일반적 건선의 양상과 큰 차이가 없으나 판상, 농포성 건선 및 조갑 침범 등 한 환자에서 두 가지 이상의 형태가 나타나는 경우가 흔하며 면역저하의 정도가 심해질수록 증상이 심하게 나타난다. 병변이 국한되어 있는 경우는 부신피질 호르몬제 연고, anthralin, tar 등의 외용제 치료에도 효과가 있으나 넓게 퍼진 병변의 경우 면역저하 및 감염 등의 이유로 치료가 어렵다. 자외선 B를 이용한 광화학요법이 도움이 되기도 하지만 후천성면역결핍증 환자에서 면역 억제의 가능성이 있으므로 주의가 필요하다. Methotrexate도 면역저하, 백혈구 감소, 감염 등을 유발시킬 수 있으므로 후천성면역결핍증과 동반된 건선 환자에서는 사용하지 않으며 특히 trimethoprim−sulfamethoxazole과 동시에 투여하면 엽산 환원효소 억제효과가 상승되어 methotrexate 배설이 감소하여 독작용이 더욱 증가할 수 있다. Etretinate의 전신요법(체중 1kg당 1mg), dapsone(100~200mg, 매일 투여) 등에 반응하기도 한다. 고용량의 zidovudine 치료 등이 도움이 될 수도 있지만 단기간 증상의 경감만을 기대할 수 있다.

(6) Reiter 증후군

관절염, 요도염, 결막염, 피부의 농포성 인설성 병변 등을 특징으로 하는 Reiter 증후군이 사람면역결핍바이러스 감염자의 6~10%에서 나타난다. 기존의 Reiter 증후군이 심하게 악화되는 경우 사람면역결핍바이러스 감염을 의심해 보아야 한다. 사람면역결핍바이러스 감염자에서 Reiter 증후군의 관절염 빈도가 증가한다.

(7) 약진

사람면역결핍바이러스 감염자는 흔히 여러 가지 약제로 치료를 받는데 T세포 면역의 변화와 도움T림프구의 점진적 감소로 피부 과민반응의 감수성이 증가할 수 있다. 사람면역결핍바이러스 감염자의 60% 가량에서 trimethoprim－sulfamethoxazole에 대한 과민 반응을 나타내며 cephalexin, rifampin, isoniazid 등의 약제도 약진의 원인이 될 수 있다. trimethoprim－sulfamethoxazole 투여 후 이전에 과민반응이 없었던 환자에서 홍역양 발진이 일어나는 경우 사람면역결핍바이러스 감염에 대해 의심해 보아야 한다.

약진의 양상은 주로 몸통과 사지에 홍반성 구진과 반점을 형성하는 홍역양 발진으로 나타나며 이때는 점막 병변은 보이지 않는다. 다형 홍반의 경우 손, 발, 팔꿈치, 무릎 등에 홍반 혹은 자주색 병변을 보이고 손바닥에 과녁양 병변이 발생하기도 한다. 다형 홍반보다 심한 형태로 구강, 결막, 점막에 심한 궤양과 출혈을 초래하며 발열, 복통 등의 전신 증상을 동반하는 스티븐스 존슨 증후군과 피부가 괴사되어 광범위하게 벗겨지는 중독성 표피괴사 융해증 등이 생기기도 하는데 중독성 표피괴사 융해증의 경우 이차적으로 세균성 패혈증, 수분 및 전해질 이상이 동반되어 사망에 이르기도 한다.

(8) 지연 피부 포르피린증(Porphyria cutanea tarda)

지연 피부 포르피린증이 사람면역결핍바이러스 질환의 단서가 될 수 있다. 사람면역결핍바이러스 감염자가 C형 간염을 앓은 후 간기능 이상으로 포르피린의 농도가 증가함이 알려져 있다. 지연 피부 포르피린증은 사람면역결핍바이러스 감염의 후기에 나타나며, 면역 기능이 정상인 사람과 마찬가지로 손등과 팔에 수포와 미란, 햇빛 노출 부위에 가피, 비립종, 색소 이상, 반흔, 뺨에 과색소침착과 다모증이 생기기도 한다.

면역 기능이 정상인 환자의 경우 치료를 위해 반복적 정맥 절개술이 흔히 시도되지만, 사람면역결핍바이러스 감염자는 빈혈이 있는 경우가 많으므로 이 방법을 사용하지 않는다. 저용량의 hydroxy－chloroquine(매주 25mg부터 200mg까지 증량)이 간에 축적된 포르피린을 이동시키는 데 효과가 있으며, erythropoietin은 헴(heme) 생합성을 증가시켜 포르피린을 이동시키므로 유익한 치료법이 될 수 있다.

(9) 아토피 피부염

사람면역결핍바이러스 감염자 중 특히 소아에서 아토피 피부염이 흔하고 면역 기능이 정상인 사람보다 증상이 더 심하며 홍피증 형태로 나타나기도 한다. 치료는 면역기능이 정상인 사람과 같은 방법으로 자극을 피하고 피부연화제를 바르며 스테로이드 외용 연고를 사용한다.

(10) 모발 이상

후천성면역결핍증 환자에서 두피와 체간의 모발이 가늘어질 수 있다. 만성 염증성 및 비염증성 탈모가 관찰되기도 하며 감염과 고열로 인해 휴지기 탈모가 오기도 한다. 두발은 빠지는 반면 속눈썹은 생장기가 연장되어 길어질 수 있다.

(11) 조갑 이상

후천성면역결핍증과 연관된 조갑의 변화로 건선 조갑이상, 조갑진균증, 조갑주위염 등이 있다. 대사이상, 림프 부종, 저산소증과 연관된 황색조갑 증후군이 발생하기도 하며 zidovudine을 투여받고 있는 환자에서 조갑판에 회색 줄이 나타날 수 있다.

4) HIV 감염자에서 피부 질환의 치료

사람면역결핍바이러스 감염자에서 피부 병변은 비감염자에 비해 비전형적이고 심한 양상으로 나타나며 면역 억제상태이므로 치료에 잘 반응하지 않는다. 이러한 경우 치료의 목적은 증상의 완화를 통해 환자가 편안하도록 해 주는 것이다. 어떤 경우는 정상상태에서보다 강력한 치료가 필요하며 치료를 중단하면 악화되므로 지속적인 치료를 요하는 경우가 많다. 세균성 모낭염의 경우 고용량 항생제의 장기간 투여가 필요한 경우도 있다. 건선의 경우 전형적인 치료법에 잘 반응하지 않아 retinoids 및 dapsone으로 치료를 시작하기도 한다. 전염물렁종의 경우 isotretinoin 등을 국소적으로 사용하면서 각각의 병변을 액체질소 냉동요법이나 소파술 등으로 치료하면 효과를 보이기도 하나 치료를 중단하면 재발한다.

항암 화학요법은 약한 면역상태를 더욱 악화시키므로 악성 림프종 등의 전신 종양은 치료하기가 어렵다. 기저세포암은 외과적으로 절제하여야 하며 전이된 경우가 보고되므로 수술 후 조직학적 확인이 필요하다. 카포시육종은 한 개 혹은 소수의 반점이나 판으로 나타난 경우 액체질소 냉동요법이나 vinblastin 0.2~0.4mg/mL 병변내 주사법으로 쉽게 치료되지만 병변이 퍼지거나, 통증이나 미용적으로 추형을 초래할 수 있는 부위에 발생한 경우는 치료가 어렵다. 결절이나 종양상태의 카포시육종 병변은 액체 질소냉동요법에 반응을 잘 하지 않으며 인터페론, liposome으로 둘러싼 doxorubicin 등의 치료가 필요한 경우도 있다.

5) 소아 HIV 감염자의 피부점막 소견

후천성면역결핍증의 약 1%가 13세 이전의 소아에서 발생한다. 성인과 달리 소아는 질환의 초기에 현저한 B림프구 손상이 일어나므로 농가진, 봉소염, 피부 농양, 중이염, 부비동염, 폐렴, 패혈증 등의 박테리아 감염이 흔하다. IgG, IgD, IgA 등의 상승을 동반한 다클론성 과감마글로불린혈증이 질환의 초기에 빈번하게 나타난다. 결국에는 성인에서와 마찬가지로 CD4+ T림프구 감소 및 분열 촉진제(mitogen)에 대한 T림프구 반응의 저하 등 면역계의 이상이 초래된다.

소아 후천성면역결핍증에서 피부질환은 그 유형과 빈도에 있어서 성인과 차이를 보인다. 소아에서는 폐포자충 폐렴이나 카포시육종 등의 후천성면역결핍증의 특징적인 피부점막 소견은 드물고 구강점막, 피부, 식도의 칸디다 감염, 헤르페스 구내염, 피부의 포도알균 감염 등이 주로 나타나며, 지루피부염, 아토피 피부염, 과민성 혈관염, 영양 결핍, 약진 등도 발생할 수 있다. 후천성면역결핍증 환아에서 대부분의 피부 감염증은 건강한 소아보다 심하고 재발이 흔하다.

참고문헌

1. 대한피부과학회 교과서 편찬위원회: 피부과학, 개정 4판, pp 368－377, 서울, 여문각, 2001

2. 전자피부과학 교과서. 12장 성인질환. 이민걸, (주) 휴먼텍

3. Buchness MR. Treatment of skin diseases in HIV infected patients. Dermatol Clin 13(1); 231−237, 1995

4. Cockerell CJ. Cutaneous clues to HIV infection: Diagnosis and treatment. Semin Dermatol 13(4); 275−285, 1994

5. Myskowski PL, Ahkami R. Dermatologic complications of HIV infection. Med Clin North Am 80(6); 1415−1435, 1996

6. Porras B, Costner M, Friedman−Kien AE, Cockerell CJ. Update on cutaneous manifestations of HIV infection. Med Clin North Am 82(5); 1033−1080, 1998

7. Ray MC, Gately III LE. Dermatologic manifestations of HIV infection and AIDS. Infect Dis Clin North Am 8(3); 583−605, 1994

8. Wang CY, Brodland DG, Su WP. Skin cancers associated with acquired immunodeficiency syndrome. Mayo Clin Proc 70; 766−772, 1995

9. Zalla MJ, Daniel Su WP, Fransway AF. Dermatologic manifestations of human immunodeficiency virus infection. Mayo Clin Proc 67; 1089−1108, 1992

9. 혈액 질환

사람면역결핍바이러스 감염이나 후천성면역결핍증이 여러 기관을 침범하는 질환이지만 감염으로 인해 본질적이고 가장 현저하게 영향을 받는 기관은 혈액림프계이다. 사람면역결핍바이러스 질환과 후천성면역결핍증이 모든 혈액세포의 감소증을 동반할 수 있다. 후천성면역결핍증 환자에서 빈혈 60%, 혈소판감소증 40% 그리고 중성구 감소증 50%가 동반되었다. 이런 세포감소증의 원인은 여러 요인이 복합된 것으로 여기에는 ①사람면역결핍바이러스에 의한 직접적인 영향, ②바이러스 유전자 생성물에 의해 매개된 효과, ③진행된 면역저하의 결과로 유발된 기회감염이나 악성종양, ④사람면역결핍바이러스 질환을 치료하기 위해 흔히 사용되는 약제와 이들의 부작용 등이 포함된다.

1) 혈액세포 감소증의 기전

(1) HIV가 조혈 전구세포에 미치는 영향

바이러스의 침입에 필요한 수용체들과 키모카인 보조수용체들의 존재가 최근 원시 조혈세포에서도 기술되어 있다. CD34+ 세포의 일부가 세포표면항원인 CD4와 HIV-1 보조수용체인 CXCR4를 동시에 표현하며, 소수는 CCR5도 표현하기 때문에 사람면역결핍바이러스 감염의 강력한 표적이 된다. 그러나 이들 수용체들은 실험실이나 생체 내에서 휴지상태의 원시세포 분획이 사람면역결핍바이러스에 감염될 정도로 충분하지 않다. 그러므로 전구세포들에 대한 사람면역결핍바이러스의 주된 영향은 직접적인 감염에 의한 세포융해보다는 간접적인 방법에 의한다. 사람면역결핍바이러스가 줄기세포의 기능을 교란하는 주된 기전으로는 ①골수의 세포나 시토카인 환경에 변화를 주거나 ②바이러스나 바이러스의 생성물과 세포 표면간의 상호작용에 의해 왕성한 감염이 없이도 기능에 결손을 유발하는 것으로 여러 연구에서 밝혀지고 있다.

표 13. 사람면역결핍바이러스 질환에서 골수억제를 유발하는 약제

Acyclovir
Amphotericin B
Anti-tumor chemotherapy
Zidovudine
Dapsone
5-Flucytosine
Foscarent
Ganciclovir
Interferon-α
Pentamidine
Pyrimethamine
Trimethoprim-sulfamethoxazole

Bailliere's Clinical Haematology 13(2): 215-230, 2000 참조

(2) 약물에 의한 골수억제

사람면역결핍바이러스 감염의 치료에 사용되는 많은 화학요법제들과 이들의 합병증에 의해 골수억제가 흔히 발생한다. 골수억제를 흔히 유발하는 약제들은 표 13에 정리하였다.

(3) 감염과 악성종양에 의한 골수억제

기회감염이나 종양에 의한 골수침윤이 사람면역결핍바이러스 질환의 골수억제에 중요한 원인이 된다. *Mycobacterium avium intracellulare*, *Mycobacterium tuberculosis*나 *Cryptococcus neoformans* 등이 후천성면역결핍증 환자에서 흔하게 골수로 파종된다.

*Pneumocystis jiroveci*와 *Histoplasma capsulatum* 같이 폐 감염이 특징인 균들도 또한 골수를 침범할 수 있다. 비호지킨림프종 중에 특히 small non-cleaved cell(또는 Burkitt's-like) 형은 흔히 골수를 침범한다. 다른 사람면역결핍바이러스 관련 악성종양 중 골수를 침범하는 것으로는 호지킨병과 드물게 카포시육종이 있다.

(4) HIV가 림프구 조혈과 기능에 미치는 영향

CD4+ T림프구의 점진적인 결핍이 진행된 사람면역결핍바이러스 질환의 특징이며, 결국 후천성면역결핍증과 연관된 심한 면역결핍에 이르게 된다. 직접적인 바이러스에 의해 유도된 세포융해가 CD4-gp120 매개 세포융합을 통해 발생하며, 이는 단일 세포사망은 물론 다핵 거대세포의 합포체(syncytia)를 형성하여 그 결과로 감염되지 않은 CD4+ T림프구의 격리를 유도한다. 그러나 이와 같은 감염에 의한 직접적인 세포융해로 인한 단일 세포사망으로는 많은 수의 T림프구 소실을 설명할 수 없기 때문에 T림프구 기능에 대한 사람면역결핍바이러스의 간접적인 영향에 대한 많은 가설이 제안되어 왔다. 감염된 세포들은 세포표면에 표현된 바이러스 단백을 인식하는 사람면역결핍바이러스-특이 세포독성 T림프구에 의해 감소되거나 또는 NK세포의 Fc 수용체가 항바이러스 항체와 결합하여 일어나는 항체의존 세포매개 세포독성에 의해 감소될 수 있다. 감염되지 않은 세포들도 바이러스의 간접적인 영향을 받는다. 자유형의 바이러스 외피 당단백인 gp120이 CD4가 표현된 감염되지 않은 세포와 결합하여 이들 방관자 T림프구들이 사람면역결핍바이러스-특이 세포독성 T림프구나 항체의존 세포매개 세포독성에 의한 공격에 더 취약하게 만들거나 또는 항-사람면역결핍바이러스 항체와 결합하여 gp120으로 입혀진 세포의 포식작용을 유도한다. gp120에 의한 CD4 분자의 봉쇄도 세포의 정상적인 기능을 방해한다. 바이러스는 또한 감염에 대한 감수성을 증가시키고 궁극적으로 이들 분획의 결핍을 일으키는 초항원과 유사한 과자극 효과를 보이기도 한다. CD4 분자들이 gp120 매개 교차결합을 하게되면 세포표면의 Fas항원을 상향조절하여 세포자멸사에 대한 감수성이 증가되며, 이로 인해 세포사망이 일어나게 된다.

CD4+ T림프구의 결핍은 B림프구의 항체생성에 의한 세포면역 조절에 불균형을 초래한다. B림프구 기능장애는 사람면역결핍바이러스 감염의 흔한 특징 중에 하나이다. B림프구의 다클론활성이 질병경과의 초기에 일어나며, 이 결과로 면역글로블린 생성의 증가와 항원 특이성 면역반응의 장애가 일어난다. 또한 TNF-α와 IL-6와 같은 시토카인의 과생산이 발생한다. 비록 B림프구는 사람면역결핍바이러스에 의해 직접적으로 감염되지는 않지만 실험실에서 외피 단백인 gp41에 노출된 B림프구가 다클론활성이 되는 것은 흥미로운 일이다.

2) 빈혈

빈혈은 사람면역결핍바이러스 감염에서 가장 흔하게 보이는 혈액학적 이상소견으로 질병이 진행함에 따라 발생빈도가 증가하여 무증상 혈청양성자는 18%, 초기증상을 가진 환자는 50%, 후천성면역결핍증 환자에서는 75%에서 나타난다. 전형적으로 정적혈구성 정색소성 빈혈의 양상을 보이며, 망상적혈구 수는 감소되어 있다. 철 저장량은 대부분 정상이거나 증가되어 있고, 혈청 철과 총철결합능은 감소되어 있어 만성질환에 동반된 빈혈 소견을 보인다. 치료하지 않은 빈혈은 빈혈이 없는 사람면역결핍바이러스 양성자와 비교하였을 때 사망률 증가와 관련되지만 빈혈을 치료하면 이런 위험은 감소하는 것으로 보고되어 있다.

(1) 원인

사람면역결핍바이러스 질환에서 빈혈의 주된 여러 원인을 표 14에 정리하였다.

혈색소나 헤마토크리트 치의 감소가 발견되면 말초혈액검사, 적혈구 지표, 망상적혈구지수, 혈청 빌리루빈, 철분검사, 비타민 B12나 엽산치와 원인불명의 불응성 빈혈이 있는 경우는 골수검사와 혈청 적혈구조혈인자(erythropoietin)치까지 세밀하게 측정해야 한다. 또한 기회질환을 세심하게 배제하여야 한다. 비정형결핵감염이 후천성면역결핍증 환자의 빈혈에 흔한 원인으로 수혈이 필요할 정도로 심한 경우가 흔하다.

Parvovirus B19 감염은 조혈기능에 현저한 영향을 불러일으킨다. 이 바이러스는 적혈구 전구세포인 전적아구(pronormoblast)에 선택적으로 감염되어 진정적혈구계 빈혈(pure red cell anemia)를 일으킨다. Parvovirus B19 감염의 진단은 중합효소연쇄반응법이나 골수검사로 하며, 골수검사에서 거대전적아구, 세포질 공포형성, 호염기성 염색질 응괴 등이 관찰된다. 혈청학적 검사는 검출 가능한 항체 반응이 일어나지 않기 때문에 진단하는데 효과적이지 않다. 특히 이 바이러스에 의한 빈혈은 면역글로불린 정맥주사 치료에 반응하기 때문에 감별해야 할 빈혈의 중요한 원인 중 하나이다.

철결핍성 빈혈이 카포시육종이나 림프종에 의한 만성적 혈액 소실과 위장관의 출혈이나 기생충 감염의 결과로 발생할 수 있다. 사람면역결핍바이러스 장질환, 세균성 또는 바이러스성 장관감염 등이 영양흡수불량을 유발하여 비타민 B12나 엽산의 흡수에 장애가 발생할 수 있다.

일부 치료약제는 특별히 조혈과정에 영향을 미친다. Zidovudine은 진행된 사람면역결핍바이러스 감염환자에서 보이는 빈혈의 주요 원인이 되는

표 14. 사람면역결핍바이러스 질환에서 빈혈의 원인

감염	
세균혈증과 패혈증	비타민 B12 결핍
골수 침윤	
파종성 진균감염	엽산 결핍(영양 결핍 또는 공장 흡수장애)
파종성 미코박테륨 감염	철분결핍
파종성 폐포자충 감염	위장관 출혈
바이러스 감염	
파보바이러스 B19 (Parvovirus B19)	자가면역성 용혈성 빈혈
거대세포바이러스	혈전성 혈소판감소성 자반증
엡스타인-바 바이러스	파종성 혈관내 응고증
HIV-1	비기능항진증
악성종양	
비호치킨스 림프종	약제(표 15 참조)
카포시육종(드묾)	

Bailliere's Clinical Haematology 13(2): 215-230, 2000 참조

데, 거의 항상 평균적혈구용적(MCV)의 상승과 연관 있어 대구증(MCV > 100 fl)을 흔히 동반한다. Zidovudine에 의한 대적혈구성 빈혈은 용량 의존적이며, 대부분 용량을 줄이거나 투여를 중단하면 호전된다. 때때로 zidovudine은 재조합 적혈구조혈인자의 치료에 반응하지 않는 심한 정적혈구성 빈혈을 일으킬 수 있으며, 또는 약제 중단과 재조합 적혈구조혈인자 치료 모두에 반응하지 않는 적혈구무형성(red cell aplasia)과 유사한 심한 빈혈을 일으키기도 한다. 최근 사용중인 다른 항레트로바이러스제들은 이런 골수독성을 공유하지 않는 것으로 알려져 있다. Trimethoprim–sulfamethoxazole (TMP–SMX) 사용이 빈혈과 관련될 수 있는데 드물게 악성빈혈을 일으키기도 한다. 그러나 이들의 영향은 산발적이며 TMP–SMX 사용은 전반적으로 빈혈을 일으킬 수 있는 이차감염을 예방하여 빈혈의 발생을 막아주는 효과가 있다. TMP–SMX, dapsone, primaquine은 용혈성 빈혈을 일으킬 수 있는데, 특히, glucose–6–phosphate dehydrogenase(G–6–PD) 결핍이 있는 환자에서 더 흔하다. 사람면역결핍바이러스 질환에서 사용되는 치료제 중 빈혈을 유발할 수 있는 것은 표 15와 같다.

사람면역결핍바이러스 감염환자의 약 20%에서 직접항글로불린 검사시 양성결과를 나타내지만 실제 자가면역성 용혈성 빈혈은 드물며, 이는 다클론 B림프구 활성의 결과로 추정된다.

(2) 치료

사람면역결핍바이러스 관련 빈혈의 치료는 교정가능한 원인에 집중된다. 철분이나 비타민 B12, 엽산 등은 결핍이 증명되면 보충해 주면 된다. 감염질환은 집중적으로 치료해야되고 parvovirus B19 감염이 밝혀지면 정주용 면역글로불린을 사용하는 것이 일차적인 치료가 된다. 가능하면 골수억제 약제의 투여 용량을 줄이든지 중단하는 것이 원칙이나 이것이 항상 가능한 것은 아니며, 때때로 대체요법을 시행하게 되는 적응증이 된다. 생명을 위협하는 급성 출혈이나 증상이 있는 만성 출혈의 주된 치료는 수혈을 해주는 것이다. 전혈은 빈혈의 빠른 교정과 증상호전을 보이는 장점이 있지만 혈액매개 감염질환인 HTLV–1, 거대세포바이러스, 바이러스

표 15. HIV 감염자에서 빈혈을 일으킬 수 있는 흔한 약제

항레트로바이러스 치료제	
Zidovudine (AZT)	
기회감염증 치료제	
Amphotericin	Primaquine
Dapsone	Pyrimethamine
Flucytosine	Trimethoprim–sulfamethoxazole
Gancyclovir	Trimetrexate
항암 화학요법제	
Interferon	
Anti–RhD	

Bailliere's Clinical Haematology 13(2): 215-230, 2000 참조

성 간염 등의 전파와 동종항체의 형성, 철분 과잉 등의 여러 내재된 위험요소가 있다. 빈혈이 있는 사람면역결핍바이러스 감염자에서 재조합 적혈구조혈인자 치료의 효과는 여러 연구에서 증명되어져 있는데 zidovudine이나 항암치료 후에 생긴 이차성 빈혈에도 효과가 있다. 그러나 적혈구조혈인자의 효과는 치료 전 혈청 적혈구조혈인자가 500mU/mL 이하인 환자로 한정된다. 초기 용량으로 100U/kg를 피하주사로 매주 3회 투여하는 것이 추천된다. 혈색소치를 5% 이상(0.30~0.33 이상)상승시키는 것이 치료목표이다. 4~8주 치료 후에도 반응이 없는 경우 50U/kg씩 증량 한다. 혈색소치가 목표치만큼 올랐거나 최대 용량인 300U/kg에 도달 할 때까지 매 4~8주마다 추가적으로 증량하는 것이 추천된다. 치료 중 체내 철분량을 자주 측정하여 필요하면 보충하여 준다.

3) 중성구 감소증

중성구 감소증이 사람면역결핍바이러스 감염자에서 흔히 관찰되며, 중성구 감소증의 정도가 면역저하의 정도와 직접적인 연관성을 보인다. 임상적으로 의미 있는 중성구 감소증은 무증상 환자에서 5~10% 관찰되며, 심하게 면역이 저하된 환자에서는 50~70%에서 나타난다.

(1) 원인

다른 세포의 감소증과 마찬가지로 사람면역결핍바이러스 관련 중성구 감소증의 원인은 다양하다. 사람면역결핍바이러스가 골수 전구세포에 직접 영향을 주거나 골수의 미세환경의 이상조절이 중성구 감소증의 한 원인일 것으로 추정된다. 건강한 사람의 원시 골수 전구세포가 사람면역결핍바이러스 감염자의 골수를 같이 배양하면 그 성장이 억제된다. 더군다나 G-CSF의 혈중치는 정상인과 비교해 사람면역결핍바이러스 감염자에서 감소하여 있다. 사람면역결핍바이러스 감염자 중 면역형광법으로 측정한 과립구 결합 항체가 30%에서 검출된다. 사람면역결핍바이러스 질환에서 흔한 중성구 감소증의

표 16. 사람면역결핍바이러스 질환에서 중성구 감소증의 흔한 원인

감염		
	세균혈증과 패혈증	사람면역결핍바이러스
	브루셀라증	인플루엔자
	거대세포바이러스	감염성 간염
	뎅기열	리슈마니아증(Kala-azar)
	파종성 진균감염	살모넬라증
	파종성 미코박테륨 감염	야토병
	엡스타인-바 바이러스	
종양		
	비호지킨스 림프종(특히, small non-cleaved cell 아형)	
	다른 악성종양의 골수 전이	
약제(표 13 참조)		

Bailliere's Clinical Haematology 13(2): 215-230, 2000 참조

원인을 표 16에 요약하였다.

중성구 감소증은 종종 사람면역결핍바이러스의 다양한 치료를 제한하기도 한다. 항레트로바이러스제 중 zidovudine이 두드러지게 치료 용량에서 중성구 감소증과 빈혈을 일으키며, 이로 인해 용량을 줄여야하는 경우가 있다. 중성구 감소증을 일으키는 다른 약제로는 거대세포바이러스에 의한 망막염에 사용되는 ganciclovir, 폐포자충 폐렴에 사용되는 trimethoprim−sulfamethoxazole, 중추신경계 톡소포자충증에 사용되는 pyrimethamine−sulfadiazine, 파종성 대상포진이나 단순포진에 사용되는 acyclovir, 항암화학요법제 등이 있다. 사람면역결핍바이러스 감염자는 비록 중성구 수의 감소가 없다고 하더라도 세균감염에 대한 감수성이 높은데, 이는 아마도 중성구 기능에 이상이 있거나 세망내피계의 제거기능이 불완전하기 때문일 것이다.

(2) 치료

집락자극인자인 재조합 G−CSF와 GM−CSF를 다양한 원인에 의한 중성구감소증의 치료에 사용할 수 있다. 필수적인 치료이나 골수독성으로 치료를 중단해야되는 경우 이들 약제는 치료를 계속 유지할 수 있게 한다. 재조합 G−CSF와 GM−CSF를 피하 주사하면 과립구의 수를 증가시킬 뿐 아니라 기능도 증가시킨다. 재조합 GM−CSF는 단핵구와 호산구 수도 증가시킨다. G−CSF와는 달리 항레트로바이러스 치료를 하지 않는 환자에게 GM−CSF를 투여하면 사람면역결핍바이러스의 증식이 촉진되는 것으로 알려져 있다. 그러나 GM−CSF는 또한 zidivudine의 흡수와 인산화를 증가시켜 항레트로바이러스 효과를 상승시킨다. 그러므로 재조합 GM−CSF는 항레트로바이러스 치료를 받고 있는 환자에 한하여 사용하는 것이 추천된다.

재조합 G−CSF의 초기 1일 용량은 1~5ug/kg이고 10ug/kg까지 증량할 수 있다. 절대 중성구 치가 1,000~2,000/mm^{3}에 도달하면 유지용량으로 300 ug을 일주일에 3회 투여하는 것이 일반적이며, 환자의 반응과 적응정도에 따라 일주일에 1회~7회로 조정할 수 있다. 재조합 GM−CSF의 초기 투여 용량은 하루 250ug/kg이고 유지용량은 하루 5~10ug/kg로 일주일에 1회~7회 투여한다. 두 약제 모두 환자들이 비교적 잘 순응한다. 재조합 G−CSF의 흔한 부작용으로 근골격통이 있을 수 있으며, 다른 부작용은 일반적으로 경하나 배뇨곤란, 주사부위의 국소적인 반응, 경한 간효소, LDH 및 요산 치의 상승이 있을 수 있다. 재조합 GM−CSF의 흔한 부작용으로는 독감−유사 증상이 있을 수 있는데 피로감, 식욕감퇴, 두통, 근육통, 오한, 발열 등의 증상이 발생한다. 그 외에 주사부위의 반응과 호산구증가증이 있을 수 있다.

4) 혈소판 감소증

사람면역결핍바이러스 감염자에서 혈소판 감소증은 흔히 관찰되는 소견이며, 임상경과 중 약 40%의 환자에서 관찰된다. 진단 당시 10%의 환자에서 혈소판 감소증이 일차적 임상 양상으로 나타나기 때문에 새로이 진단된 혈소판 감소증을 보이는 환자에서 사람면역결핍바이러스 검사를 고려해야한다. 사람면역결핍바이러스 양성자는 초기 무증상기나 진행된 후천성면역결핍증 시기 어느 단계에서든 단독으로 혈소판 감소증을 보일 수 있으며 전반적인 예후와는 무관하다. 사람면역결핍바이러스 질환에서 혈소판 감소증은 일차성 사람면역결핍바이러스-관련 혈소판 감소증과 이차성 혈소판 감소증으로 나누어 볼 수 있다. 이차성 혈소판 감소증은 여러 원인에 의해 발생할 수 있으며 이를 표 17에 요약하였다.

표 17. 사람면역결핍바이러스 질환에서 이차성 혈소판 감소증의 원인

감염	세균	균혈증과 패혈증 바르토넬라증 에를리히아증
	기생충	톡소포자충증 바베시아증
	바이러스	거대세포바이러스 엡스타인－바 바이러스 풍진 사람면역결핍바이러스
	미코박테륨	파종성 결핵 감염 파종성 비정형결핵 감염
	진균	히스토플라스마증 콕시디오이데스진균증
악성종양		카포시육종 비호지킨 림프종 전이성 악성종양
약제		Acyclovir 항암제 Cidofovir Flucytosine Foscarnet Ganciclovir Interferon Ketoconazole Pentamidine Pyrazinamide Pyrimethamine Rifabutin Rifampiin Trimethoprim－sulfamethoxazole Trimetrexate
비장기능항진증		만성 바이러스성 간염 간경변
혈전성 혈소판감소성 자반증		
파종성 혈관내 응고증		

Bailliere's Clinical Haematology 13(2): 215-230, 2000 참조

(1) 원인

사람면역결핍바이러스 관련 혈소판 감소증의 원인은 다양하며 혈소판 생성이나 기능장애와 관련이 있다. 사람면역결핍바이러스의 거대핵세포(megakaryocytes)에 대한 직접 및 간접적인 효과로 골수에서 혈소판 생성이 영향을 받는다. 거대핵세포의 일부는 표면에 CD4와 CXCR4를 발현하여 HIV-1의 표적이 되는 것으로 알려져 있다. 또한 원형질막에 바이러스 단백이나 변형된 항원이 표현된 감염 거대핵세포는 면역계의 공격에 민감하게 된다. 거대핵세포의 분화에는 많은 성장인자와 시토카인이 필요한데 사람면역결핍바이러스 감염으로 이들의 변화를 초래하여 혈소판 생성을 억제하는데 관여한다.

일차성 사람면역결핍바이러스 관련 혈소판 감소증의 가장 흔한 원인은 면역매개에 의한 혈소판 파괴이다. 이는 임상적으로 특발성 혈소판감소성 자반증과 유사한 특징을 보인다. 환자들은 골수 거대핵세포의 수가 정상이거나 증가해 있고 적혈구 과형성이 관찰된다. 혈소판 당단백인 gpIIb 또는 gpIIIa에 대한 혈소판 특이 항체가 발견되며, 또한 흥미롭게도 사람면역결핍바이러스의 외피 당단백인 gp160/120과 혈소판의 gpIIa/IIIb는 같은 epitope을 공유한다는 증거가 있어 항-gp160/120 항체가 혈소판 당단백에도 교차 반응하여 일부환자에서 혈소판이 면역학적으로 파괴되는데 관여한다. 혈전성 혈소판감소성 자반증이나 용혈성 요독 증후군은 비면역학적으로 말초에서 혈소판이 파괴되는 예로 사람면역결핍바이러스 양성 환자들에서 흔히 발생할 수 있다.

혈소판 감소증이 약물 부작용으로도 나타날 수 있으나 이로 인해 용량을 제한해야되는 경우는 매우 드물다. 사람면역결핍바이러스 감염자에서 혈소판 감소증의 또 다른 원인으로 림프종이나 미코박테륨 또는 진균 감염에 의한 골수침범이 있을 수 있다.

(2) 치료

혈소판 감소증의 이차적 원인을 감별한 후에는 여러 가지 치료방법을 고려할 수 있다. 치료방법의 선택은 혈소판 수와 치료 중 생길 수 있는 독성, 다른 동반질병 등을 고려하여 선택할 수 있다. Zidovudine이 여전히 사람면역결핍바이러스 관련 혈소판 감소증의 주 치료가 된다. 치료 시작 후 사람면역결핍바이러스 감염자의 50% 이상에서 12주 내에 혈소판 수가 평균 3배 정도 증가한다. 강력한 항레트로바이러스 치료도 혈소판을 증가시키는데 도움이 되는 것으로 알려져 있다.

혈소판 감소증이 심할 경우에는 정주용 면역글로블린을 투여하면 현저하고 빠르게 혈소판 수를 호전시킬 수 있다. 정주용 면역글로블린의 효과는 망상내피계의 Fc 수용체를 포화시켜 항체에 둘러 쌓인 혈소판의 파괴를 막기 때문인 것으로 알려져 있다. 코르티코스테로이드도 일부환자에서 효과가 있는 것으로 알려져 있으나, 이차감염의 우려가 있고 카포시육종을 악화시킬 수 있어 오랜 기간 사용은 피하는 것이 좋다. 사용해 볼 수 있는 다른 약제로는 vincristine, interferon-α, 고용량 아스코르빈산, 저용량 비장 방사선치료 및 비장절제 등이 있다.

5) 혈액응고장애

사람면역결핍바이러스 감염자에서 혈액응고장애의 대부분은 항인지질항체(antiphospholipid antibody)에 의해 유발되며, 사람면역결핍바이러스 양성자의 20~70%에서 이 항체가 발견된다. 항인지질항체가 존재하면 대개는 이 항체의 한 종류인 루프스 항응고물질에 의해 혈소판감소증과 함께 활성화 부분 트롬보플라스틴시간(aPTT)이 연장되고, 프로트롬빈시간(PT)이 경하게 상승하며, 러셀바이퍼 베놈시간의 이상이 초래된다. 지혈이 잘 되지 않아 출혈성 경향이 증가하는 것 외에도 이들 항체는 혈전색전성 합병증의 위험을 증가시킬 수 있는데, 사람면역결핍바이러스 감염자에서도 같은 합병증이 발생하는지는 명확하게 밝혀져 있지 않다. 항인지질항체를 갖고 있는 환자의 일부는 항카디오리핀항체를 가지고 있다.

사람면역결핍바이러스 감염자에서 혈전성 혈소판 감소성 자반증(thrombotic thrombocytopenic purpura)의 빈도가 더 증가하는 것으로 알려져 있으며, 사람면역결핍바이러스에 감염되지 않은 환자와 동일하게 발열, 혈소판 감소, 미세혈관병성 용혈성 빈혈, 신부전 및 신경학적 장애 등 5가지 특징적인 임상소견을 보인다. 이 질환은 흔히 장출혈성 대장균인 *E. coli* O157 : H7감염과 관련이 있다. 치료는 사람면역결핍바이러스 감염상태라 하더라도 혈장교환수혈이 추천되며, 혈소판 수혈은 임상소견을 악화시킬 수 있으므로 혈전성 혈소판감소성 자반증 환자에서는 금기사항이다. 스테로이드 사용은 면역억제를 더 조장할 수 있고 효과가 분명하지 않기 때문에 추천되지 않는다.

참고문헌

1. Evans RH, Scadden DT. Haematological aspects of HIV infection. Bailliere' s Clinical Haematology 13(2): 215−230, 2000
2. Scadden DT, Groopman JE. Hematology and Oncology in AIDS, In: Goldman L, Ausiello D, eds. Cecil textbook of medicine. 22nd ed. p2173−2175, WB Saunders, Philadelphia, 2004
3. Fauci AS, Lane HC. Human immunodeficiency virus (HIV) disease: AIDS and related disorders, In: Braunwald E, Fauci AS, Kasper DL, Hauser SL, Longo DL, Jameson JL, eds. Harrison's Principles of Internal Medicine. 15th ed. p1889−1890, McGraw−Hill, New York, 2001

10. 신경계 질환

사람면역결핍바이러스 감염과 관련된 신경계 질환은 재원기간의 연장, 고가의 병원비, 생존율의 감소와 직결되므로 이들 질환을 조기에 발견하고 치료 하는 것은 매우 중요하다. 그러나 후천성면역결핍증 환자에서 발생하는 신경계 질환의 범주는 실로 광범위하고 발병 빈도 및 정도에 있어 다양한 차이를 보이기 때문에 진단이 용이치 않은 경우가 흔하므로 주의를 요한다(표 18).

신경조직은 사람면역결핍바이러스의 직접적인 감염의 결과로서 혹은 기회감염이나 치료의 부작용에 의하여 간접적으로 이환될 수 있다. 사람면역결핍바이러스 감염의 초기에 비교적 흔한 신경계 질환으로는 무균성 수막염, 급성 뇌병증, 염증성 탈수초성 말초신경증, 대상포진 신경근염(herpes zoster radiculitis)이 있다. 인지기능 장애, 감각 신경병증, 근병증, 기회감염, 악성종양은 전형적으로 중간 정도부터 아주 심한 중증의 면역결핍 환자에서 생긴다. 후천성면역결핍증 환자의 7~20%에서 신경계

표 18. 사람면역결핍바이러스 감염자에서의 신경계 질환

기회감염
- 톡소플라스마증
- 크립토콕쿠스증
- 진행다초점백질뇌증 (Progressive multifocal leukoencephalopathy)
- 거대세포바이러스증
- 매독
- 결핵
- HTLV-1 감염

종양
- 일차성 중추신경계 림프종
- 카포시육종

HIV-1 감염의 결과
- 무균성 수막염
- 후천성면역결핍증 치매 복합체 (AIDS dementia complex/HIV encephalopathy)
- 척수병증
  - 공포성 척수병증 (Vacuolar myelopathy)
  - 감각성 실조
  - 지각이상
- 말초신경병증
  - 급성 탈수초성 다발신경병증 (Acute demyelination polyneuropathy)
  - 다발홑신경염 (Mononeuritis multiplex)
  - 원위부 대칭성 다발신경병증
- 근병증

from Harrison's principles of internal medicine. 대한내과학회편. 2003; 1952.

표 19. 연령에 따른 후천성면역결핍증 정의 신경계 기회질환

	성인/청소년 명(%)	13세 미만 아동 명(%)	합계 명(%)
사람면역결핍바이러스 뇌병증	1,196 (5)	108 (23)	1,304 (5)
중추신경계 톡소플라스마증	1,073 (5)	3 (1)	1,076 (4)
거대세포바이러스 망막염	811 (3)	9 (2)	820 (3)
일차성 중추성 림프종	170 (1)	1 (0)	171 (1)
전체 감염자 총수	23,527	473	24,000

from HIV/AIDS surveillance report. Atlanta: Center for Disease Control and Prevention, 1997; 9: 18

표 20. HIV-1 감염과 동반된 26예의 신경계 합병증

	임상단계 C3 (n=23)	임상단계 A1 to C2 (n=3)
HIV-1 관련 치매복합체		
사람면역결핍바이러스 치매	3	
사람면역결핍바이러스 관련 경도 인지운동장애	6	1
신경근 질환		
원위부 대칭성 다발신경병증	8	1
만성 염증성 탈수초성 다발신경병증	1	
국소성 중추 질환		
진행다초점성백질뇌증	1	
일차성 중추신경계 림프종	2	
기타		
크립토콕쿠스 수막염	1	
연성 신경학적 징후 단독	1	1

from Kim HJ. Neurologic complications of HIV-1 infection. J Korean Med Sci 2003; 18: 149

증상이 후천성면역결핍증의 첫 증상일 수 있다. 후천성면역결핍증을 시사하는 가장 흔한 신경계 기회질환으로는 사람면역결핍바이러스 치매, 중추신경계 톡소플라스마증, 거대세포바이러스(CMV) 망막염, 일차성 중추신경계 림프종이 중요하다(표 19). 국내의 현황에 대해서는 아직 잘 알려진 상태는 아니지만 원위부 대칭성 다발신경병증, 후천성면역결핍증 연관 치매, 림프종의 순으로 신경계 질환이 발생하였다는 보고가 있다(표 20).

1) 기회감염

사람면역결핍바이러스 감염에 의한 신경계 손상에 부가하여 다양한 기회감염이 신경계에 국소적 혹

은 미만성 손상을 유발한다. 바이러스에 의한 기회감염으로는 거대세포바이러스(CMV) 감염증, 대상포진바이러스(VZV)에 의한 감염증, 진행다초점백색질뇌증(progressive multifocal leukoencephalopathy; PML)이 대표적이며, 톡소포자충증, 크립토콕쿠스증, 결핵, 매독 등이 비바이러스성 감염증으로 비교적 흔하다.

(1) 바이러스 감염

가. 거대세포바이러스 감염

㉮ 거대세포바이러스 뇌염

이 뇌염은 수 주 이상에 걸쳐 나타난다. 진행하는 혼돈이나 지남력 이상으로 증상이 발현된다. 두통, 발열이 흔히 수반되며 의식의 둔탁과 혼수로 이어지기도 한다. 국소신경학적 결손 징후는 현저하지 않다. 염증 반응이 뇌간부에 현저하여 뇌신경 이상, 안구진탕, 핵간마비, 안구주시 이상, 실조, 사지마비 등이 나타나기도 한다. 때로는 뇌실염으로 인하여 점진적인 뇌실 확장이 관찰되기도 한다. CMV 혈관염에 의한 뇌경색이나 뇌출혈도 가능하며, 뇌경색은 단계적으로 진행을 할 수 있다. 드물게 감염 부위가 종괴성 변화를 보이기도 한다. CMV 뇌염에서 전신적 CMV 감염도 아주 흔히 동반되며, 부검하여 보면 신경계 밖에서 감염의 증거를 흔히 찾을 수 있다. CMV 망막염의 치료를 지속적으로 유지함에도 불구하고 뇌염으로 진행도 가능하다.

정상이거나 경한 위축을 보일뿐이어서 뇌영상검사의 가치는 비교적 낮다. 비특이적 소견으로는 수막 조영증강효과, 국소뇌경색, 반지고리모양 조영증강효과, 출혈성 종괴, 뇌실확장 등이 있다. 뇌척수액에서는 단백증가, 당 감소, 다형백혈구 증다증이 관찰되며, CMV 배양은 민감성이 떨어지며, CMV PCR 방법이 진단에 유용하다.

㉯ 괴사성 척수염 및 다발성신경근병증

이 두 가지 질환은 단독 혹은 서로 혼합되어 나타난다. 점진적인 사지마비, 말초신경 침범에도 불구하고 건반사가 유지되거나 증가되는 소견, 괄약근 이상, 척추 손상시 감각소실 양상 등이 주된 임상 소견이다. 척수 전반에 걸친 괴사가 병리적 소견이나 간혹 후주(posterior column)에 탈수초성 변화를 나타낸다. 후천성면역결핍증과 연관된 다발신경근척수병증 환자 103예를 분석한 결과, 13%에서는 다른 증상보다 다발신경근척수병증 증상이 먼저 나타났다는 보고도 있다. 후천성면역결핍증에서 급성마미증후군(acute cauda equina syndrome)의 발현은 주로 CMV 감염을 시사하나 림프종의 침범, 매독, 톡소플라즈마증, 크립토콕쿠스증, 단순헤르페스바이러스 감염, 일반 세균성 수막염 등과의 감별을 요한다.

㉰ 다발성 신경염

부검 연구에 의하면 CMV는 후천성면역결핍증 신경근병증의 27%를 차지한다고 한다. 이러한 빈도에도 불구하고 점진적인 다초점성 운동감각 말초신경병증은 아주 드물다. 신경염은 일단 발생하면 임상적으로 아급성 경과를 취하며, 지각이상이 급격한 근위약으로 이어지는 것이 전형적이다. 근위약은 비대칭적일 수도 있으며 현저한 근위축이 동반된다. 전기생리학적으로는 축삭형 변화를 보이며, 신경생검에서는 신경내막의 미세혈관 주위로 염증세포의 침윤을 동반한 괴사성 신경염을 보인다.

나. 진행다초점백색질뇌증(PML)

이 질환은 1958년에 탈수초, 거대 별아교세포(giant astrocyte), 비정상적 핵을 지닌 희소돌기아교세포 등의 특징적인 신경병리 소견에 근거하여 규명된 질환이다(그림 28). 병변은 주로 백질에 국한되어 다초점성으로 진행하는 양상을 취한다. Polyoma virus의 일종인 JC virus가 원인이며, 드물게는 SV 40, BK

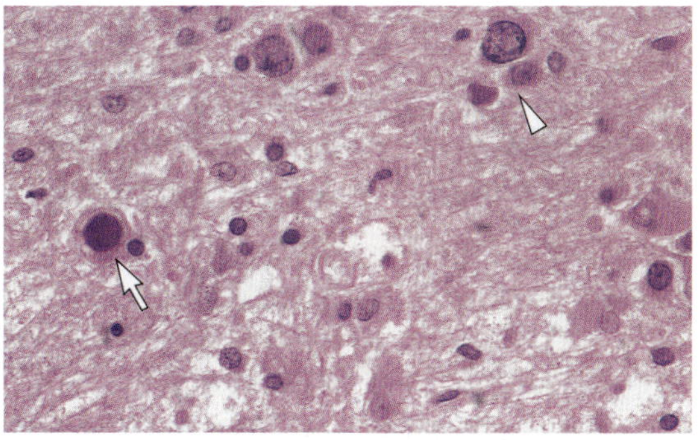

그림 28. **진행다초점백색질뇌증의 병리소견**

virus가 원인이다.

과거에는 만성림프구 백혈병이나 림프종에 의한 세포매개성면역결핍이 이 질환의 주요 원인 질환이 되었으나 최근 15년간에는 주로 후천성면역결핍증 환자에서 호발하며 전체 후천성면역결핍증의 5%에서 동반된다고 한다.

임상 양상은 뇌의 어떤 부위가 침범 되었느냐에 따라 달라지는데, 반신마비가 가장 흔한 초기 증상이다. 보행이상, 언어장애, 발음이상, 인지기능장애, 피질맹도 관찰된다. 백질을 주로 침범함에도 불구하고 간혹 실행증, 얼굴인식불능증(prosopagnosia), 좌측 무시증(left side neglect), 거쯔만증후군(Gerstmann's syndrome) 같은 국소적 인지기능이상을 보일 수 있으며, 기억력 장애나 성격장애 같은 미만성 증상도 흔하다.

자기공명영상 검사는 진단에 아주 유용한데, T2에서는 고신호강도를 T1에서는 저신호강도를 보이는 병변이 주로 두정후두엽의 백질에서 관찰되며 피질하 U-섬유를 침범한다(그림 29). 1/3에서 후두개와를 침범하며, 조영증강이 전형적이진 않으나 9%에서 병변 주위에 옅은 테 조영증강을 보인다. 일반적 뇌척수액검사는 진단에 도움이 되지 않으며, JC virus 중합효소연쇄반응이 유용한 진단법이다. 김 등(2004, 감염과 화학요법)은 입체정위 뇌생검으로 해당 질환을 진단하고 고강도 항레트로바이러스 치료를 시행한 1예를 보고하였다. 통상적으로 이 질환에 이환되면 통상적으로 1개월에서 18개월(평균 4개월) 사이에 사망한다.

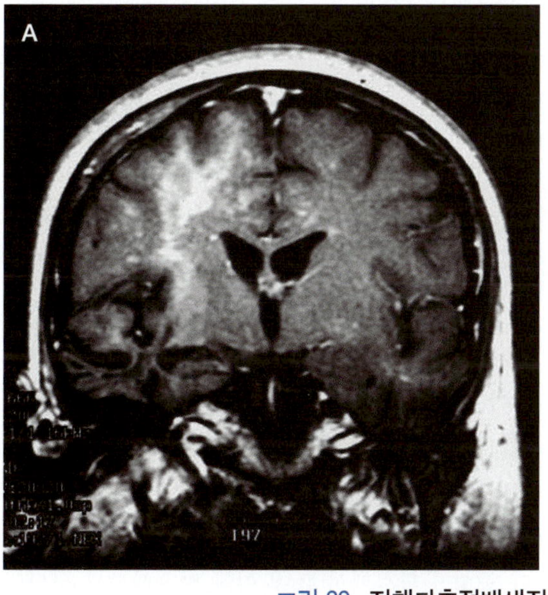

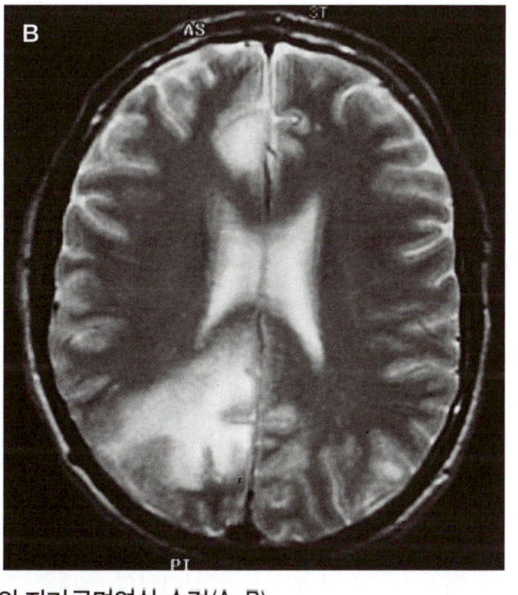

그림 29. **진행다초점백색질뇌증의 자기공명영상 소견(A, B)**

다. 수두바이러스 감염

후천성면역결핍증 환자의 varicella-zoster virus (VZV)에 의한 신경계 감염증에는 VZV 신경근염 이외에도 5가지 병리적 유형으로, 다초점성 뇌염 (multifocal encephalitis), 뇌실염, 괴사성 혈관염을 수반하는 급성 수막척수근병증, 국소 괴사성 척수염, 뇌경색을 동반하는 혈관병증이 보고되었다.

㉮ VZV 신경근염

사람면역결핍바이러스 감염에서 이 질환은 아주 흔하며 첫 증상이 되기도 한다. 한 연구에서 약 73%의 환자에서 발생하였다고 하며, 일반 대중보다 17배의 빈도를 보인다고 한다. 통증과 함께 수포성 피부 발진이 신경의 피판 분포를 따라 나타남이 특징이다. 간혹 항레트로바이러스제의 치료 초기에 이러한 VZV 감염이 흔히 나타나기도 한다. 이러한 신경근염의 존재가 후천성면역결핍증의 급격한 악화를 의미하지는 않는다.

㉯ VZV 뇌염

수 주 이상 아급성으로 진행하는 두통, 발열, 인지기능장애, 섬망, 발작, 다양한 국소뇌기능장애를 보이며, 간혹 18개월 이상 진행하는 만성 경과를 보이기도 한다. 영상검사는 비특이적이며, 뇌척수액에서는 중등도의 임파구 증가, 단백 증가 및 정상 당치를 보여 바이러스 감염과 일치하는 소견을 보인다. 뇌척수액에서 VZV를 직접 배양하기는 어렵고, VZV 특이 IgG 항체나 중합효소연쇄반응 방법이 진단에 유용하다.

㉰ VZV 척수염

피부 VZV 감염의 1% 미만에서 척수염이 동반된다. 피부 발진 후 3주경에 척수 침범의 증상을 나타내며, 이후 3주에 걸쳐 신경학적 이상이 최대로 진행하는 양상이 전형적이다. 자기공명영상에서 조영증강이 없는 척수내 병변으로 척수가 팽대되어 보일 수 있으나 때로는 정상이거나 수막염의 소견만 보이기도 한다.

(2) 비바이러스 감염

가. 톡소포자충증

*T. gondii*는 정상의 인간 숙주에게는 심각하지 않은 감염을 유발하므로 상대적으로 양성인 기생충이다. 그러나 세포 면역이 손상된 경우 이들 잠복성 기생충의 재활성화는 중추신경계에 심각한 기회감염을 유발한다. 톡소포자충 감염은 후천성면역결핍증에서 특히 중요한데, 대뇌에 종괴를 형성하는 가장 흔한 원인이기 때문이다. 대부분의 톡소포자충 뇌염(toxopalsma encephalitis)은 전형적인 임상 양상을 나타내지만, 비전형적인 임상 양상을 보이는 경우도 있다. *T. gondii*는 적절한 항생요법에 반응을 보이는 편이므로 후천성면역결핍증 환자를 돌보는 의사들은 이러한 다양한 발현 양상에 익숙해지는 것이 중요하다. 또한 톡소포자충증은 인지되지 못한 사람면역결핍바이러스 감염 환자에서 첫 임상 증상을 나타내는 원인이 될 수 있으므로 임상적인 특징들에 대해 친밀해지는 것이 요구되며, 특별한 원인 없이 톡소포자충증을 보이면 한번쯤은 후천성면역결핍증을 고려해 보아야 한다. 후천성면역결핍증 치료에 있어 심각한 면역 저하가 발생하였을 때 *T. gondii*에 대한 일차적인 예방요법을 시작하는 것이 일반적인 관행이지만, 이러한 예방에도 불구하고 실패의 예가 간혹 보고되고 있다.

이 질환은 일반적으로 사람면역결핍바이러스 감염의 후기 합병증으로 CD4+ T림프구 수가 200/μL 미만인 환자에서 발생하며 이전 감염의 재활성화에 의하여 발생한다고 여겨진다. 항체 음성인 환자보다 양성인 환자에서 10배 이상 발생하므로 사람면역결핍바이러스 감염이 진단되면 톡소포자충 IgG

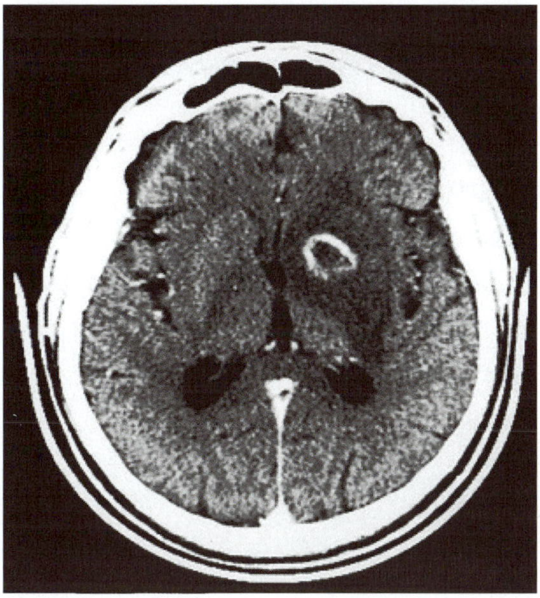

그림 30. 톡소포자충증

항체를 측정하여야 한다. 항체 음성인 경우 초감염의 위험을 줄일 수 있도록 덜 조리된 고기를 피하고 흙을 만지거나 고양이의 집을 청소한 이후에는 손을 잘 씻도록 주의를 주어야 한다. 국소신경장애로 간질발작, 편측마비, 실어증을 보일 수 있고 동반된 뇌부종 때문에 정신착란, 치매, 혼수상태로 빠질 수 있다.

진단은 자기공명영상 검사로 다발성 병변이 관찰되면 추정 가능하다. 병변이 하나일 경우도 있으나 대개는 여러 위치에서 다발성 병변을 보인다. 조직병리 소견으로는 중심부 괴사를 동반한 염증 소견을 보이며 이 때문에 반지고리 모양의 조영증강효과를 나타낸다. 자기공명영상 검사가 여의치 않을 경우 조영제를 두 배 주입한 컴퓨터 단층촬영을 하면 다발성 병변을 발견하는데 좋다. 병변 주변부에 대개 부종이 동반된다. 사람면역결핍바이러스 감염에서 하나 혹은 여러개의 조영증강을 동반한 종괴가 발견되면 톡소포자충증과 함께 림프종과의 감별을 요하며 빈도는 낮으나 결핵, 진균, 세균에 의한 농양과도 감별이 필요하다(그림 30).

확진은 뇌조직검사에 의하나 뇌조직검사는 침습적이어서 합병증이 동반될 수 있으므로 경험적 치료 2~4주 이후 호전이 없으면 조직검사를 시행하는 것이 고려된다. 만약 *T. gondii*에 대한 항체가 음성이면 어떤 병변이 톡소포자충에 의할 확률은 10% 미만이다. 이런 경우에는 뇌조직검사 등 더 적극적인 수단을 활용할 필요가 있다. 표준 치료로는 sulfadiazine과 pyrimethamine으로 최소 4~6주간 투여하고 leucovorin을 병용 투여한다.

대체요법으로는 pyrimethamine+clindamycin, pyrimethamine+azithromycin+rifabutin, pyrimethamine+atovaquone을 투여하는 방법이 있다. 톡소포자충 뇌염을 앓은 환자는 재발이 흔하여 sulfadiazine, pyrimethamine, leucovorin으로 유지요법을 한다. *T. gondii*에 대한 항체가 양성이고 CD4+ T림프구 수가 100/μL 미만인 경우는 예방요법을 시행하여야 한다. 다행히 폐포자충 폐렴 예방에 효과적인 TMP/SMZ(160mg/800mg)으로 톡소플라즈마증도 예방이 된다. 이후에는 항레트로바이러스 치료가 효과적이기 때문에 CD4+ T림프구 수가 100/μL 이상으로 3~6개월 유지되면 톡소포자충 예방 약제를 중지할 수도 있다.

나. 크립토콕쿠스증

*Cryptococcus neoformans*는 후천성면역결핍증 환자에서 신경계 진균성 감염의 가장 흔한 원인으로 주로 수막염을 유발한다. 사람면역결핍바이러스 감염자의 약 2%에서 첫 후천성면역결핍증 정의 질환으로 발현하며 CD4+ T림프구 수가 100/μL 미만인 환자에서 흔히 발생한다. 후천성면역결핍증 환자의 6~10%에서 이 진균 감염이 발병하였다는 보고가 있다.

발열, 오심, 구토, 의식변화, 수막자극 징후를 동반하는 아급성 수막염의 임상 양상을 취하며 간질

발작이나 국소신경학적 이상 등의 징후는 비교적 흔치 않다. 뇌척수액검사는 정상이거나 백혈구나 단백이 약간 증가하기도 한다. 수막염과 함께 일부 환자에서는 크립토콕쿠스종괴(cryptococcoma)가 관찰되기도 한다.

약 1/3의 환자에서 폐 침범이 동반된다. 드문 양상으로는 피부 병변, 림프절 침범, 구강점막 침범과 이로 인한 궤양, 관절염, 위장관염, 심근염, 전립선염 등이 있다. 전립선은 저장소의 역할을 한다.

수막염의 진단은 뇌척수액에서 먹물 검사나 항원검사로 가능하다. 크립토콕쿠스종괴는 조직검사가 필요하다.

치료는 amphotericin B를 1일 0.7mg/Kg로 정주하며 flucytosine 25mg/Kg로 하루 4회 경구로 2주간 투여한 후 fluconazole 400mg을 8주 동안 매일 경구투여한다. 유지요법으로는 fluconazole 200mg을 계속 투여한다.

사람면역결핍바이러스 환자는 *Cryptococcus neoformans*의 노출을 완전히 피할 수는 없으나, 심하게 오염된 지역은 피해야 한다. 크립토콕쿠스증이 상대적으로 흔하지 않고, 예방한다고 하여 생존에 대한 이득이 없고, 잠재적인 약물간 상호작용과 독성이 있으며, 항진균 약물내성균주가 생길 가능성이 있고, 고가이므로, 항진균 예방은 일반적으로 권장되지 않는다. Fluconazole과 itraconazole로 항진균 예방을 하면 병이 진행된 환자에서 크립토콕쿠스증의 빈도를 줄일 수 있으며, 그러한 치료는 CD4+ T림프구 수가 50/μL인 환자에서 고려될 수 있지만, 이로 인한 이득이 해보다 적을 수 있다. 크립토콕쿠스 감염에 대해서 완전하게 초기 치료를 받은 환자는 항레트로바이러스 치료에 의해 면역기능이 회복된 경우가 아니라면 fluconazole로 억제하는 치료를 평생 받아야 한다. 항레트로바이러스 치료를 통해서 CD4+ T림프구 수가 100~200/μL 이상으로 회복되고, 6개월 이상 유지된 환자에서는 크립토콕쿠스증의 재발 가능성이 극히 드물다. 이러한 환자에서는 fluconazole 중단을 고려해 볼 수도 있다.

다. 결핵

결핵은 약물 중독자나 저개발국가에서 더 흔하다. 진단과 치료는 후천성면역결핍증 환자가 아닌 경우와 동일하다. 비전형적 결핵균 감염은 뇌조직의 파괴가 더 심하며, 치료 반응도 좋지 않은 경향을 보인다.

라. 매독

후천성면역결핍증환자에서 매독성 수막염과 매독성 뇌염은 점차 증가하는 추세에 있다. 뇌척수액에서 세포 수의 증가 정도가 매독의 활성도를 반영하지 않으며 진단은 전적으로 혈청학적검사로 이루어진다. 후천성면역결핍증 환자가 위양성 매독반응(false positive test for syphilis)을 나타내지는 않을 것으로 추정되나 더 연구 되어야할 과제이다.

2) 일차성 중추신경계 림프종

후천성면역결핍증 환자에서 발생하는 일차성 중추신경계 림프종(primary central nervous system lymphoma; PCNSL)은 아주 심한 면역저하 상태에서 발생하며 주로 질병 말기에 합병되는 경향을 보이나 아주 드물게 후천성면역결핍증의 첫 증상으로 나타나기도 한다. 기회감염의 치료나 예방으로 HIV-1 감염 환자의 생명이 연장됨에 따라 일차성 중추신경계 림프종을 비롯한 림프종의 발생빈도는 증가 추세에 있다. 고강도 항레트로바이러스 치료(highly active antiretroviral therapy)의 도입은 면역체계를 강화시키기 때문에 림프종의 발생 빈도를 낮출 것으로 기대되지만 역학조사로 입증된 바 없다. 이런 치료요법은 림프종의 발생을 억제하기보다는 단순히 발생시기를 을 늦출 가능성도 있다.

뇌조직에는 림프절이나 림프관이 없기 때문에 비호지킨 림프종(non-Hodgkin's lymphoma)의 발생은 의외로 여겨질 수 있다. 일차성 중추신경계 림프종을 설명하는 세 가지 가설이 있다. ①종양세포가 중추신경계에 친화성을 갖는 세포표면 표지자(surface marker)를 가지고 있기 때문에, 이러한 변환된 림프구가 뇌조직에 쉽게 자리를 잡는 경우, ②중추로 들어간 림프구가 변환되어 거기서 집중적으로 증식하는 경우, ③림프종이 신경계 외에서 발생하여 중추로 침투하는 경우로 나누어 볼 수 있다. 악성클론은 환자의 면역체계에 의하여 체계적으로 제거되어야 하지만 뇌조직과 같은 면역-면책 환경(immune privileged environment)에서는 종양의 성장이 차단되지 않아서 일차성 중추신경계 림프종으로 발전할 수 있다.

(1) 진단적 평가

후천성면역결핍증의 일차성 중추신경계 림프종을 치료하기에 앞서 진단을 확고히 할 필요가 있다. 후천성면역결핍증 환자가 아닌 경우 일차성 중추신경계 림프종의 진단은 어렵지 않은데, 즉 영상검사에서 종괴가 발견되면 뇌정위적조직검사(stereotaxic biopsy)를 바로 시행하면 된다. 그러나 후천성면역결핍증에서 뇌조직검사는 가장 마지막 단계로 남겨져야 한다. 이전에는 HIV-1의 오염 때문에 생검이 기피되었다. 생검은 현재에도 비침습적 방법으로 진단이 불가능한 경우에만 시행하는 것이 권장되고 있다. 조직검사 후에 심각한 뇌출혈의 위험이 여전히 있으며, 비침습적이면서 진단적 가치가 상당히 정확한 방법이 개발되었기 때문이다.

그러나 임상 양상은 일차성 중추신경계 림프종의 진단에 특이적이지 않다. 대부분의 환자들은 인지기능이나 지적기능에 장애를 나타내며 이런 증상에 반신마비나 실어증 같은 국소 뇌증상이 동반되기도 한다(표 21). 경련발작도 15%에서 관찰되어 중추성 병변이 있음을 시사하나, 그 자체로 일차성 중추신경계 림프종을 진단할 수는 없다. 두부 자기공명영상은 진단에 필수적인데, 이들 검사에서 일차성 중추신경계 림프종이 단일병변인 경우는 30~50%, 다발성 병변인 경우는 50~70%이며, 대부분 천막상부(supratentorial)에 위치하고, 조영증강효과가 있다. 비감염자의 림프종은 미만성이며 균일한 양상의 조영증강효과를 보이는 반면 후천성면역결핍증에서는 고리 모양, 반점상(patch) 증강효과를 보이는 특징이 있다. 일부 환자이나 조영증강효과를 나타내지 않을 수도 있다(표 22).

후천성면역결핍증 환자의 자기공명영상에서 조영증강효과를 보이는 종괴가 관찰되면 우선은 가장 흔한 공간점유병소인 톡소포자충증을 고려해 보아야 한다. 일차성 중추신경계 림프종은 두 번째로 흔한 종괴성 병변을 이룬다. 그러나 방사선학적으로

표 21. 일차성 중추신경계 림프종의 증상과 징후

인지기능 저하	60%
반신마비나 실어증	35%
간질발작	15%
뇌신경 마비	10%

from Baumgartner JE. J Neurosurg 1990; 73: 206-211.

표 22. 후천성면역결핍증 관련 일차성 중추신경계 림프종 환자의 신경영상검사 소견

다발성 병변: 50~70%
고리모양 조영증강효과 (Ring enhancement)
반점상 조영증강효과 (Patch enhancement)
조영증강효과의 부재 (Non−enhancing): < 10%
탈륨 동위원소의 흡착 (Thallium avid on SPECT)
대사증가 병소 (Hypermetabolism on PET)

from Roenbaum ML. Annl Neurol 1988; 23: 513-516.

는 이 두 가지를 서로 완벽하게 구분하기 어렵다. 또한 후천성면역결핍증의 다른 종괴성 변병−세균성 뇌농양, 진균성 뇌농양, 이차성 뇌종양−과도 감별이 필요하다(그림 31).

컴퓨터 단층촬영이나 자기공명영상에서 중추성 병변이 발견되면 의사들은 우선적으로 부신피질호르몬제를 투여하여 뇌부종을 제거하고 환자의 임상 증상을 개선시키려 한다. 그러나 부신피질호르몬은 림프종에 있어 화학요법제로 작용하여 종괴를 수축시키고 사라지게 하기 때문에 확진 이전에 함부로 사용하지 말아야 한다. 부신피질호르몬 유발성 종양 위축은 비감염자에서는 비교적 흔하지만 후천성면역결핍증 환자에서는 그만큼 자주 발생하지는 않는다.

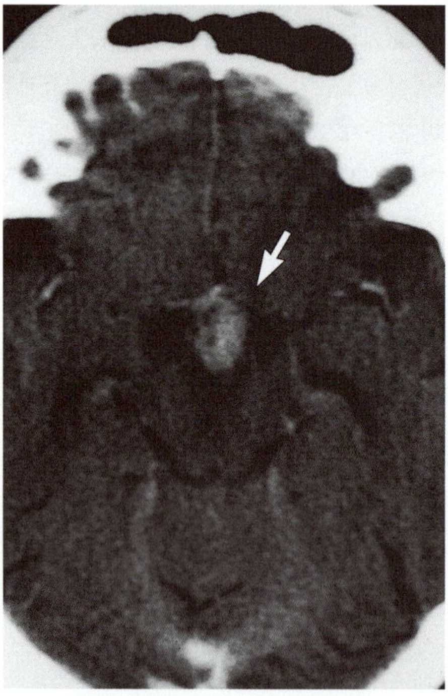

그림 31. 중추신경계 림프종 (CT, MRI)

자기공명영상과 같은 영상검사에서 종괴가 보이면 먼저 톡소플라즈마증 치료를 시행하고 2~3주간 관찰한 다음 자기공명영상을 재촬영하여 종괴가 줄어들지 않았다면 확진을 위하여 조직검사를 진행하는 것도 한 방법이다.

PET나 SPECT와 같은 비침습적 방법을 이용하여 발병 초기에 좀 더 적극적으로 진단에 접근하는 방법도 있다. 일차성 중추신경계 림프종은 PET에서 대사과다(hypermetabolizm)를, SPECT에서 탈륨(thalllium)의 흡착을 보이는데 반하여 톡소플라즈마증은 이와는 반대로 대사저하(hypometabolism)를 보이고 탈륨의 흡착을 보이지 않는다. 후천성면역결핍증의 뇌척수액에서 Epstein−Barr virus DNA가 검출되면 일차성 중추신경계 림프종의 진단에 간접적인 증거가 될 수 있다.

위와 같은 검사를 병용하면 진단 특이성을 최대

로 올릴 수 있어 불필요한 뇌조직 생검을 막을 수 있다. 그러나 다른 검사의 결과가 회의적인 경우 결정적인 단서를 위해 조직검사가 필요하다.

(2) 종양단계 및 평가

일차성 중추신경계 림프종의 진단을 확립하기 위해서는 여러 가지 검사가 필요하다(표 23). 대부분의 일차성 중추신경계 림프종은 신체 다른 부위의 비호지킨 림프종처럼 B-세포 종양이다. 면역저하 환자에서 발생하는 비호지킨 림프종이 림프절에 주로 발생하는 것과는 달리 후천성면역결핍증 환자의 림프종은 대체로 중요 림프절과는 동떨어진 곳에 발생한다.

일차성 중추신경계 림프종에서 뇌실질이 주된 침범 장소가 되나 척수, 연막, 안구 등에도 침범이 가능하다. 척수 자기공명영상과 뇌척수액 세포진 검사가 필수적이며 초자체나 망막 등의 안구침범을 검사하기 위하여 세극등 검사가 필요하다.

종양단계 평가를 위해 완전한 전신검사가 필요한지는 아직 확실치 않다. 비감염자에서 중추성 림프종이 발견되었을 때 다른 신체부위에 림프종이 존재할 확률은 3%이다. 후천성면역결핍증에서 이러한 신체적 발생 빈도는 밝혀지지 않았다. 그러나 후천성면역결핍증에서는 림프절 외의 침범이 흔한만큼 복강골반 컴퓨터 단층촬영이나 골수검사를 시행하여 전신 단계를 평가하는 것이 이론적으로 타당하다. 치료의 선택과 계획은 진단 당시의 신경계 질환의 침범 정도나 신체 질환의 성격에 따라 달라지기 때문에 이러한 종양의 진행 정도 파악은 매우 중요하다.

(3) 치료

치료는 환자의 전신 상태 및 HIV-1 상태를 근거하여 선택하여야 한다. 환자가 낮은 CD4+ T림프구 수와 항레트로바이러스제 불응성을 보이는 불량한 경우라면 증상완화를 위한 치료가 최선이다. 적절한 CD4+ T림프구 수를 유지하며 이전에 기회감염이 없는 양호한 상태라면 좀더 강력한 치료가 요구된다.

일차성 중추신경계 림프종은 치료하지 않으면 2개월 이내에 사망하는 불량한 질환이다. 통상 전뇌방사선조사가 후천성면역결핍증에서 주류를 이룬

표 23. 진단적 평가

두부 자기공명영상
척수 자기공명영상(적절한 증상이 존재하는 경우)
뇌척수액, EBV DNA 포함
두부 PET/SPECT 스캔
안구 세극등 검사
골수검사
배골반 컴퓨터 단층촬영
흉부방사선검사

from The neurologic complication of AIDS. Continuum 2000; 6: 180.

표 24. 사람면역결핍바이러스 치매와 기회 감염의 차이

	사람면역결핍바이러스 치매	CMV 뇌염	PML*
특징	기억, 정신 둔화, 걸음	섬망, 경기, 뇌간 증후	국소 신경증후
경과	수 개월	수 일, 수 주	수 주, 수 개월
전형적 CD4+ T세포 범위	<500	<100	<100
MRI	미만성 위축/심부 백질 미만성 고신호	정상 또는 뇌실주위염	피질하 백질 병변
뇌척수액	비특이적: 면역 활성	PCR +90%	PCR +60%

* PML:진행다초점백색질뇌증
from The neurologic complication of AIDS. Continuum 2000; 6: 31.

다. 최근 비감염자에서 화학요법이 더 우월하다는 보고가 있으나 후천성면역결핍증 환자가 그러한 강력한 치료를 견뎌내기는 어려운 관계로 치료의 목적은 증상 완화와 수명 연장에 있다고 볼 수 있다.

3) HIV 연관 치매(HIV-associated dementia)

항바이러스 제제와 예방적 치료의 발전으로 사람면역결핍바이러스 치매를 포함한 다수의 후천성면역결핍증 신경계 합병증의 빈도는 줄어드는 추세이다. 이러한 발전에도 불구하고, 사람면역결핍바이러스 연관 치매(HIV−D)는 후천성면역결핍증 환자의 약 15% 정도에서 나타난다. 뇌조직은 사람면역결핍바이러스 감염이 제대로 억제되지 않은 경우에 잠복 병소로 작용할 수 있다. 이는 혈액뇌장벽(blood brain barrier)의 독특한 특성 때문인데, 다수의 유용한 항레트로바이러스 약제가 혈액뇌장벽에서 차단되어 중추로 유입이 감소되어 나타난다.

(1) 역학

후천성면역결핍증 임상 증상 발현 후 1~2년 이내에, 많은 환자들에서 인지장애가 관찰된다. 처음에 이러한 정신운동 지연이나 정신 둔화는 신경계 기회감염으로 비롯된 우울이나 섬망 또는 착각으로 오인되었으나, 점차 사람면역결핍바이러스 감염이 치매를 유발함이 알려지게 되었다.

성인 후천성면역결핍증 증례의 단지 3% 만이 후천성면역결핍증 첫 증상으로 치매를 보인다. 전형적으로, 치매는 기질적 증상, 면역 결핍, 그리고 전신적 기회 질환이 나타난 후에 나타난다. 치매의 시작은 잠행성이며, 몇 달에 걸쳐서 아급성으로 진행하지만, 항레트로바이러스제를 쓰지 않은 환자에서는 몇 주에 걸쳐서도 나타날 수 있다. 이와 대조적으로 거대세포바이러스(CMV) 뇌염이나 톡소포자충증 같은 기회 감염은 빠른 경과를 보인다(표 24).

(2) 용어

현재 사람면역결핍바이러스 연관 치매(HIV associated dementia) 혹은 사람면역결핍바이러스 치매(HIV dementia)로 불리는 뇌병증을 기술하기 위해 과거 10년 동안 여러 가지 용어가 도입되어 왔다. 1983년 사람면역결핍바이러스 치매는 아급성 뇌염으로 명명되었다. 1987년에 Navia와 Price는 후천성면역결핍증 치매 복합체(AIDS dementia complex)란 용어를 도입했는데 이는 후천성면역결핍증과 이 증후군에서 중요한 인지장애와 치매, 그리고 빈번히 나타나는 운동장애와 척수병증이 서로 연관되어 발생함을 의미한다. 또한 사람면역결핍바이러스 뇌병증(HIV encephalopathy)이란 용어도 1987년에 후천성면역결핍증 정의 질환의 목록에 추가 되었다. 1991년에 미국신경과학회는 후천성면역결핍증 치매와 척수병증, 신경병증, 인지장애의 아형(minor form of cognitive impairment)에 대한 기준을 제시하였다. 이러한 기준 제시는 임상 소견과 병리 소견과의 연계성 정립과 질병의 자연적 경과, 항레트로바이러스 요법의 반응을 정의하는데 많은 도움을 주었다.

후천성면역결핍증 치매 복합체, 사람면역결핍바이러스 치매, 사람면역결핍바이러스 뇌병증, 그리고 최근에 도입된 용어인 사람면역결핍바이러스 연관 치매 복합체는 동의어이다. 치매로 정의하기에 충분하지 않은 미미한 정도의 인지, 운동, 기능 장애는 사람면역결핍바이러스 연관 소인지/운동장애(HIV－associated minor cognitive/motor disorder)라고 명명한다. 이런 미미한 장애가 항상 명백한 치매로 발전하는지에 대해서는 확실하지 않으므로 용어를 분리하여 사용하는 것이 논리적이다. 사람면역결핍바이러스 뇌염(HIV encephalitis)은 뇌조직에서 사람면역결핍바이러스와 함께 다핵거대세포 뇌염(multinucleated giant cell encephalitis)의 병리적인 소견이 관찰될 때 사용하는 병리학적 용어로 임상적 증후군을 기술하기 위해서는 사용하지 말아야 한다. 사람면역결핍바이러스 연관 치매 복합체는 척수병증이나 신경병증과 같은 다른 사람면역결핍바이러스 연관 신경계 이상을 동반할 수 있으나 이들은 모두 각각 서로 다른 증상, 경과, 치료를 갖는 별도의 질환으로 간주된다. Price 등은 치매 정도를 나타내는 임상적 단계를 개발하였는데, 임상과 연구 목적에서 모두 유용하다(표 25).

(3) 임상 양상

성인에서 사람면역결핍바이러스 치매의 초기 임상 증상은 겉질밑(subcortical involvement)의 침범

표 25. 사람면역결핍바이러스 연관 치매의 임상적 단계

단계	임상 기술
단계 0(정상)	정상 정신, 운동 기능
단계 0.5(의증)	업무와 일상생활 수행에 장애가 없는 미미하거나 애매한 증상. 경한 징후(입다시기 반사, 안구나 사지 운동이 느려짐)가 나타날 수 있음. 보행과 근력은 정상임.
단계 1(경도)	업무와 일상생활에서 요구되는 대부분의 측면은 수행 가능하지만 인지나 운동의 기능적인 이상의 명백한 증거가 있음. 도움 없이 보행 가능.
단계 2(중등도)	스스로를 돌보는 기본적인 활동은 할 수 있으나 일상적인 활동에서 더 요구되는 측면은 할 수 없음. 움직일 수 있으나 지팡이를 필요로 함.
단계 3(중증)	주요 인지 불능이나 운동 장애
단계 4(말기)	거의 식물인간 상태. 지적이며 사회적인 이해와 생산의 황폐화. 거의 또는 절대 말을 할 수 없음. 요실금과 변실금을 보이며, 부전마비 혹은 완전마비를 보임

from Price RW. The AIDS dementia complex. J Infect Dis 1988; 158: 1079-1083.

으로 유발된다. 전형적인 증상은 건망증의 증가, 집중력 감퇴, 성욕 상실, 무감동, 내성적 성격으로 변화, 사회에서 조기 은퇴, 취미에 대한 의욕상실 등이 있다. 환자들은 대화하는 방법, 책이나 그림의 도면을 그리는 방법을 잊으며, 복잡한 일상생활을 마치는데 오랜 시간이 걸린다고 호소한다. 단기 기억 이상으로 인하여 약속, 약물, 전화번호를 기억하기 힘들다. 운동기능 손상으로 인하여 글씨 쓰기가 힘들고, 평형을 잡기가 힘들며, 물건을 쉽게 떨어뜨린다. 보행 장애도 초기에 나타날 수 있다. 무감동, 사회로부터 도피, 감정 반응의 둔화는 비교적 흔한 성격 변화의 증상으로 간주된다. 증상 발현은 상당히 다양하여, 5%에서는 흥분과 조증이 첫 증상이 될 수 있다. 이런 초기 증후는 보통 미묘하여 정신과적인 문제, 약물의 남용, 또는 섬망으로 간과하거나 혼동할 수 있다.

고위험 환자, 즉 혈청 HIV RNA가 억제되지 않은 환자와 CD4+ T림프구 수가 200/μL 미만인 환자는 선별하여 치매에 대한 평가를 거치는 것이 좋다. 신경심리검사는 경미한 초기의 인지 손상 감지에 민감하므로, 사람면역결핍바이러스 치매로 의심되는 경우 신경계 검사에 부가적으로 이용된다. 이러한 검사는 인지 증상의 정도를 양적으로 평가할 뿐 아니라 손상의 전반적인 양상에 대한 정보를 제공하여 준다.

대뇌 피질이 침범되어야 이상이 나타나는 주의집중, 계산, 언어 영역의 이상은 초기 사람면역결핍바이러스 치매 환자에서는 손상되지 않아서, 전술한 바와 같이 겉질밑 침범에 의한 기능이상이 주가 될 것으로 추정하고 있다. 언어나 비언어적인 기억 손상과 정신운동 속도의 지연은 사람면역결핍바이러스 치매의 다른 특성으로 다른 인지 영역보다 특징적으로 더 심하다. 다른 신경 진단 검사와 마찬가지로 신경심리검사는 특이적이지 않으므로 그 자체로 사람면역결핍바이러스 치매를 확진하기에는 충분치 않다. 따라서 신경심리검사는 다른 신경 검사에 부가적으로 다루어져야 한다. 사람면역결핍바이러스 치매를 선별하는 가장 유용한 검사는 숫자나 글자의 순서대로 시간내 줄긋기 검사(trail making test)나 구멍에 맞게 끼우기 검사(grooved pegboard test), 상징에 맞게 셈하는 검사(symbol−digit test) 같은 항목으로 정신운동 속도를 평가하는 것이다. 사람면역결핍바이러스 치매 척도는 최소정신상태검사(mini−mental status examination)를 변형한 것이다. 이 검사는 간단하고, 빨리 평가할 수 있어 신경과 의사가 아니라도 쉽게 이용할 수 있다.

치매가 진행함에 따라서 새로 배우고 기억하는 것이 손상되며, 정신 작용이 더 느려지고, 스스로 하는 말수도 적어지는 의지 결여를 보인다. 이런 증후군의 말기는 중증의 정신운동 지체와 무언증을 동반한 전반적인 손상으로 특징 지워진다. 이런 경우 많은 환자들은 신경정신용제(neuroleptics)와 진정제의 효과에 민감하여 섬망을 일으키기 쉽다.

사람면역결핍바이러스 치매 초기에는 신경학적 검사 자체는 보통 정상이지만 빠른 안구운동과 사지운동의 이상과 전반적인 건반사 항진을 보일 수 있다. 사람면역결핍바이러스 치매가 진행함에 따라 특히 하지에서 근긴장도가 항진되며, 진전, 간대성 경련, 해제 징후(release sign), 건반사 항진이 흔히 나타난다. 물론 이러한 증상의 일부는 사람면역결핍바이러스 관련 척수병증의 영향일 수 있다. 어떤 환자에서는 척수병증이 주로 나타나서 심한 하반신 부전마비를 동반하지만, 인지 장애는 경할 수 있다. 척수병증의 임상양상은 특징적으로 점진적인 강직성 부전마비와 다양한 감각성 실조와 방광 장애가 있다. 감각 수준은 저명하지 않으며, 팔에는 대부분 이상이 없다. 감각성 신경병증이 동반될 수도 있다. 국소 신경학적 증후는 일견 사람면역결핍바이러스 치매보다는 중추신경계 기회 질환을 나타낸다. 망막의 면화반(cotton wool spot)은 후천성면역결핍

표 26. 사람면역결핍바이러스 관련 치매의 진단에 유용한 임상적 특징

HIV-1 혈청양성
점진적인 인지/행동의 장애와 무감동, 기억 상실, 둔화된 정신 행동의 병력
신경 검사: 둔화된 단속 안구/사지 운동, 건반사항진, 근긴장도의 항진과 해제 증후를 포함한 미만성 중추신경계 증상
신경심리 검사: 전두엽, 운동 속도, 비언어적 기억 중 적어도 2 항목의 이상
뇌척수액 분석: 신경매독과 크립토콕쿠스 뇌수막염 등 기회감염 배제
영상 검사: 기회 질환이 배제된, 자기공명영상에 경계가 명확하지 않은 백질고신호를 갖는 미만성 뇌 위축
주요 정신과적 질환이나 중독의 부재
저산증, 패혈증 같은 대사성 장애의 부재
활동성 중추신경계 기회 질환의 부재

from The neurologic complication of AIDS. Continuum 2000; 6: 31.

증 환자의 60% 정도에서 나타나지만, 사람면역결핍바이러스 치매의 질병 특이적인 것은 아니다.

치료하지 않으면, 치매는 전반적으로 빠르게 진행하여 평균 생존기간이 6개월 정도인데, 이것은 치매가 없는 후천성면역결핍증 환자의 절반 정도이다. 그러나 사람면역결핍바이러스 치매의 진행은 다양하여, 어떤 환자는 신경 손상이 3~6개월에 걸쳐 악화되어 전형적 경과를 보이지만, 다른 환자에서는 사망할 때까지 치매가 경하고 경과가 변하지 않을 수 있다. 이러한 변이는 적어도 부분적으로는 치매 발병 당시의 면역 결핍의 정도에 따라 결정된다. CD4+ T림프구 수가 100/μL 미만인 경우는 더 빨리 진행하는 경향이 있다. 과거 몇 년 동안에 후천성면역결핍증 진단 후 생존율은 고강도항레트로바이러스치료의 발전으로 향상되었는데, 사람면역결핍바이러스 치매의 경우도 역시 그런 것 같다.

사람면역결핍바이러스 치매와 CMV 뇌염, 톡소포자충뇌증, 신경매독, 크립토코쿠스나 결핵성 뇌수막염 같은 감염을 구별하는 것은 중요하다. 표 24에 사람면역결핍바이러스 치매와 다른 중추신경계 질환을 구별하는 임상 양상을 차례로 열거하였다면, 표 26은 사람면역결핍바이러스 치매를 확진하는데 도움을 주는 특징을 열거한 것이다. CMV 뇌염은 사람면역결핍바이러스 치매와 쉽게 오인될 수 있는 중추신경계 기회 감염이다. 초기에 CMV 뇌염은 상대적으로 흔해서 후천성면역결핍증 환자의 5% 정도에서는 빠르게 진행하는 뇌병증으로 후천성면역결핍증이 시작된다. 그러나 최근 몇 년 동안 고강도항레트로바이러스치료의 영향으로 CMV의 빈도는 상당히 감소하는 추세이다. 사람면역결핍바이러스 치매로부터 CMV 뇌염을 구분하는 특징에는 동반된 CMV 감염(망막염, 장염), CMV 부신염을 나타내는 저나트륨혈증, 자기공명영상의 뇌실주위 이상이 있다.

(4) 검사 소견

가. 뇌척수액검사

사람면역결핍바이러스 치매 환자의 대부분은 뇌척수액검사에서 이상소견을 보인다. 그러나 신경학적으로 정상인 사람면역결핍바이러스 혈청 양성 환자도 빈번하게 비슷한 뇌척수액 검사 이상을 보인다는 점은 염두에 두어야 한다. 열이나 다른 비전형적인 징후를 보이며 사람면역결핍바이러스 치매가

표 27. 사람면역결핍바이러스 관련 중추신경계 질환의 방사선적 양상

질환	수	양상	조영 증강	위치
HIV 뇌염	미만성	경계가 명확하지 않음	0	백질 심부
톡소포자충증	1~다수	반지모양 종괴	++	기저핵
일차성 림프종	1~몇 개	고형 종괴	+++	뇌실 주위
진행다초점백색질뇌증	1~몇 개	종괴 효과 없음	0	피질하 백질
크립토콕쿠스증	1~다 수	소공동성	0	기저핵
CMV 뇌염	1~몇 개	융합	++	뇌실 주위

from Price RW. AIDS and the nervous system course. AAN Annual Meeting, 1991.

의심되는 환자에서 기회 감염을 배제하기 위해서 요추천자는 중요하다. 전형적인 사람면역결핍바이러스 치매 증례에서는 말초 혈액 크립토코쿠스 항원, 비타민 B12 측정치, 매독 선별검사로 충분하다. 뇌척수액 검사는 보통 세포가 없으나, 경미한 림프구 세포증다증을 보일 수도 있다. 단백질의 증가는 65%의 경우에서, 전체 IgG 분획의 증가는 80%의 경우에서 관찰된다. 올리고클론띠는 35% 정도에서 나타나지만, 수초기초단백(myelin basic protein)은 보통 증가되지 않는다. 면역활성 표지자인 베타 2 작은 글로불린(beta−2−MG)은 진단에 유용한데, 특히 기회 감염이 없이 경미한 치매가 있으며 수치가 3.8mg/dl 이상일 때 양성 예측도가 약 88%이다. 각 환자에서 뇌척수액 HIV RNA의 절대 수치는 사람면역결핍바이러스 치매에 진단적이지 않으나 치매의 정도와 잘 부합되므로 바이러스 억제에도 불구하고 치매가 발생할 때 뇌척수액 검사 수치를 측정하는 것은 유용하다.

나. 영상 진단

영상 진단은 사람면역결핍바이러스 치매가 의심될 때 기회 질환을 배제하기 위해서 꼭 시행해야 한다(표 27). 사람면역결핍바이러스 치매의 방사선학적 특징은 중심부 및 피질의 위축과 백질의 이상이다. 아동에서 기저핵의 석회화는 컴퓨터 단층촬영에서 흔히 보이는 소견이다. 때때로 미만성 뇌 위축이 임상적인 악화와 더불어 나타날 수 있으나, 몇몇 연구에 의하면 위축의 정도와 인지기능 이상의 정도에는 관계가 없다고 한다. 백질의 고신호(MRI)나 저음

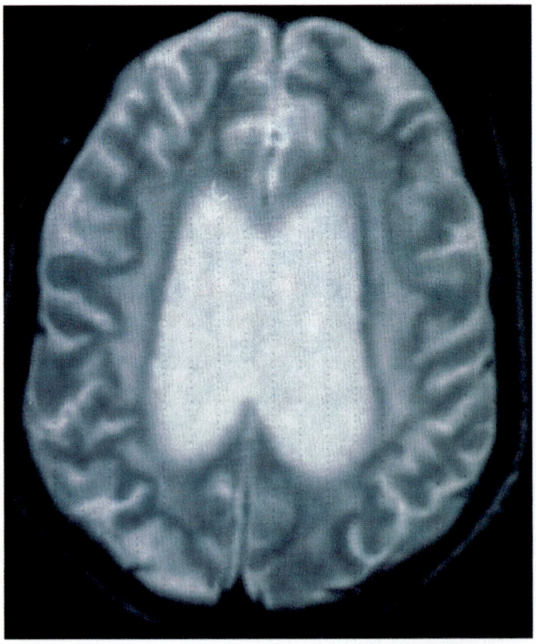

그림 32. 후천성면역결핍증 치매 복합체

영(CT)은 사람면역결핍바이러스 백질 뇌염과 상관관계가 있으며 진단에 도움을 준다(그림 32). 일반적으로 자기공명영상은 컴퓨터 단층촬영보다 백질 이상을 더 잘 보여준다. 초기 사람면역결핍바이러스 치매환자의 심부 백질의 경계가 불명확한 고신호 변화부터 중증 치매환자의 미만성 이상까지 다양한 방사선학적 이상 소견이 관찰된다. 혈액뇌장벽의 이상은 조영 자기공명영상 정량화로 알 수 있으나, 조영증강은 전형적으로 뚜렷하지 않다. 수소 MR 분광법(proton MR spectroscopy, MRS)은 일반적인 자기공명영상에서 정상적으로 보이는 영역일지라도, N−acetylaspartate(NAA) 같은 신경 생존 가능성 지표의 변화를 나타낼 수 있는데, 특히 피질 부위의 신경 손상을 새로이 발견할 때 유용하다. 마이오이노시톨은 교세포의 교체를 반영하는데 중추신경계 손상의 조기 표지자로 이용할 수 있다. MRS는 뇌 손상을 평가하며 치료 반응을 측정하는 신뢰할 수 있는 방법이다.

(5) 병리 소견

뇌 위축은 사람면역결핍바이러스 치매 환자에서 흔한 소견이며, 전두−측두엽 영역에서 자주 발견된다. 간략하게 말하면, 사람면역결핍바이러스-치매의 병리소견은 두드러진 대식세포의 활성을 동반한 만성 뇌염이다. 대식세포, 림프구, 미세아교세포를 포함한 다수의 소결절이 뇌의 회백질과 백질에 퍼져있으며, 백질과 시상, 기저핵, 뇌간의 피질하 백질에서 더 흔히 발견된다. 이러한 염증성 결절은 HIV−1 감염에 특이한 것은 아니며, 톡소포자충증이나 CMV 뇌염 같은 다른 감염에서도 나타난다. 그러한 결절의 수와 치매의 정도와는 상관관계가 없다.

다핵거대세포 역시 특징적으로 관찰되는데, 그것의 존재는 치매 정도와 HIV−1 DNA의 발현과 상관이 있다. 거대세포는 사람면역결핍바이러스 감염 대식세포 배양에서 형성되어지므로, 이것이 HIV−1의 증식을 반영하는 것으로 생각된다. 림프구와 단핵구/대식세포의 혈관주위 축적 또한 빈번히 발견된다. 염증 침윤, 다핵거대세포, 내피세포는 모두 바이러스 핵산 연속체를 함유한다. 다른 신경병리 변화로는 수초 창백(myelin pallor)과 신경세포 소실, 가지돌기 변화(dendritic change)가 있다.

(6) 치료

과거 몇 년 동안 사람면역결핍바이러스 감염 환자의 치료와 예후를 향상시킨 몇몇 중요한 발전이 있었다. 첫 번째는 바이러스 증식과 질환의 면역학적 측면 또는 질환의 진행 사이에 직접적인 연관성을 이해하는 것으로, 이는 감염을 조절하기 위해서 가능한 초기에 바이러스 증식을 억제할 필요가 있음을 상기 시켜준다. 이것은 고강도 항레트로바이러스 치료가 사람면역결핍바이러스 경과 중 초기에 치료를 시작한 환자에서 바이러스 증식을 억제할 수 있음을 시사한 1996년 보고서의 근간을 이룬다. 둘째는 사람면역결핍바이러스를 효과적으로 억제하기 위하여 여러 방법으로 조합할 수 있는 다수의 강력한 항레트로바이러스 제제의 광범위한 쓰임이다. 셋째로 중요한 변화는 혈청 HIV RNA 수치를 정기적으로 측정함으로써 치료반응을 감시하는 능력인데, 혈청 HIV RNA 수치는 CD4+ T림프구 수와 더불어 임상적 관리에서 일상적인 부분이 되어왔다. 또한 항레트로바이러스제 저항성은 현재 유전자형이나 표현형 분석으로 쉽게 측정할 수 있다. 항레트로바이러스 치료로 사람면역결핍바이러스를 억제할 수 없는 환자에 있어 이것이 저항 균주로 발전한 것을 의미하는지, 불완전 순응도(incomplete adherance)를 의미하는지, 또는 표적 부위로 항레트로바이러스제의 불충분한 도달을 의미하는 지는 확실하지 않은 경우가 종종 있다.

Groothus와 Levy는 혈청, 뇌척수액, 그리고 뇌 내 항레트로바이러스제 농도를 측정하였는데(표 28), 서로 다른 조직에서의 약물 농도는 매우 차이가 많아서 뇌세포 외 용액의 농도를 예측하기 위해서 뇌척수액의 농도를 이용하는 것은 뇌세포 외 용액에서의 농도를 간과하기 쉽다고 하였다. 약물의 뇌조직 내 농도를 예측하기 위해서는 혈청농도, 단백질 결합, 지질친화도 정도를 고려하여야 한다. 항레트로바이러스제에 대한 뇌척수액: 혈청 비는 다양하여, 개개 약물의 지질 용해성, 분자 크기, 이온화 상태의 차이를 반영한다. 실제 뇌 약물 농도에 대한 이런 비율의 타당성에 대해서는 확실하지 않으며, 상대적으로 유용한 데이터는 매우 적다. 예를 들어 몇 가지 항레트로바이러스 치료의 뇌척수액: 혈청 비는 표 28에 제시되어 있다. 그러나 이러한 자료의 많은 부분이 적은 환자 샘플을 근거로 하고 있으며, 일반적으로 혈액뇌장벽이 더 투과적인 사람면역결핍바이러스 치매 환자는 포함하고 있지 않다.

단백분해효소 억제제는 상대적으로 낮은 혈청과 뇌척수액의 비가 얻어져서 중추신경계 투과성이 나쁠 것이라고 예상되는데도 불구하고, 중추신경계와 뇌척수액 농도는 중추신경계로 감염세포가 유입되는 것을 막기에 적절하며, 뇌척수액 단백과의 최소한의 결합은 적절한 자유 약물 수준(free level of drugs)을 유지할 수 있게 한다. 고강도 항레트로바이러스 치료 약제가 신경심리 수행능력과 사람면역결핍바이러스 치매의 방사선학적 이상을 향상시킬

표 28. 인체 CSF와 혈청의 농도 비

복합체	뇌척수액과 혈청 비
뉴클레오시드 역전사효소 억제제	
Zidovudine	0.3~1.35
Stavudine	0.16~0.97
Abacavir	0.3~0.42
Didanosine	0.16~0.19
Lamivudine	0.11
Zalcitabine	0.09~0.37
비뉴클레오시드 역전사효소 억제제	
Nevirapine	0.45
Delavirdine	0.02
Efavirenz	0.01
단백분해효소 억제제	
Indinavir	0.02~0.06
Saquinavir	<0.05
Nelfinavir	<0.05
Ritonavir	<0.05
Amprenavir	<0.05

from Brinkman K. Therapeutic concentrations of indinavir in cerebrospinal fluid of HIV-1-infected patients.AIDS 1988; 12: 537.

수 있다는 증거는 점점 많아지고 있다. 더 나아가 뇌척수액 내 바이러스 억제가 이러한 치료로 획득될 수 있을 것이다.

4) 후천성면역결핍증 관련 공포성 척수병증과 다른 HIV 감염 관련 척수병증

(1) 공포성 척수병증

후천성면역결핍증-관련 공포성 척수병증(vacuolar myelopathy; VM)은 느리게 진행하는 척수의 질환이다. 병리 연구에서 유병율은 30% 이상이지만, 환자의 극소수만이 증상을 나타낸다. 공포성 척수병증은 사람면역결핍바이러스 감염의 신경학적 합병증 중 가장 특징적인 것의 하나로 임상 특성과 병리 특성이 잘 정의되어 있다.

가. 병리 소견

Petito 등은 89명의 후천성면역결핍증 환자를 연속적으로 부검하여 그 중 20명에서 척수의 공포화를 보고하였다. 이 환자들은 다양한 쇠약과 배변 장애, 그리고 다른 척수병증의 임상 증상을 나타내었다. 저자들은 후천성면역결핍증에서 관찰되는 공포성 척수병증이 비타민 B12 결핍증에서 보는 척수병증과 매우 유사함을 강조하였으나, 그들 환자에서 비타민 결핍증을 찾지는 못하였다. 이후 Artigas 등에 의하면 40명의 후천성면역결핍증 환자에서 55%의 공포성 척수병증 유병율을 보고하였고, Dal Pan은 후천성면역결핍증으로 사망한 215명의 환자 중에서 46%가 공포성 척수병증임을 보고하였다. 이들은 모두 단백분해효소 억제제와 강력한 항레트로바이러스 복합제가 나오기 이전에 보고된 것으로, 이러한 약물의 투여가 척수병증의 빈도나 진행에 어떤 작용을 할지는 잘 알려져 있지 않다.

공포성 척수병증은 척수의 측주(lateral column)와 후주(posterior column)의 수초와 축삭돌기 주위에 공포(intramyelinic and periaxonal vacuoles)를 보이는 특징이 있다. 중등도 이하의 공포를 보이는 경우 축삭은 보존되지만 공포화가 아주 진행된 경우는 축삭돌기가 파괴된다. 공포화는 질병 초기에 대칭적이지만 진행함에 따라 종종 비대칭적으로 발전할 수 있다. 척수병증은 흉수와 경수의 중간 부분에 호발하며, 요수에는 드물다.

나. 병인

사람면역결핍바이러스 감염과 공포성 척수병증의 정도에 있어 연관성을 찾으려는 시도가 있었으나, 대부분 연구에서 사람면역결핍바이러스 바이러스 감염의 직접적 증거를 척수에서 발견하지 못하였다. 바이러스를 대식세포 내에서 발견할 수는 있지만, 신경세포와 미세아교세포에서는 발견할 수 없다. 다수의 감염된 대식세포를 공포 안에서 관찰할 수 있는데, 수초에 직접적으로 해를 주거나 대사적 이상을 초래할 수 있는 인터페론, interleukin (IL-1), TNF-α와 같은 시토카인을 이들 대식세포가 발현하여 수초에 직접적 혹은 대사적 이상을 나타낸다는 가설이 있다. 대사 이상과 연관이 있다는 가설은 공포성 척수병증과 비타민 B12 또는 엽산염 결핍으로 인한 척수병증이 임상적, 병리적으로 매우 유사하다는 것을 뒷받침한다. 코발라민(cobalamine) 결핍이 실제적으로 후천성면역결핍증 환자에게 흔하지만, 척수병증 환자에서 비타민 B12가 낮다는 확실한 증거는 없다. 나아가서 비타민 B12 보충 치료는 치료 효과를 나타내지 못한다. 이와 같은 사실에도 불구하고 코발라민을 보조 인자로 이용하는 메틸화 경로(trans-methylation pathway)가 연루된 대사 이상으로 백질 공포화가 발생할 가능성을 배제하기는 어렵다. 메틸화는 수초의 형성과 복구에 필요하며 인터페론, IL-1, TNF-α 같은 시토카인은 메틸화 경로를 억제하는 것으로 알려져 있기 때문이다. 따라서 공포성 척수병증의 발병은 사람면역결핍바이러스 바이러스 감염과 대식세포의 활성, 이와 연관된 시토카인의 분비가 궁극적으로 메틸화 경로의 이상을 유발하고 이로 인하여 수초의 공포화가 일어나는 일련의 복잡한 연결고리를 근거로 할 것 같다.

다. 임상 양상

공포성 척수병증은 사람면역결핍바이러스 감염 경과 중 비교적 후기에 나타나지만, 후천성면역결핍증의 첫 증상발현으로 보고된 경우도 있다. 이 질환은 잠행성으로 초기증상을 쉽게 인지할 수 없다. 급뇨와 빈뇨같은 방광이상 증상으로 시작할 수도 있다. 발기 부전은 다른 흔한 첫 증상이다. 다양한 기간이 지나서 급뇨와 빈뇨는 요실금으로 발전하고, 말기에는 변실금도 보인다. 강직성 부전마비는 서서히 진행하며, 보통 다리가 무겁고 뻣뻣하다는 것을 호소하게 된다. 위약감은 보통 비대칭성이다. 보행이 점차적으로 불편하며, 병의 진행된 단계에서는 부전마비가 심하여 환자는 휠체어로 다니게 된다. 초기에는 통증을 느끼지 않지만, 말기에는 경련이나 경축과 함께 심한 강직이 나타나 극심한 통증과 불쾌감을 호소하게 된다. 저린감이나 핀으로 찌르는 것 같은 이상감각이 다리에 나타나며, 검사상 감각 이상을 보이기도 한다. 감각 신경병증이 동반되지 않는다면, 감각 이상은 보통 경하다.

신경학적 신체검사에서 전형적으로 비대칭성 강직성 부전마비를 나타내며, 다리의 건반사 항진과 클로누스와 신전 족저 반응(바빈스키 양성), 그리고 하지에 경도나 중등도의 진동 및 위치 감각 이상을 보일 수 있다. 감각 소실의 위치를 결정하는 감각 레벨(sensory level)은 보통 없다. 감각성 운동실조를 보일 수 있는데, 이는 심한 고유감각 손실을 반영하는 것이다. 신경병증이 척수병증과 빈번하게 연관되기 때문에, 척수신경병증(myeloneuropathy)의 양상을 보이기도 한다. 이러한 경우 척수병의 전형적인 다른 소견과 함께 아킬레스 건반사가 저하되거나 양말 신은 부위(스타킹 분포 모양)의 통증 감각 손실을 관찰할 수 있다.

신경학적 진찰이 진단에 가장 필수적이며, 검사로 확진하는 방법은 없다. 자기공명영상은 보통 정상이지만, 흉수와 경수에 위축을 나타내기도 한다. 빈번하지 않으나 T2 영상에서 비특이적인 고신호를 보이는 경우가 있다. 뇌척수액 검사는 경한 세포증다증(<20 세포/mm^3)과 단백질의 증가를 보인다. 체성감각 유발전위(SSEP)는 공포성 척수병증에 비특이적이지만 중요한 진단적 도구가 될 수 있다. 실제로 SSEP(somatosensory evoked potential)의 중추 전도시간 이상은 공포성 척수병증의 임상증상이 저명해지기 전에 빈번히 나타나며, 질병의 진행을 감시하는데 이용할 수도 있다.

후천성면역결핍증 관련 척수병증과 치매의 관계는 분명하지 않다. 치매와 척수병증이 두개의 명확하게 분리되어있는 임상 상태인지, 전반적인 중추신경계 침범에서 야기되는 상이한 증상의 발현인지 확실하지 않은데, 이러한 개념은 둘의 빈번한 관련 때문에 제기되었다. 후천성면역결핍증 치매 복합체(AIDS Dementia Complex)라는 용어는 진행하는 인지 장애와 척수병증과 같은 전형적인 운동장애가 연관되는 경우를 지칭하기 위해서 광범위하게 사용되어왔다. 후천성면역결핍증의 병리 연구에 따르면 인지장애와 척수병증은 분리된 다른 질환으로 간주된다. 공포성 척수병증과 후천성면역결핍증 말초신경병증의 관계 또한 분명하지 않다. 한 환자에서 두 상태가 빈번하게 공존하지만, 공통 병리 기전은 알려지지 않았다.

라. 감별 질환

공포성 척수병증은 다른 질환을 제외하여야 진단할 수 있으므로 적절한 영상검사와 혈청검사로 가능한 다른 원인을 배제한 후에 진단하여야 한다. 더욱이 사람면역결핍바이러스와 HTLV-1이 같이 감염되는 경우가 점점 알려지게 되었는데, 특히 풍토성 HTLV-1 감염이 있는 지역이나 정맥 내 약물 투여자 들에서 동반 감염이 흔하다. 공포성 척수병증의 감별 진단은 광범위하며 다음과 같은 것이 있다.

- HTLV-1, CMV, 헤르페스, toxoplasmosis, 결핵, 매독 같은 기회 감염
- 대사 질환, 특히 비타민 B12와 엽산염 결핍
- 중추신경계 림프종 같은 악성종
- 산화 질소에 의해 유발된 독성 척수병증

전형적인 증상과 증상의 진행 경과, 즉 하지의 진동 및 위치감각 저하를 동반한 강직성 부전마비, 척수액이나 혈청 분석에서 다른 중요한 원인을 알려주는 이상 소견이 없는 점, 감각유발전위검사(SSEP)에서 중추성 전도시간의 지연은 모두 공포성 척수병증을 진단하는 강력한 지표가 된다. 척수병증의 급성 혹은 아급성 발생과 진행, 요통과 감각 레벨의 존재, 심한 통증 및 온도 감각 손실, 흉수 이외의 다른 척수 분획에서의 병변이 존재하는 것, 자기공명영상과 뇌척수액 검사에서 특이한 이상 소견은 모두 공포성 척수병증 보다는 다른 척수 질환을 시사하는 강력한 지표가 된다. 전형적인 임상 증상의 발현과 진행 과정을 보여도 진행된 후천성면역결핍증 환자가 심한 전신성 질환이나 말초 신경병증을 동반한다면 진단하기 어렵다.

마. 치료

공포성 척수병증에서 소수의 임상 시험이 있었을 뿐, 현재 특별히 유용한 치료는 없는 상황이다. 위에서 언급한데로 후천성면역결핍증과 비타민 B12 결핍의 척수 변화 사이에 공통점이 있어서, 고용량의 비타민 B12를 근육주사 하였는데 불행하게도 효과는 없는 것으로 판명되었다. Zidovudine 역시 공포성 척수병증을 치료하는데 별로 효과가 없었다. 다른 항레트로바이러스 제제의 효과가 유용하다는 데이터도 없으며, 새로운 단백분해효소 억제제를 포함하여 어떤 유용한 약물에서도 이로운 효과를 보았다는 보고가 없다. 코르티코스테로이드와 정맥 내 감마 글로불린 역시 임상적인 유용성이 없다.

따라서 주요한 치료 목표는 신체장애를 제한하고 증후를 경감시키는 것으로서, 예를 들면 물리 치료, 방광 훈련, 항콜린성 약물이나 알파 아드레날린성 차단제, baclofen이나 dantrolene 혹은 tizanidine과 같은 강직을 경감시키는 약물을 이용하는 것이다. 공포성 척수병증이 메틸화 경로의 이상과 관련된다는 학설을 바탕으로 L-methionine을 이용한 연구가 12명의 후천성면역결핍증 척수병증 환자를 대상으로 행하여졌는데, 대부분의 환자에서 임상적인 호전과 SSPE에서 중추성 전도 속도의 호전이 보고되었다. L-methionine의 이중-맹검 조정 연구가 현재 시행 중이다. 예방 전략은 없으며, 사람면역결핍바이러스 감염 환자에서 특별히 척수병증으로 진행될 위험이 있는 환자를 미리 알아내기는 현재로서불가능하다.

(2) 다른 척수병증

가. 감염성 척수병증

㉮ 거대세포바이러스 감염

CMV는 사람면역결핍바이러스 감염 환자에서 척수병증의 드문 원인이다. 보통 하부 요수와 천수근과 마미 부위에 척수근염으로서 나타나며, 임상적으로 급성 혹은 아급성의 이완성 부전마비와 실금이 특징이다. 일반적으로 후천성면역결핍증의 후기 합병증이지만, 질환의 초기 발현으로서 보고되기도 한다. 새로운 항바이러스제의 도입으로 CMV 감염의 빈도가 급격하게 감소함에 따라, 현재 CMV 척수

근병증은 드물다. 따라서 일단 확진되면, CMV 척수근염은 ganciclovir와 cidofovir에 반응할 것이다.

㉯ HIV 척수염

급성 혹은 아급성 척수염이 후천성면역결핍증의 합병증으로서 드물게 나타날 수 있으며, 사람면역결핍바이러스 감염을 나타내는 증상이 될 수도 있다. 임상적으로 횡단 척수염과 뇌척수액 세포증다증의 특징을 갖는다. 유용한 치료는 없는 상태이다.

㉰ 사람 T-림프향성 바이러스 1 또는 2형 감염

사람 T-림프향성 바이러스 1형 또는 2형(HTLV-1 혹은 2)은 척수병증의 흔한 원인이다. 척수병증 환자에서 HIV와 HTLV-1 바이러스의 동반감염이, 특히, 풍토성 HTLV-1 감염이 있는 지역이나 약물 남용자 사이에서 보고되었다. 진단은 혈청에서 항체의 존재로 추정 가능한데, 뇌척수액에서 항-HTLV-1 항체의 측정과 HTLV-1의 동정으로 확진할 수 있다. 비록 HTLV 척수병증과 공포성 척수병증을 감별하는 것은 어렵지만, 경도나 중등도 세포증다증의 존재는 HTLV 감염을 나타낸다. HTLV 척수병증은 스테로이드나 고용량의 알파-인터페론 투여에 반응할 것이다.

㉱ 기타 감염

헤르페스 군의 다른 바이러스들도 후천성면역결핍증 환자의 척수병증의 원인이 될 수 있다. Herpes simplex 바이러스 2형(HSV-2)은 급성 횡단 척수염의 원인이 될 수 있으며, varicella zoster virus는 뇌수막-척수근염을 일으킬 수 있다. 이러한 척수병증은 뇌척수액의 HSV 배양을 이용하여 진단할 수 있으며, acyclovir로 치료할 수 있다.

다른 척수병증의 감염성 원인에는 척수의 톡소포자충증(매우 드묾), 척수 결핵종을 동반한 결핵, 척수의 크립토콕쿠스증과 아스페르길루스증이 있다. 적절한 혈청검사와 척수액검사를 시행하여 정확하게 진단하고 치료하여야 할 것이다.

매독 척수병증은 사람면역결핍바이러스 감염환자에게 드물다.

나. 비감염성 척수병증

척수병증이 있는 사람면역결핍바이러스 감염환자에서는 항상 비타민 B12와 엽산 결핍을 염두에 두어야 한다. 다른 원인에는 파종성혈관내응고증에 이차적으로 발생한 허혈성 척수병증과 림파종이나 다발성 골수종의 직접적인 척수 침범이 있다. 그러나 이러한 척수내 종양(intraxial tumor)은 드물고, 종양이나 척수주위 종괴로 인한 압박성 척수병증(compressive myelopathy)이 더 빈번하다(표 29).

5) HIV-1 감염 관련 신경근 질환

사람면역결핍바이러스와 연관된 신경근 질환의 유병율은 초기 후천성면역결핍증 영역에서는 과소평가되었는데, 아마도 이는 생명을 더욱 위협하는 중추 신경계 합병증, 감염, 종양이 신경근 질환과 공존하였기 때문일 것이다. 고강도 항레트로바이러스 치료가 도입되면서 환자의 생존에 향상이 있게 되자, 원위 대칭성 다발신경병증(distal symmetric polyneuropathy) 같은 사람면역결핍바이러스 관련 신경근 질환의 발현을 더 자주 알게 되었다(표 30).

(1) 말초 신경병증

원위 대칭성 다발신경병증은 사람면역결핍바이러스 감염환자에서 말초 신경병증의 가장 흔한 형태이다. 증후성 원위 대칭성 다발신경병증은 후천성면역결핍증 환자의 1/3 이상에서 합병되는 것으로 추정되며, 무증상 원위 대칭성 다발신경병증은 그보다 훨씬 높은 유병율을 가질 것이다. 면역억제

표 29. 사람면역결핍바이러스 감염에서 척수병증의 다른 원인들

감염	비감염
급성 사람면역결핍바이러스 척수염	비타민 B12 결핍
HTLV-1 또는 2 척수병증	엽산염 결핍
CMV 척수근병증	파종성혈관내응고증
2형 herpes simplex virus 척수염	림프종
세균성 척수주위 농양	다발성 골수종
매독	
톡소포자충증	
결핵	
크립토콕쿠스증	
아스페르길루스증	

from The neurologic complication of AIDS. Continuum 2000; 6: 69.

표 30. 사람면역결핍바이러스 신경근 질환

말초 신경병증
- 원위 대칭성 다발성신경병증
- 급성 염증성 탈수초성 다발성신경병증
- 만성 염증성 탈수초성 다발성신경병증
- 다발홑신경염
- 진행성 다발성근병증
- 자율 신경병증

근병증
- 사람면역결핍바이러스 근병증
- Zidovudine 근병증
- 사람면역결핍바이러스 소모 증후군

from The neurologic complication of AIDS. Continuum 2000; 6: 73

가 두드러진 경우, 즉 질병 후기에서 더 흔히 관찰된다. 원위 대칭성 다발신경병증의 원인은 명확하지 않지만, 사람면역결핍바이러스의 직접 감염, 간접 면역 기전, 대사성 이상, 사람면역결핍바이러스에 흔히 이용되는 약물의 신경독성 등이 제시되고 있다(표 31).

1990년대 초 뉴클레오시드 역전사효소 억제제의 도입 이래 원위 대칭성 다발신경병증의 유병율은 증가하였다(표 32). 중증 면역억제 환자(CD4+ T림프구 < 100/μL), 과거에 후천성면역결핍증 정의 질환이나 종양이 있었던 환자, 헤모글로빈 수치가 낮은 환자, 원위 대칭성 다발신경병증의 과거력이 있

표 31. 사람면역결핍바이러스 관련 신경근 질환: 진단과 치료

질환	HIV 단계	증상	징후	진단적 검사	치료
원위 대칭성 다발성신경병증	후기	원위 대칭성 저린감	스타킹-장갑 감각 손실; 저하된 발목 반사	신경전도/근전도검사 : 원위 축삭병증 삼환항우울제	진통제, 마약, 국소 재제, 항전간제
염증성 탈수초성 다발성신경병증	전기 > 후기	진행성 쇠약 저린감	쇠약, 경한 감각 손실, 무반사	CSF: 경한 림프성 세포증다증, 단백상승 NCS: 탈수초	코르티코스테로이드, 혈장교환, IVIG
다발홑신경염	전기와 후기	안면마비 발 처짐, 손목 처짐	다초점성 뇌신경, 말초신경병증	신경전도/근전도검사: 다초점성 축삭 신경병증	초기: 없음 후기: 항-CMV 치료
진행성 다발성근병증	후기 위약, 괄약근 이상	하지 저린감과 엉덩이 감각저하	이완성 부전마비, 단백상승, 당정상 건반사 저하, 요저류	CSF: PMN 증다증, 신경전도/근전도검사: 다발성근병증	항-CMV 치료
자율 신경병증	후기 > 전기	실신, 두근거림, 실금, 설사, 소변 장애	기립성 저혈압, 휴지기 빈맥, 땀분비 장애	심전도/홀더검사: 부정맥 기립성저혈압검사	소금 보충, fluorocortisone, 부정맥 약, 지사제, 신경독 끊기
근병증	모든 단계	의자나 계단에서 일어서기 어려움	근위부 쇠약	근전도검사/근생검: 근병증 양상	ZDV 끊기, 면역글로불린 코르티코스테로이드

from Simpson DM. Ann Intern Med 1994; 121: 769-785.

표 32. 신경독소 관련 말초 신경병증

약물	적응증	신경병증 형
Didanosine	항바이러스	감각
Stavudine	항바이러스	감각
Zalcitabine	항바이러스	감각
Isoniazid	미코박테륨 감염	감각운동
Ethambutol	미코박테륨 감염	감각운동
Pyridoxine	INH 보조제	감각
Metronidazole	항생제	감각
Vinca alkaloids	림프종	운동 > 감각
Etoposide	카포시육종	감각
Dapsone	폐포자충 폐렴 예방	운동 > 감각

from The neurologic complication of AIDS. Continuum 2000; 6: 75.

는 환자는 역전사 효소억제제 관련 원위 대칭성 다발신경병증 발현의 고위험군이다. CD4+ T림프구 수가 높은 환자는 신경독성 뉴클레오시드 유사체의 사용을 자제하는 것이 원위 대칭성 다발신경병증의 빈도를 낮추기 위하여 권장된다.

원위 대칭성 다발신경병증의 가장 흔한 증상은 화끈화끈하고 저린 증상을 동반하는 통증성 이상감각인데, 초기에는 발에 나타나지만 서서히 진행하여 손에도 나타난다. 원위 근위약은 후기에 나타나며, 흔한 증상은 아니다. 뉴클레오시드–유도 원위 대칭성 다발신경병증은 더 빠른 경과를 가진다. 사람면역결핍바이러스 자체에 의한 것이나 신경독성 약물에 의한 것이나 원위 대칭성 다발신경병증의 임상양상은 비슷하다.

진단의 원칙은 신경독소를 끊는데 대한 반응을 관찰하는 것이지만, 이것은 신경병증의 정도와 비이러스 조절의 비용–이득 분석을 가늠한 후에 행하여야 한다. 증상의 호전에 보통 몇 주 내지 몇 개월이 소요된다. 원위 대칭성 다발신경병증의 가장 흔한 임상 소견은 다양한 정도의 원위 대칭성 진동감각과 통각 소실, 장갑–스타킹 양상의 감각소실 분포, 원위부 건반사의 저하이다. 증상의 느끼는 정도는 종종 신경학적 검사의 소견보다 더 현저하다. 신경전도검사는 확진 도구로 유용하며, 비복 감각신경활성전위의 진폭 감소 또는 소실이 가장 민감도가 높은 소견이다. 운동 증상은 보통 없으나, 신경전도 검사에서 복합근육활성전위 진폭이 저하되거나, 근전도에서 급성 혹은 만성 원위부 탈분극 소견을 보일 수 있다. 전반적으로 전기생리검사는 환자가 사람면역결핍바이러스–원위대칭성 다발신경병증인지 혹은 약물–유도 원위 대칭성 다발신경병증 인지 감별하지는 못한다.

조직학적으로 초기에는 원위부 무수신경섬유의 소실이 나타나다가, 이후에는 유수신경섬유도 소실된다.

사람면역결핍바이러스 감염에서 감별 진단해야

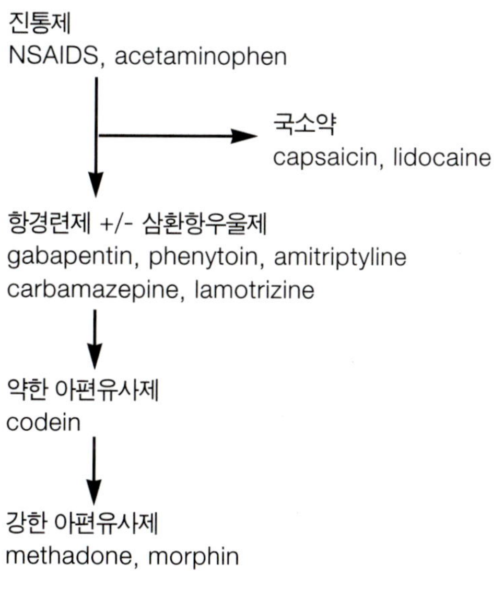

그림 33. **원위 대칭성 다발신경병증의 증상적 치료 접근 단계**

(from The neurologic complication of AIDS. Continuum 2000; 6: 75.)

할 원위 대칭성 다발신경병증의 다른 원인으로는 당뇨, 술, 비타민 B12 결핍증이 있다.

원위 대칭성 다발신경병증의 치료 목표는 증상의 경감과 삶의 질 향상이다(그림 33). 치료 방법은 다양하며, 증상이 경한 경우 진통제와 비스테로이드성 항염증제를 주로 투여한다. Gabapentin과 lamotrigine 같은 항전간제도 투여할 수 있다. 소규모의 위약 조절 시험에서 사람면역결핍바이러스 관련 원위 대칭성 다발신경병증의 치료에 대한 lamotrigine의 효과가 입증되었다. 삼환항우울제는 당뇨같은 다른 원인의 통증성 원위 대칭성 다발신경병증에 효과가 있지만, 사람면역결핍바이러스 관련 원위 대칭성 다발신경병증에는 효과가 없는 것으로 나타났다. Peptide T, mexiletine, 침 같은 다른 치료 역시 사람면역결핍바이러스 관련 원위 대칭성 다발신경병증에는 효과가 없다. 사람면역결핍바이러스 신경병증에서 유전자 재조합 인간 신경 성장 인자에 대한 연구에 의하면, 통증을 상당히 감소시키지만 신경섬유 재생에는 별 효과가 없었다. 염증성 탈수초성 다발성신경병증은 특히 사람면역결핍바이러스 감염 초기에 나타나지만, 질병의 첫 증상으로 나타날 수도 있다.

탈수초성 다발신경병증에는 급성과 만성의 형태가 있다. 사람면역결핍바이러스 감염 자와 정상인 사이에 염증성 탈수초성 다발성신경병증의 임상적 또는 전기생리학적 차이는 없으며, 두 경우 모두가 일반적으로 자가면역 이상에 의한 것으로 생각된다. 염증성 탈수초성 다발성신경병증은 상행성 위약, 경한 감각 이상, 무반사를 나타낸다. 뇌척수액 검사 소견은 단백의 증가와 단핵구 세포증다증이며, 후자는 사람면역결핍바이러스에 감염되지 않은 염증성 탈수초성 다발성신경병증 환자와의 구별점이기도 하다. 신경전도검사와 비복신경 생검에서는 보통 탈수초화를 보인다. 대조군 연구 결과가 보고되지는 않았으나 염증성 탈수초성 다발성신경병증의 치료는 사람면역결핍바이러스 감염 유무에 상관없이 비슷하며, 코르티코스테로이드, 혈장교환, 면역글로불린이 있다.

다발성 단신경병증(multiple mononeuropathy, MM)은 사람면역결핍바이러스 감염의 여러 단계에서 합병되는 염증성 신경병증 형태이다. 그것은 전형적으로 한 개 혹은 다수의 뇌신경 또는 말초신경을 침범하며, 이에 합당한 신경과 신경근 분포 부위에 감각과 운동 장애를 나타낸다. 신경생리학적 연구에 따르면, 복합근육활성전위와 감각신경활성전위 진폭의 감소를 비대칭적으로 나타내며 신경전달 속도가 약간 감소된다. 즉 신경전도검사와 근전도검사는 축삭 변성에 합당한 소견을 나타낸다. 뇌척수액 검사에서 단백의 증가와 세포증다증을 보인다. 거대세포바이러스의 중합효소연쇄반응이 진단에 도움을 주며, 특히 후기 다발성 단신경병증에서 유용하다.

초기 다발성 단신경병증은 자가면역 기전에 의한 것으로 생각되며, 대부분 저절로 치유되어 별도의 치료가 필요하지 않다. 후기 다발성 단신경병증(CD4+ T림프구 <50/μL)은 이와는 달리 CMV 감염 때문이며, 빨리 진행되어 인접한 신경 손상이 동반되면 염증성 탈수초성 다발성신경병증이나 진행성 다발성근병증과 유사한 임상양상을 보이게 된다. 후기 다발성 단신경병증의 치료는 ganciclovir, foscarnet, cidofovir 같은 항-CMV 치료제를 단독적 혹은 복합적으로 투여하는 것이다. 다른 다발성 단신경병증의 원인으로는 대상포진바이러스와 림프종 신경근 침투가 있다.

진행성 다발성근병증(progressive polyradiculopathy, PP)은 중증 면역결핍환자에서 보고되었으며, 주로는 CMV와 때때로 varicella zoster virus의 신경근 감염과 관련된다. 고강도 항레트로바이러스 치료가 도입된 이후에 진행성 다발성근병증은 상당히 감소되었다. 임상적으로는 하지의 저린감과 부전마비,

초기 괄약근 장애를 가지는 마미 증후군으로 나타난다. 뇌척수액 검사에서 보통 단백의 증가와 다형핵구 세포증다증을 보이며, 중합효소연쇄반응으로 CMV를 진단할 수 있다. 근전도검사에서는 하지 근육과 요추 척추주위 근육에 광범위한 탈신경화를 나타내지만, 신경전도속도는 약간 감소할 뿐이다. 항-CMV 치료제로 진행성 다발성근병증을 초기에 치료하면 신경 손실을 안정화하거나 회복시킬 수 있다. 늦게 진단하고 치료하면 예후가 나쁘다.

자율 신경병증(autonomic neuropathy, AN)은 양적 연구를 근거로 할 때 사람면역결핍바이러스 감염자의 약 50%에서 보고되었지만, 자율신경 이상은 보통 증상이 없다. 자율신경 이상의 정도는 면역억제와 비례한다. 가장 흔한 증상은 어지럼증, 성기능 장애, 설사, 방광 이상이 있다. 자율신경 이상은 중추신경계 혹은 말초신경계 이상으로, 보통 교감신경과 부교감신경을 모두 포함한다. Pentamidine 같은 약물이 자율신경 이상을 초래할 수도 있다. 치료는 보통 지지요법으로 증상 경감을 목표로 하며, 수액 투여와 심혈관 감시가 있다.

(2) 근병증

몇 가지 형태의 근병증이 사람면역결핍바이러스 감염과 관련이 있다. 사람면역결핍바이러스-근병증 자체는 사람면역결핍바이러스의 다른 신경 합병증과 비교할 때 빈번하지 않다. 근병증은 모든 단계의 사람면역결핍바이러스 질환에 일어날 수 있으며, 질병의 첫 증상으로 발현할 수도 있다. 전형적 근병증에서, 환자는 계단에 오르기 혹은 의자에서 일어나기 힘들다 하며, 자주 근육통을 호소한다. 근육통이란 증상 하나만 나타날 때는 비특이적이므로 보통 근병증이 아닌 경우가 많다. 신경학적 검사에서는 근위부 근육의 대칭적 위약을 보이는데, 특히 경부와 둔부 굴근에서 현저하다.

근병증의 확진은 객관적인 근위약과 증가된 크레아틴키나제(CK), 이를 입증하는 전기생리학적 검사와 근생검 결과이다. 혈청 CK는 보통 중등도로 증가하는데, 물론 이 자체가 사람면역결핍바이러스-근병증의 특이한 표지자는 아니다.

근전도검사는 근병증을 진단하는 민감한 검사 방법으로, 작고 짧은 운동단위 전위(small and brief motor unit potential)와 충분한 간섭 양상(full interference pattern)이 나타나는 근병증 소견을 보인다. 세동 전위(fibrillation potential)와 복합 방전(complex discharge)을 포함하는 이상 자발 전위 또한 자주 나타난다.

근생검에서는 비특이적 근섬유 변성이 가장 흔히 관찰된다. 염증세포 침윤과 함께, 괴사된 섬유가 종종 관찰된다. 다양한 봉입체(예; Nemalin rod, cytoplasmic body)가 보고되지만 그 중요성은 확실하지 않다.

사람면역결핍바이러스-근병증은 다양한 원인을 고려해야 한다. 사람면역결핍바이러스 자체는 일차적으로 근섬유에 감염을 유발하지 않는다. 일차적인 형태는 아마도 시토카인이 관련된 자가면역 기전일 것이다. 1987년 zidovudine(ZDV)이 도입된 이래로, 여러 저자가 ZDV과 근병증의 관련성을 보고하였다. 어떤 저자들은 ZDV-근병증 불균일적색근육섬유(ragged red fiber)의 존재, 전자 현미경에서 미토콘드리아의 이상소견, 미토콘드리아 DNA의 결손이 있다는 점에서 사람면역결핍바이러스-근병증과 구분가능하다고 한다. 일부 환자에서는 ZDV가 근병증을 일으켜서 ZDV 투여를 중단하면 증상이 호전되지만, 대부분에서는 ZDV보다는 사람면역결핍바이러스가 일차적인 기전이 된다.

사람면역결핍바이러스에서 근병증의 치료는 증상적 치료(즉 NSAIDs), ZDV 중단, 코르티코스테로이드나 면역글로불린과 같은 면역 치료가 있다.

(3) 다른 신경근 질환

사람면역결핍바이러스 환자에서 다른 신경근 질환으로 운동신경원 질환(motor neuron disease), 중증 근무력증, 감각 신경원병증(sensory neuronopathy)이 기술된 바 있다. 그러나 이런 질환과 사람면역결핍바이러스 사이에 직접적인 연관성이 있는지 우연한 결합인지는 아직 명확하지 않다.

참고문헌

1. Anthony SF, H Clifford Lane. Human immunodeficiency virus disease: AIDS and related disorders, In: E Brownwald. Harrison's Principles of internal medicine. Chap 309, MacGraw Hill, New York, 2003
2. The neurologic complication of AIDS. Continuum 6(5); 9－194, 2000
3. Brew B, Sidtis J, Peitito DK, Price RW : The neurologic complications of AIDS and human immunodeficiency virus infection, In: Plum F. Advances in Contemporary Neurology. Chap 1, Philadelphia, Davis, 1988
4. Viral infections of the nervous system and prion disease, In: Maurice V, Allan HR. Principles of Neurology. 7th ed. McGraw-Hill, New York, 2001. p 801－807
5. Cheryl AJ: Neurological manifestations of human immunodeficiency virus infection, In: Bradley WG, Daroff RB, Fenichel GM, Marsden CD. Neurology in clinical practice. 3rd ed. Butterworths, Boston. p 1407－1430, 2000
6. 이중민, 박윤선, 최석훈 등. 후천성면역결핍증 환자에서 조직생검으로 확진된 진행성다발성백질뇌병증 1예. 감염과 화학요법 36(1); 50－53, 2004
7. McArthur JC, Sacktor N, Selnes OA. HIV－associatted dementia. Semin Neurol 19(2); 129－150, 1999
8. Price RW, Brew BJ. The AIDS dementia complex. J Infec Dis 158; 1079－1083, 1988
9. Price RW, Navia BA. Infections in AIDS and in other immunosupressed patients. In: Kennedy PGE, Jhonson RT. Infections of the nervous systems. p 247－273, Butterworths, London, 1987
10. Moyle GJ, Saddler M. Peripheral neuropathy with nucleoside antiretrovirals: risk factors, incidence and management. Drug Safety 6; 481－494, 1998
11. Simpson DM, Tagliati M. Neurological manifestations of HIV－infection. Ann Intern Med 121; 769－785, 1994
12. Tagliati M, Grinnell J, Simpson DM, et al. Peripheral nerve function in HIV infection; clinical, electrophysiological and laboratory findings. Arch Neurol 56; 84－89, 1999
13. Di Rocco A. Diseases of the spinal cord in human immunodeficiency virus infection. Semin Neurol 19(2); 151－155, 1999

11. 내분비계 질환

사람면역결핍바이러스 감염자에서 다양한 내분비 질환이 발생할 수 있다. 이러한 질환들은 감염 말기로 진행할수록 더 많이 발생하며 다른 기회감염, 악성종양, 질병과 연관된 시토카인 분비와 연관되어 발생하기도 한다. 또한 새로운 항레트로바이러스 치료제들이 개발되어 고강도 항레트로바이러스 치료(highly active antiretroviral therapy; HAART)가 시도됨에 따라 치료 약물과 연관된 내분비 질환들이 발생하고 있다. 국내에서는 최등이 66명의 HAART 시행환자에서 20.3%에서 고중성지방

표 33. 사람면역결핍바이러스 감염자에서의 대사관련 질환

질환	위험인자	진단	치료
지방위축증 (Lipoatrophy)	Thymidine analogue (stavudine > zidovudine)의 사용 최저 CD4+ T림프구 수 < 200/μL 높은 연령	임상적진단	Stavudine이나 zidovudine에서 abacavir나 tenofovir로, NRTI* 제외 치료제로 성형재건술 (예, poly−L−lactic acid) 당대사가 정상일 경우 사지 지방량 증가를 위해 pioglitazone 30mg/일 투여
지방축적	HAART 치료 이전의 비만 및 낮은 CD4+ T림프구 수 높은 연령	임상적 진단	식이요법 및 운동 Metformin 1500mg/일 성장호르몬 4~6mg SQ/일 지방흡입 및 이식
이상지혈증 (Dyslipidemia)	진행된 사람면역결핍바이러스 감염 PI[†]사용(atazanavir 제외) Stavudine, efavirenz, nevirapine의 사용 지방위축	공복시 지질검사	식이요법 및 운동 Stavudine에서 tenofovir로, [‡]NNRTI나 PI에서 atazanavir로, PI에서 NNRTI로 약물교체 Statin(atorvastatin이나 pravastatin) Ezetimibe와 statin의 투여 Fibrate(fenofibrate 145mg/일이나 gemfibrozil 600mg BID) 생선기름(3~6g DHA+EPA/일) Niacin
당대사 이상	당뇨의 가족력 지방의 이상분포 높은 연령 Indinavir, lopinavir/ritonavir C형 간염바이러스 감염 비만	공복 혈당 경구혈당부하검사	식이요법 및 운동 경구 혈당강하제와 인슐린
젖산 산증 (Lactic acidosis)	Stavudin, didanosine의 단독투여 혹은 병용투여 Didanosine, ribavirin의 병용투여 비만 여성 임신 신부전	혈중 젖산치	Stavudine이나 didanosine에서 tenofovir나 abacavir로의 교체 Thiamine(비타민 B1) 50~100mg/일 Riboflavin(비타민 B2) 50~200mg/일 L−carnitine(carnitor) 990mg TID Coenzyme Q10 < 0mg/일

*NRTI: 뉴클레오시드 역전사효소 억제제(nucleoside reverse transcriptase inhibitor)
[†]PI: 단백분해효소 억제제(protease inhibitor)
[‡]NNRTI: 비뉴클레오시드 역전사효소 억제제(non-nucleoside reverse transcriptase inhibitor)

혈증, 고콜레스테롤혈증, 당뇨와 같은 대사관련 부작용이 나타났다고 보고한 바 있다. 사람면역결핍바이러스 환자에서의 대사관련 질환을 표 33에서 설명하였다.

1) 지방이상증(Lipodystrophy)

사람면역결핍바이러스 감염자에서 나타나는 여러 가지 내분비계 질환중 가장 큰 문제가 되는 것이 지방이상증이다. 이 질환은 고강도 항레트로바이러스 치료(Highly active anti−retroviral therapy; HAART)가 시도된 이후 치료받는 사람의 약 33~75%에서 발생하였다. 치료 시작 후 어느 시기에서나 나타날 수 있지만 보통 약물 복용을 시작한지 약 6주 후부터 수 년간에 걸쳐 나타난다. 지방이상증은 주로 티미딘(thymidine) 유사체를 투여받은 사람에게 심하게 나타난다고 알려져 있다. 여자보다는 남자에서 더 많이 발생하고 CD4+ T림프구 수가 많을수록, 치료 약물에 대한 반응이 좋을수록 발생 확률이 높은 것으로 알려져 있다.

지방이상증이 발생한 환자들은 특징적으로 지방분포의 변화로 몸통은 비만하고 사지는 마른 모습을 보이게 되는데, 몸통의 비만은 장간막 지방의 증가로 인한 복부비만, 가슴크기 증가, 그리고 목 뒤쪽으로 지방이 뭉치면서 형성된 "들소형 비대(burffalo hump)" 로 나타나고, 이러한 모습은 쿠싱증후군 환자의 모습과 유사하다. 얼굴, 엉덩이 및 사지가 마르는 현상은 지방위축이 나타나기 때문인데 얼굴의 경우 특히 볼과 눈주위 피하지방층의 감소가 두드러지며 사지의 피하지방층 감소로 다리의 정맥이 뚜렷하게 나타나는 모습이 관찰된다. 혈액검사로는 혈중 중성지방, 총콜레스테롤, 아포리포프로테인 B, 고밀도지방단백 콜레스테롤이 증가하고 젖산혈증 및 고인슐린혈증이 나타난다. 아직까지 정확한 진

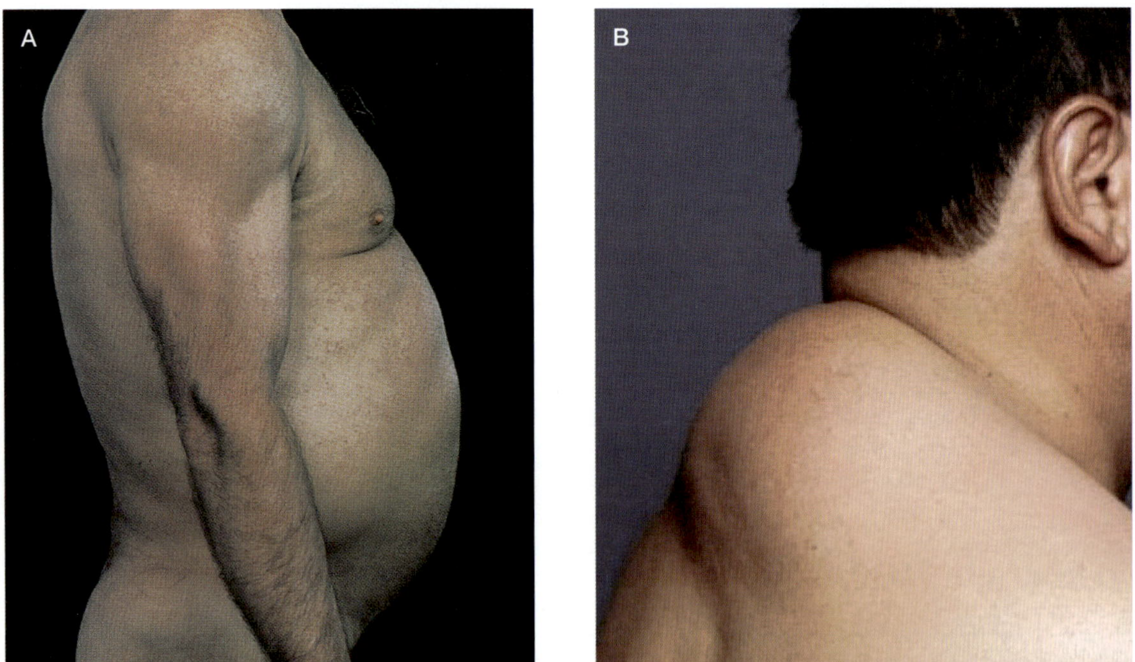

그림 34. 지방이상증(A: 복부비만, B: 들소형 비대)

단 기준이 마련되어있지 않아 다양한 정의가 사용되고 있으나 앞에서 언급한 임상적 특징이 관찰되면서 위험요인을 가지고 있으면 의심할 수 있으며 보조적으로 전산화단층촬영, 자기공명영상 혹은 dual-energy X-ray absorptiometry(DEXA) 등을 시행하여 진단할 수 있다(그림 34).

현재까지 지방이상증의 정확한 발생기전은 밝혀져 있지 않다. 몇몇 가설들이 제시되어 있는데 결국 지방세포의 기능과 분화 그리고 지방세포와 단백분해효소억제제 및 뉴클레오시드 역전사효소 억제제와의 관계에 이상이 있어 발생하는 것으로 추정되고 있다. 레티노이드는 지방세포의 유전자 표현에 영향을 미치는 세포내 물질로 알려져 있는데 단백분해효소억제제는 레티노이드의 작용에 영향을 미친다. 이러한 결과는 peroxisome proliferator activated receptorγ(PPARγ)의 기능에 변화를 가져오는데 PPARγ는 지방세포의 분화를 유도하고 세포사멸을 방지하는 작용이 있어 PPARγ의 기능이 감소하면 지방세포의 세포사멸이 증가하여 지방이상증이 발생할 수 있을 것으로 생각된다. 그러나 일부 연구에서는 단백분해효소억제제가 PPARγ기능에 영향을 미치지 않는 것으로 보고되었다. 또 다른 원인으로 지방세포내 미토콘드리아의 기능부전이 제시되었다. 피하지방층에 있는 지방세포와 같이 미토콘드리아가 고농도로 존재하는 경우에는 미토콘드리아의 기능부전이 지방의 산화를 방해하는데 뉴클레오시드 역전사효소억제제가 미토콘드리아의 기능부전을 초래하는 것으로 알려져 있다. 또한 지방이영양증이 발생한 환자의 피하지방조직을 검사해보면 미토콘드리아 DNA의 양이 감소되어 있거나 없는 것으로 나타났다. 일부 연구자들은 지방위축증은 뉴클레오시드 역전사효소억제제에 의한 미토콘드리아 기능부전에 의하고 지방이 축적되는 현상은 단백분해효소 억제제 및 인슐린저항성 그리고 고지혈증에 의해 발생하는 것으로 추정하고 있다.

지방이상증 및 동반되는 대사장애의 치료는 현재까지 정립되어 있지 않다. 지방이상증에 의한 신체변화를 성형수술이나 국소보정물주입 등을 통해 교정해보려는 시도도 있으나 미용적인 면에서 얻는 이익 외에는 마취의 위험성과 고지혈증 등의 대사장애가 교정되지 않는 맹점을 가지고 있다. 원인 약물로 가장 많이 알려진 단백분해효소 억제제의 투약을 중단하고 다른 치료약물의 조합으로 후천성면역결핍증을 치료해볼 수 있으나 단백분해효소 억제제 외의 약물에 의해서도 지방이상증과 유사한 현상들이 나타날 수 있고, 다른 약물 부작용의 발생 빈도가 높아지는 단점이 있어 치료제 변경에 의한 득과 실을 고려하여 결정해야 한다. 재조합 성장 호르몬을 사용하는 방법도 있으나 대사 이상 교정에는 긍정적인 효과가 있는 반면 미용적인면에는 큰 효과가 없다. 고지혈증의 치료는 보통 국제 콜레스테롤 교육프로그램 치료 지침에 따른다. 항바이러스 치료를 시작하기 전에 총콜레스테롤, 중성지방, 고밀도지방단백 콜레스테롤 등을 측정하고 치료 시작 후 3~6개월 간격으로 추적관찰을 한다. 또한 환자가 심혈관계 질환이 발생할 위험요인을 가지고 있는지 분석해야 한다. 치료 중 혈중 중성지방이 >400mg/dL 상승하면 치료가 필요하며 심혈관계질환에 대한 위험인자를 2가지 이상 가지고 있는 환자에서 저밀도지방단백 콜레스테롤이 >130mg/dL 인 경우 혹은 위험인자가 없거나 1개인 환자에서 저밀도지방단백 콜레스테롤이 >160mg/dL인 경우에도 치료가 필요하다. 치료제로 중성지방의 조절은 gemfibrozil과 같은 fibrate 약물을, 콜레스테롤 조절에는 atorvastatin을 주로 사용한다.

2) 부신기능부전

후천성면역결핍증 환자에서 부신기능부전에 의한 임상 증상은 매우 드물게 나타나는데 한 연구에 의하면 부신피질기능부전이 약 3%에서 나타난다고 한다. 그러나 사후부검을 통한 연구에서는 환자의 2/3에서 부신의 이상이 발견된다. 이러한 차이는 부신의 80%이상이 파괴되어야 임상증상이 나타난다는 점 때문인데 실제 부검 소견에서 cytomegalovirus (CMV)에 의한 부신염이 가장 흔히 발견되며 이때 부신의 파괴는 60%를 넘지 않는 경우가 대부분이다. 부신을 침범하는 다른 기회감염질환들로는 *Mycobacterium tuberculosis, Mycobacterium avium−intracellulare, Cryptococcus neoformans, Histoplasma capsulatum, Pneumoncystis jiroveci, Toxoplasma gondii* 등에 의한 감염이 있고 신생물질환으로 카포시육종과 림프종이 있다. 부신의 출혈 혹은 부신에 분포하는 혈관의 경색이 기능부전의 원인이 될 수 있으며 기회감염질환의 치료에 이용되는 약물들 중 ketoconazole은 스테로이드 형성을 억제하고 rifampin은 코르티솔 대사를 증진시키며 megestrol acetate는 약물 자체의 글루코코르티코이드 작용에 의해 뇌하수체에서 분비되는 코르티코트로핀을 억제하여 부신피질기능부전을 유발할 수 있다.

3) 시상하부−뇌하수체−부신 축의 이상

증상은 없으나 시상하부−뇌하수체−부신 축의 이상소견은 비교적 흔히 나타나는데 혈액 검사상의 특징은 다음과 같다. 혈중 코르티솔 기저치는 정상인보다 높은 경향이 있고 코신트로핀(cosyntropin)에 대한 반응은 17−deoxysteroid는 정상이거나 아정상으로 증가하는 소견을 보이며, 뇌하수체와 부신피질호르몬 분비의 일주기성(日週期性)은 정상과 다르게 나타난다. 덱사메타존에 대한 코르티솔의 합성 억제는 정상적으로 나타나며 안드로젠, 코르티코트로핀 및 디하이로드 에피안드로스테론(dehydroepiandrosterone; DHEA) 등은 감소되어 있다. 혈중 알도스테론은 정상인보다 낮은 경향을 나타내는데 안지오텐신 II 혹은 체위성 자극에 대한 알도스테론 분비능은 정상적으로 유지된다. 이러한 소견들이 나타나는 이유는 아직 정확하게 규명되어있지 않다. 현재까지 제시된 몇 가지 기전들을 살펴보면 첫째, 감염자들은 스트레스 상태에 대한 일종의 적응 현상으로 스테로이드 대사과정이 코르티솔 합성 쪽으로 편향되어 있고 코르티솔 접합 글로불린의 접합부위가 정상인의 글로불린보다 많으며 IL−1β 혹은 IL−6이 직접적으로 부신 피질을 자극할 수 있고 말초 장기의 코르티솔에 대한 내성 등이 원인으로 생각되고 있다. 이렇게 증상 없이 발견되는 혈중 코르티솔의 이상 소견은 적절한 치료가 필요한 경우가 있다. 증상은 없어도 부신기능부전이 있는 경우에는 감염 혹은 외상과 같은 심한 스트레스가 발생해도 부신에서 이에 대한 반응으로 충분한 부신피질 호르몬을 합성할 수 있는 잔여능력이 감소되어 있으므로 저혈압, 고열, 전해질 이상 소견 등이 나타날 수 있다. 그러므로 증상이 없어도 저코르티솔혈증은 평생 글루코코르티코이드를 보충해주어야 하며 혈중 코르티솔이 정상 범위에 있는 경우에는 스트레스 상황에서만 보충해 주어야 한다. 증상 없는 고코르티솔혈증은 특별한 치료가 필요하지 않다.

4) 남성호르몬 결핍

남성호르몬 결핍은 남성 및 여성 감염자에서 흔히 발견된다. 남성에서는 남성호르몬 결핍의 원인이 고환에서 비롯되는 일차적인 것과 시상하부 혹은 뇌하수체에서 비롯되는 이차적인 것 두 가지로 나눌 수 있는데, 사람면역결핍바이러스 감염자에서는 주로 이차적인 원인에 의한 경우가 대부분으로 테스토스테론은 감소되어 있어도 성선자극호르몬은 정상이거나 오히려 감소되어 있는 소견을 보이는 경우가 많다. 이렇게 이차적인 원인에 의한 경우가 많은 것은 감염자에서 동반되는 여러 가지 질환들이 시상하부－뇌하수체－성선 축에 영향을 미치기 때문이다. 또한 Toxoplasma, cytomegalovirus 등에 의한 기회감염질환 및 카포시육종, 림프종 등의 악성종양이 시상하부 혹은 뇌하수체를 침범하여 발생하기도 한다. 이와 달리 고환 자체의 문제로 남성호르몬 결핍이 발생하는 경우도 드물게 발생할 수 있다. 이와 같은 경우는 Leydig 세포의 기능에 문제가 발생하기 때문인데 기회감염질환, 악성종양 혹은 시토카인에 의해 세포의 기능이 억제되어 나타난다.

고환을 조직학적으로 보면 무정자증, 간질조직의 섬유화, 정세관의 기저막 비후 등의 소견이 관찰되며 *Mycobacterium avium-intracellulare*, *Toxoplasma*, cytomegalovirus 등이 고환을 침범할 수 있다. 후천성면역결핍증 환자로 신생물 질환이 동반되었던 환자들의 사후 부검을 통한 연구에서는 약 25%에서 고환 침범이 발견되었다고 한다. 후천성면역결핍증의 치료에 이용되는 여러 가지 약물들도 남성호르몬 결핍의 원인이 될 수 있다. 항정신성약물 중 하나인 phenothiazine은 프로락틴을 증가시키며 ketoconazole은 테스토스테론의 감소, 정자의 감소 혹은 무정자증, 여성형유방 등을 초래할 수 있다. Megesterol acetate는 테스토스테론을 감소시키며 cyclophosphamide와 같은 항암제도 무정자증, 고환위축 등을 유발할 수 있다.

여성의 남성호르몬 결핍은 일부 제한된 연구 결과만 있을 뿐이며 정확한 원인은 규명되어 있지 않다. 일부 연구에서는 여성 감염자의 50%에서 테스토스테론이 감소되어 있다고 보고하였고 이중 약 66%에서 소모병(wasting)이 있었다. 난소 혹은 부신기능 장애도 남성호르몬 결핍의 원인이 될 수 있다.

남성호르몬 결핍은 남·녀 모두에서 제지방체중(lean body mass)의 감소를 유발하여 소모증후군을 초래할 수 있어 임상적으로 매우 중요하다. 남성에서는 인슐린 저항성, 빈혈, 우울증과도 연관되며 골다공증, 지방대사의 이상 및 복부비만의 원인이 될 수 있다. 여성에서는 체중과 밀접한 연관이 있는 것으로 알려져 있다.

임상 증상은 호르몬 결핍의 정도, 발생 연령, 이환기간 등에 따라 다양하게 나타날 수 있다. 남성에서 나타나는 여러 증상들은 비특이적이어서 우울증 혹은 기타 만성질환들의 증상들과 유사하다. 피로감, 의욕감퇴, 우울한 기분 등이 나타나면서도 비교적 특이적인 증상들인 음부 혹은 액와 체모의 소실, 면도 횟수의 감소, 고환위축, 성욕감퇴, 여성형유방 등은 나타나지 않을 수 있다. 이러한 증상과 함께 진단하는데 가장 중요한 검사는 유리 테스토스테론 농도를 측정하는 것이다. 그 이유는 감염자의 경우 성호르몬결합글로불린(sex hormone binding globulin; SHBG)이 증가되어 있어 총 테스토스테론의 측정이 정확하지 않을 수 있기 때문이다. 유리 테스토스테론 검사는 테스토스테론이 가장 많이 분비되는 오전 시간에 검사하는 것이 가장 좋다. 이외에도 프로락틴과 성선자극호르몬도 같이 측정하고 이차적인 원인에 의한 것도 감별하여야 한다. 여성에서의 진단은 아직 정확한 기준이 없다. 방법은 남성과 동일하며 유리 테스토스테론을 측정하는 것이 중요하다.

남성호르몬 결핍의 치료 방법에는 여러 가지가 있다. 가장 많이 이용되는 방법은 테스토스테론을 근육주사하는 것이다. 200mg을 매 10~14일마다 주사한다. 그러나 주사 후 몇 가지 문제가 발생할 수 있는데 주사 후 최고 농도가 생리학적 요구량을 초과하면 기분의 변화가 올 수 있고 호르몬 농도의 변화에 따라서 임상적인 효과도 변화할 수 있다. 이러한 것이 문제가 된다면 적은 양을 더 자주 주입할 수 있는데 100~150mg을 7~10일 간격으로 투여할 수 있다. 주사를 자주 맞을 수 없는 경우에는 300mg을 매 3주마다 한 번씩 맞는 방법도 있으나 용량변화에 의한 여러 가지 현상들이 더 심하게 나타날 우려가 있다. 이렇게 테스토스테론을 투여하면 여러 가지 긍정적인 변화들이 나타난다. 먼저 체중 및 제지방체중이 증가하고 환자가 느끼는 삶의 질이 개선되며 성욕 및 의욕이 증가하고 우울증이 호전될 수 있다. 근육 주사하는 방법 외에도 여러 가지 대안이 있다. 첩포를 이용 경피적으로 투여하는 방법이 있고 가장 최근에는 피부에 직접 바를 수 있는 겔이 개발되었다. 첩포를 이용한 방법은 초기에는 피부가 얇아 약물의 흡수가 비교적 용이한 음낭에 매일 아침 첩포를 붙이는 것이었으나 여러 가지 불편한 점이 많아 그 이후 음낭이 아닌 다른 부위(복부, 등, 상박, 허벅지)에 돌아가면서 붙일 수 있는 첩포가 개발되었다. 첩포를 사용할 경우의 장점은 비교적 일정 농도가 흡수되므로 근육주사에서 나타나는 호르몬 농도에 따른 증상의 변화가 없고 흡수 후 간을 거치지 않으며 전립선 비대 혹은 여성형유방과 같은 부작용이 적다는 것이다. 이와 같은 장점에도 불구하고 남성호르몬의 농도가 비교적 낮게 유지되기 때문에 일부 연구에서는 약물을 투여하지 않은 대조군과 비교하여 체중, 제지방체중, 삶의 질 등의 개선 효과가 없었다는 결과를 보였다. 호르몬 요법을 시행할 때 주의해야할 사항들이 있다. 적혈구증가증 환자나 전립선암, 전립선 비대증 환자에서는 사용하지 말아야 한다. 50세 이상의 남성에서 사용할 경우에는 PSA (prostate specific antigen)를 매 6개월마다 측정해야 한다. 호르몬 치료 시작 후 테스토스테론을 측정하는 경우 패치 사용자는 최저치를 측정하여 투약 간격, 용량 등을 조절할 수 있다.

여성에서의 치료는 제한적이다. 경구용 에스트로겐과 프로게스테론을 투여하거나 경구용 피임약을 투여하는 것이 표준으로 되어 있다. 남성호르몬을 직접 투여하는 방법은 여러 가지 면을 충분히 고려하여 결정해야 하며 아직까지 연구 결과가 부족한 현실이다.

5) 갑상선 호르몬의 변화

대부분의 감염자는 갑상선 기능이 정상이나 약 2~3%에서는 T_3, T_4 농도의 상승이 관찰된다. 이것은 티록신결합글로블린(thyroxine-binding globulin; TBG)이 증가하기 때문인데 TBG 증가의 원인은 밝혀져 있지 않다. 후천성면역결핍증으로 진행하면 여러 가지 기회감염질환이 갑상선을 침범할 수 있다. *Pneumocystis jiroveci*, cytomegalovirus, Mycobacteria, *Toxoplasma gondii*, *Cryptococcus neoformans* 등이 모두 갑상선을 침범할 수 있다. 이와 같은 경우에는 갑상선은 전반적으로 커져 있으면서도 통증이 동반되지 않으며 갑상선 기능은 보통 정상적이다. 정확한 진단을 위해서는 갑상선 생검이 필수적이다.

6) 전해질 이상

(1) 나트륨

사람면역결핍바이러스 감염자에서는 주로 저나트륨혈증이 나타나는데 보고에 따르면 입원한 감염자의 약 35~50%, 입원이 필요하지 않은 감염자의 약 20%에서 나타난다고 한다. 발생 원인은 다양할 것으로 생각되는데 부신기능부전 혹은 저알도스테론증에 의한 현상일 수도 있고 호흡기 혹은 중추신경계를 침범하는 감염질환이나 종양에 의한 SIADH도 원인이 될 수 있다.

고나트륨혈증은 보통 탈수에 의해 나타난다. 중추신경계를 침범하는 각종 질환에 의한 신경원성 요붕증도 원인이 될 수 있으며 cytomegalovirus 감염증의 치료약물 중 하나인 foscarnet이 신성 요붕증을 유발하여 나타나기도 한다.

이러한 혈중 나트륨 농도의 이상소견은 각각의 원인에 맞게 치료하여야 한다. 특히 중추신경계에 이상이 있는 경우에는 이러한 전해질의 이상에 의해 경련이 쉽게 발생할 수 있기 때문에 적절히 치료해야 한다.

(2) 칼륨

고칼륨혈증은 보통 부신기능부전 혹은 전해질부신피질호르몬의 결핍에 의한다. 약물에 의해서도 나타날 수 있는데 폐포자충증의 치료제인 pentamidine이나 trimethoprim이 신장에서 칼륨 배설을 억제하여 고칼륨혈증을 유발할 수 있다.

(3) 칼슘

고칼슘혈증은 약 2.9%에서 나타난다고 알려져 있는데 그 원인은 보통 각종 기회감염질환, 악성종양 혹은 육아종성 질환에 의한다. 혈액종양질환이 있는 경우에는 PTH−rp(parathyroid hormone−related peptide), 1,25−$(OH)_2$ vitamin, 시토카인 등이 과다 생산되어 혈중 칼슘이 증가하며 Human T−cell lymphotropic virus Type 1(HTLV−1)에 동시 감염된 경우에도 나타날 수 있다. 육아종성 질환으로 결핵 및 히스토플라스마증 기타 감염질환으로 폐포자충 폐렴 및 cytomegalovirus 감염에서도 나타날 수 있다.

저칼슘혈증은 패혈증 등의 심각한 질환으로 전신상태가 불량한 환자들을 제외하면 비교적 드물게 발생한다. 각종 기회질환의 치료제로 쓰이는 약물들에 의해서 나타나는 경우가 있는데 ketoconazole, aminoglycoside, amphotericin B, foscarnet, pentamidine 등이 저칼슘혈증의 원인이 될 수 있으므로 이들 약물을 사용할 때에는 혈중 칼슘 수치를 자주 측정하여야 한다.

참고문헌

1. Grinspoon SK, Bilezikian JP. HIV disease and the endocrine system. N Eng J Med 327; 1360−1365, 1992
2. Danoff A. Endocrinologic complications of HIV infection. Med Clin N Am 80; 1453−1469, 1996
3. Mylonakis E, Koutia P, Grinspoon S. Diagnosis and treatment of androgen deficiency in human immunodeficiency virus−infected men and women. Clin Infect Dis 33; 857−864, 2001
4. Dube MP. Disorder of glucose metabolism in patients infected with human immunodeficiency virus. Clin Infect Dis 31; 1467−1475, 2000
5. Mayo J, Collazos J, Martinez E, Ibarra S. Adrenal function in the human immunodeficiency virus−infected patient. Arch Intern Med 162; 1095−1098, 2002
6. Mallon PWG, Cooper DA, Carr A. HIV−associated lipodystrophy. HIV med 2; 166−173, 2002
7. Braunwald, Fauci, Kasper, Hauser, Longo, Jameson. Harrison's Principles of Internal Medicine 15th ed. p1887, New York, McGraw−Hill, 2001
8. Choe YJ, Park SW, Kim HB, et al. Metabolic complications in Korean HIV/AIDS patients receiving highly active antiretroviral therapy. Infect Chemother 36; 197−206, 2004
9. Wohl PA, Mc Comsey G, Tebas P, et al. Current concepts in the diagnosis and management of metabolic complication of HIV infection and its therapy. Clim Infect Dis 43; 645−53, 2006

12. 류마티스계 질환

류마티스병과 사람면역결핍바이러스 감염의 역학관계는 아직까지 논란의 여지가 있다. 실제 사람면역결핍바이러스 감염자에서 다양한 류마티스병이 발생하는 것은 논의할 여지가 없으나 이러한 많은 보고들이 대부분 일시적이다. 다양한 역학조사를 위한 전향적 연구들이 시도되었으나 서로 상반된 결과들을 보이고 있으며, 그 원인으로 연구의 평가기준, 대상군 선정기준, 사람면역결핍바이러스 감염자의 질환의 중증도, 원인바이러스의 지역별 차이 등을 고려할 수 있다.

1) 임상 양상

(1) 관절질환

가. 관절통

사람면역결핍바이러스 감염자에서 흔하게 관찰되는 관절의 이상소견은 다양하나(표 34) 이 중 관절통이 가장 흔하며, 대개 간헐적이고, 여러 관절에 나타나며 통증이 그리 심하지 않다. 주로 사람면역결핍바이러스 감염이 진행된 시기에 발생하며, 이러한 시기에는 여러 가지 기회감염이나 심한 전신증상이 동반될 수 있어 이러한 증상의 의미는 뚜렷하지 않다.

나. Reiter 증후군

무균성 말초관절염이 사람면역결핍바이러스 감염자에서 발생할 수 있으며 특히 남성동성애자에서 흔하다. 이들 중 다수에서 포도막염, 피부병변 등 Reiter 증후군의 관절외 증상을 동반한다.

피부병변은 지루성 피부염에서 고름각질피부증(keratoderma blennorrhagicum)에 이르기까지 다양하게 나타난다. 사람면역결핍바이러스 감염자들은 동시에 여러 피부병변을 나타내는 경향이 있으며 임상양상이 건선(psoriasis)과 유사할 수 있어 사람면역결핍바이러스 감염자에서 관절질환에 대한 질병분류에 어려움이 많다. Solomon 등은 사람면역결핍바이러스 감염자의 경우 미분류 척추관절염으로 진단되는 경우가 흔함을 강조하였다.

다수의 Reiter 증후군이나 미분류 척추관절염 환자에서 *Shigella flexneri*나 *Campylobacter jejunii*(드물게는 *Yersinia pseudotuberculosis* 또는 *Yersinia enterocolitica*)에 의한 감염을 경험하게 된다. 요도염의 빈도가 높게 보고됨에도 불구하고, 실제

표 34. 사람면역결핍바이러스 감염시 흔히 동반되는 류마티스병

관절질환	관절통 Reiter 증후군 건선 관절염 미분화 척추관절병증 특발성 사람면역결핍바이러스 관련 관절염 화농성 관절염 뼈괴사
결합조직병	쇼그렌 유사 증후군 염증성 또는 비염증성 근육병증 전신성 혈관염 루프스유사 증후군

*Chlamydia trachomatis*에 의한 감염은 보고된 바 없다. 이러한 환자의 관절질환은 소수에서 상지에 발생하나 주로 슬관절 및 족관절 등 하지에 발생한다. Solomon 등은 다발성 손발가락염이 흔하게 발생하며, 대개 무통성이고 발 부종 양상을 보임을 강조하였다. 척추질환은 매우 드물게 나타나며 특히 방사선학적인 천골장골관절염(sacroiliitis)은 극히 드물다. 아킬레스힘줄, 발바닥근막, 경골힘줄, 평근힘줄 부위의 부착부병증(enthesopathy)을 관찰할 수 있다. 이러한 병변으로 인해 환자는 발 외측의 넓은 부위를 이용하여 주로 걷게 되고 특징적인 걸음걸이를 관찰할 수 있으며, 이러한 소견은 말초신경증과 유사한 양상을 보인다.

환자의 임상경과는 매우 다양하며 이는 기존질환이 다양하기 때문이다. 대부분 증상이 미약하며 방사선학적 변화가 동반되지 않고 비스테로이드소염제로 쉽게 조절되나, 드물게 증상이 매우 심하고 방사선 검사상 골막염 및 골미란 소견이 관찰되며 항염증제에 반응하지 않는 경우도 있다. 발열, 권태감 및 체중감소 등의 신체증상은 일반적으로 기존의 사람면역결핍바이러스 감염을 반영한다. Calabrese 등은 Reiter 증후군과 같은 관절병을 가진 환자에서 관절병이 없는 경우보다 사람면역결핍바이러스 감염에 대한 저항력이 약함을 보고하였다.

Reiter 증후군을 동반한 사람면역결핍바이러스 감염에서 HLA-B 27과 강한 연관성을 보이며, 이것은 말초 건선 관절병과 동일한 소견이다. 그러나 Zimbabwe에서 시행한 반응성 관절염을 동반한 사람면역결핍바이러스 감염자에 대한 면역유전학적 연구에서는 이와 같은 연관성을 보이지 않았다. 유전적으로 Reiter 증후군의 선행요인을 가진 사람에서 사람면역결핍바이러스가 직접 또는 간접적으로 자극을 주어 그 발현을 증가시켰을 가능성도 제시되고 있다.

다. 건선 관절염(Psoriatic arthritis)

사람면역결핍바이러스 감염과 연관된 구진비늘 피부증(papulosquamous dermopathy)은 가벼운 지루성 피부염에서 일반적인 건선, 심하게는 농포성 건선에 이르기까지 다양한 양상을 보이며, 심한 경우 고름각질피부증과 감별이 어렵다. 피부소견이 유사하고 겹쳐지기 때문에 사람면역결핍바이러스 감염자에서 건선의 정확한 유병률은 파악하기 어렵다. 뉴욕에서 65명의 환자를 대상으로 한 연구에서는 20%의 유병률을 보고하였으나 최종적으로 피부조직검사나 피부과 의사에 의해 확진되지는 않았다. 텍사스의 연구에서는 1,000명의 환자에서 13명만이 건선으로 진단되어 일반인의 유병률과 차이가 없었다. 이러한 유병률과 무관하게, 관절염 유무와 관계없이 구진인설 피부증이 급성경과로 발현되는 경우에는 특히 고위험군에서 사람면역결핍바이러스 감염의 가능성을 고려해야 한다.

Reiter 증후군과 유사한 관절염 및 부착부병증에서 건선이 동시에 발병할 수 있다. 사람면역결핍바이러스 감염자는 비감염자에 비하여 건선에 동반되는 관절염이 흔히 발생한다. 18명의 건선으로 진단된 사람면역결핍바이러스 감염자를 대상으로 한 연구에서 비대칭적 다발성 관절염이 32%에서 발생함을 보고하였다. 사람면역결핍바이러스에 감염되지 않은 건선 환자들에서 말초관절염의 유병률은 다양하게 보고되었으나 대부분 10% 이하였다. 피부병변의 유사성때문에 Reiter 증후군과 건선 관절염의 감별이 쉽지 않다. 최근 관절 및 피부병변에 대한 연구들에서 사람면역결핍바이러스 감염자의 건선, 건선 관절염 및 Reiter 증후군을 연속된 질환군으로 결론지었다.

면역유전학 연구에서 HLA-B27이 건선 말초관절염을 가진 사람면역결핍바이러스 감염자와 연관된다는 것을 밝혔다. 특히 건선을 동반한 사람면역결핍바이러스 감염자 중 피부질환을 가진 경우

HLA-B27과의 연관성이 높았으며(사람면역결핍바이러스 감염자에서 23%, 대조군에서 8%), 이러한 결과가 연속된 질환군일 가능성을 시사한다.

일부 연구자들은 피부 및 관절병의 경중과 동반에 따라 사람면역결핍바이러스 감염의 경과가 다양하며, 항레트로바이러스제인 zidovudine에 의해 피부병은 호전되나 관절병엔 효과가 적다고 보고하였다.

라. 사람면역결핍바이러스 관련 관절염

사람면역결핍바이러스 감염자에서 관절통외의 관절병을 조사한 연구들에서 원인불명 혈청음성 관절염(idiopathic seronegative arthritis)이 가장 흔하다. 이 질환군 중 심한 통증을 보이며 관절액내 세포수가 매우 적은 소집단을 Rynes 등이 따로 기술하였다. 주로 슬관절이나 족관절에 침범하며 수시간에서 수일간 통증이 지속되는 급성 소수관절염의 특징적인 증후군을 통증 관절 증후군(painful articular syndrome, PAS)으로 정의하였다. 관절액내 백혈구수는 대개 50~2,600/mm^3로 비교적 낮으며 이는 염증소견이 적음을 나타낸다. 대개 증상 완화를 위해 마약성 진통제를 필요로 한다.

급성 대칭성 다발성 관절염이 보고되어 왔으며, 임상양상은 만성적인 경한 부종 및 압통에서 급성 및 아급성 관절주위 골다공증, 피질골의 미란, 백조목 변형(swan neck deformity)에 이르기까지 다양하다. 이전 연구에서 류마티스 관절염 환자에서 사람면역결핍바이러스 감염시 관절염의 임상소견이 소실됨을 관찰하여 두 질환이 공존할 수 없다고 생각되어 왔다. 그러나 최근 Ornstein 등이 이들 두 질환이 동반된 다섯 명의 환자를 보고하였으며 이들은 대부분 방사선학적으로 골파괴 소견이 관찰되었고, CD4+ T림프구 수가 20 미만이었다. 또 다른 연구에서 CD4+ T림프구 없이도 관절파괴가 진행됨을 보고하였다. 이러한 결과들로부터 두 질환간의 연관성에 대한 재고가 필요하리라 생각된다.

마. 뼈괴사(Osteonecrosis)

Solomon 등은 8명의 뼈괴사 소견을 보인 사람면역결핍바이러스 감염자에 대해 기술하였다. 이들 중 3명에서 음주력, 스테로이드 치료 등의 위험인자가 있었으나 나머지 5명에서는 특별한 인자가 발견되지 않았다. 슬관절에서 가장 호발하였으며 4명의 환자에서는 다발성이었고, 두 명은 관절교체술로, 한명은 중심부 감압술(core decompression)로 성공적으로 치료되었다.

현재까지 병인은 확실히 밝혀지지 않았지만, Ig M 및 Ig G 항카디오리핀 항체 검사를 시행한 다섯명의 환자 모두에서 양성이었다. 일반적으로 사람면역결핍바이러스 감염자에서 비감염자에 비해 항카디오리핀 항체 양성률이 높은데 이러한 항체가 병인에 있어서 중요한 역할을 할 가능성이 있다.

바. 화농성 관절염

기회감염이나 화농성 세균감염의 빈도가 높은 것을 고려할 때 사람면역결핍바이러스 감염자에서 화농성 관절염의 빈도가 높지 않음은 주목할 만하다. 화농성 관절염의 독립위험인자인 주사용 약물남용의 경력이 없는 사람면역결핍바이러스 감염자에서는 화농성 관절염이 매우 드물게 보고되었으며, *Staphylococcus aureus*와 *Streptococcus pneumoniae*가 흔한 원인균이다.

관절의 기회감염은 극히 드물게 관찰되며, 이에 속하는 원인균으로는 *Sporothrix shenckii*, *Cryptococcus neoformans*, *Candida albicans*, *Histoplasma capsulatum* 및 *Mycobacterium avium-intracellurarae*를 포함한 비정형미코박테륨 등이 있다. 빈도는 드물지만 이러한 질환의 존재는 특히 급성 단일관절에서 감염병이 의심될 경우, 일반적인 원인균 뿐만 아니라 기회감염의 원인균에 대해서도 고려하여 진단적 접근을 해야할 필요성을 제시한다.

(2) 결합조직병

가. 쇼그렌 유사 증후군

쇼그렌 증후군은 여러 외분비샘의 장애와 이로 인한 결막염 및 구강건조를 특징으로 한다. 임상 소견에 따라 원발성 쇼그렌 증후군부터 주로 노인에서 자가면역질환 없이 건성 증상만을 보이는 경우까지 다양하게 진단될 수 있다. 조직병리학적으로 현미경 소견의 소침샘의 구조가 진단적인 것은 아니다. 원발성 쇼그렌 증후군을 진단하기 위해서는 병리적으로 이식편대숙주반응, 림프종 및 사람면역결핍바이러스 감염자의 가능성을 배제해야 한다.

사람면역결핍바이러스 감염자에서 구강 및 안구 건조증상, 이하선종대 및 광학현미경상 쇼그렌 증후군에 부합되는 소견에 대해서는 지속적으로 언급되어 왔으며, 그에 대한 면역병리 및 유전적 특성이 밝혀지지 않았다. Itescu 등은 표면적으로는 원발성 쇼그렌 증후군과 유사하나 실제 사람면역결핍바이러스 감염자의 건성 복합증은 이와 구분되는 특성이 있음을 증명하였고, 조직소견상 전반적인 내장 림프구 침윤소견에 기인하여 미만성 침윤성 림프구증가증(diffuse infiltrative lymphocytosis syndrome)으로 명명하였다.

이러한 미만성 침윤성 림프구증가증을 가진 17명의 환자를 대상으로 한 연구에서 전 환자에서 타액선종대가 관찰되었고, 대부분의 환자에서 구강건조 및 안구건조 소견을 보였다. 선외합병증(extraglandular complication)은 총 17명 환자 중 전신림프절병증이 14명, 림프구 간질성 폐렴이 10명, 뇌신경증 및 수막염 등의 신경계 합병증이 3명에서 발생하였고, 드물게 장관 및 신장 침범도 발생할 수 있다.

현미경 소견으로는 림프구가 침윤된 원발성 쇼그렌 증후군과 구별이 어려우나 면역조직화학검사상 원발성 쇼그렌 증후군의 경우 주로 CD4+ T림프구가 침윤된 데 비해 미만성 침윤성 림프구증가증에서는 CD8+ T림프구가 우세하다. 이와 동일한 세포들이 내장에 전반적으로 침윤되어 있으며 MHC class II, CD29 및 LFA-1(Leukocyte function antigen)과 같은 흉선이후 성숙단계의 지표들을 표시한다.

면역유전학적으로 이러한 환자들은 흑인의 경우 HLA-DR5(환자군 86%, 대조군 7%)의 빈도가 증가되었으며, 백인의 경우 HLA-DR6 및 DR7의 빈도가 증가되어 있다. 이것은 원발성 쇼그렌 증후군에서 HLA-DR2나 DR3가 증가된 것과 대조적이다. 혈청학적으로도 원발성 쇼그렌 증후군에서 관찰되는 항핵항체, 항Ro 항체 및 항La 항체에 대해서 면역확산법으로 측정시 음성반응을 보이며, 최근 연구들에서 예민한 검사로 시행시 약양성반응을 보임을 제시하였다. Itescu 등은 임상적으로 미만성 침윤성 림프구증가증 환자들에서 이러한 질환이 없는 군에 비해 사람면역결핍바이러스 감염의 경과가 양호함을 제시하였다. 이러한 관찰에 대한 많은 연구들이 추가되어야 할 것이다.

나. 근육병증

근육병은 사람면역결핍바이러스 감염자에서 기술된 첫번째 류마티스병으로 현재는 감염과 관련된 다양한 근육병이 있다. 수많은 근육병들이 임상적으로나 조직학적으로 다발근육염과 유사하여 구별이 어려우며, 피부근육염도 추가로 보고되었다. 임상적으로 원발성 다발근육염에서는 주로 상하지의 근위부 근약화와 연관된 증상을 호소하나 사람면역결핍바이러스 감염자는 하지의 증상이 우세하다. 몇몇 환자에서는 전형적인 안면부의 헬리오트로프 징후 및 주먹결절부위의 Gottron 구진이 관찰됨을 보고하였다. 병리소견상에는 일반적으로 근육세포의 변성 및 재생과 함께 간질의 CD8+ T림프구 침윤이 관찰된다.

검사실 소견상 근육효소치가 증가되어 있고, 일부

에서는 그 수치가 매우 높다. 근전도상 활동성 괴사성 근육병증의 소견을 보이며, 신경전도의 장애를 관찰할 수 있는데 이러한 소견은 대부분 사람면역결핍바이러스 감염자에서 관찰되는 신경증에 기인한다. 이러한 소견들로 보아 말초신경증이 주된 양상인 활동성 염증성 근육병증에서 임상의는 전신성 괴사성 혈관염, 포함물 근육염(Inclusion body myositis) 등과 함께 사람면역결핍바이러스 감염의 가능성도 고려해야 할 것이다.

사람면역결핍바이러스 감염은 임상적으로 다양한 범위의 근육병증과 연관되어 있으며, 다발근육염/피부근육염, Nemaline rod disease, 소모 근육병증(wasting myopathy), 화농근육염, 사람면역결핍바이러스/사람 T림프구영양바이러스 근육염(HIV/HTLV-1 myositis), 섬유근육통(fibromyalgia), 지도부딘 근육병증 등이 이에 속하는 질환군이다.

사람면역결핍바이러스 감염시에 염증반응 없이 nemaline 막대만 관찰되는 근육병 질환들이 발생할 수 있는데, 이러한 미세구조의 변화는 선천성이나 후천성 근육병증 모두에서 관찰될 수 있으며, 그 자체가 기저질환으로 사람면역결핍바이러스 감염 가능성이 있음을 시사한다. 사람면역결핍바이러스 감염시 점차적인 체중감소를 특징으로 하는 소모증후군(wasting syndrome)은 활동성 비염증성 근육병증과 관련성이 있다. 이들에서 대부분 근육효소치가 증가되어 있고, 조직검사상 염증반응은 없이 각 세포의 변성 및 재생소견이 관찰되었다. 이러한 환자들 중 일부에서 코르티코스테로이드 치료에 반응하였다는 보고들이 있다.

화농근육염은 단일 또는 다발성 근농양을 특징으로 하는 드문 질환으로 농양은 근조직 외부에서 직접적인 파급에 의해 형성되는 것은 아니다. 사람면역결핍바이러스 감염자에서 발생한 화농근육염에 대한 보고들이 많으며, *S.aureus*와 같은 일반적인 균뿐 아니라 *M.avium−intracellularae*와 *Microsporidia* 등 기회감염균들도 원인이 될 수 있다. 대부분 사지의 근육종창으로 나타나며, 발열 등의 전신증상이 동반되기도 한다.

Zidovudine은 염증성 근육병증을 일으키는 약물 목록에 새로 추가된 약물 중 하나이다. 근육염이나 근무력이 발생하는 것은 이보다 소수이지만, 이 약물을 사용한 환자 중 15~40%에서 혈청 크레아티닌 키나아제가 증가된다. 약물의 사용기간이 다양하여 약물의 영향과 사람면역결핍바이러스 감염에 의한 다발성근염을 구분하는 데는 어려움이 있다. 최근 Dalakas 등은 최근 지도부딘 관련 근육병증이 병리학적으로 특징적인 소견을 가짐을 보고하였다. 사람면역결핍바이러스 감염자의 염증성 근육병과 달리 미토콘드리아의 기능장애를 반영하는 수많은 불균일적색근육섬유(ragged red fiber)와 결정주위봉입체(paracrystalline inclusion)를 관찰할 수 있다. 약물의 용량 감소에 대한 효과는 다양하나, 대부분의 경우 약물 중단시 호전된다.

사람면역결핍바이러스 감염자의 근육병증에서는 원발성 염증성 근병증에서 특징적으로 나타나는 자가항체가 나타나지 않는다. 근육 조직검사 연구결과 변성된 근세포내에 사람면역결핍바이러스를 발견하는 경우는 드물고, 이보다 대식세포와 림프구의 침윤이 흔하게 관찰된다. 사람면역결핍바이러스와 사람 T림프구영양바이러스(HTLV−1)에 동시 감염된 증례에서 사람 T림프구영양바이러스에 의한 미만성 근육 감염을 증명하였으나, 사람면역결핍바이러스의 증거는 발견할 수 없었다. 그 이후 같은 증례에서 동일한 결과를 입증하고자 하였으나 성공하지 못하였다.

일괄하여 사람면역결핍바이러스 감염자에서 매우 광범위한 근육병의 범위를 고려할 때, 해당되는 근육병 환자에서 특히 고위험군일 경우에는 사람면역결핍바이러스 감염을 의심해 볼 수 있을 것이다.

다. 전신성 혈관염

사람면역결핍바이러스 감염자에서 나타나는 다른 류마티스병 증후군은 독특한 양상인데 반해서 혈관염의 경우는 전반적인 혈관염 범주의 축소판이라고 생각된다(표 35). 이러한 증례보고의 다양성을 고려할 때, 이들 간의 인과관계나 사람면역결핍바이러스의 단순한 공존인자를 논의하는 것은 어려우며, CMV나 EBV를 포함한 다른 감염질환이나 치료제 등의 공통된 관련인자가 영향을 주었을 가능성도 있다.

이 중 독특한 몇몇 보고들이 있는데, 여기에 속하는 질환들로 양성 림프구성 혈관염, 림프종모양 육아종증, 혈관중심성 림프종 등이 있으며, 혈관중심 면역세포증식성 병변(angiocentric immunoproliferative lesions, AIL)들이 있다. 원발성 중추신경계 혈관염은 중추신경계 조직에 국한된 혈관염을 특징으로 하는 매우 드문 질환이며, 백혈병, 림프종 및 면역억제제 투여 등과 연관된 면역기능 저하자에서도 유사하게 관찰된다.

혈관염의 기전은 아직까지 확실하게 밝혀져 있지 않으나, Gherardi 등은 34명의 환자를 대상으로 한 연구에서 괴사성혈관염 2/3의 환자들의 혈관 조직에서 사람면역결핍바이러스 항원 및 유전체가 규명되었고, 그 외 거대세포바이러스 및 면역복합체가 확인되었으며, 병인으로 바이러스 그 자체가 외부 항원으로 작용하거나 간접적으로 면역장애를 유발할 가능성을 제시하였다.

표 35. 전신성 혈관염의 분류 및 사람면역결핍바이러스와의 연관성

혈관염의 분류	사람면역결핍바이러스 감염과의 연관성
전신성 괴사성 혈관염	
다발동맥염 (polyarteritis)	○
Churg–Strauss 병	○
다발혈관염 (polyangiitis) 및 중복	○
과민성 혈관염군	
과민성 혈관염	○
Henoch–Schönlein 자색반증	○
본태성 한랭글로블린혈증	×
두드러기 혈관염	×
육아종성 혈관염	
Wegener 육아종증	×
림프종모양육아종증 (lymphomatoid granulomatosis)	○
거대세포 혈관염(Giant cell arteritis)	
측두 혈관염	×
Takayasu 혈관염	×
원발성 중추신경계 혈관염	○

라. 루푸스 유사 증후군

사람면역결핍바이러스 감염과 전신성 홍반성 낭창은 모두 전신질환으로 임상양상 및 검사소견에서 유사한 점이 많고, 감별진단이 어렵다. 임상적으로 두 질환 모두에서 발열, 권태, 체중감소, 관절통을 포함한 근육관절병, 신경질환, 지루성 발진, 탈모증 등의 다양한 피부병변, 혈뇨, 단백뇨 등의 신장병증, 림프절병변 등을 나타낼 수 있다. 혈청학적 검사상 사람면역결핍바이러스 감염시 전신성 홍반성 낭창 없이 항핵항체 양성소견을 보일 수 있고, 반대로 순수한 전신성 홍반성 낭창에서도 사람면역결핍바이러스 항체 검사상 위양성이 나올 수 있어 혈청학적 검사소견상의 감별에 어려움이 있다. 이러한 사실은 전신성 홍반성 낭창과 유사소견을 보이는 사람면역결핍바이러스 감염 고위험군 환자를 접하게 되는 임상의들에게 특히 중요하다.

2) 진단법 및 감별진단

사람면역결핍바이러스 감염자들에서 보이는 검사실 소견자체가 자가면역질환자와 유사하며(표 36), 이러한 사실에 대한 인식은 류마티스내과 의사에게는 다음의 두 가지 이유에서 중요하다. 첫째, 다른 질환에서도 자가면역성 검사실 소견에 양성을 보일 수 있음을 인식하는 것은 류마티스병에 대한 검사들의 특이도를 변동시킬 수 있다는 점에서 중요하며, 이러한 사람면역결핍바이러스 감염시에 자가면역성 검사실 소견이 흔히 관찰된다는 사실로 보아 이들 바이러스가 결체조직질환의 병인에 중요한 역할을 담당할 가능성이 있다.

이러한 검사실 소견들에서 몇가지 중요한 사실들을 관찰할 수 있는데, 우선 자가면역성 검사 이상의 빈도와 그 정도가 기저질환인 사람면역결핍바이러스 감염의 중증도와 비례한다는 것과 고감마글로불린혈증은 거의 모든 환자들에서, 순환면역복합체(circulating immune complexes, 60~80%) 및 항카디오리핀 항체(50~80%)는 주로 진행된 환자들에서, 그리고 항핵항체와 류마티스인자는 환자들의 일부에서 드물게 관찰된다는 사실이다. 그러나 아직까지 보고자나 검사법에 따라 사람면역결핍바이러스 감염자의 여러 자가면역성 검사실 소견 양성률은 차이가 있다.

사람면역결핍바이러스 감염자에서 류마티스병을 진단하는데 있어서 임상적 및 검사실적인 측면에서 고려해야 할 중요한 사실을 두가지로 요약하면 다음과 같다. 첫째는 다양한 류마티스병들이 그 질환의 징후로 나타날 수 있겠으나, 그 외에 사람면역결핍바이러스 감염의 진행된 상태에서도 보일 수 있으므로 환자들에 있어 자세한 병력 및 성접촉력 등을 통해서 감염의 위험도나 항체검사의 필요여부에 대해 평가할 필요가 있다. 아구창, 털백색판증, 전염물렁종(molluscum contagiosum), 반복적인 대상포진 및 지루 피부염을 포함한 사람면역결핍바이러스 감염을 시사하는 미세한 신체적인 증거들에 대해서도 주의를 기울여야 한다. 둘째는 특발성 결체조직질환자에서 사람면역결핍바이러스 검사를 시행한 경우에 특히 ELISA 검사 등 혈청검사상 위양성의 가능성이 있으므로 이후 확진검사를 통하여 진단이 되기 전까지는 환자에게 알려서는 안 된다. 현재까지 확진검사로 웨스턴 블럿이 가장 많이 사용되어 왔으며, 최근 다른 신뢰도 높은 검사들도 새로이 개발되어 있는 상태이다.

3) 면역병리기전

사람면역결핍바이러스 감염시 만성염증성질환이나 자가면역질환이 유발되는 기전으로 현재까지 제시된 가설은 다음과 같다.

- 분자모방성(molecular mimicry)
- T_H1 및 T_H2 균형의 변화 등 림프구 조절장애

표 36. 사람면역결핍바이러스 감염과 연관된 자가면역관련 검사실 소견

다클론성 고감마글로블린혈증(polyclonal hypergammaglobulinemia)	
순환면역복합체(circulating immune complexes)	
자가항체(autoantibodies)	항핵항체 류마티스인자 항카디오리핀
항세포항체(anticellular antibodies)	항혈소판 항적혈구 항림프구 항뇌세포(anti－brain) 항벽세포(anti－parietal cell)
기타	베타2－작은글로블린(β_2－microglobulin) 산－불안정 인터페론 알파(acid－labile interferon－α) 혈청 리소자임(serum lysozyme) 소변 네옵테린(urinary neopterin) 인터루킨－2 수용체(혈청)

- 레트로바이러스에 의해 유발되는 세포변성
- 레트로바이러스가 매개하는 분열촉진물질(mitogen) 또는 초항원(super antigen)
- 레트로바이러스 단백에 의한 면역억제 활성
- 숙주세포의 활성과 연관된 전사기능(transcription)의 활성화 또는 억제

만성 사람면역결핍바이러스 감염과 자가면역질환들이 공통된 주요 기전은 레트로바이러스에 의한 부적절한 면역활성화이다. 체액면역 및 세포면역의 활성화에 대한 증거들을 아래에 제시하였다.

- 체액면역
  - 자발적으로 면역글로블린을 분비하는 B 림프구의 검출
  - 다클론성 고감미글로브린혈증
  - 자가활성화 항체생성의 증가
- 세포면역
  - 주로 CD4+ T림프구에서 활성화 지표들의 증가뿐 아니라 CD8+ T림프구에서 세포표면의 HLA－DR, CD25 및 CD38 등의 활성화 표지자 발현 증가
  - 혈중 베타2－작은글로블린, 네옵테린 가용성 인터루킨－2 수용체 및 산－불안정 인터페론 알파의 증가

부적절한 면역활성화는 외부항원에 대한 숙주의 방어기전을 약화시킬 뿐 아니라 사람면역결핍바이러스의 발현을 증가시킴으로써 악영향을 미칠 수 있으며, 조절되지 않는 면역활성화 자체가 사람면역결핍바이러스 감염자에서 만성 염증성 또는 자가면역성 합병증 발생에 기여할 수 있을 것이다. 특히 B27 또는 사람면역결핍바이러스 관련 관절병증에서는

윤활막세포내에서 사람면역결핍바이러스 p24 항원이 검출하였음을 보고한 일부 연구결과 등을 고려할 때, 바이러스 자체가 관절내에서 직접적인 역할을 하는 것으로 생각된다. 그 외에 개별적인 류마티스 병들의 세부기전은 매우 복잡하고 다양하며, 현재까지 연구가 활발이 진행되고 있는 영역이다.

4) 치료

면역기능이 저하된 상태에서 자가면역질환이 발생한다는 것은 모순되는 현상으로 생각되나 실제 사람면역결핍바이러스에 감염된 모든 환자가 임상적으로 의미있게 면역기능이 저하되어 있는 것은 아니며 CD4+ T림프구가 500/μL 이상에서는 기회감염의 발생도 드물다. 또한 최근연구들에서 사람면역결핍바이러스 감염의 자연경과나 치료에 대한 지식이 많아지면서 더욱 효과적인 면역억제제 치료가 가능하게 되었다. 이러한 면역억제제 치료시에는 사전에 사람면역결핍바이러스 감염자의 면역상태에 대한 평가가 필요하며, 적극적인 항레트로바이러스제 및 기회감염에 대한 예방적 항생제 투여가 병행되어야 할 것이다. 사람면역결핍바이러스 감염자에서 류마티스병을 치료하는 데에는 두 질환간의 균형을 고려하는 치료와 세심한 주의가 요구된다.

(1) 관절병

사람면역결핍바이러스 감염자에서 발생하는 관절병은 대부분 비스테로이드소염제에 잘 반응한다. 그러나 반응하지 않는 경우 가능하면 사람면역결핍바이러스 감염을 악화시키지 않으면서 치료하기 위한 방법들을 모색해야 한다.

가. 비스테로이드소염제

사람면역결핍바이러스 감염자에서 발생하는 관절병에서 우선적으로 비스테로이드소염제를 사용하는 것이 추천된다. Solomon 등은 페닐부타존을 하루용량 400~600mg으로 투여하는 것이 효과적이며, 지도부딘과 병용시에도 골수억제 등의 독성증가가 관찰되지 않았음을 보고하였다.

나. 코르티코스테로이드

현재까지 사람면역결핍바이러스 감염자의 관절병에서 스테로이드의 효과를 보고한 연구는 없으며 단기간 중간용량의 스테로이드 사용으로 관절질환의 악화를 호전시키는 데 도움을 줄 수 있다. 사람면역결핍바이러스 감염의 일차치료나 폐포자충 폐렴에서 장기간 스테로이드 사용은 비교적 안전한 것으로 보고되어 있다.

다. 질환변화 항 류마티스 약제 (Disease-modifying drug)

기존의 많은 연구에서 소량의 methotrexate(7.5~15mg/week) 투여시 사람면역결핍바이러스 감염의 경과가 악화됨을 보고하였으며, 이는 비교적 안전한 용량이며 면역기능을 억제한다는 증거가 없다는 점에서 흥미롭다. Calabrase 등은 특히 건선이나 Reiter 증후군 등의 관절병에서 사람면역결핍바이러스 감염의 경과가 관절질환이 없는 군에 비해 악화되었음을 보고하였다. 이전에도 관절병을 동반한 감염자에서 사람면역결핍바이러스 감염이 더 활성화되고 빠르게 진행하는 경과를 보이거나, 질병후기에 관절질환이 발현되면 기회감염이나 악성종양이 호발하는 것으로 알려져 왔다. 일부에서는 소량의 methotrexate를 예방적 항생제 사용과 병용시 효과적인 것으로 보고하고 있다. Sulfasalazine은 사람면역결핍바이러스 감염자의 관절병에 효과적이고 안전한 치료제로 보고되어 있다. Etiretinate가 건선의 관절질환에서 효과적인 것으로 보고한 연구도 있다. Hydroxycholoroquine은 효과적인 항염증제이며, 일부 항바이러스 효과도 나타낸다. 금의 유용성에 대한 보고는 현재까지 없었다. Corticosteroid 또는 methotrexate 등을 사용하기 전에 가능하다면 면역억제 효과가 적거나 없는 약제(sulfasalazine, etiretinate, hydroxycholoroquine 등)를 우선적으로 사용하는 것이 합리적인 선택일 것이다.

라. 기타 치료제

사람면역결핍바이러스와 관련된 관절질환에서 항바이러스제의 효과에 대한 전향적 연구 성과는 아직 보고된 바 없다. 24명의 건선을 동반한 사람면역결핍바이러스 감염자에서 zidovudine(1,200mg/일) 사용 후 90%에서 피부병변이 호전되었으나 관절질환을 가진 5명에서는 임상소견이 호전되지 않았다. Solomon 등은 5명의 Reiter 증후군을 동반한 사람면역결핍바이러스 감염자에서 실험적으로 cyclosporine을 소량(초기에 1mg/kg/일로 시작하여 이후 2mg/kg/일로 증량) 사용하는 연구를 하였으며 모든 환자에서 관절증상이 호전되었음을 관찰하였고, 이 군에서 약물의 독성은 많지 않았다. 기존의 류마티스 질환 치료제에 반응하지 않는 경우 중증 질환의 치료를 위한 새로운 방안에 대한 모색이 필요할 것이다.

(2) 결합조직병

가. 미만성 침윤성 림프구증가증 (Diffuse infiltrative lymphocytosis syndrome)

이러한 환자에서 타액선 종대, 구강건조 및 안구건조 증상은 가장 흔하게 관찰되는 문제로 zidovudine은 이러한 증상 및 증후에 효과적이며, 그 밖에 진행성 림프구성 간질성 폐렴, 간질성 신염, 뇌신경증, 무균성 뇌수막염 등의 합병증이 드물게 발생한다. Itesu 등은 진행성 질환에서 고용량 스테로이드(prednisone 40~60mg/일, 8~12주)가 효과적임을 보고하였는데 이는 지도부딘과 병용하여 CD4+ T림프구에서 사람면역결핍바이러스의 증식을 억제할 뿐 아니라 스테로이드에 의한 비특이적인 림프구의 파괴를 유도한다.

나. HIV 관련 근육병증

이 질환은 약제의 부작용과 감별이 어렵기 때문에 zidovudine을 복용중인 경우 약제를 중단해야 한다. 이후 환자가 호전되지 않거나 zidovudine을 사용하고 있지 않던 환자에서는 면역억제제의 사용을 고려해야 한다. 사람면역결핍바이러스 감염시 발생하는 염증성 근질환은 원발성 다발성근염에 비하여 소량의 스테로이드에 잘 반응한다. 임상적으로 심각한 근력약화 및 활동장애를 보이는 경우 초기치료로 prednisone을 0.5mg/kg로 시작하여 근력과 근육효소치가 회복될 때까지(약 4~8주간) 유지해야 한다. 이후 스테로이드는 증상을 조절할 수 있는 최소용량까지 줄여나가야 한다.

소모성 증후군과 연관된 비염증성 근질환에는 특별한 치료가 없으며 적극적인 영양보충이 필요하다. 이러한 환자에서 면역기능 및 기능저하가 심한 상태에서는 면역억제제의 사용은 피해야 한다. 그 외에 특이적인 치료(성장호르몬, 항TNF 항체치료, 단백동화스테로이드 등)에 대해서는 논란이 많다.

다. HIV 관련 전신성 괴사성 혈관염

사람면역결핍바이러스 감염자도 비감염자와 마찬가지로 전신성 괴사성 혈관염의 치료는 복잡하다. 치료로 다량의 면역억제제가 필요한 경우가 많으며, 대개 사람면역결핍바이러스 감염이 진행되었을 때 자주 발생한다. 현재까지 치료제에 대한 전향적인 자료는 없는 상태이다. 사람면역결핍바이러스와 연관된 혈관염은 기존의 치료에 잘 반응하나 대부분 면역기능이 현저하게 저하되어 있어 이러한 경우에 비면역요법에 대해 심각하게 고려해야 한다. 일반적인 경우와 마찬가지로 면역억제제 사용시 항레트로바이러스제 및 예방적 항생제는 병용하여 사용하여야 한다. 항바이러스 치료의 혈관염 치료에 대한 효과는 아직 밝혀져 있지 않다.

참고문헌

1. Calabrese LH. Human immunodeficiency virus infection and arthritis. Rheum Dis Clin North Am 19; 477−88, 1993
2. Solomon G, Brancato L, Winchester R. An approach to the human immunodeficiency virus positive patient with a spondyloarthropathic disease. Rheum Dis Clin North Am. 1991; 17: 43−58
3. Calabrese LH. Kelly DM, Myers A, O' Connell M, Easley K. Rheumatic symptoms and human immunodeficiency virus: the influence of clinical and laboratory variables. Arthritis Rheum 34; 257−63, 1991
4. Solomon G, Brancato LJ, Itescu S, et al. Arthritis, psoriasis and related in syndromes with HIV infection. Rheum Dis Clin North Am 19; 59−78, 1993
5. Reveille JD, Conant MA., Duvic M. Human immunodeficiency virus−associated psoriasis, psoriatic arthritis and Reiter' s syndrome: a disease continuation. Arthritis Rheum. 1993; 33: 1574−8
6. Muller− Lander U, Kreigsman J, Gay R, Koopman W, Gay S, Chartham WW. Progressive joint destruction in a human immunodeficiency infected patient with rheumatoid arthritis. Arthritis Rheum 38; 1328−32, 1995
7. Goldenberg D. Septic arthritis and other complications of rheumatologic significance. Rheum Dis Clin North Am 17; 149−58, 1991
8. Itescu S. Diffuse infiltrative lymphocytosis syndrome in human immunodeficiency infection −a Sjögren's−like disease. Rheu Dis Clin North Am 17; 99−116, 1991
9. Dalakis MC. Retroviruses and inflammatory myopathies in humans and primates. Ballière' s Clin Neurol 2; 659−91, 1993
10. Gheradi R, Belec L, Mhiri C, et al. The spectrum of vasculitis in human immunodeficiency virus infected pateint. Arthritis Rheum 36; 1164−74, 1993

13. 정신역동학적 양상

1) HIV 감염자의 심리적 특성

질병은 인간이 살아가는 동안에 경험하는 마치 필요악과 같은 속성을 갖고 있다. 동양적인 관점에서의 질병이란 인간 신체기능의 파괴를 예방하기 위한 보전적 의미의 전구신호라고 보기 때문이다. 그러므로 질병은 건강보호를 위한 반응적 양상으로 삶의 한 영역이다. 일생동안 한번도 병을 앓아보지 않고 살아가는 사람은 하나도 없다. 질병은 인간에게 대체로 신체적·정신적·사회적·영적 스트레스의 원인이요 또는 결과로서 급작스러운 이상 변화에 대한 대처과정을 통하여 더욱 성숙되는 자극적인 기회가 되기도 한다. 국내의 연구를 살펴보면 사람면역결핍바이러스 감염자는 신체적 질병과 심리적 고통 외에도, 사회적인 차별과 편견 등 이중, 삼중고의 고통과 현저하고 급격한 삶의 변화를 겪고 있다. 그리고 직장 고용, 경제적 능력, 가족 및 친구 등의 사회적 지지, 자존감, 신체적 능력, 성생활 등의 여러 측면에서 상실감을 경험하고 있다. 이러한 상실의 원인은 공포, 오명, 적응 부족, 질병과정 등으로 여겨진다. 사람면역결핍바이러스에 감염되었다는 사실은 분명 개인의 삶에 있어서 제한된 신체상의 부분적 건강문제임에도 불구하고, 이와는 관련이 없는 많은 영역으로까지 확대 해석하여 이들을 동성애자이거나 성적으로 문란한 사람으로 이미지화하고 있다.

특히 가부장적 전통유교문화의 지배권과 단일민족으로서의 가족 결속력이 큰 한국사회에서는 사람면역결핍바이러스 감염자에 대한 인식과 편견 등은 매우 복잡하게 혼합되어 있음을 간과할 수 없다. 사람면역결핍바이러스 감염은 매춘, 동성애, 약물사용 등 사회 문제와도 관련이 깊어 사람면역결핍바이러스 감염자의 사회적인 은닉 및 거절, 부정적 견해 등에 영향을 미치고 있다. 후천성면역결핍증으로 진단받는 사람들이 경험해가는 다음의 네가지 일반적인 심리 단계가 있다.

- 위기: 이 시기에는 쇼크, 두려움, 그리고 부정 등의 감정이 우세하다.
- 적응기: 감염인이 자신의 진단명을 받아들이면서 사회생활의 분열과 움츠림 등을 경험한다.
- 수용: 질병에 의해 부과된 제한 이내에서 자신의 새로운 자아를 받아들이는 시기이다.
- 죽음에 대한 준비: 의존에 대한 두려움, 동통, 버림받는 것에 대한 두려움, 격리, 죽음 자체에 대한 두려움 등의 감정 등이 많이 있다.

우리나라의 감염인들을 면담한 결과에서는 충격, 방황, 포기 및 수용의 단계를 거치는데 충격의 단계에서 동성애자는 격리감을 나타내고, 이성애자는 혼돈과 갈등을 나타내는 특이한 반응을 발견할 수 있었다. 이러한 심리적인 과정은 학교의 학년처럼 한 방향으로만 발전하기보다는 반복적이고 순환적일 수 있지만, 대체로 이와 같은 과정을 거칠 수 있다고 본다.

그러나 대부분의 사람들은 장기간에 걸쳐 질병을 오래 앓게 될 경우 심리적으로 고통스럽게 되거나 자신의 한계를 느끼게 된다. 질병은 육체적인 고통뿐 아니라 활동을 제한시켜 사회적으로 답답함을 느끼게 하고 침체시키며 삶을 어렵게 만들고 생존의 의미나 목적을 상실하게 한다. 질병은 인간의 고통에 대한 기본적인 여러 가지 중대한 질문을 제기시킨다. 예컨대 "왜 이러한 고통을 당해야 하는가?", "신이 있고 또 전능하다면 왜 고통을 중지시키지 않으시는가?" 하는 등의 고통 과정에서 인간은 절대자와 자신과 관계를 의식하게 되며 절대자와의 관계에 관한 질문을 하게 된다. 그리고는 왜 나에게 이런 병이 생겼는가? 되풀이하며 무력감을 느끼게 되는데 이는 자신의 능력에 대한 위협, 낯선 사람·기구·환경들에 대한 두려움, 분리불안, 사랑과 인정의 상실에 대한 두려움, 조절기능의 상실에 대한 두려움 등으로 나타난다. 이러한 무력감과 관련된 두려움 등으로 인한 분노, 낙심, 외로움, 고통, 불안, 우울, 혼란의 감정들이 혼합 동반되어 나타난다.

그러나 사람면역결핍바이러스 감염인들은 이상과 같은 보편적인 질병반응 이상의 복합적인 반응이 나타나는데 이는 타인으로부터 감염되었기 때문에 뒤따르는 피해의식, 분노, 공격성, 파괴성 등이 나타날 뿐만 아니라 대부분의 경우 자신 행위의 통제력 상실의 결과로 해석하는 경우에는 죄책감이 나타나게 된다. 또한 사람면역결핍바이러스 감염인들은 질병을 전파시킬 수 있는 특성과 그 발생원인의 행위적 특성 때문에 사회의 구성원으로서 받아들여지지 않는 사회적 격리는 사회 속에 살아갈 수 있을 것인가를 결정짓는 가장 근본적인 심리적 고통이 된다. 이와 같이 사람면역결핍바이러스에 감염된 사람들은 암이나 기타 시한부 인생이 경험하는 시간적인 유한성 이외에도 그 질병의 발생 특성 때문에 수많은 문제에 부딪히면서 신체적으로나 심리적, 사회적으로 고유한 양상의 부가적인 고통을 받게 되므로 그들의 심리상태에 특별한 관심을 기울여야 한다.

그러므로 죽을 수 밖에 없는 치명적인 병이라고 여겨졌던 암이 신체적인 질병이라고 본다면, 사람면역결핍바이러스에 감염되었다면 이는 신체적인 질병이요, 심리적인 질병이요, 사회적인 질병이요, 영적인 질병이라고 규정지을 수 있다.

사람면역결핍바이러스 감염 사실은 가능한 한 빨리 개인적으로 비밀을 보장하면서 알리고, 감염 사실을 받아들일 시간을 주도록 한다. 감염되었다는 사실은 그 당시 건강상태, 마음의 준비, 지역사회의 도움, 검사 전 인성과 심리상태, 후천성면역결핍증와 질병과 죽음에 대한 문화와 가치관에 따라 수용되거나 거부될 수 있다. 사람면역결핍바이러스 바이러스에 감염된 사람들은 두려움, 자기연민, 낙심, 죄의식, 소외감, 손실, 슬픔, 죄책감, 부정, 걱정, 분노, 자살할 생각 또는 자살, 자존심 손상, 우울증과 강박관념, 정신적 이상과 함께 영적인 어려움 등의 다양한 반응을 나타낸다.

사람면역결핍바이러스 감염인들이 이와 같이 타 질병과는 다르게 부가적으로 지고 있는 심리적 부담을 인정하고 여러 가지 심리적 상태를 다루어야 한다. 이때의 궁극적인 목표는 감염인이 자신을 수용하고 자부심을 유지하여 긍정적으로 자율적인 행동을 할 수 있을 뿐만 아니라, 절대자와의 관계에서도 자유로울 수 있어야 한다. 그러나 사실상 영적인 문제는 지역 내의 종교인에게 의뢰하는 것이 바람직할 것이다.

2) 정신과적 관리 및 치료

정신의학적인 측면에서 죽음과 관계된 질병 특히 후천성면역결핍증 환자 혹은 사람면역결핍바이러스 감염자들을 정신과적으로 돕는 것은 그리 쉬운 일이 아니다. 이러한 환자들은 특별한 치명적 신체질환을 가지고 있는 환자들과 같이 강력한 감정 및 정서적 반응을 동반하는데, 이들 반응은 환자가 평소에 사용하는 방어기제와 성격적 특성 그리고 교육적 배경 등 개인에 따라 다양하게 나타날 수 있다. 감염된 환자들의 가장 중요한 정신역동은 자신을 향한 분노, 자존심의 손상, 그리고 죽음과 관련한 구체적인 두려움 등이다. 그 이외에도 매우 복잡한 정신과적 양상을 나타내는 것이 일반적이나, 환자 개인이 보여주는 특성을 정확하게 이해하고 개별화된 치료 계획을 수립하여야 한다. 환자의 상황에 적합한 정신과적 지지는 향후 치료 및 환자의 관리에 결정적인 역할을 하게 된다. 치료의 목표는 환자가 지속적으로 병원과 연결될 수 있도록 동기를 부여하는 것과 당뇨병과 같이 병을 적극적으로 대처하면서 살아갈 수 있도록 돕는 것이다.

정신의학적 대처방법은 약물요법, 지지적 정신치료, 그리고 약물과 병행한 지지치료로 나눌 수 있지만 어떠한 방법이 가장 효과적인지는 개인에 따라 차이가 있다. 병의 초기 단계에 겪을 수 있는 심한 불안, 우울, 수면장애 등은 2~3주간의 약물치료가 도움이 되고, 그 후에는 항우울제와 병행한 정신치료가 환자들에게 실질적으로 도움이 되며, 왜곡된 자아상을 교정하여, 일상의 삶으로 복귀가 가능하게 한다. 단순한 약물의 투여 특히 항우울제의 투약만으로도 긍정적인 효과를 볼 수 있으며, 수면장애를 동반하는 경우에는 더욱 약물치료가 요구된다. 점차 질병이 진행되어감에 따라 신경학적 손상이 발생하여 정신치료와 더불어 약물치료에 대한 요구가 증가된다. 초기 단계에는 개인치료가 적응적인 태도를 갖게하는데 도움이 되며, 점차 병을 적응적인 자세로 수용하게 되면 폐쇄되어 가는 사회 관계를 회복하기 위한 치료가 매우 큰 도움이 된다. 현실적으로 정신과 병원을 환자가 찾아가는 것이 쉽지 않으리라 생각한다. 하지만 초기에 겪게되는 심한 질병관련 스트레스는 사회 혹은 가정으로 복귀하는데 혹은 적응에 가장 큰 장애가 된다.

심리적 대처방법 즉 행동과학적 적응은 바람직한 활동의 양을 증가시켜 병과 관련한 스트레스를 감소시키는 방법으로, 새로운 일의 시작, 새로운 취미활동 등을 들 수 있다. 이 과정을 통하여 행동이 왜곡된 사고를 교정하여 적응성을 증가시켜 일상으로 복귀를 도우며, 환자 자신을 스스로 동기화시킬 수 있다. 다른 방법으로는 스스로의 자정능력을 키우는 것으로 호흡훈련, 긴장완화훈련 등을 통하여 스트레스에 대하여 강하게 하며, 손상을 받더라도 쉽게 회복하는 능력을 갖게 하는 것이다. 규칙적인 심리상담을 통해서도 질병과 관련한 심리적 고통을 경감할 수 있다. 최근 외국의 경향을 보아도 심리상담을 통한 후천성면역결핍증 관련 신경증 회복이 효과를 보고 있는 것으로 알려져 있다. 하지만 그 효과는 환자 자신의 적극적인 상담 참여가 그 전제 조건이다. 아울러 적극적인 사회활동, 특히 이전에 참여하지 않았던 봉사활동이라든지, 운동 등은 질병 관련 신경증을 극복할 수 있는 방법 중의 하나이다.

어떤 한가지의 방법으로 후천성면역결핍증과 관련한 신경증을 효과적으로 대처하기는 어렵다. 가능한 모든 자원이 함께 유기적으로 운용될 때 비로소 그 효과를 보게 되는 것이며, 가장 중요한 것은 병에 대한 적응적 수용이라 할 수 있다. 본 단원에서는 환자를 다각도로 분류하고 활용 가능한 치료방법을 제시하고 있다. 기술된 여러 가지 관리 방법에 정답은 없다. 제시된 모든 방법들이 유기적으로 그리고 환자에게 가장 적합한 방법으로 제공될 때 최대의 효과를 거둘 수 있을 것이다.

(1) HIV 감염 위험이 높은 환자에 대한 정신과적 관리

모든 의료인은 진료 과정 중에 사람면역결핍바이러스 감염 확률이 높은 환자를 만날 수 있다. 감염 위험이 높은 환자는 포괄적 진단 평가, 새로운 증상 발병의 의학적 원인의 평가, 특정 치료 개시, 정신역학적 문제에 대한 이해 등과 같은 광범위한 정신과적 기술을 사용하여 적절하게 환자 관리를 해야 한다. 약물 사용 장애를 보이는 환자, 심각한 정신병을 보이는 환자, 성 학대나 성 범죄의 피해자는 어느 정도 사람면역결핍바이러스에 감염될 위험이 있다. 위험 행동이 정확히 평가되지 않는다면 의사는 환자가 사람면역결핍바이러스에 감염될 위험이 있는지 인식하지 못할 것이다. 의료인들은 어떠한 행위가 사람면역결핍바이러스를 전파시키기 쉬운지에 대해 충분한 이해가 있어야 한다.

(2) HIV에 감염된 환자에 대한 정신과적 관리

감염 환자의 정신과 관리는 유기적 치료관계를 만들어 유지하고, 정신건강치료 및 감염질환 치료팀과 협력하고 조화를 이루며, 관련된 모든 정신과 장애를 진단 및 치료하고, 환자가 전반적 치료 계획에 충실하기 쉽게 하고, 심리적, 신경정신과적 장애에 대한 지식을 제공하고, 사람면역결핍바이러스의 확산을 최소화하기 위하여 위험 감소 방안을 제공하고, 심리적, 사회적 기능을 최대화하고, 종교의 역할을 고려하고, 신체적 장애와 죽음 그리고 죽음이라는 문제에 대하여 환자가 준비하도록 하고, 가족과 같은 주변의 주요 인물이나 도움을 받을 수 있는 기관 등에 대한 조언을 한다.

사람면역결핍바이러스에 감염된 환자에 대한 정신과 치료 계획의 수립에는 질병의 생물·심리·사회적 영향 등을 충분히 고려하여야 한다. 환자를 면접할 때는 인지 혹은 운동 증상에 대한 병력을 조사하고 신경인지적 결손이 있는지 알아보기 위해 정신상태검사(mental status examination)를 실시하는 것이 중요하다. 사람면역결핍바이러스에 감염된 환자의 정신과 치료에서는 약물 오·남용에 대한 감시가 필요한데 이것은 앞으로 사람면역결핍바이러스 전파로 발전될 위험 행동과 관련이 깊기 때문이다. 공존하는 정신과 질환(약물중독이나 기타 정신질환)이 환자가 복잡한 치료 요법에 따르는 것에 부정적인 영향을 줄 수 있기 때문에 정신과적 처치는 환자가 치료에 충실하도록 하는 데에 중요한 역할을 수행할 수 있다.

(3) HIV 감염으로 인한, 혹은 HIV 감염과 공존하는 정신과 질환의 치료

HIV/AIDS 관련 정신과 질환은 정밀하게 감정되고 치료되어야 한다. 사람면역결핍바이러스에 감염된 성인이나 유아의 정신 상태나 인지기능의 변화는 치료가 가능한 정신과적 기능변화가 원인일 수 있다. HIV/AIDS와 관련하여 찾아 볼 수 있는 더 일반적인 진단은 일시적 정신착란, 기분장애, 약물사용장애, 불안장애, 정신병적 장애, 적응장애, 수면장애, 치매를 포함한 인지기능 장애이다. 이들 증상은 모두 정신약물학적 치료와 정신치료가 필요하다.

사람면역결핍바이러스 감염과 관련한 치매 치료는 항레트로바이러스 치료와 중추신경계에 적절한 약리학적 조절로 이루어져 있다. 사람면역결핍바이러스 관련 치매와 관련된 증상(예를 들어 초조함이나 피로)은 항정신병약이나 정신 자극제의 투약을 통하여 조절하는 것이 효과적이다. 감염과 관련된 일시적 정신 착란은 환자가 먹는 여러 약물의 상호작용에 인한 경우가 많으며, 일시적 정신 착란을 관리하기 위해서는 항정신병약을 적절히 사용해야 하는데, 부작용이 적은 비전형적 항정신병 약물이 권장되며, 벤조디아제핀 계열의 약물은 의존성의 문제로 장기간의 사용은 권장되지 않는다.

사람면역결핍바이러스 감염 환자의 주요 우울증이나 조증과 같은 기분 장애를 관리하는 것은 비감염 환자의 관리와 비슷하다. 항우울제나 진정제를 택하는 것은 항레트로바이러스 치료제에 영향을 받을 수 있고, 대부분의 항우울제는 사람면역결핍바이러스 관련 주요 우울증 치료에 효과적인데 여기에는 선택적 세로토닌 재흡수 억제제(fluoxetine) 같은 비교적 새로운 항우울제가 적절하다. 정신 치료, 특히 대인 정신치료는 항우울제 치료와 병행시 효과적이다. 사람면역결핍바이러스 감염과 관련된 조증은 치료가 힘든데, 특히 후천성면역결핍증으로 발전하는 경우에는 더욱 어렵다. 보통 전통적으로 사용되는 기분조절제와 항정신병 약물의 적절한 투약으로 상당한 호전을 기대할 수 있다.

3) 치료 계획의 수립과 이행

사람면역결핍바이러스에 감염된 환자에 대한 정신과 치료 계획 전개는 그 질환의 생물심리사회적인 맥락에서 사려깊고 포괄적인 고려가 필요하다. 치료 결정은 사람면역결핍바이러스 질환의 의학적 단계에 따른 정신과 상태에 대한 표준 권고 사항과 사람면역결핍바이러스 감염을 대상으로 하는 유용한 의학적 치료에 대한 최신 정보에 따라야 한다. 동시에, 의사는 감정적 반응과 갈등이 환자가 의학적 권고를 따르는 능력을 저해할 수 있으며 따라서 육체적 상태에도 큰 영향을 미친다는 것을 잘 알아야 한다. 정신과 의사는 정신 이상 징후의 가능한 의학적 원인과 사람면역결핍바이러스나 사람면역결핍바이러스 관련 질환으로 인한 생명을 위협하는 질병을 알아내기 위한 의학적 정밀검사가 필요한지 여부를 주의 깊게 고려해야한다. 기관 기능 이상, 약물 부작용, 약과 약 사이의 상호작용은 환자를 관리함에 있어 중요한 요소들이다.

(1) 치료적 동맹을 수립하고 유지한다.

치료적 동맹 수립에는 부분적으로 환자가 자신의 질병 단계를 이해하고 있는지에 대한 인지와 환자가 그것에 어떻게 대처하느냐에 대한 평가가 포함된다. 환자가 위험 행동에 대하여 이야기한다는 것의 민감한 성격이나 사람면역결핍바이러스 감염과 관련해 수치심을 느낄 가능성이 있기 때문에 의사가 믿음을 주기 위해서는 협력적이어야 하고 도덕적 판단을 해서는 안된다.

기밀성에 관한 문제는 환자와 함께 검토해야 하고 환자에게 사람면역결핍바이러스 상태를 적정한 사람들에게 알리는 과정에 있어 의사의 보조 역할을 고려해 보라고 권해야 한다. 치료적 동맹 수립에서는 환자가 가족이나 다른 중요 타인와의 선별적 대화를 포함한 치료 관계로 확장시키기를 원하는지 토론하는 것이 중요하다. 마지막으로, 치료적 동맹의 중요성과 사람면역결핍바이러스와 관련된 문제의 정서적 영향을 고려해서 의사는 사람면역결핍바이러스 감염에 대한 개인적 태도와 환자가 바이러스에 감염된 원인 뿐 아니라 감정전이와 역전이에 대해서도 잘 인식하고 있어야 한다.

(2) 다른 정신건강치료나 의료 제공자와 협력하고 조화를 이룬다.

사람면역결핍바이러스 감염 환자의 정신 치료를 하는 것은 그 질환의 복합성으로 인해 어려울 수 있다. 정신과 의사는 질환이 시간에 따라 바뀌며 여러 가지 다른 임상적 증상이 나타날 수 있음을 잘 인식해야 한다. 게다가, 사람면역결핍바이러스 관련 치료에 대한 정보는 계속해서 발달하고 있으므로 의사는 항레트로바이러스 치료와 같은 최신 치료에 대한 자신의 지식이 적절치 않다고 느낄지도 모른다. 최신 정보를 잘 따라가고 질 좋은 임상 치료를 제공하기 위해서는 일차 진료에서 감염 질환 전공의사나 다른 분야의 의사와 협동하는 것이 필수적이다.

약과 약 사이의 상호작용에 대한 논의, 이유가 밝혀지지 않은 신체적, 정신적 증상에 대한 정밀검사가 질 높은 포괄적 진료를 제공하기 위해 정신과 의사와 일차 진료 의사가 서로 돕는 좋은 예이다. 사람면역결핍바이러스 환자, 특히 병세가 전개되고 있는 환자의 경우, 환자 관리에 여러 전문 분야로 구성된 팀으로 접근하는 방식을 사용하는 것이 적절한 경우가 많다.

(3) 제반 관련 정신과 장애를 진단하고 치료한다.

사람면역결핍바이러스 감염자에 대한 여러 조사

는 일반 인구와 비교했을 때 사람면역결핍바이러스 감염자가 높은 발병전 정신과 장애율을 나타낸다는 것을 보여준다. 게다가 정신과 장애는 사람면역결핍바이러스 질환의 어떤 단계에서도 나타날 수 있다.

사람면역결핍바이러스 감염 환자의 정신과 치료는 물질 남용에 대한 적극적인 감시가 포함되어야 하는데 이는 물질 과용이 사람면역결핍바이러스 감염으로 이어질 수 있는 위험 행동과 연관되는 경우가 많기 때문이다. 임상의학자들은 비교적 면역 기능이 양호한 환자는 중추신경계에 대한 사람면역결핍바이러스 위험이 없다고 가정해서는 안된다. 위험 감소 상담이나 신경 정신 검사, 혹은 향정신성 물질과 항레트로바이러스제 사용이 아니더라도 철저한 평가와 정확한 진단은 적절한 치료를 선택하는 데 매우 필수적이다.

사람면역결핍바이러스 감염 환자의 정신 치료 관리가 다른 환자의 관리와는 달라야 한다는 것을 증명하는 자료는 없다. 많은 임상학자들은 여러 가지 접근법(예를 들어, 시간 제한적이고 오랜 시간이 걸리는 개인 혹은 집단 정신 치료)과 정신 치료 모델(예를 들어, 인지적 행동, 지지, 대인, 정신역동적/정신분석적)을 사용하고 있다.

(4) 전반적 치료 계획에 환자가 충실히 따르도록 한다.

물질 남용이나 우울증과 같은 공존 정신과 질환이 환자가 복잡한 치료 요법을 따르는데 부정적인 영향을 미쳤다는 것이 증명되었기 때문에, 의사와 환자는 항정신성 약물과 사람면역결핍바이러스 약물에 대한 충실도에 대해 활발히 논의해야 한다. 정신교육적 접근은 충실의 중요성을 강화하고 적절한 의료 추구를 지지하며 치료에 대한 충실의 방해물을 확인하기 때문에 특히 유용하다. 교육적 접근 이후에도 자신의 행동을 고칠 수 없는 환자들은 강화된 정신역학 정신치료를 통해 도움을 받을 수 있다. 공중 보건 간호나 서비스를 통한 봉사활동 노력이 치료에 대한 충실에 대한 도움을 제공하도록 사용될 수 있다.

(5) 심리, 정신과, 신경정신과 장애에 대한 교육을 제공한다.

정신 건강의 문제는 사람면역결핍바이러스 질환의 어떤 단계에서든 일어날 수 있으며, 혹은 신체적 증상의 발병에 의해 촉진될 수 있다. 기왕의 정신과 장애나 인격 특성은 사람면역결핍바이러스 질환의 발병으로 인해 악화될 수 있다. 환자는 스스로 정신 건강 진료를 추구할 수도 있지만 다른 임상의학자들이 위험하거나 정신과 징후를 보이는 환자에 대해 정신과 상담을 요구하는 일은 드물다.

사람면역결핍바이러스 감염의 신경정신과 합병증에 대해 다른 임상의학자와 환자를 교육하고 현재 진행중인 혹은 나타나고 있는 정신과 장애의 치료를 시작하고 북돋우는 것은 정신과 의사의 역할이다. 상담에서 환자를 만날 때는 인지 혹은 운동 증상에 대한 병력을 수집하고 신경인지적 결손이 없는지 알아보기 위해 정신 상태 진단 검사를 실시하는 것이 중요하다.

(6) HIV 확산을 최소화하기 위한 위험 감소책을 제공한다.

의사는 사람면역결핍바이러스에 감염된 환자로부터 다른 환자에게로의 사람면역결핍바이러스 감염 위험을 평가하고 위험 감소를 위한 상담을 제공할 의무가 있다. 이러한 임무는 장기 치료에 있어 우선적이어야 하는데, 그 이유는 많은 사람면역결핍바이러스 감염자들이 위험 행동을 지속하기 때문이다. 위험 평가는 환자의 약물 과용, 주류 사용, 새로운 성관계의 시작과 같이 임상적 상태나 사회적 위치가 달라질 때마다 반복되어야 한다. 정신 치료는 현재 자신의 위험 행동을 유발시키는 동기를 인식하지 못하는 환자를 도울 수도 있다. 정신과 의사가 환자에게 제시해야 할 위험 감소 중재를 제공하지 못한다면, 의사는 HIV/AIDS 서비스 기관과 같은 대안책을 제시해주고 중재가 시작되면 그 중재를 지원해야 한다.

(7) 심리적, 사회적/순응적 기능을 최대화 한다.

생물의학적 중재는 사람면역결핍바이러스 질환의 진행을 막기 때문에 그 과정은 점진적으로 다른 만성 질환을 닮아간다. 그러므로 심리적 기능을 최대화하는 것은 장기간 동안의 사람면역결핍바이러스의 사회, 경제적 영향에 있어 적절하다. 정신과 의사는 환자의 질환 극복을 도움으로써 환자의 기능을 향상시킬 수 있다. 정신과 의사는 환자가 약초 치료와 같은 대안적이거나 보완적인 치료를 사용하고 있는지를 물어보고 그에 대해 인식을 할 필요가 있다.

사회적 지원을 평가하고 적절한 지역사회 서비스를 이용하고 재정적, 직업적 문제를 해결하는 것은 모두 얻을 수 있는 잠재적 영역이다. 많은 환자들은 사람면역결핍바이러스 감염자들을 위한 지원 단체가 질환을 극복하는데 도움이 된다는 것을 알게 되는데, 또 다른 환자들은 개인, 커플, 가족 치료를 선호할 수도 있다.

(8) 종교/영성의 역할

사람면역결핍바이러스에 감염된 사람의 영적인 믿음과 종교적 신앙에 대한 탐구는 정신과 평가와 치료 계획의 정규 부분이이야 하는데 그 이유는 이러한 것들이 여러 HIV/AIDS 환자에게 중요한 지원이 될 수 있기 때문이다. 심각한 질환을 직면하는 것은 종종 의미를 찾거나 영적 믿음을 새로이 하는 것을 촉진하는 역할을 한다.

(9) 신체 장애, 죽음, 그리고 죽어가는 과정이라는 문제에 대해 준비한다.

사람면역결핍바이러스 질환이 진행함에 따라 정신과 의사는 합리적인 직장, 학교 설비의 필요성과 직장으로 돌아갈 수 있는지를 평가하는데 도움을 요청 받을 수 있다. 미성년자 자녀를 둔 환자는 병을 알리고 후천성면역결핍증으로 인해 부모가 사망한 경우에 양육권에 대한 계획을 세우는 데에 도움을 필요로 할 수도 있다. 정신 치료는 죽음에 다가서면서 더욱 심해지는 감정적 괴로움이나 혼란을 줄이는 데 큰 도움이 될 수 있다.

신체장애, 죽음, 죽어가는 과정과 관련된 문제가 시의적절하고 진행중인 방식으로 적절한 당사자들에 의해 논의될 때, 사람면역결핍바이러스 질환이 진행하고 있는 환자가 치료결정을 할 수 있다는 기본 권리는 지지를 받는다. 사람면역결핍바이러스 감염 환자가 삶의 마지막 단계에서의 결정을 이끌 수 있는 유언장을 미리 작성해 놓을 것이 권장된다. 이러한 서류의 사본은 환자의 차트와 일차 진료자(주치의) 파일에 보관되어야 한다.

(10) 중요 타인/가족에게 치료와 지원을 받을 수 있는 기관 등에 대해 조언한다.

사람면역결핍바이러스 환자에게 중요한 타인, 즉 배우자, 가족, 친구는 종종 후천성면역결핍증으로 인한 급성 질환이나 불치병을 앓는 경우 매일의 치료를 상당 부분 나누는, 치료와 지원에 있어 협동적인 파트너가 된다. 그들은 또한 환자의 임상적 상태에 대한 2차적 정보를 많이 제공할 수도 있다. 의사는 가족이나 다른 중요 타인에게 직접 말하기 전에 환자가 동의를 하도록 살필 필요가 있다.

환자와 환자의 질병에 긴밀하게 연루되면 중요 타인 역시 정신 건강에 이상이 생길 수 있다. 사람면역결핍바이러스에 영향을 받은 중요 타인을 후천성면역결핍증 관련 지원 그룹으로 보내는 것은 매우 도움이 되고 HIV/AIDS 지원 기관에 참가하도록 권하는 것 역시 도움이 된다. 이러한 두 경우에 중요 타인은 감정적 정당성도 얻고 어느 정도 고통에서 일시적으로 벗어날 수 있다. 어떤 중요 타인과 가족은 개인 혹은 가족 치료를 포함하여 정신과 감정과 치료에 참가하는 것이 가장 알맞을 수도 있다.

4) HIV 감염자를 위한 정신과적 고려

사람면역결핍바이러스에 감염된 개인을 위한 정신의학적 치료는 정신과 진단을 받은 일반 환자들과 같은 원칙을 따르나, 특별히 고려해야 할 사항이 더 있다. 내외과적으로 함께 진단을 받은 다른 환자들과 마찬가지로, 환자들이 사람면역결핍바이러스 질환과, 시기가 적절하다면, 죽음이나 죽는 과정에 대처하도록 도와주는 일이 필수적이다. 또한 새로운 정신과적 증상이 개입을 요하는 의학적 근거가 있는지를 결정할 필요도 있다.

(1) 의료 서비스에 대한 접근성 문제

사람면역결핍바이러스에 감염된 사람들은 일반인에 비해 대부분의 심리 장애를 일으킬 확률이 더 높다.

일차 진료 기관에서 심리 장애는 알아내기 힘들거나, 오진되거나, 제대로 치료되지 않거나, 부적절하게 치료될 가능성이 있다. 예를 들어, 사람면역결핍바이러스 일차 진료 기관에 수용된 사람면역결핍바이러스 감염자 상당수가 우울증, 약물 의존, 혹은 다른 진행중인 심리 장애로 고통받는 반면, 대부분의 사례는 의사들이 알아차리지 못하는 경우가 대부분이다.

사람면역결핍바이러스 감염자들의 정신건강상 필요를 충족시키는 데에는 몇 가지 환자 장애물이 있다. 이 장애물에는 지속적 치료의 어려움(상담 약속에 빠지거나 치료 지시사항을 따르지 못하는 등), 과거 정신 건강 관리 기관에서의 부정적인 경험, 운송, 치료비, 혹은 처방 자금의 부족, 불특정 주거형태나 잦은 이사, 사람면역결핍바이러스 감염 환자의 신체 정신적 복합 증상(약물 의존과 인격 장애와 함께 나타나는 우울증 등)이 포함된다.

외국의 몇몇 혁신적인 사람면역결핍바이러스 의료기관에서는 프로그램 내에서 내과 치료와 정신 건강 치료, 약물 남용 치료를 통합하였다. 이 프로그램들은 예방과 치료 기회를 증가시키며 보다 상태가 나쁜 집단에까지 손을 뻗을 수도 있다. 한 모델은 사람면역결핍바이러스 감염 환자만을 특별히 대상으로 하는 외래환자 정신과 상담–연락 진료소를 운영하였다. 이 진료소는 물리적으로는 사람면역결핍바이러스 진료소와 떨어져 있을 수도 있지만 대부분 사람면역결핍바이러스 진료소에서 온 위탁 환자들을 받는다. 다른 모델들은 지역사회 정신 건강 치료기관 내에서의 사람면역결핍바이러스 프로그램, 입원제 약물 남용 치료 기관 내의 프로그램, 지역사회에 기반한 독립적 기관, 사람면역결핍바이러스 환자 전문의 사립병원 의사에게로의 환자 위탁 등을 포함한다. 이 모델들은 모두 효과가 있는 것 같다.

(2) 약리학적 치료

일반적으로, 사람면역결핍바이러스 환자에게서의 향정신성 약물의 사용은 노인병 환자들이나 복합성 내과 질환을 앓는 환자를 대상으로 동일 처방을 할 때와 비슷한 원칙을 따른다. 좀더 진행된 사람면역결핍바이러스 질환자이거나 항레트로바이러스 치료 때문에 투약량이나 부작용에 좀더 민감해서 약물과 약물간의 상호작용으로 인한 위험에 보다 많이 노출되어 있는 사람들에 대해서도 그러하다. 사람면역결핍바이러스 감염 증세를 치료하는데 쓰이는 몇몇 약제가 시토크롬 P450 시스템을 강력하게 억제하거나 유도할 수 있기 때문에, 대사 경로가 같은 향정신성 약제들은 신중하게 처방되어야 한다. 그러나, 이러한 우려가 적절한 약리학적 치료를 방해하여서는 안되겠다.

일반적인 지침, 특히 사람면역결핍바이러스의 특징적 질환을 앓는 사람들을 위한 지침은 다음을 포함한다. ① 처음 투약량을 더 적게 하고 과정도 느리게 할 것. ② 최대한 단순한 투약 계획을 제공할 것. ③ 불필요한 유해사례를 막기 위해 약제의 부작용에 초점을 맞출 것(삼환계 항우울제의 항콜린성 효과, carbamazepine의 백혈구 감소증 등). ④ 약제간 상호작용이나 가능할 수도 있는 종말 기관 손상을 피하기 위해 약물 대사/청정 경로에 주의를 기울일 것.

유해사례와 부작용에 대한 출판 보고들은 사람면역결핍바이러스 감염환자들에게 몇 가지 향정신성 약제를 사용하는 문제에 대해 명확한 지침을 제공해 줄 수 있다. 그러나, 임상 의학자들은 사람면역결핍바이러스 환자들에 대한 향정신성 약물의 효과를 조사한 많은 연구들이 상대적으로 자각증상이 없는 환자들을 대상으로 실시되었으며, 청소년이나 여성을 배제한 경우가 많고, 고강도 항레트로바이러스 치료가 나오기 전에 실시되었다는 사실을 유의해야 한다. 간 질환, 특히 C형 간염은 신체와 정신에 함께 영향을 미치는 병의 하나로 그 중요성이 더욱 커지는 추세이다. 그러므로, 사람면역결핍바이러스 감염 환자에게 향정신성 약물을 처방할 때에는 정기적인 간기능 검사를 할 필요가 있다.

다양한 약제를 함께 사용하는 항레트로바이러스 치료는 사람면역결핍바이러스 감염을 성공적으로 치료하는 방법이다. 비록 향정신성 약제와 항레트로바이러스제 상호작용에 대해서는 알려져 있는 의학적 정보가 제한되어 있지만, 사람면역결핍바이러스 치료에 있어서의 효과적인 향정신성 약물요법은 가능한 상호작용에 대한 주의를 요한다.

항레트로바이러스제에서 잠재적으로 발생할 수 있는 약제간 상호작용에는 향정신성 약물에 대한 항레트로바이러스제의 영향 혹은 그 반대의 경우가 포함된다. 단백분해효소 억제제와 비뉴클레오시드 역전사 효소 억제제는 시토크롬 P450 시스템에 의해 대사되며 복합 동종효소를 억제하거나 유도할 수 있다. 예를 들어, 단백분해효소 억제제는 시토크롬 P450 동종효소인 3A, 2D6, 2C9/19를 저해한다. 따라서, 대부분의 향정신성 약제는 ritonavir와 함께 사용했을 때 영향을 받을 수 있다. 다른 단백분해효소 억제제들은 시토크롬 P450 동종효소 3A만을 저해하는 경향이 있어서, 가능한 약제간 상호작용을 이 경로를 통해 대사되는 향정신성 약물에 대해서만으로 제한하게 된다(몇 종류의 benzodiazepine, nepazodone 등).

비뉴클레오시드 역전사효소 억제제는 또한 세심한 주의를 요한다. 예를 들어, nevirapine과 efavirenz는 시토크롬 P450 동종효소 3A와 2B6를 통해 대사되며 시토크롬 P450 활동을 유도하는데, 이는 기준 투여량에 대한 향정신성 약물의 효과를 떨어뜨리는 결과를 불러올 수 있다. 또 다른 뉴클레오시드 역전사효소 억제제인 delavirdine은, 시토크롬 P450 동종효소인 3A를 저해하여 주로 이 경로로 대사되는 향정신성 약제의 간 대사를 저해한다. 단백분해효소 억제제들과 비뉴클레오사이드 역전사 효소 억제제는 항레트로바이러스제 중 향정신성 약제와 함께 투여하였을 때 가장 문제가 많은 종류에 속한다.

단백분해효소 억제제와 비뉴클레오사이드 역전사 효소 억제제를 함께 처방하는 경우, 향정신성 약물을 함께 사용하는 것에 대한 우려는 다만 목표한 치료집중 범위 외의 향정신성 약물 농도에 대한 것 뿐 아니라 또한 항레트로바이러스제의 효능이 떨어지는 가능성에 대한 우려이기도 하다. 대부분의 상호작용은 시토크롬 P450 시스템을 저해하는 데 비해, 몇몇 임상적으로 중요한 약물 상호작용은 또한 사람면역결핍바이러스 질환에서 함께 발생하는 증상을 치료하기 위해 쓰이는 약제와 더불어 (glucocorticoid, rifampin, phenytoin) 이 시스템을 유도하기도 한다.

비록 앞에서 언급한 약물간의 상호작용에서 발생할 수 있는 위험이 상당해 보이겠지만, 현재까지 의학적 자료는 항레트로바이러스제와 향정신성 약물을 함께 투여받은 환자들의 대부분에게서 심각한 부작용은 보고된 바 없다. 몇몇 사례에서 단백분해효소 억제제의 저해 효과가 보고되기는 하였다. 예를 들어, ritonavir와 함께 투여되었을 때, desipramine 수준은 생체 외에서 145% 증가하였으며 다른 단백분해효소 억제제와 함께 투여했을 때에는 다소 증가하였다. Saquinavir와 midazolam을 함께 투여하면 진정 작용이 지연되었다. 이 생체 외, 생체 내 자료들은 항레트로바이러스제를 사용하는 환자에게서 잠재적으로 문제가 될 소지가 있거나 위험한 부작용을 막기 위해 주의깊게 검토되어야 한다.

약물 남용 역시 약제간 상호작용을 야기할 수 있다. "엑스터시"라고도 알려진 암페타민 추출물이며 기본적으로 시토크롬 P450 동종효소 2D6에 의해 대사되는 MDMA는, 보고에 따르면 ritonavir 치료를 받고 있는 환자가 과도하게 복용할 경우 치명적일 수 있다. 남용되는 다른 약물, 특히 시트크롬 P450 동종효소 2D6나 3A를 통해 대사되는 것들 (amphetamine, ketamine, heroin, cocain, γ-hydroxybutylic acid)은 단백분해효소 억제제 치료를 받고 있는 환자가 복용할 경우 치명적일 수 있다.

의사들은 향정신성 약물치료를 받는 동안 줄곧 안정적인 상태를 유지해 왔으며 후에 항레트로바이러스제 투여를 병행하기 시작한 사람면역결핍바이러스 환자들이 향정신성 약물 처방 내용의 변경을 요구할지도 모른다는 사실을 기억해야 한다. 향정신성 약물 투여에 있어 현명한 선택은 또한 꾸준히 치료를 지속할 수 있도록 배려해 주는 것이다. 일반적으로, 투약 회수를 최소화하고 자연적인 일과(식사, 근무시간, 취침시간 등)에 맞추어 투약 시간을 정하는 일이 매우 중요하다. 여기 약술된 내용은 사람면역결핍바이러스 환자들, 특히 항레트로바이러스 치료를 병행하는 환자에게 특정 향정신성 약제를 처방할 때 고려해야 하는 요소들이다.

가. 항우울제

사람면역결핍바이러스 환자가 경험하는 기분 장애는 일반인에 비해 훨씬 빈도가 높다. 효능 연구와 임상 실험에서 얻은 증거를 보면 항우울제는 사람면역결핍바이러스 환자들, 심지어 사람면역결핍바이러스 감염이나 후천성면역결핍증 증세가 겉으로 드러난 환자들에게도 일반적으로 별 부작용이 없었다. 따라서, 항우울제는 사람면역결핍바이러스 환자들에게 우울증 치료 뿐 아니라 만성 통증(말초 신경 장애 등), 다른 사람면역결핍바이러스 관련 증상을 치료하기 위한 수단으로 흔히 처방된다. 그러나, 의료인들은 일부 항우울제 연구의 일반성을 제한하는 요소가 둘 있다는 사실을 염두에 두어야 한다. 첫째, 사람면역결핍바이러스 환자에 대한 항우울제 연구 대다수는 항레트로바이러스 치료가 등장하기 전에 이루어졌기 때문에 약물에 대한 신체 반응에서 일어날 수 있는 문제를 고려하지 않았다. 둘째, 출판된 소수의 정신약리학 연구에서는 사람면역결핍바이러스 감염이나 후천성면역결핍증이 상당히 진행된 환자들을 포함시켰다. 현재까지는, 면역체계에 대한 항우울제의 부작용을 암시하는 증거는 나온 바 없다.

㉮ 선택적 세로토닌 재흡수 억제제

몇몇 연구는 삼환계 항우울제보다 선택적 세로토닌 재흡수 억제제(SSRI)가 부작용이 없다는 사실을 암시한 바 있는데, 이에 따라 일부는 삼환계 항우울제보다 SSRI를 권장하기도 한다. 한 연구는 우울증 치료 효과에도 불구하고, fluboxamine이 사람면역결핍바이러스 환자들에게는 잘 받아들여지지 않는다는 사실을 발견하였다. 유사한 대사 경로, 특히 시토크롬 P450 동종효소 2D6가 SSRI와 ritonavir의 경우에도 이용되기 때문에, 정신과 의사들은 환자 치료중에는 다른 의사들과도 늘 의사소통을 해야 한다. 비록 SSRI가 일반적으로 넓은 범위의 혈액층에 잘 받아들여지는 편이기는 하지만, 시토크롬 P450 동종효소 2D6가 저해되는 일부 경우에는 세로토닌 신드롬이라는 부정적인 결과가 나올 수도 있다. SSRI 자체는 이 동종효소를 저해하는 반면, 그 저해 정도는 ritonavir 만큼 심하지는 않다. 그러나, SSRI를 시토크롬 P450 동종효소 2D6의 기질인 다른 약제와 함께 처방할 경우에는 SSRI가 관련된 시토크롬 P450 동종효소 2D6 저해가 지니는 잠재적 영향을 상기할 필요가 있다.

㉯ 삼환계 항우울제

삼환계 항우울제가 다른 시토크롬에 의해 대사되는 반면, 이들은 청소율의 경우에는 주로 시토크롬 P450 동종효소 2D6에 의존한다. 따라서, 만약 삼환계 항우울제가 ritonavir와 함께 투여될 경우, 시토크롬 P450 저해로 인해 삼환계 항우울제 형중 농도가 올라가거나 관련된 삼환계 항우울제 부작용(심전도 이상, 항콜린성 효과 등)이 나타날 수도 있기 때문에 심전도 결과와 삼환세 항우울제 혈중 농도에 대한 감시가 권장된다.

㉰ 기타 항우울제

네파조돈과 단백분해효소 억제제는 모두 시토크롬 P450 동종효소 3A의 강력한 억제제들로, 이 둘의 조합은 문제를 일으킬 수도 있다. 네파조돈 투여는 이론상으로 일부 단백분해효소 억제제의 대사를 감소시켜 단백분해효소 억제제 혈중 농도를 높이고 부작용을 일으킬지 모른다. 그러나, 사람면역결핍바이러스 환자들에 대한 네파조돈의 효능을 검토한 한 연구에서는 환자 15명 당 한 명만이 ritonavir를 함께 투여한 것과 관련하여 의학적으로 심각한 약물 상호작용을 보였다. 일반적인 우려에는 네파조돈이나 단백분해효소 억제제를 향정신병약인 피모지데와 함께 투여하였을 때 혈중 농도를 높여 심부정맥을 일으킬 수 있다는 점이 포함된다. 시토크롬 P450 동종효소 3A 억제제와 함께 투여할 경우 잠재적으로 위험한 상호작용을 일으키는 예에는 benzodiazepine(호흡곤란), clozapine(발작), vinc alkaloid(전신 혈관 수축), sildenapil(음경 지속 발기증) 등을 함께 투여하는 경우가 있다.

Venlafaxin은 비록 각 약제의 약역학적 변수에 기반하여 그 상호작용이 미리 예측되기는 하지만 indinavir 농도를 상당히 감소시키는 것으로 보고되어 왔다. Indinavir를 투여받는 환자들에게는 venlafaxin 사용을 피해야 하는데, 단백분해효소 억제제의 농도가 묽어지면 치료 효과에 영향을 미쳐 바이러스의 내성을 키우게 될 수도 있기 때문이다.

과거에는 bupropion이 시토크롬 P450 동종효소 2D6를 통해 제거된다고 생각했었다. 그러나, 최근의 자료를 보면 실제로는 2B6 동종효소를 통해 청소된다는 사실을 알 수 있다. 따라서, bupropion은 ritonavir와 함께 사용하면 안된다고 표시된 약제 목록에서 사라졌으며, 이 사실은 개정된 복용 설명서에도 반영되었다.

Sitalopram과 mirtazapine에 대해서는 부작용이 보고된 바가 없다. Sitalopram은 시토크롬 시스템에 최소한의 저해 효과만을 미치며 아마 약제간 상호작용이 지속적으로 우려되고 있는 복합 투약 환자들에게 특히 유용할 것이다. mirtazapine은, 그 진정 효과 때문에, 아마도 불면증으로 고생하는 우울증 환자들에게 특히 유용할 것이다. 그리고 또한 식욕을 돋우는 효과가 있으므로 입맛이 없는 환자들에게도 도움이 될 수 있으며, 다른 항우울제와 함께 성기능 장애 환자들에게도 도움이 될 수 있다.

나. 항정신병 약제

일반적으로, 상당히 진행된 사람면역결핍바이러스 감염 환자들에 대한 항정신병 약물 치료는 추체외로 부작용의 발생 빈도 증가와 관련이 있다. 흔히 쓰이는 강력한 신경이완제는 심각한 근긴장이상, 경직, 정좌불능증, 파킨슨증과 연관될 수 있다. 널리 쓰이며 이보다는 덜 강력한 신경이완제 역시 심각한 추체외로계 부작용을 일으킬 수 있지만 전반적으로는 강력한 신경이완제에 비해서 문제를 일으킬 소지가 적은 것으로 보인다.

모든 항정신병 약제에 대하여, 항레트로바이러스제 또한 투여받고 있는 환자들의 경우 약제간 상호작용의 가능성을 고려해야 한다. 추체외로 부작용과 같은 부작용을 최소화하려면 항정신병 약물 투여량을 조절해야 할 수도 있다. Clozapine을 복용하는 환자들 중에서는 무과립구증 등의 투여량 관련 부작용이 있기 때문에, 이 약제는 사람면역결핍바이러스 환자에게 투여할 때에는 철저한 감시가 필요하다. 유사하게, 의사들은 만약 clozapine을 ritonavir와 함께 투여하는 경우에는 발작 위험을 감시해야 하는데, ritonavir가 clozapine의 주요 대사 경로인 시토크롬 P450 동종효소 2D6를 저해하기 때문이다. Pimozide 역시 시토크롬 P450 동종효소 3A 저해제와 함께라면 신중하게 사용해야 하는데, 복용량을 늘면 치명적인 부정맥을 일으킬 수 있기 때문이다. 사람면역결핍바이러스 질환이 진행된 경우에는 데포 항정신병 투약을 피해야 한다.

다. 정신흥분제

Methylphenidate나 dextroamphetamine 등의 정신흥분제는 신경인지적 장애나 피로에 시달리는 사람면역결핍바이러스 환자들에게 자주 사용되며, 우울증 환자들에게 사용되기도 한다. 지금까지 보고된 바에 의하면 이 약들은 사람면역결핍바이러스 환자들에게 일반적으로 안전하며 약제간 상호작용 없이 체내에서도 잘 받아들여진다. 정신이상을 포함한 도파민 길항작용의 가능성은 사람면역결핍바이러스 관련 중추신경계 합병증 병력이 있거나 정신 이상 병력이 있는 취약 환자들의 경우에 고려되어야 한다. 과거나 현재 amphetamine 남용 경력이 있는 환자들에게는 정신흥분제 사용을 피하거나 신중하게 사용해야한다.

라. 진정제

㉮ Valproate

양극성 장애가 있는 환자, 특히 사람면역결핍바이러스 관련 합병증이나 정신 작용 약물 남용 때문에 부차적인 조증을 일으킨 사람면역결핍바이러스 환자들을 대상으로 valproate를 사용하는 일은 드물지 않다. Valproate가 사람면역결핍바이러스 양성 환자들의 병 진행을 앞당길 수도 있다는 우려의 목소리가 나오고 있다. 이는 valproate가 체외에서는 글루타티온 수치를 낮추어 사람면역결핍바이러스 복제를 활성화시킨다는 사실 때문이다. 그러나, 메기와 허먼이 valproate로 치료받은 사람면역결핍바이러스 감염환자 11명을 대상으로 한 연구에서는 적절한 항레트로바이러스치료를 받은 사람들에게서 혈중 바이러스 양이 증가했다는 증거가 전혀 나오지 않았다.

Valproate의 대사 경로는 완전히 밝혀지지 않았

지만, 이 약제는 간독성과 연관이 있다. Valproate가 ritonavir와 navirapine과 함께 사용되었을 때 valproate-유발 간독성이 보고된 사례연구가 한 건 있다. Valproate는 글루쿠론산전이효소를 저해한다. Zidovudine은 글루쿠론산전이효소를 주요 대사청소 경로로 이용한다. 따라서, 이 두 약제가 함께 사용되면 zidovudine의 농도 증가와 관련 부작용이 나타날 수 있다.

㉯ Lithium

Lithium은 주로 양극성 장애가 있는 사람면역결핍바이러스 환자에게 흔히 사용된다. Lithium은 간대사를 필요로 하지 않기 때문에, 간대사에 부담을 주는 항레트로바이러스제를 복용하는 많은 환자들에게는 lithium이 합리적인 선택이다. Lithium은 lithium 청소율을 떨어뜨리고 lithium 중독을 일으킬 수도 있는, 일반적으로 불가역성인 합병증인 사람면역결핍바이러스 관련 신병증을 보이는 환자들의 경우에는 매우 조심스럽게 사용되어야 한다. 혈청 lithium 농도를 0.5~1.5meq/L로 유지하기 위해 필요한 양만큼 투여했을 때, lithium은 일부 사람면역결핍바이러스 환자들, 심지어 신장 질환이 없는 환자들에게서도 독성 가능성을 보였다. 따라서, 임상 경험으로 보아 lithium은 아마도 후천성면역결핍증조증이거나 사람면역결핍바이러스 질환이 진행된 환자들의 경우에는 독성의 위험이 있으므로 피하는 것이 가장 좋다.

㉰ Carbamazepine

비록 절대적으로 금기시되는 것은 아니지만, carbamazepine은 골수 합병증(백혈구 감소증이나 재생불량성 빈혈 등)의 가능성이 있기 때문에 사람면역결핍바이러스 환자들에게 그리 널리 쓰이지는 않는 편이다. 면역손상 환자들은 이 위험을 피해야 한다. Carbamazepine은, 다른 항경련제인 phenobarbital과 phenytoin과 마찬가지로, 시토크롬 P450 동종효소 3A의 활동을 유도하는 것으로 알려져 있다. 이 유도는 항레트로바이러스제의 대사를 촉진시켜 농도와 약효를 떨어뜨릴 가능성이 있다. 투약시에는 carbamazepine 농도를 계속해서 감시해야 한다고 권장된다.

㉱ 새로운 항경련제

Lamotrigine, gabapentine, topiramate는 양극성 장애가 있는 환자들, 전형적으로는 기분이 바뀌는 주기가 짧고 변덕스럽거나 양극성 우울증을 보이는 이들 중 선발 집단을 대상으로 최근에 사용되는 새로운 항경련제이다. 현재로서는 사람면역결핍바이러스 환자들의 기분 장애에 이 약제들이 어떤 효과를 갖는지 알려주는 자료가 없으나, 단백질 결합도 아니고 간에서 대사되지도 않는 gabapentine은 다른 항경련제보다 이점이 더 있을지 모른다. 따라서 gabapentine은 다른 항경련제에 비해 약제간 상호작용을 일으킬 가능성이 적다. Gabapentine은 사람면역결핍바이러스 환자들에게서 말초신경병증을 치료하는 데 성공적으로 쓰여왔는데, 말초신경병증은 사람면역결핍바이러스 질환의 합병증일 수도 있고 일부 항레트로바이러스제의 부작용일 수도 있다.

마. 불안완화 및 진정-최면 약제

㉮ Buspiron

Buspiron은 사람면역결핍바이러스 환자들에게 범불안장애 치료제로 흔히 사용되며 잘 받아들여진다. Buspiron에 대한 사람면역결핍바이러스 관련 약제간 상호작용은 보고된 바 없다. 그러나, 한 사례연구에서 자각증상이 없는 사람면역결핍바이러스 환자에게 buspiron을 일회 투여한 결과 조증 증상이 유발되었다는 보고를 한 적은 있다.

㉯ Benzodiazepine

Benzodiazepine은 사람면역결핍바이러스 환자들에게 널리 쓰이며 내성이나 중독성을 최소화하고 효과를 극대화하기 위해 단기간 내에 가장 많이 쓰인다. 이 유형의 약제는 일반적으로 알코올중독 환자와 약물 남용 경력이 있는 환자에게는 피해야 한다. Benzodiazepine은 주로 시토크롬 P450 동종효소 3A에 의해 대사된다. 그러나, oxazepam, lorazepam, temazepam은 글루쿠론산전이효소를 통한 직접 접합에 의해 대사되어, 반감기를 단축시키고 대사산물 축적과 관련 부작용의 발생 가능성을 줄인다.

일부 benzodiazepine이 시토크롬 P450 동종효소 3A 저해제(단백분해효소 억제제 등)와 함께 처방될 경우, 진정 효과가 높아지고 benzodiazepine 청소율은 낮아져, 호흡곤란을 일으킬 가능성이 있다. 심지어 시토크롬 p450 동종효소 3A 저해 효과가 상대적으로 낮은 saquinavir 조차도 midazolam의 진정효과를 연장시키는 것으로 나타났다. 비록 alprazolam 대사에 대한 ritonavir 투약의 장기 효과를 조사했던 한 연구에서 예상 alprazolam 수치가 10~15% 감소했다고 보고했지만, 좀 더 최근의 연구에서는 ritonavir의 단기간 소량 투여는 alprazolam 청소율을 상당히 손상시킨다는 사실을 밝혀내었다. 이 연구들은 alprazolam을 ritonavir와 함께 사용하는 데 있어 매우 신중하게 주의를 기울일 것을 촉구한다.

글루쿠론산화(oxazepam, lorazepam, temazepam 등)에 의해 대사되는 benzodiazepine을 사용할 때 또 한가지 유의할 사항에는 글루쿠론산 전이효소 활동에 대한 ritonavir의 유도 효과가 있다. 이 약제들이 ritonavir와 함께 투여된다면 글루쿠론산 전이효소 기질 농도가 낮아질 수도 있다. 따라서 일부 경우, 이 세 가지 benzodiazepine 중 한 가지를 복용중인 환자는 병증을 다스리기 위해 투여량을 늘려야 할지도 모른다. Benzodiazepine 의존 환자들은 또한 금단 증상을 피하기 위해 투여량을 늘려야 할지도 모른다.

바. HIV 관련 소모증후군에 대한 약물

소모증후군에 시달리는 일부 환자들은 식욕 촉진제로 작용하여 식욕감퇴와 그에 따른 체중 감소를 치료하는 약제의 도움을 받을 수 있다. 현재 미 식품의약국(FDA)의 승인을 받은 약제는 네 가지가 있다. 이 중 dronabinol과 oxandrolone은 제 2유형으로 분류 통제되는 약물이다. 이 약제들이 특유의 정신과적 부작용을 갖고 있기 때문인데, 정신과 치료를 받는 환자의 경우라면 이 약제를 사용할 때 철저한 감시가 따라야 한다.

Dronabinol은 사람면역결핍바이러스 관련 식욕부진과 구역질에 사용되는 canabinoid이다. 이것은 마리화나의 주요 활성 대사 산물이며, 마리화나와 마찬가지로, 중추신경계에 교감신경 흥분작용을 위시하여 복합적인 영향을 미친다. Oxandrolone은 체중과 근육량을 늘리는데 쓰이는 테스토스테론에서 합성 파생된 단백동화제이다. 그 부작용은 다른 단백동화제의 부작용과 비슷하며, 기분에 미치는 영향도 포함된다. 다른 약제인 메게스트롤 아세테이트는 근육보다는 지방을 늘리는데 쓰이는 프로게스테론 합성 파생물이다. 이것은 또한 테스토스테론 수치를 낮추기 때문에 당질 부신피질 호르몬에 관련된 부작용과 유사한 부작용(변덕 등)을 야기할 수도 있다. Somatotropin은 주사가능한 형태의 재조합 인간 성장 호르몬으로 후천성면역결핍증 소모병과 악액질을 치료하는 데 쓰인다. 이것은 근육 손실을 막는 동화 치료이자 반이화 치료이며 일반적으로 환자들에게 잘 받아들여지는 편이다. Somatotropin의 효과는 투여가 중단되면 사라져버리는 경우가 많다.

이러한 약물 치료법은 심각한 식욕 부진, 체중 감소, 구역질로 고통받는 환자들에게는 매우 큰 도움이 될 수 있다. 그러나, 이 방법들이 보통은 사람면역결핍바이러스 질환이 상당히 진행되어 환자들이 더욱 허약해지고 다른 복합 약물 치료를 받는 시점에서 사용되기 때문에, 정신과 의사들은 반응, 부작용, 약제 상호작용을 철저히 살펴보아야 한다. 자료가 한정되어 있기는 하지만 정신과적 부작용이 많이 발생한다는 이야기는 아니다.

Thalidomide는 1950~60년대에 안정제이자 아침에 일어나는 구토증을 다스린다며 판매되었던 강력한 기행발생원으로, 현재는 사람면역결핍바이러스 환자들의 소모증후군 치료제로 쓰이며 제한적으로 구할 수 있다. 이 약제는 심각한 사람면역결핍바이러스 관련 구강 궤양에 쓰이는 면역조절 치료제로 미국식품의약국의 승인을 받았다. 약을 처방하고자 하는 의사는 미국식품의약국의 한정 배급 프로그램에 등록해야 한다. 주요 정신과적 부작용에는 중추신경계 우울증이 포함된다. Thalidomide가 간에서 대사되는 것 같지는 않지만, 약제간 상호작용의 문제에 대해서는 참고할 수 있는 자료가 별로 없다.

사. Testosterone

상당수의 임상실험에서는 testosterone이 여러 사람면역결핍바이러스 관련 증상(피로감, 소모병, 성기능 장애, 가벼운 우울증 등) 치료에 효과가 있다는 사실을 밝혀낸 바 있다. 일반인들의 경우 전형적인 성선기능부전 치료제로 사용되지만, 사람면역결핍바이러스 환자들이 testosterone에 보이는 임상적 반응은 기본적으로 혈청 testosterone 수치와는 상관이 없다. Testosterone 수치가 정상인 사람면역결핍바이러스 감염 남성도 수치가 정상 이하인 남성 못지않은 반응을 보인다. Testosterone의 가장 흔한 정신과적 부작용은 기분변화나 짜증 유발 등이다.

아. 아편계 진통제

신체적, 정신적으로 영향을 미치는 약물 남용 장애를 가진 사람면역결핍바이러스 양성 환자들이 보이는 약물 상호작용의 정도나 임상적 의미 등에 대해서는 참고할 수 있는 정보가 제한적이다. 그러나, 몇몇 연구가 출판되기는 하였다. Methadone은 zidovudine 수치를 상당히 증가시키지만, zidovudine은 methadone 수치에 영향을 끼치지 않는 것으로 나타났다. LAAM, buprenorpine, 혹은 naltrexone과 zidovudine의 상호작용에 대한 연구의 중간연구결과를 보면 LAAM은 zidovudine 수치에 영향을 주지 않는 반면, buprenorpine은 심각한 정도는 아니지만 수치를 약간 감소시킬 수도 있다. 다른 보고에서는, 비록 제안된 메커니즘이 불확실하기는 하지만, 새로운 뉴클레오시드 역전사효소 억제제인 abacavir가 methadone 청소율을 높이는 것으로 보인다고 지적하였다. 단백분해효소 억제제와 methadone 병용부여에 내한 진임상 시험에서는 ritonavir가 곡선하면적 methadone 수치를 두 배로 높이며, saquinavir의 경우 methadone 수치 증가가 일어나지 않는데 비해, indinavir는 그 수치를 30% 높인다는 사실을 밝혀내었다. 한 사례연구에서는 nelfinavir가 시토크롬 P450 효소들을 유도하여 methadone 수치가 낮아지는 것인지도 모른다고 지적하였다. Nevirapine과 efavirenz는 methadone 대사에 중요한 시토크롬 P450 효소들을 유도하며 methadone 유지요법을 받는 환자들에게서 아편제 금단 증상을 촉진하는 것으로 알려져 있다. 아편제 의존 환자들에게서 아직 발견되지 않은 약물 상호작용의 결과는 매우 복잡하며 치료 계획을 지키는 데 있어서의 무성의함, 사람면역결핍바이러스 내성 변종의 잠재적 등장 가능성, 불법 마약 사용 증가, 약물 중독성, 약효 저하 등을 포함한다. 단백분해효소 억제제나 비뉴클레오시드 역전사 효소 억제제를 복용하는 사람면역결핍바이러스 환자들에게 methadone을 처방하는 경우, 의사들은 투여량을 조정하여 시토크롬 P450 효소 효과를 상쇄해야 한다.

자. 대안 치료

㉮ 심리사회적 치료

후천성면역결핍증 발견 이래, 심리사회적 지원은 사람면역결핍바이러스에 감염되어 앓고 있는 많은 사람들에 대한 종합 치료의 초석으로 여겨져 왔다. 많은 사람면역결핍바이러스 환자들에게, 심리치료와 심리사회적 지원 조치는 사람면역결핍바이러스 보균 상태에서 살아가며 삶의 의미를 찾는 데 있어 이루 말할 수 없이 큰 도움이 된다. 심리치료는 사람면역결핍바이러스 질환을 받아들이는 환자의 태도나 담당 의료진과의 협조정도에 영향을 주는 조건을 마련하는 중요한 조치가 될 수 있다. 새로운 항레트로바이러스 치료가 등장하면서, 치료의 지속성 유지라는 과제 뿐 아니라 역할 정의와 환자의 삶에서의 변화를 포함한 새로운 심리치료 주제가 대두하였다.

사회적으로 권리가 박탈된 환자들에게 있어, 심리사회적 치료는 식료품, 잠자리, 교통 수단, 육아 등, 의료 시술 장벽을 없애고 정신건강 관리 이용을 활성화시키려면 반드시 필요한 요소들에 대한 접근을 가능케 해 주는 기본 서비스로 구성된다.

일반적으로, 심리사회적 치료는 공동체 내에서 제공되며, 사회 적응, 사회적 지원, 대처, 사람면역결핍바이러스 감염에 대한 전반적인 적응 등의 매개변수에서 직접적인 지원을 하는 경우가 많다. 심리사회적 조치는 격식없는 지원 단체와 같이 집단의 형태로 이루어지는 경우가 많은데, 보다 형식을 갖추는 단체에서는 가입자격(여성, 남성, 어머니, 의료인 등)이나 단체의 사명(사람면역결핍바이러스 위험 감소, 지속적인 치료 등)을 제한하기도 한다. 이 외의 형태로는 동료 상담, 공동체 내 후천성면역결핍증 서비스 기관의 사람면역결핍바이러스 양성 소비자들이 제공하는 지원 조치 등이 있다.

㉯ 법적 및 윤리적 문제

사람면역결핍바이러스 감염 환자들을 치료하는 정신과 전문의는 복잡한 법률적 및 윤리적 문제에 부딪힐 수 있으며, 이들 중 일부는 사람면역결핍바이러스 감염에 유일한 것이다. 1991년과 1997년 사이에 미국의 연방 및 주 의회에서 HIV/AIDS에 감염된 개인들과 관련한 증례들에 대한 국가적인 검토를 수행하였다. 이 검토를 통해 소송의 중요한 면을 확인하였고, 여기에는 "검사 및 보고, 프라이버시, 통지의 의무, 예방 및 치료에 있어서 의사의 치료 기준, 보건 의료에 대한 차별 및 접근"의 문제를 포함하였다.

사람면역결핍바이러스에 감염된 사람들의 경우, 사람면역결핍바이러스 상태에 대한 기밀 유지가 가장 중요하며 특히, 증상이 없거나 또는 그들의 사업주 또는 보험 회사에 의해 차별을 받을 가능성에 대해 우려하는 사람인 경우 더욱 그러하다. 정신과 전문의들은 일반적으로 기밀 유지에 대한 문제에 적응되어 있으며, 환자–의사간 기밀 유지를 효과적인 치료를 위한 기본으로 생각한다. 하지만, 다른 사람들에게 해를 끼칠 잠재성이 있는 경우와 같이 기밀 유지에 한계가 있으며, 이러한 한계들은 치료를 시작할 때 환자와 상의하여야 한다.

사람면역결핍바이러스에 감염된 사람들의 경우, 특히, 최근에 진단을 받은 경우, 그들의 최근 성 파트너 및 그들과 주사 기구를 함께 사용한 사람들에게 그들이 사람면역결핍바이러스에 잠재적으로 노출되었다는 사실을 알려야 한다. 이러한 파트너들은 사람면역결핍바이러스 상담 및 검사를 통해 도움을 받을 수 있으며, 그들의 사람면역결핍바이러스 감염 상태에 대해 알 수 있다. 많은 보건 부서들이 "파트너 통지" 또는 예방 상담 및 조회 서비스와 같은 서비스를 제공한다.

또 다른 중요한 문제는 사람면역결핍바이러스 환자들의 위험성과 관련된 것이다. 사람면역결핍바이러스에 감염된 환자는 다른 사람들을 해치는 일촉즉발의 위협이 없는 상태에서는 다른 사람들에게 위험하지 않다. 일반적으로, 의사가 사람면역결핍바이러스에 감염된 환자들의 파트너에게 그들의 사람면역결핍바이러스 상태를 통보할 법적인 규제는 없다. 하지만, 사람면역결핍바이러스 감염 환자들이 바이러스를 전염시킬 수 있고, 잠재적으로 다른 사람들에게 감염의 위험이 있기 때문에, 사람면역결핍바이러스 환자를 치료하는 정신과 전문의는 그들의 환자들에게 사람면역결핍바이러스 전염의 기전에 대해 상담하고 콘돔의 지속적 사용 및 청결한 주사 바늘의 사용과 같은 더 안전한 조치를 취하도록 유도할 윤리적 의무가 있다. 정신과 전문의는 환자들이 위험 상태에 있다는 것을 통보하는데 도움을 주거나, 필요한 경우, 환자들이 공공 보건 기관에 파트너에 대한 통보를 위탁할 수 있도록 도움을 준다.

사람면역결핍바이러스 질환의 과정을 거치는 동안 특히, 후천성면역결핍증의 발병 후 환자들은 인지 기능 손상 또는 치매의 증상을 경험할 수 있다. 이러한 이상은 환자가 치료제를 승인하거나 거절할 수 있는 피험자 동의서를 제시하는 능력에 영향을 줄 수 있다. 정신과 전문의는 사람면역결핍바이러스 감염이 있는 환자에 대한 능력 평가를 수행하도록 요청 받는 경우, 인지 기능 평가를 포함한 광범위한 정신 상태 검사가 중요하며, 공식적인 신경 정신학적 검사 및 구체적인 투여 결정 능력을 평가를 수행한다.

환자의 치료에 대한 거부와 별도로 의사가 정신병 환자에 대하여 사람면역결핍바이러스 치료를 제공하는 것에 대한 거부가 있다. 항레트로바이러스 치료가 복잡하고, 치료를 충실히 하는 것이 중요하기 때문에, 의사들은 약물남용과 같은 동반 정신병이 있는 환자에게 이러한 약물들을 처방하는데 있어서 편견을 가질 수 있다. 낮은 순응도로 인해 투여를 거부하는 것은 가능하지만, 정신병 영역에 대해서만 투여를 거부하는 것은 적합하지 않다.

㉰ 치료 순응

효과적인 항레트로바이러스 치료제는 사람면역결핍바이러스에 감염된 환자들에게 희망을 주었지만, 동시에 사람면역결핍바이러스 질환을 관리하는 것은 더욱 복잡해 졌다. 예를 들어, 대부분의 항레트로바이러스 치료에서 사용되는 3가지 이상의 약물 병용은 약물 순응을 어렵게 한다. 또한, 일부 약물들은 음식과 함께 섭취해야 하고, 어떤 것들은 음식물 섭취하지 않고 투여한다. 용법도 1일 2회가 보통이지만, 때로는 더 자주 투여할 수도 있다. 부작용이 중요할 수 있으며, 약물을 중단하거나 새로운 약물 조합을 시작할 수도 있다. 환자들은 많은 초기 부작용을 경험할 수 있다.

모든 종류의 의학적 치료제에 대한 순응도에 대한 문제들은 잘 확립되어 있다. 전반적인 순응율은 20%에서 80%까지 다양하며, 그 평균은 50%이다. 정신과 전문의들은 환자들이 항레트로바이러스제에 대한 엄격한 복약 준수를 유지할 수 있는 능력에 영향을 줄 수 있는 정신과 질환을 치료하고 관리할 수 있는 모든 노력을 해야 한다. 매년 후천성면역결핍증 환자의 약 7%는 사람면역결핍바이러스와 관련한 치매를 나타낸다. 이러한 상태는 환자들이 투여법을 준수하고 이해하는 데 방해가 될 수 있다. 또한, 연구자들은 우울증이 복약 순응도를 어기는 원인이 될 수 있으며, 우울증의 치료가 의학적 결과를 개선시킬 수 있다는 것을 확인하였다. 정신과 약물 및 항레트로바이러스제에 대한 순응도를 개선시키는데 있어서 유용한 것으로 판단되는 전략들이 보고되어 왔다.

5) 결론

정신의학적인 측면에서 죽음과 관계된 질병 특히

후천성면역결핍증 환자들을 효율적으로 돕는 것은 그리 쉬운 일이 아니다. 이와 같은 특별한 신체질환을 가지고 있는 환자들은 강력한 감정 및 정서적 반응을 동반하는데, 이들 반응은 환자가 평소에 사용하는 방어기제와 성격적 특성에 따라 다양하게 나타날 수 있다. 이들에게 가장 중요한 것은 어떻게 병을 받아들이고, 치료를 계속하며, 그리고 건전한 사고를 유지하며 일상 생활을 유지하느냐가 중요하다고 할 수 있다. 감염된 환자들의 가장 중요한 정신역동은 자신을 향한 분노, 자존심의 손상, 그리고 죽음과 관련한 구체적인 두려움 등이다. 감염과 관련된 정신과적 스트레스를 어떻게 대처하느냐가, 삶의 질적인 측면에 직접적으로 영향을 미친다고 할 수 있다.

정신의학적 대처방법은 약물요법, 지지적 정신치료, 그리고 약물과 병행한 지지치료로 나눌 수 있지만 어떠한 방법이 가장 효과적인지는 개인에 따라 차이가 있다. 병의 초기 단계에 겪을 수 있는 심한 불안, 우울, 수면장애 등은 약물치료가 도움이 되며, 그 후에는 항우울제와 병행한 정신치료가 환자들에게 실질적으로 도움이 되며, 왜곡된 자아상을 교정하여, 일상의 삶으로 복귀가 가능하게 한다. 단순한 약물의 투여 특히 항우울제의 투약만으로도 긍정적인 효과를 볼 수 있으며, 수면장애를 동반하는 경우에는 더욱 약물치료가 요구된다. 점차 질병이 진행되어감에 따라 신경학적 손상이 발생하여 정신치료와 더불어 약물치료에 대한 요구가 증가되어진다. 초기 단계에는 개인치료가 적응적인 태도를 갖게되는데 도움이 되며, 점차 병을 적응적인 자세로 수용하게 되면 폐쇄되어가는 사회 관계를 회복하기 위한 집단 정신치료가 매우 큰 도움이 된다. 현실적으로 병원을 환자가 찾아가는 것이 쉽지 않으리라 생각한다. 하지만 초기에 겪게되는 심한 정신적 스트레스는 사회 혹은 가정으로의 복귀 혹은 적응에 가장 큰 장애가 된다.

심리적 대처방법 즉, 행동과학적 적응은 바람직한 활동의 양을 증가시켜 병과 관련한 스트레스를 감소시키는 방법으로, 예를 들면 새로운 일의 시작, 새로운 취미활동 등을 들 수 있다. 이 과정을 통하여 행동이 왜곡된 사고를 교정하여 적응성을 증가시켜 일상으로의 복귀를 도우며, 환자 자신을 스스로 동기화시킬 수 있다. 또 다른 방법으로는 스스로의 자정능력을 키우는 것으로 호흡훈련, 긴장완화훈련 등을 통하여 스트레스에 대하여 강하게 하며, 손상을 받더라도 보다 쉽게 회복하는 능력을 갖게되는 것이다. 규칙적인 심리상담을 통해서도 질병과 관련한 심리적 고통을 경감할 수 있다. 최근 외국의 경향을 보아도 심리상담을 통한 후천성면역결핍증 관련 신경증 회복이 효과를 보고 있는 것으로 알려져 있다. 하지만 그 효과는 환자 자신의 적극적인 상담 참여가 전제 조건이며, 과정에서 일회 이상의 심리적 위기를 경험하게 되며, 그 결과 더욱 동기화하게 된다. 아울러 적극적인 사회활동, 특히 이전에 참여하지 않았던 봉사활동이라든지, 운동 등은 감염 신경증을 극복할 수 있는 방법 중의 하나이다.

어떤 한가지의 방법이 감염 신경증을 효과적으로 대처하기는 어렵다. 가능한 모든 자원이 함께 유기적으로 운용될 때 비로소 그 효과를 보게 되는 것이며, 가장 중요한 것은 병에 대한 적응적 수용이라 할 수 있다. 현재까지 우리사회에서 후천성면역결핍증은 질병으로 인식보다는 죄로 인식되는 경향이 있어 적극적으로 대처하지 못하고 있다. 이는 감염인 수의 증가와는 별개의 문제로 인식되어야 할 것이다. 의학이 해결하지 못하는 매우 특이한 병들이 많이 있는데 우리사회는 그러한 질병과 후천성면역결핍증을 보는 시각이 과연 같은가를 다시 한번 생각해야 할 것이다. 질병은 시대에 따라 변화하는 것이 아니고 언제나 존재해 왔던 것이기 때문이다. 환자로서 살아가는 것은 어떤 질병이든 힘든 일이다. 끝으로 질병을 치료하고 극복하는 것은 단지 의술만은 아니며, 가장 중요한 것으로는 희망이라고 할 수 있다. 그것이 가장 중요하며, 인간만이 가질 수 있는 최고의 대처방법이라 할 수 있다.

참고문헌

1. 민성길. 최신정신의학, 제4개정판, P790, 일조각, 서울, 1999.
2. American Psychiatric Association. Practice Guidelines for the Treatment of Psychiatric Disorders, 1st ed, P914, APA, Washington, D.C., 2002
3. Breitbart WS, Rosenfeld B, Kaim M, Funesti-Esch J. Psychostimulants for fatigue in the HIV+ patient: preliminary findings of a placebo-controlled trial of methylphenidate vs pemoline. Psychosomatics 40; 160-161, 1999
4. Childs EA, Lyles RH, Selnes OA, et al. Plasma viral load and CD4 lymphocytes predict HIV-associated dementia and sensory neuropathy. Neurology 52; 607-613, 1999
5. Farber EW, Schwartz JAJ, Shaper PE, Moonen DJ, McDaniel JS: Resilience factors associated with adaptation to HIV disease. Psychosomatics 41; 140-146, 2000
6. Ferrando SJ, Rabkin JG, de Moore GM, Rabkin R. Antidepressant treatment of depression in HIV-seropositive women. J Clin Psychiatry 60; 741-756, 1999
7. Hoff RA, Beam-Goulet J, Rosenheck RA. Mental disorder as a risk factor for human immunodeficiency virus infection in a sample of veterans. J Nerv Ment Dis 185; 556-560, 1997
8. Holzemer WL, Henry SB, Reilly CA. Assessing and managing pain in AIDS care: the patient perspective. J Assoc Nurses AIDS Care 9; 22-30, 1998
9. Katz RC, Watts C, Santman J. AIDS knowledge and high risk behaviors in the chronic mentally ill. Community Ment Health J 4; 395-402, 1994
10. McDaniel JS, Campos PE, Purcell DW, et al. A national, randomized survey of HIV/AIDS attitudes and knowledge among psychiatrists-in-training. Academic Psychiatry 22; 107-116, 1998
11. Scurlock HJ, Singh AN, Catalan J. Atypical antipsychotic drugs in the treatment of manic syndromes in patients with HIV-1 infection. J Psychopharmacol 9; 151-154, 1995
12. Targ E, Karasic D, Diefenbach P, Anderson D, Bystritsky A, Fawzy F. Structured group therapy and fluoxetine to treat depression in HIV-positive persons. Psychosomatics 35; 132-137, 1994
13. Vitiello B, Stover ES. Psychopharmacology in HIV-positive patients: research perspectives. Psychopharmacol Bull 32; 293-297, 1996
14. Vogel-Scibilia S, Mulsant BH, Keshavan MS. HIV infection presenting as psychosis: a critique. Acta Psychiatr Scand 78; 652-656, 1998
15. White J, Christensen J, Clifford M. Methyl-phenidate as a treatment for depression in acquired immunodeficiency syndrome: an n-of-1 trial. J Clin Psychiatry 53; 153-156, 1992

4. 종 양

현재까지 알려진 몇몇 바이러스들은 종양 발생에 원인을 제공하는 것으로 알려져 있으며, 특히 간 세포암과 자궁경부암은 바이러스와 밀접한 연관성이 있는 대표적인 종양으로 알려져 있다. B형 간염 바이러스가 유행하는 지역에서는 간염 바이러스 자체가 간세포암 발생의 첫번째 중요한 원인으로 알려져 있고 많은 전향적 추적 검사 결과에 따르면 간 세포암 환자의 상당수가 과거에 이미 B형 간염 바이러스의 항원에 양성 반응을 보였다는 사실이 나타났으며 이는 B형 간염 바이러스가 종양 생성의 중요한 원인 인자라는 사실을 의미한다. 이러한 사실은 B형 간염 바이러스가 간 세포암 발생의 주요한 원인을 차지하고 있을 뿐만 아니라, 병인에 근거하여 그 치료의 대안을 도출할 수 있는 실마리를 제공해 주며, 궁극적으로 B형 간염 자체의 발생률을 줄임으로써 간 세포암의 발병도 역시 감소시킬 수 있다는 이론적인 근거를 제공하여 주고 있다. 또한 자궁경부암의 경우도 마찬가지로 발생이 되는 원인을 찾기 위하여 많은 역학적 조사를 실시한 결과 과거에는 자궁경부암의 발병원인을 단지 복수의 성생활 대상자나 어린 나이에 성 생활에 노출 정도로 여겨왔으나 최근들어 역학 연구 기법의 많은 발달로 인하여 대다수의 경우에 자궁경부암의 원인이 사람유두종바이러스(human papilloma virus)의 감염과 밀접한 연관이 있다는 사실을 알아내게 되었고 이 역시 사람유두종바이러스가 종양 생성에 중요한 역할을 하고 있다는 다른 중요한 예로써 인용되고 있다. 또, 최근 단순 헤르페스바이러스 2형(herpes simplex virus type 2)도 자궁경부암의 발생과의 연관성이 밝혀짐에 따라 사람유두종바이러스 단독 또는 단순 헤르페스바이러스 2형과의 상호작용으로 인해 자궁경부암이 발생하는 것으로 알려져 있다. 후천성면역결핍증의 원인인 사람면역결핍바이러스 또한 여러가지 종양의 원인이 되고, 종양의 증식과 전이에도 특정한 역할을 한다. 실제로 카포시육종은 후천성면역결핍증 환자에서 흔히 발견되는 종양이며 사람면역결핍바이러스와 카포시육종의 생성과는 깊은 연관이 있는 것으로 연구 결과 나타나고 있다.

사람면역결핍바이러스는 카포시육종 뿐만 아니라 악성 림프종(malignant lymphoma)의 발생에 매개체로서 중요한 역할을 하는 것으로 알려져 있다. 이번 장에서는 사람면역결핍바이러스가 과연 어떤 종양을 형성하고, 또 그 형성에 어떤 영향을 주는지, 그리고 치료법과 예방법에 대한 내용을 다루어 보겠다.

1. 카포시육종

1) 역학

카포시육종은 사람면역결핍바이러스 감염과 연관되어 발생할 수 있는 가장 흔하고 대표적인 종양이다. 사람면역결핍바이러스가 감염되었을 경우 카포시육종이 발생할 확률은 정상인과 비교하였을 때

약 4,000배 증가하게 된다. 처음 이 질환이 발견되었을 때 이 병은 매우 드물고 진행이 느리며 지중해 연안에 나이가 많은 노인에게서나 가끔 발견되는 병 정도로 여겨졌지만 이후에 세계 여러 지역에서 연구가 활발히 진행함에 따라 이전에 지중해에서 발견된 숫자보다 훨씬 많은 숫자가 아프리카 대륙에서 발견되게 되었다. 그 이후 임상적으로도 중요한 점이 발견 되었는데, 카포시육종 자체가 주로 면역이 저하된 장기이식 환자들 사이에서 자주 발견된다는 점이었다. 이러한 사실은 많은 학자들에게서 관심을 받게 되었고 연구 결과 사람면역결핍바이러스 감염과 관계된 후천적으로 면역이 저하된 상태 자체가 카포시육종을 일으키는 주요한 원인으로 밝혀지게 되었다. 카포시육종은 그 병 하나로만 초기 후천성면역결핍증 진단에 저명한 임상적 소견으로도 나타날 수 있는데, 1981년 조사에 의하면 후천성면역결핍증으로 진단 받은 사람에서 카포시육종의 발생률은 79%였으나 1989년에는 25%로 감소하였고 1992년에는 다시 9%로 해마다 감소하는 추세이다. 이러한 추세는 후천성면역결핍증 관련 카포시육종의 발병이 남성 동성애자의 빈도 감소와 관련이 있다고 설명한다. 후천성면역결핍증과 관련된 카포시육종의 96%가 동성 연애자 등의 위험 그룹에서 발생하였다는 사실도 이러한 정황을 설명하고 있다. 그러므로 사람면역결핍바이러스 감염이 동성연애 이외의 수혈, 수술, 혈우병 등으로 인한 발생이 증가함으로써 후천성면역결핍증과 관련된 카포시육종의 빈도도 감소하고 있다.

그러나 이러한 사실은 후천성면역결핍증과 연관된 카포시육종의 감소를 부분적으로만 설명할 뿐이고 감소 원인의 모든 것을 설명하는 것은 아니며 최근 분자 생물학, 면역학적 발전은 새로운 질병 원인의 등장 가능성을 열어주고 있는데 성적으로 전파되는 다른 형태의 보조 요소가 후천성면역결핍증과 동반된 카포시육종 발현에 큰 영향을 준다는 견해이다. 이러한 주장이 근거를 갖는 이유로 사람면역결핍바이러스 감염의 고위험군중 사람면역결핍바이러스 혈청 반응 검사가 음성으로 나오는 남성 동성애자에서 카포시육종이 나타난다든가, 사람면역결핍바이러스 감염 환자 중에서도 동성애 환자 경우와 그밖의 다른 경우와의 발병 빈도가 불균형을 이룬다는 사실은 카포시육종의 발생이 성적으로 전파되는 사람면역결핍바이러스가 아닌 사람헤르페스바이러스-8 등의 다른 바이러스와 관련된다는 것을 나타낸다.

2) 병인

카포시육종은 피부와 점막층, 내부 장기의 벽측막에서 생겨나는 혈관 중심성 소결절에서 기원하는 종양이다. 발생 양상은 내피 세포와 평활근 세포를 포함한 혈관기원의 방추세포가 과다하게 증식되는 과정을 거치게 되며 그 병의 진행 경과는 매우 다양하여 단지 피부에 국소적으로 생기고 주변 림프절에 국한된 작은 초기 병변부터 광범위하고 진행 속도가 매우 빠르며 내부 장기까지 심하게 침습한 진행된 유형에 이르기까지 많은 형태가 관찰될 수 있다. 카포시육종이 발병하는 기전에 대해서는 아직까지 논란의 여지가 많고 현재까지도 활발히 연구가 되고 있는 분야인데 그중에서도 발병 기전을 설명하는 대표적인 가설로 세포 기원론, 세포 분화 조절 이론, 사람면역결핍바이러스의 종양 생성 이론 등이 거론되고 있다. 이중 사람면역결핍바이러스 자체가 카포시육종 형성에 직간접적으로 중요한 역할을 하리라 예상되는데 초기 연구에서 1988년 Vogel 등은 사람면역결핍바이러스 *tat*유전자를 마우스 유전자에 삽입하여 카포시육종을 닮은 조직을 얻음으로써 카포시육종 발현에 원인이 사람면역결핍바이러스의 유전자일 가능성에 대하여 설명하였고, 그 후에 카포시육종의 세포 배양에서

tat 유전자가 인테그린(integrin) 수용체의 발현을 증가시키고, 세포간의 상호 유착을 가능하게 하는 물질로서 중요한 역할을 하여 세포 분화와 성장을 촉진시키는 작용이 있음을 밝혀냈다. 그 밖의 여러 연구 결과 사람면역결핍바이러스가 카포시육종 발현에 중요한 원인의 하나로 널리 알려지게 되었다. 1994년 분자 생물학적 기법으로 사람면역결핍바이러스의 감염된 카포시육종 조직에서 또 하나의 바이러스를 분리하는 데 성공하였고 이 바이러스는 사람면역결핍바이러스에 감염된 카포시육종의 조직의 약 90%에서 존재하고 있으며, 배열 구조는 헤르페스바이러스와 유사성이 있어서 카포시육종 연관 헤르페스바이러스(Kaposi sarcoma-associated herpes virus) 또는 사람헤르페스바이러스(human herpes virus, HHV-8)라고 명명하였다. HHV-8은 피부에서 발생한 카포시육종을 가지고 있는 환자의 50% 이상에서 혈청에서 검출되고 있으며 또한 혈청에서 HHV-8의 검출은 그 자체만으로 향후 카포시육종이 생길 것이라는 예측적인 인자로서도 중요한 역할을 하고 있다. 이러한 HHV-8의 역할은 면역체계의 활성화와 다른 시토카인의 분비에 영향을 주어 카포시육종의 발병에 깊은 연관성을 가진다. 예방의학적 관점에 본다면 양성연애(bisexual)를 하는 남성과 성적 접촉을 한 여성이 그렇지 않은 여성과 비교하여 카포시육종의 발병 빈도가 4배나 높은 것으로 나타난 사실에 미루어 고위험군 집단, 특히 동성애자 그룹을 중심으로 안전한 성교육이 실시된다면 이러한 HHV-8과 같은 보조 인자의 전파를 포함하여 카포시육종 자체의 발병률을 크게 감소시킬 수 있을 것으로 기대된다(그림 1).

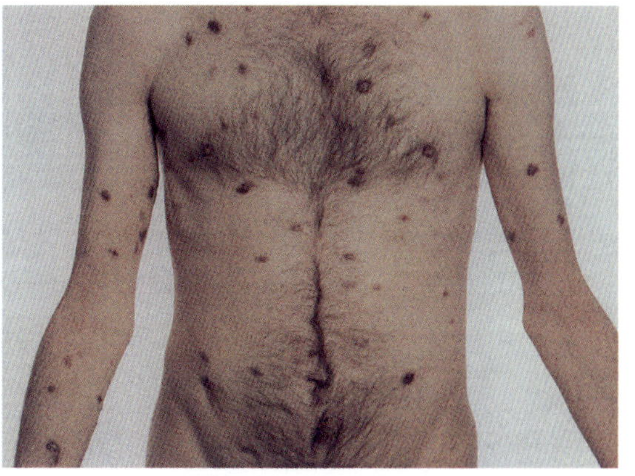

그림 1. 카포시육종

3) 임상 양상

카포시육종은 사람면역결핍바이러스 감염의 어느 단계에서도 나타날 수 있고 나타나는 임상적 양상도 매우 다양하며 심지어는 CD4+ T림프구 수가 정상 수준인 상태에서도 나타난다. 카포시육종은 CD4+ T림프구 수가 많이 저하되지 않은 사람면역결핍바이러스 감염사에서도 나타날 수 있으므로, 카포시육종의 발현이 사람면역결핍바이러스 감염을 의심할 수 있는 하나의 근거로 사용될 수 있으며, 새로운 카포시육종의 발병 빈도도 사람면역결핍바이러스에 새로이 감염된 전체 숫자와 비례하게 된다. 최근 동성연애에 의한 후천성면역결핍증 환자가 감소하는 것에 비례하여 새로 발생하는 카포시육종의 발병률도 감소하고 있는 추세이다. 그러므로 현재에 이르러서는 동성애자가 감소하면서 우리가 접하는 카포시육종은 사람면역결핍바이러스에 감염된 환자 중에 후기 임상양상으로 나타나는 것이 대부분이며 진행된 후기 환자에서도 카포시육종의 성장속도는 완만한 것에서부터 매우 빨리 자라는 것까지 다양하다. 병리학적 관점에서 카포시육종을 보면 이러한 병의 발생은 진정한 종양이라기보다는 세포 성장에 작용하는 시토카인 조절의 이상으로 설명하고 있으며 개념적으로 설명한다면 종양에 의한 침습이라기보다는 조직의 단계적 비정상적인 분화 내지는 성장이라고 여기면 좋을 듯하다.

처음 이 병의 발생시 초기 병변은 크기는 작고 피부에서 붉거나 보라색의 작은 결절 형태로 융기되어 생기며, 구강 점막의 색깔이 변하면서 나타나거나, 주위 림프선이 부어 오르는 형태로 나타나고 주로는 태양에 노출되는 부위, 즉 코 끝이나 이전에 사고로 상처가 났던 부위에서 자주 생길수 있다. 카포시육종이 혈관에서 기원하였고 그 주위 적혈구의 혈관외 유출로 인하여 육종 자체는 붉은빛에서 푸른 빛깔까지 다양하며 타박상에 동반된 멍처럼 보이기도 하고 문신에서 착색된 형태로 나타나기도 한다. 크기 역시 다양하여 수 밀리미터에서 직경이 수 센티미터에 이르는 크기를 가질 수 있으며 모양은 서로 독자의 형태를 가지나 융합이 자유로운 구조로 되어있다. 대부분의 육종은 반점(macule)으로 자라며 일부는 구진(papule)으로 발전하기도 한다. 카포시육종은 크기가 증가하고 육종들이 융합하면서 주위 림프절을 침범, 림프절 종대를 일으키게 된다. 이러한 림프절 종대는 크기가 다양하고 불규칙적이어서 얼굴에 생길 경우 외관을 심하게 해치게 되며, 팔이나 다리 등에 커다란 림프절 종대 및 침윤이 생긴 경우 해당 관절을 자유롭게 사용하지 못하는 경우도 발생할 수 있다. 카포시육종은 피부에 호발하는 것이 사실이나 피부 이외에도 주위 림프 조직, 위장관 계통, 폐에 잘 생기며 뇌와 심장을 포함하여 여타 어떤 장기에도 생길 수 있는 가능성을 가지고 있다. 그러나 림프절 침윤은 그 사실 만으로도 이미 전이가 이루어졌음을 의미하지만 의외로 카포지 육종의 경우 매우 초기 단계에 이미 림프절 침범이 있는 경우가 많고 그 상황이 국소 림프절에 국한된 경우 이 환자의 면역 기능이 잘 유지가 된다면 예후는 나쁘지 않을 수 있다. 폐 전이는 비교적 매우 빠른 시기에 일어나며 실제로 약 80%의 폐를 침범한 카포시육종 환자가 피부 병변도 같이 가지고 있다. 얼굴 등 노출 부위에 생긴 병변은 환자에게 심리적 위축을 조장하고 림프절 종대에서 유래된 부종, 세균성 봉와직염, 그람 음성 패혈증이 생길 가능성이 있으며 구강 주위의 병변은 무증상일 가능성이 많지만 병의 진행에 따라 식도 주위 림프절 증대로 식도 내강이 좁아지는 증상이 나타날 수 있다. 위장관에 침범하였을 경우 증상이 약 50%에서 나타날 수 있으며 상부 위장관 폐색 소견과 장염, 위장관 출혈 등의 증상이 생기며 진단을 위하여 조직을 얻을 때 카포시 종양 조직이 주로 점막하에 위치하고 있기 때문에 조직을 얻을 때 깊게 조직을 떼어내야 한다는 점에 유의하여야 한다. 치료하지 않는다면 호흡기계 침범은 훨씬 위중한 결과를 초래하며 발열과 갑작스러운 호흡곤란, 객혈 등으로 환자는 급격히 악화되며 사망에 이르게 되는 경우도 흔하다. 이러한 카포시육종의 진단 방법으로는 육종이 있는 피부 병변을 조직 검사를 통하여 확진할 수 있으며 림프절이 종대되었을 경우 림프절 조직 절편에 대한 조직 검사도 필요하다. 구강과 위장관에 분포하였을 경우 내시경을 이용한 조직 검사가 필요하며 폐에 침윤하였을 경우 출혈의 위험으로 조직 검사 자체는 이론의 여지가 있으나 불명열이 동반된 폐부위 병변이 명확할 때에는 조직검사가 추천된다.

4) 임상 병기와 예후

후천성면역결핍증과 연관된 카포시육종의 예후는 T림프구 면역 결핍이 어느 정도 인지에 달려있다. 정확히 말하면 전체 CD4+ T림프구 수와 생존율과는 강한 상관 관계가 관찰된다. 이외에도 인터루킨-6, 이전에 기회 감염의 여부, 체중 감소나 야간 발열 등의 B형 증상이 있는지 여부 또한 예후와 관계있는 것으로 알려져 있다. 후천성면역결핍과 관련된 카포시육종의 병기 분류 방법은 아직 확정된 것은 없는 상태이나 현재로서 가장 널리 사용되는 분류법으로 종양 조직의 분포 여부(T) 면역 상태(I) 관련 증상(S)로 나누는 방법이 가장 많이 사용된다

(표 1). 이 방법은 질병 환자의 면역 상태가 생존율과 병의 진행에 커다란 영향을 준다는 사실을 나타낸다. 후천성 면역 결핍과 관련하여 환자를 사망에 이르게 하는 중요한 원인이 바로 기회 감염인데 CD4+ T림프구 절대 숫자가 작을수록, 종양 조직의 증식 속도가 빠를수록 기회감염이 발생할 가능성은 높아진다. 그러므로 조직의 크기가 빨리 증식하는 종양일수록 임상의사는 기회 감염의 가능성을 늘 경계하여야 하며 항상 전체 CD4+ T림프구 수와 전신적 면역상태를 유지하는데 주의하여야 한다.

5) 치료

사람면역결핍바이러스와 관련된 카포시육종의 경우 치료는 단지 종양 조직 자체의 크기 변화에도 관심을 기울여야 하겠지만 환자 자체의 면역 상태와 혈액학적 상태도 매우 중요하므로 이 모든 것을 종합적으로 검토하여야 한다. 증상이 심하고 생명의 위협을 줄 상황의 환자라면 우선 서둘러 종양 크기를 줄이는 치료가 필요하겠지만 무증상의 환자이거나 병의 진행 속도가 매우 완만한 경우 그 조직 자체 치료에 대한 생존율의 향상은 미미하다고 할 것이다.

(1) 국소적 치료

국소 치료야말로 카포시육종에서 피부에 국한된 경우 가장 유용한 방법으로 주된 역할을 해왔다. 사용되는 약제로 저용량의 vinblastine 0.1mg/mL이나 액체 nitrogen을 사용할 수 있고 가격이 비싸기는 하지만 레이저 치료도 효과적인 치료법이 될 수 있다. 많은 임상의사들이 카포시육종 주위 조직이나 조직내로 면역학적 효과를 근거로한 여러 가지 면역 기법으로 치료를 시도하고 있는데, 국소적 레티노이드 도포, 병변 내 인터페론, platelet factor-4의 주입은 어느 정도 효과가 있는 것으로 나타났으며, 특히 내피세포 길항제인 platelet factor-4는 국소적으로 사용할 경우 종양조직 감소에 효과적인 것으로 나타났다.

표 1. 후천성면역결핍에서 임상적 병기 분류

	저 위험군	고 위험군
종양의 위치 (T)	피부에 국한 림프절 침윤 구강내의 국소 병변	종양과 관계된 부종이나 궤양 진행된 구강 카포시육종 위장관 카포시육종 복막에 발생한 카포시육종
면역 상태 (I)	CD4+ T림프구 200/μL 이상	CD4+ T림프구 200/μL 이하
전신 상태 (S)	기회 감염의 증거 없음 B형 증상 없음 활동도 70 이상(Karnofsky)	기회 감염이 있음 B형 증상 있음 활동도 70 이하 다른 사람면역결핍바이러스와 관련된 증상이 있을 경우(신경계 질환, 림프종 등)

(2) 방사선 치료

후천성면역결핍증과 동반된 카포시육종의 경우 진행이 빠른 상태에서 방사선 단독치료만으로는 사실상 병의 진행을 조절하기가 어렵다. 사람면역결핍바이러스에 감염이 같이 동반된 카포시육종의 국소적 치료는 보통 800cGy 이상의 방사선 치료가 필요하나 재발이 흔한 편이고, 저용량의 분할 방사선 치료가 안와 주위, 직장 주위, 점막 주위에 사용되기도 한다. 그러나 고용량의 방사선에 노출 되었을 때 흔히 점막염이나 부종이 나타날 수 있으며, 방사선을 조사한 영역 안에서도 종양의 재발 가능성이 있을 수 있다. 그렇기 때문에 방사선 치료는 증상이 심하거나 미용적으로 심한 문제가 있을 경우에 한하여 단기간에 사용되나 일부 보고에서는 내장에 침윤한 카포시육종을 성공적으로 치료하였다는 보고도 있다.

(3) 인터페론과 면역조절약

카포시육종 자체는 발병기전이 면역 억제 상태에서 생겨나므로 면역치료의 좋은 대상이 된다. 재합성 인터페론−α를 투여 하였을 때 카포시육종의 조직 감소가 나타났다는 보고가 있으며, 이전의 기회감염 여부와 B형 증상의 발현, 혈중내 고농도의 내인성 인터페론−α가 있는 경우 인터페론 치료에 반응률이 낮았다는 보고도 있다. 그러나 이러한 인터페론−α와 항암 화학 요법제와의 병합치료와 인터페론 단독 치료군과 비교한 결과, 병합치료군이 단독 치료군보다 효과가 뛰어나지 못하였고 독성 등의 부작용이 오히려 증가하였다. 하지만 1990년 Krown 등의 연구에 의하면 인터페론−α를 저용량(5×10^6 U/day)으로 zidovudine, didioxyinosine 등 항 바이러스 제제와 병합하여 투여한 결과 이러한 병합제재가 인터페론−α 단독 치료 보다는 효과가 좋았다.

(4) 항암 화학요법

이미 광범위하게 퍼져있는 전신성 카포시육종의 경우 치료의 가장 좋은 방법은 전신적 항암 화학 요법이라 할 수 있다. 좋은 항암 효과와 비교적 적은 부작용의 단일 요법 제제가 널리 쓰이는데 vincristine, vinblastine, etoposide, daunorubicin 등이 선택되어지는 약제들이다. 리포솜으로 전처치된 doxorubicin 또는 daunorubicin이 일반 환자에게 사용되는 daunorubicin을 중심으로 한 항암요법에 반응하지 않는 진행성 카포시육종에 사용될 수 있다. 용량은 2주에 20mg/m^{2}까지는 독성이 미미하고 40mg/m^{2}이 넘어서면 G−CSF를 같이 투여하는 것이 바람직하며. 부작용은 일부에서 나타나는 탈모와 백혈구 감소 정도이고, 치료에 대한 반응률은 70%로 보고되고 있다. Paclitaxel 또한 사람면역결핍바이러스와 연관된 카포시육종에 반응하며 반응률은 과거 치료를 받았던 사람들을 대상으로 임상 실험 결과 약 50%에 이르고 있다. 이 약제는 신속히 종양 조직과 연관된 부종을 가라 앉히는 장점이 있기도 하지만 부분적으로 백혈구 감소증을 유발시키기도 한다. 많은 단일 약제와 약제 병합 시도가 있었지만 현재로서는 ABV조합을 제외하고는 단일 약제인 adriamycin보다 효과면에서 우수하다는 보고는 없으며 많은 다른 조합이 임상 반응률 향상을 위하여 연구중이다. 여러 가지 항암치료제와 zidobudine과의 병용치료시 용량 관계는 실험에 의하여 정립되었는데 zidobudine 600mg을 매일 사용할 경우 doxorubicin의 최대 용량은 10mg/m^{2}까지 사용이 가능하고 vincristine은 2주마다 2mg, bleomycin은 2주마다 10unit/m^{2}까지 사용에 커다란 문제가 없었다 가장 흔히 나타날 수 있는 부작용으로 백혈구 감소가 생길 수 있으며 이것은 G−CSF를 투여함으로써 해결할 수 있었다.

(5) 치료에서 고려해야 할 사항

후천성면역결핍증과 관련된 카포시육종의 경우 몇몇 예외를 제외하고는 거의 모든 경우에 치료를 받아야 하며 매우 서서히 자라며 병변이 작다 할지라도 적합한 항바이러스 치료를 받는 것이 좋으며 피부에 여러 부분으로 산재된 병변이 있는 경우 액체 nitrogen 제제나 국소 방사선 치료를 고려할 수 있다. 이러한 치료들은 사망률 자체를 호전시켜 주지는 못하므로 미용적 상태의 개선에 치료 목표를 두어야 한다. 상태가 중등도 이상의 환자(부종이나 폐침윤이 없으면서 병변이 25개 이상)인 경우 현재로는 전신적 항암 요법이 가장 치료 성적이 우수한 것으로 되어 있으며 단일 제재로 vincristine과 vinblastine이 적은 독성과 비교적 좋은 반응률로 널리 쓰이고 있다. 연구결과 liposomal doxorubicin 20 mg/m^{2}이 이들 약제보다 효과가 우수한 것으로 알려졌으며 마지막으로 급격히 진행하며 폐침윤이 있고 부종이 심한 경우 bleomycin을 병합한 ABV 치료나 고용량의 etoposide나 paclitaxel 치료가 적합하다(표 2). 특히 이러한 경우 임상의사들은 환자의 면역 상태가 저하되지 않도록 CD4+ T림프구 수 유지에 주의하여야 한다.

2. 비호지킨 림프종

1982년 미국질병통제센터(CDC)에서 60세 이상의 후천성면역결핍증 환자의 중추 신경계에서 비호지킨 림프종을 발견한 이래로 현재 비호지킨 림프종은 후천성면역결핍증과 관련된 악성 종양의 두번째로 많은 빈도를 차지하는 질병으로 알려져 있다. 이러한 후천성면역결핍증과 연관된 비호지킨 림프종의 경우 다른 면역 결핍에 인한 림프종과 유사한 면이

표 2. 후천성면역결핍과 연관된 카포시육종에서의 치료 방법

약제/치료	용량
경증	
항 바이러스 제	다양함
인터페론	5~10 × 10^6 U/d or tiw
액체 nitrogen	30~40 second thraw topical
Vinblastine	0.1mL of 0.1mg/mL sol.
방사선 치료	80cGY (single fraction)
중등도	
Vinblastine	2~4mg q wk
Vinblastine/vincristine	2~4mg alternating with 1mg q wk
Liposomal doxorubicin	20mg/m^2 q 3wk
중증	
Liposomal doxorubicin	20mg/m^2 q 3wk
Liposomal daunorubicin	50~60mg/m^2 q 2wk
Etoposide	50mg PO d 1~14
	150mg/m^2 IV qd 3days q 2wk
Paclitaxel	135mg/m^2 IV over 3h q 3wk

많으나 후천성면역결핍증만의 고유한 병의 진행 과정도 발견할 수 있으며 주로 면역적 반응을 비정상적으로 변화시킴으로써 종양 생성에 중요한 역할을 한다.

1) 면역 결핍과 종양의 발생

비호지킨 림프종과 카포시육종은 후천성면역결핍증과 관련되어 생기는 가장 흔한 종양이라는 사실과 이러한 종양들의 원인이 면역 결핍이라는 것은 지난 수십년의 연구 결과 밝혀졌다. 주로 장기이식과 관련된 면역 억제 치료에서 림프종의 출현은 같은 나이의 정상 대조군보다 약 100배의 유병률을 보이고 있으며, 비호지킨 림프종의 발생률은 비호지킨 림프종 환자의 면역 상태와 비례함을 보여주고 있다. 면역 저하에 따른 비호지킨 림프종의 발생 비율은 피츠버그에서 조사한 결과에 따르면 신장이식 환자의 1%에서 림프종이 발생하였고 심장이식 환자의 1.8%에서 새롭게 치료 도중 림프종이 발생하였다. 병변은 EBV(Epstein−Barr virus)에 의한 B세포 증식에서부터 명백한 악성 B림프종까지 다양하다. 대부분의 경우 문제의 B림프구의 과증식은 특히 반복적인 장기 이식 거부 반응으로 인한 치료로써 고용량의 스테로이드, 항가슴샘세포글로불린(antithymocyte globulin), 단클론항체를 투여한 경우에 빈발하게 된다. 면역 억제제의 경우 azathioprine과 cyclophospamide가 림프종 형성과 가장 연관이 있으며 methotrexate와 cyclosporine은 상대적으로 림프종 형성과 덜 연관성이 있었다. 왜 면역이 억제된 사람이 비호지킨 림프종에 잘 걸릴까 하는 질문은 여전히 복잡한 문제로 남아 있다. 아마 EBV같은 병원체에 대한 정상적인 신체의 방어기전이 충분하지 못하기 때문에 림프종이 생기는 것으로 설명하고 있다. 즉, EBV와 연관된 림프구 증식이 있을 경우 일차적으로 EBV에 특이적인 T림프구의 작용으로 EBV를 파괴하거나 적은 경우이긴 하지만 형성된 항체와 관련된 세포독성 작용으로 이 병원체를 몰아내는데 이러한 기전의 전반적인 장애로 림프종이 생긴다는 견해이다. 면역이 억제된 경우 EBV에 감염된 세포가 검색되지 않고 조절작용이 정상적으로 작동하지 않기 때문에 과증식된 B형 림프종이 발생하게 된다. 흥미롭게도 면역 억제가 줄어들어 충분한 면역력을 가지게 되면 림프종 자체가 줄어든다는 보고에서 이러한 면역 결핍 상태의 자체가 종양형성에 중요한 요인이라 할 수 있다.

2) 역학

최근 미국에서 비호지킨 림프종의 발병은 제초제와 벤젠의 사용으로 증가추세이며 후천성면역결핍증과 관련된 비호지킨 림프종의 발현에 대한 조사에서 샌프란시스코와 뉴욕을 대상으로 하여 조사를 실시한 결과 100배나 평균 연령군에 비하여 림프종의 발생 빈도가 높았다. 이러한 심각한 면역 결핍상태가 환자들의 생존율에 많은 제한을 주고 있으며 후천성면역결핍증에 감염된 환자의 8~10%가 궁극적으로 비호지킨 림프종으로 발병하는 것으로 나타났다.

특히 말초 비호지킨 림프종의 발현은 면역 지표인 CD4+ T림프구 보다도 사람면역결핍바이러스의 감염된 기간과 좀 더 연관성이 있었다. 후천성면역결핍증이 진행된 경우 사망률이 높았으나 최근 들어 폐포자충 폐렴에 대한 치료 방법의 발달로 생존율이 높아짐에 따라 후천성면역결핍과 연관된 비호지킨 림프종의 생존율도 증가 추세에 있다. 장기이식과 관련된 면역 억제가 중요한 종양 생성의 원인이라고 전술하였는데 장기이식을 실시한 후 통계적으로 약 20개월 이후에 카포시육종이 나타나며 33개월 이후에 림프종이 나타난다. 즉 고위험군의 동성 연애자의 경우 카포시육종이 발생할 경우 약 1~

2년 뒤에 비호지킨 림프종의 출현을 예상할 수 있다. 미국의 에이지만 사람면역결핍과 관련된 비호지킨 림프종의 경우 약 80% 정도가 동성 연애자 이거나 양성 연애자로 밝혀졌으며 이렇듯이 후천성면역결핍증 관련 비호지킨 림프종의 90%는 성인에 감염된다. 이점은 카포시육종과 마찬가지로 후천성면역 결핍의 여러 원인 중에서 특히 동성애와 연관성이 높다. 그러나 예외적으로 비호지킨 림프종의 발생에서 다른 원인 즉 수혈을 받은 어린이나 혈우병 환자, 수술이나 이성과의 성 접촉을 통해서도 생길 수 있다.

3) 병인

비록 후천성면역결핍과 연관된 비호지킨 림프종의 발생에 대하여 여러 가지 학설이 존재하고 있으나 그 과정이 완전히 밝혀진 것은 아니니다. 초기에는 사람면역결핍바이러스 자체가 형질을 바꾸는 레트로바이러스로서 직접 비호지킨 림프종을 발생시키는 것으로 여겨졌으나 분자 생물학이 발달함에 따라 사람면역결핍바이러스가 직접 B림프구와 T림프구의 종양적 변이에 작용하는 것은 아니라는 사실을 밝혀냈고 오히려 사람면역결핍바이러스가 *c-myc*을 활성화시켜 재배열시킴으로써 비정상적인 B림프구의 증식이 생겨난다고 보고하였다. *c-myc* 유전자보다는 빈도가 드물지만 *p53*유전자와 *bcl-6* 유전자의 재배열도 역시 사람면역결핍바이러스와 연관된 비호지킨 림프종에서 발견된다. 연구의 의하면 이러한 후천성면역결핍증과 연관된 비호지킨 림프종의 37%에서 *p53*유전자의 돌연변이가 관찰되었고, *ras*유전자의 돌연변이도 15%에서 관찰된다고 보고하였다. 또 한가지 중요한 기전으로 시토카인의 생성을 들 수 있다. 인터루킨 6이 대표적 시토카인인데, 이런 사람면역결핍바이러스의 감염에 대한 반응으로 시토카인의 분비가 증가되고 이러한 인터루킨 6이 잠재적인 B 림프구의 분화 및 증식을 자극시킨다는 것이다. 실제로 사람면역결핍바이러스에 감염된 환자의 단핵구에서 인터루킨 6의 수치가 높았다. 또 다른 시토카인 인터루킨 10은 직접적으로 조력 T림프구의 생성을 억제하여 후천성면역결핍과 관련된 비호지킨 림프종 생성에 한 역할을 하고 있다. 바이러스 감염에 의하여 인터루킨 10이 과도하게 자극되게 되면 다시 바이러스가 증식이 되기 좋은 면역 상태를 만들게 되고 결과적으로 B림프구의 악성 클론 형성이 가능하게 되는 것이다. 이러한 시토카인들은 자가 분비적인 성장인자의 역할도 같이 하고 있어서 악성 세포 성장에 중요한 역할을 하고 있다. 이러한 이유로 혈중 시토카인의 수치가 높을수록 생존율에 대한 예후도 나빠진다. 인터루킨 10에 대하여 중화 항체를 만들어 T림프구에 대한 작용을 막으려는 시도로써 종양 조직에서 떼어낸 세포를 대상으로 실험을 하였는데 결과적으로 종양의 과증식을 억제하는 효과가 있었다.

4) 임상 양상

사람면역결핍바이러스에 감염되어 생기는 비호지킨 림프종의 약 90%는 B림프구성이며 조직학적으로는 small non cleaved type이 가장 흔하다(40%).

이어 대세포형(large cell type)이 30% 정도 발생하고 있다. 이러한 후천성면역결핍과 연관된 비호지킨 림프종의 경우 다른 종류의 림프종과 달리 체강(body cavity) 내에서 빈번히 나타나는데 흉막, 심낭, 복막강 등에서 주로 관찰할 수 있다. 대부분의 후천성면역결핍과 연관된 비호지킨 림프종의 경우 세포 표면 항원을 관찰 결과가 흥미로운데 표면 항원에 CD19, CD20, CD22 같은 B림프구와 관련된 항원은 표현되나 T림프구와 관련된 항원은 일반적으로 잘 표현되지 않고 면역 표현형(immuno

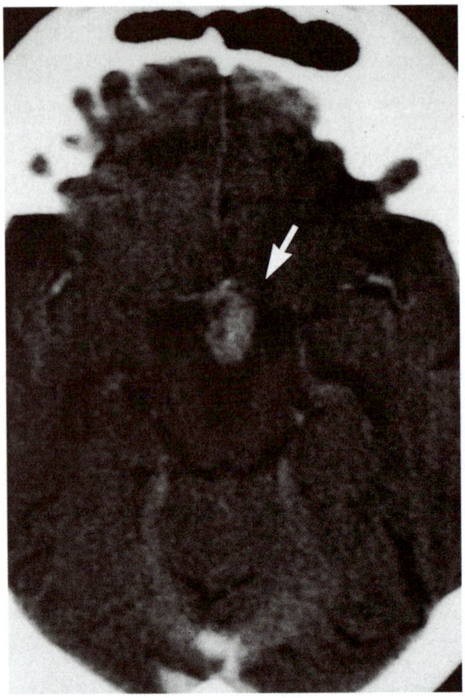

그림 2. **뇌의 림프종**

phenotype) 검사를 해보면 T 림프구 β chain, B 림프구의 경쇄와 중쇄의 비정상적인 재배열이 관찰된다.

또한 후천성면역결핍과 연관된 비호지킨 림프종의 경우 진단 당시 약 60~90% 정도 이미 림프절 외의 장소에서 병변이 발견되는데 이러한 사실은 사람면역결핍바이러스와 연관이 없는 비호지킨 림프종에서 처음 진단 당시 림프절 외에서 발견될 경우가 40% 미만이라는 사실과 대조가 되며 흔하게 발견되는 림프절 외 장소는 중추신경계이며 이외에도 골수, 위장관, 간 순으로 호발하는 편이다.

5) 임상 검사와 예후인자

후천성면역결핍과 연관된 비호지킨 림프종에서 림프절 외의 병변 수, 환자의 전신상태, LDH의 정도 등이 생존율을 예측하는 기준으로 사용될 수 있으나 이에 대한 반론도 있다. 그러나 후천성면역결핍과 연관된 비호지킨 림프종에서 생존율이 감소되는 나쁜 예후 인자는 밝혀져 있는데 CD4+ T림프구의 절대수가 200/μL 이하일 때, Karnofsky 활동도, 골수에 침범하였을 경우, 병기 IV기일 경우, 림프종 진단 전에 이미 후천성면역결핍이 동반될 경우이다. 이중에서도 가장 강력한 예후 인자는 CD4+ T림프구 수로 CD4+ T림프구 수가 200/μL 이상인 경우 평균 생존기간이 24개월이었다. 진단 당시 뇌 실질에서 발견된 림프종(그림 2)의 경우 예후는 매우 나빠 생존기간이 겨우 2~3개월에 불과하다. 결국 이러한 상황은 면역력의 저하와 관련된 것인데 이런 환자의 약 80%에서 면역이 억제되어 있으며 평균 CD4+ T림프구 수는 50/μL로 측정된다. 이러한 종양의 진행을 나타내는 표지 이외에도 일반적인 증상들 예를 들면 발열, 체중 감소, 야간 발열 등도 병의 진행을 간접적으로 암시하는 사항들이며 이러 상황이 나타나는 경우 병의 진행에 앞서서 LDH의 수치가 올라가는 경향이 있었다. 이처럼 임상의사들은 후천성면역결핍증과 연관된 비호지킨 림프종 환자를 치료하는 도중 발열이 갑자기 생긴다거나 LDH의 증가가 있을 때 즉시 이 환자의 CD4+ T림프구 수를 알아볼 필요가 있으며 크립토콕쿠스증, 톡소포자충증 등의 감염여부를 확인 하여야만하며 호흡기 증상이 심할 경우 폐포자충 폐렴을 반드시 고려해 보아야 한다. 후천성면역결핍증과 연관된 비호지킨 림프종으로 진단이 되는 즉시 바로 병기결정을 위한 작업에 들어가야 하는데 이는 병이 있는 부위의 확인이라는 면도 있지만 그보다는 이후 항암 치료의 반응을 미리 예측하여 볼수 있는 수단으로 이용된다. 이 경우 일반적 림프종에 대한 검사이외에 중추신경계에 대한 척수 검사를 추가하는 것이 바람직하다.

6) 치료

후천성면역결핍증과 연관된 비호지킨 림프종의

표준적 치료는 아직 정립된 것이 없다. 이는 아직까지 후천성면역결핍증이 치료 가능한 질병이 아니라는 점과 현재까지는 생명 연장의 개념에서 치료를 하고 있기 때문이다. 사람면역결핍바이러스에 의하여 생기는 가장 직접적인 독성은 골수억제이며 이는 치료 중에 사용되는 많은 항암 요법과 동반되어 더욱 심한 양상이 될 수 있다. 후천성면역결핍증과 연관된 비호지킨 림프종의 치료는 악성화된 림프종 세포를 모두 없애기 위하여 고용량의 항암 화학 요법 치료가 필요하나 그와 비례하여 나타나는 심한 백혈구 부족, 기회 감염의 증가 때문에 기대 만큼의 반응률을 얻지 못하고 오히려 치료 초기에 부작용이 너무 심해 치료를 포기하는 경우가 많았다. 그러나 그 이후에 CHOP, 저용량의 m−BACOB 등 세포독성을 되도록 줄인 항암 치료 방법의 사용과 항암치료 중에 가장 문제가 되는 부작용인 골수억제를 막기위해 항암치료와 병행하여 GM−CSF를 조기투여하는 방법, 그 외의 중추 신경계 예방을 조기부터 시행하는 방법 등으로 여러 기관에서 다양한 치료 성적을 보여주고 있다. 후천성면역결핍증과 연관된 비호지킨 림프종을 치료함에 있어서 여러 연구에서 항암 치료가 효과가 있다는 데는 의견의 일치를 보이고 있다. 또한 많은 치명적인 골수억제 등의 부작용이 있긴 하지만 일단 완전 관해가 이뤄진 경우 6~20개월 더 사는 것으로 되어있다. 현재 이러한 후천성면역결핍증과 연관된 비호지킨 림프종에서 모든 경우에 중추신경계에 대한 예방적 항암 치료가 과연 필요한가에 대해서는 논란의 여지가 있지만 많은 기관에서 치료 계획을 수립함에 있어서 다제 항암제에 의한 항암치료(표 3)와 더불어 항바

표 3. 흔히 후천성면역결핍증과 연관된 비호지킨 림프종의 치료방법

종류	항암제	용량
m−BACOB	Cyclophosphamide	300mg/m^2 IV day1
	Doxorubicin	25mg/m^2 IV day1
	Vincristine	1.4mg/m^2 IV day1
	Dexamethasone	200mg/m^2 IV day15(with LV rescue)
	Cytarabine	50mg intrathecal day1, 8,15, 21
CHOP	Cyclophosphamide	750mg/m^2 IV day1
	Doxorubicin	50mg/m^2 IV day1
	Vincristine	1.4mg/m^2 IV day1
	Prednisone	100mg PO day1~5
	Methotrexate(CNS)	12mg intrathecal day1, 8, 15, 21
Oral	CCNU	100mg/m^2 PO day1(cycles1, 3, 5)
	Etoposide	200mg/m^2 PO day1~3
	Cyclophosphamide	100mg/m^2 PO day22~31
	Procarbazine	100mg/m^2 PO day22~31
	CNS prophylaxis	Not routine

이러스 치료, 중추신경계 예방치료, 치료 중 감염에 대한 예방적 항생제 처치를 포함시키는 추세이다.

3. 호지킨 병

후천성면역결핍증과 연관된 호지킨 병의 발생이 수 백 증례가 보고되어 있다. 그럼에도 불구하고 아직까지 사람면역결핍바이러스와 호지킨 병의 발병과의 상관 관계는 많은 쟁점이 되는 사항이며 아직까지는 후천성면역결핍과 연관된 질병 군으로는 정의되고 있지 않다. 1993년 Hessol 등은 샌프란시스코에서 후천성면역결핍증을 가지고 있는 환자들 중에서 호지킨 병을 가지고 있는 환자의 비율이 100,000명 당 19.3 증례로 같은 연령대의 평균보다 높아 사람면역결핍바이러스가 호지킨 병 발생의 원인이 될 가능성을 주장하였다. 그러나 이러한 주장에 대해 반대적인 의견도 많아 현재로서는 논란의 여지가 많은 상태이다. 그러나 이러한 유병률간의 이견이 있지만 대부분의 미국과 유럽의 학자들은 조직학적 측면에서 볼 때 후천성면역결핍과 동반된 호지킨 병의 경우 일반 호지킨 병보다 mixed cellularity나 lymphocyte depletion type등 조직학적으로 예후가 나쁜 종류가 많이 관찰된다는 사실에는 동의하고 있다. 사람면역결핍바이러스에 감염된 호지킨 병의 경우 혈청 사람면역결핍바이러스 음성인 호지킨 병을 가진 대조군과 비교하여 볼 때 병기 IV기의 경우가 많았고(52% 대 15%) B증상(77% 대 35%) 림프절외 침범(63% 대 29%) 등 사람면역결핍바이러스 감염과 동반된 호지킨 병의 경우 좀더 진행된 경우가 많았다. 치료에 대한 반응은 좀더 차이가 나서 일반적인 호지킨 병에 대한 항암 치료를 하는 경우보다 사람면역결핍과 관련된 비호지킨 림프종의 치료시 골수억제가 심하였고 기회감염의 가능성이 훨씬 증가하였다. 결과적으로 약 35%만이 완전 관해에 도달하고 평균생존 기간은 15개월이었다. 그러나 이와는 대조적으로 혈청 사람면역결핍바이러스 음성인 호지킨 병인 경우 일반적인 항암치료후 약 80%에서 생존기간이 9년인 것으로 나타나 있다.

4. 자궁경부암

자궁경부암도 사람면역결핍바이러스와 관련된 종양이라는 사실이 1993년 공식화되었다. 자궁경부암의 경우 사람유두종바이러스(human papilloma virus, HPV)가 원인 바이러스로 면역 억제 상태에서 종양형성에 중요한 역할을 하는 것으로 알려져 있다.

실제로 신장이식 환자나 많은 면역억제제를 투여하고 있는 여성의 경우 하부 생식기 종양의 발생률이 높고 같은 면역 결핍의 상황으로 본다면 사람면역결핍바이러스에 감염된 여성의 경우도 역시 같은 이유로 자궁경부암의 고위험군이 될 것이다(그림 3).

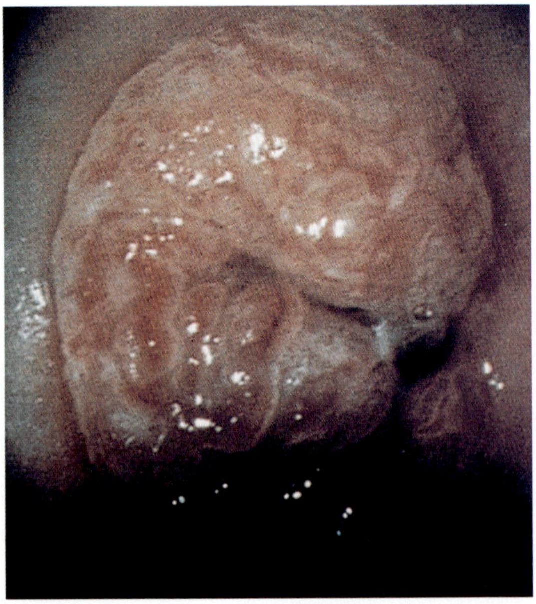

그림 3. 자궁경부암

1) 병인

여성에게 있어서 하부 생식기관은 종양생성에 있어서 상당히 취약한 부분이라 할 수 있다. 이 부위는 세포 이형화에 민감도가 높으며 특이 사람면역결핍바이러스에 감염되어 면역력이 저하된 경우 여타 감염균으로 인하여 세포 자체의 고유한 면역 방어 기전이 손상되어 종양 형성에 취약한 상태가 될 수 있다. 실제로 HPV가 분비하는 oncoprotein E6, E7이 종양 억제 단백질 *p53*을 억제시킴으로써 세포 이형성의 원인이며, HPV가 사람면역결핍바이러스와 상승작용을 일으켜 여타 바이러스 증식을 돕고 종양억제 기능의 유전자를 불활성화시킴으로써 종양생성과 빠른 증식에 중요한 역할을 한다.

2) 역학

회음부와 생식기 주위로 발생하는 편평 세포암의 발생은 이미 잘 알려진 내용이며 이러한 암성 변이의 원인으로 다양한 HPV의 종류가 있는데 대표적인 것이 혈청형(serotype) 16, 18, 31, 33, 35 등이다. 그러나 사람면역결핍바이러스에 감염된 여성인 경우 면역 저하에 의하여 앞에 기술한 여러 종류들 바이러스 군 이외에도 다양한 아형(subtype)에 의한 감염이 가능하다. 연구에 의하면 사람면역결핍바이러스에 감염된 경우 HPV의 감염률이 49%이나 혈청 사람면역결핍바이러스 음성인 여성의 경우 HPV의 감염률은 25%로 낮게 보고되고 있다. 이러한 면역억제 상태와 사람면역결핍바이러스 감염과 관련된 자궁암의 발생과의 관계는 밀접한 관계를 가지며 한 예로 면역 억제 치료를 받고 있는 장기 이식 환자들에서 정상 대조군에 비하여 자궁경부암의 발생 확률이 14배나 높은 것으로 알려져 있다. 다른 연구에서는 50세 이하의 여성을 연구 대상으로 하였는데 자궁경부암으로 진단을 받은 환자의 19%에서 혈청 사람면역결핍바이러스가 양성이었다. 이러한 자궁경부의 변화는 고악성도(high grade)의 이형성(dysplasia)에서도 해당하며 이 경우에도 사람면역결핍바이러스 감염 양성인 경우가 음성 대조군보다 자궁경부의 종양 생성이 빈발하였으며 면역 결핍 정도와 강한 상관 관계를 보여주고 있다.

3) 임상 양상

(1) 침윤 전 단계

사람면역결핍바이러스에 감염된 여성의 경우 자궁경부 상피내 병소(cervical intraepithelial neoplasia; CIN)로 진행할 가능성이 많은 고위험군이다. 실제로 25~50% 정도 CIN으로 진행되며, 특히 면역이 저하되어 있는 여성의 경우 좀더 범위가 넓고 세포분화가 좋지 않은 쪽으로 진행된다. 자궁경부암의 발생과 심각한 정도는 CD4+ T림프구 수와 T림프구의 기능적 작용여부에 달려 있다. 사람면역결핍바이러스 감염이 있는 CIN의 경우 CD4+ T림프구 수가 사람면역결핍바이러스를 가지고 있으면서도 CIN이 없는 대조군에 비하여 반 밖에 되지 않는다는 사실은 면역상태가 자궁경부암 발생의 결정적인 환경을 제공한다는 것을 의미한다. 그러므로 사람면역결핍바이러스에 감염된 여성의 경우 CD4+ T림프구 수 자체가 장래의 자궁경부암 발생 여부를 예측할수 있는 인자로 여겨질 수 있으며, 지속적으로 적정선 이상으로 유지시키는 것이 중요하다.

CIN단계의 표준치료 방법은 한랭요법(cryotherapy)과 레이저 치료, cone biopsy 등이 치료 방법으로 사용될 수 있으나 문제는 재발률이 높아 40~60%로 보고되고 있다. 이러한 재발률 역시 면역 상태와 비례하여 CD4+ T림프구 수가 50/μL 이하인 경우 재발률 50% 이상의 고위험군이 되는 반면 CD4+ T림프구 수가 500/μL 이상인 경우 재발률은 사람면역결핍바이러스 음성 환자에 비해서 두 배에 불과하다. 이러한 냉동 치료 방법은 재발률이 높기 때문에 재발을 방지하기 위한 목적으로 국소적 5−fluorouracil을 사용하는 방법이 연구 중이며, 이외에도 항암효과와 항바이러스 효과를 같이 가지고 있는 인터페론 사용이 시도되고 있다.

(2) 침윤적 자궁경부암

사람면역결핍바이러스 감염이 있으면서 침윤적 자궁경부암을 가지고 있는 환자의 발생빈도는 사람면역결핍바이러스 감염과 CIN을 가지고 있는 환자의 빈도보다 높다. 50세 이하의 여성을 대상으로 한 대규모의 조사에서 자궁경부암을 가지고 있는 환자의 19%에서 혈청 사람면역결핍바이러스가 양성이었다.대부분의 이런 환자들은 후천성면역결핍증에 대한 증상이 없으며 후천성면역결핍증으로 사망하는 것이 아니라 자궁경부암으로 사망하게 된다.

대부분의 사람면역결핍바이러스 감염 자궁경부암 환자의 경우 림프절 침윤이 있고 많이 진행된 상태인 경우가 많았고 조직학적으로는 편평세포암이 대부분이다. 사람면역결핍바이러스 감염 자궁경부암 환자의 경우 혈청 음성 환자보다 재발률이 높으며 재발하는 기간도 짧은 것으로 나타난다. 사망에 이르는 평균기간도 사람면역결핍바이러스 감염된 자궁경부암 환자들은 10개월인 반면에 감염되지 않은 환자들은 23개월이다. 치료는 사람면역결핍바이러스 감염 자궁경부암의 경우 환자의 면역 능력이 정상적이라면 일반적 종양의 치료 기준에 의거하여 치료하는 것이 타당하며 수술시 위험도가 증가하지는 않는다. 수술 여부를 결정할 때도 자궁경부암의 상태를 근거로 결정하여야 하며 후천성면역결핍증의 입장에서 결정하는 것은 아니다. 이러한 사람면역결핍바이러스 감염 자궁경부암은 발견 당시 이미 진행된 경우가 많아 대부분의 경우 방사선 치료가 일차적 치료가 될 가능성이 많으나 방사선 단독 치료만으로는 반응률이 떨어지며 또한 장기간의 방사선 치료는 백혈구 감소와 T림프구의 기능을 저하시킨다. 항암 치료로는 침윤성 자궁경부암과 재발된 상태에서 cisplatin과 bleomycin, vincristine 등의 약제가 사용되며 사용 도중 백혈구감소 및 약물로 인한 독성 작용 등을 주의 깊게 관찰 하여야 한다. 또한 치료 하는 도중 CD4+ T림프구 수가 500/μL 이하일 때는 항바이러스 제제의 추가를 고려하여야 한다. 결과적으로 초기에 사람면역결핍바이러스 감염이 확인된 경우 무증상이라도 자궁경부암으로 진행 여부를 초기부터 세심하게 관찰하여야 하며 이러한 노력으로 자궁경부암으로 발전을 조기에 막을 수 있다.

참고문헌

1. Anthony S, H. Clifford. Human immunodeficiency disease: AIDS and related disorders In Anthony S, Joseph B. Harrison's Principle of Internal Medicine. 15th ed. p 1852−1912 McGraw−Hill, New York, 2001
2. David T, Jerome E. Hematology and Oncology in AIDS, In Goldman L, Benette J. Cecil textbook of Medicine. 21th ed. p 1924, WB Saunders, Philadelphia, 2000
3. Denise W, Chris B. Kaposi's sarcoma herpesvirus as a new paradigm for virus induced oncogenesis. Curr Opinion in Oncology 10; 405−412, 1998
4. Gill PS, Espina BM, Cabriales S, Tulpule A, Esplin JA. A phase I/II clinical and pharmacokinetic evaluation of liposomal daunorubicin in the treatment of advanced AIDS related Kaposi's sarcoma. J Clin Oncol 13; 996−1003, 1995
5. Kaplan LD, Straus DJ, Testa MA, et al. Low dose

compared with standard dose m–BACOB chemotherapy for NHL associated with human human immunodeficiency virus infection. N Engl J Med 336; 1641–1648, 1997

6. Krown SE, Gold JW, Niedzwiecki D, et al. Interferon alpha with zidovudine:safty and tolerance and clinical and virologic effect in patients wityh Kaposi's sarcoma associated with AIDS. Ann Intern Med 112; 812–820, 1990
7. Levine AM. Acquired immunodeficiency syndrome–related lymphoma. Blood 80; 8–20, 1992
8. Steven A, Ronald I, David M. AIDS related malignancies. In Vincent T, Samuel H eds. Cancer: Principles & practice of Oncology, 5th ed. p 2245 Lippincott–Raven, Philadelphia, 1997
9. Timothy R, Holly L, Sharon P, Russell J, Byron J. A systemic consideration of the neoplastic spectrum of AIDS. AIDS 5; 49–53, 1991
10. Valerie B, Harold J, Robin W. Cancer surveys. Cancer, HIV and AIDS Eur J Cancer 27(8); 1057–1058, 1991

5. 소아의 HIV 감염

소아의 후천성면역결핍증은 1982년부터 인식되기 시작했고, 1983년에 Oleske 등(New Jersey), Rubinstein 등(New York), Ammann 등(San Francisco)이 보고하였다. 국제보건기구(WHO)에 의하면 2000년에 사하라 주변 아프리카에서만 3백만 명에서 4백만 명의 소아가 사람면역결핍바이러스에 감염된 것으로 추정하고 있다. 증가되는 소아의 후천성면역결핍증과 사람면역결핍바이러스 감염은 가임여성(15~49세)의 후천성면역결핍증과 관계가 있다.

미국의 경우 전체 후천성면역결핍증 환자의 2% 정도를 소아 환자로 추정하고 있는데, 1995년 발표 기준으로 전체 후천성면역결핍증 환자 476,899명 중 13세 미만의 소아가 6,611명으로 1.4%였으며 이 중 성인은 60%, 소아는 55%의 사망률을 보였다. 국내의 경우 2003년 말 기준 국립보건원 통계에 의하면 전체 2,540명의 환자 중 발견당시 연령 기준으로 생후 9세까지가 12명(0.4%: 2명 사망), 10세에서 19세까지가 37명(1.4%: 1명 사망)이며 감염경로는 수직감염이 5명으로 0.2%를 차지하고 있고 그 외 소아 혈우병 환자의 수혈 및 혈액제재 감염, 청소년기의 성접촉에 의한 감염 등이 있다.

1. 역학

사람면역결핍바이러스의 감염경로는 모자간 감염, 감염 혈액에 노출된 경피적 전파, 그리고 성적 접촉 등이 있으나 소아에서 가장 중요하고 흔한(>90%) 전파경로는 감염된 산모에서 태어난 경우, 즉 수직전파(vertical transmission)이다. 감염된 산모가 특별한 처치없이 출산할 때 신생아에 전파될 확률이 선진국에서는 12~30% ,아프리카를 비롯한 저개발국에서는 25~52%에 달하고 있으나 최근 들어 출산 전후의 항바이러스제 치료가 확립되면서 수직전파율이 많이 감소하였다.

수직감염은 출산 전, 분만 중, 또는 출산 후 수유를 통해 이루어질 수 있다. 제대연령 10주 정도의 태아에서도 사람면역결핍바이러스 존재가 증명되어 있어 약 30~40%의 신생아는 태내에서 이미 감염이 되는 것으로 생각되고 있으나 대부분(60~70%)의 신생아 감염은 분만 중 산도를 통과하면서 산모의 감염된 혈액과 질내 분비물에 노출되어 일어난다.

감염된 산모의 모유에서 바이러스가 검출되므로 모유수유를 통해서도 사람면역결핍바이러스 감염이 일어날 수 있다. 따라서 분유수유가 가능한 선진국에서는 감염산모의 모유수유를 금하고 있으나 설사, 영양실조 등이 만연하여 모유수유로 얻는 이점이 사람면역결핍바이러스 감염의 위험성을 능가하는 지역에서는 모유수유가 권장되고 있다(WHO 권고사항).

수직감염의 위험성을 증가시키는 인자로는 34주 미만의 미숙아, 출산 전 산모의 낮은 CD4+ T림프구 수, 임신 중 약물 복용 등이며 이 중 가장 중요한 인자는 4시간 이상의 양막파열 혹은 2,500g 이하의 저출생체중아이며 이런 경우 사람면역결핍바이러스 감염의 위험성이 두 배로 증가하게 된다.

2. 임상 양상

소아에서의 감염증상은 매우 다양하지만 대개 출생시에는 정상소견을 보인다.

또한 만 1세 이전에 나타나는 초기 증상은 림프절염, 간비종대, 성장부진, 만성반복성 설사, 간질성 폐렴, 아구창 등 매우 비특이적이기 때문에 단지 이런 증상들이 반복적, 만성적이라는 사실만이 사람면역결핍바이러스 감염을 의심할 수 있는 단서가 된다. 선진국에서는 전신 감염 혹은 호흡기 감염이 흔한 반면에 저개발국가에서는 만성설사, 영양실조 등을 많이 볼 수 있다. 성인보다 소아에서 더 흔히 볼 수 있는 증상으로는 반복적인 세균감염, 만성 이하선 염증, 림프구성 간질성 폐렴(lymphocytic

표 1. 소아 사람면역결핍바이러스 감염의 임상적 분류

N: 증상	· 사람면역결핍바이러스 감염이라고 할 만한 증상이나 증후가 없거나, 범주 A에서 한 가지만 해당되는 조건을 가진 소아
A: 경도 증상	· 림프절 병증(2곳 이상에서 0.5cm 이상일 때: 양측성인 경우는 한 곳), 간비대, 비종대, 피부염, 이하선염, 재발성 또는 지속성 상기도 감염, 부비동염, 또는 중이염 중 2개 이상의 증상을 가지면서 범주 B와 C에 해당하는 조건이 없을 때
B: 중등도 증상	· 빈혈(<8gm/dL), 호중구감소증(<1,000/μL), 또는 혈소판감소증(<100,000/μL)이 30일 이상 지속시 · 림프구성 간질성 폐렴(LIP) 또는 폐림프구 증식체 · 구강인두 칸디다증(아구창) · 재발 또는 만성적 설사 · 1개월 이상 지속되는 발열 · 간염 · 생후 1개월 이전에 발병된 HSV 감염 · 1년에 2회 이상 재발하는 HSV 구내염, 식도염, 폐렴 · 범발성 수두(내장침범) · 적어도 두 개 이상의 피부분절에 발생한 대상포진 · 신증 · 심비대
C: 중증 증상	· 다발성 또는 재발성, 심각한 세균성 감염(예: 2년 내에 최소 2개 이상 배양 확진된 감염으로 패혈증, 폐렴, 수막염, 골 및 관절염 또는 내장기관이나 체강의 농양 등이며 중이염, 피부농양, 도관 관련 염증 제외 · 식도 또는 하기도(기관지, 기관, 폐)의 칸디다증 · 범발성 콕시디오이데스진균증(폐나 경부 또는 림프절 또는 다른 곳의) 폐외 크립토콕쿠스증, 1개월 이상 지속성 설사가 동반된 크립토콕쿠스증이나 포자충증 · 뇌증 · 종양 · 범발성 미코박테륨 감염증(*Mycobacterium avium* complex, MAC) · 폐포자충 폐렴 · 생후 1개월 이후 뇌에 발병된 톡소포자충증 · 사람면역결핍바이러스 감염 외에는 설명되지 않는 소모증후군

From Centers for Disease Control: MMWR 1998: 47: 15

표 2. 소아의 사람면역결핍바이러스 감염 분류(1994년 개정): 연령별 CD4+ 림프구 수와 총 림프구에 대한 비율에 따른 면역학적 분류

면역학적 범주	12개월 미만		1-5세		6-12세	
	수/μL	(%)	수/μL	(%)	수/μL	(%)
1: 저하 증거 없음	≥1,500	(≥25)	≥1,000	(≥25)	≥500	(≥25)
2: 중등도 저하	750~1,499	(15~24)	500~999	(15~24)	200~499	(15~24)
3: 중증 저하	<750	(<15)	<500	(<15)	<200	(<15)

modified From CDC: MMWR 1998: 47(15)

표 3. 소아의 사람면역결핍바이러스 감염 분류

면역학적범주	임상적 범주			
	N: 무증상 징후	A: 경도 증상 징후	B: 중등도 증상 징후	C: 중증 증상 징후
1: 저하 증거 없음	N1	A1	B1	C1
2: 중등도 저하	N2	A2	B2	C1
3: 중증 저하	N3	A3	B3	C3

Modified from CDC: MMWR 1994; 43(RR-12): 1-10

interstitial pneumonitis; LIP), 진행성 신경병증의 조기 발현 등을 들 수 있다. 폐포자충 폐렴은 가장 흔하게 볼 수 있는 기회감염증이며 보통 3~6개월 사이에 가장 흔하다.

소아 사람면역결핍바이러스 감염증의 정도는 임상적 상태(clinical stastus, 표 1)와 면역학적 이상(immunoligic impairment, 표 2)을 고려하여 분류하게 된다(표 3).

3. 잠복기

증상이 나타나는 시기가 생후 12~18개월이고 5세 이후까지 무증상인 소아가 있어 조기 진단과 치료가 늦어진 경우 치료하지 않은 소아의 15~20%가 4세 이전에 사망하게 된다.

4. 진단 검사

사람면역결핍바이러스 항체는 태반을 통해 태아에게 전달되므로 감염된 산모에서 태어난 모든 신생아는 항체 양성반응을 나타낸다. 만일 신생아가 사람면역결핍바이러스에 감염되지 않았다면 대개 생후 6~12개월 사이에 항체반응이 음성을 나타내지만 일부 영아는 생후 18개월까지도 산모의 항체가 남아있을 수 있으므로 18개월 미만의 소아에서는 사람면역결핍바이러스 IgG 항체가 양성이라고 해서 사람면역결핍바이러스 감염 진단을 내릴 수 없다. 사람면역결핍바이러스를 직접 검출하는 방법에는 HIV DNA PCR, RNA PCR, 바이러스 배양, HIV p24 Ag, ICD(Immune complex dissociated) p24 Ag 등이 있으며(표 4), 18개월 미만의 영아에서도 진단이 가능한 DNA PCR법이 가장 추천되고 있는데 이

표 4. 소아에서 사람면역결핍바이러스 감염의 검사적 진단

HIV DNA PCR	주로 영아, 18개월 미만의 사람면역결핍바이러스 감염의 진단에 사용됨. 생후 2주에도 높은 민감도와 특이도로 유용함 말초혈액의 단핵구 세포로 시행함
HIV p24 Ag	생후 1개월까지 낮은 민감도와 위양성 결과로 다양한 결과를 보임: 추천되지 않음
ICD p24 Ag	통상적으로 유용하나 음성일 때 감염을 배제하지는 못함: 추천되지 않음
HIV culture	고가이고 방법이 복잡함. 4주 정도 소요됨
HIV RNA PCR	일상적 검사이나 음성일 때 감염을 배제할 수 없으므로 영아, 18세 미만의 소아에는 추천되지 않음

ICD, immune complex dissociated.

검사법으로 생후 2일 내 감염된 신생아의 40%, 생후 2주 내 90%를 진단할 수 있다.

사람면역결핍바이러스 감염 산모에서 태어난 신생아는 주기적으로 검사를 시행해야 하는데 보통 생후 2일(48시간 이내), 1~2개월, 4~6개월에 1번씩 총 3회는 기본적으로 시행하며 감염이 강력히 의심되는 경우 바이러스 검출률을 높이기 위해 생후 2주경에 검사를 추가할 수도 있다.

1회 검사에서 양성이 나오면 즉시 재검을 시행하며, 각각 다른 검체에서 시행한 2회의 검사에서 모두 양성이 나오면 사람면역결핍바이러스 감염을 확진할 수 있다.

산모교육과 임신 중 산모의 항체정도 검사가 필요하며, 신생아의 의료전문인이 산모의 사람면역결핍바이러스 혈청 항체 정도에 대한 정보를 알고 있어야 한다. 또한 산모의 사람면역결핍바이러스 감염 상태가 불확실한 경우 신생아에 대한 조기 검사가 필요하다.

5. 감별 진단

면역결핍증상을 나타내는 다른 질병과 감별이 필요하다. 소아의 경우 특히 선천성 면역결핍증후군에 대한 검사가 필요하며 CMV 혹은 HSV 등에 의한 심한 신생아 감염, 패혈증으로 인한 신생아 성장성 면역결핍, 염증장병, 유전성 뇌증 및 신경증, 특발성 혈소판 감소증, 부비동염, 중이염, 피부염을 동반한 만성 알레르기 등과 감별해야 한다.

6. 치료

1) 항바이러스제

2007년 1월 현재까지 미국에서 20여 가지의 항레트로바이러스제가 후천성면역결핍증 치료제로 사용되고 있으며 그 중 소아에서의 사용이 승인된 약제는 12개 제재이다. 항바이러스제의 병합요법은 대개 성인에서의 사용과 비슷한 원칙을 가지고 시행하나(표 5) 약제의 성상(powder, liquid)에 따른 환자의 순응도 등을 고려하여 연령별로 권장되는 요법이 따로 있으므로 이것을 참고하도록 한다(표 6).

일단 사람면역결핍바이러스 감염이 확인된 경우 생후 12개월 미만의 환아 혹은 연령에 상관없이 바

표 5. 사람면역결핍바이러스에 감염된 소아의 항 바이러스 치료의 기준

임상적으로 사람면역결핍바이러스 감염의 증상이 있는 경우 치료를 시작함
CD4+ T림프구를 고려할 때 면역 저하로 분류되는 경우 치료를 시작함
1세 미만의 경우 치료를 시작함
정상 면역 상태를 보이는 1세 이상의 경우, 치료를 바로 시작하거나 혹은 질병 발병의 가능성이 낮다고 생각되는 소아의 경우 의료진이 정기적으로 추적 관찰하면서 치료를 연기 함

From centers for Disease Control: MMWR 1998: 47: 15

표 6. 사람면역결핍바이러스에 감염된 소아의 항 바이러스제 치료

적극추천	단백분해효소 억제제(PI) 한가지+비 뉴클레오시드 역전사효소 억제제(NRTI) 두가지 PI: 캡슐을 삼킬 수 없는 소아의 경우, PI중 nelfinavir 혹은 ritonavir가 추천됨 캡슐을 삼킬 수 있는 소아의 경우, PI중 indinavir가 추천됨 NRTI: Zidovudine plus dideoxyinosine 혹은 Zidovudine plus lamivudine이 추천됨
대체	Nevirapine plus 2NRTIs
추천되지 않는 방법	단일요법 2NRTIs 요법중 일부

From Centers for Disease Control: MMWR 1998: 47: 15

이러스 수가 100,000copies/mL 이상인 환아에게 항 바이러스제 치료를 시작하도록 한다.

2) 면역글로불린 정주(IVIG)

소아에서 정맥용 면역글로불린과 항바이러스제 병합요법은 다음의 경우에만 추천되며, 400mg/kg를 4주마다 투여한다.

① 저 감마글로불린혈증 (IgG＜400mg/dL)

② 재발성 중증 세균성 감염(생후 1년 이내 2번 이상 발생하는 균혈증, 수막염, 또는 폐렴과 같은 심한 세균성 감염)

③ 흔한 항원(Common antigen)에 대한 항체 생성에 문제가 있는 환아

④ 만성 Parvovirus B19 감염 환아

⑤ 사람면역결핍바이러스 연관성 혈소판 감소증으로 치료 중인 환아: Rho(D) Immune Globulin 혹은 IVIG를 하루 500~1,000mg/kg 용량으로 3~5일 동안 투여한다.

3) 폐포자충 폐렴의 예방요법

사람면역결핍바이러스에 감염된 소아에서 폐포자충 폐렴이 발생하는 주요시기는 생후 3~6개월이다. 폐포자충 폐렴의 예방요법은 출생 후 4~6주에 시작하여 12개월까지 지속하며, 12개월 이후에는 CD4+ T림프구 수나 폐포자충 폐렴의 과거력에 따라 결정한다.

표 7. 사람면역결핍바이러스에 노출 혹은 감염된 소아에 대한 폐포자충 폐렴(PCP)예방과 CD4+ T림프구 관찰을 위한 지침

연령/사람면역결핍바이러스 감염정도	PCP 예방요법여부	CD4+ T림프구 관찰
생후 4~6주, 사람면역결핍바이러스 노출	필요없음	1개월
4~6주–4개월	예방요법	3개월
4~12개월		
사람면역결핍바이러스 감염 또는 미확정	예방요법	6, 9, 12개월
사람면역결핍바이러스 감염 배제	필요없음	안함
1~5세, 사람면역결핍바이러스 감염	CD4+ T림프구 <500/μL 또는 CD4+ T림프구 <15% 이면 예방요법	매 3~4개월마다
6~12세, 사람면역결핍바이러스 감염	CD4+ T림프구 <200/μL 또는 CD4+ T림프구 <15% 이면 예방요법	매 3~4개월마다

From Centers for Disease Control: MMWR 1998: 47: 15

표 8. 미국에서의 사람면역결핍바이러스 감염 소아의 예방 접종 추천 일정

백신	출생	1개월	2개월	4개월	6개월	12개월	15개월	18개월	24개월	4~6세	11~12세	14~16세
MMR						MMR				MMR		
인플루엔자					Influenza							
폐구균			PCV†	PCV	PCV	PCV					PPV‡	
수두						수두						
A형 간염									A형 간염			

†PCV: Pneumococcal conjugate vaccine ‡PPV: Pneumococcal polysaccharide vaccine

4) 예방접종

면역이 저하된 상태에서 BCG, MMR, 수두 등의 생백신 접종은 금기이다. 사백신 접종의 경우 예방 효과가 떨어지기는 하지만 대개 치명적인 결과를 초래하지는 않으며 일부 백신은 반드시 접종해야 한다. 예를 들어 A형 간염백신은 모든 사람면역결핍바이러스 감염 환자에 반드시 접종하며 인플루엔자 백신은 생후 6개월 이후 매년 접종한다. 또한 폐구균 접종은 기본 접종 후 추가 접종시 매 5년 마다 다당질 백신으로 시행하며, 수두 접종은 진행된 감염증(후천성면역결핍증 환아, 면역분류 3에 해당시)에서는 금기이나 그 외에는 상황에 따라 접종 할 수 있다. 일반적인 예방접종 스케줄이외 사람면역결핍바이러스 감염 소아에서 고려해야 할 예방접종은 표 8을 참고한다.

7. 예방 조치

1) 주산기 HIV 전파를 줄이기 위한 방법

양막 파수 전에 제왕절개수술만으로도 주산기 사람면역결핍바이러스 전파율이 50% 정도 감소할 수 있으며, 항바이러스제와 병용할 경우 전파율을 2%까지 낮출 수 있을 것으로 기대된다. 사람면역결핍바이러스 감염 산모는 임신 4주 이후부터 항바이러스제 치료를 시작할 수 있는데, 경구용 zidovudine을 100mg씩 5회/일 복용하며 임신 기간 중 계속 유지한다. 분만 중에는 정맥용 zidovudine을 2mg/kg 부하 후 1mg/kg/hr로 정주하여 유지하고, 출산 후 신생아는 생후 6주까지 경구용 zidovudine을 2mg/kg씩 6시간마다 복용시킨다. 선진국에서는 이와 같은 zidovudine 요법으로 주산기 전파율을 8% 이하로 줄였으며 이 방법에 따른 산모와 신생아에 대한 부작용은 매우 미미하였다. 또한 산모가 고강도 항레트로바이러스 치료를 받았고 위의 zidovudine 예방치료 3단계를 모두 시행받았을 경우에는 후천성면역결핍증의 진행된 감염증의 경우라도 수직 전파율이 2% 이하로 낮아진다. 그러나 만일 위의 방법이 너무 복잡하고 비용이 높아 시행하기 어려울 경우에는 임신 36 주 이상의 산모에게 zidovudine 300mg을 하루 2번 투여하고, 분만 중에는 300mg을 3시간마다 투여하는 방법이 단순하면서도 효과는 좋아 저개발국에서 많이 쓰인다.

2) 수유 관리

산모에게 적절한 교육이 시행되어야 하며, 산모의 사람면역결핍바이러스 감염정도를 아는 것이 이후 모유수유 여부를 결정하는 데 도움이 된다. 또한 산모가 자신의 감염사실을 알았을 경우에는 모유를 제공할 지를 상담하여야 한다. 그러나 경제저개발국의 경우는 모유수유를 제한할 경우 이에 따른 영양결핍 등을 고려하여야 한다.

3) 청소년 교육

청소년기에 성적으로 활동적이고 약물중독의 위험에 노출되는 시기이므로 이에 대한 교육이 필요하다.

4) 학교출석 및 교육 문제

혈액노출의 위험이 없다면 학교출석을 반드시 제한할 필요는 없으며, 환아의 주치의 인증이 필요하다. 사람면역결핍바이러스감염에 대한 학생들의 통상적 스크리닝 검사는 추천되지 않는다. 모든 사람면역결핍바이러스감염 아동은 적절한 교육을 받아야 하며, 질병의 정도에 따라 다르게 요구된다.

5) 가족치료 및 상담

출산이나 그 이전에 소아감염이 되었다는 것은 가족 내 질환이 있음을 암시하므로 형제와 부모에 대한 혈청검사가 추천된다. 사람면역결핍바이러스에 감염된 가임여성의 경우 출산에 따른 신생아 감염에 대하여 알고 있어야 하며, 가족계획에 참조가 되어야 한다. 청소년의 경우 이 질환이 성적 접촉으로 전파될 수 있다는 것을 알아야 하며 상담을 필요로 한다.

6) 성적학대나 성접촉 예방

성폭행의 경우 사람면역결핍바이러스 감염에 대한 위험이 높으며, 반드시 성적 접촉 직후와 6개월 동안(4~6주, 12주, 그리고 6개월) 혈청학적 검사를 시행하여야 한다.

8. 예후

항바이러스제의 발달로 이전에 비해 소아의 예후도 많이 향상되었다.

예후를 측정할 수 있는 가장 중요한 인자는 바이러스 증식 정도(viral loading)이다. 대개 바이러스 증식 정도가 100,000 copies/mL 미만일 때는 병의 빠른 진행을 보이는 경우가 거의 없으나 100,000 copies/mL 이상일 때는 질병의 진행, 사망률 증가 등의 위험이 높아진다. CD4+ T림프구 비율도 중요한데, 15% 이하일 때 예후가 좋지 않다. 예후를 정확히 예측하기 위해서는 혈장 바이러스 수치와 CD4+ T림프구 %의 변화를 주기적으로 측정하는 것이 좋다. 그러나 이 같은 혈청 검사가 쉽지 않은 후진국에서는 임상적인 분류(clinical staging system)가 많이 사용된다. 즉 폐포자충증 등의 기회감염이 있거나 진행성인 뇌증 혹은 소모 증후군이 동반될 때는 3년 내 환아의 75%가 사망할 정도로 예후가 좋지 않으며 지속적인 발열, 심각한 세균성 감염(예; 수막염, 폐렴, 패혈증), 간염, 지속적인 빈혈(<8.0g/dL) 또는 혈소판감소증(<100,000/mm³) 등의 소견이 있을 때는 3년 내 30% 이상의 환아가 사망할 수 있다. 반면 림프절병증, 간비종대, 이하선염 등의 소견이 동반될 때는 오히려 좋은 예후를 보인다.

참고문헌

1. 국립보건원 보도자료: 2003년 12월 말 현재 사람면역결핍바이러스 감염자 발생현황
2. American Academy of Pediatrics: 2003 Red Book: Report of the Committee on Infectious Diseases 26th ed, P360－382, American Academy of Pediatrics, 2003
3. Ralph D. Feigin, James D. Cherry. Textbook of Pediatric Infectious Diseases 4th ed, P954－979, W.B. Saunders, Philadelphia, 1998
4. Samuel L. Katz, Anne A. Gershon, Peter J. Hotez. Krugman's Infectious Diseases of Children 10th ed, P1－24, Mosby, New York, 1998
5. Richard E. Reese, Robert F. Betts. A Practical Approach to Infectious Diseases 4th ed, P716－784, Little Brown and Company, New York, 1996

6. 여성의 HIV 감염

전세계적으로 여성의 사람면역결핍바이러스 감염은 2004년말 3,940만 감염자 중 45%를 차지하는 1,760만명이었다. 15세에서 49세 사이 성인의 유병률이 8.8%에 이르는 사하라 이남 아프리카에서는 감염자의 55%가 여성이다. 이 지역에서 성인의 주요 감염경로는 이성간 성접촉에 의한다. 동남아시아, 북아프리카지역은 여성이 35~40%이고 동부유럽이나 남미, 북미 지역은 여성감염자가 20~25%이다. 여성감염자의 비율이 비교적 적은 지역에서는 성인의 주요 감염경로가 남성간 동성애나 마약사용자이고, 그 다음이 이성간 성접촉에 의한 것이다. 전반적으로 여성의 감염률은 증가하고 있는데 미국에서는 1985년 전체 후천성면역결핍증 환자의 7%이던 것이 1996년 20%로 증가하였다. 이성간 성접촉이 주요 감염 경로인 사하라 이남 아프리카에서는 여성의 비율이 높기 때문에 세계적으로 새로 발생하는 신생아 감염의 90%가 이 지역에서 일어나고 있다. 전반적으로 이성간 성접촉에 의한 감염이 우세하게 되면서 여성의 감염정도는 더 증가할 것으로 보인다. 여성의 사람면역결핍바이러스 감염에는 남성이 결정적 역할을 하는데 여성은 성행위를 언제 어디서 어떻게 하느냐에 대한 결정권이 남자보다 적기 때문이다.

국내 사람면역결핍바이러스 감염자의 성별 분포는 2006년 6월 총 4,227명의 감염자 중에서 남성이 3,842명이고 여성이 385명으로 남녀의 성비는 약 9.98:1이다. 1980년부터 1989년까지 초기에는 발견된 73명의 사람면역결핍바이러스 감염자 중 여성이 15명으로 20.5%를 차지하였다. 특히 초기 3년간은 사람면역결핍바이러스감염자 14명 중 여성이 8명을 차지하고 있다. 그 이유는 그 당시 외국인을 대상으로하는 접대부에 대하여 검진이 이루어졌고 이 집단에서 사람면역결핍바이러스 감염자가 발견되었기 때문이다. 그러나 1990년도 이후 신규 감염자에서는 여성이 차지하는 비율이 연도별로 다소 차이는 있으나 평균 12.6%(5.0~18.2%)이다. 이성간 성접촉이 사람면역결핍바이러스 감염을 주도하는 아프리카와 아시아 일부 국가에서는 사람면역결핍바이러스 감염자의 남녀 성비가 1:1에 가까운데 비하여 우리나라 감염자의 성별 분포는 동성애와 마약사용에 의한 사람면역결핍바이러스 감염이 주류인 북미나 유럽과 비슷한 양상이다. 따라서 우리나라의 주요 사람면역결핍바이러스 감염 경로가 이성간 성접촉으로 조사되었음에도 불구하고 성비가 10:1인 것은 동성애가 터부시되는 사회 환경이라서 감염경로조사가 정확히 이루어지지 않았을 가능성이 있다. 향후 점차 이성간 성접촉을 통한 감염이 늘어난다면 우리나라에서도 여성의 감염은 더욱 증가할 것으로 보인다.

1. 여성의 HIV 감염 경로 및 관련 인자

세계적으로 후천성면역결핍증 환자의 약 90%에서 이성간 성접촉이 감염경로이다. 이성간 성접촉에서 일어나는 감염의 기전이 완전히 밝혀진 것은 아니나 사람면역결핍바이러스가 감염자의 정액에서 분리되었으며 여성의 경부 질액에서 분리되었다. 이성간 성접촉으로 감염이 일어나는 경우 남자 감염자에서 여자에게 일어나는 전파가 여자 감염자에서 남자에게 일어나는 전파보다 더 쉽다. 이는 정액이 경부 질액보다 많고 정액에 더 고농도의 바이러스가 존재하기 때문이다.

사람면역결핍바이러스 바이러스가 성관계마다 일정하게 전파되는 것은 아니다. 어떤 사람은 한번의 성관계에서 감염되기도 하며 어떤 경우엔 수백번의 관계에도 불구하고 감염되지 않기도 한다. 노출 후에도 감염되지 않는 경우는 바이러스의 양, 면역반응, 바이러스의 병독성 등 복합적인 요소가 관련될 것으로 보인다. 임질의 경우 감염된 여성과 1회 성관계에서 감염될 가능성은 25%이고 감염된 남성에서 여성으로 감염될 가능성은 약 90%에 달한다. 사람면역결핍바이러스의 경우는 임질균보다 전파의 효율은 적을 것으로 생각되나 잠복기가 길어서 상대적으로 감염률을 알기가 어려운 점도 있다. 보고된 바로는 1회 성접촉에서 남성 동성애자 사이에서 3%, 이성간 접촉에서 0.1%까지 보고되어 있다. 남자에 비해서 여자의 위험성이 높다고 보고되어 있는데 남자에서 여자로의 전파가 캘리포니아에서 이루어진 연구에서는 17배 높았고 이탈리아 연구에서는 2배 높았다.

이성간 성접촉에 의한 전파에 관련된 위험인자들에는 바이러스혈증의 정도, 사람면역결핍바이러스의 진행정도, 동반된 성병의 유무, 월경 중 성관계, 항문성교, 외상을 동반한 성교, 성교의 횟수 등이며 이외에도 여러 인자들이 관련된다. 사람면역결핍바이러스의 보조수용체인 CCR5에 돌연변이가 있는 경우에는 바이러스에 대한 감염력이 감소한다는 보고도 있다. 항레트로바이러스 약제를 복용하여 혈중에서 바이러스가 검출되지 않는 경우에도 성관계를 통해 바이러스가 전파될 수 있으나 항레트로바이러스 치료로 혈중 바이러스가 감소함으로써 이에 상응하는 정액이나 경부질액 내의 바이러스 양의 변화가 일어나고 그럼으로써 항레트로바이러스 치료가 사람면역결핍바이러스의 전파를 감소시킬 수 있을 것이라고 보고 있다.

성기 부분에 궤양을 유발하는 성병이 있는 경우에는 사람면역결핍바이러스 전파가 더 쉽게 일어난다. 정상 점막을 통해서도 감염될 수 있는데 아마도 점막내 가지세포(dendritic cell)를 통해 일어나는 것으로 생각하고 있다. 매독이나 무른 궤양(chancroid), 성기헤르페스는 점막, 림프계로 바이러스가 몸에 쉽게 들어오도록 한다. 역학적 연구들에서도 궤양성 성병이나 기타 다른 성병들이 사람면역결핍바이러스에 대한 감수성을 높이는 것으로 보고되어 있다. 궤양을 유발하지 않는 성병인 임질이나 클라미디아 감염, 트리코모나스증 등이 감염의 위험을 높이는 것은 이들 감염이 림프구, 단핵구, 랑거한스세포 등의 수를 늘리게 되고 따라서 사람면역결핍바이러스 감염의 표적세포가 되기 때문이다. 이러한 기전으로 감염자가 궤양이 없는 성병을 앓는 경우 경부내에는 사람면역결핍바이러스에 감염된 세포가 증가하는 것으로 알려져 있다. 남자에서 요도염을 앓는 사람면역결핍바이러스감염자가 요도염이 없는 감염자보다 정액내 바이러스수가 8배나 높다는 보고도 있다. 이는 요도염을 치료함으로써 정액내 바이러스의 수를 감소시킬 수 있다는 사실을 시사하며 결국엔 성공적인 성병 치료가 사람면역결핍바이러스의 감염률을 감소시킬 수 있다는 것을 의미한다.

여성의 경부와 질액에 존재하는 바이러스가 성관계를 통한 감염과 신생아에 대한 수직감염의 원인이 되는데 아직까지 혈중 바이러스의 양과 성기 부위의 바이러스의 양이 어떤 상관관계를 갖는지 확실치 않다. 일부보고에서는 혈중 바이러스가 많고 CD4+ T림프구가 성기 부위의 바이러스 양을 예측하는 가장 신뢰할 만한 요소라고 보고되어 있지만 일부에서는 이 두 부분의 명확한 상관관계를 증명하지 못하였다. 혈중 바이러스와 성기 부위의 바이러스가 유전학적으로 매우 유사하다는 보고가 있으나 혈중의 바이러스와 성기부위의 바이러스의 단백서열을 비교한 연구에서 서로 유전학적으로 다른 바이러스였다는 보고도 있다. 경부질액과 정액 내 바이러스가 가장 많은 시기는 급성 감염기로 혈청전환시기와 감염후기이다. 효과적인 항레트로바이러스 치료를 함으로써 바이러스는 점차 감소하는 경향을 보이지만 혈중에서 검출이 안되더라도 성기부위의 분비물에서는 검출이 된다는 사실이 알려져 있다. 따라서 위험이 낮기는 하나 혈중 바이러스가 적더라도 성관계 상대자나 태아에게 여전히 사람면역결핍바이러스 전파의 위험이 있음을 나타낸다고 볼 수 있다.

감염자의 경우 월경액에도 바이러스가 존재하며 월경액으로 인해 질내 산도가 증가하여 월경액내 바이러스와 정액에서 나와 질에 있던 바이러스의 생존율을 증가시킴으로써 월경 중 성관계는 사람면역결핍바이러스 감염 위험이 높다. 질 안에 혈액이 있는 경우, 세균성 질증, 폐경 후, 성교시, 피임약 사용과 같은 질내 산도가 높아지는 상황에서는 생식기내 바이러스가 높은 것으로 알려져 있다.

현재 연구의 진행은 이성간 성접촉과 출생전후기의 사람면역결핍바이러스 전파를 막을 수 있는 질내 약물을 개발하는 것이다. Nonoxynol-9을 이용한 임상연구가 있었으나 긍정적인 결과를 얻지 못하였다.

여성에서 남성으로의 사람면역결핍바이러스 전파는 감염된 여성의 경부 질액내 바이러스의 존재와 관련있다. 여성접대부 대상 연구에서 경부 질액내 바이러스는 면역이 감소한 환자일수록, 임질이니 클라미디아와 같은 성병을 앓고 있는 경우, 질이나 경부에 궤양을 가지고 있는 경우에 더 많이 분비되었다. 따라서 성병을 치료함으로써 바이러스의 배출을 42%에서 20% 정도로 감소시킬 수 있었으며 이는 이론적으로 사람면역결핍바이러스 감염률을 감소시킬 수 있다는 것을 시사한다. 말초혈액의 바이러스의 정도와 생식기내 분비물의 바이러스의 정도의 관계를 밝히게 된다면 생식기내 분비물의 감염률을 좀더 알 수 있을 것이다.

따라서 이성간 성접촉을 통한 감염을 막기 위한 방법이 주요 관심사가 된다. 성병의 치료는 사람면역결핍바이러스 전파와 바이러스에 대한 감수성을 감소시킬 수 있다. 탄자니아에서 이루어진 연구에 의하면 광범위하게 성병을 선별검사하고 증상이 있는 성병을 치료함으로써 성병검사도 없고 치료가 가능하지 않았던 지역에 비해 사람면역결핍바이러스의 발생을 40% 감소시킬 수 있었다. 경구 피임약과 사람면역결핍바이러스 감염 위험과의 관련성은 아직 확실하지 않다. 막을 이용한 피임 방법은 사람면역결핍바이러스 감염을 막는데 효과적인 방법에 속한다. 콘돔을 규칙적으로 사용하는 군과 그렇지 않은 군을 비교한 연구에서 콘돔을 사용한 군에서는 이성간 전파가 없었으나 그렇지 않았던 군에서는 4.8/100 person year의 빈도로 감염된 보고가 있다. 따라서 콘돔과 같은 막을 이용한 피임법은 피임법뿐만 아니라 사람면역결핍바이러스나 다른 성병을 부분적으로나마 막기 위한 방법으로 권장해야 한다.

2. 수직감염

산모가 사람면역결핍바이러스 감염자인 경우 발생하는 수직 감염률은 예방요법이나 치료를 하지 않은 상태에서 선진국에서는 15~25%, 저개발국가에서는 25~35%로 보고되어 있다. 이러한 사실은 감염자의 남녀간 성비율이 거의 1:1인 국가에서는 사람면역결핍바이러스의 전파를 조절하는데 매우 중요한 인자가 된다. 세계적으로도 여성 특히 가임기 여성의 감염이 증가하는 경향으로 보아서는 수직감염을 막기 위한 저렴하고 효과적인 방법을 개발하는 것이 중요하다. 우리나라에서는 2004년 말 현재 수직감염을 통한 감염이 3,153명 중 0.2%로 5명이 보고되어 있다. 국내 전체 여성 감염자의 70%가 20세에서 39세 사이의 가임기 연령임을 고려하면 향후 주산기에 사람면역결핍바이러스에 감염되는 신생아가 늘 것으로 예상된다.

수직감염의 시기는 태내에 있을 때, 출산하는 동안, 그리고 출산 후 모유 수유시기이다. 이는 출산 전 채혈한 태아의 혈액에서 바이러스를 분리하고 임신 초기에 유산한 태아의 흉선에서 바이러스가 발견되며 출생 직후 PCR이나 p24항원 검출을 통해 바이러스를 증명함으로써 태내에서의 감염이 증명되었다. 출생시 바이러스 배양이나 PCR이 음성이었는데 감염된 신생아는 임신 후반기에 감염 되었거나 출산중 감염되는 경우로 생각된다. 이러한 감염의 시점에 따라 증상의 발현과 경과에 차이가 있게 되는데 임신 초기에 감염된 경우는 후천성면역결핍증으로 진행이 매우 빠르지만 출산시 감염된 경우는 무증상기를 거치고 생존기간도 길다. 그러나 수직감염의 대다수는 출산을 앞두고 임신 후반기나 출산시 감염되는 것으로 알려져 있는데 수직감염의 92%가 임신 후반 2개월 동안과 출산시에 일어나고 이들 65%는 출산시 감염되는 것으로 알려져 있다. 쌍둥이가 감염되는 경우는 먼저 출생하는 아이가 두배 정도 위험률이 높은 것으로 보고되었는데 아마도 먼저나오는 태아가 산모의 분비물에 접촉할 위험이 높기 때문으로 생각된다.

수직감염의 위험인자로 알려진 것들은 여러 가지가 있다. 산모의 혈중 바이러스 정도가 높을수록, 임상정도가 진행된 경우, 양수막이 터진 후부터 출산까지의 시간이 길수록, 임신시 성병이 있는 경우, 조기진통, CD4+ T림프구 수가 낮을수록, CD8+ T림프구 수가 높을수록 전파의 위험이 높다. 비교임상연구에 의하면 후천성면역결핍증으로 진행한 환자가 아닌 경우 산모의 혈중 바이러스가 높을수록 위험이 증가하였으며, 어느정도 이하이면 전파가 일어나지 않는지 그 기준을 정할 수는 없었고 혈중 바이러스가 검출되지 않을 정도로 바이러스가 잘 억제되고 있는 상태에서도 감염이 일어나는 것을 보고하였다. 임신 직전 또는 모유 수유기 직전에 갑자기 고농도로 바이러스혈증이 일어나는 것도 위험을 높이는 것으로 나타났다. 바이러스로는 융합체를 형성하지 않는 형(non-syncytium inducing, M-tropic virus), 병독성이 강한 돌연변이형이 높다고 보고되어 있고 산모와 태아 사이에 MHC 불일치가 주산기 전파와 관련된 위험을 감소시키는 것으로 보고된 바 있다. 바이러스의 아형에 따른 차이는 잘 알려지지 않았으나 역학적 연구에 의하면 E형이 B형보다 감염을 더 잘 시키는 것으로 나타나 일부 국가간 감염률의 차이를 보이고 있다. 저개발국가에서는 산모에서 비타민 A가 부족한 경우 질내 바이러스 분비가 많고 이것이 주산기 전파 위험을 높이는 것으로 보고된 바 있다. 말라위에서는 산모에서 비타민 A가 부족한 경우가 흔한데 이것이 주산기 위험의 독립된 위험인자로 나타났다. 이는 비타민 A가 상피세포의 재생을 촉진하고 비타민 A가 낮은 경우 점막 손상이 많아 질내 분비물에 바이러스가 증가하는 것으로 생각되고 있다. 다른 기전으로는 비타민 A 결핍이 면역력의 감소와 관련되어 있어 감염에 대한 감수성을 높이기 때문으로도 생각된다. 비타민 A를 임신초기에 투여하는 경우 기형발생이 보고된 바 있어 비타민 A 결핍 가능성이 적은 나라에서는 보충을 권장하지 않지만 결핍의 위험이 큰 산모는 투여하는 것이 이로울 수 있다.

주산기 감염을 감소시키기 위한 방법으로 제왕절개수술의 예방적 효과는 증명되어 있다. 제왕절개만으로 약 50%의 주산기 감염을 감소시킬 수 있으며 제왕절개를 시행한 군의 감염률은 1.8%였으나 자연분만한 군은 10.5%였다는 보고가 있다. 이러한 연구들을 종합하면 제왕절개 수술이 예방적 효과가 있다는 것은 명확하나 이 연구들은 항레트로바이러스 약물을 복용하지 않은 환자들을 대상으로 한 것을 염두에 두어야 한다. 단백분해효소 억제제를 포함한 강력한 항레트로바이러스제를 복용하고 혈중 바이러스가 검출이 안되는 환자에서 제왕절개 수술의 예방효과에 대해서는 알 수 없다. 또한 사람면역결핍바이러스 감염자인 산모가 제왕절개 수술을 받음으로써 겪을 수 있는 다른 합병증이나 감염에 대해서도 고려해야 한다. 출산 후 발열은 감염자 중 자연분만한 경우보다 제왕절개를 한 산모에서 더 많았다고 보고되고 있다. 제왕절개 수술이 감염을 감소시킬 것으로 보이나 어떤 방식으로 분만할 것인가는 산모의 상황에 따라 결정하는 것이 바람직하다.

모유를 통한 감염은 다른 바이러스의 모유를 통한 전파를 통해서도 알 수 있지만 모유에서 사람면역결핍바이러스를 분리함으로써 알 수 있으며 출생 후 모유를 통해 감염된 사례보고도 있다. 르완다에서는 출산 후 감염된 산모의 모유를 먹는 신생아의 36~60%가 바이러스에 감염되었다. 임신 전에 사람면역결핍바이러스에 감염된 산모의 모유에 의한 감염보다 분만 후 사람면역결핍바이러스에 감염된 산모의 모유를 통한 감염이 위험이 더 높다. 이는 산모의 사람면역결핍바이러스에 대한 특이 면역반응이 없는 시기에 바이러스 혈증의 정도가 심한 상태에서 감염되기 때문인 것으로 보고 있다.

3. HIV 감염과 임신

임신이나 사람면역결핍바이러스 감염은 모두 면역저하를 유발하는 상황이지만 미국이나 유럽의 연구에선 감염자의 임신이 사람면역결핍바이러스 증식을 촉진시키고 경과를 악화시키는 것으로 나타나지는 않았다. 그러나 저개발국의 보고에서는 임신이 사람면역결핍바이러스의 경과를 악화시킬 수 있다고 보고하고 있다. 이러한 지역적 차이는 경제적 차이, 영양상태, 임신시의 사람면역결핍바이러스 진행 상태 및 다른 감염질환과 같은 복합적인 요소들이 관련될 것으로 보인다. 임신으로 대다수의 여성에서 사람면역결핍바이러스 감염이 악화되지는 않지만 상당히 악화된 상태의 여성은 덜 진행된 여성보다 단기간에 더 빨리 병의 악화를 경험하는 것으로 생각되고 있다.

사람면역결핍바이러스에 감염된 임산부는 CD4+ T림프구가 감소하여 임신 3기에 최저치에 도달한다. 이러한 감소가 바이러스감염 때문인지 임신 때문인지, 혈액희석 때문인지는 명확치 않은데 비감염 여성과는 달리 감염자에서는 항레트로바이러스 치료를 하는 경우가 아니라면 이렇게 최저치에 갔다가 CD4+ T림프구 수가 임신전 수치로 회복되는 일이 드물다. 사람면역결핍바이러스 감염 여성의 면역학적 변화에 대해서는 좀더 추가적인 연구가 필요하다.

사람면역결핍바이러스 감염이 임신결과에 미치는 영향에 대한 선진국의 연구로는 산모가 사람면역결핍바이러스 감염자라고 해서 태아의 기형이나 조산, 저체중아 등 임신과 관련된 이상들이 증가하는 것으로 조사되지는 않았다. 아마도 사람면역결핍바이러스 감염이 임신 아주 초기에 일어나는 일이 흔하지 않기 때문으로 여겨지고 있다. 따라서 배아병증(embryopathy)이 사람면역결핍바이러스 산모에서 심각한 문제는 아닌 것으로 보인다. 그러나 저개발 국가의 조사에서는 조산과 저체중아 출산이 증가하는 것으로 나타났다. 사람면역결핍바이러스 감염 자체가 자연 유산을 유발하지 않는 것으로 여겨지나 최근에는 자연유산이 증가한다는 보고들도 있다. 말라위의 조사에서는 감염자가 아닌 경우 7%이나 감염자인 경우 자연유산이 15%로 더 높았다. 이와 관련된 연구들이 좀 더 필요한 상황이다.

사람면역결핍바이러스에 감염된 임산부의 관리를 위해서는 임신하기 전부터 환자의 사람면역결핍바이러스 감염을 치료하는 의사와 산부인과 의사의 긴밀한 협조가 필요하다. 환자의 병력을 충분히 청취하고 자세히 진찰하여 환자의 이상을 조기에 진단하도록 해야 한다. 환자에게 성병이나, 음주, 마약, 흡연, 무분별한 성관계 등 수직감염의 위험을 높일만한 요소들을 점검하여 이를 피하도록 교육하고 자세한 진찰을 통해 치료가 필요한 질환들에 대해서는 적절한 치료를 하도록 한다. 또한 매 시기마다 환자의 사람면역결핍바이러스 감염 상태와 면역 정도를 평가하여 항레트로바이러스 치료를 적절히 받도록 도와주어야 한다. 임산부도 사람면역결핍바이러스 증식을 측정 수준 이하로 충분히 억제하는 것이 중요하며 매 4주마다 바이러스 정도를 측정하여 치료를 평가하도록 한다. 가능하면 모유 수유를 하지 않도록 교육하는 것도 중요하다.

임산부에서 항레트로바이러스제를 결정하는 것은 치료의 장점과 단점에 대한 충분한 상의 후에 산모가 결정하도록 하는 것이 중요하다. 임신 1기에는 기형발생의 위험이 높기 때문에 대개의 의사들을 임신 첫 1기는 지난 후에 새로운 약제를 시작하도록 하고 있다. 산모의 임상적, 면역학적, 바이러스의 정도와 태아에게 약이 미칠 영향을 저울질하여야 한다. 임신 전에 이미 항레트로바이러스제 치료를 받고 있었고 임신 사실을 알게 된 경우라면 치료를 계속하거나 또는 임신 14주까지 치료를 중지하거나 이 둘 중 선택을 하게 된다. 만약 치료를 중지하게 된다면 모든 약제를 한꺼번에 중지해야 하는데 다시 사용할 때에는 모두 한꺼번에 투여하여 내성을 막아야 한다. 그러나 약제를 중지함으로써 바이러스 반동 현상으로 증가할 수 있으며 이로 인해 사람면역결핍바이러스 전파와 향후 바이러스 감소에 나쁜 영향을 줄 수 있다. Zidovudine이 수직감염을 감소시킬 수 있다고 증명된 유일한 치료제이기 때문에 산모의 바이러스 양에 대한 효과와 관계없이 임신 14주 이후에는 이 약제를 추가하거나 다른 역전사효소 억제제를 zidovudine으로 대체하도록 권장하고 있다. 표준 요법은 하루 600mg을 2회 또는 3회로 나누어 복용하도록 하고 분만시에도 복용하며 신생아에게도 투여하도록 하고 있다. 신생아에게는 태어난 직후 가능한한 빨리 12~24시간 내에 zidovudine을 투여하고 6주 동안 유지하도록 한다. 신생아에게 투여하는 것은 산모에게 분만 전, 진통시에 투여하지 못한 상황이라도 상관없이 투여한다.

임신시 발생한 기회감염에 대해서는 임산부가 아닌 경우와 마찬가지로 치료한다. 기회 감염의 예방을 위한 약제는 항레트로바이러스제의 투여와 마찬가지로 장점과 단점을 고려하여 결정해야 한다. 폐렴구균 백신이나 B형 간염 백신, 인플루엔자에 대한 백신도 적응증이 되면 임산부에서도 투여한다. 풍진, 홍역, 볼거리, 수두와 같은 생백신은 임산부에서는 금기이다.

현재까지 zidovudine이외의 약제에 대한 약력하적인 특징이나 안전성에 대해서는 알려진 바가 많지 않지만 궁극적으로 산모의 건강이 우선적이라는 점을 염두에 두어야 한다.

4. 임상 양상 및 감염 경과

사람면역결핍바이러스 감염의 경과나 비부인과적 영역의 기회감염은 남녀간의 차이가 거의 없다. 그러나 부인과적 영역에는 차이가 있다. 따라서 이와 관련된 영역을 임상 시기별로 나누어 살펴보는 것이 적절하다.

사람면역결핍바이러스와 관련된 초기 감염양상을 살펴볼 때 여성에서 가장 흔한 초기 기회감염은 칸디다 질염이다. 로드 아일랜드에서 117명의 여자 환자를 대상으로한 초기 연구에 의하면 일년동안 적어도 4회 이상의 칸디다 질염을 호소하는 것이 여성의 가장 흔한 증상이었다. 다른 임상 증상은 남자와 별다른 차이가 없었다. 그러나 남자와 여자의 사람면역결핍바이러스와 관련되어서 발생하는 증상의 차이에 대한 뉴욕의 보고는 대상포진이나 입안털백색판증, 림프선 종대, 체중감소, 발열, 설사, 지루성 피부염에서는 차이가 없었으나 구강 칸디다증으로 진단되는 사례가 뚜렷하게 여성에서 많았다. 중등도 면역 결핍을 보이는 여자 감염자에서 중증의 세균감염이 더 쉽게 발생하고 이 때문에 사람면역결핍바이러스 감염이 진단되는 것으로 보고된 바도 있다. 이 보고에서는 세균 감염이 진단시 세 번째로 흔한 초기 임상양상이었으며 약 13%의 환자에서 발생하였다. 그러나 사람면역결핍바이러스에 감염되지 않은 여성보다 중증의 세균감염에 대한 실제 위험이 더 높은지에 대해서는 상반된 보고들도 있다. 자궁내 피임 장치와 면역 결핍은 중증 세균감염의 중요한 위험인자일 가능성은 있을 것으로 보인다.

1993년 미국에서 남자와 여자에서 가장 흔히 발생하는 후천성면역결핍증 정의 질환은 폐포자충 폐렴, 칸디다 식도염, 후천성면역결핍증 소모 증후군이었다. 여성은 칸디다 식도염이 19.6%로 가장 높았다. 그러나 이는 나라마다 사람면역결핍바이러스의 역학적 특성이 다르기 때문에 우리나라에서도 동일할 지는 좀 더 연구가 필요할 것이다. 카포시육종의 예에서는 남자보다 진단시 면역세포 수치가 낮았고 생존 기간도 남자 환자보다 짧았다. 이것이 여자에서 좀 더 나쁜 경과를 취하는지, 진단과 치료에서 남자보다 늦는 것인지는 확실치 않다. 사람면역결핍바이러스 감염자에서 발생하는 유방암에 대해서는 알려진 바가 많지 않으나 아직 감염자에서 발생이 많다는 증거는 없다.

그러나 부인과적 질환과 성병의 측면은 남자 환자와 다른 면을 보여준다. 자궁 경부에서 편평상피가 원주상 세포로 변하는 이행지점은 사람유두종바이러스(human papilloma virus) 감염이 쉬운 지점이고 따라서 자궁 경부암의 발생 위험도 높은 부위이다. 사람면역결핍바이러스 감염 여성에서는 사람유두종바이러스가 검출되는 경우가 2~3배 높고 상피내 편평상피 병변(squamous intraepithelial lesion; SIL), 음문과 질의 뾰족콘딜로마, 항문의 상피내암도 5배 정도 위험이 높다. 따라서 여성 사람면역결핍바이러스 감염자에서 상피내 편평상피 병변 유병률이 약 12~40%로 보되된 것은 그리 놀라운 일이 아니다. 여성 사람면역결핍바이러스 감염자에서 사람유두종 바이러스에 의한 질환이 사람면역결핍바이러스에 의한 면역결핍에 의해 영향을 받는다는 사실은 잘 알려져 있다. CD4+ T림프구의 감소와 혈중 HIV RNA의 증가는 사람유두종바이러스의 감염을 높이고 경부 세포의 이상 소견을 증가시킨다. 이는 여성 감염자에서 사람유두종바이러스 감염이 오래 지속된다는 것과 관련이 있는 것으로 보이고 면역 저하가 심할수록 경부병변의 정도도 심해지고 자궁경부암도 증가하는 것으로 보인다. 여성 사람면역결핍바이러스 감염자에서 저악성도(low grade) SIL이나 I단계 경부상피내암(cervical intraepithelial neoplasia)이 더 심각한 상태로 진행하는 경우는 매해 14~20%로 높지는 않으나 CIN 2나 CIN 3을 치료한 후에 재발하는 율이 40~60%에 이르고 이는 CD4+ T림프구 수의 감소와 관련이 있다. 따라서 재발을 막기 위해 질내 5-fluorouracil을 바르는 치료에 대한 임상연구가 있었는데 치료군의 재발율이 28%로 비치료군 47% 보다 낮았다.

자궁경부암은 1993년에 후천성면역결핍증 정의 질환에 속하게 되었다. SIL과 CIN의 유병률이 높은데도 불구하고 자궁경부암의 발생률이 높지는 않으나 사람유두종바이러스 감염률이 높은 지역에서는 여성 감염자에서 발생하는 암 중에서 가장 흔하다. 암의 경과도 비감염자에 비해 심하여 재발을 잘하고 재발까지의 시간도 짧으며 진단 후 생존기간도 짧다. 면역세포 수치가 낮은 경우 예후는 더 나쁘다. 따라서 미국질병통제센터에서는 1993년 여성 감염자에서 진단시 자궁경부 세포 도말 검사를 하도록 하고 정상인 경우 매 6개월마다 검사를 반복하도록 하고 있다. 세포 검사상 이상 소견이 있었던 적이 없고 적어도 2회 검사에서 정상소견이라면 12개월마다 시행한다. 염증이나 비정형세포가 있다면 3개월마다 반복한다. 선별검사로 질확대경 검사를 하지는 않지만 SIL이나 사람유두종바이러스 감염이 있는 경우, 비정형세포가 있는 경우는 질확대경 검사를 해야 한다.

골반염은 사람면역결핍바이러스 감염자인 경우 수술이 필요한 경우가 많고 항생제 치료 48시간 후에도 발열을 보이는 환자가 더 많고 증상도 심하다고 되어 있다. 사람면역결핍바이러스 자체가 골반염의 이환에는 영향을 줄것으로 보이지만 일반적으로 사용하는 항생제에 반응하는 것으로 본다. 칸디다 음문질염(vulvovaginitis)은 CD4+ T림프구가 높은 비교적 초기에 발생하기 시작하며 CD4+ T림프구가 감소할수록 증가한다. 구인두에 집락을 형성하는 칸디다와 질의 칸디다가 분자역학적으로 다르다는 점을 보면 구강과 질에서 질병을 일으키는 기전은 서로 다를 것으로 본다. 치료로는 장기적으로 사용하는 경우 내성 우려가 있지만 fluconazole을 매주 200mg씩 사용한 연구가 효과적이었다. 드물지만 원인 불명의 음부 궤양이 난치성으로 누공을 형성하거나 심각한 출혈을 유발하기도 한다. 이들에서 제한적이기는 하나 스테로이드의 사용이나 항레트로바이러스 약물 치료가 효과적이었다는 보고가 있다. 매독, 임질, 클라미디아, 트라코마티스 감염, 헤르페스 음부 궤양, 트리코모나스증 등을 동반하는 경우가 많으므로 선별검사를 한다.

사람면역결핍바이러스 감염 여성의 월경주기를 검사한 보고에 의하면 바이러스나 이와 관련된 면역기능 장애가 뇌하수체와 성선기능 사이에 어느정도 영향을 주는 것으로 보고하였다. 90일 이상 생리가 없는 무월경의 빈도가 흔하고 전형적인 월경전 증후군이 적다는 보고가 있다. CD4+ T림프구 수가 50개 미만인 경우 무월경이 더 흔하다는 보고가 있으나 관계가 없다는 보고도 있다.

사람면역결핍바이러스 자체의 경과에 대해서는 초기엔 여성에서 더 예후가 나쁘다고 생각되었다. 그러나 최근의 연구들도 질병의 진행에 대해서는 성별 차이가 없는 것으로 나타났다. 아마도 사람면역결핍바이러스가 알려진 초반에는 여성에서 진단이 늦어진 까닭이 아닌가 생각된다. 임신이 사람면역결핍바이러스의 진행에 어떤 영향을 주는가는 상반된 의견들이 있으나 독립된 위험인자로는 보지 않고 있다.

폐경후 호르몬 대체요법이 사람면역결핍바이러스의 경과에 어떤 영향을 주느냐에 대해선 잘 알려지지 않았다. 제한적이긴 하지만 호르몬 대체요법이 비감염자에서 장점이 있는것으로 이미 증명되어 있기 때문에 감염 여성에서도 투여해야 할 것으로 여겨진다.

5. 여성 감염자의 관리

국내에서는 아직 남성에 비해 여성 감염자가 상대적으로 적으나 이성간 성접촉에 의한 감염이 주요 전파 경로가 되면 여성에서 감염이 점차 증가할 것으로 보이며 이와 더불어 수직 감염 또한 증가할 것으로 보인다. 이들을 관리하는데 있어서 적절한 항레트로바이러스제의 투여와 기회 감염의 예방이 중요하겠으며 더불어 부인과적 질환에 대한 관심도 기울여야 할 것으로 보인다. 또한 감염자가 여성인 경우는 우리나라의 가부장적인 사회모습을 투영하여 남자 환자보다 치료를 받기가 더 어려울 수 있다. 특히 성행위에 있어서 방법과 시기에 대한 결정권이 적고 감염을 예방하기 위한 적극적 요구가 잘 받아들여지지 않는 상황에서 감염에 노출되는 경우도 있을 것으로 생각된다. 아이를 돌봐야 하는 책임과 가사에 대한 책임, 그리고 경제적 독립이 어렵다는 점에서 치료에 소극적이 되는 경우도 있을 수 있다. 따라서 여성 사람면역결핍바이러스 감염자는 부인과 영역의 협조와 함께 보다 적극적인 정신사회학적 도움과 경제적 도움이 필요할 것으로 판단된다.

참고문헌

1. 국립보건원. 감염병발생정보 별책. Vol 12, No. 6, pp 11-16, 2001
2. WHO. AIDS epidemic update: December 2000
3. Braunwald, Fauci, Kasper, Hauser, Longo, jameson. Harrison's Principles of Internal Medicine 15th ed. pp1852-1861, McGraw Hill, NY, 2001
4. General L. Mandell, John E. Bennett, Raphal Dolin. Mandell, Douglas, and Bennett's Principles and Practice of Infectious Disease. 5th ed. pp1452-1467, Churchil Livingstone, philadelphia, 2000
5. Panel on clinical practice for treatment of HIV infection convened by the Department o Health and Human Services and the Henry J. Kaiser Family Foundation. Guidelines for the use of antiretroviral agents in HIV-infected adults and adolescents, 2006

chapter · 4

진 단

acquired immune deficiency syndrome

1. 진단을 위한 검사

후천성면역결핍증의 선별검사는 대개 효소면역법(enzyme immunoassay, EIA)으로 항체를 검출하는데, 이는 민감도, 검사시간, 비용면에서 장점이 있다. 이 검사는 수혈시 공혈자의 선별검사와 후천성면역결핍증 환자의 항체양전 진단을 위하여 사용되고 있다. 항체양전이 일어나는 이른 시기에는 웨스턴 블럿(western blot)법도 효소면역법보다 민감도가 높지 않다. 선별검사에서 양성인 경우에는 특이도가 높은 검사 방법으로 추가 혹은 확인검사를 한다. 우리나라에서는 국립보건원에서 사람면역결핍바이러스 감염의 최종 확인검사를 시행하는데, 국내 각 사람면역결핍바이러스 실험실에서 수행한 사람면역결핍바이러스 반응성 검체에 대해 웨스턴 블럿법에 의한 확인검사와 사람면역결핍바이러스 항원검사, 중합효소연쇄반응(polymerase chain reaction, PCR)에 의한 부가 검사를 실시하여 최종적으로 감염여부를 판정하고 있다.

1. 항체 선별검사

사람면역결핍바이러스에 감염되면 수 주 이내에 항체가 생성되지만, 항체검사에서 양성으로 나오는 시기는 감염량, 감염경로, 검사법의 예민도에 따라 차이가 난다. 이전 시약으로는 항체양전 시기가 평균 45일로서, 항체미형성시기(window period)가 비교적 긴 것이 단점이었다. 최근 개발된 제 3세대 항체 선별검사법은 그 민감도가 개선되어, 감염 후 평균 3주만에 항체를 검출할 수 있게 되었다.

효소면역법에 의한 사람면역결핍바이러스 항체검사는 그 민감도와 특이도를 높이기 위해서 여러가지 노력과 연구가 이루어지고 있으며, 그 중 한가지는 항원의 제조방법 개선을 들 수 있다. 1985년 처음 개발된 제 1세대 효소면역 검사 시약은 바이러스 전체구조물을 그대로 용해시켜 흡착시킨 것이며 외피막 당단백질(gp120, gp160)이나 *gag* 유전자의 산물(p24, p17)이 고체상에 부착된 주성분이지만 제조회사마다 성분이 크게 다르다. 위양성이 많고 HIV－1의 구조 및 발현 단백의 상대적인 양에 따서 각 키트마다 다른 결과를 보여 주는 등 문제점이 있었다. 1980년대 후반 제 2세대 시약은 분자생물학적으로 유전자재조합 항원(recombinant antigen)을 흡착시킨 것이며 순도가 높으므로 1세대 보다 민감도와 특이도가 향상되었다. 그러나 재조합 단백을 이용하기 때문에 유럽과 아프리카의 HIV－1 subtype O의 진단이 어려우며, 여전히 낮은 민감도 및 특이도 등의 문제가 있었다. 제 3세대 시약은 합성단백(synthetic peptides)을 항원으로 흡착시켰으며 대략 민감도 100%, 특이도 97% 정도로 향상되었다. 외피당단백의 다양한 부위가 사람면역결핍바이러스 양성 혈청의 항체와 반응하며, 특히 gp41에 있는 아미노산 580－620의 펩티드가 사용된다. 대부분의 종합병원과 각 적십자 혈액원에서는 편리성 때문에, 튜브나 구슬(bead)법의 효소면역법 검사보다 microplate에 항원을 흡착시킨 microplate 효소면역법 검사를 선호하는 경향이다.

최근에는 미국의 혈액은행협회에서는 HIV-1 외에 서아프리카에서 분리된 HIV-2도 수혈로 전파될 수 있음이 밝혀져 공혈자 선별검사 종목에 포함시켜 검사하고 있다. 따라서 요즘은 anti-HIV-1/HIV-2 또는 anti-HIV-1+HIV-2 검사시약이 시판되고 있으며, 간편하게 모든 선별검사에 이용되고 있다.

효소면역법에 의한 항체 검사는 초기 선별검사를 목적으로 개발되었으므로 특이도가 낮아짐을 감수하고라도 민감도를 높이도록 고안되었다. 고위험군에서 이 검사의 민감도는 99.5%, 특이도는 99.8% 이상으로 보고되고 있다. 하지만 양성 예측도는 검사 대상군에 따라 큰 차이를 보여 저위험군일수록 위양성률이 높다. 사람면역결핍바이러스 감염의 유병률이 65% 이상인 동성 연애자군에서는 위음성률이 0.05% 이하이고 유병률이 0.05%인 대상군에서 위음성률이 95% 이상일 수 있다고 한다. 미국 적십자사에서 효소면역법 항체 검사로 반복해서 양성을 보였던 공혈자 중 13%만이 웨스턴 블럿법에서도 양성을 보였으며, 반면에 위음성률은 매우 낮아 40,000 검체에서 1건 이하로 생긴다고 한다. 효소면역법의 위양성의 원인은 검체를 다루는데 기술적인 실수를 포함하여 항원 제조법에 따른 원인 등 다양하다. 심한 간장질환, 면역글로불린 정주와 악성 종양 등도 원인이 될 수 있다. 위음성을 일으키는 원인에는 심한 저감마글로불린혈증과 같은 B림프구 기능부전 등을 들 수 있다.

2. 웨스턴 블럿(Western blot)

Env 유전자에 의하여 일단 합성된 gp160은 골지체에서 단백효소에 의하여 막표면 단백인 gp120과 막통과 단백인 gp41로 분해된다. *Gag* 유전자에 의하여 캡시드 단백인 p24와 기질 단백인 p17 등이 합성된다. 미국질병통제센터는 gp120과 gp160을 동일한 한 개의 항원으로 간주하여 gp120/160, gp41, p24의 세 밴드 중에서 두 개 이상이 양성이면 "반응성"으로 판단한다.

그러나 교차항체를 검출하는 경향이 있는 웨스턴 블럿의 성질때문에, 위의 기준을 만족한다 하더라도 사람면역결핍바이러스 감염이라고 확진할 수 없다. 스위스 혈액원에서 100명의 항체음성 건강인을 검사한 결과 p24에 대하여 9%가 양성으로 나왔고, gp120/160에 대하여는 3%가 양성으로 나왔다. 이 두 밴드가 함께 양성으로 나올 확률은 0.09×0.03 =0.0027로서, 370명 중 한 명 꼴로 위양성이 될 수 있는 셈이다.

미국적십자와 미국식품의약국은 웨스턴 블럿의 진단 기준을 엄격하게 정하였다. 미국적십자가는 env, gag, pol의 세 종류의 단백에서 각각 최소한 한 개의 밴드 이상이 양성이어야 한다고 하였으며, 식품의약국은 p24, p31, env가 모두 양성이어야 한다고 규정하였다.

3. HIV 항원검사

대부분의 환자에서 사람면역결핍바이러스 항체가 체내에서 만들어지기 전에 일반적으로 p24 항원이 100pg/mL 이상의 높은 농도로 존재하는 것이 알려져 있으며 이 시기에 임상증상이 나타나기 시작하고 바이러스혈증이 높은 농도로 나타나며, 전염력도 높다.

최근 들어 p24 항원 검사법이 수혈전 검사로 사람면역결핍바이러스 항체 검사와 함께 이용되고 있다. p24 항원혈증을 확인하기 위한 기존의 검사법들은 검사실에서 일상적으로 이용하기에는 비경제적인 측면이 많고 항체가가 증가하면서 바이러스혈증이 검사의 민감도 이하로 감소한 이후에는 사람면역결핍바이러스 감염여부를 확인할 수 없는 등의 문제점이 있다. 따라서, 기존의 항체 검사를 완전히 대체할 수 있는 검사법이라기보다는 보완적으로 이용할 수 있는 검사라고 할 수 있다. 이미 혈액내에서 항체와 결합되어 있는 경우 검출예민도가 떨어지는 단점은 검사하기 전에 희석한 혈청을 미리 5분간 가열하는 방법으로 항체와 결합되어 있는 항원을 분리함으로써 개선되었다. 또한 혈청 대신에 혈장을 사용하고, 항체를 한번 더 추가함으로써 검출 예민도를 역전사효소 중합효소 연쇄반응의 수준까지 올렸다. 시판 키트로는 Abbott HIV AG－1 Monoclonal과 Coulter HIV－1 p24 Ag assay 등이 있다. 최근에는 p24 항원과 HIV－1 및 HIV－2 항체를 동시에 선별검사할 수 있는 혈청학적인 ELISA법이 개발되었다.

4. HIV 정량검사

현재 개발된 여러 가지 약제를 사용한 적극적인 치료가 효과가 있는 것으로 인정되고 있기 때문에 유병률이 높은 구미 지역에서는 물론 국내에서도 치료 여부를 결정하거나 추적검사 목적으로 사람면역결핍바이러스 정량검사가 실시되고 있으며 HIV－1 감염환자 치료에 있어서 표준 의료 행위로 인식되고 있다. 혈장에서 HIV－1 RNA를 정량하는 시판 키트로는 Amplicor Roche HIV－1 Monitor™ assay(Roche, USA), Quantiplex™ HIV－1 RNA assay(Bayer, USA), NASBA assay(Organon Teknika, USA) 등이 있다. 현재 미국식품의약국에서 공인된 Monitor™ 키트를 주로 사용하고 있는데 이 키트는 역전사 중합효소 연쇄반응(RT－PCR) 방법으로, 각 검체마다 내부 정량 표준물질을 사용하여 RNA 추출과 증폭의 효율성을 반영한 정량값을 구하며 표준곡선은 그릴 필요가 없다. Quantiplex™ 키트는 branched DNA(bDNA) 방법을 사용하는데 목표 RNA 자체의 증폭없이 보합법을 이용한 bDNA 신호증폭에 의한 정량법으로 역시 미국식품의약국 공인을 받았다.

검체채취 과정에서 확률상 1회 분석에서 실제 검출 대상이 되는 혈장의 양(0.025mL)에 1copy의 RNA가 혈장내 존재하기 위한 해당하는 농도는 약 20~50copies/mL이며, 최근 항레트로바이러스 치료 병합요법이 신속하고 강력한 효과를 나타내므로 HIV－1 RNA의 농도가 급격히 감소하여 검출불가인 농도에 이르는 경우가 많고 50 미만으로 억제하는 것이 50~400 범위보다 치료에 대한 반응이 더 오래 지속하는 것과 관련이 있으므로 더 민감한 방법이 요구된다. 역전사 중합효소 연쇄반응 방법중 최근 발표된 역전사 중합효소 연쇄반응에서는 검체 준비 과정을 변경하여 표준 검사보다 민감도를 향상시킬 수 있다. 검사하는 혈장양을 늘리고 고속원심분리로 바이러스를 농축시키고 추출한 핵산의 최종 재부유 용량을 줄임으로써 10배 더 민감한 분석 민감도(검출한계 50copies/mL)를 얻을 수 있다고 한다.

HIV－1 정량 결과를 비교할 때 다른 분석 방법으로 얻은 결과로 하는 것은 권장하고 있지 않은데 현재 시판되는 키트간 정량의 정확성에 관한 상호 표준화가 되어 있지 않기 때문이다. 역전사 중합효소 연쇄반응 방법과 구 version 키트의 bDNA 방법을 비교한 다른 연구에서는 방법간 불일치를 보고한 바 있다. 그러나 이후 version 3.0 bDNA와 검체 농축에 의하여 민감도를 높인 개량 역전사 중합효소 연쇄반응(sensitized version)간 비교에서 상관성과 일치도가 우수하다고 보고된 바 있다.

검출한계의 정의는 같은 검체의 반복검사에서 90% 이상의 양성 결과를 얻을 수 있는 최저 농도를 의미하는데 직선성 범위의 하한치와 대개 일치한다. 정량 검사는 HIV－1의 선별검사나 HIV－1 감염의 존재에 대한 확인이 목적이 아니므로 검출불가의 결과가 반드시 혈장중 HIV-1 RNA가 존재하지 않음을 의미하는 것은 아니다. 역전사 중합효소 연쇄반응으로 건강 헌혈자 495명의 anti-HIV-1 음성 혈장에서 분석한 결과 모두 검출불가였고 OD_{450}의 mean±SD는 0.053±0.012이었으며 최대값은 0.130이었다고 한다. 검출불가이면서 OD가 background OD(0.070)보다 큰 경우 50copies/mL 이상일 가능성이 있다. 한 연구에서도 이러한 검체 10개중 6개가 초민감 방법으로 정량치를 얻을 수 있었으며 OD값과 정량치와의 관련은 없었다. 역전사 중합효소 연쇄반응에서는 OD값이 0.2 이하면 측정된 OD값이 아닌 0.2를 대신 사용하여 계산한 정량치를 x라고 하면 'No HIV-1 RNA detected, less than x' 라고 보고하도록 하고있다. 한 연구에서 version 2.0 bDNA 로 검출불가인 10 검체 중 10개 모두에서 초민감 역전사 중합효소 연쇄반응으로 정량값을 얻었으며, 특히 7 검체는 version 2.0 bDNA 검출한계 이상의 결과치였는데, 저농도에서 방법간 차이가 커지는 것으로 해석하였다.

HIV-1 RNA 결과는 혈장으로 보관하거나 EDTA 튜브 채혈 피를 그대로 보관하더라도, 4℃에서 3일까지 감소하지 않는다. 혈청의 RNA 정도는 혈장보다 20~65%가 낮다. 따라서 핵산검사를 위하여 가장 좋은 검체는 EDTA 시험관에 혈액을 채취한 후 8시간 내에 혈장을 분리하여 냉동하는 것이다. 냉동보관한 혈장을 녹인 다음에 3회까지는 RNA 수를 크게 감소시키지 않고 다시 냉동 할 수 있다.

1) 중합효소연쇄반응

사람면역결핍바이러스의 RNA를 증폭하거나, 림프구의 염색체에 통합되어 있는 DNA(provirus)를 증폭한다. RNA를 증폭하려면 역전사효소를 사용하여 미리 cDNA를 만들어야 한다. HIV-1 group M의 RNA를 증폭하는 키트가 판매되고 있는데, 이 키트는 *gag* 유전자 중 142 bp를 증폭한 다음 ELISA법으로 측정한다.

2) Nucleic acid sequence-based amplification (NASBA)

이 방법에서는 RNA-dependent DNA polymerase, RNase H, DNA-dependent DNA polymerase, DNA-dependent RNA polymerase와 같은 여러 종류의 효소를 사용하여 반응온도를 변화시키지 않고 RNA를 증폭한다.

3) Branched DNA probe (bDNA) 법

특이한 capture probe가 부탁된 고체 표면에 HIV RNA를 결합시킨 다음 효소가 결합된 branched DNA probe를 이용하여 검출한다.

5. HIV 배양검사

Phytohemagglutinin으로 자극한 정상인의 백혈구를 환자의 백혈구와 함께 배양하여 정기적으로 배양액에서 항원을 검사한다. 일반적으로 2주 이내에 항원이 검출되며 간혹 60일까지 소요되기도 한다.

6. Product-enhanced reverse tanscriptase (PERT) assay

역전사효소는 retrovirus에만 존재하기 때문에, 역전사효소의 존재는 곧 사람면역결핍바이러스 감염을 의미한다. PERT assay는 RNA template를 시약으로 사용하여 환자의 검체에서 역전사효소가 있는 경우 cDNA가 생성되므로, 그 다음 중합효소연쇄반응을 실시하여 역전사효소의 존재를 검사하는 방법이다.

7. 신속 HIV 항체검사

신속 사람면역결핍바이러스 항체검사는 피검자의 편의를 위하여 개발되었으며, 헌혈을 위한 선별검사로 사용할 수 없으나, 감염자들을 조기 진단할 수 있게 함으로써 사람면역결핍바이러스의 전파를 예방하는데 도움이 되리라 기대된다. 2006년 현재 미국 FDA의 공인된 검사 방법은 OraQuick® (OraQuick® Advance) Rapid HIV−1/2 Antibody Test(OraSure Technologies, Inc., Bethlehem, PA), Reveal™(Reveal™ G2) Rapid HIV−1 Antibody Test(MedMira, Halifax, Nova Scotia), Uni−Gold Recombigen® HIV Test(Trinity BioTech, Bray, Ireland), Multispot HIV−1/HIV−2 Rapid Test(Bio−Rad Laboratories, Redmond,WA)의 4가지가 있다. 표 1에 각 검사를 정리하였다.

1) OraQuick® advance rapid HIV−1/2 antibody test

OraQuick test는 니트로셀루로스 띠에 gp41 펩타이드와 gp36 펩타이드가 고정되어 있어 핑거스틱 또는 정맥혈을 이용하여 검사할 수 있고, 구강액을 이용하기 위하여는 잇몸을 스왑하여 검사한다. 체액을 적용한 후 20~40분 사이에 해석하며, 그림 1과 같이 T위치에 붉은띠가 나타나면 반응성으로 해석한다.

표 1. 신속 사람면역결핍바이러스 항체 검사

검사	검체	감수성	특이성
OraQuick® advance	구강액	9.3%	99.8%
rapid HIV−1/2 antibody test	전혈	99.6%	100%
혈장	99.6%	99.9%	
Reveal™ G2	혈청	99.8%	99.1%
rapid HIV−1 antibody Test	혈장	99.8%	99.1%
Uni−gold Recombigen®	전혈	100%	99.7%
HIV Test	혈청 또는 혈장	100%	99.8%
Multispot HIV−1/HIV−2 rapid test	혈청	100%	99.93%
	혈장	100%	99.91%

Health Research and Education Trust available at http://www.hret.org/hret/programs/hivtransmrpd.html 참조

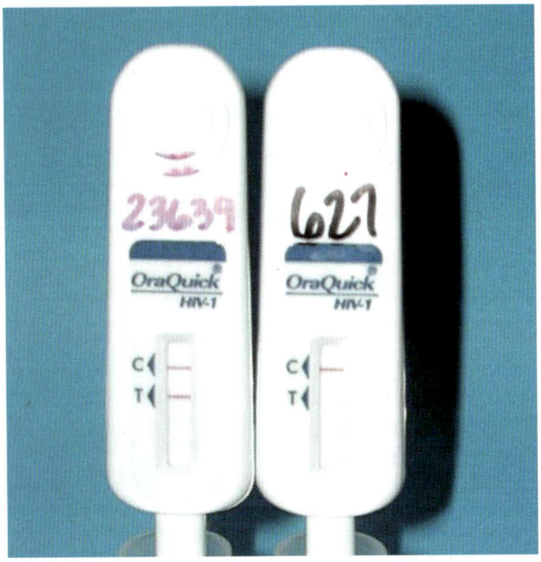

그림 1. OraQuick® advance rapid HIV-1/2 antibody test

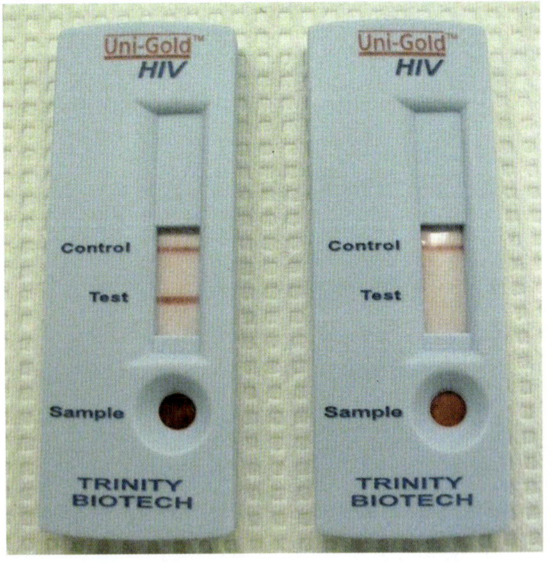

그림 3. Uni-gold Recombigen® HIV test

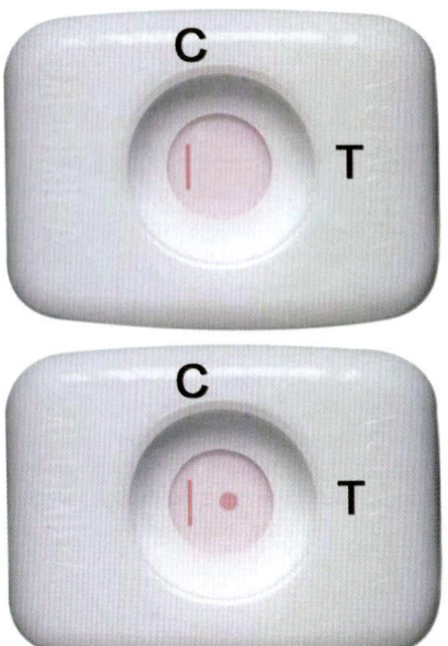

그림 2. Reveal™ G2 rapid HIV-1 antibody test

2) Reveal™ G2 rapid HIV−1 antibody test

Reveal™ G2 Rapid HIV−1 Antibody Test는 고유의 색채 인식물질이 포함된 카트리지로 구성되어 있으며 혈청 또는 혈장을 이용하여 검사한다. 적용 3분 정도 후 해석하며 그림 2와 같이 T 지역이 빨간 점이 나타나면 반응성으로 해석한다.

3) Uni−gold Recombigen® HIV test

Uni−Gold Recombigen® HIV Test는 직사각형 모양으로 되었으며 니트로셀룰로스 띠에 HIV−1 표면 펩타이드가 부착되어 있어 피검자의 혈청 또는 혈장과 반응하는 방식이다. 핑거스틱 또는 정맥혈을 이용하며 적용 후 10~12분 후에 해석하며 그림 3과 같이 T위치에 붉은띠가 나타나면 반응성으로 해석한다.

4) Multispot HIV−1/HIV−2 rapid test

Multispot HIV−1/HIV−2 Rapid Test는 카트리지에 4개의 sopt을 포함하고 있으며 두 곳에는 HIV−1 검출을 위한 gp41 펩타이드가 부착되어 있으며 한

곳은 HIV-2 검출을 위한 gp36 펩타이드가 부착되어 있고 나머지 한곳은 내부 대조을 위하여 항인간 IgG가 부착되어 있다. 스팟이 자주색으로 변하면 반응성으로 해석한다.

8. 유형 동정

추가검사에 들어간 혈액에 대하여는 HIV-1과 HIV-2를 감별한다. HIV-2에 대하여 특이한 ELISA 키트 또는 입자응고법을 사용한다. HIV-2 단백을 이용한 웨스턴 블럿을 시행하거나 HIV-2에 대하여 특이한 중합효소연쇄반응을 실시한다.

국내에서 HIV-2에 대한 연구는 많지않은데, 한 보고에 의하면 2000년 12월까지 우리나라 사람면역결핍바이러스 총감염자수는 1,280명이었고, 이 중 HIV-2 감염자는 7명인 것으로 밝혀졌다.

참고문헌

1. Amplicor HIV-1 Monitor™ test insert sheet. Roche Diagnositic System, Inc., Branchburg, NJ, USA
2. Hashida S. Hashinaka K, Nishikata I, et al. Shortening of the window period in diagnosis of HIV-1 infection by simultaneous defection of p 24 antigen and antibody Ig G to p 17 and reverse transcriptase in serum with ultrasensitive enzyme immunoassay. Virol Methods 62; 43-53, 1996
3. Greenwald JL, Burstein GR, Pincus J, Branson B A rapid review of rapid HIV antibody test. Curr Infect Dis Rep. 8; 125-131, 2006

2. 검사 소견

사람면역결핍바이러스 감염이 진단된 환자에서는 여러가지 검사가 시행되어야 하며, 이들 검사 결과를 종합적으로 판단하여 환자의 치료와 예방 및 건강 관리 등을 계획하여야 한다.

사람면역결핍바이러스 감염자에서 시행되어야 하는 여러가지 검사들 중에서 전 장에서 기술된 검사들을 제외한 일반적인 검사들을 중심으로 기술하고자 한다.

1. 림프구 아형

사람면역결핍바이러스 감염의 주경로는 도움 T세포 표면의 CD4 항원이고, 억제 T세포(CD8+ T림프구)에는 감염이 일어나지 않는다. 시험관내에서 대부분의 도움 세포들은 파괴된다. 생체내에서도 같은 현상이 일어나는데, 림프구감소증과 도움 T세포의 현격한 감소가 나타나고, 억제 T세포수는 정상 혹은 증가하고, 도움/억제 세포의 비는 감소한다. 무증상 감염자와 후천성면역결핍증의 초기에 억제 T세포의 절대 수치는 종종 증가한다. 항체양성군에서는 임상 양상에 관계없이 백혈구 수, 총림프구 수, 총 T세포 수, 도움 T세포 수가 감소하며, 평균적으로 억제 T세포는 약간 증가한다. 영아나 나이 어린 소아의 후천성면역결핍증의 경우 총 림프구 수는 정상이지만 도움 T-세포는 성인 후천성면역결핍증와 마찬가지로 현격히 감소한다.

림프구 아형은 새로 진단된 후천성면역결핍증 환자에서 예후를 결정하거나 면역체계의 점진적인 파괴를 추적관찰하기 위해 사용되기도 한다. 도움/억제 세포의 비와 도움 T세포의 절대수가 낮을수록 예후는 더 나쁘다는 것이 증명되었다.

다른 바이러스 감염 환자에서도 비슷한 도움/억제 세포의 비 감소를 볼 수 있다. 후천성면역결핍증이 CMV와 EBV 감염과 다른 점은 T세포 아형의 절대 수치인데, 후자에 의한 감염에서는 도움 T세포는 정상이며 비의 변화는 억제 T세포의 증가 때문이다.

사람면역결핍바이러스 감염과 관계된 다른 여러 임상 단계에 있어서도 도움/억제 세포의 비는 감소하는데 후천성면역결핍증이 아직 완전히 나타나지 않은, 전신적인 림프절병증 이외에 무증상인 환자에서는 억제 T세포의 증가로 비가 감소하고, 후천성면역결핍증 환자에서는 도움 T세포의 감소로 비가 감소한다.

2. 약제내성검사

약제내성바이러스는 타인에게 전파될 수 있으며 초기 감염자에서 약제내성 검사를 시행하는 것은 치료를 나중에 하더라도 치료제 선택에 도움이 되므로 추천된다. 하지만, 내성바이러스는 시간이 지남에 따라 야생형(wild-type)의 바이러스가 과증식하여 검출되지 않게되며, 시간이 경과한 감염자에서는 내성변이를 검사하기 어렵게 된다. 이러한 만성 감염자에서 내성변이가 있다면 치료제 선택에 도움을 줄 수 있지만, 내성변이가 없다고 해서 내성 바이러스가 전혀 없다는 뜻은 아니다. 그 지역의 유전형 내성빈도가 5% 이상인 지역에서는 치료 경험이 없는 만성 감염자에서 치료 시작 전에 내성검사를 시행하는 것이 필요하다. 치료 실패자에서 치료제를 교체하기 전에도 내성검사는 필요하며, 사람면역결핍바이러스에 감염된 임산부에서도 내성검사가 예방요법을 시행하는데 도움이 된다.

3. 일반 혈액검사 및 화학검사

백혈구 수, 헤모글로빈, 헤마토크릿, 혈소판 수 등의 일반혈액검사와 간기능, 신기능 등의 화학검사도 HIV 감염자에서 시행되어야 하는 검사이다. HIV 감염자에서는 빈혈, 백혈구 감소증, 혈소판 감소증 등의 혈액학적 이상이 흔하며, 일반혈액검사를 통해 이상 여부를 알 수 있다. 또한 일반혈액 검사를 통해 총림프구 수를 검사하면, 이를 이용해서 CD4+ T림프구 수를 측정할 수 있다. 일반화학검사는 환자의 영양상태, 간기능, 신기능 등을 파악하는데 도움이 된다. 일반혈액검사 및 일반화학검사는 항레트로바이러스제를 투여하기 전에 환자의 치료제를 선정하는 데에도 도움이 된다. 항레트로바이러스제 중에 골수억제, 간기능이상 등의 부작용이 문제가 되는 약제가 있으며, 이들 약제를 사용하기 전에는 일반혈액검사 및 일반화학검사 결과를 확인하는 것이 특히 필요하다.

4. Glucose-6-phosphate dehydrogenase (G6PD) 검사

G6PD 결핍은 특정 약물 투여 후 용혈반응이 일어나는 유전학적 이상이다. HIV 감염자에서도 흔히 사용될 수 있는 약물들 중에서 sulfonamide, primaquine, dapsone 등이 G6PD 결핍 상태에서 용혈을 초래할 수 있는 약물들이다. Gd_{A-}는 흑인 남성 중 10%, 흑인 여성 중 1~2% 정도에서 발견되며, Gdmed는 지중해, 인도, 동남아시아 등에서 주로 남성에서 발견된다. 특정 인종이나 지역에서는 특정 약제를 투여하기 전에 G6PD 결핍에 대한 검사를 시행하여야 한다.

5. 투베르쿨린 검사

Mycobacterium tuberculosis 감염에 대한 예방 치료를 시행하기 위해서 5TU 를 이용한 투베르쿨린 검사를 시행한다. HIV 감염자에서는 5mm 이상의 경화를 양성으로 판정하고, 흉부방사선촬영 등의 추가 검사를 시행한다. 투베르쿨린 검사 결과가 음성인 고위험 환자에 대해서는 매년 검사를 시행하는 것을 권고하기도 한다. 또한 처음 투베르쿨린 검사가 음성인 환자에서 항레트로바이러스 치료를 통해 면역이 회복된 이후에는 다시 검사를 시행하는 것이 도움이 될 수 있다. 무반응(anergy)에 대한 검사는 그 유용성이 낮아 일반적인 검사로 추천되지 않는다. 국내에서는 HIV 감염자에서 투베르쿨린 검사의 대상 기준이나 해석, 조치 등에 대한 지침이 아직 확립되지 않았다.

6. *Toxoplasma gondii*에 대한 검사

모든 HIV 감염자에서 항톡소플라스마 IgG 항체 검사를 통해서 기존에 톡소플라스마에 노출된 적이 있었는지를 파악하여야 한다. 항톡소플라스마 IgG 항체 음성인 환자에서는 톡소플라스마에 대한 노출을 예방하기 위해 고양이 분변 처리, 고기 조리 등에 대한 주의를 기울여햐 한다. 항톡소플라스마 IgG 항체 양성인 환자에서는 지침에 따라 톡소플라스마증 예방조치를 취해야 한다. 중추신경계에 공간 점유 병변이 발견된 사람면역결핍바이러스 감염자에서 항톡소플라스마 IgG 항체 검사는 톡소플라스마증을 진단하는데 도움이 된다.

7. 간염 검사

사람면역결핍바이러스 감염자에서 B형, C형 간염 바이러스의 동시감염은 환자의 예후를 현저히 악화시키며, 모든 HIV 감염자에서 HBs 항원, 항HBs 항체, 항HBc 항체 등의 B형 간염에 대한 검사를 시행해야 하며, 필요한 경우에는 B형 간염 백신을 투여해야 한다. 또한 항HCV 항체 검사를 통해 C형 간염에 대한 검사도 시행해야 한다. 항HCV 항체 양성 환자는 HCV RNA PCR 검사를 통해 C형 간염 여부를 확진해야 한다. HBs항원, 항HBs항체가 음성이고 항HBc항체가 양성인 환자에서 HBV DNA PCR을 시행하는 것이 도움이 된다는 보고도 있다. 항HAV항체가 음성인 환자에서는 A형 간염에 대한 예방접종이 필요하다. 특히 C형 간염이 있는 환자에서는 A형 간염에 대한 백신이 필요하다.

8. 거대세포바이러스 및 헤르페스바이러스에 대한 검사

거대세포바이러스 잠복 감염을 선별하기 위해 항거대세포바이러스 IgG 항체 검사를 시행하며, 항거대세포바이러스 IgG 항체 음성인 일부 환자에서 수혈이 필요한 경우에는 거대세포바이러스 음성 혈액을 수혈하여야 한다. 수두나 대상포진의 기왕력이 없는 환자에서는 항수두바이러스 항체를 검사하며, 항수두항체가 음성인 환자가 수두 환자와 접촉하였을 경우에는 면역글로블린의 투여가 도움이 된다.

9. 성병 검사

HIV 감염자에서 증상이 없더라도 성병에 대한 검사를 시행해야 한다. 매독, 임질, 클라미디아, 트리코모나스 등에 대하 검사가 필요하다. 핵산 증폭법, 배양 검사, 혈청학적 검사 등이 도움이 된다.

10. 매독혈청검사

RPR이나 VDRL 등의 비트레포네마 검사를 처음 내원시에 시행하고, 위험 집단에 대해서는 주기적으로 시행한다. 비트레포네마 검사 양성인 경우에는 FTA−ABS, MHA−TP 등의 트레포네마 검사를 통해 확진한다.

11. 사람유두종바이러스 (human papilloma virus) 검사

여성 사람면역결핍바이러스 감염자에서는 Pap 도말 검사를 시행해야 하며, 사람유두종바이러스 감염에 대한 선별검사가 필요하다. 항문암의 위험이 높은 동성애자의 경우 항문 세포검사(anal cytology)를 통해 항문암을 조기 발견할 수 있다는 보고가 최근에 많이 발표되고 있으며, 항문암 선별검사법이 조만간 정립될 것으로 보인다.

12. 지질검사

많은 항레트로바이러스제가 고콜레스테롤혈증, 고중성지방혈증 등의 지질이상을 유발할 수 있으므로, 모든 사람면역결핍바이러스 감염자에서는 총콜레스테롤, 중성지방, 고밀도지방단백 콜레스테롤 등의 지질검사를 시행해야 한다. 특히 항레트로바이러스제를 복용 중이거나 시작하는 환자에서는 지질이상에 대한 검사를 정기적으로 시행해야 하며, 지질 이상이 있을 경우 지침에 따라 치료를 시행해야 한다.

표 1. 사람면역결핍바이러스 감염자에서 시행하는 기본 검사

검사명	
HIV 관련 검사	HIV 항체 검사 CD4+ T 림프구 수 CD4+ 세포 비율 바이러스 부하 내성 변이 검사
혈액학 검사	일반혈액검사 Glucose−6−phosphate dehydrogenase 결핍 검사
화학검사	공복 혈당 전해질/BUN/크레아티닌 AST/ALT, 빌리루빈 알부민 Alkaline phosphatase 공복 중성지방, 콜레스테롤
소변검사	RBC, WBC, 단백뇨, sediment
Pap 도말 검사	
혈청검사	항톡소플라스마 IgG 항체 매독 비트레포네마 검사(VDRL, RPR) 항거대세포바이러스 IgG 항체 간염검사: HBs Ag, anti HBs Ab, anti HBc Ab, anti HCV Ab, anti HAV Ab 등 임질검사: 요도 배양검사, 소변 핵산증폭검사 클라미디아 검사: 요도 배양검사, 소변 핵산증폭검사 투베르쿨린 피부반응검사 흉부방사선검사 심전도

13. 테스토스테론 검사

사람면역결핍바이러스 감염자에서 생식샘저하증(hypogonadism)의 발생 빈도가 높다. 피로, 체중 감소, 성욕 감소, 발기 부전 등을 호소하는 남성 사람면역결핍바이러스 감염자에서 총테스토스테론 및 유리 테스토스테론 검사를 시행해 볼 수 있다.

14. 흉부 방사선 검사

사람면역결핍바이러스 감염자는 각종 폐질환이 생길 수 있는 위험이 크며, 특히 결핵, 폐포자충 폐렴 등이 문제가 된다. 호흡기 증상이 없는 환자에서도 기본 흉부 방사선 검사 소견을 추후 검사와 비교하여 호흡기 감염의 발생 여부를 파악할 수 있다.

15. 기타 검사

성별과 연령에 따라서 다양한 검사가 필요하다. 소변 검사, 심전도, 갑상선 호르몬 검사, 대장내시경 검사, 유방조영술 등이 필요한 경우가 있다.

참고문헌

1. Erali M, Hillyard DR. Evaluation of the ultrasensitive Roche Amplicor HIV−1 monitor assay for quantitation of human immunodeficiency virus type 1 RNA. J Clin Microbiol 37: 792−5, 1999
2. Hashida S. Hashinaka K, lihikawa S. hbikawa E. More reliable diagnosis of infection with human immunodeficiency virus type 1(HIV−1) by detection of antibody IgGs to *pol* and *gag* proteins of HIV−1 and p24 antigen of HIV−1 in urine, saliva, and/or serum with highly sensitive and specific enzyme immunoassay(immune complex transfer enzyme immunoassay): a review. J Clin Lab Anal 11: 267−86, 1997
3. Hashida S. Hashinaka K, Nishikata I, Oka S. Shirnada K, Saito A, et al. Shortening of the window period in diagnosis of HIV−1 infection by simultaneous detection of p24 antigen and antibody IgG to p17 and reverse transcriptase in serum with ultrasensitive enzyme immunoassay. Virol Methods 62: 43−53, 1996
4. Highbarger HC, Alvord WG, Jiang MK, Shah AS, Metcalf JA, Lane HC, Dewar RL. Comparison of the Quantiplex version 3.0 assay and a sensitized Amplicor monitor assay for measurement of human immunodeficiency virus type 1 RNA levels in plasma samples. J Clin Microbiol 37: 3612−3614, 1999
5. Kelen GD, Shahan JB, Ouinn TC. Emergency department−based HIV screening and counseling: experience with rapid and standard serologic testing. Ann Emerg Med 33: 147−55, 1999
6. Levy JA. Pathogenesis of human immunodeficiency virus infection. Microbiol Rev 57: 183−289, 1993
7. Nolte FS, Boysza J, Thurmond C, Clark WS Lennox JL. Clinical comparison of an enhanced−sensitivity branched−DNA assay and reverse transcription−PCR for quantitation of human immunodeficiency virus type 1 RNA in plasma. J Clin Microbiol 36: 716−20, 1998
8. Pantaleo G. Graziosi C, Fauci AS. Mechanisms of disease: the immunopathogenesis of human immunodeficiency virus infection. N Engl J Med 328: 327−35, 1993

9. Sun R, Ku J, Jayakar H, Kuo JC, Brambilla D, Herman S, Rosenstraus M, Spadoro J. Ultrasensitive reverse transcription–PCR assay for quantitation of human immunodeficiency virus type 1 RNA in plasma. J Clin Microbiol. 36: 2964–2969, 1998

10. Von Sydow M, Gaines H. Sonnerborg A, Forsgren M, Pehrson PO, Strannegard O. Antigen detection in pnmary HIV infection. Br I Med 296: 238–240, 1988

11. Wei X Ghosh SK, Taylor EM, Johnson VA, Emini EA, Deutsch P, et al. Viral dynamics in human immunodeficiency virus type 1 infection. Nature 373: 117–122, 1995

chapter · 5

치   료

acquired immune deficiency syndrome

1. 항레트로바이러스제

사람면역결핍바이러스는 체내에 침입하여 CD4+ T림프구와 같은 표적 세포와 결합하여 융합(fusion)하는데, 이 과정에 관여하는 분자는 사람면역결핍바이러스 표면의 gp120과 gp41, 그리고 표적세포 표면의 CD4, CCR5, CXCR4 등이다. 이러한 융합 과정을 차단하는 약제로서 융합억제제(fusion inhibitor)가 최근 개발되었다. 표적 세포 내로 침입한 사람면역결핍바이러스는 자신의 역전사 효소를 이용하여 자신의 RNA로부터 DNA를 만든다. 이 과정에서 역전사 효소에 직접 결합하여 RNA부터 DNA를 복제하는 과정을 차단시켜 사람면역결핍바이러스 증식을 억제하는 약제가 비뉴클레오시드 역전사효소 억제제(non-nucleoside analogue reverse transcriptase inhibitor, NNRTIs)이다. 한편 바이러스의 RNA가 DNA로 복제되면 (-)DNA를 주형으로 (+)DNA가 만들어져 이중쇄의 DNA가 완성되는데, 이 과정에서 바이러스의 DNA에 삽입되어 불완전한 DNA를 형성함으로써 새로운 바이러스를 생산하지 못하도록 작용하는 약제가 가장 먼저 개발된 뉴클레오시드 역전사효소 억제제(nucleoside analogue reverse transcriptase inhibitor, NRTIs)이다. 새로 생산된 바이러스의 DNA는 표적 세포의 핵 내로 들어간 후 바이러스의 접합효소(integrase)를 이용하여 염색체 DNA에 삽입되는데, 이 과정에서 접합효소를 억제하는 약제로서 접합효소 억제제(integrase inhibitor)가 개발되어 있다. 프로바이러스 DNA는 세포가 면역 자극으로 활성화되면 세포의 RNA 중합효소를 이용하여 mRNA로 전사되고 바이러스 단백으로 변형이 된다. 이러한 단백은 미성숙하므로 바이러스 단백분해효소에 의해 절단되어 비로소 사람면역결핍바이러스를 구성할 수 있는 성숙한 단백이 된다. 바로 이러한 단백분해효소를 억제하는 약제가 단백분해효소 억제제(protease inhibitor)이다. 성숙한 단백은 새로 만들어진 바이러스 RNA 유전체와 함께 모아져 세포막에 둘러싸여 나가면서 숙주 세포를 파괴하게 된다. 이상과 같은 여러 가지 약제 중에서 미국 식품의약국(FDA)의 공인을 받아 임상에서 사용되는 약제로는 뉴클레오시드 및 비뉴클레오시드 역전사효소 억제제, 단백분해효소 억제제, 융합 억제제가 있다.

1. 뉴클레오시드 역전사효소 억제제 (Nucleoside analogue reverse transcriptase inhibitors; NRTIs)

뉴클레오시드 역전사효소 억제제는 dideoxynucleosides와 구조적으로 유사하며 역전사효소를 억제하는 약제이다. 이 약제는 사람면역결핍바이러스 감염 치료의 기본이 되는 약제로서 복용하기 쉬우나 부작용이 있고 내성바이러스의 출현이 문제가 되고 있다. 따라서 항바이러스 효과의 상승 또는 부가작용은 물론, 내성바이러스의 발현을 억제하기 위하여 두가지 이상의 약제를 함께 사용하는 병용요법이 권상되고 있다. 국내의 보고에 의하면 뉴클레오시드 역전사효소 억제제를 투여받지 않았던 감염자가 이 약제에 유전형의 내성변이를 갖는 비율은 14%였으며, 이 약제를 투여 받았던 감염자에서는 42%로 내성 발현율이 상당히 높았다.

1) Zidovudine (3'-azido-3'-deoxythymidine; AZT)

Zidovudine은 1964년 악성종양을 치료하기 위하여 개발된 약제로서 1985년 실험상 HIV-1을 억제하는데 효과가 있는 것으로 밝혀졌는데, 작용기전은 사람면역결핍바이러스의 RNA-의존 DNA 중합효소에 결합하여 DNA합성을 억제한다. 한편 zidovudine은 수직 감염의 확률을 1/3로 줄이는 것이 입증되었고, 뇌척수액에 침투가 되어 혈중 농도의 20~30%를 유지하면서 치매(AIDS dementia)를 지연시키는 효과도 있다. 경구 투여로 흡수가 잘되고 식사 시간과 상관 없이 투여할 수 있다. 개발 초기에는 4시간 간격으로 복용했으나 세포내 반감기가 3시간으로 혈장내 반감기 1시간 보다 길어서 현재는 하루 600mg을 2회 또는 3회 나눠서 복용하고 있다. 부작용으로는 중성구 감소증 및 대구성(macrocytic) 빈혈이 있으며 GM-CSF, G-CSF 또는 유전자 재조합 erythropoietin을 사용함으로써 이러한 혈액학적 변화를 교정하고 약제를 계속 투여할 수 있다. 다른 부작용으로는 오심, 두통 및 불면증이 있으며, 일시적인 현상으로 나타난다. 드물지만 간의 지방증을 동반한 젖산 산증(lactic acidosis)은 치명적인 부작용이다. Zidovudine을 9~12개월 이상 사용하면 크레아틴 포스포키나제가 증가하며 근육 압통 및 근육소모를 보이는 근염이 나타날 수 있는데, 약제 투여를 중단하면 크레아틴 포스포키나제가 감소하고 근력이 향상되기 때문에 일차성 사람면역결핍바이러스 근증과 감별할 수 있다. 신장 질환 환자에서는 감량이 필요하며, 간질환 환자에서는 부작용 발생이 더 많다. Zidovudine은 probenecid 또는 fluconazole과 함께 투여하면 혈중 농도가 증가되고, phenytoin과 함께 투여하면 phenytoin의 혈중 농도를 감소시킨다. 또한 atovaquone, valproic acid, rifampin, ribavirin과 약물 상호 작용이 있으며, stavudine과는 함께 투여하지 말 것을 권한다. Zidovudine 사용시 대개 6개월 후에는 약제 내성이 나타난다. 1년 이상 치료를 시행한 경우 후기 환자에서는 90%, 초기 환자에서 30%에서 역전사효소 유전자의 다양한 변이(codon 41, 67, 70, 215, 219)를 볼 수 있으며, 일반적으로 다른 항레트로바이러스제와 병용요법을 하더라도 내성 발생을 막는 데는 한계가 있다. 그러나 didanosine 이나 zalcitabine과 같은 다른 NRTI에 대한 감수성은 계속 유지된다. 국내의 연구에서 zidovudine을 투여 받은 감염자 중 zidovudine에 유전적 내성을 나타내는 비율은 29%이었다. 현재 zidovudine은 삼제병용요법에서 중요한 약제로 사용된다.

2) Didanosine (2', 3'-dideoxyinosine; ddI)

Didanosine은 세포내 활성 대사산물인 ddATP의 전구 약제이다. 경구용 제제로서 위산에 약해 완충제 또는 제산제와 함께 제조되며, 그로 인해 ketoconazole, dapsone 및 ciprofloxacin의 흡수를 감소시키므로 이러한 약제는 반드시 didanosine 투여 2시간 전에 복용해야 한다. Didanosine은 초기에 가루로 제조되어 물에 혼합하여 사용하였으나 약 30%의 환자에서 부작용으로 설사가 나타나 제산제와 함께 씹어 먹는 약으로 제조되었는데, 현재는 캡슐형태의 간편한 제형이 나와있다. 음식물은 didanosine의 흡수를 약 50%까지 감소시키므로 반드시 식사 1시간 전 또는 2시간 후에 복용해야 하며 물과 함께 먹도록 한다. 표준 용량은 몸무게가

60kg 이상인 경우 200mg을 하루 2회 복용하며, 60kg 이하인 경우에는 125mg을 2회 복용하도록 한다. 하루 1회 400mg을 공복에 복용하는 캡슐제도 사용된다. Didanosine의 가장 심각한 부작용은 췌장염으로 복용 환자의 7%에서 나타나며 심한 경우 사망할 수도 있다. 따라서 복통이 있거나, 아밀라제와 리파아제의 상승 또는 초음파 검사상 췌장염이 의심되면 약물을 중단해야 하며, 그 후 다시 복용을 시도하지 말아야 한다. 과거에 어떤 원인으로든 췌장염의 병력이 있는 환자에서는 금기이다. 췌장독성이 있는 다른 약제(예, pentamidine 등) 와의 병용이 위험인자로 작용한다. 다른 부작용으로는 통증을 동반하는 감각성 말초신경증으로 하루 400mg 이상 복용시 30%에서 나타난다. 약물을 중단하면 호전되며 용량을 줄여서 다시 복용시 재발하지 않을 수도 있다. Didanosine은 설사, 발열, 피부 발진, 두통, 구역, 구토 등을 일으킬 수 있다. 골수 억제 효과는 미미하여 zidovudine, ganciclovir, trimethoprim/sulfamethoxazole과 같은 골수 억제 약물과 함께 복용할 수 있다. 드물지만 간의 지방증을 동반한 젖산 산증은 치명적인 부작용이다. Didanosine은 zalcitabine과 함께 투여하지 말아야 하며, stavudine과 함께 투여 시에는 말초신경증이 악화될 수 있다. Delavirdine이나 indinavir를 함께 투여 시에는 didanosine을 투여하기 1시간 전에 투여해야 최대한의 혈중 농도를 이룰 수 있다.

3) Zalcitabine (2', 3' - dideoxycytidine; ddC)

Zalcitabine은 경구복용으로 잘 흡수되며 생체내 이용율은 약 80% 정도이다. 0.75mg을 하루 3회 복용하며 식사 시간과 무관하게 투여할 수 있다. 세포내에서 활성형의 삼인산 형태로 전환된 후 대부분 대사 없이 소변으로 배출되므로 크레아티닌 청소율이 감소된 환자에서는 용량 조절이 필요하다. Didanosine처럼 zalcitabine의 중추신경계 투과율은 zidovudine에 비하여 낮으며 뇌척수액/혈장내 zalcitabine 비는 약 0.2 정도이다. Zalcitabine에 대한 내성 발현이 문제가 되고 있으며, 또한 zidovudine에 zalcitabine을 추가한다고 해서 zidovudine 내성 발현이 지연되지는 않는다. 부작용으로는 말초 신경증이 있으며 일반적으로 투여를 중단하면 곧 회복된다. Zalcitabine에 의한 신경증은 didanosine에 의한 신경증과 거의 유사하나, zalcitabine을 복용하는 환자에서 더 많이 나타난다. 다른 부작용으로는 구강 주위 및 식도의 궤양, 고정 약진, 구역, 구토, 설사, 피로감이 있다. Didanosine 만큼 흔하지는 않으나 췌장염이 0.5%에서 발생하므로 췌장염의 병력이 있거나 pentamidine을 투여 중인 환자는 사용해서는 안된다. 제산제나 metoclopramide는 zalcitabine의 효과를 낮춘다.

4) Stavudine (2', 3' - didehydro - 3' - deoxythymidine; d4T)

Stavudine의 표준용량은 60kg 이상에서 40mg, 60kg 이하에서는 30mg을 하루 2회 복용한다. 식사 시간과 무관하게 투여할 수 있으며, 신장으로 배설되므로 신기능이 감소된 환자는 용량을 줄여서 투여한다. 일반적으로 복용이 쉬우며 주요 부작용으로는 zalcitabine 및 didanosine에서 보이는 말초 신경증이 있다. 신경증이 발생한 일부 환자에서는 stavudine 용량을 감소함으로써 신경증의 증상이 재발하지 않고 약제를 계속 사용할 수 있다. 골수 억제효과는 미미하다. 그 밖에 구역, 구토, 근육통, 두통, 피로가 드물게 발생하며, 간의 지방증을 동반한 젖산 산증은 드물지만 치명적인 부작용이다. 췌장염도 문제가 되며, 지방이상증을 유발할 수 있다.

5) Lamivudine (2'-deoxy-3'-thiacytidine; 3TC)

Lamivudine 단독요법을 시행하면 혈장내 HIV RNA가 기저치의 60% 정도로 신속히 감소되나 이러한 감소효과는 일시적 현상이다. 이러한 사람면역결핍바이러스 억제 효과가 없어지는 것은 사람면역결핍바이러스 역전사효소의 codon 184에서 변이가 일어나서 내성발현이 빠르게 일어난 결과이다. 그러나 이러한 변이는 zidovudine에 대한 감수성을 회복시킨다. 이러한 lamivudine과 zidovudine 내성변이의 상호작용의 결과로서 두 약제의 병용요법은 CD4+ T림프구 수를 장기간 증가시킨다. Lamivudine의 표준용량은 150mg을 하루 2회 복용하는 것이며, 체중이 50kg 미만이면 2mg/kg을 하루 2회 복용한다. 식사와 무관하게 투여한다. 항레트로바이러스제 중에서 비교적 부작용이 드물고 복용이 간편한 약제이다. 부작용은 비교적 드물지만 아밀라제의 증가가 있으며 성인에서 췌장염의 빈도는 0.5% 미만이다. 소아를 대상으로 시행한 연구에서는 14%에서 췌장염이 발생하였으며, 13%에서 지각이상 또는 말초신경증을 보였다. 간의 지방증을 동반한 젖산 산증은 드물지만 치명적인 부작용이다. Zidovudine과 trimethoprim-sulfamethoxazole은 lamivudine의 농도를 높인다.

6) Abacavir (ABC)

Abacavir는 1998년에 공인된 약으로 300mg을 하루 2회 식사와 상관없이 복용한다. 부작용으로는 구역, 설사, 복통, 두통, 불면 등이 있다. 부작용으로는 5%에서 약제 투여 6주 안에 주로 나타나는 과민반응이 있으며 발열, 발진, 호흡곤란, 복통 등의 증상이 나타나며, 이 경우 투여를 즉시 중단해야하며, 약제를 다시 시도하지 않는다. 간의 지방증을 동반한 젖산 산증도 드물지만 치명적인 부작용이다. 음주는 abacavir의 혈중 농도를 증가시킨다.

7) Combivir (Zidovudine + Lamivudine)

Combivir는 1997년에 공인된 약으로 zidovudine과 lamivudine의 복합제이다. 하루에 1정 (zidovudine 300mg + lamivudine 150mg)씩 2회 복용하며 식사와 상관없이 복용한다. 저체중(50kg 이하), B형 간염, 간질환, 신질환, 소아 환자는 용량 조절이 어렵기 때문에 이 약제의 사용을 피한다.

8) Trizivir (Zidovudine + Lamivudine + Abacavir)

Trizivir는 2000년에 공인된 약으로 zidovudine, lamivudine에 abacavir를 복합시킨 약이다. 하루에 2정을 2회 나누어 복용하며 약의 용량을 조절하기 어려운 환자의 경우에는 피해야 한다. 부작용은 세 가지 약제의 부작용이 나타날 수 있다.

9) Emtricitabine (FTC)

Emtricitabine은 lamivudine과 효능이나 내성변이의 양상이 유사하여, lamivudine과 비슷한 용도로 사용되는 약제이다. Emtricitabine은 200mg 캡슐 1정을 하루에 1회 복용하는 복용법이 매우 간편한 약이다. 경구 흡수가 우수하여 식사와 무관하게 복용할 수 있고, 신장으로 배설되므로 신부전이 있을 때에는 용량을 조절한다. 부작용이 적은 약제로 알려져 있는데, 다른 뉴클레오시드 억제제와 같이 간의 지방증과 젖산 산증이 드물게 발생한다.

10) Tenofovir

뉴클레오티드 역전사효소 억제제이다. Tenofovir는 300mg 캡슐 1정을 하루에 1회 복용하는 복용법이 매우 간편한 약이다. 식사와 무관하게 복용할 수 있고, 공복에서는 25%, 지방이 많은 식사를 할 때에는 39%의 경구 흡수율을 나타낸다. 신장으로 배설되므로 크레아티닌 청소율이 60mL/min 이하인 환자에서는 용량 조절을 요한다. 부작용으로는 피로감, 두통, 설사, 구토, 복부 팽만 등이 보고되어 있다.

11) 새로운 뉴클레오시드 역전사효소 억제제

새로운 뉴클레오시드 유사체에는 adefovir, DAPD, dOTC 등이 있다. DAPD((-)−beta−D−2, 6−diaminopurine dioxolane)와 dOTC(BCH−10652)는 현재 동물 실험 중인 약제이다.

2. 비뉴클레오시드 역전사효소 억제제 (Non-nucleoside reverse transcriptase inhibitors; NNRTIs)

비뉴클레오시드 역전사효소 억제제는 역전사효소에 직접 비경합적으로 결합하여 RNA를 주형으로 DNA를 복제하는 과정을 차단시켜서 사람면역결핍바이러스 증식을 억제하는 약제이다. 뉴클레오시드 유사체와 같은 효소를 억제하지만 뉴클레오시드 제제와 교차 내성은 없다. HIV−1에 대하여 강력한 억제효과를 나타내나 HIV−2에 대해서는 효과적이지 않다. NNRTI는 단독 투여시 내성 획득이 빠르기 때문에 병용요법으로 사용하는 것이 원칙이며, NNRTI 간에 교차내성이 빈번하므로 한가지 NNRTI에 내성이 생기면 다른 NNRTI는 사용하지 않는다. 피부발진이 나타날 수 있다.

1) Nevirapine

하루 1회 200mg을 14일간 복용한 후, 1일 2회 200mg 복용으로 증량한다. 부작용으로는 주로 치료 첫 주에 피부발진이 나타나는데 약물을 중단할 필요는 없고 저용량부터 점차 용량을 증가시키면 대부분 예방할 수 있다. 다른 부작용으로는 스티븐 존슨증후군과 같은 치명적 부작용도 있으며, 간효소 수치 증가가 나타난다. Nevirapine은 간의 시토크롬 P450 CYP3A를 활성화시켜 단백분해효소 억제제의 혈중농도를 낮춘다. 또한 rifampin, rifabutin, 경구 피임약과도 약물 상호 작용이 있다.

2) Delavirdine

Delavirdine은 400mg씩 하루에 세번 복용하는데, 식사와 무관하며, 제산제와의 병용은 피한다. 가장 흔한 부작용은 피부발진이다. Delavirdine은 시토크롬 P450을 억제하여 항부정맥제, terfenadine, astemizole, cisapride 등의 혈중 농도를 높여 부정맥을 유발할 수 있다. 또한 midazolam, 칼슘통로 차단제, warfarin 등의 혈중 농도도 높인다.

3) Efavirenz

Efavirenz는 1998년에 공인된 약으로 600mg을 하루에 한번 자기 전 공복에 복용한다. 기름진 식사 외에는 식사와 상관없이 복용한다. Efavirenz는 최근 연구에서 zidovudine, lamivudine과 병합 투여시 72주까지 98%의 환자에서 HIV RNA가 400copies/mL 이하로 유지되고 CD4+ T림프구 수가 200/μL 이상 증가되었으며, 단백분해효소 억제제 한가지와 병용했을 때도 72주까지 91%의 환자에서 HIV RNA가 400copies/mL 이하로 유지되었다는 연구 보고가 있다. 주된 부작용으로는 환자의 57%에서 어지러움증, 두통, 불면증, 집중력 감소 등의 중추 신경계 부작용이 있었으며, 환자의 1.7%에서 심한 피부 발진으로 투약을 중단하였다. B형 간염, C형 간염이 있는 환자에서는 간수치를 검사해야 한다. 동물에서 기형을 유발하므로 임산부에게는 투여하지 않으며, 복용시 수유도 하지 않는다. Efavirenz는 시토크롬P450을 활성화시키기 때문에 다른 약물과의 상호작용에 유의해야 한다. Astemizole, cisapride, midazolam, triazolam 등의 약은 함께 투여하지 말아야 하며 phenobarbital, rifampin, rifabutin은 efavirenz의 혈중 농도를 낮춘다.

4) 새로운 비뉴클레오시드 역전사효소 억제제

새로운 비뉴클레오시드 역전사효소 억제제에는 S-1153(AG1549), calanolide-A 등이 있다. AG1549는 기존의 NNRTI와 다른 구조이므로 HIV-1에 대한 교차 내성을 피할 수 있는 희망적인 약제이다. Calanolide-A는 식물에서 추출한 약제로 HIV-1에 대한 강한 항바이러스 효과를 나타내고 동물 실험의 단계에 있다.

3. 단백분해효소 억제제 (Protease inhibitors; PIs)

단백분해효소 억제제들은 서로 다른 구조를 가지며 사람면역결핍바이러스 단백분해효소의 서로 다른 활성부위에 결합하는 강력한 약제들로서 바이러스의 gag 및 gag-pol 다단백의 단백질 분해를 차단하여 사람면역결핍바이러스 복제를 억제하며 비감염성 바이러스로 남게 한다. 세가지 항레트로바이러스제를 투여함으로써 환자의 혈중에서 사람면역결핍바이러스가 검출되지 않고 면역이 증강되어 기회 감염이 감소하고 생명 연장이 가시화될 정도로 강력한 치료가 가능하게 된 것도 단백분해효소억제제가 개발된 1995년 이후의 일이다. 그러나 단백분해효소억제제도 약제 내성과 교차 내성이 점차 문제가 되고 있다. 우리나라의 경우 단백분해효소 억제제에 노출되지 않았던 감염자들이 이 약제에 유전형의 일차 내성을 갖는 비율은 아직까지는 미미하나, 이 약제를 투여 받았던 감염자에서는 내성 발현율이 상대적으로 높았다. 단백분해효소 억제제는 체내 대사 작용에 여러 가지 부작용을 일으키는데 혈중 지질을 상승시키고, 지방이상증을 일으키며, 당뇨와 골다공증도 유발시킨다.

1) Saquinavir

Saquinavir는 1995년 미국 FDA에 의해 사용이 허가된 최초의 단백분해효소 억제제이다. 경구투여시 경질캡슐(Invirase®)은 간에서 대사가 활발히 일어나 생체내 이용률이 4%로 낮고, 따라서 후에 개발된 연질캡슐(Fortovase®)은 생체내 이용률을 3배 더 높였다. Saquinavir는 간에서 시토크롬 P450 효소에 의해 대사된다. 따라서 ketoconazole이나 단백분해효소 억제제인 ritonavir에 의해 대사가 억제되는데, 실제 ritonavir와 함께 병용하면 혈중 농도가 30~60배 증가된다. 한편 rifampin, rifabutin과 병용 시에는 혈장 농도가 감소한다. 부작용으로는 경미한 위장관 증세, 두통 및 간기능 장애가 있다.

2) Ritonavir

시토크롬 P450을 강력히 억제하므로 소량을 다른 단백분해효소 억제제와 병용투여하여 단백분해효소 억제제의 농도를 증가시키기 위해 주로 사용된다. 부작용으로는 오심, 구토, 설사, 구강주위 및 말초의 감각이상, 중성지방 및 콜레스테롤 증가 및 간효소치 증가 등이 있다. 간의 시토크롬 P450을 강력히 억제하므로 간에서 대사되는 다른 약물(예, astemizole, diazepam 등)과 같이 사용해서는 안된다. Ritonavir 내성 바이러스는 indinavir에 교차내성을 갖는다.

3) Indinavir

Indinavir는 800mg씩 3번 투여하며 공복에 투여하면 흡수율이 증가한다. 간경변 환자에서는 하루에 600mg씩 3번 투여한다. Indinavir 치료시 약 10%에서 간접 빌리루빈이 증가될 수 있으며, 이는 대부분 무증상으로 심각한 간기능 장애를 동반하지 않으며 치료를 계속해도 무방하다. 다른 부작용으로는 환자의 5%에서 콩팥돌증(nephrolithiasis)이 일어날 수 있으나, 이는 특별한 신장 부작용 없이 회복될 수 있으며 수분섭취를 증가시켜 감소시킬 수 있다. 시토크롬 P450 CYP3A4를 통한 대사를 억제하기 때문에 astemizole, cisapride, terfenadine, quinidine 등의 혈중 농도를 높인다. 한편 rifampin, efavirenz는 indinavir의 혈중 농도를 낮추고, delavirdine, nelfinavir는 혈중 농도를 높인다. 우리나라에서 indinavir를 투여 받은 감염자 중 유전적 내성이 있는 비율이 20%로 나타났다.

4) Nelfinavir

Nelfinavir는 750mg씩 하루 3회 복용하며 식사와 함께 복용한다. 비교적 부작용이 적으나 30%의 환자에서 설사가 나타나고 혈우병 환자의 출혈 소인을 높일 수 있다. Nelfinavir는 terfenadine, astemizole, cisapride, triazolam과 약물상호작용으로 함께 투여하지 않으며, rifampin과 rifabutin은 nelfinavir의 혈중 농도를 낮추므로 함께 투여하지 않는다. Ketoconazole은 nelfinavir의 혈중 농도를 높이지만 용량을 조절할 필요는 없다.

5) Amprenavir

Amprenavir는 1999년에 공인된 약으로 1,200mg씩 2회 식사와 무관하게 복용한다. 부작용으로는 구역, 설사, 심한 피부 발진, 구강 주위 감각 이상, 기분장애 등이 있다.

6) Lopinavir+Ritonavir (Kaletra®)

Kaletra®는 lopinavir와 ritonavir를 복합한 약으로 2000년에 공인되었다. 단백분해효소 억제제를 기본으로 고강도 항레트로바이러스 치료제를 선택할 때 선호요법에 속한다. 캡슐은 3알씩 하루에 2회 복용하고 식사와 함께 투여하면 적정 혈중 농도가 유지된다. 부작용으로는 피로감, 설사, 두통, 구토, 간효소 수치(transaminase) 상승, 고혈당, 지질 이상 등이 있으며, 드물게 췌장염이 발생한다. 연질캡슐로 냉장보관해야하는 단점이 있었으나 최근 냉장보관이 필요없는 lopinavir 200mg과 ritonavir 50mg 복합정이 개발되어 사용 중이다.

7) Atazanavir

Atazanavir은 100mg, 150mg, 200mg의 캡슐로 되어 있으며, 하루 1회 400mg을 복용하는 약이다. 단백분해효소 억제제 중에서는 하루에 1회 복용할 수 있는 약제가 그동안 없었는데, atazanavir가 최초로 나옴으로써 더욱 간단한 약제 조합이 가능하게 되었다. 이 약은 식사와 함께 복용하는 것을 권한다. 제산제와 함께 복용하는 것은 피해야 한다. 부작용으로는 심전도 상의 PR 주기의 증가, 고혈당, 지방 이상증 등이다.

8) 새로운 단백분해효소 억제제

새로운 단백분해효소 억제제에는 tipranavir, darunavir, BMS232, BMS632, MK944A 등이 있다. Tipranavir와 darunavir는 단백분해효소 억제제에 내성이 있는 사람면역결핍바이러스에 효과가 있어 교차 내성이 점차 문제가 되는 단백분해효소 억제제 치료에 있어서 희망적인 약제로 대두되고 있다.

4. 융합 억제제(Fusion inhibitors)

융합 억제제는 사람면역결핍바이러스가 증식하는 과정에서 표적 세포에 결합한 후 융합하는 과정을 차단하는 약제이며, 수용체 차단제는 사람면역결핍바이러스와 경쟁적으로 키모카인 수용체를 차단하는 약제이다. 현재까지 임상에서 사용하는 약제는 enfuvirtide(T20) 밖에 없다. Enfuvirtide는 피하에 하루 2회 90mg(1mL)씩 주사하는 약제이다. 부작용으로는 국소 주사 부위의 통증, 발적, 가려움증 등이고, 본 약제 투여가 세균성 폐렴을 증가시킨다는 연구가 있다. 과민 반응(<1%)이 일어나면 발열, 구토, 혈압이 떨어지고 간 효소 수치가 상승하며 다시 주사를 할 경우 재발할 수 있다.

표적 세포 표면의 CCR5, CXCR4 수용체를 차단하는 약제가 임상 시험 중이고, 그 중에서도 특히 'small molecule inhibitor' 로 알려진 distamycin의 유도체는 CCR5 수용체의 하향조절에 작용하는 희망적인 약제로 기대를 모으고 있다.

5. 통합효소 억제제(Integrase inhibitors)

새로이 생산된 사람면역결핍바이러스의 DNA는 표적 세포의 핵 내로 들어간 후 바이러스의 접합효소를 이용하여 염색체 DNA에 끼어 들어가는데, 이 과정에서 통합효소를 억제하는 약제가 통합효소 억제제이다. 통합과정에는 ① 효소와 DNA의 assembly, ② DNA의 핵속핵산분해과정, ③ 숙주 DNA로 DNA 가닥 전달의 3단계가 있는데, 현재 assembly를 억제하는 약제와 DNA 가닥 전달을 억제하는 약제가 연구 중에 있다.

참고문헌

1. Carpenter CCJ, Cooper DA, Fischl MA, et al. Antiretroviral therapy in adults. Updated recommendations of the international AIDS society−USA panel. JAMA 283; 381−390, 2000
2. 장경희, 김준명: 사람면역결핍바이러스 감염 치료지침. 대한화학요법학회지 2002
3. DHHS Guidelines for the use of antiretroviral agents in HIV−infected adults and adolescents. http://www.aidsinfo.nih.gov

표 1. 뉴클레오시드 역전사효소 억제제(Nucleoside Reverse Transcriptase Inhibitors; NRTIs)

성분명(약어)/ 상품명	제형	투여량	음식물 영향	반감기 (혈청/세포내)	대사과정	부작용
Abacavir(ABC)/ Ziagen® 지아겐정®	* 300mg 정제 * 20mg/mL 시럽	300mg 2회/일	음식과 상관없이 복용; 알코올은 약물농도를 41% 상승시킴	1.5hrs/ 21hrs	Alcohol dehydrogenase와 glucuronyl transferase에 의해 대사됨 대사물질의 82%가 신장으로 배출됨	* 과민반응[1](치명적일 수 있음)의 증상; 발열, 발진, 구역, 구토, 전신쇠약감 혹은 피로감, 식욕상실, * 호흡기 증상으로 인후통, 기침, 숨참 등이 있을 수 있음
Didanosine (ddI)/ Videx®, 바이덱스정®	* 25, 50, 100, 150, 200mg[2] 정제 * 100, 167, 250mg 산제(현탁액용) Videx EC; 125, 200, 250, 400mg 장용캡슐	체중60kg 이상: 400mg 하루1회[2] 혹은 200mg 하루2회 체중 60kg 미만: 250mg 하루1회 혹은 125mg 하루2회	식전 30분 혹은 식후 2시간	1.6hrs/ 25~40hrs	50%가 신장으로 배출됨 신기능장애시 용량조절 필요함	* 췌장염[3], 말초신경염, 구역, 설사 * 젖산산증(lactic acidosis)은 드물지만 치명적일 수 있다
Emtricitabine (FTC)/ Emtriva®	200mg 경질캅셀	200mg 하루 1회	식사와 상관없음	10hrs/ 39hrs	신장으로 배출됨 신기능장애시 용량조절 필요함	* 부작용이 적음 * 젖산산증은 드물지만 치명적일 수 있다
Lamivudine (3TC)/ Epivir® 3TC® 쓰리티씨정®	* 150mg, 300mg 정제 * 10mg/mL 시럽	* 150mg 2회/일	식사와 상관없음	5~7hrs/ 18hrs	신장으로 배출됨 신기능장애시 용량조절 필요함	* 부작용이 적음 * 젖산산증은 드물지만 치명적일 수 있다
Stavudine (d4T)/ Zerit® 제리트캅셀®	Zerit 15, 20, 30, 40mg 캡슐 1mg/mL 시럽 Zerit-XR 75, 100mg 서방캡슐	Zerit: 60kg 이상: 40mg 2회/일 60kg 미만: 30mg 2회/일	식사와 상관없음	1.0hr/ 3.5hrs	50%가 신장으로 배출됨 신기능장애시 용량조절 필요함	* 말초신경염 * 지방이상증(lipodystrophy) * 급격히 진행하는 신경근육약화(드묾) * 췌장염[4] * 지방간을 동반한 젖산산증
Tenofovir disoproxil fumarate (TDF)/ Viread®	300mg 정제	Creatinine 청소률이 60mL/min 이상이면 하루 300mg 일회	식사와 상관없음	17hrs/ 10~50hrs	신장으로 배출됨 신기능장애시 용량조절 필요함	* 무력증, 두통, 설사, 구역, 구토, 위장 팽만감; * 지방간을 동반한 젖산산증(드물지만 치명적일 수 있다); * 신부전(드묾)

표 1. 뉴클레오시드 역전사효소 억제제(Nucleoside Reverse Transcriptase Inhibitors; NRTIs)(계속)

성분명(약어)/ 상품명	제형	투여량	음식물 영향	반감기 (혈청/세포내)	대사과정	부작용
Zalcitabine (ddC)/ Hivid® 히비드정®	0.375, 0.75mg 정제	0.75mg 3 회/일	식사와 상관없음	1.2hrs/ 3hrs	70%가 신장으로 배출됨 신기능장애시 용량조절 필요함	* 말초신경염 * 구내염 * 지방간을 동반한 젖산산증 (드물지만 치명적일 수 있음) * 췌장염
Zidovudine (AZT, ZDV)/ Retrovir® 아지도민캅셀®	* 100mg 캡슐 * 300mg 정제 * 10mg/mL 정맥주사제 * 10mg/mL 시럽	300mg 2회/일 혹은 200mg 3회/일	식사와 상관없음	1.1hr/ 3hrs	AZT glucuronide (GAZT)로 대사되어 신장으로 배설됨	* 골수억제; 빈혈 혹은 호중구 감소증 * 위장장애, 두통, 불면증, 무기력감 * 지방간을 동반한 젖산산증 (드물지만 치명적일 수 있다)
Zidovudine+ Lamivudine (ZDV+3TC)/ Combivir® 컴비비어정®	zidovudine 300mg + lamivudine 150mg의 혼합제	1dose 2회/일	식사와 상관없음	—	신장으로 배출됨 신기능장애시 용량조절 필요함	* 골수억제; 빈혈 혹은 호중구 감소증 * 위장장애, 두통, 불면증, 무기력감 * 지방간을 동반한 젖산산증 (드물지만 치명적일 수 있다)
Zidovudine+ Lamivudine+ Abacavir (ZDV+3TC+ ABC)/ Trizivir®	zidovudine 300mg + lamivudine 150mg + abacavir 300mg의 혼합제	1dose 2회/일	식사와 상관없음	—	신장으로 배출됨 신기능장애시 용량조절 필요함	* 골수억제; 빈혈 혹은 호중구 감소증 * 위장장애, 두통, 불면증, 무기력감 * 지방간을 동반한 젖산산증 (드물지만 치명적일 수 있다) * 과민반응[1](치명적일 수 있음)의 증상; 발열, 발진, 구역, 구토, 전신쇠약감 혹은 피로감, 식욕상실, * 호흡기 증상으로 인후통, 기침, 숨참 등이 있을 수 있음

1. 과민반응의 증상으로 발열, 발진, 무력감, 피곤함, 구역, 구토 설사, 복통 등의 증상이 있는 경우 복용을 즉시 중단해야 함. 그리고 다시 투여하지 말아야 함. 재 투여하는 경우 수시간 이내에 저혈압이나 사망을 포함한 심각한 부작용 생길 수 있음.
2. 하루 1회 복용법에만 사용. 그러나 하루 2회 복용이 더 추천되며 환자가 복용횟수를 줄이기를 원하는 경우에만 사용.
3. Didanosine을 단독으로 사용하거나 stavudine이나 stavudine+hyroxyurea 혹은 ribavirin을 사용하는 초치료 혹은 재치료 환자에서 중증의 혹은 경증의 췌장염이 보고 됨.
4. 임산부의 경우 stavudine과 didanosine을 병용 투여하는 경우 유산증이나 간독성의 위험성이 증가함. 따라서 임상적으로 위험성보다 이득이 많은 경우에 한하여 처방할 수 있음.

표 2. 비뉴클레오시드 역전사효소 억제제(Non-Nucleoside Reverse Transcriptase Inhibitors; NNRTIs)

성분명/ 상품명	제형	투여량	음식물 영향	반감기 (혈청)	대사과정	부작용
Delavirdine/ Rescriptor®	100mg 정제 200mg 정제	* 400mg 경구 3회/일; (100mg 4정을 물 85mL 이상에 녹여 복용) * 200mg 정제는 그대로 복용 * didanosine이나 제산제와는 한 시간의 간격을 두고 복용	식사와 상관없음	5.8hrs	시토크롬 P450(3A inhibitor)에 의해 대사됨; 51%는 소변으로 44%는 대변으로 배설	* 발진[1] * 간수치증가 * 두통
Efavirenz/ Sustiva® Stocrin® 스토크린캅셀®	* 50, 100, 200mg 캡슐 * 600mg 정제	600mg를 빈속에 경구복용 (취침전 복용이 추천됨)	고지방/고칼로리 음식은 캡슐의 39%, 정제의 79% 정도 혈중농도를 높임. 빈속에 복용할 것	40-55 hrs	시토크롬 P450(3A inhibitor)에 의해 대사됨; 14~34%는 소변으로 16~61%는 대변으로 배설됨	* 발진[1] * 중추신경계증상[2] * 간수치증가 * 동물(원숭이)실험에서 태아기형이 보고 됨[3]
Nevirapine/ Viramune® 바이라문정®	* 200mg 정제 * 50mg/5mL 현탁액	하루 200mg 씩 2주간 경구복용 후 200mg 2회/일	식사와 상관없음	25-30hrs	시토크롬 P450(3A inhibitor)에 의해 대사됨; 80%는 소변으로 10%는 대변으로 배설	* 발진[1] * 증상을 동반한 간염(간 괴사 포함)이 보고 됨

1. 임상실험결과 nevirapine을 복용하는 환자의 7%에서, delavirdine을 복용하는 환자의 4.3%에서, efavirenz를 복용하는 환자의1.7%가 발진에 의하여 복용을 중단하게 됨. 3가지 모두의 약제에서 드물게 Stevens-Johnson syndrome이 보고 되며, nevirapine 에서 가장 높은 빈도를 보임.
2. 부작용으로 어지럼증, 졸림, 악몽, 혼돈, 비정상적인 사고, 집중력장애, 건망증, 초조, 이인증, 환각, 도취감 등이 있음.
이러한 증상의 발현 빈도는 대조군이 26%인데 반해, efavirenz 를 복용한 환자에서는 52% 이었고, 2.6%의 환자가 이 증상으로 복용을 중단함.
일반적으로 2-4주 이후 대부분 사라짐.
3. 다른 NNRTI의 기형형성에 대하여는 자료 없음.

표 3. 단백분해효소 억제제(Protease Inhibitors; PIs)

성분명/ 상품명	제형	투여량	음식물 영향	반감기 (혈청)	대사과정	부작용
Amprenavir/ Agenerase®	50, 150mg 캡슐 15mg/mL 시럽[1]	체중 50kg 이상: 1,200mg 2회/일 (캡슐) 혹은 1,400mg 2회/일(시럽) 체중 50kg 미만; 20mg/kg 2 회/일(캡슐), 일일 최대 2,400mg; 1.5mL/kg 2회/일(시럽), 일일 최대 2,800mg; (저 용량의 ritonavir와 함께 복용 시는 용량조절요함[2])	고지방음식은 혈중농도를 21% 감소시킴; 음식물과 함께 혹은 따로 복용할 수 있으나 고지방음식은 피해야함	7.1 ~10.6hrs	시토크롬 P450 3A4	* 위장장애, 구역, 구토, 설사 * 발진 * 구강 얼얼함 * 간수치증가 * 고혈당[3] * 지방재분포와 혈중지질이상[4] * 혈우병환자에서 출혈
Atazanavir/ Reyataz® 레야타즈캅셀®	100, 150, 200mg 캡슐	400mg 하루 한번 (저 용량의 ritonavir와 함께 복용 시는 용량조절요함[5])	음식과 같이 복용하면 생체이용률 증가 음식과 함께 복용할 것	7hrs	시토크롬 P450 3A4	* 고빌리루빈혈증 * PR간격연장(일부환자 무증상방실결절차단) ; PR연장하는 약물복용 환자에서 특히 주의 요함 * 고혈당 * 지방이상분포 * 혈우병환자에서 출혈
Fosamprenavir (f−APV)/ Lexiva®	700mg 정	초치료환자; f−APV 1,400mg 2회/일; 혹은 (f−APV 1,400 + RTV 200mg) 하루 한번 혹은 (f−APV 700mg + RTV 100mg) 2 회/일 PI-투여력이 있는환자 (1일1회 투여는 추천안됨) (f−APV 700mg + RTV 100mg) 2회/일 Efavirenz와 동시 투여시 (부스터가 아닌 f−APV는 추천안됨) (f−APV 700mg + RTV 100mg) 2회/일; 혹은(f−APV 1,400mg + RTV 300mg) 하루 한번	식사와 상관없음	7.7hrs (amprenavir)	시토크롬 P450 3A4	* 피부발진(19%) * 설사, 구역, 구토 * 두통 * 간수치증가 * 고혈당 * 지방이상분포 * 혈우병환자에서 출혈

표 3. 단백분해효소 억제제(Protease Inhibitors; PIs)(계속)

성분명/ 상품명	제형	투여량	음식물 영향	반감기 (혈청)	대사과정	부작용
Indinavir/ Crixivan® 크릭시반캅셀®	200, 333, 400mg 캡슐	800mg 8시간마다; (ritonavir와 병용투여시 용량조절요함[6]) 탈지우유나 저지방 음식과는 복용가능	음식물이 약물 농도를 77%로 낮춤 식전 1시간 혹은 식후 2시간에 복용	1.5~2hrs	시토크롬 P450 3A4	* 신 결석 * 위장장애, 구역 * 간접빌리루빈증가 * 두통, 무력감, 시야흐림, 어지럼, 발진, 입맛변화(쇠맛), 혈소판 감소, 탈모, 용혈성 빈혈 * 고혈당[3] * 지방이상분포[4] * 혈우병환자에서 출혈
Lopinavir + Ritonavir/ Kaletra® 칼레트라정®	1정; lopinavir 200mg + ritonavir 50mg 1mL 시럽; lopinavir 80mg + ritonavir 20mg	400mg lopinavir + 100 mg ritonavir 2회/일	정인 경우 식사와 무관	5.6hours	시토크롬 P450 3A4	* 위장장애, 구역, 구토, 설사 * 무력감 * 간수치증가 * 고혈당[3] * 지방이상분포[4] * 혈우병환자에서 출혈 * 시럽은 알코올을 함유함
Nelfinavir/ Viracept® 비라셉트정® 비라셉트산®	250mg 정제 625mg 정제 (시판예정) 50mg/g 산제 (국내발매중지)	750mg 3회/일 혹은 1,250mg 2회/일	혈중농도를 2-3배 올림 식사 혹은 스낵과 함께 복용	3.5~5hrs	시토크롬 P450 3A4	* 설사 * 간수치증가 * 고혈당[3] * 지방이상분포[4] * 혈우병환자에서 출혈
Ritonavir/ Norvir®	100mg 캡슐 600mg/ 7.5mL 용액	Ritonavir를 단독으로 사용하는 경우; 600mg을 매 12시간마다[7] 다른 PI의 효과를 증신시킬 목적으로 사용하는 경우는 용량조절요함 캡슐은 냉장보관 상온에 보관하는 경우 30일 이내 복용 용액은 냉장보관하면 안됨	혈중농도를 15% 올림 가능한 식사와 함께 복용	3~5hrs	시토크롬 P450 3A4	* 위장장애, 구역, 구토, 설사 * 입주위나 사지의 감각이상 * 간염 * 췌장염 * 무력감 * 미각이상 * 혈중 중성지방증가, 간수치, CPK, 요산증가 * 고혈당[3] * 지방이상분포[4] * 혈우병환자에서 출혈

표 3. 단백분해효소 억제제(Protease Inhibitors; PIs) (계속)

성분명/상품명	제형	투여량	음식물 영향	반감기(혈청)	대사과정	부작용
Saquinavir hard gel capsule/ Invirase®	200mg 캡슐	PI단독요법으로 사용해서는 안 됨 Ritonavir와 함께 사용 시: * (ritonavir 100mg + Invirase 1,000mg) 2회/일 * (ritonavir 400mg + Invirase 400mg) 2회/일	Ritonavir와 같이 복용 시 음식영향 없음	1~2hrs	시토크롬 P450	* 위장장애, 구역, 설사 * 두통 * 간수치증가 * 고혈당[3] * 지방이상분포[4] * 혈우병환자에서 출혈
Saquinavir soft gel capsule/ Fortovase® 포토바제 연질캅셀®	200mg 캡슐	1,200mg 3회/일 Ritonavir와 함께 사용 시: * (ritonavir 100mg + Fortovase 1,000mg) 2회/일 * (ritonavir 400mg + Fortovase 400mg) 2회/일 * 냉장보관하거나 상온(3개월까지 보관가능)	농도를 6배 올림 식사와 함께 복용	1~2hrs	시토크롬 P450	* 위장장애, 구역, 설사, 복통, 소화기능이상 * 두통 * 간수치증가 * 고혈당[3] * 지방이상분포[4] * 혈우병환자에서 출혈

1. 주의: 시럽에는 propylene glycol이 들어있으며, 임산부, 4세미만의 소아, 간 부전 혹은 신부전 환자, 그리고 disulfiram이나metronidazole을 복용하는 환자에서는 금기임.
2. Ritonavir와 함께 사용하는 경우 AUC를 2.5-3.5배 증가시키므로, amprenavir/ritonavir 600/100 mg 2회 혹은 1200/200 mg 1회 복용함을 추천함.
3. 기저질환으로 당뇨가 있는 경우 혈당조절이 잘 안되거나, 당뇨병케톤산증을 포함하여 당뇨병이 생기는 경우가 모든 PI제제에서 보고 됨.
4. 고중성지방혈증, 혹은 고콜레스테롤혈증이 있는 환자는 심혈관계질환이나 췌장염의 위험성에 대하여 평가해야함. 이 경우 식사조절, 고지혈증약제 복용 혹은 PI의 중단도 고려해야 함.
5. Efavirenz 혹은 tenofovir와 같이 복용하는 경우 Ritonavir 100mg +atazanavir 300mg 하루 1회 복용하는 것을 추천함.
6. Indinavir와 함께 복용하는 경우, indinavir/ritonavir 400/400 mg, 혹은 800/100, 혹은 800/200 mg으로 용량을 낮추어 하루 2회 복용.
7. 단독 PI 로 사용하는 경우 점차적 용량증가가 필요함. 1일, 2일: 300 mg 2회, 3-5일: 400 mg 2회, 6-13일: 500 mg 2회, 14일: 600 mg 2회/일.

표 4. 융합 억제제 (Fusion Inhibitors)

성분명/상품명	제형	투여량	보관	반감기(혈청)	대사과정	부작용
Enfuvirtide/ Fuzeon®	* 주사제—동결건조 파우더 * 일회용이며, 한 바이알 당 enfuvirtide 108mg이 포함됨 1.1mL의 증류수와 혼합하면 90 mg/1mL이 됨	90mg (1mL) 피하주사 2회/일	* 상온보관 * 제조된 주사액은 냉장보관(2~8°C) 해야 하며 24시간 이내 사용	3.8hrs	* 체내 아미노산 대사과정에 합류되어 분해 되는 것으로 추정됨	* 국소 주사부위 염증 (통증, 발적, 경결, 결절, 낭포, 소양감, 반상출혈) * 세균성 폐렴의 빈도 증가 * 과민반응(<1%); 발진, 발열, 구역, 구토, 오한, 저혈압, 간수치 상승, 재투여시 증상재발

표 5. 약제별 중대한 부작용

약제	중대한 부작용
Abacavir [Ziagen®, 혹은 Trizivir® (zidovudine+lamivudine +abacavir)]	* 치명적 과민반응 ; 발열, 피부발진, 피곤함, 위장증상(구역, 구토, 설사, 복통), 호흡기증상(인후염, 호흡곤란, 기침) * 과민반응이 의심되는 경우 즉시 복용을 중단해야 함 * 재투여는 절대금기임 * 만약 재 투여하는 경우 수 시간 내에 중증의 증상이 다시 생기며 혈압저하나 사망에까지 이를 수 있다 * 치명적인 증례를 포함하여 젖산산증과 중증의 간 비대가 NRTI 단독 혹은 다른 약제와 병용투여시 보고 됨
Amprenavir oral solution	* Agenerase® 경구시럽에 포함된 propylene glycol에 의한 위험성이 보고 되며 다음과 같은 환자에서는 투여금기임 ; 4세 미만의 소아 임산부 간 혹은 신부전 환자 disulfiram 혹은 metronidazole 복용환자 * Agenerase® 경구시럽은 캡슐 혹은 다른 PI제제를 복용할 수 없는 경우에 한하여 투여하도록 함
Atazanavir (Reyataz®)	* 없음
Delavirdine (Rescriptor®)	* Stevens－Johnson 증후군
Didanosine (Videx® 혹은 Videx－EC®)	* 치명적 혹은 중증의 췌장염이 본 약제 단독 혹은 다른 약제와 병용시 보고 됨 * 췌장염이 의심되는 경우 본 약제의 복용을 잠시 중단해야 함. 췌장염이 확진되면 다른 약으로 바꿔야 함 * 임산부에서 didanosine과 stavudine을 다른 항바이러스제와 복용 중 치명적인 유산증이 보고 됨 * 임신 중 didanosine과 stavudine의 사용은 명백히 위험성보다 이점이 있는 경우에 한함 * 치명적인 증례를 포함하여 유산증과 중증의 간 비대가 NRTI 단독 혹은 다른 약제와 병용투여시 보고 됨
Efavirenz (Stocrin®)	* Stevens－Johnson 증후군
Emtricitabine (Emtriva®)	* 치명적인 증례를 포함하여 젖산산증과 중증의 간 비대가 NRTI 단독 혹은 다른 약제와 병용투여시 보고 됨
Enfuvirtide (Fuzeon®)	* 없음
Fosamprenavir (Lexiva®)	* 없음
Indinavir (Crixivan)®	* 없음
Lamivudine (Epivir®, 혹은 3TC® 혹은 Trizivir®)	* 치명적인 증례를 포함하여 유산증과 중증의 간 비대가 NRTI 단독 혹은 병용투여시 보고 됨 * HIV에 사용되는 lamivudine(Epivir® 혹은 3TC®)에는 B형간염에 사용되는 lamivudine에 비해 용량이 많으므로 용량에 주의하여야 함 * HIV 환자는 HIV 치료에 적절한 용량의 lamivudine을 투여해야 함
Lopinavir/ritonavir (Kaletra®)	* 없음
Nelfinavir (Viracept®)	* 없음
Nevirapine (Viramune®)	* 중증의 혹은 치명적인 간독성이 보고 됨; 비특이적인 간염의 증상으로 시작하여 간 부전에 이르는 경우도 있음 * 장기간 HIV 치료를 받고 있는 임산부를 포함하여, CD4 세포수가 250개/μL 이상인 여자환자에서 간독성의 위험성이 높아짐 * Stevens－Johnson 증후군, 독성표피괴사용해, 발진, 과민반응 포함하여 중증의 혹은 치명적인 피부반응이 일어날 수 있음 * 투여 받는 환자는 투여초기 18주간은 치명적인 간 손상이나 피부반응 유무를 매우 신중하게 관찰 하여야 함 * 투여시작시 하루 200mg으로 감량하여 2주간 투여하는 것을 준수해야 함 * 중증의 간 독성, 피부반응, 과민반응이 있었던 경우 재 투여해서는 안 됨

표 5. 약제별 중대한 부작용(계속)

약제	중대한 부작용
Ritonavir (Norvir®)	* 일부 약제(항히스타민, 수면제, 항부정맥제, 에르고트알칼로이드 등)는 간대사과정에 ritonavir와 상호작용하여 치명적인 부작용이 있을 수 있으므로 약제 상호작용을 반드시 확인 후 사용해야 함
Saquinavir (Fortovase®, Invirase®)	* 없음
Stavudine (Zerit®)	* 치명적인 증례를 포함하여 젖산산증과 중증의 간 비대가 NRTI 단독 혹은 병용투여시 보고됨 * 임산부에서 didanosine과 stavudine을 다른 항바이러스제와 복용 중 치명적인 젖산산증이 보고됨 * 임신 중 didanosine과 stavudine의 사용은 명백히 위험성보다 이점이 있는 경우에 한함 * Stavudine과 didanosine을 함께 투여하는 경우 경증 혹은 중증의 췌장염의 발생이 보고됨
Tenofovir (Viread®)	* 치명적인 증례를 포함하여 젖산산증과 중증의 간 비대가 NRTI 단독 혹은 병용투여시 보고됨
Zalcitabine (Hivid®)	* 중증의 말초신경병증을 일으킬 수 있으므로 기저질환으로 신경병증이 있는 경우 주의해야 함 * 드물게 췌장염을 일으킬 수 있으며 췌장염이 의심되면 약을 일시 중단해야 함 * 기저질환의 로 B형간염이 있는 환자에서 간부전과 사망이 드물게 보고됨 * 치명적인 증례를 포함하여 젖산산증과 중증의 간 비대가 NRTI 단독 혹은 병용투여시 보고됨
Zidovudine (Retrovir® 혹은 Combivir®, Trizivir®)	* 진행된 HIV 환자에서 zidovudine 사용 후 호중구 감소증, 중증의 빈혈 등이 보고됨 * 장기간 사용 시 근육병증의 증상을 일으킬 수 있음 * 치명적인 증례를 포함하여 젖산산증과 중증의 간 비대가 NRTI 단독 혹은 병용투여시 보고됨

2. 치료제 내성

항레트로바이러스제의 개발이 진전되면서 임상에서 직면하게 된 새로운 문제는 항레트로바이러스제의 내성이다. 사람면역결핍바이러스가 다른 미생물과 다른점은 내성의 출현이 반드시 치료의 실패와 연관되지 않을 수도 있다는 점이다. 또한 한 감염자에서 나타났던 내성 바이러스가 약제의 조합을 어떻게 조절하느냐에 따라서 혈중에서 임상적으로 의미를 가지지 않을 정도로 그 내성 바이러스의 수가 감소할 수도 있다. 이러한 점들 때문에 올바른 바이러스 내성 검사법의 결과 해석이 중요하며, 그 결과의 적절한 임상적 적용이 뒤따라야 한다.

1. 검사법과 결과 해석

항레트로바이러스제의 내성 검사는 항바이러스 치료의 합리적인 보조 지침의 역할을 한다. 환자를 치료할 때 자세한 항레트로바이러스제 투약력을 알고, 약제 복용의 충실도를 최대한 올리는 경우에 이러한 내성 검사는 항레트로바이러스제 치료로 얻을 수 있는 이점을 극대화시킬 수 있다. 여러 연구 결과에서 약제를 투여 받은 과거력이 있는 환자들은 사람면역결핍바이러스를 억제하기 위한 항레트로바이러스제의 조합의 임상적 실패가 유전형 또는 표현형 내성 검사로 규명된 약제의 내성과 강한 연관성이 존재한다는 것이 밝혀졌다. 유전형 내성 검사는 역전사효소와 단백분해효소의 바이러스 유전자에 각각 존재하는 약제 내성 돌연변이를 검출한다. 유전형 내성 검사의 방법에 있어서는 역전사효소와 단백분해효소 전체 염기서열을 분석하기도 하고, 약세 내성을 나타내는 것으로 일려진 특정 돌연변이 부위를 검출하는 탐침을 이용하기도 한다. 유전형 내성 검사는 비교적 조속히 시행 가능하며, 검체를 받은 후 1~2주 내로 검사 결과를 보고할 수 있다. 검사 결과는 다양한 약제에 대해서 선정된 돌연변이의 범위와 대조함으로써 해석이 가능해지며, 또한 다른 약제와의 교차 내성의 잠재성도 고려하여 해석할 수 있다. 유전형 내성 검사 결과의 해석을 용이하게 하려면 사람면역결핍바이러스 약제 내성 전문가의 자문이 권장된다.

표현형 내성 검사는 바이러스가 항레트로바이러스제의 다양한 농도에서 자라는 능력을 측정하는 것이다. 자동화된 유전자 재조합형의 표현형 분석이 2~3주에 검사할 수 있도록 상품화된 검사법이 있다. 그러나 표현형 내성 검사는 일반적으로 유전형 내성 검사보다 비용이 더 많이 든다. 유전자 재조합 표현형 내성 검사는 환자의 혈장에서 분리된 바이러스의 RNA로부터 얻은 역전사효소와 단백분해효소의 유전자 염기서열을 클로닝 혹은 시험관내 재조합의 방법으로 실험실 표준 바이러스 클론의 골격에 삽입하는 과정을 거친다. 다양한 약제 농도에 있어서 유전자 재조합된 바이러스의 증식은 정보제공 유전자(reporter gene)의 발현으로 검출되며 바이러스의 표준주의 증식과 비교하게 된다. 바이러스 증식의 50%(IC50)와 90%(IC90)를 억제하는 약세의 농도를 계산하고 검사하는 바이러스와 표준 바이러스 각각의 IC50 비율을 IC50의 배율 증가(fold increase) 혹은 내성 배율(fold resistance)로 보고하게 된다. 표현형 검사 결과의 해석의 어려운 점은 각 약제의 실패와 관계되는 특정 내성의 정도, 즉 IC50의 배율 증가에 대한 자료가 불충분하다는데 있다. 표현형 내성 검사 결과의 해석 또한 용이하게 하려면 사람면역결핍바이러스 약제 내성 전문가의 자문이 권장된다.

유전형과 표현형 내성 검사의 한계는 현단계에 있어서 모든 검사실의 정도관리가 부족하다는 것, 비용이 많이 든다는 것, 바이러스의 소수종의 민감도가 낮다는 것, 약제 내성 바이러스가 존재함에도 불구하고 혈중 바이러스 전체의 10~20%에 불과할 경우 현재의 검사법으로는 검출될 가능성이 적다는 점이다. 이러한 제한점이 부각되는 경우는 현재 투여 약제는 아니면서 과거에 투여받던 약제의 감수성의 자료를 해석할 때이다. 과거에 투여받던 약제에 내성이 생겼을 때 약제를 중단한 경우에 약제 내성 바이러스는 증식에 유리한 조건을 잃음으로써 소수종으로 변할 수 있다. 결론적으로, 내성 검사는 환자가 항레트로바이러스제 조합을 투여받을 때에 시행되어져야 하고, 내성이 존재하지 않는 검사 결과는 과거 투약력과 연관지어서 조심스럽게 해석해야 한다.

2. 임상적 적용

내성 검사는 항레트로바이러스제 치료를 실패했을 경우나 급성 감염시 유용하게 쓰여왔고, 최근 만성감염자의 치료전 검사도 권장되는 추세이다(표 1). 최근의 내성 검사의 임상적 응용에 관한 대표적 전향적 연구들은 항레트로바이러스제 투여로 바이러스 억제를 실패했을 경우에 시행된 연구들로 임상적 판단만으로 치료제를 조정한 경우와 유전형 내성 검사로 치료제를 조정한 경우에 있어서 바이러스의 혈중 농도를 비교한 연구들이다. 두가지 연구 결과는 모두 치료제 투여에 따른 단기간의 반응

표 1. 항레트로바이러스제 내성 검사의 적응증

적응증		비고
권장	항레트로바이러스제 치료 실패	치료 실패시 내성의 역할을 파악하고, 새로운 조합에서의 유효한 약제의 수를 최대화함
	항레트로바이러스제 투여 후 바이러스 억제 불충분	내성의 역할을 파악하고, 새로운 조합에서의 유효한 약제의 수를 최대화함
	급성 감염	약제 내성 바이러스가 전파되었는지 규명하고 약제의 조합을 조정함
	만성 감염자 치료 전	내성 바이러스의 빈도가 높아지고 있고, 내성바이러스가 치료반응에 영향을 미침
권장하지 않음	약제 투여 중단	약제 중단 후에는 내성 돌연변이가 소수의 종이 되며 내성 검사가 소수 종을 검출 못함
	HIV RNA < 1,000copies/mL	내성 검사가 낮은 바이러스 농도 때문에 신뢰도가 떨어짐

은 유전형 내성 검사로 치료제를 조정한 경우에 있어서 월등히 반응이 우수하였다는 것이다. 또한, 최근에 시행된 전향적, 무작위, 다기관 임상연구에서는 표현형 내성 검사 결과를 기초로 한 치료는 그렇지 않은 치료보다 치료제에 대한 바이러스 억제 효과를 의미있게 호전시켰다는 것이다. 그러므로 내성 검사는 치료 실패시에 치료제를 조정할 때 유용하게 쓰일 수 있는 것이다. 치료중에 바이러스 농도가 충분히 억제되지 않는 경우에도 치료 실패시와 마찬가지로 내성 검사가 유용하게 쓰일 수 있다. 항

표 2. 뉴클레오시드 역전사효소 억제제의 코돈별 내성 양상

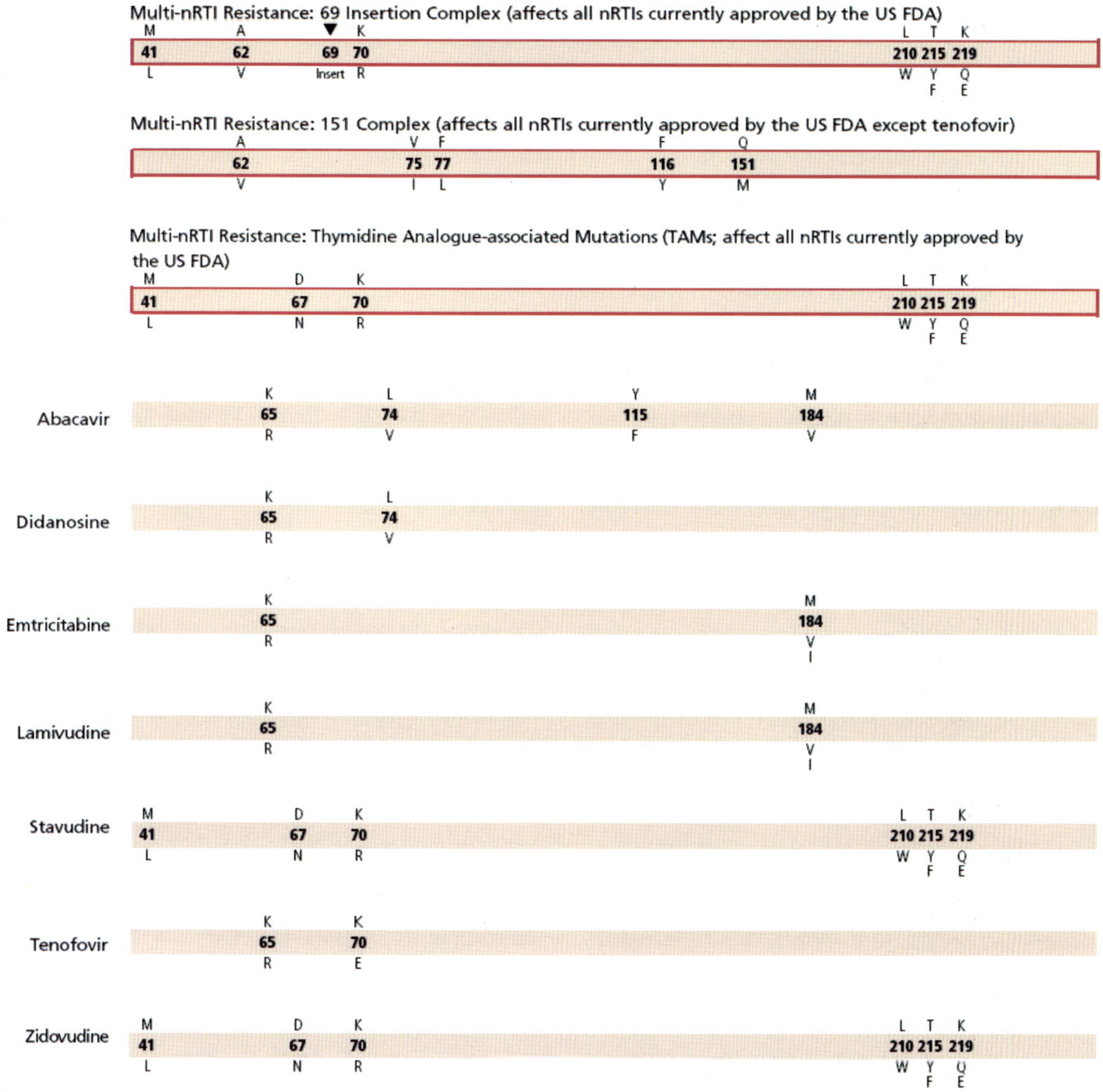

표 3. 비뉴클레오시드 역전사효소 억제제의 코돈별 내성 양상

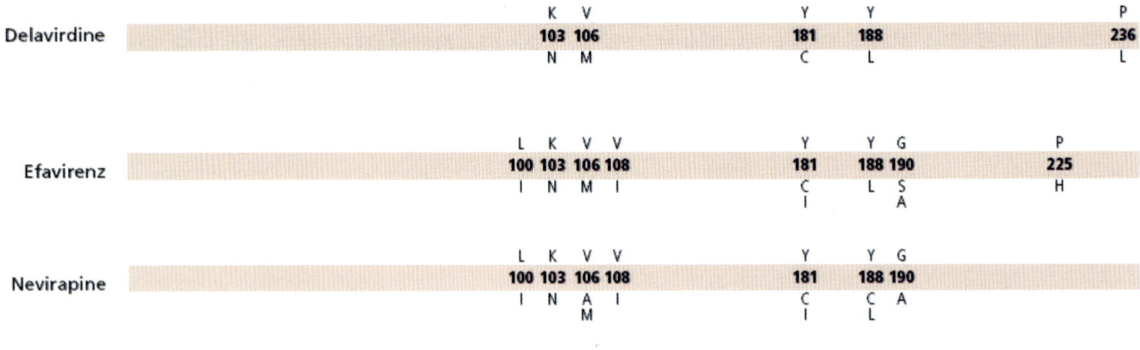

레트로바이러스제 병용 요법의 치료 실패에 있어서는 경우에 따라서 치료제 조합 중 한가지 약제에만 내성이 있을 수 있다는 것을 유념해야 한다. 물론 임상적으로 적합해야 하겠지만 이러한 경우에는 치료 실패의 약제 조합에서 특정 약제만 대체하는 방법도 고려해 볼 수 있다. 현재로서는 다양한 임상적 상황에서 유전형 혹은 표현형 내성 검사의 우월성을 가릴 수 있는 전향적 연구가 없다. 그러나, 치료의 과거력이 복잡한 경우에 있어서는 두가지 내성 검사를 모두 시행하면 상호 보완적인 중요한 정보를 제공 받을 수도 있다.

사람면역결핍바이러스의 약제 내성종은 전파될 수 있으며, 초치료로 투여한 항레트로바이러스제로 바이러스 억제가 불충분한 것과 관련이 있다. 급성 감염시 항레트로바이러스제 치료는 면역 정도를 호전시키며, 내성 검사를 통하여 초기 항레트로바이러스제 조합을 조정하는 것이 합리적이다. 이러한 상황에서는 유전형 내성 검사가 빠르기 때문에 선호된다. 그러나 내성 검사 결과를 기다리느라고 치료를 지체해서는 안된다.

만성 사람면역결핍바이러스 감염에서 항레트로바이러스제 치료를 시작하기 전에 내성 검사시행이 권장된다. 또한 만성 감염자에서 치료를 하다가 바이러스 억제가 충분히 이루어지지 않는 상황에서 내성검사를 시행하는 것도 권장된다. 그러나 이러한 내용은 연구결과에 따라 변할 여지가 있다.

일반적으로, 임신한 감염자의 내성 검사 권장 기준은 임신하지 않은 감염자의 기준과 동일하다. 즉, 급성 감염시, 항레트로바이러스제의 치료 실패시, 항레트로바이러스제 투여를 시작한 후에 바이러스 억제가 불충분할 때 등이 임신한 감염자에서 내성 검사를 시행할 적절한 적응증들이다. 임신한 감염자가 zidovudine이 포함되지 않은 항레트로바이러스제 조합을 투여받고 있을 때나, 임산부가 약제에 내성이 있어서 zidovudine 투여를 중단했을 때에도 반드시 분만 중 산모에게, 그리고 태어난 신생아에게 수직 감염을 막을 수 있도록 zidovudine 예방 요법을 시행해야 한다. 한가지 중요한 사항은 사람면역결핍바이러스의 수직 감염을 예방하는 zidovudine의 작용 기전 중에 산모의 혈중 바이러스를 억제하는 기전만으로는 설명이 안되는 다른 기전이 있을 것이라는 것이다. 또한, 예비 결과에 따르면 zidovudine 예방요법 후의 수직 감염률은 zidovudine 내성 돌연변이가 있는 군과 없는 군

표 4. 단백분해효소 억제제의 코돈별 내성 양상

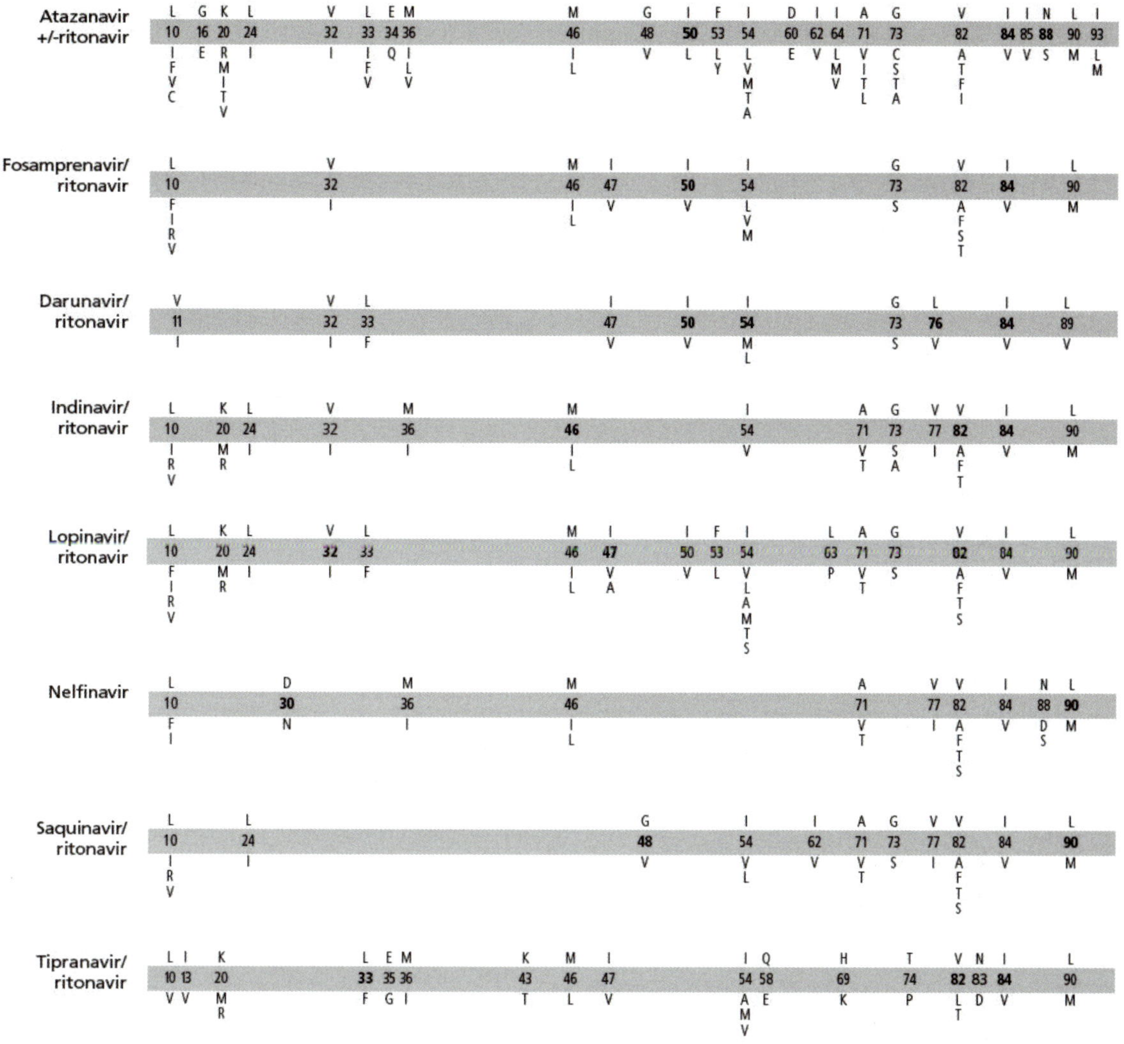

사이에 차이가 없었다. 향후 지속적인 연구들로 zidovudine 내성이 있는 임신한 감염자에서 사람면역결핍바이러스의 수직 감염을 예방하는 가장 좋은 전략을 수립하여야 한다.

3. 국내 HIV 내성 현황

국내에서 발표되었던 내성유전자 부위의 현황을 보면(IAS−USA panel 기준), 뉴클레오시드 역전사효소억제제와 연관된 유전자부위로 M41L/I, E44D, D67N/G, K70R, V118I, M184V, L210F/M, T215F,

K219Q부위 등이 있었고, 비뉴클레오시드 역전사효소 억제제와 연관된 유전자부위로는 Y181I부위, 단백분해효소 억제제와 연관된 유전자부위로는 M46I, V82I, L90M 부위 등이 있었다. 이렇게 뉴클레오시드 역전사효소 억제제와 연관된 내성유전자 부위가 많은 것은 zidovudine이 1991년부터 단독으로 오랫동안 사용되었기 때문일 가능성이 있다.

항레트로바이러스치료제 투여군과 비투여군에서의 유전형 내성분석을 보고한 국내문헌에서 보면 투여군에서 M41I, M184V 등 NRTI와 연관된 내성유전자 부위 및 G48R, V82I 등 PI와 연관된 내성유전자 부위가 상대적으로 많이 발현되었으며 비투여군에서도 NRTI와 연관되어 M41I, T69A, L210M 부위가 발현되었다.

또다른 치료제의 내성을 분석한 국내문헌에서는 lamivudine으로 치료를 받았던 사람면역결핍바이러스 감염자의 lamivudine 내성빈도가 30%였으며, 항레트로바이러스 치료제 투여군의 내성발현율이 42%로 비투여군의 내성발현율 14%보다 3배가 많았음을 보고하였다. 한편 치료를 받지 않은 사람면역결핍바이러스 감염자의 내성빈도를 연구한 자료를 고찰하여 보면 내성빈도는 대략 2.3~14% 정도였다. 이렇게 차이가 나는 것은 대상군, HIV 감염시기, 내성분석 및 해석 방법 등이 다르기 때문인 것으로 생각되는 데 이를 다시 치료제 별로 분류를 하면 역전사효소 억제제와 연관된 내성빈도는 3.4~14%이었으며, 단백분해효소 억제제와 연관된 내성빈도는 0~2.6%로 역전사효소 억제제와 연관된 내성이 상대적으로 많았다.

웨스턴 블럿(western blot) 미결정 환자를 대상으로 초기 감염자의 유전형 내성을 분석한 국내연구에 의하면 사람면역결핍바이러스 초기감염자 26명 중 주요 내성 유전자(major resistance gene)가 발현된 감염자는 모두 2명으로 약 7.6%의 내성률을 보였다. 역전사효소 억제제와 관련된 내성유전자는 1건으로 뉴클레오시드 역전사효소 억제제에 대하여 저도내성을 보이는 E44D부위였다. 그리고 단백분해효소 억제제와 연관된 주요 내성 변이로 M46L부위가 발현되었는데, 이는 saquinavir를 제외한 모든 단백분해효소 억제제에 대하여 고도내성을 유발하는 것으로 보고하고 있으며, 최근 사용이 증가하고 있는 ritonavir/ lopinavir에 대해서도 내성이 유발될 가능성이 있는 것으로 여겨지고 있다.

국내에서는 1991년부터 zidovudine이 처음 사용되었고, 1996년에는 didanosine, 1997년에는 lamivudine과 indinavir를 도입하여 병합요법을 시작하게 되었다. 이외에도 여러 항레트로바이러스 치료제를 사용하게 됨으로써 사람면역결핍바이러스 감염자에게 많은 혜택을 가져다 주었지만, 이에 비하여 치료제의 부작용 및 내성에 대한 문제가 새롭게 대두되고 있기 때문에 경각심을 가져야 할 때이다.

참고문헌

1. Devereux HL, Youle M, Johnson MA, Loveday C: Rapid decline in detectability of HIV−1 drug resistance mutations after stopping therapy. AIDS 13: 123−127, 1999
2. Durant J, Clevenbergh P, Halfon P, et al.: Drug−resistance genotyping in HIV−1 therapy: The VIRADAPT randomised controlled trial. Lancet 353: 2195−2199, 1999
3. Baxter JD, Mayers DL, Wentworth DN, et al.: CPCRA 046 Study Team. A pilot study of the short−term effects of antiretroviral management based on plasma genotypic antiretroviral resistance testing(GART) in patients failing

antiretroviral therapy. 6th Conference on Retroviruses and Opportunistic Infections. Chicago, IL, Abstract LB8, 1999.

4. http://hiv-web.lanl.gov/seq-db.html
5. 장경희, 강춘, 홍성관, 남정구, 김성순, 송영구, 이주실, 김준명: Prevalence of genotypic resistance to nucleoside reverse transcriptase inhibitors and protease inhibitors in Korea. 대한감염학회 2000 학술대회 초록집 p.61
6. Sung HS, Foley BT, Ahn SH, et al. Natural polymorphisms of protease in protease inhibitor-naïve HIV-1 infected patients in Korea: A novel L63M in subtype B. AIDS Res Hum Retroviruses 19: 525-530, 2003
7. Park SW, Kim HB, Choi YJ, et al. Genotypic resistance of antiretroviral drugs among drug-naïve HIV type 1 patients with the background of long-term access-easy zidovudine therapy. AIDS Res Hum Retroviruses 19: 1039-1043, 2003
8. Cho YK, Sung HS, Lee HJ, et al. Detection of resistance mutation to lamivudine in HIV-1 infected patients. J Korean Soc Microbiol 2000; 35(2): 181-190.
9. Kim CO, Park YS, Choi JY, et al. Genotypic resistance assay to antiretroviral-drugs in early HIV-infected Koreans. 대한감염학회 2004 학술대회.

3. 치료 원칙

사용가능한 항레트로바이러스 약물의 종류가 증가하고 새로운 연구결과가 발표되면서 사람면역결핍바이러스 감염자의 치료 원칙도 빠르게 변하고 있다. 항레트로바이러스 요법은 복잡하고 심각한 부작용이 있으며 불편한 투약으로 인해 충실도가 낮을 수 있고 사람면역결핍바이러스에 대한 내성이 충실도가 낮거나 항레트로바이러스 약물의 혈중 농도가 낮은 경우에 생길 수 있다. 환자를 교육시키고 치료의 시작 여부를 환자와 같이 결정하는 것이 필수적이다. 치료는 사람면역결핍바이러스 감염과 관련된 증상이 있는 모든 환자에게 고려하여야 한다. 무증상 감염자의 경우는 치료하고자 하는 환자의 의지, CD4+ T림프구 수에 의해 결정되는 면역저하의 정도, CD4+ T림프구 수와 혈장 HIV RNA 수에 따른 질병의 진행정도, 증상이 없는 환자에서 치료를 시작함으로써 얻는 득과 실, 환자와 상담하고 교육한 후에 환자가 처방한 치료 요법에 얼마나 충실히 따를 지를 고려하여 치료의 시작 여부를 결정하여야 한다. 치료의 목표는 바이러스를 강력하고 지속적으로 억제하고 면역기능을 회복시키고 유지시켜 삶의 질을 향상시키고 사람면역결핍바이러스와 관련된 이환율과 사망률을 감소시키는데 있다.

1. HIV 감염이 진단된 환자에서 고려해야 할 점

사람면역결핍바이러스 감염자는 '무증상 감염자'와 '증상 감염자'로 분류할 수 있다. 증상 감염자는 1993년 미국질병통제센터에 의해 정의된 후천성면역결핍증을 포함한 소모 증후군, 아구창, 설명되지 않는 2주 이상의 발열 등이 있는 경우이다.

모든 '증상 감염자'는 항레트로바이러스 치료를 고려하여야 한다. 증상이 없는 '무증상 감염자'의 항레트로바이러스 치료는 여러 가지를 고려하여 결정하여야 한다(표 1). 치료를 시작하기 전에 다음의 사항을 시행하여야 한다.

- 과거력 조사, 이학적 검사
- 일반혈액검사, 화학 검사(AST/ALT, lipid profile 등)
- CD4+ T림프구 수
- 혈장 HIV RNA

이외에도 기회감염과 관련된 검사가 필요하다(rapid plasma reagin 또는 VDRL 검사; 결핵 피부반응 검사; 톡소플라즈마 IgG; B형간염, C형간염 혈청검사; 자궁암 세포진검사(Pap test)를 비롯한 부인과적 검사). 임상적으로 적응증이 되면 다른 검사도 필요하다(흉부방사선 검사, 안과적 검사). 어떠한 경우에는 거대세포바이러스 혈청검사가 유용한 경우도 있다.

2. 무증상 감염자의 치료시 고려해야 할 점

CD4+ T림프구 수가 200/μL 미만인 증상이 없는

표 1. 사람면역결핍바이러스 감염자에서 항레트로바이러스 치료 시작 지침

임상 상태	CD4+ T림프구 수 및 HIV RNA	권장사항
증상(+) (AIDS 정의질환, 심각한 증세)	수치와 무관	치료를 시작한다.
증상(−)	CD4+ T림프구 수 <200/μL 이고 HIV RNA 수치와 무관	치료를 시작한다.
증상(−)	CD4+ T림프구 수 >200/μL, <350/μL 이고 HIV RNA 수치와 무관	치료를 시작하는 것이 일반적으로 권장되나, 이견은 있다.[1]
증상(−)	CD4+ T림프구 수 >350/μL 이고 HIV RNA >100,000 copies/mL	치료를 시작할 수도 있고 HIV RNA가 매우 높지 않으면 관찰할 수도 있다.[2]
증상(−)	CD4+ T림프구 수 >350/μL 이고 HIV RNA <100,000 copies/mL	치료를 미루는 전문가들이 많다.[3]

[1]치료 안했을 때 질병 없는 생존율, 치료의 장단점, 환자의 의지를 고려함.
[2]치료 안했을 때 3년간 후천성면역결핍증로 진행된 경우가>30%.
[3]치료 안했을 때 3년간 후천성면역결핍증로 진행된 경우가<15%.

감염자의 치료는 이중 맹검, 위약−대조 연구에서 임상적 유용성이 밝혀져 있지만, CD4+ T림프구 수가 200/μL 이상인 증상이 없는 감염자의 치료를 언제 시작하여야 하는가에 대해서는 아직 밝혀져 있지 않다. CD4+ T림프구 수가 200/μL 이상인 환자의 치료는 환자가 얼마나 치료받을 준비가 되어 있는가, CD4+ T림프구 수와 HIV RNA 수준, 항레트로바이러스 치료의 이득과 손해를 고려하여 결정하여야 한다.

조기 치료의 장점은 바이러스의 조기 억제, 면역 기능의 보존, 기회 질환의 예방과 관련된 생존 기간의 연장, 그리고 바이러스 전파 위험의 감소이며 단점은 약제의 부작용, 대부분의 불편한 투약 방법으로 인한 낮은 충실도, 조기치료에 따른 약제 내성의 발현으로 향후 사용 가능한 약제들이 줄어드는 점, 약제에 내성이 있는 바이러스의 전파 위험, 심각한 약제의 부작용, 현재 이용 가능한 약제들의 효과 지속 기간의 불확실성 등이다. 한편 지연 치료의 장점은 치료와 연관된 부작용의 최소화, 선택 가능한 치료제의 보존, 약제 내성 발현의 지연 등이며, 단점은 면역 기능의 불가역적 손상의 가능성, 바이러스 억제가 질환이 진행된 상황에서 더 어려울 가능성, 치료가 안된 기간이 길수록 전파 위험 기간이 더 길어지는 것 등이다.

항레트로바이러스제 투여에 따른 단점에 대한 인식이 늘어나면서 전문가들은 치료 시작 시기를 점차 늦추는 방향으로 의견을 모으고 있는 추세인데, 일반적으로 CD4+ T림프구 수가 350/μL 이하로 떨어지면 치료 시작을 권장하고 있다(표 1). 그 근거로서 치료받지 않은 환자 중 CD4+ T림프구 수가 350/μL 이하인 경우에는 어떠한 HIV RNA 수치에서도 질병이 진전된다는 연구 결과를 들고 있다(표 2). CD4+ T림프구수가 200/μL 이하인 경우에는 HIV RNA 수치와 무관하게 치료를 권장하며, 200~350/μL인 경우에는 일반적으로 치료를 권장하지만 논란의 여지는 있다. 이러한 경우에 치료를 시작하는 것은 매우 복잡한 문제이며 환자 교육과 상담을 통해서 신중하게 결정해야 한다. 치료 결정 시에는 치

표 2. 바이러스 부하에 따른 후천성면역결핍증 발생률

CD4 ≤200/μL 혈장 바이러스 양(copies/mL)†		연구대상(명)	후천성면역결핍증 정의 질환(%)‡		
bDNA	RT-PCR		3년	6년	9년
≤500	≤1,500	–§	–	–	–
501~3,000	1,501~7,000	3	–	–	–
3,001~10,000	7,001~20,000	7	14.3	28.6	64.3
10,001~30,000	20,001~55,000	20	50.0	75.0	90.0
>30,000	>55,000	70	85.5	97.9	100.0
CD4 ≤200/μL 혈장 바이러스 양(copies/mL)†		**연구대상(명)**	**후천성면역결핍증 정의 질환(%)†**		
bDNA	**RT-PCR**		**3년**	**6년**	**9년**
≤500	≤1,500	3	–	–	–
501~3,000	1,501~7,000	27	0	20.0	32.2
3,001~10,000	7,001~20,000	44	6.9	44.4	66.2
10,001~30,000	20,001~55,000	53	36.4	72.2	84.5
>30,000	>55,000	104	64.4	89.3	92.9
CD4 ≤200/μL 혈장 바이러스 양(copies/mL)†		**연구대상(명)**	**후천성면역결핍증 정의 질환(%)‡**		
bDNA	**RT-PCR**		**3년**	**6년**	**9년**
≤500	≤1,500	119	1.7	5.5	12.7
501~3,000	1,501~7,000	227	2.2	16.4	30.0
3,001~10,000	7,001~20,000	342	6.8	30.1	53.5
10,001~30,000	20,001~55,000	323	14.8	51.2	73.5
>30,000	>55,000	262	39.6	71.8	85.0

*Multi-Center AIDS Cohort Study(MACS)의 보고. 남성 동성애자를 대상으로 함.
† 혈장내 HIV RNA 값은 RT-PCR 방법이 bDNA 방법보다 2~2.5배 높다.
‡ 이 연구에서 후천성면역결핍증의 정의는 1987년 CDC의 정의를 따랐다. CD4+ T림프구 <200/μL의 무증상 환자는 포함되지 않는다.
§ 증례수가 적어서 후천성면역결핍증 진행위험 추정을 신뢰할 수 없음.

료를 시작할 환자의 의지와 CD4+ T림프구의 면역결핍 정도, 혈장 HIV RNA에 따른 질병진행 위험정도, 무증상 환자에게 치료를 시작하는데 따르는 장점과 단점, 그리고 처방된 약제를 계속 복용할 수 있는가 등의 요소들을 고려해야 한다. 처방약 복용에 있어서 단순히 환자가 잘 복용할 것 같지 않다는 판단에 따라 치료를 포기해서는 안된다. 복잡한 약제를 잘 복용할 수 있는가에 대해 환자와 의논하고 환자 자신이 결정하도록 해야 한다. 효과적인 치료를 위해서는 환자에게 충분히 설명하고 교육하는 것이 중요하다.

무증상 감염자에서 CD4+ T림프구 수가 350/μL 이상인 경우는 치료 시작 여부에 이견이 있다. 치료 지연을 주장하는 이유는 CD4+ T림프구 수가 200~350/μL인 경우에도 면역 체계의 재활성화가 일어나기 때문에 CD4+ T림프구 수가 350/μL 이하로 감소할 때까지 치료를 지연할 수 있지만, 조기 치료를 함으로써 생기는 약제의 부작용과 적응도 감소는 심각할 수 있다는 것이다. 치료를 지연하는 경우에는 높은 HIV RNA 수준(RT−PCR>100,000copies/mL)에서도 HIV RNA와 CD4+ T림프구 수를 더 자주 측정하면서 치료 시점을 관찰하게 된다. 조기 치료의 경우 CD4+ T림프구 수가 350/μL 이상인 무증상 감염자에 있어서 높은 HIV RNA 수준(RT−PCR>100,000copies/mL)을 보이면 치료를 시작하도록 권장하는데 이것은 면역 체계가 악화되고 질병이 진전되는 것을 방지하기 위해서이다. 이것은 여러 연구에서 CD4+ T림프구 수가 더 높을수록, 혈중 HIV RNA가 낮을수록 항바이러스제로 혈중 HIV RNA를 억제하기가 더 용이하다는 근거에 의한다.

3. 치료 목표

현재의 항레트로바이러스 요법으로 사람면역결핍바이러스의 박멸은 불가능하다. 그 이유는 급성 감염의 초기에도 잠복 감염된 CD4+ T림프구의 저장소가 알려져 있고 혈장 바이러스혈증이 50 copies/mL 미만으로 억제되어 있어도 저장소에서는 감염된 CD4+ T림프구가 발견되기 때문이다. 일차적인 치료의 목표는 바이러스를 강력하게 지속적으로 억제하고 면역기능을 회복시키고 유지시켜 삶의 질을 향상시키고 사람면역결핍바이러스와 관련된 이환율과 사망률을 감소시키는데 있다.

혈장 바이러스혈증은 사람면역결핍바이러스 감염의 예후와 관련이 많다. 또한 항레트로바이러스 요법 시행 후에 혈장의 바이러스가 감소하면 실질적으로 더 좋은 임상 경과를 보인다. 그러므로 혈장 바이러스의 억제는 가능한한 강력하고 지속적으로 이루어져야 한다. 그러나 이러한 바이러스의 억제는 추후에 효과적인 치료 방법을 보전하는 것과 균형을 맞추어야 한다. 치료 중에 한 번 바이러스가 검출되었다고 하여 항레트로바이러스 요법을 변경하게 되면 오래지 않아 선택할 수 있는 치료 방법이 없어진다.

고강도 항레트로바이러스 치료(highly active anti−retroviral therapy; HAART)를 시행하면 환자에 따라 다르기는 하지만 대개 CD4+ T림프구 수가 매년 100~200/μL 이상 증가한다. 이러한 CD4+ T림프구의 반응은 바이러스의 억제 정도와 연관이 있다. CD4+ T림프구 수가 더욱 높게 유지되는 환자에서 혈장 바이러스가 계속적으로 억제되는 경우가 많다. 혈장 바이러스의 억제가 완전하지 않더라도 CD4+ T림프구의 반응이 좋은 경우가 있고 이러한 경우 예후가 나쁜 것을 의미하는 것은 아니다. 따라서 혈장 바이러스의 수가 가장 중요한 예후인자이지만 CD4+ T림프구 수가 높게 유지되는 것과 부분적인 면역 회복도 고려하여야 한다. 이러한 이유 때문에 낮은 수준의 바이러스 혈증이 있다 하더라도 즉시 항레트로바이러스 요법을 바꾸는 것은 주의를 요한다. 현재의 치료 요법을 계속하는 것이 약제 내성 바이러스를 유발할 것이라고 생각하는 것이 모든 환자에게서 옳은 것은 아니다. 합리적인 치료 전략은 치료 요법을 유지하면서 약물의 충실도를 높이고 환자를 감독하는데 더욱 많은 노력을 기울이는 것이다.

고강도 항레트로바이러스 치료에 의해 부분적으로 면역 기능이 회복됨으로써 기회감염요법과 예방 같은 치료를 줄일 수 있다. 고강도 항레트로바이러스 치료를 시행하여 기회감염에 대한 기능적인 면역력이 회복되는 것이 실험실적으로 증명되어 있고 폐포자충 폐렴을 앓은 후에 강력한 항레트로바이러스 요법을 받아 CD4+ T림프구 수가 200/μL 이상인 환자에서는 예방을 하지 않아도 폐포자충 폐렴이 발생하지 않는다.

4. 항레트로바이러스치료를 받은 적이 없는 감염자의 치료

1995년 단백분해효소 억제제와 역전사효소 억제제의 조합(고강도 항레트로바이러스 치료, highly active antiretroviral therapy; HAART)이 소개되면서 이전에는 치료받지 않았던 환자의 초기 치료 약제의 선택에 대한 임상적인 자료들이 축척되기 시작했다. 20여 가지의 항레트로바이러스 약제가 승인을 받았다. 현재 추천되고 있는 초기 치료의 조합은 크게 3가지로 분류되어 있는데 이것은 "하나의 비뉴클레오시드 역전사효소 억제제+두개의 뉴클레

표 3. 사람면역결핍바이러스 감염자 치료를 위한 권장 약제(2006. 4 DHHS 지침)

비뉴클레오시드 역전사효소억제제-기본 요법	
선호 요법	· efavirenz+(lamivudine 또는 emtricitabine)+(zidovudine 또는 tenofovir DF) -임신한 여성 또는 임신할 가능성이 있는 여성은 제외
대체 요법	· efavirenz+(lamivudine 또는 emtricitabine)+(didanosine 또는 abacavir 또는 stavudine) -임신한 여성 또는 임신할 가능성이 있는 여성은 제외 · nevirapine+(lamivudine 또는 emtricitabine)+(zidovudine 또는 stavudine 또는 didanosine 또는 abacavir 또는 tenofovir)
단백분해효소억제제-기본 요법	
선호 요법	· lopinavir/ritonavir (Kaletra®)+(lamivudine 또는 emtricitabine)+(zidovudine)
대체 요법	· fosamprenavir/ritonavir+(lamivudine 또는 emtricitabine)+(zidovudine 또는 stavudine 또는 abacavir 또는 tenofovir 또는 didanosine) · atazanavir+(lamivudine 또는 emtricitabine)+(zidovudine 또는 stavudine 또는 abacavir 또는 didanosine) · indivavir/ritonavir+(lamivudine 또는 emtricitabine)+(zidovudine 또는 stavudine 또는 abacavir 또는 tenofovir 또는 didanosine) · lopinavir/ritonavir (Kaletra®)+(emtricitabine 또는 lamivudine)+(stavudine 또는 abacavir 또는 tenofovir 또는 didanosine) · nelfinavir+(lamivudine 또는 emtricitabine)+(zidovudine 또는 stavudine abacavir 또는 tenofovir 또는 didanosine) · saquinavir(SGC* 또는 HGC 또는 tablet)/ritonavir+(lamivudine 또는 emtricitabine)+(zidovudine 또는 stavudine 또는 abacavir 또는 tenofovir 또는 didanosine)
뉴클레오시드 역전사효소억제제 3제요법-비뉴클레오시드 역전사효소억제제 또는 단백분해효소억제제 기본 요법을 일차 선택 약제로 사용할 수 없거나 사용해서는 안되는 경우에만 사용	
	· abacavir+lamivudine+zidovudine

* SGC; Soft Gel Capsule
HGC; Hard Gel Capsule

오시드 역전사효소 억제제"; "하나 또는 두개의 단백분해효소 억제제+두개의 뉴클레오시드 역전사효소 억제제"; 그리고 "세개의 뉴클레오시드 역전사효소 억제제" 이다(표 3). 초치료 환자에서 임상적으로 최적의 효과와 지속성이 있고 환자가 치료제에 잘 견디고 사용하기 편한 경우에 선호 요법으로, 임상적으로 효과는 있으나 항레트로바이러스 효과와 지속성, 환자가 치료제에 잘 견디는 정도, 사용하기 편리함에서 선호 요법보다 효과가 떨어지는 경우에는 대체요법으로 정하였다. 환자의 특성에 따라 표 3에 있는 대체 요법이 실제적으로 선호 요법이 될 수도 있다.

이러한 치료 지침은 임상적인 자료를 바탕으로 만들어졌다. 그러나 임상적인 연구 결과들이 후천성면역결핍증 정의 질환이 발생할 때까지나 환자가 사망할 때까지 충분한 기간동안 추적 관찰한 것이 없고 대부분의 연구가 HIV RNA와 같은 수치를 추적 관찰했다는 것을 고려해야 한다.

항레트로바이러스 요법은 일률적으로 적용되어서는 안된다. 각 요법의 장점과 단점, 그 외에도 많은 다른 요인들을 고려하여 선택하여야 한다. 치료요법을 선택할 때 고려해야 할 점은 다음과 같다.

① 치료를 시작하려는 환자의 의지
② 약물에 대한 환자의 충실도 평가
③ 약물의 양, 투여 빈도, 음식과 물 섭취에 대한 환자의 선호도
④ CD4+ T림프구 수, 혈장 바이러스 수, 후천성면역결핍증 정의 질환의 유무에 따른 질환의 심한 정도
⑤ 약물의 부작용
⑥ 결핵, 간질환, 우울증 또는 정신 질환, 심혈관 질환, 임신 등과 같은 동반 질환 또는 환자의 상태
⑦ 다른 약제들과의 상호작용

최근에는 하루에 한 번 투여하는 요법도 고려해 볼 수 있지만 아직 하루에 여러 번 투여하는 요법에 비해 임상적, 면역학적으로 성적이 좋다는 증거는 없다.

현재까지 가장 광범위하게 연구된 조합은 "하나의 비뉴클레오시드 역전사효소 억제제+두개의 뉴클레오시드 역전사효소 억제제"; "하나 또는 두개의 단백분해효소 억제제+두개의 뉴클레오시드 역전사효소 억제제"; 그리고 "세개의 뉴클레오시드 역전사효소 억제제" 이다. 현재까지 위의 세가지 조합이외의 다른 조합에 대해서는 연구가 충분하지 않다.

현재까지 3종류의 비뉴클레오사이드 역전사 억제제(delavirdine, efavirenz, nevirapine)가 개발되어 있다. 3가지 약제 중에서 delavirdine은 가장 효과가 약해서 항레트로바이러스 요법의 초기치료로 추천되지 않는다. 많은 연구에서 efavirenz를 기본으로 한 요법과 nevirapine을 기본으로 한 요법, 단백분해효소 억제제를 기본으로 한 요법과 3종류의 뉴클레오시드 역전사효소 억제제를 사용한 요법의 효과를 비교 분석하였다. 여러 가지 임상적인 연구를 고려할 때 비뉴클레오시드 역전사효소 억제제 기본 요법에서는 efavirenz와 lamivudine 그리고 zidovudine 또는 tenofovir 조합이 선호 요법으로 추천된다. Efavirenz가 동물실험에서 심각한 기형유발작용이 증명되었기 때문에 임신한 여성 또는 임신할 가능성이 있는 여성에서는 이러한 요법이 추천되지 않는다.

Ritonavir는 대부분의 환자들이 ritonavir의 표준 용량(600mg, 2회/일)을 복용하기 어렵기 때문에 단일 단백분해효소 억제제로 투여하는 것으로 추천되지 않는다. Indinavir를 단일 단백분해효소 억제제로 투여하는 것은 8시간 간격으로 투여하여야 하고 음식에 제한이 있기 때문에 약물에 대한 충실도가 낮아질 수 있어서 사용에 어려움이 있다. Nelfinavir는 설사를 제외하고는 복용하는데 큰 어려움이 없다.

Atazanavir는 azapeptide 단백분해효소 억제제로 하루에 한 번 투여하고 다른 단백분해효소 억제제

에 비해 지질대사의 부작용이 적다는 장점이 있다. 최근의 연구에 의하면 atazanavir 400mg을 하루에 한번 투여하는 것이 nelfinavir나 efavirenz와 유사한 치료효과가 있다고 하였다. Atazanavir의 주된 부작용은 간효소의 상승을 동반하지 않는 고빌리루빈혈증이다.

저용량의 ritonavir(100~200mg)는 다른 단백분해효소 억제제의 혈중농도를 올린다. 이러한 ritonavir의 증강 효과를 노린 단백분해효소 억제제 병합은 약의 분량을 줄이고, 투여 횟수를 간단히 하며, 음식의 제한도 없애는 장점이 있어 최근에는 더욱 많이 사용된다. Saquinavir와 ritonavir가 병합요법으로 사용될 때 약물의 농도는 경질캡슐이나 연질캡슐이 비슷하지만 소화기 장애가 경질캡슐에서 더 적다. Lopinavir/ritonavir와 nelfinavir를 비교한 연구에서 약물의 바이러스에 대한 효과는 lopinavir/ritonavir가 nelfinavir에 비해 우월한 것으로 나타났다. Lopinavir/ritonavir와 다른 ritonavir 증강 요법, efavirenz를 포함한 다른 요법과의 비교 연구가 충분히 많은 것은 아니지만 바이러스에 대한 효과, 환자가 약에 잘 견디는 정도, 약의 분량을 고려할 때 단백분해효소 억제제 기본 요법에서 lopinavir/ritonavir를 선호 요법으로 추천한다. 단지 lopinavir/ritonavir는 임신한 여성에서는 경험이 많지 않다. 현재까지 사용가능한 단백분해 억제제 중에서 nelfinavir가 임신한 여성에게 가장 안전한 약물이다.

세 종류의 뉴클레오시드 역전사효소 억제제를 사용하는 요법은 복용하기에 용이하고 다른 약제의 조합보다 약제간의 상호작용이 적다는 장점이 있지만 비뉴클레오시드를 기본으로 하는 요법이나 단백분해효소 억제제를 기본으로 하는 요법에 비해 바이러스에 대한 효과가 떨어진다. Abacavir+zidovudine+lamivudine의 조합을 사용해 볼 수 있으나 세 종류의 뉴클레오시드 역전사효소 억제제 요법은 초치료 환자에서 다른 요법이 약물의 독성이나 상호작용 때문에 사용하기에 바람직하지 않은 경우에만 비뉴클레오시드 역전사효소 억제제 기본 요법이나 단백분해효소 억제제 기본 요법의 대체요법으로 사용하여야 한다. 또한 "Abacavir+tenofovir+lamivudine"이나 "Didanosine+tenofovir+lamivudine" 조합은 어느 경우에라도 항레트로바이러스 요법으로 사용해서는 안된다.

두개의 뉴클레오시드 조합은 한가지 내지는 두가지의 다른 약제를 조합함으로써 항레트로바이러스 요법의 기둥역할(backbone)을 하였다. 최근까지 주로 사용되는 두 종류의 뉴클레오시드 약제 중 한 가지는 zidovudine이나 stavudine 같은 thymidine 계통의 약제이다. Zidovudine과 stavudine은 lamivudine과 같이 사용되면서 병합요법의 중추 역할을 해온 뉴클레오시드이다. 그렇지만 이들 약제의 독성에 대해 면밀히 추적관찰하고 필요에 따라서는 다른 뉴클레오시드 역전사효소 억제제의 사용을 고려하여야 한다. 더욱 최근의 연구에서는 tenofovir, didanosine, 또는 abacavir를 lamivudine과 같이 사용하여 고무적인 치료성적을 발표하였다. Lamivudine은 흔히 사용되는 뉴클레오시드의 두 번째 약제이며 독성이 거의 없고 M184V 변이에 의해 내성이 유발되어도 thymidine 유사화합물에는 감수성을 유지한다. Emtricitabine은 lamivudine의 불소 유사화합물로써 세포내 반감기가 길어서 하루에 한 번 투여하는 것이 가능하다. Lamivudine과 마찬가지로 emtricitabine 치료 시작 후에 M184V 변이가 흔하게 발견된다. Emtricitabine은 뉴클레오시드 로 lamivudine과 유사한 효과가 있는 것으로 생각된다.

같이 사용되어서는 안되는 뉴클레오시드 역전사효소 억제제 조합은 다음과 같다.

① Zidovudine과 stavudine－약리 상호작용으로 생체내와 시험관내에서 길항작용이 있다.

② Emtricitabine과 lamivudine－비슷한 내성 양상

을 나타내기 때문에 바이러스에 대해 추가적인 이득이 없다. 뉴클레오시드 조합으로 이 약제 조합은 추천하지 않는다.

③ Stavudine과 didanosine을 조합하는 것은 말초 신경병, 췌장염과 간 지방증을 동반한 젖산증(lactic acidosis)을 유발할 수 있기 때문에 사용해서는 안된다.

④ Atazanavir와 indinavir의 조합은 고빌리루빈혈증이 문제가 된다.

⑤ 그외 안좋은 조합: Amprenavir+fosamprenavir, amprenavir oral solution+ritonavir oral solution didanosine+zalcitabine, stavudine+zalcitabine.

일반적으로 stavudine과 didanosine의 조합은 말초 신경병증이나 고젖산혈증과 같은 독성 때문에 초치료로 사용하는 것을 피해야 하고 초창기에 사용되던 zalcitabine은 사용하기에 불편하고 독성이 심해 거의 추천되지 않는다.

현재 사용가능한 많은 뉴클레오사이드 중에서 zidovudine과 lamivudine 조합이 사용하기 편리하고 비교적 강력하고 독성도 심하지 않고 임상적인 경험도 많은 조합이다. Stavudine과 lamivudine 조합도 널리 사용되지만 이상지질혈증, 지방위축증, 그리고 미토콘드리아 독성이 비교적 흔하다. Tenofovir와 lamivudine 조합은 efavirenz와 병용 사용시에 강력하고 지속적인 효과가 있다. 대체요법으로 사용할 수 있는 조합은 didanosine과 lamivudine, 또는 뉴클레오시드 또는 뉴클레오티드 역전사효소 억제제 1가지(lamivudine 제외)와 emtricitabine의 조합이다.

또한 몇몇 약제는 초치료로 사용하는 것이 권장되지 않는데 그 이유는 다음과 같다.

① 항바이러스 효과가 약한 경우
- Delavirdine
- Zidovudine+zalcitabine 조합

② 약물의 수가 많은 경우
- Amprevavir를 단독 단백분해 억제제로 사용하는 경우(16capsule/일)
- Saquinavir 연질캡슐을 단독 단백분해효소 억제제로 사용하는 경우(18capsule/일)
- Nelfinavir와 saquinavir의 조합을 단백분해효소 억제제로 사용하는 경우(16~22capsule/일)

③ 독성의 빈도가 높은 경우
- Ritonavir를 단독 단백분해효소 억제제로 사용하는 경우(600mg, 2회/일): 소화기 장애
- Stavudine과 didanosine의 조합: 말초신경병증, 고젖산혈증

④ CD4+ T림프구 수가 250/μL 이상인 여성과 400/μL 이상인 남성에서 nevirapine 사용

5. 항레트로바이러스치료를 받은 적이 있는 감염자의 치료

이전에 광범위한 항레트로바이러스 치료를 받고 치료에 실패한 환자를 평가하고 관리하는 것은 복잡하고 전문가와 상의하는 것이 필요하다. 환자의 약제에 대한 충실도 부족, 부작용 때문에 약제를 잘 복용하지 못한 경우, 약동학적인 문제를 제외하면 대부분의 치료 실패 이유는 바이러스적인 치료 실패이다. 바이러스적인 치료 실패는 24주 이후에도 HIV RNA가 >400copies/mL인 경우, 48주 이후에 >50copies/mL, 또는 바이러스 혈증이 억제되었다가 HIV RNA가 >400copies/mL로 검출되는 경우이다. 바이러스적인 치료 실패를 치료하기 위해서는 이전의 치료가 충분했는지 아닌지를 구분할 필요가 있다. 이전에 치료가 충분하지 않았던 경우에 치료의 목표는 바이러스를 최대한 억제하는 것이다. 반면에 이전에 충분하게 치료를 받았음에도 불구하고 바이러스 억제가 되지 않은 환자의 치료 목표는 면

역학적 기능을 보전하고 질병의 진행을 예방하는 것이었다. 하지만, 최근에 enfuvertide, tipranavir, darunavir 등의 약제가 개발되면서 내성에 의한 치료실패자의 치료목표가 바이러스를 최대한 억제하는 것으로 바뀌고 있다. 그러나, 국내에서는 이들 신약들의 사용이 아직은 어려운 현실이다.

치료에 실패하는 원인은 많지만 결국은 바이러스적인 치료실패, 면역학적 치료 실패, 임상적 치료 실패로 이어진다. 바이러스적인 치료실패가 63%까지 보고되고 있지만 그 빈도는 감소하고 있고 최근의 코호트 연구에서는 치료 후 6개월에 72%의 환자에서 HIV RNA가 500copies/mL 미만으로 유지되었다. 바이러스적인 치료실패 후 같은 치료요법으로 계속 유지할 때 평균 3년이 지나면 면역학적인 치료실패(CD4+ T림프구 수가 원래대로 되돌아가는 경우)가 발생한다. 치료 요법을 중단하는 경우의 28~40%가 약물에 대한 충실도가 낮거나 약제의 독성 때문이다.

1) 치료 실패의 정의 및 원인

(1) 치료 요법 실패

치료 요법 실패는 치료 실패의 모든 가능한 원인(충실도, 독성, 약동학, 충분하지 못한 바이러스에 대한 효과, 내성 등등)을 포함하는 넓은 의미로 사용된다. 치료 요법 실패는 종종 바이러스적, 면역학적, 임상적 치료 실패와 관련이 있다.

치료 요법 실패의 가능한 원인은 다음과 같다.

① 기본적인 환자의 요인: 나이, 치료를 시작한 연도, 치료전 HIV RNA 수준, 치료전 CD4+ T림프구 수, 이전의 후천성면역결핍증 정의질환, 동반질환(예: 우울증), 현재 마약 사용 여부, 치료전 약제 내성, 약제 내성 또는 교차 내성을 포함한 이전의 치료력

② 약물에 대한 충실도 부족과 계속적으로 추적관찰 하지 못하는 경우

③ 약물의 부작용과 독성

④ 약동학(흡수, 대사, 바이러스 저장소로의 침투하는 정도, 약물을 복용하는 시간과 음식과의 관계, 같이 복용하는 약물과의 상호 작용)

⑤ 항레트로바이러스 요법의 효능

⑥ 기타, 원인을 알 수 없는 경우

한 환자에서 여러 가지 요인이 같이 작용하는 경우가 있다. 환자의 성별, 종족, 임신 여부, 마약사용의 과거력은 치료 실패와 관련이 없다고 알려져 있다.

(2) 바이러스적 억제 실패

바이러스 억제 실패는 특징적으로 HIV RNA가 치료제에 반응을 하지 않거나 불충분한 경우이다.

① 불충분한 반응: (24주 이후에도 HIV RNA가 >400copies/mL인 경우 또는 48주 이후에 >50 copies/mL인 경우) 초기의 HIV RNA 수치가 치료에 반응하는 시간에 영향을 줄 수 있고 다른 환자보다 바이러스를 억제하는데 더 오랜 시간이 걸리는 환자도 있다. HIV RNA가 감소하는 시간, 양상, 기울기로 궁극적인 바이러스 반응을 예측할 수 있다. 예를 들면, 치료 후 24주에 적절한 바이러스 억제 반응을 보인 환자의 대부분은 치료시작 후 1~4주에 최소 1log 이상 감소한 환자이다.

② 바이러스 반등(Rebound): 바이러스 혈증이 억제되었다가 반복적으로 HIV RNA가 검출되는 경우

낮은 수준의 바이러스 혈증이 계속되는 경우 언제 치료 요법을 바꿔야 하는가에 대해서는 아직 알려져 있지 않다. 가장 적극적인 방법은 반복적으로 바이러스가 검출되면(예: 2번 연속으로 > 400copies

/mL) 치료 요법을 바꾸는 것이다. 다른 방법은 바이러스혈증을 임의의 수준(예: 1,000~5,000copies/mL)까지 지켜보는 것이다. 그러나 항바이러스 약제를 사용하는 상태에서 바이러스의 복제가 계속되면 약제에 대한 선택 내성을 유발할 수 있다. 바이러스 혈증이 한차례 검출되는 것은 대개 바이러스 억제 실패와 관련이 없지만 혈중에서 발견되는 바이러스가 많은 경우나 빈번하게 발견되는 경우는 치료 실패의 위험성이 높다고 알려져 있다.

(3) 면역학적 치료 실패

치료 후 1년이 지나도 초기 CD+ T림프구 수가 25~50/μL 이상 증가하지 않거나 치료 중에 CD4+ T림프구 수가 초기 림프구 수보다 감소하는 경우이다. 초치료 환자에서 치료 1년 후 평균 CD4+ T림프구의 증가는 평균 150/μL 이다. 초기 CD4+ T림프구 수가 낮으면 치료에 대한 CD4+ T림프구의 반응이 좋지 않은 것으로 알려져 있다. 기전은 알려져 있지 않지만 일부 환자는 초기에 CD4+ T림프구가 증가하다가 이후에 증가하지 않는 경우도 있다.

(4) 임상적 치료 실패

최소한 치료 3개월 후에 면역 회복 증후군을 제외한 사람면역결핍바이러스 관련 질병이 발병하거나 재발하는 경우이다.

2) 치료 실패의 평가

일반적으로 치료 실패의 원인을 규명하기 위해서는 사람면역결핍바이러스와 관련된 환자의 과거력과 환자의 질병이 진행하는지에 대한 이학적 검사를 시행하여야 한다. 사람면역결핍바이러스와 관련된 과거력 중에서 중요한 것은 HIV RNA, CD4+ T림프구의 변화 과정, 사람면역결핍바이러스와 관련된 임상적 사건, 항레트로바이러스 치료력, 그리고 이전의 내성 검사 결과, 음식과의 관련성을 포함한 약물 복용 습관, 약물에 대한 충실도, 약물의 부작용 발생 여부, 동시에 투여되는 약물(약제 상호 작용을 고려), 동반 질환(마약 사용 포함)이다. 대부분의 경우 치료 실패의 원인이 밝혀지지만 확실한 원인이 밝혀지지 않는 경우도 있다. 먼저 약물에 대한 충실도, 약물의 부작용 발생 여부, 약동학적인 문제(음식, 흡수장애, 동시에 투여되는 약물에 의한 상호작용)를 고려하고 이러한 것이 원인이 아니라고 판단되면 바이러스 억제 실패 및 면역학적, 임상적인 치료 실패를 고려한다.

바이러스적, 면역학적, 임상적인 치료 실패의 경우 치료의 궁극적인 목표는 임상적으로 질병이 진행하는 것을 예방하고 건강한 삶을 연장하는 것이다. 이전의 치료가 충분했는지 아닌지를 구분하여야 하며 HIV RNA가 2번 이상 증가되어 있음을 확인하고 CD4+ T림프구를 3번 이상 측정하여 변하는 경향을 확인하여야 한다.

몇몇 환자에서는 바이러스적, 면역학적, 임상적인 치료 실패의 판단 기준이 일치하지 않는 경우도 있다. 또한 바이러스적, 면역학적, 임상적인 치료 실패가 따로따로 나타날 수도 있고 동시에 나타날 수도 있다. 일반적으로 바이러스 억제 실패가 가장 먼저 나타나고 이후에 수개월에서 수년의 간격으로 면역학적인 치료 실패와 임상적인 치료 실패가 차례대로 나타난다.

(1) 과거의 치료가 불충분한 환자

치료의 목표는 HIV RNA를 검출되지 않는 수준으로 최대한 다시 억제하고 내성 변이가 생기는 것을 예방하는 것이다. 바이러스 억제 실패의 경우 치료 요법을 바꾸는 것이 추천되는데 그 이유는 내성 변이가 생기는 것을 최소화 하기 위해서이다. 내성 검사 결과를 참고하여 한가지 약제와 바꾸는 것을 고려해 볼 수 있으나 확립된 방법은 아니다. 바이러스혈증이 억제되어 있는 상태에서는 면역학적 또는 임상적인 치료 실패가 치료 약제를 바꾸는 것의 정당한 이유가 되지는 않는다.

(2) 과거의 치료가 충분한 환자

과거의 치료가 충분했던 환자에서 다시 바이러스를 억제하는 것은 어렵다. 따라서 치료의 목표는 면역학적 기능을 보전하고 바이러스 혈증이 있는 상태에서라도 임상적으로 질병이 진행하는 것을 예방하는 것이었다. HIV RNA가 $0.5\log_{10}$/mL 이상 부분적으로 억제되는 것이 임상적으로 도움이 되지만 추가적인 내성 변이가 출현할 위험성도 고려해야 한다. 다른 치료 방법이 없는 경우에는 치료 요법을 바꾸기보다는 현재의 치료 요법을 유지하면서 관찰하는 것이 좋다. 바이러스 혈증이 계속되고 CD4+ T림프구의 반응이 없더라도 치료를 계속하는 것이 질병의 진행하는 위험을 감소시킨다는 코호트 연구가 있다. CD4+ 림프구 수가 200/μL 미만으로 낮은 환자에서는 치료 요법을 바꾸는 것이 질병의 진행을 억제하는데 중요하다. CD4+ T림프구 수가 높은 환자에서는 임상적인 질병의 진행의 위험성이 높지 않기 때문에 치료 요법을 바꾸는 것은 선택사항이다. 바이러스 혈증이 계속되는 상태에서 치료를 중단하는 것은 HIV RNA가 빠르게 증가하고 CD4+ T림프구가 감소하며 임상적인 질병이 진행할 위험성이 높기 때문에 추천되지 않는다.

최근에는 enfuvertide, tipranavir, darunavir 등의 내성바이러스에 효과적인 약제가 개발되어 이들 환자의 치료목표가 바이러스 혈증을 억제하는 것으로 바뀌었으나, 국내에서는 이들 약제가 아직 사용 가능하지 않다.

3) 바이러스적 치료 실패시 항레트로바이러스 치료의 변경

일반적인 원칙은 내성 검사 결과를 참고하거나 새로운 기전의 약제로 세가지 이상 사용하는 것이다(표 4). 교차 내성이나 약제의 효과에 문제가 있을 수 있기 때문에 환자가 이전에 복용한 적이 없는 새로운 약제를 세가지 사용한다고 하여 항상 충분한 것은 아니다. 약제의 숫자보다는 약제의 효과가 더 중요하다.

몇몇 항레트로바이러스 약제는 사용하는 순서가 중요하다. 계속적으로 사용하게 되면 뉴클레오시드 역전사효소 억제제 중에서 교차 내성이 생긴다. 항상은 아니지만 대부분의 비뉴클레오시드 역전사효소 억제제와 관련된 내성 변이는 모든 비뉴클레오시드 역전사효소 억제제 계통의 약제에 내성을 유발한다. 치료 초기에는 amprenavir, atazanavir, nelfinavir, 또는 saquinavir에 대한 변이가 생기지만 다른 단백분해효소 억제제에 교차 내성이 생기지는 않는다. 그러나 계속적으로 변이가 축척되면서 전체 단백분해효소 억제제에 광범위한 교차 내성을 나타내게 된다.

Enfuvirtide(T−20)는 처음으로 공인된 사람면역결핍바이러스 융합억제제이다. 90mg을 하루에 2번씩 피하 주사로 투여하는 펩타이드 제제로 주사부위의 부작용이 거의 모든 환자(98%)에서 생기지만 약제의 투여를 중지하는 경우는 드물다(3%). Enfuvirtide는 초기의 사람면역결핍바이러스 감염에서는 아직 많이 연구되지는 않았지만 이전에 오랫동안 치료를 받은 환자에서 강력한 항레트로바이러스 효과를 보였다. 따라서 이전에 충분히 오랫동안 치료를 받아온 환자가 바이러스적인 치료 실패 소견을 보일 때 enfuvirtide(T−20)의 사용을 고려해 볼 수 있다.

일반적으로 새로운 치료 요법으로서 한가지의

표 4. 초치료 후 바이러스적 치료 실패 환자의 치료제 선택

치료제 분류	초기 치료 요법	추천되는 치료 요법
비뉴클레오시드 역전사효소 억제제	뉴클레오시드 역전사효소 억제제 2종 + 비뉴클레오시드 역전사효소 억제제	• 뉴클레오시드 역전사효소 억제제 2종(내성 검사 참고) + 단백분해효소 억제제(저용량 ritonavir 첨가를 고려)
단백분해효소 억제제	뉴클레오시드 역전사효소 억제제 2종 + 단백분해효소 억제제	• 뉴클레오시드 역전사효소 억제제 2종(내성 검사 참고) + 비뉴클레오시드 역전사효소 억제제
3제 뉴클레오시드 역전사효소 억제제	뉴클레오시드 역전사효소 억제제 3종	• 뉴클레오시드 역전사효소 억제제 2종(내성 검사 참고) + 비뉴클레오시드 역전사효소 억제제 또는 단백분해효소 억제제(저용량 ritonavir 첨가를 고려) • 비뉴클레오시드 역전사효소 억제제 + 단백분해효소 억제제(저용량 ritonavir 첨가를 고려) • 뉴클레오시드 역전사효소 억제제 + 비뉴클레오시드 역전사효소 억제제 + 단백분해효소 억제제 (저용량 ritonavir 첨가를 고려)

유효한 약제를 사용하는 것은 내성 바이러스 출현 위험성이 높기 때문에 추천되지 않는다. 그러나 진행된 사람면역결핍바이러스 질환을 가진 환자에서 임상적인 질병의 진행 가능성이 높을 때에는(예: CD4+ T림프구 < 100/μL) 하나의 약제를 첨가하는 것이 일시적으로 HIV RNA를 감소시키고 CD4+ T 림프구 수를 증가시키고 임상적으로 질병이 진행할 위험을 감소시킴으로써 임상적인 이득을 기대할 수 있다. 이러한 경우에 위험성(예: 약제 내성)과 얻을 수 있는 이득(예: 일시적인 항레트로바이러스 효과)을 고려하여야 하며 전문가와 상의하여야 한다.

6. 급성 HIV 감염의 치료

사람면역결핍바이러스에 감염된 경우 40~90%의 환자에서 급성 HIV 증후군의 증상을 경험하고 이러한 경우에 치료를 고려하여야 한다. 그러나 급성 사람면역결핍바이러스 감염의 증상이 감기 증상과 유사하여 모르고 지나는 경우가 많고 증상이 없는 경우도 있다. 급성 HIV 증후군의 증상이 의심되면 사람면역결핍바이러스 감염을 진단하기 위한 노력을 하여야 한다.

급성 사람면역결핍바이러스 감염의 치료에 대한 연구가 많지 않지만 몇몇 발표에 따르면 치료를 하는 것이 임상적인 질병의 진행을 예방하는데에 도움이 된다고 하였다. 그러나 약물의 독성, 내성의 발현, 삶의 질에 대한 문제 등도 고려해야 하며 최근 진행되고 있는 연구에서는 장기적인 치료 효과에 대해 의문점을 제시하고 있다. 급성 사람면역결핍바이러스 감염을 치료하는 의사와 환자는 이러한 치료가 아직 확실하게 입증되지 않았다는 것을 이해해야 하며 치료의 득과 실을 고려하여 결정하여야 한다.

일부에서는 항체가 양성이 된 후 6개월 이내의 환

자에서 치료를 추천하기도 한다. 감염자의 초기 바이러스 혈증은 대개 2개월이 지나면 없어지지만 이와 같이 감염 직후 2~6개월간의 치료를 하는 이유는 이 시기에 림프 조직의 바이러스 복제가 아직 면역체계에 의해 최대한으로 억제되고 있지 않을 가능성이 있기 때문이다. 바이러스에 노출 후 예방요법을 제외하고는 감염이 확진되기 전에 치료를 시작하여서는 안된다.

1) 치료 시작

급성 사람면역결핍바이러스 감염의 치료를 시작하면 혈장 HIV RNA를 검출 수준 이하로 억제하여야 한다. 어떠한 약제를 사용하여야 하는가에 대한 충분한 자료는 없지만 일반적으로 추천되는 약제의 조합을 사용한다(표 3).

2) 추적 관찰

혈장 HIV RNA와 CD4+ T림프구 수, 약제의 독성에 대한 검사를 환자의 추적 관찰 원칙에 따라 시행한다(예: 치료 시작시, 치료 2~8주 후, 이후 매 3~4개월 마다). 급성 감염에서는 치료하지 않아도 바이러스 혈증이 감소하기 때문에 혈장 HIV RNA를 4주에 측정하는 것이 도움이 되지 않는다는 견해도 있다.

3) 치료 기간

치료를 시작하면 일부 전문가들은 항레트로바이러스 치료를 계속하기를 권장하는데 그 이유는 치료를 중단하게 되면 혈중 바이러스가 다시 검출되거나 증가하기 때문이다. 아직 치료 기간에 대해 정확하게 알려진 것은 없으나 임상적인 연구들이 진행중이다.

7. HIV에 감염된 청소년의 치료

성접촉이나 마약사용으로 인해 사람면역결핍바이러스에 감염된 청소년은 소아보다 성인 감염의 임상 경과와 유사하다. 그러나 수직 감염이나 소아 때 혈액 제제로 감염된 청소년은 특이한 임상 경과를 밟으며 일반적인 청소년이나 성인의 임상 경과와 다르다. 현재 미국에서 대부분의 청소년 사람면역결핍바이러스 감염은 성접촉에 의한 것으로 상대적으로 초기 감염이다.

사춘기는 육체적으로 급성장하는 시기이며 호르몬에 의해 매개되는 변화들이 일어나 여자는 좀 더 지방이 많게 발달하고, 남자는 좀 더 근육이 발달하도록 성장한다. 이론적으로는 이러한 변화들이 단백질 결합이나 간에서의 대사 등 약물 대사에 영향을 줄 것으로 생각되나, 아직까지 뉴클레오시드 역전사효소 억제제를 사용함에 있어서 임상적으로 의의있는 영향들이 나타나지는 않았다. 또한 단백분해효소 억제제나 비뉴클레오시드 역전사효소 억제제에 대한 경험은 적다. 따라서 청소년의 사람면역결핍바이러스 감염이나 기회 감염을 치료함에 있어서 나이보다는 청소년 발달 단계인 Tanner 발달 단계에 따라 용량을 조절하도록 권하고 있다. 사춘기 초기인 Tanner 발달 단계 I, II에서는 소아의 지침을 따르도록 하고, 사춘기 후기인 Tanner V에는 성인의 지침을 따르도록 한다. 또한 남자의 경우 Tanner IV, 여자의 경우 Tanner III와 같이 중간 단계에서는 성인 또는 소아의 지침을 따르도록 하며 약물의 효과나 독성에 대해 주의 깊게 관찰해야 한다.

8. HIV에 감염된 임산부의 치료

사람면역결핍바이러스에 감염된 임산부가 임신 자체 때문에 치료를 포기해서는 안된다. PACTG

protocol 076 임상 연구에 따르면 zidovudine을 3단계(임신 14주 이후부터 분만까지, 분만 시, 신생아에게 첫 6주)로 투여하여 수직 감염을 66% 감소시킨 것이 확인되어 모든 임산부에게 권장되고 있다(표 5). 임신시 치료는 다음을 고려해야 한다. ① 임신으로 인한 생리적 변화에 맞게 약 용량 조절 ② 항바이러스제가 임산부에게 주는 영향 ③ 약제가 수직 감염 확률에 미치는 영향 ④ 약제가 태아와 신생아에게 미치는 단기적 및 장기적 영향 (대부분의 약에 대해서 알려져 있지 않음) 등이다.

항레트로바이러스제 사용의 결정은 의사와의 상담을 통해서 임산부가 결정하는 것이 바람직하다. 약제를 복용한 임산부에서 태어난 아기는 장기간 추적 관찰이 필요하다.

항레트로바이러스 치료를 받지 않는 여성이 임신 3개월인 경우, 이 시기는 태아에게 신체 구조가 생기는 시기로서 기형아가 발생할 위험이 높고 아직은 항레트로바이러스 치료 약제가 태아에 미치는 영향이 알려져 있지 않기 때문에 치료를 이 시기 이후로 연기하고자 하는 생각을 가질 수 있다. 그러나 이러한 결정은 임산부의 건강 상태와 치료를 몇 주 연기 했을 때의 장단점 등을 고려하여 사려 깊게 내려야 한다.

사람면역결핍바이러스에 감염된 임산부는 초기 치료를 시행할 때 비임산부와 같은 방법으로 병용요법을 시행한다. HIV RNA가 1,000copies/mL 이상이면 3단계 zidovudine 요법과 병용 요법을 함께 시행하도록 권유하는 상담을 해야 한다. 이러한 경우 비록 치료를 지연했을 때 임상적으로 진전될 위험은 낮으나 HIV RNA를 1,000copies/mL 이하로 낮추는 것이 수직 감염의 위험을 낮추며 제왕 절개의 필요성도 낮출 수 있다. HIV RNA가 1,000copies/mL 이하인 경우에도 수직 감염을 예방하는데 효과가 있다. HIV RNA가 1,000copies/mL 이하인데도 수직 감염이 된 경우를 살펴보면 zidovudine 예방을 한 경우는 1.0%이었고, 항바이러스제를 복용하지 않은 경우는 9.8%이었다.

바이러스 수준과 관계없이 병용요법의 장점을 모든 임산부에게 설명하고 권유해야 하며, 특히 HIV RNA가 1,000copies/mL 이상인 경우에는 병용요법을 권장한다. HIV RNA가 1,000copies/mL 이하인 경우 임신 2, 3기에만 zidovudine을 복용해도 내성이 발현할 가능성은 적다.

이미 항레트로바이러스 치료를 받고 있는 여성에서 임신 첫 3개월 동안 약제의 기형 발생 영향을 고려해서 일시적으로 치료를 중단하고자 할 수 있다. 그러나 임신 첫 3개월 동안 항레트로바이러스 치료 시 기형의 위험이 어느 정도인지는 아직 증거가 충분치 않다. 그러나 efavirenz(EDA 분류: D)는 원숭이에서 기형을 유발했으므로 임산부에서 첫 3개월

표 5. **수직감염 예방을 위한 zidovudine 요법**

분만전	임신 14–34주에 시작하고 임신기간 동안 지속함 A. 임상연구시 방법: zidovudine 100mg 1일 5회 경구투여 B. 대체요법: zidovudine 200mg 1일 3회 경구투여 또는 zidovudine 300mg 1일 2회 경구투여
분만중	진통하는 동안 zidovudine 2mg/kg를 1시간 이상 정맥내 투여하고 출산 시까지 1mg/kg를 계속 정맥내 투여
분만후	신생아에게 출생 8~12시간 후부터 6주까지 zidovudine 시럽 2mg/kg 6시간마다 경구 투여

간은 복용하지 말아야 한다. 또한 hydroxyurea는 여러 동물에서 강력히 기형을 유발시키는 약이므로 첫 3개월간 복용치 말아야 한다. 치료 중단 시 바이러스는 급격히 증가할 수 있으며 치료 전 수준으로 돌아갈 것임을 예측하기는 어렵지 않고, 이렇게 원상태로 되돌아가는 것은 이론적으로 태반 내 사람면역결핍바이러스 전파 위험성 증가와 임산부의 질병 진행을 유발할 수 있다. 비록 첫 3개월 동안 태아에게 항레트로바이러스 치료 약제가 미치는 영향은 불확실하지만 대부분의 전문가들은 최대한 억제할 수 있는 약제를 첫 3개월 동안에도 계속 유지할 것을 권한다. 만약 어떤 이유로 첫 3개월 동안 치료를 중지한다면 내성 발현을 막기 위해 모든 약제를 동시에 중지해야 한다. 약제를 다시 투여할 때도 마찬가지 이유로 동시에 시작해야 한다.

만약 분만 전 치료 요법에 zidovudine을 독성이나 다른 이유로 포함시킬 수 없었다 하더라도 분만 중이나 신생아에게는 투여하도록 한다. Zidovudine이 금기인 여성에서는 분만 중에 투여하지 않을 수 있으나 신생아에게는 투여하도록 한다. Zidovudine과 stavudine은 길항 작용이 있으므로 함께 투여하지 않도록 한다. 만약 임산부 치료를 위해 stavudine을 사용할 때에는 zidovudine을 투여하지 않지만 분만 중이나 신생아에게는 투여하도록 한다.

미토콘드리아 기능 장애와 같은 약의 독성은 장기간 뉴클레오시드 역전사효소 억제제를 사용한 환자에서 보고되고 있으며 임산부에서 특히 유의해야 한다. 증상이 동반된 젖산증(lactic acidosis)이나 간 지방증(hepatic steatosis)은 여성에서 더 많이 발생 할 수 있다. 이러한 증후군들은 임신 3기에 나타날 수 있는 드물지만 생명을 위협하는 '임신시 급성 지방간' 혹은 'HELLP(hemolysis, elevated liver enzymes and low platelets) 증후군' 과 유사하다. 임신 자체가 젖산증과 간 지방증의 조기 증상들과 유사한 증상을 나타낼 수 있고, 다른 간 대사 장애와 연관될 수 있기 때문에 의사는 뉴클레오시드 역전사효소 억제제를 복용하는 임산부를 진료할 때 주의해야 한다. 간 효소와 전해질 검사를 임신 말기에 특히 자주 하고 새로운 증상이 나타나면 철저히 조사해야 한다. Stavudine과 didanosine의 병합은 되도록 삼가는 것이 좋다.

PACTG 076 임상 연구에서는 zidovudine을 하루 5회 100mg씩 복용토록 되어 있는데 이것은 1989년 당시에 zidovudine 복용법에 따른 것이다. Zidovudine은 현재까지의 임상연구로 하루 2회 300mg씩 혹은 하루 3회 200mg씩 복용해도 임상적 효과가 같다고 알려져 있으므로 zidovudine 예방법도 하루 2회 또는 3회 복용하는 방법으로 시행할 수 있다.

수직 감염을 예방하기 위해 분만 전, 분만 중에 단기간만 zidovudine을 사용하는 임상연구에서 분만 전 4주 동안 1일 2회 zidovudine 300mg을 복용하고, 분만 중 매 3시간마다 300mg을 경구 복용하였다. 이 연구에서 투여군은 위약군에 비해 수직 감염을 50% 감소시킬 수 있었다. 그러나 이 방법은 분만 전, 분만 중, 그리고 신생아의 세 시기에 걸쳐 투여하는 방법에 비해서는 그 효과가 떨어져 미국에서는 분만 전, 분만 중, 신생아에게 모두 투여하도록 하고 있다.

참고문헌

1. Department of Health and Human Services (DHHS) Guideline for the Use of Antiretroviral Agents in HIV−1−Infected Adults and Adolescents. http://www. aidsinfo.nih.gov
2. 장경희, 김준명. 2002년 HIV/AIDS 치료 지침−HIV 치료. 대한화학요법학회지 20(4); 271−293, 2002

3. WHO. Scaling up anti−retroviral therapy in resource−limited settings: Treatment Guidelines for a Public Health Approach. Geneva, Switzerland: WHD; December, 2003

4. Hammer S M, Saag M S, Schechter M, et al. Treatment for adult HIV infection: 2006 recommendations of the Interational AIDS Society−USA Pannel. JAMA 16; 827−843, 2006

4. 개발 중인 치료법

사람면역결핍바이러스 감염의 표준 치료인 항레트로바이러스제의 조합외에 현재 개발 중인 치료법으로는 인터루킨−2, GM−CSF, 시토카인 등을 이용하는 면역 치료법, 유전자 치료법, 항바이러스제 조합을 투여하는 방법을 변화시킨 간헐 치료 요법, 그리고 치료 백신 등이 있다. 이들은 모두 임상 연구 중이며, 기존의 표준 치료와 함께 보조적인 치료로도 연구되고 있다.

1. 면역 치료

항레트로바이러스제 병합요법은 인체의 면역 기능에 직접적인 영향을 주지 못한다. 특히 항바이러스제는 장기간의 투여로도 CD4+ T림프구 수가 100/μL 이하인 경우에는 CD4+ T림프구 수를 증가시키거나 기능을 호전시키지 못한다. 사람면역결핍바이러스 감염의 치료에서 CD4+ T림프구 수를 증가시키지 못하는 것은 질병 진행의 위험과 연관된다. 그러므로 사람면역결핍바이러스 감염의 치료에서 항레트로바이러스제의 치료만큼 중요하게 고려되어야 할 문제가 감염자의 면역 기능을 향상시켜주는 면역 치료를 병행하는 것이다.

사람면역결핍바이러스 감염에서 면역 치료의 최근 결과는 감염자의 면역 능력, 바이러스 억제 효과 및 임상 경과에 모두 긍정적인 영향을 미치는 것으로 알려지고 있다. 특히 항레트로바이러스제와 병합하는 것이 유리하다는 결과들이 많다. 면역 치료를 임상 연구에서 실제 치료까지 연결하는데 중요한 것은 면역 치료로 성공적인 결과를 가져올 환자들을 선별하는 것이다.

1) GM−CSF 치료

GM−CSF는 중성구, 단핵구, 림프구 등의 골수 및 림프구 직계성 세포의 수를 증가시키고 기능을 호전시키는 성장 인자이다. GM−CSF는 또한 세포의 성숙, 분화를 촉진시키고 수지세포(dendritic cell)의 이동을 원활하게 하며 항원제시세포(antigen presenting cell)의 기능을 증강시키는 역할도 한다.

사람면역결핍바이러스 감염은 말초혈액 단핵구와 CD4+ T림프구에서 GM−CSF가 분비되는 기능을 손상시킨다. GM−CSF가 사람면역결핍바이러스 감염에서 보충되었을 때의 면역 기능 호전을 기대하면서 실험실 연구가 시작되었다. GM−CSF는 CD4+ T림프구 수를 증가시키고, 뉴클레오시드의 항바이러스 작용을 강화시킬 뿐만 아니라 단핵구에서 유래된 대식세포가 사람면역결핍바이러스에 감염되는 것을 저해하는 것으로 밝혀졌다. GM−CSF는 또한 베타 키모카인의 분비를 유도하여 CD4+ T림프구 내로 사람면역결핍바이러스가 감염되는 통로를 차단하는 역할도 한다는 것을 알았다. 이러한 실험실 결과들을 바탕으로 임상 연구가 시작되었다. 임상 연구 결과, GM−CSF의 치료는 CD4+ T림프구 수가 100/μL 이하인 환자에서 CD4+ T림프구 수를 증가시키고 면역 기능을 호전시킨다고 한다. GM−

CSF가 사람면역결핍바이러스에 미치는 영향은 긍정적인데, 혈중 바이러스의 농도를 감소시키고 바이러스 증식 억제를 유지시키며, 특히 혈중 바이러스 농도가 30,000copies/mL 이하인 환자들에서 항바이러스 치료제의 효과를 최대한 연장시키면서 치료 실패를 지연시키는 것으로 알려져 있다. GM-CSF는 항바이러스제에 내성을 나타내는 표현형을 가진 바이러스의 생성을 늦춘다는 연구도 있다.

2) IL-2 치료

시험관내에서 사람면역결핍바이러스 감염자의 림프구가 재조합형의 IL-2(recombinant interleukin 2; rIL-2)에 4~6시간 처리되었을 때 NK/K 세포의 기능 이상과 수의 감소가 부분적으로 회복된다. 이러한 연구는 rIL-2가 더 오랜 시간 림프구를 자극했을 때 더 많은 기능의 회복을 기대할 수 있지 않을까 하는 의문을 낳게 하여 곧 rIL-2의 생체내 연구로 이어지게 되었다. 결국 IL-2 면역 치료는 사람면역결핍바이러스 감염자의 NK/K 세포의 기능 뿐만 아니라 CD4+ T림프구 수와 기능을 부분적으로 회복한다는 것을 알게 되었다. IL-2의 임상 연구는 현재 III상 단계에 있는데, 그 결과는 최근 수년 간의 항레트로바이러스제의 발달 이후에 더 선명한 이점을 밝히게 되었다. 고강도 항레트로바이러스치료가 도입되기 전에는 CD4+ T림프구 수가 낮은 진행된 환자들에서는 IL-2의 면역 증강 효과가 없었으나 고강도 항레트로바이러스 치료를 한 후부터는 HIV 부하를 감소시킨 상태에서 IL-2가 CD4+ T림프구 수를 증가시키는데, 204명의 환자에서 한 연구를 보면 고강도 항레트로바이러스 치료만 투여한 경우에는 60주 동안 CD4+ T림프구 수를 약 97/μL 증가시킨 반면, 고강도 항레트로바이러스 치료와 IL-2를 함께 정맥 투여한 경우에는 309/μL을 증가시켰다. IL-2 치료는 대체로 바이러스 증식에 대한 효과는 적다. IL-2 치료는 CD4+ T림프구 수가 200/μL 이상인 감염자에서 면역 증강 효과가 가장 우수하다. CD4+ T림프구 수가 200/μL 이하인 감염자에서 CD4+ T림프구 수를 증가시키고 기회 감염을 줄이는 목적으로 IL-2 사용을 주장하는 연구도 있지만 아직 임상적 유용성에 대한 임상 연구가 더 보완되어야 한다. 현재까지의 IL-2 면역 치료 연구는 모두 특이적 사람면역결핍바이러스에 대한 면역이 아닌 비특이적 면역의 회복만 연구되어져 왔다. 향후 HIV/AIDS에 대한 IL-2 면역 치료의 역할을 분명히 하기 위해서 naive CD4 세포, NK 세포, 림프구 활성 살해 작용(lymphocyte-activated killer activity) 등에 대한 영향의 연구가 진행되어야 한다.

IL-2는 위에서 언급한 것과 같이 사람면역결핍바이러스 감염자에서 CD4+ T림프구 수와 기능을 증가시키는 등의 면역 증강 효과도 있지만 그 외에 사람면역결핍바이러스가 감염된 잠복기의 세포수를 감소시키는 효과도 있다. 그 기전으로는 IL-2가 IL-6, TNF-α와 마찬가지로 통합된 프로바이러스 DNA를 자극해서 성숙한 바이러스를 생산할 수 있게 유도하여 바이러스가 감염된 세포가 잠복기에서 벗어나는 역할을 한다는 연구가 있다.

2. 간헐 치료 요법 (Treatment interruption; TI)

후천성면역결핍증 치료의 원칙은 항레트로바이러스제를 3제 이상 병합하여 지속적으로 투여하는 것이다. 이러한 치료법은 사람면역결핍바이러스 감염자 및 후천성면역결핍증 환자들의 사망률을 줄이고 기회 감염을 줄이며 면역 기능을 호전시키는 효과를 가져온다. 그러나, 약제의 조합에 따라 환자들의 약 60~80%만 지속적으로 혈중에서 바이러스가 검출 한계 이하로 억제된다. 나머지 20~40%의 환자들은 다음과 같은 이유로 바이러스를 억제하는데 실패한다. 가장 흔한 이유는 부작용으로 약 복용을 스스로 중단하는 경우이거나 약을 불규칙적으로 복용하는 경우이며, 그밖에 약제 내성, 기회 감염이 있는 경우에서도 바이러스가 억제되지 않는다. 약제의 부작용이 있는 환자들은 약 복용이 매우 어려우며, 그로 인해서 약제 복용의 순응도, 충실도도 떨어지게 되는 것이다. 이에 약제의 부작용을 감소시키고, 약 복용의 순응도를 향상시키기 위해 시도된 방법이 간헐치료요법(Treatment interruption)이다. 간헐치료법은 규칙간헐치료(Structured treatment interruption)와 불규칙간헐치료(Unstructured treatment interruption)의 두 가지 형태가 있는데, 전자는 일정한 시간 간격으로 병용요법을 투여했다가 중단했다가 다시 투여했다가 중단하는 과정을 반복하는 것이고, 후자는 시간의 계획 없이 혈중 바이러스 농도와 CD4+ T림프구 수를 관찰하면서 약 투여와 약 중단을 반복하는 것이다. 대상 환자는 급성 감염 환자와 만성 감염 환자 중에서 혈중 바이러스가 검출 한계 이하로 유지되는 환자들과 만성 감염 환자들 중에서 다제 내성이 있어서 최후의 강력한 병용요법을 시행하기 직전인 환자들이다. 급성 감염 환자와 만성 감염 환자 중에서 성공적인 치료 효과를 보는 환자에게 이러한 치료법을 시도하는 목적은 사람면역결핍바이러스에 특이한 CD4+ T림프구를 자극하거나 보존하고, 광범위한 세포 독성 T 세포의 반응을 증강시키는데 있다. 다제 내성이 있는 환자들에서는 혈중에서 항바이러스제에 내성이 회복되고 다시 약제에 반응하는 바이러스가 재출현하는 효과를 보는 경우도 있다.

대규모 임상연구 결과에서 간헐치료법은 잇점보다는 위험이 큰 것으로 나타났으며, 이로 인해 연구가 조기종료되었다. 간헐치료법은 현재는 연구 목적 외에는 권고하지 않는다.

3. 유전자 치료

1) 치료 원리

사람면역결핍바이러스를 겨냥한 대부분의 유전자 치료 연구는 단백질을 이용하기보다는 핵산을 이용하여 시행되어 왔다. 핵산을 이용하는 유전자 치료는 Antisense RNA, 라이보자임, RNA decoy, 항 HIV−RNA 4가지로 분류된다. Antisense RNA의 장점은 다양한 유전형의 사람면역결핍바이러스에 효과적일 수 있다는 것이다. 사람면역결핍바이러스의 Tat와 Rev 단백을 발현하는 유전자를 목표로 하는 antisense RNA 유전자 치료는 SIV(simian immunodeficiency virus) 모델에서 효과가 입증되었다. 라이보자임은 활성화된 antisense RNA 분자로서 RNA에 결합할 뿐만 아니라 RNA를 파괴시키기도 한다. 한가지 라이보자임이 사람면역결핍바이러스 내에서 목표가 되는 여러 부위에 반복적으로 작용할 수 있을지 연구가 필요하겠지만, 인식되는 유전자 부위에 돌연변이가 생기면 RNA는 잘라지지 않고 사람면역결핍바이러스는 라이보자임의 작용을 피할 수 있게 된다. 이러한 현상을 예방하려면 사람면역결핍바이러스의 유전자 부위 중에서 가장 보존적인 부위에 작용하는 라이보자임을 사용하면 되겠지만 사람면역결핍바이러스는 돌연변이가 생기는 확률이 높기 때문에 보존적인 부위의 선정이 어렵다.

새로 형성된 사람면역결핍바이러스 입자에 항바이러스 물질을 첨가하는 유전자 치료가 있다. 사람면역결핍바이러스 복제의 마지막 단계에 RNA 삽입신호(packaging signal)가 나오면 HIV RNA는 사람면역결핍바이러스 입자에 들어간다. 연구자들은 RNA 삽입 신호인 tRNA 시동체(primer)와 항바이러스 RNA를 연결시켜서 사람면역결핍바이러스가 제조될 때 항바이러스 RNA가 삽입되어 약독화된 사람면역결핍바이러스가 생산되고 항바이러스 RNA가 다른 세포로 전달되기를 기대하는 것이다.

사람면역결핍바이러스 감염의 주된 목표가 되는 세포는 T림프구와 대식세포이다. 이 두가지 세포는 조혈줄기세포(hematopoietic stem cell)에서 생성된다. 사람면역결핍바이러스 유전자 치료에서 치료 대상으로 가장 합당한 세포가 조혈줄기세포임에도 불구하고 몇 가지 어려움이 있다. 몇 가지 임상 연구의 결과, murine leukemia 바이러스를 벡터로 이용하여 조혈줄기세포로 유전자 치료를 시도했을 때 유전자가 전달되는 효율이 낮았다. 이러한 유전자 전달의 비효율성은 유전자 치료로 보호되는 충분한 수의 성숙한 림프구들을 형성하기에는 부족한 경향이 있다. 그럼에도 불구하고 murine leukemia 바이러스를 이용하여 단핵구/대식세포 계열로 유전자를 전달하는 유일한 방법이 조혈줄기세포를 이용하는 것이기 때문에 유전자 전달의 비효율성은 사람면역결핍바이러스 유전자 치료에 있어서 극복해야할 과제이다. 성인에 있어서 T림프구는 대부분 말초에서 세포 분열로 생성된다. T림프구는 조혈줄기세포보다 실험실 내에서 유전자 전달 효율이 더 높기 때문에 실험실 내에서 유전자를 더욱 효율적으로 전달하는 방법을 연구하는 것이 중요할 것이다.

2) 임상 연구

1998년 9월까지 유전자 치료 임상 연구는 25개가 있었다. 연구들의 원리들은 antisense oligonucleotide, 라이보자임, RNA decoy, trans−dominant 단백, 세포 내 항체 등을 이용하는 것이다. 대부분의 연구들은 조혈줄기세포를 목표로 하는 것이고 성숙한 T림프구를 목표로 하는 연구는 소수이다. 지금까지 실험실 내에서는 연구들이 성공적이었으나, 임상연구로의 연결은 여러 가지 문제들을 수반한다. 예를 들어, 바이러스 벡터를 이용한 유전자 치료는 매우 가격이 높고 실제 임상적으로 쓰이기 위해서는 대량 생산을 해야하는 어려운 문제점이 있다. 임상에서 유전자 전달을 위해서는 지금까지는 렌티바이러스 벡터를 사용하는 것이 가장 성공할 가능성이 높은 방법인데, 사람면역결핍바이러스 감염의 치료를 사람면역결핍바이러스와 연관된 벡터를 이용하여 시행한다는 것이 현실적으로는 유전자 조절의 기술적인 어려움이 따른다. 항레트로바이러스제가 단일 용법보다는 3가지 이상의 약제를 병합하여 효과가 증대되는 것과 같이 항레트로바이러스제의 병용 요법과 더불어 항레트로바이러스 유전자 치료를 병합하는 것이 효과가 증대될 뿐만 아니라 사람면역결핍바이러스 감염자에게 존재하는 잠복기 세포를 제거한다는 이론은 있지만 실제로 환자에게 어떤 영향을 미칠지는 임상 연구 결과를 기다려 볼 수 밖에 없다.

4. 치료 백신

사람면역결핍바이러스 감염에서 치료 백신이란 감염자가 면역을 강화시키는 면역 유발 인자를 투여 받아서 바이러스의 조절에 장기간 영향을 미치게 하는 치료를 말한다. 현재까지 연구되고 있는 면역 유발 인자는 재조합 당단백 외피, 외피가 제거된 불활성화 바이러스, Tat와 같은 조절 단백, IFN−α와 같은 시토카인, DNA 백신, 그리고 활성화된 바이러스 벡터 등이다. 이 치료의 궁극적인 목표는 아직 명확히 규명되지 않았다. 치료 백신이 사람면역결핍바이러스 치료에 얼마나 혁신을 일으킬지는 아직 모르지만 최소한 바이러스와 숙주의 세포간 작용과 바이러스의 병태 생리를 이해하는데는 새로운 영역을 열어줄 것이다. 치료 백신이 성공한다면 의료비를 절감할 수 있어서 세계적으로 널리 도움을 줄 것으로 기대된다.

참고문헌

1. Lori F, Guallini P, Galluzzi L, Lisziewicz J. Gene therapy approaches to HIV infection. Am J Pharmacogenomics 2(4); 245－52, 2002
2. Paredes R, Lopez Benaldo de Quiros JC, Fernandez－Cruz E, Clotet B, Lane HC. The potential role of interleukin－2 in patients with HIV infection. AIDS Rev 4(1); 36－40, 2002
3. Armstrong WS, Kazanjian P. Use of cytokines in human immunodeficiency virus－infected patients: colony-stimulating factors, erythropoietin, and interleukin－2. Clin Infect Dis 32(5): 766－73. 2001
4. Gallant JE. Current status of antiretroviral treatment interruption and intermittent therapy strategies. MedGenMed 4(3): 19, 2002
5. Autran B, Debre P, Walker B, Katlama C. Therapeutic vaccines against HIV need international partnership. Nat Rev Immunol. 3: 503－508, 2003

chapter · 6

예 방

acquired immune deficiency syndrome

1. 성접촉에 의한 전파 예방

성접촉을 통한 사람면역결핍바이러스 감염의 빈도는 전체 감염경로의 약 75~85%를 차지한다. 항문성교를 통한 사람면역결핍바이러스 전파의 가능성(0.1~3%)과 정상적인 성행위시의 가능성(0.1~ 0.2%)은 사람면역결핍바이러스로 오염된 주사기를 통한 전파의 가능성(0.3%)과 유사하다. 일반적으로 성접촉시 사람면역결핍바이러스 감염의 가능성은 그 여건에 따라 매우 다양하지만, 다른 감염경로에 비해 높은 편은 아니다.

감염의 가능성 정도를 결정하는 요소는 바이러스의 양과 바이러스의 침입경로가 혈액인지, 점막인지 등의 경로의 차이와 숙주요인 등이 있다.

1. 숙주 감수성과 감염

숙주의 감염에 대한 감수성은 CD4와 키모카인 표면 수용체(chemokine surface receptor)를 통한 세포 내로의 바이러스의 침입에 달려있으며, 이들 세포에는 CD4+ T림프구, 랑게르한스 세포, 대식세포 등이 포함된다. 여러 실험실적 모델에서 보면, 사람면역결핍바이러스-수용 세포(HIV-receptor cell)는 구강, 질, 포피, 요도 등의 고유판(lamina propria)이나 직장의 상피에서 발견되며, 여성에서 사람면역결핍바이러스는 특히 자궁경부의 원주세포와 편평상피세포의 이행부위에 서식하게 된다. 남성에서는 정액세포나 정액장액(seminal plasma)에서 사람면역결핍바이러스가 발견되며, 정자세포는 CD4 수용체를 가지고 있지 않음에도 불구하고 이곳에서 사람면역결핍바이러스 DNA가 검출된다. 감염에 영향을 끼치는 숙주인자, 바이러스 양, 그리고 전파사이의 관계에 있어서, 이러한 인자들은 상호 연관된 기전을 통하여 작용하게 된다(표 1).

감염에 대한 감수성에 영향을 끼치는 이 인자들은 감수성이 있는 표적세포나 이들 세포 수용체의 민감도에 영향을 주는 염증반응, 또는 면역의 활성도와 연관이 있으며, 또한 감염된 세포 내에서 바이러스의 증식에도 영향을 준다. 그리고 조직의 현미경학적 손상이나 질내 산성도도 사람면역결핍바이러스의 생존에 중요한 인자이다.

1) 숙주 유전학

역학적 자료에 의하면 어떤 경우 숙주가 사람면역결핍바이러스 감염에 대하여 감수성이 없는 경우가 있음을 알 수 있다. 성매매업 종사자나 동성연애자 중 일부에서 사람면역결핍바이러스 감염자와 성행위를 함에도 불구하고 감염되지 않는 경우가 있는데, 이들에게는 키모카인-수용체 유전자의 돌연변이가 발견된다. 이러한 돌연변이의 발현율은 인종에 따라 다양하게 나타날 수 있다. CCR5 돌연변이의 동형접합체는 감염에 저항성을 나타내며, 이형접합체는 감염을 억제하지는 못하지만 감염 후 질병의 진행속도를 느리게 하는 특징을 가지고 있다.

표 1. 성접촉에 의한 사람면역결핍바이러스 전파와 관련 숙주 인자

숙주인자	숙주 관련 감염인자		
	생식기 분비물에서 사람면역결핍바이러스 농도	감염도 (전이)	숙주감수성 (획득)
키모카인 표면수용체 변이	?	?	↓↓↓
사람면역결핍바이러스 감염 후기	↑↑	↑↑↑	적용 안됨
초기 사람면역결핍바이러스 감염	↑↑	↑↑	적용 안됨
항레트로바이러스 치료	↓	↓↓	↓?
국소감염 (염증 또는 생식기, 직장 또는 구강점막의 궤양)	↑↑	↑	↑↑
자궁경부 전위	↑↑	↑?	↑↑
포피 존재	?	↑↑	↑↑
피임 방법			
막	적용 안됨	↓↓↓	↓↓↓
호르몬 피임	↑↑	↕?	↕
살정사성 약물	?	↓?	↕
자궁내 장치	?	?	↑↑
생리	?	↑↑	↑
자궁경부 pH 낮추는 인자	↓?	↓?	↓?
면역 활성	↑?	↑	↑
생식기 외상	↑?	↑↑	↑↑
임신	↑↑	↑?	↑?

↑-↑↑↑: 양의 상관관계　　↓-↓↓↓: 음의 상관관계
↕: 양 및 음의 상관관계　　?: 확실하지 않음

2) 감염의 경과

사람면역결핍바이러스 감염 후 시간이 경과할수록 감염력은 더욱 높아지게 된다. CD4+ T림프구 수가 감소되어 있거나 사람면역결핍바이러스 감염 후 질병의 상태가 진행되어 있을수록 정액이나 혈액에 바이러스의 농도는 높아지며, 따라서 후천성면역결핍증 상태가 되거나 CD4+ T림프구 수가 200/μL 이하가 되면 감염자와의 성행위 대상자는 감염 위험이 더욱 높아진다. 또한 초기 감염시 전파력이 높은데, 이는 혈중 바이러스 양이 많고 성접촉 대상자가 빨리 바뀌는 것에서 기인하는 것으로 생각된다.

3) 항레트로바이러스 치료

항레트로바이러스 치료도 감염력에 영향을 끼칠 수 있다. Zidovudine이나 새로운 항레트로바이러스제를 복용한 사람면역결핍바이러스 감염자에서 정액 내에 바이러스의 양의 감소가 보고되었다. 그러나 항레트로바이러스제를 복용한 여성의 질 내 도말 검사에서는 사람면역결핍바이러스 검출에 변화가 없는 것으로 보고되었다. 그러나 이 경우에도 성접촉을 통한 사람면역결핍바이러스의 전파는 약 50% 정도 감소한다.

4) 생식기 감염질환

생식기의 감염질환은 사람면역결핍바이러스 감염의 감수성과 관계가 있다. 생식기에 궤양을 유발하는 연성하감이나, 매독, 헤르페스 감염증 등은 사람면역결핍바이러스 감염의 상대위험도를 남, 여 모두에서 증가시키며, 임질이나 클라미디아, 트리코모나스 감염자들도 사람면역결핍바이러스 유병율이 60~340% 높은 것으로 보고되었다. 세균성 질염도 사람면역결핍바이러스 감염과 관련이 있는 것으로 나타났다. 남성의 경우 정액 내 백혈구증다증, 요도염, 임질, 거대세포바이러스 감염증 등이 있을 경우 정액에서 사람면역결핍바이러스 검출도가 증가하며, 요도염을 치료할 경우 요도나 정액에서 사람면역결핍바이러스의 검출도가 감소한다. 여성에서도 성매개 질환이나, 화농성의 자궁경부 분비물과 연관되어 사람면역결핍바이러스의 검출율이 약 2배 정도 증가한다.

5) 자궁경부 전위

자궁경부 전위(cervical ectopy; 다층의 편평상피세포에서 단층의 원주세포로의 자궁경부 조직의 변화)는 자궁조직을 깨지기 쉬운 조직으로 변화시키며, 이는 역시 사람면역결핍바이러스 감염에 대한 감수성을 증가시킨다.

6) 포경수술

남성의 포경수술은 사람면역결핍바이러스 감염에 방어인자로 작용한다. 이는 포피에 랑게르한스 세포가 풍부하며, 포피와 귀두 사이의 고랑(sulcus) 내에 사람면역결핍바이러스가 상주하기 좋은 조건이 형성되기 때문인 것으로 생각된다. 포피를 가지고 있는 남성에서 사람면역결핍바이러스 감염의 유병율은 1.7에서 8.2배 높으며, 감염의 발생률은 8배가량 높다. 성행위의 대상자 역시 포경수술을 시행하지 않은 남성의 대상자에서 감염률이 높아, 포피가 사람면역결핍바이러스 감염률을 증가시키는 것을 알 수 있다.

7) 피임

피임법의 선택은 사람면역결핍바이러스 감염에 영향을 미칠 수 있다. 콘돔은 남, 여 모두에서 사람면역결핍바이러스 전파를 예방할 수 있다. Nonoxynol 9를 함유한 살정제는 세균성 감염에 대해서는 방어기능이 있지만 사람면역결핍바이러스 감염에 대해서는 그 영향이 불분명하며, 오히려 질을 자극할 수 있다. 또한 자궁내장치는 사람면역결핍바이러스 감염의 위험을 증가시킨다는 보고도 있다. 호르몬 피임약은 자궁경부 전위를 촉진시키고, 질 상피를 약화시켜서 사람면역결핍바이러스 감염의 위험을 증가시킨다는 보고가 있으며, 영향이 없거나 오히려 사람면역결핍바이러스 감염에 방어적 역할을 한다는 보고도 있다.

8) 생리와 임신

생리기간 동안의 성행위는 사람면역결핍바이러스 감염의 위험을 증가시킨다. 또한 생리기간 중인 사람면역결핍바이러스 감염여성과 성관계를 맺은 남성도 감염의 위험이 약 3.4배 정도 증가한다. 임신 중인 감염여성의 질 분비물에서 사람면역결핍바이러스 검출율은 약 2~3배 증가한다.

2. 사회적 환경과 감염

여러 가지 사회적 환경이 사람면역결핍바이러스

감염에 영향을 끼칠 수 있다. 감염에 영향을 줄 수 있는 사회적 규범으로는 항문 성교를 포함한 특별한 성행위, 성관계 대상자의 선택방법, 피임방법 등이 포함된다. 또한 성관계 대상자의 수나 교체율도 감염률에 영향을 주며, 통제되지 않는 성매춘업 역시 감염률에 영향을 주는 요인의 하나이다.

3. 감염에 있어서 생물학적 영향

사람면역결핍바이러스 자체도 전파에 영향을 줄 수 있다. 사람면역결핍바이러스는 지역에 따라 그 아형의 분포에 다소 차이를 보이는데, A, C, D, E형은 사하라 남부 아프리카나 아시아에 많으며, B형은 미국이나 카리브해, 남미, 그리고 서구유럽에 주로 분포한다. E형은 주로 태국에서 관찰되는 아형이며, B형보다 랑게르한스 세포에 친화성이 높은 것으로 보고된 바 있다. 이러한 친화성은 높은 감염력과 연관이 있다. 혈액과 정액에서 검출된 바이러스 사이에 표현형의 차이가 있을 수 있다. 사람면역결핍바이러스 초기에 림프구보다 대식세포에 더 친화력을 가지며, 전파에 용이한 바이러스가 있고, 특히 바이러스 외피의 유전서열은 바이러스의 질 전파에 필요하다. 여성에서 혈액과 생식기 사이에 바이러스 외피의 유전형의 차이도 보고된 바 있다.

4. 예방법

성접촉을 통한 사람면역결핍바이러스 전파를 방지하는데 가장 중요한 것은 금욕이나 성행위 대상자의 수를 줄이는 등 불안전한 성행위를 줄이는 것이다. 동성애, 혹은 양성애자인 남성에서 대상자의 빈번한 교체나 항문 성교 등의 고위험 성행위를 감소시킨 경우 사람면역결핍바이러스 감염의 발생빈도가 감소하였음은 이미 알려진 바이며, 이러한 고위험 성행위와 함께 과량의 음주, 약물 사용력, 그리고 나이가 젊을수록 감염의 위험이 높은 것으로 나타났다. 이성애자에서는 사람면역결핍바이러스 감염의 감수성을 증가시키는 다른 성매개 감염질환의 예방과 함께 약물, 특히 정맥주사용 약물사용 방지가 사람면역결핍바이러스 감염전파의 예방에 매우 중요한 역할을 한다. 성매개 질환은 사람면역결핍바이러스의 성접촉을 통한 전파에도 매우 중요한 영향을 끼치며, 성매개 질환의 증상치료만으로도 사람면역결핍바이러스의 감염률을 42% 감소시켰다는 보고가 있다. 이러한 고위험의 행위의 억제 및 성매개 질환의 예방, 치료와 함께 콘돔 사용을 장려하는 것도 중요한 예방법이다. 지속적인 라텍스 콘돔의 사용은 개인 뿐 아니라 한 집단 내에서도 사람면역결핍바이러스 전파를 방지하는 데 효과적이며, 사람면역결핍바이러스 감염자와 비감염자 사이에 콘돔을 사용한 경우 사람면역결핍바이러스와 다른 성매개 질환의 발생을 줄였다는 보고도 있다. 태국에서는 윤락가에서 "100% 콘돔 사용"이라는 프로그램을 통하여 사람면역결핍바이러스의 유병률과 다른 성매개 감염질환을 감소시킨 바 있다. 콘돔 사용의 효과에 대한 평가는 가끔 다른 성매개 질환의 동반이나 성관계의 횟수, 기간, 감염자의 면역저하 정도와 함께 콘돔의 사용상의 문제로 인하여 방해받는 경우도 있다. 콘돔 사용에도 불구하고 콘돔을 불규칙적으로 사용하였거나 감염자의 사람면역결핍바이러스 감염 상태가 진행해 있었던 경우, 그리고 비감염자인 배우자에 생식기 감염질환이 있었던 경우는 전파율이 높았던 것으로 나타났다. 남성용 콘돔 뿐만 아니라 여성용 콘돔도 성매개 질환의 발생빈도를 감소시키는 데 효과적이나 피임실패율은 약 11~26%에 달한다. 그러나 이런 피임실패율과 사람면역결핍바이러스 전파 감소 효과의 저하와는 정확한 연관성이 없는 것으로 알려져 있다. 콘돔 사용의 이러한 알려진 장점에도 불구하고 동성애자를 포함한 남, 여 모두에서 여러 가지의 이유로 인하여 실질적인 콘돔 사용률은 매우 낮은 것으로 알려져 있다. 따라서 안전한 성행위 및 콘돔 사용에 대한 지속적인 교육이 필요하다. 사람면역결핍바이러스 전파에 대한 살정제의 효과는 아직도 분명치 않다. 오히려 질 상피조직에 대한 살정제의 자극 효과가 사람면역결핍바이러스 전파를 촉진시킬지도 모른다. 직업적 노출 이후 zidovudine 치료가 사람면역결핍바이러스의 전파를 감소시킨다는 점에 근거하여, 항레트로바이러스 치료를 통하여 성 노출 후 사람면역결핍바이러스의 전파를 감소시키려는 방법이 제안되어 왔다.

사람면역결핍바이러스의 전파예방을 위해서는 앞으로도 계속적으로 숙주-관련 인자들의 이해의 폭을 넓혀 가는 과정들이 필요하며, 이들이 사람면역결핍바이러스 유행의 속도를 늦추는 데 도움을 줄 것으로 생각된다. 특히, 사람면역결핍바이러스 백신의 개발이 감염에 대한 방어 뿐 아니라, 생식기 분비물에서 사람면역결핍바이러스 농도를 감소시키고 새로운 감염자로부터의 전염성을 약화시켜 전파예방에 도움이 될 수 있을 것이다. 그러나 백신에 대한 지나친 신뢰로 인하여, 감염의 가능성을 높이는 고위험의 성행위를 증가시킬 수 있다는 문제점 역시 함께 안고 있다. 여성에 의해 안전하게 사용되어 숙주의 감염에 대한 감수성을 감소시킬 수 있는 국소 살균제의 개발도 필요한데 실제로 이러한 시도는 계속되고 있다. 그러나 무엇보다도 안전한 성행위에 대한 사회적 관심이 지속되어야 하는데 특히 사람면역결핍바이러스 감염의 조기 진단과 함께, 초감염자를 대상으로 한 사람면역결핍바이러스의 전파 방지 노력이 필요하다. 이러한 초기 감염자를 대상으로 전파의 사슬을 끊는 것은 사람면역결핍바이러스의 유행을 막는 데 매우 중요한 일이다. 여기에 조기에 항레트로바이러스 치료가 시행되면 바이러스의 양을 줄이고 예후를 좋게 하며, 감염력을 감소시키는 데 큰 도움이 된다.

5. 노출 후 예방적 처치

노출 후 화학예방요법은 사람면역결핍바이러스의 초기 세포감염과 국소 전파를 억제하여 숙주의 면역 시스템이 바이러스 접종물을 제거하게 하기 위함이다. 주사기에 노출되는 경우는 상피의 랑게르한스 세포나 진피의 수지상 세포에 의해 바이러스나 바이러스 항원이 T림프구나 NK 세포, 또는 다른 면역시스템의 세포에서 처리되도록 한다. 바이러스가 성접촉에 의해 점막표면에 노출되는 경우, 주사기에 의한 노출의 경우와 동일하지는 않지만 유사한 면역반응을 일으키게 된다. 실험동물 모델에서 보면, 바이러스(SIV)가 질 내로 투입된 경우 바이러스는 상피내 고유판(lamina propria)의 랑게르한스 세포와 대식세포에 포획되고 48시간 이내에 이들 감염된 세포들은 부위림프절의 T림프구 부위로 이동하게 된다. 그 후 감염된 T림프구와 바이러스는 림프절을 떠나 말초혈액에 이르게 되는데, 보통 감염 후 약 5일이 소요된다. 요도나 직장 점막의 노출인 경우도 이와 유사한 면역반응을 일으킨다. 주사기에 의한 노출의 경우 예방요법으로 항레트로바이러스제를 투여하는데, 이는 바이러스의 증식을 최소화하여 감염을 억제하기 위함이며, 대개 이로 인한 심각한 부작용은 드물다.

1) 노출 후 화학예방요법과 관련된 위험성

노출 후 예방요법은 사람들에게 감염에 안전하다는 인식을 갖게 하여 불안전한 성행위를 억제하지 않게 할 수 있다. 예방요법이 100% 전파차단의 효과를 갖는 것이 아니므로, 불안전한 성행위의 증가를 고려하면 전체적으로는 사람면역결핍바이러스 전파를 늘릴 수 있다. 따라서 이에 대한 지속적인 교육과 공중보건학적 관심을 필요로 한다. 또한 노출 후 예방요법은 항레트로바이러스 치료제의 내성률을 증가시킬 수 있다. 특히 투약이 불규칙적으로 행해지는 경우 그 위험성은 더욱 증가할 것이다. 두가지 이상의 약제를 병용하는 것이 이러한 내성발현을 억제하는 데 도움을 줄 수 있다.

표 2. 사람면역결핍바이러스에 노출 후 처치

사람면역결핍바이러스 감염자에게 노출된 경우

· 원인 환자의 처방 약물을 모르는 경우

Zidovudine 300mg PO bid

Lamivudine 150mg PO bid

Indinavir 800mg PO q8h or nelfinavir 1,250mg PO bid or 750mg PO tid

Combivir 1 tablet PO bid may be substiuted for zidovudine and lamivudine

· 원인 환자의 처방 약물을 아는 경우

원인 환자의 약물과 다른 두개의 NRTI와 1개의 단백분해효소 억제제 처방

Zidovudine or lamivudine 대체 가능 약물

Stavudine 40mg PO bid for > 60kg, 30mg for < 60 kg

Didanosine 200mg PO bid for > 60kg, 125mg for < 60kg

예외: Zidovudine과 stavudine은 병용하지 말 것.

사람면역결핍바이러스 감염 여부는 모르지만 사람면역결핍바이러스 감염 위험인자를 갖고 있는 사람에게 노출된 경우*

· 의미있는 노출†: 처방 약물을 모르는 사람면역결핍바이러스 감염자로부터 노출과 똑같이 치료

· 사람면역결핍바이러스 감염을 초래할 노출‡: 단백분해효소 억제제 없이 zidovudine과 lamuvidine으로 치료

사람면역결핍바이러스 감염여부는 모르지만 사람면역결핍바이러스 감염 위험도가 낮은 사람에게 노출된 경우

· 의미있는 노출: Zidovudine과 lamuvidine으로 치료. 만일 의사가 노출력이 불분명하다고 판단하고, 다른 노출이 또 일어날 수 있다고 믿거나, 다른 노출력에 관계한 인자나 사람면역결핍바이러스 감염상태가 있다고 믿으면 환자가 원할 시에 단백분해효소 억제제를 더한다.

· 사람면역결핍바이러스 감염을 초래할 노출: 단백분해효소 억제제 없이 zidovudine과 lamuvidine으로 치료

부가적 주의사항

· 사람면역결핍바이러스 감염 가능성 적은 경우에는 노출 후 예방약제를 주지 않는다.

· 사람면역결핍바이러스에 이미 감염된 사람에게는 노출 후 예방약제를 주지 않는다.

· 위 사항에 해당하지 않더라도 사람면역결핍바이러스 노출 후 위험이 있는 사람에게는 노출 후 처치를 고려할 수 있다.

의사들은 노출 후 예방약제가 미래의 사람면역결핍바이러스 위험관련 행동을 줄이기 위한 프로그램으로 처방되어서는 안됨을 주지하여야 한다. 노출 후 예방약제 처방을 자주 요구하는 것은 지양되어야 하며, 위험감소 상담으로 전환되어야 한다.

* 사람면역결핍바이러스 감염 고위험자: 약 또는 돈을 위한 성관계, 정맥 내 약물남용, 사람면역결핍바이러스 감염 위험인자 가진 사람과 보호되지 않은 항문 또는 질성교.

† 의미있는 노출: 항문 또는 질성교(콘돔 없이 또는 콘돔 손상) 불완전한 표면 또는 점막에 정액이나 혈액 노출; 정맥 내 주사 나누어 씀

‡ 사람면역결핍바이러스 감염을 초래할 노출 예: 외음 핥기, 구강성교, 치유되고 있는 피부상처에 정액 또는 혈액 노출

2) 화학예방요법의 적응증

노출 후 처치를 필요로 하는 사람에게는 우선 노출 당시의 자세한 상황에 대한 조사와 함께 사람면역결핍바이러스 검사, 그리고 다른 동반 성매개 감염질환의 유, 무 등의 조사가 필요하며 전문가에게 진료를 의뢰하는 것이 좋다. 화학예방요법은 고위험 군에게 권유되는데, 이들에는 보호되지 않은 성행위(항문성교와 정상적인 성행위 포함)와 사정이 동반된 구강성교, 그리고 감염자와 주사기를 공유한 경우 등이다. 만약 성행위의 대상자가 사람면역결핍바이러스 감염상태에 대하여 모르고 있으며, 검사를 원하는 경우는 검사결과가 음성으로 판정될 때까지 예방요법을 유지하는 것이 좋다. 강간으로 인한 사람면역결핍바이러스의 감염이 보고된 경우도 있다. 따라서 강간의 희생자도 예방요법의 대상이 된다. 이러한 화학적 예방요법은 노출 후 수 시간 내에 시작되는 것이 효과적이며, 72시간이 지난 경우에는 일반적으로 권유되지 않는다. 또한 사람면역결핍바이러스 감염의 고위험군의 행위를 지속적으로 할 의사가 있는 경우에도 예방요법의 시행은 부적절하다. 예방요법의 치료약제는 직업적 노출 후 시행되는 예방요법의 약제와 동일하다. Zidovudine (200mg씩 하루 3회)과 lamivudine (150 mg씩 하루 2회)이 포함된 병용요법으로 4주간 유지하는 것이 필요하며, 대상자가 진행된 후천성면역결핍증 상태이거나 바이러스의 양이 많은 경우에는 indinavir (800mg씩 하루 3회) 등의 단백분해효소 억제제를 병용하여야 한다(표 2).

3) 공중보건학적 측면

노출 후 예방요법은 수 시간 내에 시행될 때 효과가 있으므로 고위험 군에게 그에 대한 지속적 교육이 필요하다. 그러나 이러한 교육이 잘못 이해되면 예방요법에 대한 잘못된 확신으로 인하여 고위험의 행위가 증가할 수 있으므로 노출시 감염의 위험이 증가한다는 점과 함께 고위험 행위의 예방에 대한 교육이 더욱 필요하다.

참고문헌

1. Rawlings MK, Graff RJ, Calderon R, Casey−Bailey S, Pasley MV. Differences in perceptions of what constitutes having "had sex" in a population of people living with HIV/AIDS. J Natl Med Assoc 98(6); 845−50, 2006
2. Passin WF, Kim AS, Hutchinson AB, Crepas N, Herbst JH, Lyles CM. A systematic review of HIV partner counseling and referral services: client and provider attitudes, preferences, practices, and experiences. Sex Transm Dis 33(5); 320−8, 2006
3. Cohn SE, Clark RA. Sexually transmitted diseases, HIV, and AIDS in women. Med Clin North Am 87(5); 971−95, 2003
4. Braunwald E, Fauci A, Kasper DL, Hauser SL, Longo DL, Jameson JL. Harrison's Principles of Internal Medicine. 16th ed. pp 1076−1139, McGraw−Hill, New York, 2005
5. Mandell GL, Bennett JE, Dolin R. Principles and practice of Infectious Disease 5th ed. pp 1472−1492, Churchill Livingstone, Philadelphia, 2000

2. 혈액 또는 장기에 의한 전파 예방

1. 수혈을 통한 전파

미국질병통제센터(Centers for Disease Control: CDC)의 1991년도 보고서에 의하면 수혈로 후천성면역결핍증이 감염된 환자가 4,296명이며 이들 중 1,684명은 혈우병환자라고 보고하였다. 이는 전체 후천성면역결핍증 환자수의 3.3% 밖에 안 되는 적은 수지만, 이 자료는 환자들이 수혈에 대한 거부감을 갖게 하였으며, 건강한 헌혈자들이 헌혈로도 사람면역결핍바이러스에 감염될 수 있다는 오해 때문에 헌혈이 급격히 감소하는 심각한 문제를 야기시켰다. 1981년에 동성애자에게서 폐포자충 폐렴을 동반한 카포시육종이 뉴욕과 로스엔젤레스에서 처음 보고되고, 1982년에는 혈우병 환자와 수혈 환자에서 유사한 증상이 보고되면서 후천성면역결핍증은 혈액으로 전파되는 감염성 질환일 가능성이 제시되었다. 1978년 수혈에 의한 사람면역결핍바이러스의 감염이 처음 보고되었으며, 1982년 동성애자가 많이 사는 도시의 경우 감염의 위험도가 1.1로 정점에 달하였다가 이후에 헌혈자 교육을 강화하고 자진유예(self-deferral)법을 시도하면서 위험도는 감소하기 시작하였다. 자진유예란 감염 고위험군에 속하는 헌혈자가 스스로 헌혈을 포기하도록 유도하는 방법이다. 자진유예를 통하여 1985년에는 샌프란시스코에서 고위험군에 속하는 사람들이 헌혈하는 것을 90% 예방하는데 성공하였다. 다행히 1984년 사람면역결핍바이러스에 대한 항체 검사가 개발되었고 모든 헌혈혈액에 선별검사를 실시하면서 수혈로 인한 사람면역결핍바이러스의 전파는 급격히 감소하였다. 또한 사람면역결핍바이러스 항체 양성인 감염자들의 혈액을 수혈받은 환자를 역으로 추적관찰하면서 사람면역결핍바이러스의 감염에 있어 수혈의 역할에 대해 여러 가지 사실들이 밝혀지게 되었다. 미국에서 1978년부터 1990년까지 혈우병환자들을 분석한 결과 1982년 10월에 100명당 22명의 감염을 보이다가 1984년 7월에 100명당 4명으로 감소하였고 1986년 이후로 거의 새로운 환자가 발생하지 않았다. 그러나 1986년 당시 혈우병 환자의 50%가 이미 감염이 되어 있었다.

1984년부터 사람면역결핍바이러스 항체검사를 시작하면서 감염의 위험이 전혀 없을 것이라고 기대되었으나 1986년과 1987년에 항체검사를 받은 혈액에 의해 사람면역결핍바이러스가 감염된 사례가 보고되었고 심지어는 항체가 전혀 생기지 않는 감염자들도 존재하는 것이 보고되었다. 샌프란시스코에서 사람면역결핍바이러스 항체 음성인 혈액에 대해 핵산증폭검사를 통한 항원검사를 실시한 결과 76,590단위당 1단위에서 양성을 보였다. 후천성면역결핍증의 유병율이 높은 샌프란시스코와 같은 대도시에서 이 정도의 낮은 위험도를 보였으므로 유병율이 낮은 소도시에서는 더욱 낮을 것으로 생각된다.

사람면역결핍바이러스 양성의 혈액을 수혈받아서 혈청전환(seroconversion)이 일어난 사람과 그렇지 않은 사람을 비교한 결과 수혈자의 상대와는 관계가 없고 혈액제제의 종류가 가장 중요함을 알 수 있었다. 즉, 세척적혈구와 같이 백혈구와 혈장의 양이 적고 시간적으로 오래된 혈액을 수혈받으면 혈청전환을 잘 일으키지 않는 것으로 보고되고 있다. 즉 1980년대 초에 농축혈액응고인자를 수혈받은 혈우병환자의 50%에서 혈청전환이 있었으나 500,000 단위이상의 고농도 농축응고인자를 수혈받은 환자에서는 100%가 혈청전환이 되고 결국 감염된 것으로 확인되었다. 성접촉으로 노출된 사람의 경우에서는 10-20%정도가 감염되나 수혈에 의해 감염된 경우는 잠복기도 짧으며, 89.5%가 감염이 되는 것으로 알려져 있다.

우리나라의 경우 1987년 7월 1일부터 모든 헌혈혈액에 대해서 사람면역결핍바이러스에 대한 항체검사를 시행하기 시작하였으며 1998년 9월까지 혈장분획제제로 인해 사람면역결핍바이러스에 감염된 혈우병 환자는 모두 17명이고 성인 후천성면역결핍증 환자의 2~4%가 수혈로 감염된 반면, 소아환자는 10~15%가 수혈에 의한 것이었다.

사람면역결핍바이러스에 오염된 바늘에 찔렸을 때 감염될 확률은 0.3% 정도로 보고되고 있다.

2. 혈액 또는 장기에 의한 전파 예방

1) 혈액에 의한 전파 예방

(1) 자진유예 및 문진 강화

수혈로 사람면역결핍바이러스의 전파를 예방하기 위해서 자진유예법은 고위험군이 비교적 한정되어 있고 전체 감염의 주된 경로일 경우에는 효과적이다. 따라서 헌혈을 받을 때 자진 유예의 효율을 높이기 위해서는 상담이 비밀보장의 환경에서 이루어질 수 있는 것이 중요하며 초회 헌혈자보다는 다회 헌혈자에서 헌혈받는 것이 안전하다.

수혈로 인한 감염을 예방하기 위해서는 자세한 문진을 통하여 고위험군에 속하는 사람들의 헌혈을 금하도록 하는 것이 가장 중요하며 국가의 홍보로 헌혈자 스스로가 자진 유예하는 것이 가장 좋다. 헌혈을 하지 말아야 하는 사람은 다음과 같다. 첫째, 사람면역결핍바이러스 감염자 혹은 검사양성자 및 이들과 과거 6개월 이내에 성적 접촉이 있었던 사람, 둘째, 동성애자 및 이들과 과거 12개월 이내에 성적 접촉이 있었던 사람, 셋째, 마약이나 각성제를 현재 복용하고 있거나 마약 중독자와 과거 12개월 이내에 성적 접촉이 있었던 사람, 넷째, 해외체류 또는 여행시 외국인과 성적 접촉이 있었던 사람, 다섯째, 매춘행위를 한 사람, 여섯째, 기타 사람면역결핍바이러스 감염이 의심되는 사람 등이다. 뿐만 아니라 기존의 감염자 관리도 중요하며 헌혈시에 반드시 과거 헌혈자의 사람면역결핍바이러스 항체검사 결과를 조회해 볼 수 있는 시스템도 필요하다. 또한 수혈을 결정하는 임상의사도 환자에게 수혈의 위험성을 설명해야 하고 동의를 구해야 한다.

(2) HIV 항체 및 항원검사 실시

가. 헌혈혈액에 대한 항체검사

1985년 4월 11부터 보건사회부의 공무원과 수혈학자들이 모여서 후천성면역결핍증 예방대책회의를 여러 차례 개최하였고, 이 결과 1987년 3월 31일에 보사부장관의 지시로 1987년 7월 1일부터 우리나라 헌혈 혈액에 대한 선별검사로 사람면역결핍바이러스 항체검사가 도입되었다. 그 후 1990년 9월 8일에 혈액관리법 시행규칙이 개정되면서 법제화되어 현재에 이르고 있다. 검사방법은 대한적십자사에 일임하였고 대한적십자사 혈액원장과 혈액사업자문회의에서 1차 선별검사로 효소면역측정법을, 2차 확진검사로 웨스턴블롯검사법을 결정하였다.

항체양성을 보인 환자는 일시적으로 항체음성을

보이는 경우는 매우 드물고 평생 양성을 나타낸다. 따라서 혈액 선별검사로 항체검사가 이용되고 있지만 바이러스에 노출된 시기부터 항체가 나타날 때까지의 기간인 항체미형성기(window period)에서는 항체를 검사하는 기존의 방법으로는 바이러스에 감염된 것을 검출할 수가 없다. 이 기간은 1992년 이전까지 평균 45일이었던 것이 검사시약의 발달로 최근에는 15~25일로 단축되었다. Tabor는 1990년 미국에서 백만 명의 헌혈자의 혈액 중 1.5단위가 후천성면역결핍증의 항체미형성기에 있어 항체검사만으로는 사람면역결핍바이러스에 오염된 혈액을 검출할 수 없음을 보고하였다. 1994년 또 다른 보고는 항체검사에서 음성인 혈액을 수혈할 때 미국에서 수혈로 인한 후천성면역결핍증의 감염 위험도를 450,000명~660,000명당 1명이라고 보고하였다. 유병율이 낮은 사람들을 대상으로 선별검사를 실시하면 대부분의 양성은 위양성일 가능성이 많기 때문에 이 검사에서 양성이 나오는 경우에는 특이도가 높은 확진 검사를 실시한다. 웨스턴 블럿이 이러한 검사에 속한다. 웨스턴 블럿은 바이러스의 항원성 단백질을 분자량에 따라 분리하여 항체를 검출하는 방법이다.

나. 선별검사에서 음성인 헌혈혈액에 의한 감염 및 항원검사

모든 헌혈 혈액에 대해 선별검사를 실시하면서 수혈에 의한 사람면역결핍바이러스의 감염이 없을 것으로 기대하였다. 그러나 1980년대 후반에 항체검사에서 음성인 혈액을 수혈받은 환자가 사람면역결핍바이러스에 감염되는 사례가 발생하였고, 일부 동성애자들은 그 잠복기가 수년 이상인 경우도 있어 이들이 이 기간 중에 헌혈을 할 경우에 항체를 검출할 수 없었다. 1992년에 미국질병통제센터에서는 매년 43명이 이 바이러스에 감염된 혈액을 수혈받으며 이들 중 5~10명 정도가 질병으로 발전한다고 결론을 내렸다. 이에 따라 1996년 3월부터 미국의 혈액은행협회와 식품의약청에서는 헌혈 혈액에 대한 검사에 HIV-1의 항원(주로 p24) 검사를 추가하였다. 이환율이 높은 지역에서는 1,600,000명당 1명 이상이 항체는 음성이고 항원이 양성이라고 추정하고 있다. 실제로 항원검사를 실시한 후 처음 18개월 동안에 2명이 발견되었다. 항체검사에서 애매한 결과를 보이는 경우의 70%는 p24항원 검사에서도 유사한 결과를 보여 헌혈이 금지되었다. 항원검출을 위한 핵산 증폭검사는 항체미형성기를 16일에서 10일 정도를 줄일 수 있다는 보고가 있으며 위험율 또한 50% 정도를 낮출 수 있다고 한다. 국내 헌혈혈액에 대해서는 항원-항체를 동시에 검사하는 효소면역법 검사방법을 선별검사로 사용하고 있으며, 최근에는 핵산증폭검사도 시행 중에 있다.

다. HIV-2와 HIV-1 O type 검사의 추가

HIV-2는 HIV-1보다 늦게 서부아프리카에서 발견되었고 서유럽에 많이 퍼져있다. HIV-2는 HIV-1과 유사하나 잠복기가 길고 증상이 경한 것으로 알려져 있다. 수혈에 의한 감염은 유럽에서 두 명이 보고되었는데 둘 다 잠복기가 14년이었다. HIV-1의 유전자와 유사하여 항체검사에서 교차반응을 보여주며 HIV-1의 항체검사에서 90% 정도의 양성을 보여준다. 미국의 경우 천만 명의 헌혈자 중 3명만이 HIV-2에 양성으로 보였다. 최근에는 HIV-1/HIV-2 항체를 동시에 검사하는 시약을 사용하고 있다.

HIV-1은 유전적 변이로 인해서 5가지 이상의 아형이 존재하는 것으로 알려져 있다. 이들 중 O그룹으로 분류된 아형은 나머지 다른 그룹과 유전적으로 차이가 크며 서부아프리카에서 전체 후천성면역결핍증 환자에서 1~2%의 빈도로 정도로 보고되었다. HIV-2와 HIV-1 O그룹은 유병률이 매우 낮아서 수혈에 의한 전파는 극히 드물 것으로 생각되고 있다. 하지만 O그룹의 일부분은 기존의 효소면역측정법으로 진단이 되지 않는 경우가 있으며, 따라서 미국 FDA는 서부아프리카에서 태어나거나, 거주한 적이 있거나, 여행한 사람 혹은 그런 사람과 성적접촉을 한 사람은 헌혈을 금지하도록 하였다.

(3) 수입혈장에 대한 검사

국내에 수입된 혈장에 대해서는 1개의 혈장백에서 1개의 시료를 채취하여 효소면역측정법으로 일차검사를 실시하고 음성 판정기준치의 80% 이상의 흡광도값을 보이는 시료는 2차 검사를 2웰(well)씩 실시하여 2웰 중 1웰 이상이 판정기준치 80% 이상일 경우 양성반응 혈장으로 분류하고, 그 미만일 경우는 음성으로 판독한다. 혈장분획제제는 저위험제제과 고위험제제의 두가지 그룹으로 분류한다. B형간염바이러스의 오염이 발생하지 않는 알부민이나 면역글로불린제제 등이 저위험제제에 속하고 쉽게 오염이 되는 농축응고인자 등은 고위험제제에 속한다. 이러한 분류는 후에 C형간염이나 사람면역결핍바이러스에도 그대로 적용되어 수천 명의 혈우병 환자들이 오염된 신선동결혈장과 농축응고인자의 수혈로 감염되어 후천성면역결핍증으로 발병되었던 것이다. 대개 10,000명이상의 헌혈 혈액을 혼주혈장(pooled plasma)으로 제조하는 혈장분획제제의 경우 사람면역결핍바이러스에 감염된 혈액이 포함될 확률이 높기 때문에 혈장분획제제에 대한 불활성화공정(inactivation)이 시작되기 전에 이를 수혈받은 혈우병 환자들에서 사람면역결핍바이러스 감염률이 높았다. 혈장분획제제에 대해 어떤 감염질환에 대한 선별검사가 실시되지 않거나 위음성을 보이는 경우에 수혈자가 해당 질환에 노출될 위험도는 아래와 같이 계산한다.

$$\text{Risk} = 1-(1-\text{prevalence})^{\text{pool size}}$$

Risk: 감염질환에 노출될 위험도
Prevalence: 감염질환의 유병률
Pool size: 혈장 공여자수

각각 다른 일열번호(lot)의 혈장분획제제를 1단위 이상 수혈받을 때의 누적된 위험도는 다음과 같다.

$$\text{Cumulative risk} = 1-(1-\text{risk of single treatment})^{\text{number of independent infusion}}$$

Cumulative risk: 누적된 위험도
Risk of single treatment: 1회 수혈시 노출될 위험도
Number of independent infusion: 서로 다른 lot의 혈장분획제제를 수혈받는 횟수

가령 위에서 1990년 미국에서 항체검사 음성인 혈액제제 1,000,000단위중 1.5 단위가 감염된 혈액이었다고 하므로 위의 공식을 적용하면 1 단위의 혈장분획제제가 10,000명의 헌혈자로부터 얻은 혈장으로 만들어진다면 한번 주입받을 때의 위험도는 0.015이다. 심한 혈우병환자는 3~4년내에 100회의 서로 다른 lot의 혈장분획제제를 수혈받게 되는 경우 그 누적위험도는 0.779가 된다. 즉 혈액의 비활성화 공정이 없었다면 항체검사만으로 선별된 혈액으로 수혈받는 심한 혈우병환자가 3~4년내에 후천성면역결핍증에 걸릴 확률이 매우 높다고 하겠다.

2차세계대전 전후로 알부민을 안정화시키기 위해서 열처리를 하였는데 이 열처리가 감염질환을 억제한다는 것을 알게 되었다. 면역글로블린은 정해진 선별검사와 미국정부가 인정하는 제조법으로 농축하는 경우 바이러스 감염으로부터 안전한 혈액제제이다. 단, 혈장분획제제 중에서 고위험제제에 속하는 농축응고인자는 열에 약하므로 초기에는 불활성화 방법이 채택되지 못하다가 1983년에 이르러서야 적절한 바이러스 불활성화가 시작되었다.

사람면역결핍바이러스는 열에 약하고, 지질외피 보유바이러스(lipid enveloped virus)이며 막에 손상이 없어야 감염이 가능한 성질을 이용하여 최근에는 가온법(60℃에서 10분 혹은 동결건조된 최종 산물을 82℃에서 72시간 동안 가열), 용매－세정제(solvent－detergent) 처리법(중간산물을 tri－N－butylphosphate와 비이온세정제로 처리), 반복적인 정제법 등으로 사람면역결핍바이러스를 불활성화하는 과정이 제조과정에 추가됨으로써 혈장분획제제 수혈에 의한 사람면역결핍바이러스의 전파는 현저히 감소되었다. 공인된 방법으로 불활성화시키기 시작한 1987년 이후에는 농축응고인자의 수혈로 인한 사람면역결핍바이러스의 감염이 보고된 바 없다.

2) 장기에 의한 전파 예방

사람면역결핍바이러스는 혈액이나 혈액제제 뿐만 아니라 신장, 간장, 심장, 췌장, 골, 심지어는 피부 이식을 통해서 전파될 수 있으나, 각막, 에탄올처리 및 동결건조 골조직, 골수 제거 골조직, 동결건조 건 혹은 근막, 동결건조 하거나 방사선조사한 경질막(dura mater) 이식을 통한 후천성면역결핍증은 현재까지 보고되고 있지 않다. 1980년 이후로 수백만건 이상의 장기 및 조직 이식이 시행되어왔으며, 장기 및 조직 이식으로 인한 후천성면역결핍증은 지금까지 75명 정도로 보고되고 있다. 대부분의 장기나 조직 이식을 통한 후천성면역결핍증은 사람면역결핍바이러스 항체검사가 시작된 1985년 이전에 일어났다. 사람면역결핍바이러스 항체검사가 시행된 이후에 감염된 환자는 11명으로 그 첫번째 환자는 1986년 사망자로부터 장기를 기증받은 환자로, 혈액희석으로 인한 사람면역결핍바이러스 항체검사 위음성 결과로 인한 사람면역결핍바이러스 감염이었다. 장기기증자는 사망 직전 56단위의 혈액을 수혈받았으며, 이 혈액으로 시행한 사람면역결핍바이러스 항체 음성이었다. 이틀 후 환자는 뇌사판정을 받았으며 환자의 가족은 장기 기증에 동의하였다. 세 개의 장기가 필요한 환자에게 이식되었으며 이틀 후 장기기증자로부터 혈액을 다시 채취하여 검사한 결과 사람면역결핍바이러스 항체 양성 결과가 나왔다. 신장과 간을 이식받은 두 환자는 후천성면역결핍증 감염이 확인되었으며 나머지 한 환자는 이식 도중 사망하였다. 두 번째 감염 예는 신장 기증 8개월전 시행한 사람면역결핍바이러스 항체 검사에서 음성으로 신장을 이식하였으며 신장을 이식받은 환자가 후천성면역결핍증에 감염된 예이다. 장기기증자는 동성애자였으며, 이식할 당시 사람면역결핍바이러스 항체 검사를 다시 시행하지 않았었다. 그러므로, 장기기증자를 선별할 때 사람면역결핍바이러스 감염과 관련된 고위험행위에 대하여 정확하게 문진하며, 이식 직전에 반드시 사람면역결핍바이러스 항체검사를 해야 한다. 세번째 보고는 사망자로부터 간을 기증받아 이식한 전격성간염 환자가 후천성면역결핍증에 감염되는 사건이 발생하였다. 간이식은 응급으로 시행되었으며 기증자의 사람면역결핍바이러스 항체 검사 결과가 나오기 전에 간이 이식되었으며 이후에 사람면역결핍바이러스 항체 양성 결과를 알 수 있었다. 네번째 보고는 1991년 사람면역결핍바이러스 항체 음성인 장기기증자로부터 장기를 기증받은 환자가 후천성면역결핍증에 감염되는 사건이 발생하였다. 장기기증자의 혈액 검사상 사람면역결핍바이러스 항체는 음성이었으며, 이 환자의 장기와 조직을 이식받은 41명의 환자 중 네 개의 장기를 받은 환자와 처리과정을 거치지 않은 골조직을 이식받은 세 명의 환자는 모두 사람면역결핍바이러스에 감염되었으나, 34명의 처리과정을 거친 골조직이나 연조직을 이식받은 환자는 사람면역결핍바이러스에 감염되지 않았다. 장기기증자가 사망한 6년 후 보관된 검체를 이용하여 바이러스 배양 및 PCR을 통하여 사람면역결핍바이러스를 확인할 수 있었다. 이는 사람면역결핍바이러스 항체 검사를 시행했음에도 불구하고 항체 검사상 음성으로 나오는 항체미형성기에 의한 사람면역결핍바이러스 감염의 가능성을 시사하였다.

미국의 경우 장기나 조직 이식으로 인한 사람면역결핍바이러스 감염의 위험성을 감소시키기 위하여 장기나 조직기증자에 대하여 사람면역결핍바이러스에 감염될 위험성이 있는 고위험행위에 대한 문진을 시행하고, 이학적 검사를 통하여 사람면역결핍바이러스 감염과 관련된 증상이나 징후에 대하여 조사하며, 사람면역결핍바이러스 항체검사를 시행하고 있다. 1985년 사람면역결핍바이러스 항체검사가 미국식품의약청 허가를 받은 후 장기나 조직 기증자를 대상으로 이 검사를 시행하고 있다. 조직기증자에 대한 정확한 문진이 장기 및 조직 이식으로 인한 사람면역결핍바이러스 감염을 예방하는 가장 효과적인 방법이지만 바이러스를 화학적으로나 물리적으로 불활화시키는 방법도 많이 소개되고 있다. 바이러스 불활화 방법은 바이러스를 제거하거나 불활화시키면서 장기나 조직의 기능은 그대로 유지해야만 한다. 장기에 대한 바이러스 불활화 방법 중 아직까지 실용화된 방법은 없다. 현재까지 조직, 특히 골조직에 대한 여러 가지 바이러스 불활화 방법이 제시되고 있지만, 조직의 기능이 전혀 손상받지 않으면서 바이러스를 완전하게 제거하는 방법은 없다. 보고에 의하면 사람면역결핍바이러스 항체음성 장기기증자로부터 처리 과정을 거친 조직을 이식받은 환자는 사람면역결핍바이러스 바이러스에 감염되지 않은 것으로 보고되고 있다. 이 조직의 경우 동결건조(lyophilization), 감마 방사선 조사, 에탄올 처리, 골수 세척 등의 처리 과정을 거친 조직이었지만 사람면역결핍바이러스가 전파되지 않은 이유에 대해서는 이런 처리과정 때문이었는지 조직 자체에 혈관의 분포가 적었기 때문인지에 대해서는 논란이 있다.

장기 및 조직이식을 통한 사람면역결핍바이러스 감염을 예방하기 위한 가이드라인의 경우, 살아있는 공여자, 뇌사자, 사망자 등 여러 가지의 공여자 종류가 있으며, 이식하기 전까지 선별검사를 시행할 수 있는 시간이 매우 짧으며, 여러 가지 장기와 조직에 따라 전파의 위험도가 다르며, 장기나 조직을 적출하고 공급하는 조직마다 시스템이 다르며, 장기나 조직에 따라 선별 검사의 효과가 다르며, 이식 자체의 효과(생명 연장이나 삶의 질 향상)가 다르기 때문에 일정한 가이드라인을 만드는 것이 매우 어렵다. 살아있는 공여자인 경우에는 사람면역결핍바이러스 감염과 관련된 위험행위를 했는지 여부에 대하여 자세하게 문진을 시행해야 하며, 뇌사자나 사망자의 경우에는 가족을 대상으로 이런 조사를 시행해야 한다. 그러나 본인에게 직접 하는 것보다는 부정확하기 때문에 이학적 검사나 혈액검사 결과가 더 중요한 비중을 차지하게 된다. 모든 장기와 조직은 공여자의 순환기능이 정지되자마자 적출되어야 하며, 일부 조직은 수개월간 보존이 가능한 반면, 일부 조직은 수일 이내에 이식되어야만 하기 때문에, 선별 검사의 경우에도 결과 도출시간이 24시간 이상 되는 경우에는 장기 이식의 선별검사로 적용하기 부적당하다.

여러 가지 조직 이식으로 인한 사람면역결핍바이러스 감염의 위험성은 정확하게 알려져 있지 않지만, 사람면역결핍바이러스에 감염된 공여자로부터 장기를 이식받은 경우 사람면역결핍바이러스에 감염될 확률은 100%이다. 처리과정을 거치지 않은, 특히 골수나 주변 조직을 제거하지 않은 신선한 골조직 역시 사람면역결핍바이러스 감염 위험성이 매우 높다. 상대적으로 혈관이 적게 분포하는 장기나 사람면역결핍바이러스의 불활화 처리 과정을 거친 장기의 경우는 사람면역결핍바이러스를 전파할 위험성은 상대적으로 낮은 것으로 보고되고 있다.

현재까지 알려진 바에 의하면 장기에 의한 사람 면역결핍바이러스 전파의 위험도는 매우 낮으나 가능성은 존재한다. 그러므로 이런 위험성을 감소시키기 위해서는 첫째, 장기 및 조직기증자에 대한 정확한 문진을 통하여 사람면역결핍바이러스에 감염될 위험성이 있는 행위를 한 사람을 정확하게 배제하여야만 하며, 둘째, 현재 나와있는 가장 민감한 검사법을 통하여 사람면역결핍바이러스 검사를 시행해야 하며, 셋째, 적출된 장기나 조직에 대해서는 가능한 경우 적절한 바이러스 제거나 불활화를 위한 처리를 시행한 후에 이식해야 할 것이다.

참고문헌

1. 원동일, 김현숙, 김현옥, 권오헌. Microplate 효소면역법을 이용한 Anti－HIV－1/HIV－2 검사 시약의 결과 비교, 대한수혈학회지 4; 217－222, 1993
2. 한규섭, 박명희, 황유성, 이용래, 김상인. HIV－1 p24항원검사의 임상적 유용성: 대한수혈학회지 8; 337－43, 1997
3. AuBuchon JP, Birkmeyer JD, Busch MP. Cost－effectiveness of expanded human immunodeficiency virus－testing protocols for donated blood. Transfusion 37: 45－51, 1997
4. Lynch TJ, Weinsein MJ, Tankersley DL, Frtantoni JC, Finlayson JS. Considerations of pool size in the manufacture of plasma derivatives Transfusion 36; 770－775, 1996
5. Tabor E. The epidemiology of virus transmission by plasma derivatives: clinical studies verifying the lack of transmission of hepatitis B and C viruses and HIV type 1. Transfusion 39; 1160－1168, 1999
6. Simonds RJ, Holmberg SD, Hurwitz RL, et al. Transmission of human immunodeficiency virus type 1 from a seronegative organ and tissue donor. N Engl J Med 326; 726－732, 1992
7. Guidelines for preventing transmission of human immunodeficiency virus through transplantation of human tissue and organs. MMWR Rec Rep 43(RR－8); 1－17, 1994
8. Quarto M, Germinario D, Fontana A, Barbuti S. HIV transmission through kidney transplantation from a living donor. N Engl J Med 320; 1754, 1989

3. 신생아 감염 예방

2003년 말 현재 전 세계적으로 4천만 명의 감염자가 있으며 2003년 한 해 동안 새로 감염된 사람은 500만 명으로 이 중 성인이 420만 명, 15세 미만의 소아 70만 명으로 추산한다. 이는 2003년 한 해 동안 매일 14,000명이 새로 감염되었으며 이 중 200명은 소아이고 12,000명은 성인임을 나타내는 수치이다. 이 성인 12,000명 중에 50%가 여자이며 15세에서 24세의 젊은 연령층이 50%이다. 따라서 젊은 가임기 연령의 여성을 통한 수직감염이 사람면역결핍바이러스 전파의 중요한 부분이 되며 이들을 관리하여 수직감염을 줄이는 것이 후천성면역결핍증 전파를 감소시키는 효율적인 방법임을 알 수 있다. 국내에는 2003년 9월말 현재 전체 감염자 2,405명으로 이 중 다섯 례의 수직감염 사례가 있다.

여기서는 현재까지 알려진 연구 결과들을 토대로 지역적 특성에 따른 지침보다는 수직감염을 최소화할 수 있는 약물 예방요법과 분만에 관한 사항들을 주로 언급하고 이외 부수적인 연구결과들을 간략히 기술하고자 한다.

1. 약물을 이용한 신생아 감염 예방

미국에서 1994년에 시행된 소아 후천성면역결핍증 임상연구 그룹(Pediatric AIDS Clinical trial Group, PACTG 076) 연구에서는 임신 2기 즉 14주 이후부터 산모에게 zidovudine을 투여하고 분만 중에는 zidovudine 주사제를 정맥정주하며 분만 후 신생아에게 6주 동안 zidovudine 시럽을 투여하는 삼단계 방법이 위약을 투여한 군과 비교하여 약물투여 군에서 수직감염률 8.3%, 위약군에서 25.5%를 보여 약 68%의 수직감염률 감소를 나타냈다. 이것이 사람면역결핍바이러스 수직감염에 대한 약물요법의 효과를 증명한 첫 번째 연구이다. 산전에 사람면역결핍바이러스 특이 면역글로불린을 투여하는 것은 zidovudine 단독요법과 비교하여 추가적인 장점이 없었다. 이후 연구로 진행된 감염자나 이전에 zidovudine 치료를 받았던 환자, CD4+ T림프구 수가 낮은 환자에서도 zidovudine 삼단계 요법의 효과가 확인되었다.

그러나 이러한 방법은 정맥 주사제가 필요하며 기간이 길어서 비용이 많이 들고 복잡하기 때문에 경제적인 부담이 문제가 되고 그러한 의료환경이 안되는 지역에서는 적용하기 어려운 점이 있다. 따라서 태국에서 시행된 임상 연구에서는 그 기간을 단축시키고 정맥 주사제 대신 먹는 약을 사용하여 연구가 진행되었다. 이 연구에서는 임신 36주부터 하루 600mg의 zidovudine을 투여하고 분만 중에는 3시간마다 300mg씩 먹이고 신생아에는 투여하지 않았다. 위약군과 비교한 결과 위약군에서 수직감염률 18.9%, 치료군에서 9.4%로 예방요법으로 수직감염률을 50% 감소시킬 수 있었다. 이 연구로 처음 PACTG 076의 수직감염 예방법이 더욱 효과적인 것을 알게 되었으며 코트 디브아르에서 수행된 연구도 단기 zidovudine 사용군 15.7%, 위약군 24.9%로 37%의 수직감염률 감소를 보였으며, 태국의 연구와 달리 모유수유를 했기 때문에 모유로 인한 감염 영향을 나타낸 연구이기도 하다. 태국에서 같은 방법을 산전 28주 또는 36주로 하고 신생아 투여 기간을 3일 또는 6주 투여하는 방법으로 네 군을 비교하였으며 이 결과로 산전 투여기간이 짧을수록 전파율이 높고 산전 투여 기간을 길게 한다고 하여 신생아 투여 기간을 단축할 수는 없다는 것을 알았다.

뉴욕에서 신생아 939명을 대상으로 한 연구 결과로는 분만 전에 zidovudine을 투여한 경우 수직감염률 6.1%, 분만 중에 투여를 시작한 경우 10.0%, 출생 후 48시간 안에 시작한 경우 9.3%, 출생 후 3일 이후에 투여한 경우 18.4%, 투여를 하지 않은 경우 26.6%로 어떠한 경우든 투여를 하지 않는 것보다는 투여하는 것이 수직감염을 낮추는 효과를 보였다. 따라서 이러한 연구는 zidovudine 치료가 산모의 바이러스 수치를 감소시켜서 영향을 나타낸다는 것보다는 노출 후 예방(postexposure prophylaxis)에 의한 영향으로 생각하게 되는 근거가 되었으며 실지로 여러 연구들에서 zidovudine 단독요법이 산모의 바이러스 양을 감소시키지는 않는다는 것을 보여주었다. 따라서 주사침에 노출된 후 시행하는 예방요법이 효과를 나타내는 것과 마찬가지의 방법으로 수직감염을 감소시키는 것으로 생각된다.

UNAIDS의 지원아래 시행된 페트라 연구는 zidovudine 단독 요법을 받은 산모에서 내성 바이러스가 선택되고 이 내성 바이러스가 태아에게 전파되는 것이 증명되면서 병용요법으로 zidovudine과 lamivudine을 사용하여 산모의 바이러스 양을 감소시키고 zidovudine 단독으로 예방요법을 하는 것에 비해 추가적인 장점이 있는지 살피기 위해 시작되었다. 그러나 결과적으로 산모의 바이러스 양을 감소시키는 효과는 나타나지 않았으며 이는 lamivudine에 대해 하나의 돌연변이로 쉽게 내성을 획득하는 것과 관련이 있을 것으로 보인다. 연구 결과로는 삼단계 모두 투여한 군은 위약군에 비해 50%의 감소를, 분만 중 산모와 출생 후 신생아에게 일주일간 투여한 군에서는 위약군에 비해 30%의 감소를 보였고 분만 중에만 투여한 군은 위약군에 비해 추가적인 장점이 없었다. 프랑스에서 445명의 임산부를 대상으로 zidovudine 삼단계 요법에 lamivudine을 임신 32주에 추가 투여하고 신생아에게도 추가 투여하는 방법은 1.6%의 수직감염률을 보였다.

Nevirapine은 약력학적 특성상 산모에서 200mg 1회 복용으로도 바이러스를 억제할 수 있는 농도를 일주일이상 유지할 수 있으며 모유농도가 혈중 농도의 61%가 되고 zidovudine과는 달리 세포내 인산화 과정이 필요치 않아 빨리 항바이러스 효과를 나타낼 수 있다는 것이 장점이 있다. 따라서 비용이 적게 든다. 그러나 nevirapine도 lamivudine과 마찬가지로 유전자 하나의 돌연변이로 내성이 쉽게 유도되며 분만 중에 복용한 약제가 저농도로 유지되는 상태에서 내성 바이러스가 선택되는 것이 보고되어 있다. 내성이 생긴 경우 다른 비뉴클레오시드 역전사효소 억제제와 교차 내성을 보여 이후의 약제 선택에 제한을 받게 된다.

HIV NET 012의 nevirapine에 대한 효과는 이전에 전혀 치료를 받지 않고 진통 중에 병원에 내원한 산모들을 대상으로 시행된 연구로써 nevirapine의 탁월한 효과를 보여 주었다. 산전에 예방요법을 하지 못한 경우로 zidovudine을 진통 중에 세시간 간격으로 투여하고 신생아에게 7일간 zidovudine시럽을 투여한 군에서 수직감염률 25.1%, 진통 중에 nevirapine을 산모에게 1회 투여하고 출생 후 신생아에게 nevirapine 시럽을 1회 투여한 군에서 수직감염률 13.1%로 nevirapine 투여군에서 약 47%의 수직감염률 감소를 보였다. 다만 zidovudine 치료군이 신생아에게 7일 동안 투여하는데 있어 순응도에 차이가 있을 수 있으며 이것이 결과의 차이로 나타났을 것을 염두에 두어야 할 것으로 보인다. 이

표 1. 사람면역결핍바이러스 수직전파를 예방하기 위한 항레트로바이러스 약물 임상시험 결과

임상연구	전향적연구	모유수유	약물요법	전파율(%)	p
단독약제연구					
PACTG 076(USA) (363 영아)	예	아니오	분만 전; 임신 14~34주로부터 ZDV 100mg 1일 5회 경구 투여 시작 + 분만 중; ZDV 2mg/kg을 1시간동안 정주 후 시간당 1mg/kg을 지속적으로 정주 + 분만 후; 신생아에게 ZDV 시럽 2mg/kg을 6시간 간격으로 6주간 경구 투여 vs 위약 25.5%	8.3%	0.0006
태국 (392 영아)	예	아니오	분만 전; 임신 36주부터 ZDV 300mg 1일 2회 경구 투여하기 시작 + 분만 중; ZDV 300mg을 3시간 간격으로 경구 투여 vs 위약 18.6%	9.4%	0.006
코트디부아르 (230 영아)	예	아니오	분만 전; 임신 36주부터 ZDV 300mg 1일 2회 경구 투여하기 시작 + 분만 중; 분만 시작과 동시에 ZDV 300mg 경구 투여 후 분만과정동안 3시간 간격으로 추가 투여 vs 위약 24.9%	15.7%	0.07
DIRTRAME[32] (코트디부아르 및 부르키나화소) (389 영아)	예	예	분만 전; 임신 36~38주부터 ZDV 300mg 1일 2회 경구 투여 + 분만 중; 분만이 시작되면 ZDV 600mg 경구 투여 + 분만 후; ZDV 300mg 1일 2회 7일간 경구 투여 vs 위약 27.5%	18.0%	0.028
HIV NET 012 (우간다) (609 영아)	예	예	분만 중; 분만이 시작되면 NVP 200mg 1회 경구 투여 + 분만 후; 신생아에게 출산 72시간 후 NVP 부유액을 2mg/kg 경구 투여 vs 분만 중; 분만 시작과 함께 ZDV 600mg을 경구 투여하고 이후 분만 중에는 3시간 간격으로 300mg 경구 투여 + 분만 후; 신생아에게 ZDV 시럽 4mg/kg 1일 2회, 7일간 투여	13.1% 25.1%	0.0006

표 1. 사람면역결핍바이러스 수직전파를 예방하기 위한 항레트로바이러스 약물 임상시험 결과(계속)

임상연구	전향적연구	모유수유	약물요법	전파율(%)	*p*
약제병용연구					
PETRA (남아프리카, 우간다, 탄자니아) (1357 영아)	예	예	A : 분만 전; 임신 36주부터 ZDV 300mg과 3TC 150mg을 1일 2회 경구 투여 분만 중; ZDV 300mg을 3시간 간격으로, 3TC 150mg을 12시간 간격으로 경구 투여 분만 후; 산모에게 ZDV 300mg 및 3TC 150mg을 1일 2회 경구 투여하고 신생아에게 ZDV 시럽 4mg/kg 및 3TC 부유액 2mg/kg을 12시간 간격으로 7일간 경구 투여	8.6%	
			vs		
			B : 분만 전: 위약 분만 중: 위 PETRA A와 동일한 방법이나 산모에게 분만 시작과 함께 최초에 ZDV 600mg을 투여		0.001 (A vs B)
			vs		
			분만 후: PETRA A와 동일	10.8%	
			C : 분만 전: 위약 분만 중: PETRA B와 동일 분만 후: 위약	17.7%	0.02 (B vs C)
			vs		NS (C vs P)
			P : 분만 전, 분만 중, 분만 후; 모두 위약	17.2%	

참고문헌: 1)McGown JP, Shah SS: Management of HIV infection during pregnancy. Current opinion in obstetrics and Gynecology. 12:357-367, 2000, 2)McGown JP, Shah SS: Prevention of perinatal HIV transmission during pregnancy 46:657-668, 2000 참조

방법을 변형하여 산모에게 분만 중 nevirapine을 투여하고 분만 후 48시간에 한번 더 투여하는 것과 zidovudine－lamivudine을 병용하여 분만 중 투여하고 분만 후 산모와 신생아에게 일주일간 투여하는 페트라 용법과 비교한 경우 수직감염률 12.3%(nevirapine군), 9.3%(zidovudine－lamivudine군)로 차이가 없었다(p=0.11) 이 연구결과는 단기 zidovudine 요법에 nevirapine 단회 요법을 추가하는 것이 수직감염률 감소에 효과적임을 시사한다.

단기 zidovudine요법에 nevirapine을 추가하는 연구가 태국에서 시행되었다. 단기 zidovudine 투여(임신 28주에 투여 투여, 분만 중 경구 투여, 신생아에게 일주일 투여)군과 여기에 산모와 신생아에게 각각 1회 추가 투여 군, 산모에게만 분만 중 nevirapine 1회 추가 투여하는 군을 비교하였다. 여기에서 zidovudine 단기 투여 군은 산모 신생아 병용투여 군에 비해 수직전파율이 높아 조기에 연구 중단되었다. 다른 두 군을 비교하는 연구는 진행 중이다. 코트 디부아르에서 수행된 두 번째 연구에서는 단기 요법에 산모, 신생아에게 1회 씩 추가 투여하는 것이 7.1% 전파율로 zidovudine 단독에 비해 낮았다. 이와는 달리 77%가 후천성면역결핍증 병용 치료 중이며 최소한 표준 zidovudine 삼단계 예방요법을 사용하던 산모 1,506명을 대상으로 한 PACTG 316 연구에

표 2. 사람면역결핍바이러스 수직전파를 예방하기 위한 3제 병용요법의 임상시험 결과

임상연구	전향연구	모유수유	약물요법	결과
McGowan 브롱크스, 뉴욕 (28 영아)	아니오	아니오	분만 전: 2NRTIs(13 산모) 2NRTIs + 1NNRTI(2 산모) 2NRTIs + 1NNRTI+2 PIs(1 산모) 분만 중: ZDV(PACTG 076과 동일) 분만 후: ZDV(PACTG 076과 동일)	28명 영아중 주산기 사람면역결핍 바이러스 감염 없었음. 부작용 없음. 주산기 사람면역결핍 바이러스 감염예방에 고강도 항레트로바이러스치료의 효능입증
Morris (미국) (34 영아)	아니오	아니오	분만 전: 모두 PI 포함 요법 받음	PI 사용이 주산기 사람면역결핍 바이러스 감염 없앰. 부작용 없음.
PACTG 367 (미국) (347 영아)	아니오	아니오	분만 전: 치료 안함(15 산모) ZDV 단독요법(88 산모) ZDV + 3TC(109 산모) PI가 포함되지 않은 병합요법(16 산모) PI가 포함된 병합요법(119 산모)	치료 안한 경우 주산기 사람면역결핍 바이러스 감염이 20%, ZDV 단독 치료시 7%, 병합요법 (PI 포함요법은 1.7%)시 < 1%
WITS (미국) (1201 영아)	아니오	아니오	분만 전: ZDV 단독요법(1019 산모) PI가 포함된 병합요법(112 산모) PI가 포함된 병합요법(70 산모)	1994년 후, 주산기 사람면역결핍 바이러스 감염률, ZDV 단독치료시 7%, PI제의 병합요법시 7.2%, PI 포함 병합요법시 0%
Clarke (아일랜드) (25 영아)	아니오	아니오	분만 전: 2NRTIs(9 산모) 2NRTIs + NNRTI(4 산모) 2NRTIs + 1PI(12 산모) 임신 38주에 혈장 HIV 농도가 억제되지 않은 11명의 산모에게 NVP 첨가 분만 중: PACTG 076과 동일 분만 후: 4주 동안 신생아에게 ZDV 투여	병합요법시 주산기 사람면역결핍 바이러스 감염은 없었음. 76%가 분만시 바이러스 농도가 검출되지 않을 정도로 낮았음. 11명중 NVP를 첨가한 6명도 분만시 바이러스 농도 낮음. 3명 산모는 제왕절개 시행.

PACTG = Pediatric AIDS Clinical Trials Group; WITS = Women and Infants Transmission Study, ZDV = Zidovudine; NVP = nevirapine, 3TC = lamivudine; po = orally; iv = intravenously; NRTI = 뉴클레오시드 역전사효소 억제제; NNRTI = 비뉴클레오시드 역전사효소 억제제, PI = 단백분해효소 억제제
참고문헌: McGown JP, Shah SS: Management of HIV infection during pregnancy. Current opinion in obstetrics and gynecology. 12: 357-367, 2000

서는 산모와 신생아에서 1회 nevirapine 추가 투여가 위약 투여군에 비해 추가적인 장점이 없었다.

Nevirapine은 간독성과 발진이 중요한 문제가 되는데 사용 후 18주 안에 발생하는 경우가 흔하며 남자보다 여자에서 5.5~7.3배 많고 CD4+ T림프구 수가 250이 넘는 환자가 250 미만인 환자보다 9.8배 많이 발생한다. 수직감염 감소를 위해 산모 신생아 모두 한 번씩 복용한 HIVNET 012연구에서 발생 사례는 없었으나 병용요법으로 사용 중에 간부전으로 임산부가 사망한 사례는 있다. 임신이 nevirapine에 의한 간독성 위험을 증가시키는 지는 알려지지 않았으나 간독성의 증상이 입덧과 유사하므로 병용요

법으로 사용 중인 경우는 주의를 해야 한다. 뉴클레오시드 역전사효소 억제제를 사용하는 경우에는 미토콘드리아 기능장애가 발생할 수 있는데 이는 이 약제들이 미토콘드리아의 감마 DNA polymerase에 친화성을 가지고 있기 때문이다. 이러한 친화성이 미토콘드리아 증식을 방해하여 기능장애를 유발하므로 독성이 유발되며 임산부와 자궁에서 노출된 신생아들은 주의를 요한다.

표 1과 표 2에 대표적인 수직감염 임상 연구들을 정리하였다.

2. 임신 중 항레트로바이러스 치료의 일반적 원칙

임신 중 항레트로바이러스제 치료는 수직감염을 막는데 중점을 두고 있지만 산모의 건강 상태를 유지, 향상시키고 향후 약물치료에 문제가 되는 내성 바이러스의 선택과 같은 부작용을 피하는 치료를 하는 것도 중요하다. 따라서 사람면역결핍바이러스에 감염된 임산부에서 최상의 치료나 치료 시작 지침은 임신하지 않은 성인에서의 치료지침과 같아서 임산부의 임상상태, 바이러스 양, 면역상태 등이 치료결정에 영향을 주는 일차적인 요소이다. 그러나 이런 치료들이 태아나 신생아에게 미치는 영향에 대해서는 알려진 바가 매우 적기 때문에 임신 동안 항레트로바이러스제 치료를 어떻게 할 것인지의 결정은 임산부와 태아에게 있을 장단점을 상의한 연후에 임산부가 결정하도록 해야 한다.

임신 첫 3개월이고 항레트로바이러스제 치료를 받고 있지 않는 여성이라면 이 임신 첫 3개월이 태아에게는 신체 구조가 생기는 시기이기 때문에 기형아가 생길 위험이 높은 시기이며 아직 항레트로바이러스제가 태아에 미치는 영향이 알려져 있지 않은 상태이므로 이 시기 이후로 연기하고 싶어할 수 있다. 그러나 이러한 결정은 임산부의 건강 상태와 치료를 몇 주 연기했을 때의 장단점을 평가하는 등의 깊은 토론을 통해서 주의깊게 내려야 한다. 만약 임상적, 면역학적, 또는 바이러스 양을 볼 때 임산부가 아닌 경우 치료를 시작할 상황이라면 대다수의 전문가들은 임산부의 임신 주수와 상관없이 치료를 시작할 것을 권한다.

Zidovudine을 이용한 삼단계 예방요법은 수직감염 감소를 위해 HIV RNA 수에 상관없이 모든 감염 산모에게 권장해야 한다. 사람면역결핍바이러스 수직전파는 HIV RNA 정도에 관계없이 일어나며 치료받지 않은 여성에서는 HIV RNA가 높을수록 전파위험이 높다. 그러나 zidovudine은 임산부의 HIV RNA 양과 상관없이 사람면역결핍바이러스 전파를 감소시키므로 다른 항레트로바이러스제 치료와 병용하든 또는 단독으로 사용하든 HIV RNA가 어느 정도인가에 상관없이 감염된 산모 모두에게 권해야 한다. 만약 분만 전 약물 요법에 zidovudine을 약물 독성이나 다른 이유로 포함시킬 수 없다면 그래도 분만 중이나 신생아에게는 투여하도록 한다. Zidovudine이 금기인 여성에서는 분만 중에 투여하지 않을 수 있으나 신생아에게는 투여하도록 한다. Zidovudine과 stavudine은 길항작용이 있으므로 함께 투여하지 않도록 한다. 만약 임산부의 치료를 위해 stavudine을 사용할 때에는 zidovudine을 이 약물에 추가하지 않도록 하지만, 분만 중 산모나 신생아에게는 투여하도록 한다. 표 3에 항레트로바이러스제 치료 약제의 동물실험 결과와 식품의약품안정청의 안정성 분류를 나타내었다.

면역상태, 임상상태, 바이러스 정도가 항레트로바이러스제 치료가 필요한 산모이거나, HIV RNA가 1,000copies/mL을 넘는 경우는 면역상태나 임상 상태에 관계없이 zidovudine 예방요법에 추가적인 항에이즈 치료를 병용하도록 한다. HIV RNA수를 1,000copies/mL으로 기준삼은 이유는 기존의 연구

표 3. 임신 중 항레트로바이러스 약물의 안전성

약물	FDA 분류*	태반 통과	동물 실험	
			장기 발암 가능성	기형유발 가능성
뉴클레오시드 역전사효소 억제제				
Abacavir	C	통과	있음	있음
Didanosine	B	통과	없음	없음
Emtricitabine	B	모름	모름	없음
Lamivudine	C	통과	없음	없음
Stavudine	C	통과	있음	없음
Tenofovir DF	B	통과	있음	없음
Zalcitabine	C	통과	있음	있음
Zidovudine	C	통과	있음	있음
비뉴클레오시드 역전사효소 억제제				
Delavirdine	C	모름	있음	있음
Efavirenz	D	통과	있음	있음
Nevirapine	C	통과	있음	없음
단백분해효소 억제제				
Amprenavir	C	모름	있음	없음
Atazanavir	B	모름	있음	없음
Darunavir	B	모름	모름	없음
Fosamprenavir	C	모름	있음	없음
Indinavir	C	미량 통과	있음	없음
Lopinavir/ritonavir	C	모름	있음	없음
Nelfinavir	B	미량 통과	있음	없음
Ritonavir	B	미량 통과	있음	없음
Saquinavir	B	미량 통과	없음	없음
Tipranavir	C	모름	모름	없음
융합 억제제				
Enfuvirtide	B	모름	모름	없음

* United States Food and Drug Administration Pregnancy Category Rating: A= 적절, 임신부에서 적정 임상시험이 태아 위험도 없다고 판단, B= 가임기 동물 연구에서 음성이나 인간 연구 없음, C= 인간 임산부에서의 안전성이 정립되어 있지 않음, 가임기 동물 연구에서 태아독성이 있거나, 동물 연구가 없음, 이익이 위험성보다 크지 않다면 사용하지 않음, D= 인간 태아에 대한 부작용의 근거가 있음.

에서 HIV RNA수가 1,000copies/mL 미만인 경우 수직감염의 가능성이 매우 낮다는데 근거한다. 그러나 어느 수치 이하이면 전파가 안 일어난다고 확신할 수 있는 기준치는 없으며 여러 항레트로바이러스제의 자궁 내 노출에 대한 장기 결과도 알려져 있지 않다. 따라서 병의 진행 정도와 수직 전파에 미치는 효과, 약물 독성과 상호 작용, 순응도 및 내성 발현정도, 자궁 내 노출에 의한 장기 결과, 현재 알려져 있는 동물 실험 자료, 임상 시험 자료 등을 근거로 신중히 선택해야 한다.

이미 항레트로바이러스 치료를 받고 있는 여성에서도 임신 첫 3개월 동안은 약의 기형 영향을 고려해서 일시적으로 중단하고자 할 수 있다. 임신 첫 3개월 동안 항레트로바이러스 치료를 할 때 기형의 위험이 어느 정도인지는 아직 그 증거가 충분치 않다. 그러나 중지해 있는 이 시기 동안 바이러스가 급격히 증가하여 치료 전 수준으로 돌아갈 것을 예측하기는 어렵지 않고 이렇게 원상태로 되돌아가는 것은 이론적으로는 자궁내 사람면역결핍바이러스 전파의 위험성을 증가시키고 임산부의 경과를 악화시킬 수 있다. 비록 첫 3개월 동안 발생 중인 태아에게 항레트로바이러스제가 미치는 영향은 불확실하지만 대부분의 전문가들은 최대한 억제할 수 있는 약제를 첫 3개월 동안에도 계속 유지할 것을 권한다. 만약 어떤 이유로 첫 3개월 동안 치료를 중지한다면 내성 발현을 막기 위해 모든 약제를 동시에 중지해야 한다. 약제를 다시 투여할 때도 마찬가지 이유로 동시에 시작하도록 한다. 분만 전에 사용한 약제가 무엇이든 분만 중과 신생아에게 투여하는 zidovudine은 투여한다.

이전에 전혀 치료를 받지 않은 산모가 진통 중에 내원한 경우에는 몇가지 중에 선택할 수 있다. 현재까지의 연구 결과로는 첫째, 분만 중 zidovudine을 정주하고 신생아에게 6주간 경구 투여하는 방법 둘째, 분만 중 zidovudine과 lamivudine을 경구 투여하고 신생아에게 일주일 간 zidovudine, lamivudine을 투여하는 방법 셋째, nevirapine을 분만 중 산모에게 1회 투여하고 신생아에게 48시간에 1회 투여하는 방법 넷째, 분만 중 zidovudine을 정주하고 nevirapine을 2회 산모에게 투여하고 신생아에게 6주간 zidovudine을 투여하는 방법 등이 있다. 산모는 가능한 한 빨리 면역상태나 바이러스 정도를 측정하여 이에 따라 치료하도록 한다.

분만 중이나 분만 전에 전혀 항레트로바이러스제 복용을 하지 않은 산모에서 출생한 신생아에게는 zidovudine을 6주간 투여하도록 한다. 가능하면 빨리 투여를 시작하는데 일부에서는 다른 약제를 병용하기도 하나 아직 임상 연구에서 확인된 것은 없다.

3. 항레트로바이러스 치료 이외의 신생아 감염을 감소시키는 방법

대부분의 사람면역결핍바이러스 전파는 태아가 산모의 체액에 노출되는 시기 즉 분만 직전이나 분만 중에 일어나기 때문에 제왕절개 수술은 수직감염을 감소시키는 방법이 된다. 최근의 발표 결과로는 항레트로바이러스제 치료나 사람면역결핍바이러스감염 상태, 신생아의 체중들의 영향을 보정한 후에 진통 전, 양막파열 전 시행한 제왕절개 수술은 수직감염률을 자연분만, 응급 제왕절개술과 비교하여 50% 감소시킬 수 있었다. 프랑스와 스위스의 연구에서도 제왕절개술이 zidovudine 사용으로 인한 감소에 추가적인 효과를 나타내었다. 유럽에서 시행된 연구 결과에 의하면 zidovudine을 사용하지 않은 군에서 제왕절개군 수직감염률 6.8%, 비교군 18.9%, zidovudine을 사용한 군에서는 2.1%, 3.3%로 제왕절개가 수직 감염률을 낮춘다는 것을 보여주었다. 1999년 15개의 전향적 연구를 분석한 결과에서는 7,800건의 분만에서 선택적 제왕절개를 한 경우 응급 제왕절개술이나 질식 분만보다 zidovudine 사용에 무관하게 수직감염률을 낮추었다. 따라서 미국 산부인과 위원회에서는 분만이 가까워진 시기에 HIV RNA가 1,000copies/mL을 넘는 산모의 경우 임신 주수 38주에 선택적 제왕절개술을 고려할 것을 권장하고 있다. 그러나 감염자에서는 비감염자보다 수술로 인한 합병증이 더 발생하기 쉬우며 저개발

국가에서는 수술 후 감염이 문제가 될 수 있다는 상황을 고려해야 한다.

이상과 같이 선진국에서 추진하는 수직감염을 예방하기 위한 방안은 크게 세가지이다. 모든 임산부에서 사람면역결핍바이러스 검사를 선별검사로 실시하고 zidovudine 예방요법을 실시하며 태아가 산모의 혈액이나 체액에 노출되는 것을 최소화하는 방법을 도모하고 모유수유를 안하도록 하는 것이다. 또한 임신하지 않은 여성과 마찬가지로 항레트로바이러스 치료의 장점과 단점을 신중히 상의하여 권장사항에 근거하여 항레트로바이러스 치료를 받도록 하는 것이다.

그러나 실제 이러한 권고사항은 저개발국가 특히 사하라 이남 아프리카에서는 실효를 거두기 곤란한 방법들이다. 이들 국가에서는 산전진단과 관리, 공중보건의 구조가 미흡하고 영양상태나 건강, 사회환경이 모자의 건강에 도움이 되지 못하고 있다. 깨끗한 물의 공급과 경제적 여건이 충족되어야 하나 사람면역결핍바이러스 수직감염이 문제가 되는 대다수 지역에서는 이러한 문제들을 해결하기 어렵기 때문이다. 비위생적인 환경에서 우유를 공급하는 것이 영양결핍과 설사, 기타 호흡기 감염으로 인한 사망과 이환률을 오히려 높인다. 1996년 UNAIDS는 모유수유를 하지 않아도 다른 방법으로 안전하게 중단없이 충분한 영양을 공급할 수 있는 사람면역결핍바이러스 감염 산모라면 모유 수유를 하지 않는 것이 덜 위험할 것이나, 이러한 조건을 충족할 수 없는 경우로 감염질환이나 영양결핍이 사망의 주요 원인인 환경 속에 있는 경우라면 대체수유가 오히려 사망이나 질병의 위험을 높일 것이라고 하였다. 사람면역결핍바이러스 전파를 막기 위해서는 저비용이고 간단한 방법으로 수직감염을 감소시킬 수 있는 방법들이 계속 연구되어야 하고 보건 환경이 개선되어야 하는 이유가 여기에 있다.

참고문헌

1. MaGown JP, Shah SS. Prevention of perinatal HIV transmission during pregnancy. J Antimicrobial Chemotherapy 46: 657−668, 2000
2. Panel on clinical practice for treatment of HIV infection convened by the Department of Health and Human Services and the Henry J. Kaiser Family Foundation. Guidelines for the use of antiretroviral agents in HIV−infected adults and adolescents. February 5, 2001
3. McGown JP, Shah SS. Management of HIV infection during pregnancy. Current opinion in obstetrics and gynecology. 12; 357−367, 2000
4. Connor EM, Sperling RS, Gelber R, et al. Reduction of maternal−infant transmission of human immunodeficiency virus type−1 with zidovudine treatment. N Engl J Med 331; 1173−1180, 1994
5. Shaffer N, Chuachoowong R, Mock PA, et al. Short−course zidovudine for perinatal HIV−1 transmission in Bangkok, Thailand: a randomised controlled trial. Lancet 353; 773−780, 1999
6. Dabis F, Msellati P, Meda N, et al. 6−month efficacy, tolerance, and acceptability of a short regimen of oral zidovudine to reduce vertical transmission of HIV in breastfed children in Cote d' Ivoire and Burkina Faso: a double−blind placebo−controlled multicentre trial. Lancet 353; 786−792, 1999
7. Guay LA, Musoke P, Fleming T, et al. Intrapartum and neonatal single−dose nevirapine compared with zidovudine for prevention of mother−to−child transmission of HIV−1 in Kampala, Uganda: HIVNET 012 trial. Lancet 354; 795−802, 1999

8. Mandelbrot L, Landreau−Mascaro A, Rekacewicz C, et al. Lamivudine−zidovudine combination for prevention of maternal−infant transmission of HIV−1. JAMA 285: 2083−2093, 2001

9. The International Perinatal HIV Group. The mode of delivery and the risk of vertical transmission of human immunodeficiency virus type 1−a meta−analysis of 15 prospective cohort studies. N Engl J Med 340; 977−987, 1999

10. Public Health Service Task Force. Recom−mendations for use of antiretroviral drugs in pregnant HIV−1 infected woman for maternal health and interventions to reduce perinatal HIV−1 transmission in the United States. AIDSinfo Web site(http://AIDSinfo.nih.gov)

4. 의료환경에서의 전파 예방

의료인이 사람면역결핍바이러스 감염자와 처음 접촉하는 경우, 정도의 차이는 있지만 긴장하거나 회피하려는 경향을 보인다. 그 원인 중 하나는 감염에 대한 두려움이다. 감염자나 환자를 의료 종사자가 돌보는 과정이나 감염된 의료 종사자가 진료를 행하는 과정은 모두 감염전파의 위험성을 내포하고 있다. 그러나 사람면역결핍바이러스 감염의 전파특성에 대한 정확한 이해를 토대로 적절한 보호장비를 이용한 주의지침을 따른다면 우려하는 만큼 감염의 위험은 높지 않다. 감염의 위험성 때문에 환자 진료가 거부되거나 의료 종사자의 진료행위가 거부되는 일은 없어야 할 것이다. 이를 위하여 의료환경에서 사람면역결핍바이러스 감염전파 가능성에 대한 역학적 특성과 예방방법 및 노출 후 관리에 대하여 살펴보기로 하겠다.

1. 진료과정에서 감염가능성

1) 환자에서 의료 종사자로의 전파

사람면역결핍바이러스 감염자를 진료하거나 돌보는 과정에서 의료 종사자의 감염 가능성은 언제나 존재한다. 사람면역결핍바이러스 감염자와 활동인구가 많은 미국의 2000년 6월까지의 자료를 보면 사람면역결핍바이러스 감염자의 5.1%인 22,618명이 의료에 종사하지만 이 중 감염경로가 직업과 관련된 것으로 추정되거나 확인된 경우는 194명(0.86%) 뿐이며 이 중 노출되었을 당시는 항체가 음성이었으나 일정 기간 후에 양성으로 되어 의료환경에서 노출 후 감염된 것으로 확인된 경우는 56명이었다. 2001년 국내 14개 3차 대학병원을 대상으로 조사한 바에 의하면 2001년 상반기까지 노출된 의료 종사자 48명 중 감염으로 진행된 예는 없었다.

의료 종사자가 사람면역결핍바이러스 감염을 포함하여 B형 간염이나 C형 간염 등의 혈액 매개성 감염질환에 노출되는 가장 흔한 경우는 감염자에게 사용한 주사침 등의 날카로운 기구에 찔리거나 베이는 경우이다. 노출 후 양성 전환율은 B형 간염 6~30%, C형 간염이 최대 1.8%인데 비해, 사람면역결핍바이러스 감염은 0.3% 정도이다. 눈, 코, 입 등의 점막에 환자의 혈액이 노출된 경우는 0.1%정도이며, 피부는 0.1% 이하이다. 적은 양의 혈액이 피부에 노출된 경우 감염의 위험성은 거의 없다고 본다.

이와 같이 직업에 의하여 사람면역결핍바이러스에 감염되는 일은 매우 드물지만 노출되는 상황에 따라 감염될 위험성은 매우 차이가 난다. 우선 바이러스의 농도가 중요한 인자로서, 후천성면역결핍증 환자나 사람면역결핍바이러스에 의한 급성 원발성 감염증 환자는 증상이 없는 사람면역결핍바이러스 감염자에 비하여 바이러스의 농도가 100~1,000배 정도 더 높기 때문에 이러한 환자의 혈액에 노출되면 감염될 위험성이 더 커진다. 노출된 혈액의 양도 감염의 위험성을 결정하는 중요한 인자로서, 찔린 바늘의 굵기가 굵을수록, 찔린 깊이가 깊을수록 위험성이 더 높다.

혈액 매개성 감염질환에 노출되는 경우 업무의 특성에 따라 직종별 노출 위험이 달라진다. 전체적인 주사침 찔림에 대한 분석들에서 간호사나 임상검사실 관련 의료 종사자들이 가장 많은 것으로 보고되고 있다.

2) 감염된 의료 종사자에서 환자로의 전파

감염된 의료 종사자가 침습적 시술을 수행한다면, 의료 종사자와 환자의 체액이나 혈액이 섞일 기회가 발생할 수 있으므로 감염가능성은 존재한다. 그러나 실제 의료 종사자로부터 환자에게 전파된 경우는 1990년 감염된 치과의사에게 진료 받은 환자 중 6명이 사람면역결핍바이러스에 감염되었다는 보고 이후 더 이상의 감염보고는 없었다. 환자가 의료인의 혈액이나 체액에 노출될 기회가 가장 높은 경우는 수술이다. 수술과정에서 의료인에서 환자로 감염가능성을 조사한 연구에 의하면 42,000~420,000건의 수술 중 1건에서 사람면역결핍바이러스나 B형 간염과 같은 혈액매개 감염질환에 노출될 기회가 발생하며, 다른 연구결과들에 의하면 210,000,000의 수술시간이나 130,000수술 건수 당 1건이 발생하는 것으로 보고되었다. 수술과정에서 노출되는 경우는 주로 봉합바늘에 의해서 발생하는데, 의료인의 감염노출에 대한 역학조사에 의하면 아직 봉합바늘에 노출된 후 감염으로 진행된 경우는 없었다. 이는 감염된 의료 종사자가 충분한 보호장비나 주의지침을 준수한다면 의료 종사자에서 환자로 전파될 가능성은 무시할만큼 적다고 할 수 있다.

2. 전파 예방

1984년 영국에서 사람면역결핍바이러스 감염자에게 사용한 동맥혈 가스분석 주사기에 찔린 간호사가 감염된 첫 보고 후 의료 종사자의 감염노출위험에 대한 관심이 고조되었다. 의료환경에서 노출된 대부분의 경우가 환자에게 사용한 주사침 등에 의한 찔림의 경우였고, 주로 처치 후부터 처치가 끝나고 폐기하기 전까지의 과정에서 69.6%가 발생하며, 주사바늘을 다시 씌우는 과정에서였다. 이는 시술 후 주사바늘 뚜껑을 다시 씌우지 않고, 바로 버릴 수 있도록 환경을 바꿔야함을 의미한다. 의료인들의 노출을 감소시키기 위해서는 의료기관은 감염노출 예방을 위한 규칙 및 정책, 예방지침의 수행도를 높이기 위한 행정적 뒷받침, 노출 후 관리방법 등에 대하여 문서화된 정책을 가지고 있어야만 한다. 또한 예방법 및 노출시 관리방법 등을 직원들이 숙지할 수 있도록 필요한 교육이 진행되어야 한다.

1) 병원 직원의 감염관리 정책 확립

병원이나 기관은 윤리적, 법적으로 의료인을 포함한 모든 직원들의 감염노출에 대하여 예방과 관리의 책임과 의무를 수행해야 한다. 미국의 경우 혈액전파 감염질환에 대한 직업적 안전을 위해 오래 전부터 정부에서 법으로 요구하고 있으며 국내의 경우도 2002년 개정된 산업안전보건법 및 시행규칙에서 혈액매개감염 노출 위험작업시의 조치기준을 제시하고 있다.

2) 기본 주의지침 (Standard precaution)

초기의 감염관리지침은 가능하면 일회용 물품을 사용한 후 소각하도록 하고, 모든 접촉시에 장갑, 마스크 및 가운을 포함한 모든 보호장비를 사용하며, 사용한 모든 물품은 10배 희석한 차아 염소산 나트륨에 담글 것을 요구하였다. 또한 모든 부서나 업무마다 사람면역결핍바이러스 감염자에 대한 관리지침을 별도로 마련하기도 하였으나 사람면역결핍바이러스에 대한 특성이 밝혀지면서 B형 간염 등의 다른 혈액매개질환에 준하여 관리지침을 요구하고 있다.

1985년 미국질병통제센타에서 환자의 혈액과 체액, 모든 환자의 조직은 감염의 가능성이 있다고 간주하고, 이들 체액과 접촉할 경우는 장갑, 가운, 안면가리개등의 적절한 보호장비를 착용하도록 하는 일반적인 예방책(표 1)을 제정하여 발표하였다. 또한 주사바늘, 칼날, 기타 날카로운 기구나 도구들을 조작하는 행위를 최소화하고, 단단한 용기에 버리게 하여 노출 기회를 감소시키려는 내용이 포함되었다. 1991년 미국직업안전보건국(Occupational Safety and Health Administration)에서 일반적인 예방책의 개념을 전격적으로 수용하여 많은 병원들에서 모든 환자의 진료과정에 적용하기 시작하였다. 그 후 혈액 및 혈액이 포함된 체액에서 모든 인체내 분비물로 그 적용 범위가 확대된 기본 주의지침의 개념이 적용되고 있다. 기본 주의지침을 중심으로 살펴보면 다음과 같다.

(1) 손씻기

손씻기(그림 1)는 환자와 환자 사이의 감염 전파를 차단하고 미생물로부터 의료 종사자 본인을 보호하기 위한 가장 기본적인 방법이다. 손씻을 시설이 부족할 경우에는 물 없이 사용할 수 있는 손소독

표 1. 일반적인 예방책(Universal precaution)

1. 모든 환자에서 나온 혈액, 혈액추출물, 체액 등은 사람면역결핍바이러스, B형 또는 C형 간염바이러스 등과 같이 혈액으로 전파될 수 있는 병원체를 갖고 있는 것으로 간주하여 조심성 있게 취급하여야 한다. 이러한 환자들의 검체에 미리 표시를 하여 주의를 환기시킬 수 있으나, 표시가 되지 않은 검체에 대하여는 조심하지 않아 취급을 소홀히 하기 쉬우므로 모든 환자의 검체에 대하여 조심하여야 한다.
2. 환자를 만지기 전·후, 장갑을 벗은 후나, 환자의 혈액 또는 체액에 의하여 손이 오염되었을 때에는 즉시 손을 씻어야 한다.
3. 환자의 혈액이나 체액이 손에 묻을 가능성이 예상되는 처치를 할 때에는 반드시 장갑을 미리 착용하여야 한다.
4. 환자의 혈액, 체액 등이 튀거나 분무화(aerosolization) 될 가능성이 많은 경우에는 보호 가운, 보호용 안경 및 마스크를 착용하여야 한다.
5. 예리한 물체를 다룰 때에는 상처를 받지 않기 위하여 특히 조심하여야 하며, 폐기할 때에는 튼튼한 용기에 버려, 다른 사람이 상처를 받지 않게 하여야 한다.
6. 주사바늘을 구부리거나, 꺾거나, 다시 마개를 끼우는 등의 조작을 전혀 하지 말고, 사용 후에는 반드시 주사바늘통에 넣어야 한다.
7. 혈액, 체액 등을 엎질렀을 때에는 우선 장갑을 끼고, 일회용 수건으로 닦아 내고, 비눗물로 씻어 낸 후 가정에서 사용하는 표백제를 1:10으로 희석하여 소독하여야 한다.
8. 오염된 기구는 열을 이용하여 소독하며, 열을 가할 수 없는 기구는 결핵균을 죽일 수 있는 정도의 소독으로 충분하다.
9. 환자의 위생상태가 나빠 환자의 혈액 또는 체액으로 주변이 오염될 위험이 있거나, 또는 결핵, 대상포진 등 타인에게 전파를 잘 일으키는 기회감염이 있는 경우를 제외하고는 반드시 독방에 격리할 필요가 없다.
10. 응급소생술이 필요하리라고 예상되는 환자의 곁에는 기관삽관 튜브, 응급공기 주머니나 마우스 피스를 준비하여 급한 상황에서 입으로 응급소생술을 하지 말아야 한다.
11. 피부염이나 상처가 있는 병원종사자는 환자와 직접적인 접촉을 금하고, 환자의 검체도 취급하지 않도록 한다.

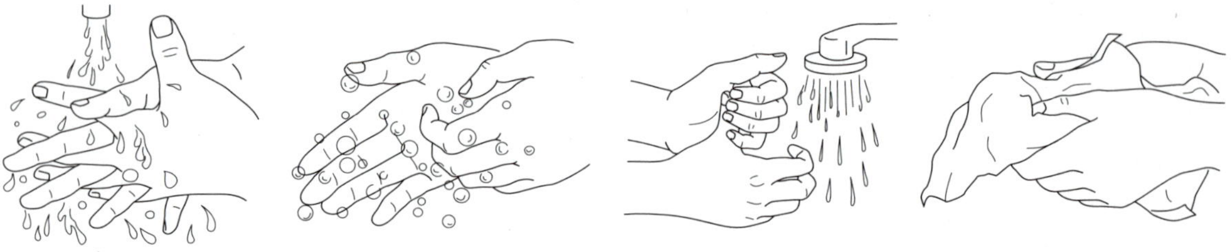

그림 1. 손씻는 방법

제의 사용을 고려할 수 있다.

혈액, 체액, 분비물, 배설물을 만졌거나, 오염된 물질을 만졌을 경우에는 장갑의 착용과 상관없이 손을 씻는다. 손은 장갑을 벗은 즉시, 환자와 환자의 접촉 사이, 다른 환자나 환경으로 미생물이 전파되는 것을 막기 위해 필요한 경우 씻는다. 신체의 다른 부위의 감염이 전파되는 것을 예방하기 위해 한 환자에게 여러 가지 시술이나 절차가 행해질 경우 한 시술이 끝나면 손을 씻고 다시 시작한다. 일반적인 비누를 사용하지만 필요시(유행적 감염발생이 있거나 감염률이 높은 지역)에는 소독비누를 사용한다. 눈에 보이는 오염이 없는 경우는 물 없이 사용할 수 있는 소독제로 대체할 수 있다.

(2) 장갑

장갑을 착용하는 목적은 ① 혈액이나 체액, 배설물 등을 만질 때 의료 종사자의 손이 오염되는 것을 예방하고, ② 의료 종사자의 손에 상재하거나 일시적으로 집락하는 미생물이 환자에게 옮겨갈 가능성을 줄임으로써 의료 종사자의 손을 통해 감염의 전파 기회를 차단하고자 하는 것이다. 장갑착용과 함께 기억해야 할 것은 장갑착용이 손씻기를 100% 대체할 수 없다는 것이다. 장갑은 사용과정에서 눈에 보이지 않는 미세한 파손이 일어날 수 있으며, 이를 통해 오염될 수 있기 때문이다. 목적에 따라 멸균되었거나 멸균되지 않은 깨끗한 장갑, 비닐이나 라텍스 장갑을 사용하도록 한다. 장갑은 사용 후 즉시, 다른 환자나 환경과 접촉하기 전에 벗고, 벗은 즉시 손을 씻는다.

(3) 마스크, 보안경, 안면가리개

환자의 혈액, 체액, 분비물, 배설물 등이 의료 종사자의 눈이나 코, 입의 점막에 접촉하여 감염이 전파될 수 있는 기회를 차단하고자 하는 것이다. 이를 위해 마스크, 보안경, 안면가리개를 적절히 조합하여 착용하는 것이다(그림 2). 이러한 물품은 필요하면 언제든지 사용가능 하도록 환자진료가 이루어지는 모든 장소에 비치해 놓는 것이 필요하다. 모든 장소에 구비할 수 없다면 일반적으로 이러한 상황이 주로 발생하는 치과 진료실, 내시경 검사실, 분만실, 혈액 투석실, 응급실, 수술실 등에 우선적으로 비치해 놓고, 그 외 일반병동에서 필요한 상황을 위하여 중앙 공급실 등에 몇 개의 필요한 물품을 비치하여 사용할 수 있다.

보안경은 한번 사용 후 적절한 소독수준을 유지시켜준 후 다시 사용할 수 있으며, 마스크와 안면보호기가 함께 부착되어 있는 1회용 물품의 사용도 고려할 수 있다.

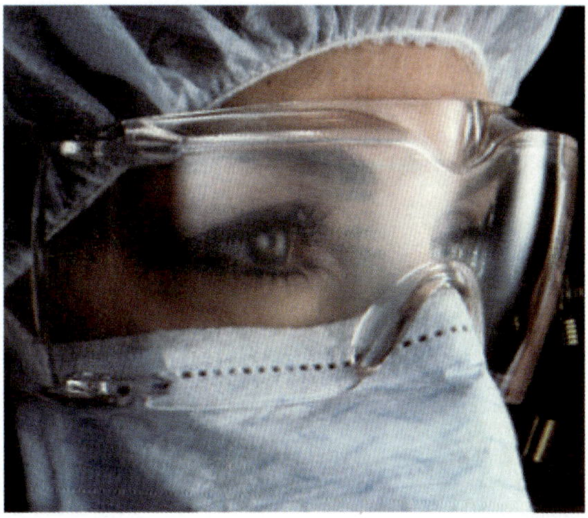
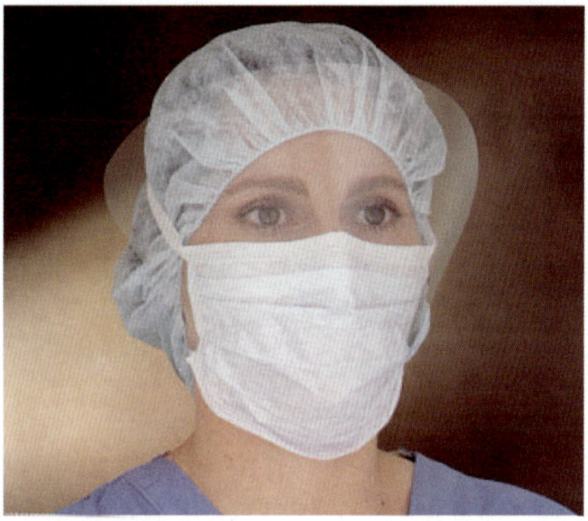

그림 2. 보안경 및 안면가리개

(4) 가운

가운의 착용은 시술 중 환자의 혈액, 체액, 분비물 등이 의료 종사자의 피부나 의복에 묻거나 튀는 것을 방지할 수 있다. 사용 후 바로 벗어 오염된 가운으로부터 환경을 오염시킬 가능성을 최소화하여야 한다. 가운은 몸 전체를 가릴 수 있어야 한다.

(5) 환자에게 사용한 물품

환자의 각종 처치에 사용한 물품은 오염된 것으로 간주하고 주의하여 다룬다. 환자에게 사용한 1회 용품 및 물품의 폐기는 국내의 폐기물 관리법에 준하여 처리하면 된다. 주사바늘은 손상성 폐기물로 분리되어 2중 포장용기에 분리수거 및 운반하여야 하며, 소독제나 환자의 체액이 묻은 탈지면이나 붕대 등은 감염성 폐기물로 분리되어 소각하도록 한다. 날카로운 기구나 주사바늘은 안전한 용기에 담아 버린다. 재사용하는 물품은 반드시 적절한 방법으로 소독, 멸균한 후 다음 환자에게 사용한다.

(6) 환경관리

바닥, 벽, 탁자 등은 감염 전파원으로 작용하지 않기 때문에 일반적인 병실 청소에는 소독제를 사용하지 않는다. 그보다 중요한 것은 청결을 유지하는 것이다. 환자와 가까운 거리에 있고 접촉이 많은 침상, 침대 난간, 침상 주변의 기구들은 바닥이나 벽보다는 좀 더 자주 적절한 방법으로 청소하여야 한다. 건조 후의 사람면역결핍바이러스의 생존능력은 1~3일 후 조직배양기술에서 발견이 가능할 정도이지만 불활성화 속도는 매우 빠르다. 건조된 사람면역결핍바이러스는 수 시간 내에 급속도로 1~2log 정도의(90~99%) 감소가 온다. 이는 사람면역결핍바이러스를 위해서는 일반적인 소독과 멸균방법이면 충분함을 의미한다. 병원 환경청소에 사용할 수 있는 소독제는 약한 수준의 소독제들로 4급 암모늄제제나 차아염소산나트륨과 같은 염소계 표백제이다.

(7) 세탁물

오염된 세탁물에 의해 병원균이 전파되는 위험률은 적지만 주의를 요한다. 세탁물 관리지침을 참조하여 병원의 규정을 정하도록 한다. 세탁물관리에서 중요한 것은 운반이나 관리도중 환경을 오염시키지 않도록 하는 것이다. 혈액이나 배설물, 체액, 분비물 등으로 오염된 세탁물은 관리나 운반 도중 의료 종사자의 피부나, 의복, 주변환경(침대, 침대 난간, 침대 옆 물건 등)을 오염시키지 않도록 방수되는 자루나 용기에 넣어 운반한다.

(8) 주사바늘찔림 방지

주사바늘찔림은 혈액매개질환에 의료 종사자가 노출되는 가장 흔한 경로로서, 예방을 위해서는 의료 종사자들의 인식 강화와 더불어 주사바늘 찔림 가능성을 최소화시킬 기술적 방법들을 사용하는 것이다.

① 주사바늘을 분리하거나 뚜껑을 다시 씌우는 등의 조작을 가능하면 하지 않도록 한다(그림 3).

② 주사바늘 뚜껑을 꼭 다시 씌워야 하는 경우라면 찔릴 가능성을 최소화하기 위해 양 손을 사용하지 말고, 한 손으로 하는 방법을 사용하도록 한다(그림 4).

③ 주사바늘을 분리하여야 하는 경우라면, 손으로 분리하려거나 부러뜨리거나, 꺽으려고 하지 말고 가능하면 손을 대지 않고 쉽게 분리할 수 있는 용기를 사용한다(그림 5).

④ 주사 바늘, 수술 칼, 기타 날카로운 기구는 사용한 곳에서 뚜껑이 있고, 뚫리지 않는 안전한 용기에 담아서 버린다. 재사용하는 주사기나 주사바늘을 사용한 후 중앙 공급실 등의 장소로 보낼 때도 단단하고 뚜껑 있는 용기에 넣어서 운반한다(그림 6).

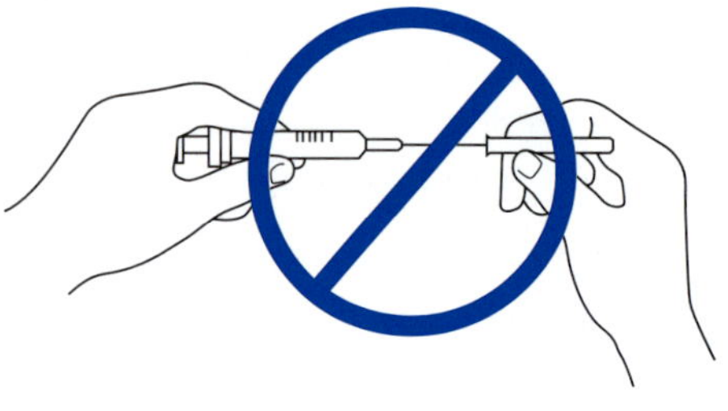

그림 3. 뚜껑을 다시 씌우지 말 것

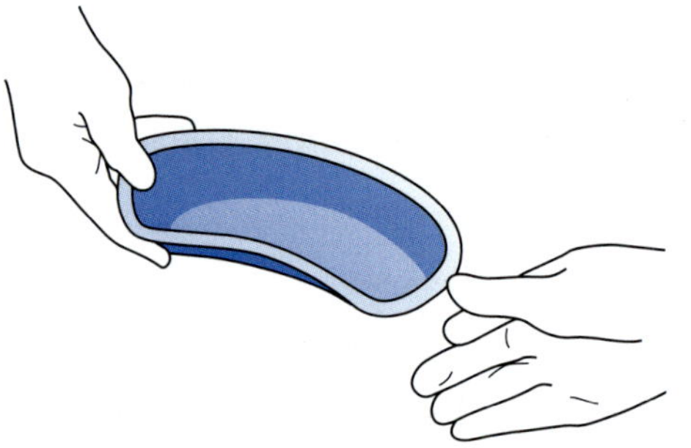

그림 5. 주사기나 날카로운 기구들은 직접 주고받지 말 것

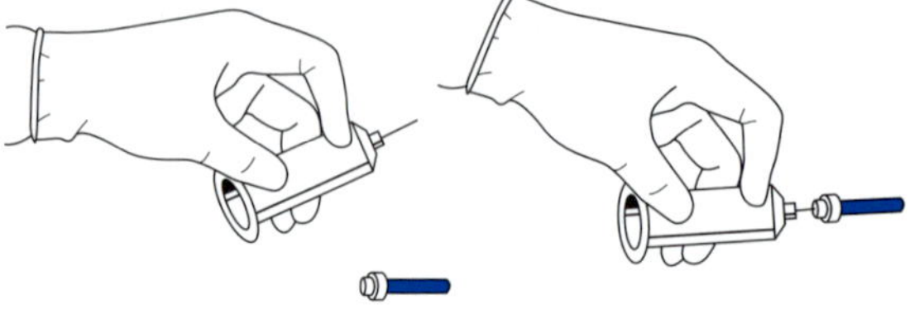

그림 4. 한손으로 뚜껑 씌우는 방법

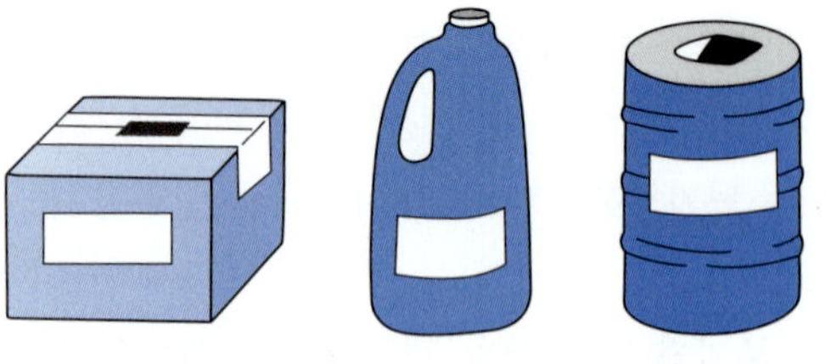

그림 6. 재활용할 수 있는 여러 가지 형태의 안전용기

(9) 환자병실

모든 환자가 1인실 방을 사용하는 것은 필요하지 않다. 그러나 환자가 심한 설사, 구토나 출혈 등으로 환경을 오염시킬 가능성이 있거나 이차감염으로 결핵이나 수두와 같이 공기전파 감염을 가지고 있는 경우라면 1인실을 사용하여야 한다. 1인실 사용이 가능하지 않다면 감염관리 관련 부서와 의논하여 결정하도록 한다. 감염환자의 이동시에는 이동하고자 하는 부서에 미리 연락하여 필요한 준비를 하도록 한다.

3) 안전기구

주사바늘 찔림에 노출되지 않도록 고안된 새로운 제품들이 많이 출시되고 있고, 이것은 실제 의료 종사자의 감염노출사고를 저하시키고 있다. 이러한 제품들을 병원이나 기관에서 사용하기로 결정하는데 고려할 내용은 그 병원이나 기관에서 발생하는 주사침 찔림의 역학적 특성, 찔림의 종류에 따른 감염의 위험성, 제품의 디자인 특성과 유용성, 비용적인 면 등이다. 제품을 선택할 때는 안정성에 대한 신뢰도가 높은 것이어야 하며, 자동적으로 조절될 수 있고, 한번 안정상태로 되면 다시 복구되지 않는 것이어야 한다. 또한 조립하거나 분해하기가 쉬워야 하고, 구조적으로 사용하는 의료 종사자의 손이나 손가락 등이 날카로운 부분의 뒤쪽에 위치하도록 고안되어져야 하며, 사용하는 의료 종사자나 환자에게 새로운 위험을 발생시키지 않아야 한다.

4) 침습적 시술시 주의지침

기본지침을 철저히 준수한다면 사람면역결핍바이러스 감염자라 해서 별도의 주의지침이 필요하지는 않다. 그러나 혈액이나 체액에 노출이 많은 수술장, 분만실, 응급실, 치과, 심도자실이나 혈관 조영실 등에서는 아무래도 일반병실보다는 더 많은 주의가 요구된다. 수술에 참여하는 모든 의료 종사자는 신체의 일부가 환자의 혈액이나 체액에 노출되는 경우가 많으므로 장갑, 마스크, 가운 등의 보호장비를 완벽하게 착용하여야 한다. 톱이나 드릴 등을 사용하는 정형외과 수술이나 심혈관계 수술이나 처치에서는 환자의 혈액이나 체액이 의료진의 얼굴이나 눈에 튀는 경우도 흔히 발생하므로 보안경이나 안면보호대를 반드시 사용해야 한다. 바늘이나 칼날 등의 날카로운 기구를 전달할 때는 꼭 중간에 용기에 받치도록 한다. 봉합시에는 봉합바늘을 사용하는 것보다는 봉합기를 사용하고, 조직의 절개에는 칼을 사용하는 것보다는 전기 소작기(electrocautery)를 사용하는 것이 안전하다. 치과 진료의 특성이 환자와 밀접한 거리에서 진료가 행해지고 환자의 혈액이나 체액에 의료 종사자의 손과 얼굴이 노출되기 때문에 모든 경우에 기본지침이 철저히 지켜져야 한다. 장갑, 마스크, 보안경이나 안면가리개 착용이 필수적이다. 혈액 투석실 역시 항상 혈액을 다루는 부서이므로 일반적 지침의 수행이 강조되는 부서이다. 사람면역결핍바이러스를 위해 특별한 소독방법으로 교체할 필요는 없으나 감염 예방을 위해 투석기는 일회용으로 사용하도록 한다.

3. 노출 후 관리

아무리 주의를 해도 사람면역결핍바이러스에 노출되는 것을 완전히 예방하지는 못한다. 노출 후 일관된 관리를 진행하기 위해서는 노출 후 관리지침이 문서화되어 있어야 하며, 노출시 처치 내용, 보고방법, 예방적 투약지침, 추후 관리지침이 포함되어야 한다. 이러한 관리지침은 신규직원의 예비교육부터 진행되어 모든 직원들이 노출되었을 경우 어떻게 해야 하는지에 대해 알고 있도록 해야 한다. 동일한 기준을 가지고 관리할 수 있도록 진료를 담당할 부서의 의사나 관련 부서 직원들간에 충분한 의사소통이 이루어져야 한다.

1) 상처 부위의 소독 및 처치

사람면역결핍바이러스에 감염된 사람의 혈액이나 체액에 노출된 경우에는 가능한 한 빨리 비누와 물로 철저하게 씻는다. 상처가 깊은 경우에는 철저히 소독한 후 봉합해야 하며, 상처 부위를 절개하거나 도려낼 필요는 없다. 일부에서는 iodophor나 chlorhexidine같은 소독 용액에 상처 부위를 담가두도록 권장하기도 한다. 상처 부위가 지저분하면 24시간 내에 파상풍에 대한 예방접종을 한다. 의료종사자가 B형 간염에 대해 면역되었는지 확실하지 않고 환자가 HBsAg 양성이거나 B형 간염을 완전히 배제할 수 없을 때에는 24시간 이내에 HBIG를 주사하며, 의료종사자가 Anti-HBs 음성이거나 결과를 알 수 없을 때에는 5일 이내에 B형 간염백신으로 능동 면역을 시작한다.

2) 예방적 화학요법

노출 후 최선의 예방책은 항레트로바이러스 치료제를 복용하는 것이다. 노출 후 예방적 화학요법(postexposure prophylaxis, PEP)의 시행은 노출의 정도, 환자의 상태를 고려하여 표 2와 같은 지침에 의하여 결정한다. 노출 후 예방적 화학요법을 시행하기로 결정하였으면 가능한 빨리 24시간 이내에 항레트로바이러스 치료제 투약을 시작하여 4주 동안 계속 투여하도록 권장하고 있다. 노출 후 예방적 화학요법에는 2가지 뉴클레오시드 역전사효소 억제제를 선택하는 기본 요법과 두가지 뉴클레오시드 역전사효소 억제제와 한가지 단백분해효소 억제제 혹은 비뉴클레오시드 역전사효소 억제제를 선택하는 확장 요법이 있다.

노출 후 예방적 화학요법을 위해 사용할 수 있는 항레트로바이러스 약제로는 zidovudine, lamivudine, emtricitabine, stavudine, tenofovir, didanosine, lopinavir/ritonavir, atazanavir, fosamprenavir, indinavir, nelfinavir, efavirenz 등이 있는데, 약제의 선택은 전문가의 자문이 필요하다. 이들 약제는 부작용이 나타날 수 있으므로 투여하기 전, 투여 중에 노출에 대한 위험성과 약제의 부작용에 대한 고려가 함께 평가되어야 한다.

3) 혈청학적 검사 및 추후관리

의료종사자가 의료행위 중 사람면역결핍바이러스 감염에 노출되었다면 그 즉시 의료종사자에 대하여 항체검사를 실시하여 다른 경로로 이미 사람면역결핍바이러스에 감염되어 있는지 여부를 확인하여야 한다. 이 후 노출된 날로부터 6주, 3개월, 6개월에 항체 추적 검사를 하여 양전 여부를 확인하여야 한다. 항원 검사나 유전자 증폭, 바이러스 배양 등을 기본 추적 검사에 포함시킬 필요는 없다. 감염의 위험성이 0.3%로 매우 낮고, 6개월 이후에 항체가 양전되는 경우는 극히 드물며, 6개월 이후까지 검사를 하는 것은 사람면역결핍바이러스에 노출된 모든 사람들에게 오히려 심리적으로 좋지 않은 효과를 미치기 때문에 HIV/HCV 동시감염자에 노출된 경우를 제외하고는 6개월 이후 검사는 권장하지 않는다. 예방적 화학요법을 진행하는 경우 이들 약제에 대한 부작용을 평가하기 위해서 일반혈액검사, 간기능 검사, 신기능 검사 등을 진행하도록 한다.

4) 노출직원의 상담 및 교육

감염에 노출된 의료 종사자는 심리적으로 매우

표 2. 사람면역결핍바이러스에 대한 경피적 노출 후 예방적 화학요법의 시행 권고안

노출의 정도	노출원의 상태				
	HIV 양성 낮은 위험[3]	HIV 양성 높은 위험[4]	HIV 양성 여부 미확인	노출원 모름	HIV 음성
경한 노출[1]	기본 약제 투여 (두가지 항 HIV약제)	확장 약제 투여 (세가지 항 HIV약제)	노출 후 예방적 화학요법 권고하지 않음. 하지만 노출원이 HIV 감염의 고위험군인 경우는 기본 약제 투여를 고려할 수 있음[5]	노출 후 예방적 화학요법 권고하지 않음. 하지만 HIV에 노출되었을 가능성이 있는 환경에서는 기본 약제 투여를 고려할 수 있음	노출 후 예방적 화학요법 권고하지 않음
심한 노출[2]	확장 약제 투여 (세가지 항 HIV약제)	확장 약제 투여 (세가지 항 HIV약제)	노출 후 예방적 화학요법 권고하지 않음. 하지만 노출원이 HIV 감염의 고위험군인 경우는 기본 약제 투여를 고려할 수 있음	노출 후 예방적 화학요법 권고하지 않음. 하지만 HIV에 노출되었을 가능성이 있는 환경에서는 기본 약제 투여를 고려할 수 있음	노출 후 예방적 화학요법 권고하지 않음

[1] 경한 노출의 예: 속이 비지 않은(solid) 바늘, 얕은 상처
[2] 심한 노출의 예: 깊은 상처, 바늘에 혈액이 보임, 속이 비어 있는 바늘, 환자의 혈관에 있었던 바늘
[3] 낮은 위험 노출원의 예: 무증상 감염자, 낮은 바이러스 농도(<1,500copies/mL)
[4] 높은 위험 노출원의 예: 증상 감염자, 후천성면역결핍증 환자, 급성 감염자, 높은 바이러스 농도
[5] 이 경우, 노출원의 HIV 음성이 확인되면 노출 후 예방적 화학요법을 중단함.

불안한 상태를 겪게 된다. 당황하고 혼란스러운 초기 단계와 예방적 투약의 부작용으로 인해 신체적으로 힘든 시기를 겪기도 한다. 추후 검사로 진행되면서 미래에 대한 막연한 불안감이 생활 전체를 지배할 수 있다. 그러므로 노출 당시부터 지지적 상담이 함께 이루어져야 한다.

노출 당시에는 감염위험성에 대하여 충분히 설명 들어야 한다. 노출 상황과 환자상태에 대한 충분한 분석으로 본인이 노출된 경우의 감염위험성을 인지할 수 있어야 한다. 또한 사람면역결핍바이러스 감염초기의 증상에 대해서도 충분히 설명을 듣고 기억하여 감염을 의심할 만한 신체적 증상이 나타나면 즉시 필요한 검사를 수행하도록 해야 한다. 미국질병통제센터의 사람면역결핍바이러스 감염노출에 대한 역학조사를 보면 감염노출 후 양성전환이 이루어진 51명의 의료인 중 81%에서 노출 후 1~6주에 초기증상이 나타난 것으로 보고되었다. 초기감염증상은 노출 후 평균 65일, 중앙값 25일에 나타났으며 발열, 피부발진, 쇠약감, 관절통, 근육통, 두통, 밤중의 발한, 인후염, 림프절 종대 등으로 나타난다. 또한 이 시기에 비정상적인 검사소견도 함께 나타나는데 총림프구 수, 적혈구침강속도, 아미노전이효소, 알카리성 인산분해효소(alkaline phosphatase)의 증가가 나타난다.

예방적 투약이 필요한 경우는 예방적 투약으로 인한 부작용과 부작용을 최소화하기 위한 방법도 교육하여 충분히 숙지하고 있도록 한다. 추후관리를 하는 동안은 이차적인 감염을 발생시키지 않도록 주의하게 하며 이를 위해 사람면역결핍바이러스의 전파기전에 대한 설명과 이해를 확인하도록 한다. 안전한 성관계를 하고, 모유수유는 중지하도록 하며, 혈액이나 정자를 포함하여 장기이식은 금지하도록 한다. 의료행위 중 침습적 처치를 수행할 때는 주의를 요한다.

의료환경에서 환자나 의료 종사자 모두 혈액매개 감염 뿐만 아니라 각종 감염에 노출될 가능성은 언제든지 존재한다. 노출 후 관리보다 더 중요한 것은 노출 전 관리를 통한 예방이다. 이러한 관점에서 혈액전파 감염질환 뿐만 아니라 일반적인 감염전파를 차단하기 위해 제시된 한가지 방법이 기본주의지침의 개념이다. 이런 기본주의지침의 수행정도는 의료환경에서 의료 종사자들이 감염에 노출될 가능성이나 기본주의지침에 대한 태도나 기관에서의 적극성 등에 영향을 받으며 한가지 원인으로만 설명되지는 않고 있다. 기본주의지침에서 요구하는 각종 주의사항과 보호장비들을 적절히 사용함으로써 감염노출을 예방하기 위해서는 의료 종사자의 태도를 바꿀 수 있는 체계적이고 지속적인 교육과 적극적인 행정력의 개입, 필요한 안전장비와 환경의 개선 등이 함께 고려되어야 한다. 또한 각종 노력에도 불구하고 발생하는 노출에 대해서는 신속하고 체계적이며 지속적인 관리를 통해 노출된 의료 종사자의 심리적, 육체적 건강상태를 유지시켜주는 것이 중요하다. 더욱 건강하고 쾌적한 환경에서 감염 노출을 최소화하기 위해서는 의료인과 병원당국 모두의 적극적인 참여가 필요하리라 본다.

참고문헌

1. Centers for Disease Control and Prevention. Updated U.S. Public health service guidelines for the management of occupational exposures to HIV and recommendations for postexposure prophylaxis. MMWR 54(RR09); 1−17, 2005
2. 최수미, 이지영, 오향순 등. 국내 의료종사자의 HIV 노출 및 postexposure prophylaxis에 관한 조사. 병원감염관리 7(1); 65−74, 2002
3. Gerberding JL, Littell C, Tarkington A, Brown A, Schecter WP. Risk of exposure of surgical personnel to patient's blood during surgeon at San Francisco General Hospital. N Engl J Med 322; 1788−1793, 1990
4. Kretzer EK, Larson EL. Behavioral interventions to improve infection control practices. Am J Infect Control 26(3); 245−53, 1998
5. Tokars JI, Marcus R, Culver DH, et. al. Surveillance of HIV infection and zidovudine use among health care workers after occupational exposure to HIV−infected blood: the CDC Cooperative Needlestick Surveillance Group. Ann Intern Med 118; 913−919, 1993

5. HIV 백신

인류가 높은 기대와 희망으로 사람면역결핍바이러스 백신 개발을 시도한지 20년이 되어간다. 후천성면역결핍증의 원인 바이러스가 사람면역결핍바이러스라고 규명된 후에는 곧 백신이 따라올 것처럼 생각되었었다. 그러나 연구자들의 협력에도 불구하고, 백신 개발은 매우 어려워서 지금까지의 발전이 기대를 따라가지 못하고 있다. 그러나 최근에 임상 연구가 급격히 진전되고 있다.

1. 백신 개발

미생물의 예방을 위한 지난 과거에 성공하였던 백신들을 돌이볼 때, 두창(smallpox) 백신은 의학 역사에 가장 성공적인 백신 중 하나다. 두창 백신을 개발한 Edward Jenner는 낙농장에서 일하는 여자들이 전에 우두(cowpox)에 걸린 경우 두창 감염에 걸리지 않는 현상을 관찰한데서 우두 바이러스가 두창 바이러스와 면역학적으로 교차반응을 나타낸다는 것을 알았고, 두창 감염 예방을 위해 우두 바이러스를 이용할 수 있다는 것도 알게 되었다. Jenner가 관찰했던 낙농업 종사자들은 백신 개발에 필요한 주요 정보인 '방어 집단'을 상징했던 것이다. 그러나, 공교롭게도 이러한 대표성을 가진 '방어 집단'을 사람면역결핍바이러스 감염에서는 찾기 어렵고, 그렇기 때문에 방어와 관계되는 면역학적 요소도 아직까지 규명되지 않았다. 아프리카의 나이로비에서는 윤락 여성 중에서 감염되지 않은 사람들이 있어서 '방어 집단'으로서 바이러스 감염에 저항하는 면역학적 요인을 연구하였으나, 이들에게 영구적 방어 능력이 없고, 바이러스에 저항하는 기전이 불분명하여 백신 연구에 도움이 되지 못하였다.

폭넓고 장기간 지속적인 면역을 유도하는 면역원을 규명하는 것은 어려운 과제다. 또한 바이러스의 유전적 다양성이 백신 개발을 어렵게 하는 또 하나의 요인이다. 사람면역결핍바이러스는 그 다양성이 매우 심하여 여러 가지 바이러스 종에 광범위하게 효과가 있는 백신을 생산하기 매우 어렵다. 그와 반대인 경우가 폴리오바이러스인데, 단 3가지 종으로 만든 폴리오 백신은 전세계적으로 효과가 있어서 성공적인 백신이 되었다.

사람면역결핍바이러스 백신 개발의 또 다른 장벽은 동물 모델의 제한성이다. 사람 외의 영장류에 있어서 렌티바이러스(lentivirus) 감염 모델은 사람면역결핍바이러스의 면역병리 기전을 이해하는데 많은 공헌을 하였다. 그러나 임상적 증상과 병리적 현상 중에서 여러 가지 공통점들이 있음에도 불구하고 백신의 효과에 영향을 주는 몇 가지 다른점들도 존재한다. 예를 들어, 원숭이바이러스(simian immunodeficiency virus, SIV)의 유전적 구조를 보면 SIV의 보조 단백 Vpx는 HIV-1에 없고, HIV-1의 *vpu* 유전자 산물은 SIV에 없다. 또한 두 바이러스에서 Vpr의 기능이 서로 다르다. 몇 가지 종의 사람면역결핍바이러스가 침팬지에서 감염을 일으키나 침팬지는 대부분의 사람에서 감염을 일으키는 CCR5-친화성의 일차 분리주에 저항성이 있다. 즉,

종간에 바이러스에 대한 숙주 반응의 차이가 있다는 것이다. 결국, 이러한 동물 모델의 제한점 때문에 사람면역결핍바이러스의 백신 개발에는 동물 모델보다 사람을 대상으로 하는 임상 연구가 불가피하다.

2. HIV 백신에 대한 면역 반응

1) 세포성 면역

세포독성 T림프구(cytotoxic T cell, CTL)는 외부 항원을 표현하는 세포를 인식하고 결합하여 살해하여 바이러스 감염에서 방어 면역의 역할을 한다는 것은 이미 알려진 사실이다. CTL 반응을 일으키는 특정 면역원은 감염된 세포가 인식되고 제거되도록 한다. 사람면역결핍바이러스 백신은 CTL 반응을 일으키는 것이 바람직한데 그 이유는 바이러스를 생산하는 세포를 살해함으로써 CTL은 바이러스 생산을 감소시키거나 제거시킬 수 있기 때문이다. 사람면역결핍바이러스 감염을 억제시키는데 있어서 CTL 반응의 중요성은 임상 연구와 사람 외의 영장류 연구에서 밝혀졌다. 아프리카 나이로비의 감염되지 않은 윤락 여성에서는 강한 CTL 반응과 사람면역결핍바이러스의 저항성을 관찰할 수 있었다. 만성적으로 SIV에 감염된 원숭이 연구에서는 원숭이에서 CD8+ T림프구를 실험적으로 제거했을 때 바이러스 증식이 매우 증가하는 것을 볼 수 있었다.

바이러스 억제에 CTL이 중요하다는 것을 인식함에도 불구하고, 세포성 면역이 효과적인 백신을 위해 필수적인지 아직은 불분명하다. 또한 백신으로 인하여 CTL이 장기간 활성화된 상태로 유지될 수 있는지, 혹은 급성 바이러스 감염시 CTL이 급격히 증식하여 반응할 수 있는지도 모른다. CTL 반응에 의존하는 백신은 바이러스의 적응으로 인하여 T림프구의 탐지에서 벗어나는 경우에는 효력을 발휘하지 못한다. 예를 들어, 사람면역결핍바이러스는 T 림프구가 의존하고 외부 항원을 인식하며 항원을 전달하는 주조직적합복합체(major histocompatibility complex, MHC) 단백을 피하는 기전을 획득하였다. 이러한 기전의 예가 사람면역결핍바이러스 유전자 산물인 nef에 의해서 바이러스를 생산하는 세포의 바이러스 항원을 CTL이 인식하는데 있어서 필수적인 역할을 하는 세포 표면 단백인 CD4와 MHC I의 발현이 감소하는 현상이다.

2) 체액성 면역

CTL 반응만으로 사람면역결핍바이러스 감염에 완전한 방어가 형성되지 못하므로 사람면역결핍바이러스 백신은 바이러스에 대한 중화 항체를 유발하는 것이 중요하다. 이러한 항체는 면역기억 B림프구에 의존한다. 면역기억 B림프구는 장기간 생존하다가 항원에 다시 노출되었을 때 항체를 생성하는 형질세포(plasma cell)로 분화하여 결국 장기간 숙주 방어에 기여하게 된다. 항체의 장점은 숙주 세포를 바이러스가 감염시키기 전에 바이러스를 비활성화 시킬 수 있다는 것이다. 항체의 또 다른 바이러스 방어 작용 기전은 보체계, 중성구, 단핵구를 포함한 체내 염증 반응에 영향을 주어 이루어진다. 그러므로, 항체가 바이러스를 직접 중화시키지 못하더라도 이러한 염증 반응의 증폭을 통해서 방어 작용을 할 수 있는 것이다.

효과적인 사람면역결핍바이러스 백신 개발의 중요한 과제는 광범위한 중화 항체를 유발하는 면역원을 개발하는 것이다. 사람면역결핍바이러스의 세포 외피(envelope) 단백에 대한 항체를 생산하는데 성공하였으나 이러한 항체의 효과는 제한적이다. 그 이유는 실험실 종의 바이러스는 중화할 수 있지만 일차 분리주에는 효과가 없고 종특이 반응만 나타내기 때문이다. 몇 가지 광범위한 중화 단일클론성 항체가 다양한 종의 바이러스를 중화하는 것으로 알려졌지만, 아직까지 이러한 반응을 유발시킬 수 있는 확실한 면역원을 찾지는 못하였다. 다양한 사람면역결핍바이러스 종간의 광대한 유전적 다양성이 면역원을 찾는데 어려움을 더한다. 더구나, 어떤 연구들에서는 항체가 감염을 증대시킨다는 보고도 있어서 항체가 도리어 백신의 합병증으로 작용할 수도 있다는 것이다.

효과적인 사람면역결핍바이러스 백신 개발에 있어서 중요한 점이 항체가 점막에서 방어적 역할을 할 수 있어야 된다는 것이다. 몇 가지 연구들은 정맥이나 점막으로 바이러스가 감염될 때 항체가 방어적 역할을 하는지 관찰하였는데, 비교적 희망적인 결과들을 보고하였다.

3. 백신의 종류

사람면역결핍바이러스 백신으로는 지금까지 여러 유형의 백신이 디자인되었는데, 현재까지 연구된 것으로는 불활성 전체 바이러스, 생 재조합 바이러스, 약독화 바이러스, 소단위, 합성펩타이드, 항이디오타입 항체, 그리고 DNA 백신 등이 있다. 이들 중 약독화 생백신이 가장 강력한 면역반응을 유도하는 것으로 증명되었지만 안전성에 문제가 있어 실용화되기는 어려울 가능성이 있다. 재조합 벡터 백신은 약독화 생백신보다 면역반응은 약하게 유도하지만 상대적으로 안전하다. 그러나 어린아이나 면역체계가 약화된 사람에게는 치명적일 수 있다. 바이러스를 직접 백신으로 쓰는 대신 바이러스 유전자의 일부분을 이용하는 DNA 백신의 경우 항원 특이 면역 반응의 세기는 위의 두 백신 방법보다 상대적으로 약하지만 사람면역결핍바이러스 감염에 대한 방어 면역 반응으로 추정되는 CD8+ CTL과, Type 1 CD4+ T림프구 면역반응을 특이하게 잘 유도할 수 있다. 그러나 DNA 백신이 실제적으로 예방 및 치료효과를 나타내기 위해서는 DNA 백신의 효능을 증가시켜야 할 뿐 아니라 안전성에 대한 잠재적인 문제점들을 해결하여야 할 것이다.

4. 임상 연구

사람면역결핍바이러스 외피는 사람면역결핍바이러스 감염에서 중화 항체의 주된 표적이다. 사람면역결핍바이러스의 외피 단백 중 gp160이나 gp120을 중화시키는 백신의 임상 연구는 다수 있는데, 거의 모든 연구 대상에서 중화 항체가 생산되었다. 그러나 그러한 항체들이 사람면역결핍바이러스의 일차 분리주를 상대로 교차 반응은 거의 나타내지 않았다. 최근 연구로 VaxGene 사의 AIDSVAX[R] 는 미국과 태국에서 효과가 연구되었는데, gp120 2가지가 포함된 백신이며, 한가지는 사람면역결핍바이러스의 B형 실험실 분리주이고, 다른 한가지는 B 혹은 E형 분리주이다. AIDSVAX[R] 의 임상 연구 결과는 유효성이 없는 것으로 나타나 전세계 연구자들에게 깊은 실망감을 안겨주었다.

아직까지는 바이러스 외피의 펩타이드와 중심 단백에 의해서 유도되는 중화 항체와 세포독성 T림프구(cytotoxic T lymphocytes; CTL)의 작용과 발현되는 양은 실망스러운 수준이다. 그러나 펩타이드의 지방화는 면역능을 증강시키는데 효과가 있을 가능성을 보이고 있다. Env, gag, nef 단백으로부터 생산된 lipopeptide는 연구 대상 환자들의 2/3에서 한가지 이상의 펩타이드로 CTL을 유도시킬 수 있었다. 새로운 면역 보강제, 시토카인, 면역 자극 분자들도 연구되고 있다. 예를 들어, QS21은 사포닌 면역보강제인데, 고농도의 항체를 유도하는데 필요한 gp120의 양을 감소시킬 수 있었다.

DNA 백신들은 지금까지 쥐실험에서 얻은 기대를

표 1. 임상 연구 중인 백신 후보

백신후보의 임상시험 번호	임상시험단계	임상시험 국가	항원(아형)
펩타이드/단백질			
RV 144	III	태국	gp120: env(B, E)
ANRS VAC 018	II	프랑스	5 lipopeptides containing CTL epitopes from gag, pol, nef(B)
HVTN 064	I	미국, 페루	gag, pol, vpr, nef(B); protein containing T helper epitopes from evn, gag, pol vpu(B)
HVTN 063	I	미국, 브라질	Peptides: gag(B); env, gag, nef(B) or gag(B)
HVTN 060	I	미국, 태국	Peptides: gag(B); gag(B) or env, gag, nef(B)
HVTN 056	I	미국	CTL epitopes from env or gag(B)
HVTN 049	I	미국	Oligomeric gp140(B)
HVTN 042	I	미국	5 lipopeptides containing CTL epitopes from gag, pol, nef(B)
N/A	I	미국	Anthrax–derived polypeptide LFn gag p24 protein(B)
DNA			
HVTN 204	II	미국, 브라질, 남아프리카, 아이티, 자메이카	DNA: *gag, pol, nef*(B), *env*(A, B, C)
IAVI V001	I	케냐, 르완다	DNA: *gag, pol, nef*(B), *env*(A, B, C)
RV 172	I/II	케냐, 우간다, 탄자니아	DNA: *gag, pol, nef*(B), *env*(A, B, C)
HVTN 068	I	미국	DNA: *gag, pol, nef*(B), *env*(A, B, C)
HVTN 064	...	...	Plasmids coding for conserved HIV peptides (A, B, C, D, F, G)
HVTN 063	...	...	DNA: *gag*(B); *env, gag, nef*(B) or *gag*(B)
HVTN 060	...	...	DNA: *gag*(B); *gag*(B) or *env, gag, nef*(B)
HVTN 049	...	...	DNA: *gag, env* DNA/PLG(B)
HVTN 044	I	미국	*gag, pol, nef*(B), *env*(A, B, C)
VRC 008	I	미국	*gag, pol, nef*(B), *env*(A, B, C)
N/A I		중국	DNA plasmid(B, C)
N/A		미국	env(A, B, C, D, E)

표 1. 임상 연구 중인 백신 후보(계속)

백신후보의 임상시험 번호	임상시험단계	임상시험 국가	항원(아형)
벡터			
Poxvirus			
RV 144	...	...	ALVAC: *env*(E), *gag/pol*(B)
RV 158	I	미국	gp160, *gag*, and *pol*(integrase−deleted and reverse transcriptase nonfunctional) (A, E)
IAVI D001	I	인도	*env, gag, tat−rev, nef*−RT (C)
IAVI C002	I	미국	*env/gag−pol, nef−tat*(C)
HVTN 055	I	미국, 브라질	*env, gag (B); tat, rev, nef,* RT (B); *env gag*(B); *tat, rev, nef,* RT (B)
HVTN 042	...	...	ALVAC: *env, pol, gag*; epitopes from *nef, pol*(B)
B011/RV 138	I	미국	*env, gag, pol*(B)
Adenovirus			
HVTN 502/Merck 023	II	미국, 카나다, 브라질, 페루, 도미니카공화국, 자메이카, 푸에르토리코, 호주	*gag, pol, nef*(B)
HVTN 204	...	...	Adenovirus: *gag/pol*(B), *env*(A, B, C)
IAVI V001	...	...	Adenovirus: *gag/pol*(B), *env*(A, B, C)
RV 172	...	...	Adenovirus: *gag/pol*(B), *env*(A, B, C)
HVTN 068	...	...	Adenovirus: *gag/pol* (B), *env*(A, B, C)
HVTN 057	I	미국	*gag/pol*(B), *env*(A, B, C)
HVTN 054	I	미국	*gag/pol*(B), *env*(A, B, C)
HVTN 050/ Merck 018	I	미국, 말라위, 남아프리카,태국, 브라질, 하이티, 푸에르토리코, 도미니카공화국, 페루	MRKAd5 HIV−1 *gag*(B)
VRC 009	I	미국	*gag/pol*(B), *env*(A, B, C)
VRC 008	...	...	Adenovirus: *gag/pol*(B), *env*(A, B, C)
기타			
IAVI A002	II	남아프리카	*gag*, PR, RT (C)
IAVI A001	I	벨기에, 독일, 인도	*gag*, protease, RT (C)
HVTN 059	I	미국, 남아프리카, 보스와나	*gag c*

충족시켜 주지는 못하고 있다. DNA 백신들 중에서 *env*와 *gag-pol* 유전자들은 3mg까지의 용량에서는 안전성은 있었으나 강한 면역 반응들을 일으키지 못하였다. 면역 보강제, particle 제형으로 만들어진 DNA 백신들이 추후에는 더 효과적일 것이라고 기대되고 있다.

한가지 이상의 사람면역결핍바이러스 유전자를 발현하는 생 재조합형의 벡터가 미래에 성공 가능한 백신 후보다. 임상 연구가 시행된 최초의 사람면역결핍바이러스 재조합형의 바이러스 벡터는 사람면역결핍바이러스 gp160 외피 단백을 발현하는 약독화 우두 백신이었다. 그 후로 사람면역결핍바이러스 *env*, *gag-pol* 유전자를 발현하는 더욱 복잡한 재조합형의 우두 백신의 임상 연구들이 이어졌다. 대상인들에서 중화 항체는 생성되었으나 CTL 유도는 제한적이었다.

면역이 결핍된 환자들에서 우두 백신은 독성을 나타낼 수 있기 때문에 연구자들의 관심은 사람 세포에서 복제할 수 없거나 거의 복제가 불가능한 재조합형의 바이러스 벡터를 연구하는 방향으로 돌려지게 되었다. 이러한 재조합형의 벡터는 유전자가 완전한 복제를 하기에 부족한 구성을 갖게 된다. 임상 연구 중 가장 큰 연구가 Aventis Pasteur사의 canarypox 재조합형 백신인 ALVAC[R] 백신 연구이다. 다섯가지 canarypox 재조합형 유전자들 혹은 그것들의 조합과 gp120 아단위 백신의 결합으로 만들어진 백신들의 임상 연구에서는 사람면역결핍바이러스 특이 CTL 반응은 대상자들의 1/3~1/2에서만 나타났지만, gp120의 추가 접종으로 중화 항체 유도와 보조 T 세포 반응의 유도가 동시에 일어나는 것은 '감작-추가 접종' 의 방법이 희망적이라는 것을 알려주었다. Canarypox 사람면역결핍바이러스 백신 (ALVAC[R] vCP1452)과 gp120 (AIDSVAX[R] B/B, VaxGen)을 함께 이용한 임상 시험이 이루어졌다. 또 한 가지 재조합형의 pox 벡터인 변형된 우두 Ankara (MVA, IDT Germany, University of Oxford, UK)는 사람면역결핍바이러스 gag와 몇가지의 CTL 에피토프를 발현하는 백신으로, 영국과 케냐에서 임상연구가 진행되었다(표 1).

5. 전임상 연구

사람외의 영장류 후천성면역결핍증 모델에서 몇가지 가능성 있는 백신 후보들이 있다. 특히 최근 3년간 제 1상 임상 시험에 근접한 후보들이 급격히 늘어나고 있다. 사람면역결핍바이러스 및 SIV (simian immunodeficiency virus)에 관련된 면역학이 발전하면서 사람면역결핍바이러스 및 SIV 백신의 세포성 반응을 평가할 수 있는 예민한 검사법들이 개발되었다. 몇년전까지 세포성 면역 검사는 항원에 자극 받는 T림프구의 증식을 측정하거나, 사람면역결핍바이러스 에피토프를 발현하는 자가 세포의 CTL로 매개되는 파괴를 측정하는 방법으로 제한되었는데, 이러한 검사법들은 결과가 일정하지 않았다. 새로운 검사법으로 ELISPOT(ELISA를 이용한 검사)은 특정 펩타이드의 자극으로 γ-IFN이나 다른 시토카인을 생산하는 세포수를 측정하는 검사이다. 또다른 검사로 flow cytometry로 검사하는 방법은 tetramer(alkaline phosphatase와 특정 펩타이드에 결합된 class I 분자의 4개 복제로 구성된 분자들)를 이용하여 MHC class I 분자들과 결합된 특정 펩타이드를 인식하는 T 림프구를 검출하고 그 수를 세는 방법이다. 이러한 새로운 검사법들과 Rhesus macaques에서 CTL 에피토프와 제한적 MHC class I 분자를 알아낸 것들이 동물에서의 백신 효과를 면역학적으로 분석하는데 일조를 하게 된 것이다.

Rhesus macaques에서 백신을 투여한 수주에서 수개월 후 병독성이 강한 바이러스를 투여했을 때 질병으로부터 보호를 해준 백신 후보는 8가지 정도 있다. 백신이 투여된 동물들은 감염은 되었으나 혈중 바이러스가 검출 한계이거나 낮은 수준으로 유지되고 CD4+ T림프구는 안정된 수준으로 유지되며, 질병으로 이환되지 않았다. 이렇게 방어가 된 동물들은 CD8+ T림프구로 매개된 강한 면역 반응과 일치하였다. 그러나 장기간 관찰하면서 이러한 시험 동물들에서 언제까지 면역 반응이 유지될지, 그리고 방어적 능력이 소실되었을 때 어떠한 추가적 면역 자극이 요구되는지 연구가 계속되어야 한다. 이러한 동물들은 아직까지는 바이러스 전파가 가능하지 않았다.

백신 후보 중에서 강한 세포성 면역 반응으로 바이러스의 증식을 조절한 백신들은 높은 수준의 중화 항체를 유도하지는 못했다. 그러나 여러 가지 항체 조합의 수동적 투여는 macaques을 병독성이 강한 바이러스로부터 방어해 주었다. 그러므로 가장 강한 백신의 후보는 중화 항체도 생성되고 강한 세포성 면역도 유도할 수 있는 백신일 것이다.

6. 향후 개발 전망

최근 후보 백신들의 특징은 여러 가지 유전자를 발현하도록 디자인되는 경향이 있으며, 특히 여러 가지 물질들을 결합해서 만든 백신들이 늘어나고 있다.

사람면역결핍바이러스 백신 개발의 목표가 감염 자체로부터 방어를 하는 것인지, 감염은 조기에 되더라도 수개월 내에 바이러스가 제거되는 것인지, 감염이 되고 바이러스가 지속적으로 검출되더라도 낮은 정도로 유지되는 것인지, 혹은 감염이 되더라도 바이러스 전파가 일어나지 않을 정도로 유지되는 것인지의 개념이 각각 다르기 때문에 '성공적인 백신' 의 정의도 각각 다를 수 있다.

성공적인 사람면역결핍바이러스 백신 개발을 하는데 극복해야할 장애는 아직도 많은데, 다음과 같은 문제점들이 있다.

① 사람면역결핍바이러스 방어 면역의 불확실성: 체액성 면역과 세포성 면역 중에서 어떤 것이 방어 면역인지 모르고, 각 면역 반응의 수준이 어느 정도 요구되는지 불확실하다.

② 유전적 다양성: 아직까지 모든 종류의 인종에 공통적으로 면역 반응을 유도하는 백신은 없다. 인체백혈구항원(Human Leukocyte Antigen; HLA)이 다른 사람들은 각기 다른 에피토프에 CTL 반응을 나타내기 때문에 인종마다 그들의 HLA에 적합한 백신을 개발해야 될 수도 있으며, 가장 이상적인 백신은 모든 인종에 공통적인 면역 반응을 유도하는 백신이다.

③ 고위험군: 사람면역결핍바이러스 감염의 고위험군에 노출된 사람들은 지속적으로 고위험군에 노출될 가능성이 높기 때문에 사람면역결핍바이러스 백신은 장기간 면역 반응을 지속적으로 유도할 수 있어야 하거나 규칙적으로 백신을 주사해야 한다.

④ 동물 모델의 어려움: Macaques에서 한가지 이상의 에피토프에 대한 CTL 면역 반응을 측정하는 시약이 최근에 만들어지기 시작했다. 유전적 배경이 유사한 동물을 구하는데 어려움이 있어서 연구의 결론을 내리기 어려운 경우가 많다.

⑤ 항체 검사 결과의 혼돈: 임상 연구로 항체가 생성되는 백신을 접종 받은 대상자들이 사람면역결핍바이러스 감염자와 구분되는 검사가 없어서 직업, 이민, 보험 등에서 불공평한 대우를 받는다.

⑥ 사람면역결핍바이러스 백신의 목표 선정: 보건학적으로는 성공적인 사람면역결핍바이러스 백신의 목표가 개인은 감염되었으나 다른 사람에게 바이러스를 전파할 수 없는 정도로 면역이 유지되는 것일 수 있다.

⑦ 임상 연구의 효과 판정점: 사람면역결핍바이러

스 백신 임상 연구의 가장 현실적인 효과 판정점은 지속적인 바이러스의 억제와 전파 예방으로 의견이 모아지고 있다.

⑧ 선진국에서의 임상 연구 문제점: 대상자들이 주로 약물 남용자, 동성애자, 여러 가지 성병을 보유한 자 등인데, 이들은 임상 연구의 규율을 쉽게 어기고 연구자들에 대한 불신이 심하다.

⑨ 후진국에서의 임상 연구 문제점: 연구자들의 과학적 지식, 연구실 수준이 낮은 경우가 많고 선진국에서 제조한 백신이 결국 자국에 이익이 안될 수 있다는 불안감이 있다. 연구 기관에서는 임상연구윤리심의위원회 등의 구성이 미흡한 경우가 많다.

결론적으로, 사람면역결핍바이러스 후보 백신은 상기와 같은 문제점들을 극복하면서 급격한 발전을 하게 될 것이다. 특히 면역 검사법들이 발전했기 때문에 더욱 다양한 임상 연구를 통해서 방어 면역에 대한 정확한 이론을 정립할 시점에 와 있다. 성공적인 백신의 구성 요소를 아직 모르는 상황이므로 백신의 디자인, 동물 모델, 임상 연구를 수행하는데 있어서 학술적인 창조성이 절실히 요구된다고 할 수 있겠다.

참고문헌

1. McMichael A. Prospects for an AIDS vaccine. Clin Med. 2003: 3(3): 269−72
2. Nabel GJ. Challenges and opportunities for development of an AIDS vaccine. Nature 410; 1002−1007, 2001
3. http://www.niaid.nih.gov/daids/vaccine
4. http://www.aidsinfo.nih.gov

chapter · 7

상담 및 간호

acquired immune deficiency syndrome

1. 상 담

1. 후천성면역결핍증 상담의 기본

후천성면역결핍증 상담은 질병의 특성상 정보제공을 주로 하지만 원칙적인 개념과 접근 방식에서 기본적인 상담의 원칙을 모두 포함하고 있다. 즉, 상담은 신뢰에 기초한 행위이며 내담자의 비밀을 유지한다는 원칙과 상담기법의 적용 등에서 동일하다고 하겠다. 후천성면역결핍증 상담의 목적은 내담자의 불안, 오해, 편견 등의 해소, 전파방지 행동 능력 획득, 자율적 생활적응, 인간적 자부심 회복과 건강관리 능력향상 등이다. 후천성면역결핍증 상담은 전화 상담이나 온라인 상담과 면접상담 등의 기존의 상담방법과 동일하게 내담자들에게 주어지고 있다. 후천성면역결핍증 상담의 내용은 정보제공의 형태인 질환에 대한 교육과 감염경로와 예방법, 고위험행동양식, 치료법이나 치료기관의 소개, 사회의 차별이나 편견, 행정당국의 후천성면역결핍증 대책, 가족생활 등이다. 또한 검사 전·후 상담과 후천성면역결핍증 포비아에 대한 상담이 많은 비중을 차지하고 있다.

후천성면역결핍증 상담의 대상은 감염인 뿐만 아니라, 가족과 후천성면역결핍증 포비아 환자 그리고 후천성면역결핍증 검사를 받고자하는 사람들로써 그 범주가 크다. 상담의 대상을 특성별로 나열해 보면 후천성면역결핍증과 관련되어 임상적인 상태에 대하여 질문이 있는 사람들, 사람면역결핍바이러스 항체검사를 위하여 의뢰된 내담자, 사람면역결핍바이러스 항체 검사 결과가 음성으로 판단되었지만 후천성면역결핍증과 관련된 걱정을 계속하여 표현하는 내담자, 사람면역결핍바이러스 항체 검사 결과가 양성이지만 아무 증상도 발현하지 않고 있는 내담자, 사람면역결핍바이러스 항체 검사 결과가 양성이고 점차 건강이 악화되고 있는 내담자, 후천성면역결핍증으로 악화된 내담자, 항바이러스 제제를 복용하도록 권유를 받거나 고려중인 내담자가 있겠으며, 만일 내담자가 허락을 하였다면, 사랑하는 사람이나 가족에 대하여, 그리고 성적 접촉에 관하여, 내담자가 상을 당했을 때, 의료인이 직업적으로 후천성면역결핍증에 노출되었을 때도 후천성면역결핍증 상담의 대상이 된다.

2. 상담의 실제기법

후천성면역결핍증 상담을 효과적으로 하기 위하여 인간의 질병에 대한 심리적 반응을 인정하고 이 과정에서 감정이입을 해야 후천성면역결핍증 상담이 효과적으로 이루어질 수 있다. 상담시 다음과 같은 사항을 유의하여야 한다. 사생활에 대한 비밀보장을 약속하여야 하며, 관계법령을 소개한다. 불쾌감이나 고압적 태도를 취하지 않아야 한다. 불쾌한 느낌을 줄 수 있는 행동, 언어 등을 삼간다. 불안, 두려움, 수치심을 해소할 수 있는 분위기 조성을 한다. 상담자의 인적사항 등을 정확히 알려주고 다시 상담이나 검사를 원할 경우에는 시간과 장소 등을 사전 협의하고 확실한 약속을 한다. 감염자의 첫번 상담시에는 위로와 격려의 말을 하며 진실로 도움을 줄 수 있다는 신뢰감을 주도록 한다. 상담시 가장 중요한 것은 경청이다. 즉, 참을성 있게 기다림이 필요한데 내담자가 직접 말하는 것만 아니라 말하고자 의도하는 것까지도 말하지 말고 잘 듣는 것이다. 내담자에게서 눈을 떼지않고 조용히 앉아 수용적이고 동정적이며 무비판적인 자세로 듣는다.

감염인은 어떤 두려움을 갖고 있는가? 그 외 또 다른 두려움들이 있는가? 실제적인 일에 바탕을 둔 두려움인가? 근거가 없는 두려움인가? 두려움이 표현되지 않는 이유는 무엇인가? 등의 두려움이 표현되고, 토의되고, 평가되고 필요에 따라서는 두려움의 대상에 대한 새로운 이해 등을 도모해야 한다. 자기를 불쌍하게 여기는 자신을 느껴 본 일이 있는가? 그들의 처절한 자기연민에 대하여 그대로 공감해 주어야 한다. 화를 내며 반응할지라도 긍정적인 면에서 생각하도록 도와준다. 비참한 느낌을 고백하고 자신이 궁극적으로 대처해 나갈 수 있는 방안을 적극적으로 모색하도록 한다. 필요시에는 절대자와의 만남을 시도할 수 있도록 용기를 준다. 정직하게 표현하여 마음 속에 쌓여있는 것을 꺼내 놓도록 한다. 이런 것들이 분노의 대상에 대한 허상과 무익성을 발견할 때까지 반복될 수 있음을 명심해야 한다. 그들의 분노의 대상은 일차적으로 감염시킨 얼굴 없는 불특정 다수이며 감염된 이후 자기를 둘러싸고 있는 모든 사람이 된다. 감염자는 "낙심할 수 밖에 없다."는 사실을 인정하는 것은 중요하다. 원인에 대해 현실적인 견해를 갖도록 도와준다. 자신이 할 수 있는 일을 발견해 내도록 도움을 준다. 가족, 친지, 이웃, 동창, 직장 등으로부터 받아들여지지 않아서 느끼는 소외감이 극심할 경우에 자살을 시도하게 된다. 그러므로 우선 감염인 집단과 만나도록 주선해 주고 대중들을 만나서 예방차원의 활동 등에 참여하며 자신의 소외감을 구체적으로 표현할 기회를 준다. 죄의식을 느끼는 사실과 관련된 사람이나 신께 용서를 구하도록 도와준다. 용서받아야 할 대상이 있는 경우에 구체적으로 만날 수 있게 도와야 할 것이다. 용서받을 수 있다는 그 사실을 아는 데서 오는 해방감을 경험할 수 있도록 하는 것이 궁극의 목표이다. 인간적 관점과 기준에서의 기대를 달성하는 것이 어려우므로 절대자와의 관계를 수립하도록 영적인 상태에 관하여 통합적으로 이해하고 해결해 나가야 한다. 인간의 이해능력을 넘어선 것이 기도 하다는 사실을 알려주고 전문가에게 의뢰 할 수 있는 충분한 정보를 확보한다. 그리고 준비된 목사, 신부, 수녀, 승려 중에 사람면역결핍바이러스 감염자를 돕는 일에 관심이 있는 성직자의 연락망을 보유하고 활용하여야 한다. 일단 연결한 후에는 주기적인 체크를 하며 관계지속을 격려해야 한다.

상담을 시작하여 끝낼 때까지 예측되거나 계획된 소요시간을 미리 알리어 대처하도록 하며 상호 불편한 느낌이나 오해가 발생되지 않도록 해야 하는데 다음에 열거하는 몇 단계를 거치며 진행해야 한다.

1단계: 상담자와 감염자간에 관계를 수립하고 유지한다. 이때에 통성명을 하고 사회적 후천성면역결핍증 관련 관심사, 앞으로의 상호관계 설정을 하고 한국에서는 문화적으로 사적인 가족관계 등 까지도 소개하면 보다 신뢰하는 관계를 수립할 수 있는 것으로 보인다. 이때 기억할 것은 내담자에 대해 깊은 관심을 가지고 주의를 기울여야 한다. 질문을 할 때는 개방적인 질문을 하는 것이 중요하다.

2단계: 감염자가 가진 문제를 명확하게 이해하고 규명한다. 본인이 언급하거나 비언어적인 방법으로 표현하는 모든 자료들을 통합하여 상호간에 공동이해를 도모하고 분명히 한다.

3단계: 상담의 목적을 탐색한다. 즉 감염자가 가진 문제들을 어떻게 처리할 수 있는지 결정하기 위하여 가능한 모든 방법을 탐색한다.

4단계: 변화를 요하는 감염자의 행동방향을 결정한

다. 행동방향을 스스로 자율적으로 결정하도록 도와준다.

5단계: 감염자가 행동변화를 일으키도록 자극한다. 내담자가 잠재적으로 갖고 있거나 예전에 이미 사용했던 전략들을 회상하여 활용할 수 있다는 자신감을 갖게 한다.

6단계: 상담 과정을 평가하고 추후 행동을 결정한다. 이번의 만남에서 잘 되어진 부분을 평가하며 칭찬하고 다음 면담기간까지 할 일을 결정시킨다.

7단계: 상담자의 도움 없이 추진해 나갈 수 있도록 격려, 지지, 지도하면서 다음에 면담할 날짜를 약속하고 관계를 종결시킨다.

3. HIV 검사 전·후의 상담

후천성면역결핍증 검사 전후 상담의 목표는 위험요소를 줄이는데 초점을 맞추어야 한다. 대개 검사 전·후 상담이 주어지는 나라에서는 검사와 의뢰 시간을 포함하여 15분에서 20분 정도가 소요된다. 이 시기에 후천성면역결핍증에 대하여 배우려는 의도가 가장 크므로 효과적인 예방교육을 할 수 있다. 검사 전후 상담에서 염두에 두어야 할 것은 비밀 보장이다. 미국질병통제센터의 치료지침에서는 굳이 전후 상담이라고 구분하지 않았는데 그 이유는 대부분이 검사 이전에만 상담을 받는 경우가 많아서이고, 그럴 경우에는 위험요소 확인과 예방법에 초점을 두어 상담을 실시하게 된다.

1) 검사 전 상담

일단 검사를 받으러 온 내담자에게 사람면역결핍바이러스 검사와 그것으로 볼 수 있는 이득과 결과에 대하여 설명해 주는 것이 필요하다. 또한 감염의 위험이 있는 행동에 대하여 알아보고 예방법에 대한 교육을 하고, 결과를 통보받는 것의 중요성과 검사결과에서 양성이라는 결과가 개인적, 의학적, 그리고 사회적으로 함축되는 의미에 대한 충분한 이해를 도울 수 있는 정보를 주어야 한다. 특히 양성의 결과가 나올 위험성이 있다면, 내담자가 이해할 수 있는 용어로 결과의 의미를 설명하며 양성의 결과가 나왔을 때를 대비하여 준비를 시키는 것이 중요한 부분이 되기도 한다. 또한 검사결과를 받을 때까지는 "불안"한 마음이 많을 것이나, 이는 정상적인 반응이며 병적이 아니라는 것을 설명해 주어야 한다. 이 시기에 경험하는 증상은 굳이 후천성면역결핍증과 관련된 증상이라기보다는 정서적인 스트레스로 인한 것일 수 있다. 그러므로 증상에 너무 초점을 맞추지 않도록 한다.

2) 검사 후 상담

내담자가 검사결과를 보기 위해 되돌아 왔을 때 하는 상담으로 상담자는 검사결과를 보여주고 그 결과의 의미가 무엇인지 또한 검사 전 상담 이후에 위험상황이나 행동을 바꾸려고 어떤 노력을 취했는지 물어보는 것이 바람직하다. 검사결과를 통보할 때는 명확한 어휘를 이용하여 내담자가 이해할 수 있도록 한다. 검사결과는 상담 초기에 통보하는 것이 바람직하다. 상담자는 결코 내담자가 결과를 추측하게 하여서는 안된다. 검사 방법이나 기술적인 문제는 리플렛이나 소책자를 이용하는 것이 좋고 내담자와 함께 있는 동안에는 개인의 위험요소를 줄이는 데에 초점을 두고 상담하는 것이 바람직하다. 이상적으로는 검사 전후의 상담자가 동일할 때이지만 그렇지 않을 경우도 있다. 상담자가 동일한 경우에는 내담자가 편안한 마음을 가지며 오해를 감소시킬 수 있다. 만일 검사 전후 상담자가 다를 경우 자세한 기록을 남기면 질이 높은 상담 서비스를 제공할 수 있다. 불필요한 정보를 제공하지는 말아야 한다. 이것은 내담자로 하여금 실제적인 개인의 위험요소 이외의 것을 이야기함으로써 개인이 흥미를 잃거나 반대로 불안감을 가중시킬 수도 있다. 검사결과가 양성이라면 아마도 내담자에게 하는 교육이 그에게 많이 받아들여지지 않을 수도 있다. 이때에 사람면역결핍바이러스 감염에 대한 오해를 풀어주고 헌혈이나 장기기증을 하지 않도록 조언을 준다. 이때 또한 혈액을 통해 전염되는 다른 질환의 예방법에 대하여 교육하는 것도 필요하다. 예를 들면, 임질이나 매독, 클라미디아, 헤르페스바이러스, B형이나 C형 간염 등이 있다. 검사결과가 확실하지 않을 때는 그것이 무슨 의미인지 이해하도록 돕는 것이 중요하다.

4. 후천성면역결핍증 포비아 상담

후천성면역결핍증과 관련하여 감염내과 진료실이나 상담실에서 자주 마주치는 내담자는 후천성면역결핍증 포비아나 건강염려증을 가진 사람들일 것이다. 한국에서도 한국 에이즈 퇴치연맹의 조사에 의하면, 4,290명의 면접상담과 전화 상담에서 42.1%가 이미 후천성면역결핍증 항체 검사를 받았었고, 이중 13.7%는 네번 이상 항체검사를 받았으며 70.13%가 두번 이상 검사를 받았다고 보고하고 있을만큼 심각성이 크다. 후천성면역결핍증 포비아는 "후천성면역결핍증에 감염되었다는 근거없는 두려움이나 사람면역결핍바이러스에 감염되는 경로에 대해 부정확한 신념을 가지고 있어서, 그 질환에 걸리지 않기 위해서 이상한 행동을 하는 것"으로 정의한다. 예를 들면, 후천성면역결핍증 감염인을 만날 것 같은 두려움으로 사회생활 영위가 불가능해진 형태를 일컫는다. 이렇게 공포증이 있는 사람들은 사실 정신과의의 전문적인 치료가 필요하다. 상담자들이 전화상이나 온라인 상담에서 만나는 대부분의 사람들은, 건강하지만 염려하는 증상(the worried well)을 가진 사람들이다. 이것은 임상적인 우울증, 불안장애, 심각한 죄책감, 공포증, 강박장애 등의 임상증후를 보인다. 대중들이 후천성면역결핍증 포비아와 건강염려증을 같은 의미로 사용하기 때문에 여기에서도 그런 의미로 사용하겠다.

왜 사람들이 후천성면역결핍증 포비아에 걸리는지에 대한 원인은 뚜렷하지는 않지만, 몇 가지 추론은 해볼 수 있다. 첫번째는 일반인들 사이의 불안장애가 보통은 15~20% 정도 존재하고 있다는 사실이다. 불안장애란 주관적인 불편한 마음, 두려움 혹은 미래에 대한 막연한 걱정으로 이것은 일차적인 정신병 상태이거나 정신병의 한 증후이거나 신체질환에 대한 반응일 수 있다. 이것은 대개 6개월 미만의 기간 동안만 지속된다고 한다. 두번째는 후천성면역결핍증이 사회적 오명(*stigma*)과 관련이 있기 때문일 것이다. 후천성면역결핍증의 전파가 대부분의 사회에서 정상적인 행동으로 받아들이지 않는 동성애자들 사이에서 퍼졌었고, 우리나라에서는 정상적인 부부관계보다는 그 이외의 성적활동에 의해 전파되기 때문이다. 언론에서 보도되는 내용도 긍정적인 내용보다는 드라마틱한 모습을 보이기 위해 죽어가는 모습(대부분의 사회에서 두려워하는 이미지)이나 피부병이 나거나 소모성 질환으로 고통받고 있는 사람들의 사진들을 보여주기 때문에 거의 대부분의 사람들의 후천성면역결핍증에 대한 인식은 비판적이다. 후천성면역결핍증에 대한 주관적인 인식과 관점 그리고 감염경로에 대한 떳떳하지 못한 죄책감 때문에 사람들은 염려를 하게 되고 이것은 불안장애의 형태로 발현될 수 있다. 세번째는 후천성면역결핍증은 일단 걸리면 완치하기가 어렵다는 이유에서일 것이다. 이것은 인간존재의 유한성(mortality)에 대한 공포를 불러일으킨다. 네번째는 후천성면역결핍증이라는 병이나 고민에 대하여 떳

떳하게 말할 수 없기 때문에 이 그룹의 사람들은 격리감과 제한감을 느끼기 때문일 것이다. 물론 후천성면역결핍증 포비아나 "the worried well"이 단 한 가지 원인에 의하여 발생된다기보다는 여기 나열한 요소들이 합쳐져서 발현되는 것이 아닌가 추론해 볼 수 있다.

후천성면역결핍증 포비아에 대한 중재는 후천성면역결핍증 상담과 동일하다. 즉, 이 사람들을 심각하게 받아들여야 하고 진지하게 경청하는 것이 필요하다. 특히나 이들이 겪는 증상은 그들에게는 실제적이라는 것을 염두에 두고 필요하다면 의학적인 처방도 이루어져야 할 것이다. 동시에 이것은 유한적이라는 것을 강조하고 필요하다면 정신과 진료를 권고하는 것도 바람직하다. 강박증의 경우에 강박적인 행위를 반복하면서 자신의 긴장이 완화되는 것을 염누에 눈다면, 이늘이 이야기들 하면서 긴장을 완화시키는 데 도움을 받는다는 것이다. 특히나 똑같은 내용의 이야기를 반복적으로 듣는 것이 짜증날 수도 있겠지만, 그렇게 함으로서 쌓인 긴장을 완화시킬 수 있다. 인터넷을 서핑하고 있는 것을 발견하면 부드럽게 공인할만한 사이트를 보거나 되도록이면 보지 않도록 이야기 해준다. 긴장이나 두려움이 들 때는 이야기하도록 격려한다. 힘들어 보일 때는 긴장이완법으로 개인의 취미에 맞추어 가벼운 산책을 같이 나가거나, 음악감상, 영화보기, 친구에게 전화하는 등의 조언을 주어, 후천성면역결핍증 감염에 대한 강박적인 생각에서 벗어나도록 도와줄 수 있다.

참고문헌

1. 신영오, 오명돈, 장순복, 진기남, 최영화: 후천성면역결핍증 상담원을 위한 전문상담교재, 2nd ed, 서울, 대한에이즈예방협회, 2002
2. Braunwald et al: Harrison's Principles of INTERNAL MEDICINE, 15th ed, New York, McGraw-Hill, 2001
3. CDC, 2001, Panel Review: Revised guidelines for HIV counseling, testing, and referral. available at www.cdc.gov/mmwl/preview/mmwlhtml/rr5019al.htm accessed August 22, 2003
4. Burnard: Counseling: A guide to practice in Nursing, ed1, London, Butterworth orph. Heinemann, 1992
5. 신수린: 후천성면역결핍증 포비아, 레드리본 52; pp12-15, 2003
6. 박영숙, 오윤희. 사람면역결핍바이러스 감염자의 삶에 관한 연구. 여성건강간호학회지11(2); 110-119, 2005

2. 간호

사람면역결핍바이러스 감염자 혹은 후천성면역결핍증 환자로 살아가는 것은 본인 뿐만 아니라 가족과 주변인 모두에게 많은 용기와 좌절하지 않는 희망을 가져야 함을 의미한다. 질병의 진행상태에 따라 다르기는 하지만 각 시기마다 다양한 내용의 간호가 요구된다. 급성감염의 시기가 지나면 외견상으로는 건강문제가 없는 것처럼 보여지지만 후천성면역결핍증으로 진행되면 각종 기회감염으로 인한 다양한 증상이 나타나게 된다. 증상이 없다고 해서 전혀 간호가 필요 없는 것은 아니다. 특별한 증상이 없는 무증상시기에서는 감염자가 건강과 자부심을 유지하면서 일상생활을 유지하고, 전파를 방지하도록 지지해 주는 것이 가장 중요한 간호 요소이다. 반면 후천성면역결핍증으로 진행되면 후천성면역결핍증의 진행경과와 기회감염 등으로 인해 다양한 간호 요구가 발생하며 일상생활 하나하나에서 세심한 주의와 관심이 요구된다. 뿐만 아니라 후천성면역결핍증 말기로 진행되면서 자신의 상태와 죽음을 수용하여 편안한 과정을 겪게 하고, 영적인 요구를 충족시켜주기 위해 호스피스 간호가 필요하다. 환자의 상황에 따라 필요한 간호가 무엇인지를 파악하여 적절한 간호를 제공하는 것이 중요하다.

1. 일반적 간호

사람면역결핍바이러스 감염자나 후천성면역결핍증 환자 모두에게 요구되지만 주로 사람면역결핍바이러스 감염자에게 더 많이 요구되는 내용들이다. 감염자나 환자가 스스로가 기회 감염에 노출되지 않도록 필요한 사항을 알고 있어야 한다. 정규적인 전신 건강상태의 파악과 건강증진 행위, 균형 잡힌 영양섭취, 규칙적인 투약/운동, 스트레스 완화, 몸무게 유지, 청결한 위생상태를 유지하고, 의료진과의 지속적인 접촉을 유지하도록 한다.

1) 건강보호

감기나 소아의 바이러스성 질환들을 주의하도록 하며, 인플루엔자가 유행할 때 사람이 많이 모이는 곳의 방문 등은 자제한다. 가족이나 친척 중에 수두나 홍역 등 바이러스성 질환을 앓는 소아와의 접촉이나 방문은 삼가도록 한다. 환자의 상태가 허락된다면 집안일을 하는 것이 심리적이나 신체적으로 도움이 된다. 그러나 먼지가 많이 나는 집안일, 애완동물의 목욕이나 애완동물집 청소, 정원 일 등은 미생물에 노출될 기회가 많으므로 삼가도록 하며, 꼭 필요한 경우라면 두꺼운 장갑과 마스크 등을 반드시 착용하고 수행하며, 끝난 후 비누와 물로 꼼꼼하고 주의 깊게 손을 씻도록 한다. 매년 가을에는 인플루엔자 예방접종을 받도록 하며, 예방접종은 본인의 면역상태를 고려하여 주치의와 의논하여 진행하도록 한다.

2) 일상생활 능력의 극대화

직업이나 하던 일을 그대로 유지하는 것이 중요하

다. 시간이 경과되면서 경제적인 문제가 정도의 차이는 있지만 감염인들이 겪게 되는 가장 현실적인 문제로 표면화되기 때문에 가능하면 고정적인 수입원을 유지하는 것이 중요하다. 하지만 투약이나 질병의 진행으로 인해 일의 강도나 시간을 조절해야 할 필요가 있으며, 경우에 따라 직업의 재적응이나 새로운 능력의 습득이 필요하기도 하다. 과로, 음주 및 흡연, 감염과 같은 건강에 유해한 여러 요인은 피하도록 한다.

3) 심리적 상태에 대한 이해

사람면역결핍바이러스 감염자로 살아가는 것에 대해 감염자들이나 후천성면역결핍증 환자들의 심리적 상태를 이해하는 것이 필요하다. 암진단을 받는 것과 비슷하지만 사람면역결핍바이러스 감염의 경우는 사회적 편견이나 소외감에 대한 반응이 추가된다. 정서적 상태를 조절하는 것이 필요한데 이를 위해서는 환자의 감정을 표현할 수 있게 해주고, 과거와 현재의 대처전략이 효과적인지 확인할 수 있도록 환자를 돕도록 한다. 가족과 친구, 성직자나 지지그룹 등 환자가 이용할 수 있는 자원을 확인하도록 하며, 필요하면 사회서비스나 성직자, 정신과 의사 등 여러 분야의 자원을 활용하도록 한다. 환자 본인에 대한 자존감이 유지될 때 건강보호, 일상생활 능력 유지, 전파방지를 위한 노력 등이 수행될 수 있다. 동료집단에의 참여, 공동경험의 체험, 가족이나 친구 및 친지의 지지, 동조집단의 형성 등이 부정적인 느낌을 표출하고, 사회의 한 구성원으로 삶을 유지할 수 있도록 하는데 도움이 될 수 있다. 사람면역결핍바이러스 감염에 대한 사회의 인식이나 주변인들의 태도, 특히 가족의 태도는 환자가 자존감을 유지하는데 많은 영향을 미칠 수 있다. 일상적인 질병의 하나로서 사람면역결핍바이러스 감염을 받아들이는 것이 환자와 주변인 모두에게 필요하다.

4) 전파방지 및 사회적지지

사람면역결핍바이러스 감염의 주된 감염경로가 성접촉이기 때문에 감염자 스스로의 전파예방을 위한 노력이 요구된다. 감염자는 본인이 건강하다고 느낄지라도 다른 사람을 감염시킬 수 있다는 사실을 유념하여 혈액이나 정액, 질 분비물, 모유 등의 체액이 어떠한 방법으로든 다른 사람에게 노출되는 기회를 갖지 않도록 한다. 즉 다쳐서 혈액을 흘리지 않도록 주의하고, 만약 혈액이 노출된 경우라면 타인의 손에 직접 노출되지 않도록 장갑을 착용하고 만진 후 손을 잘 씻도록 한다. 환경에 혈액이나 체액이 묻거나 엎지러진 경우라면 가정에서 소독제(100배 희석한 염소계 표백제)를 이용하여 닦아내도록 한다. 면도기나 칫솔, 손톱깎이, 뚫어서 사용하는 귀걸이 등은 가능성은 적지만 환자의 혈액이나 체액이 노출될 우려가 있으므로 나눠 사용하지 않는다.

상담이나 교육 등을 통해 전파방지를 위한 안전한 성생활, 일상생활에서 본인이 주의하여야 할 사항들을 배울 수 있다. 하지만 전파예방법에 대한 충분한 지식이 있다 할지라도 사회로부터 질병 때문에 소외당한다고 느끼게 되면 사회에 대한 적대감으로 반사회적인 행동들이 나타날 수 있으며 도리어 감염관리에 소홀할 수 있다. 전파방지를 위한 단순한 지식의 습득이 아니라 행동을 실천할 수 있도록 하기 위해서는 교육과 상담을 포함한 사회적 지지가 제공되어야 한다.

5) 필요한 정보 확보 및 유지

사람면역결핍바이러스 감염자에게 있어 간호요구도가 높은 것 중의 하나가 정보에 대한 요구이다. 인터넷 등을 통해 사람면역결핍바이러스 감염에 대한 일반적인 정보는 많이 확보할 수 있지만 경우에 따라서 실제적이고 구체적인 정보가 부족할 수 있다. 실제 치료를 진행함에 있어 질병의 예후나 자신의 증상, 치료제의 부작용 및 예방방법, 새로운 치료제의 개발에 대한 진행사항, 대체요법 등에 대한 교육적 요구가 크다. 대상자 개인이 가지고 있는 정보의 수준에 따라 필요한 구체적이고 올바른 정보를 제공하도록 한다. 이러한 정보는 감염자 뿐만 아니라 가족이나 간호제공자 역시 공유하여야 한다. 질병자체에 대한 정보 뿐만 아니라 사람면역결핍바이러스 감염자에게 도움이 될 수 있는 민간단체, 이용할 수 있는 쉼터나 요양기관, 가정간호 및 호스피스나 자원봉사 등의 자원이 어디에, 어떻게 존재하는지, 연락방법이나 이용방법 등도 확인하도록 한다.

사회생활이나 학교생활을 지속해야 하는 경우는 산업간호사나 양호교사에게 환자의 상태를 이야기하는 것이 직장생활이나 학교생활에서 도움을 받을 수도 있다. 보건소 관리요원들은 정부정책 및 관리제도를 이해하고 활용할 수 있도록 도움을 줄 수 있다. 사람면역결핍바이러스 감염에 대한 치료방법은 빠르게 발전하고 있기 때문에 의료진과 정보교환의 유지가 필수적이다. 특히 약물치료로 인한 부작용이나 불편사항은 발생하는 문제를 환자 스스로 해결하려고 하지 말고 주치의와 함께 의논하여야 새로운 방법을 찾을 수 있다. 환자의 면역력이 저하되면 가족 구성원의 일상적인 질환이 환자에게 치명적인 결과를 초래할 수도 있으므로 필요하면 환자의 상태 뿐만 아니라 가족의 상태도 함께 의논하도록 한다. 관련 연락처는 가족이 모두 손쉽게 찾을 수 있는 곳에 비치해 놓도록 한다. 현재 국내에서 활동하고 있는 단체로는 대한에이즈예방협회, 한국에이즈퇴치연맹 등이 있으며 그 밖에 감염인들이 운영하는 몇 개의 단체가 활동 중에 있다.

6) 자가간호 증진 및 안위 도모

가능한 범위에서 환자가 자가간호를 유지할 수 있도록 격려한다. 필요하다면 휠체어, 보조기, 지팡이, 식사 보조기구나 이동식 변기 등과 같은 기구를 사용하도록 한다. 대부분의 사람면역결핍바이러스 감염자는 피로를 경험하게 되는데 일상생활이나 직장생활을 유지하기 어려울 정도의 피로감을 호소하기도 한다. 일상생활에서 피로를 조절하며 생활할 수 있도록 활동 중간에 휴식을 계획하도록 하며, 1일 6~8시간의 밤수면을 취하도록 한다. 본인의 활동량과 그에 따른 에너지 사용 계획을 할 수 있어야 한다. 즉 하루 중 가장 에너지가 많은 시간이 언제인지 확인하고 수면이나 영양 등 에너지를 보충할 수 있는 방법을 확인하여 활동을 고려하도록 한다. 예를 들면 오전에 쉽게 지치는 사람은 오후에 중요한 일을 하도록 계획하도록 하고, 목요일에 공연을 봐야 하는 경우라면 수요일은 일찍 쉬도록 하고 금요일은 가벼운 일을 할 수 있도록 계획하도록 한다. 여행을 하는 경우라면 중요 일정 중에 휴식 일정을 넣도록 하는 것 등이다. 본인의 에너지 정도에 따라 일상생활을 재조정하도록 한다. 은행거래를 인터넷뱅킹으로 교체하거나 홈쇼핑 혹은 인터넷 쇼핑을 이용하는 것도 쇼핑으로 인한 에너지 소모를 피하는 한 방법이다.

7) 감염관리

사람면역결핍바이러스 감염에 대한 감염관리는 크게 2가지로 구성되는데 환자로부터 다른 사람을 보호하는 것과 면역력이 저하된 사람면역결핍바이러스 감염자를 일반적인 감염으로부터 보호하는 것이다.

(1) HIV 감염의 전파 예방

사람면역결핍바이러스는 혈액이나 체액을 통해 감염된다. 즉 감염자와 성관계를 가졌거나, 사람면역결핍바이러스에 오염된 혈액이나 혈액제제를 수혈 받았을 때, 감염자가 사용한 주사기를 사용했을 때, 감염된 산모에서 출생했을 때 감염되기 쉽다. 사람면역결핍바이러스에 대한 감염관리는 초창기에는 별도로 언급되고 있었으나 사람면역결핍바이러스에 대한 역학적 특성이 밝혀지면서 B형 간염이나 C형 간염과 같은 혈액전파 감염질환에 준한 감염관리를 수행하도록 하고 있다. 모든 혈액이나 체액 및 분비물은 감염전파의 위험이 있는 것으로 간주하고 적절한 보호장비들을 사용하는 것이다. 환자의 혈액이나 체액 및 분비물, 배설물과 접촉할 때, 환자의 점막이나 손상된 피부와 접촉할 때, 의료인의 손에 상처가 있을 때는 장갑을 착용하고, 손씻기를 철저히 하는 것이 요구된다. 또한 환자의 혈액이나 체액 및 분비물이 의료인의 몸에 튀거나 묻을 가능성이 있을 때는 마스크, 보안경 혹은 안면가리개, 가운이나 방수 앞치마 등을 착용하고, 환자의 혈액이나 체액이 묻은 날카로운 바늘이나 기구 등에 찔리지 않도록 주의하는 것을 포함한다.

그러나 의료행위나 성행위가 아닌 일상적인 접촉 즉, 식기나 컵을 함께 사용하는 것, 화장실을 함께 사용하거나 책이나 컴퓨터 등을 공동으로 사용하는 것, 피부접촉 등으로는 전염되지 않는다. 또한 기침이나 재채기, 모기에 물리는 것, 혹은 수영장이나 목욕탕 물을 통해서도 전파되지 않기 때문에 위에서 언급한 보호장비들을 일상생활에서 사용해야 하는 경우는 흔하지 않다. 그러나 감염자나 환자의 혈액이나 정액, 질 분비물, 모유 등을 만지거나 대변, 소변 등의 배설물을 만질 경우, 상처를 만져야 할 경우, 입안이나 항문, 회음부 등을 간호해야 하는 경우가 발생한다면 장갑을 착용하도록 하고, 감염자나 환자를 돌보는 사람의 손에 상처가 있는 경우에도 장갑을 착용하도록 한다. 장갑을 착용하기 전과 후에는 반드시 손을 씻도록 한다. 따뜻한 물에 비누를 이용하여 15초 정도 문지르도록 하며, 엄지손가락, 손가락 사이와 손톱 끝을 주의하여 닦도록 한다.

(2) 외부 감염으로부터 감염자의 보호

환자를 감염으로부터 보호하기 위해서는 감염의 증상이나 임상검사결과를 관찰하는 것이 필요하다. 특히 환자의 면역상태가 저하된 경우(CD4+ T림프구 수가 200/μL 이하인 경우이거나 사람면역결핍바이러스 역가가 높은 경우) 감염으로부터 환자를 보호하는데 주의를 기울여야 한다. 피부, 호흡기와 소화기 상태에 대한 세심한 평가를 포함한 신체사정은 감염의 조기증상을 파악할 수 있게 한다. 환자 간호시에 손씻기, 무균술의 수행, 감염된 방문객의 제한 등은 일상적인 감염으로부터 면역력이 저하된 환자를 보호하기 위한 방법들이 될 수 있다. 가족 중 감기와 같은 감염성 질환이 있는 경우는 환자를 돌보는 것에서 일시적으로 제외하도록 하며, 부득이한 경우 환자에게로 전파되지 않도록 마스크, 장갑 등 보호장비를 적절히 사용하도록 한다. 손이나 피부에 상처나 화농성 병변이 있는 경우는 상처를 완전히 밀폐드레싱한 후 장갑을 착용하고 환자를 간호하도록 하며, 감기나 독감 등 비말전파가 가능한 감염이 있는 경우는 마스크를 착용하도록 한다. 특히 바이러스성 감염이 있는 소아의 접촉은 피하도록 한다.

2. 기본 간호 지침 및 환경 관리

우선은 감염자와 환자들이 스스로의 생활을 잘 유지하도록 해주는 것이 자존감을 지킬 수 있도록 한다. 좋은 영양상태를 유지하고 규칙적인 수면과 운동이 환자의 기분을 좋게 하고 저항력을 길러주며 몸무게를 유지시키고 근육의 힘을 유지시켜 줄 수 있다. 그 외에 방 안이나 집안을 항상 밝고 편안하고 깨끗하게 유지시키는 것, 가정이라면 침실은 화장실 가까운 곳에 배치하는 것, 환자의 의견을 존중하는 것들이 단순하면서도 환자의 안위를 도모하는 데 기본적인 도움의 자세일 것이다. 침상에만 누워있는 환자는 잦은 체위변경, 등 마사지, 누워서 하는 관절운동과 적당한 자세를 유지시켜 주는 것들이 환자를 편안하고 안락하게 느끼게 하고, 관절의 강직이나 욕창을 예방하고 ,혈액순환을 촉진시키며, 폐렴 등의 합병증을 예방할 수 있다.

집안 환경, 특히 화장실, 욕조, 샤워기 등은 자주 청소하도록 하고 이동식 변기나 소변기는 매번 사용 후 세척하도록 한다. 감염자가 청소를 시행할 경우는 장갑의 착용은 필수적이다. 환자의 세탁물이나 식기의 세척은 뜨거운 물과 세제를 사용하면 충분하다. 환자의 세탁물에 체액이 묻었거나 혈액이 묻었을 경우는 가정용 표백제 한 컵을 넣어서 세탁하면 된다. 그 외 특별한 소독제는 필요없다. 환자의 소변이나 대변, 토물 등의 액체 쓰레기는 수세식 변기에 버리도록 하며, 버릴 때 벽이나 주위에 튀지 않도록 조심하도록 한다. 환자의 혈액이 흐르거나 묻은 경우는 표면이 매끄러운 경우라면 80~100배, 표면이 울퉁 불퉁하거나 양이 많은 혈액에 노출된 경우는 8~10배 희석한 가정용 표백제(락스 제품)를 희석하여 닦아내도록 한다. 환자의 혈액이 보호자의 개방상처가 있는 곳이나 점막에 묻은 경우, 혹은 찔린 경우는 우선적으로 흐르는 물이나 소독제로 잘 닦아낸 후 주치의와 연락하여 필요한 조치를 받도록 한다.

3. 증상에 따른 간호 중재

병원을 찾거나 의료인과 연락해야 하는 환자의 변화 상태나 감염의 초기증상들을 알고 있어야 한다. 감염을 의심할 수 있는 초기 증상은 열이 나는 경우가 대부분이지만 증상을 표현하기 어려운 아동의 경우는 활동양이나 식사량이 적어지는 것, 피곤해 하고 잠이 많아지는 것 등이다. 전문의에게 자문을 구하는 것이 필요한 경우는 설사가 지속될 때, 열이 나거나 밤에 식은 땀이 날 때, 숨이 찰 때, 시력이 저하될 때, 정신혼란이 있거나 기억력이 떨어질 때, 식욕이 저하되고 체중이 감소할 때, 피부에 반점이 생기거나 멍우리가 만져질 때, 입이나 성기 주위에 물집이 생길 때 등이다. 일반적으로 신체적인 고통이 심할 경우 심리적 불안이나 공포 역시 증가하기 때문에 신체적인 고통을 가능한 감소시키기 위해 노력해야 한다. 이 때 환자에게 도움이 될 수 있는 몇 가지 기본적인 간호의 내용을 알고 있는 것이 도움이 된다.

1) 열이 날 때

각종 기회감염 등으로 인해 열이 나는 경우가 많다. 미열에서부터 39℃ 이상의 고열이 일시적으로 있거나 혹은 며칠간 지속되기도 한다. 열이 날 때는 기본적으로 체온의 변화를 살펴보기 위해 자주 체온 측정을 하는 것이 필요하다. 깨어있는 동안은 4시간 정도의 간격으로 체온측정을 한다. 발열과정에 따라 미온수목욕, 얼음주머니 혹은 담요를 제공한다. 열이 오를 때까지 오한이 동반되거나 환자가 추워하는 과정을 거치게 되므로 과정에 따라 필요한 간호를 제공하도록 한다.

(1) 오한기

신체는 심부온도를 상승시키려고 하므로 환자는 추위를 느끼고 몸을 떨게 된다. 피부는 소름이 돋고 창백해지고 차갑게 된다. 이때는 발열과정이 진행되도록 담요를 더 덮어주는 등 보온해 주도록 한다.

(2) 발열기

체온이 상승된 상태로 혈관이 확장되어 환자의 피부는 따뜻하고 상기되며 춥거나 더운 느낌을 갖지 않게 된다. 체내수분이 결핍되면 갈증을 느끼며, 피로와 허약, 근육통을 호소하게 되며, 졸림이나 불안정감 같은 증상이 나타날 수 있다. 이 때에는 수분섭취를 권장하고, 따뜻하고 가벼운 옷이나 모포로 보온하고, 실내공기를 환기시켜 공기를 시원하게 해 주는 것이 필요하다. 환자가 안절부절하여 다칠 수 있으므로 안전에 유의해야 한다.

(3) 종식기

상승되었던 체온이 정상으로 하강되어 회복되는 시기로 오한이 줄고, 땀을 많이 흘리게 되므로 탈수될 가능성이 있다. 혈관확장으로 피부가 상기되고 따뜻한 느낌을 준다. 더 이상 오한을 느끼지 않는다면 미온수 스폰지로 몸을 닦아주거나 얼음베개 등을 이용하여 열이 내리도록 하는 것이 필요하다. 이 때는 주로 몸의 큰 면적을 차지하는 등이나 팔, 다리 등의 부위나 지나가는 혈류량이 많은 겨드랑이, 목 뒤와 같은 곳을 선택하는 것이 체온을 빨리 내리는 데 도움이 될 수 있다. 휴식하도록 하고 수분섭취를 증가시킨다. 발한으로 인해 젖은 옷과 시트 등을 마른 것으로 교환해주어 안위감을 높여주도록 한다.

2) 설사가 심할 때

잦은 설사는 조금만 주의를 늦춰도 욕창과 같은 피부문제를 가져오거나 수분손실로 인한 탈수를 초래할 수 있다. 이러한 문제가 발생하지 않도록 주의하여야 한다. 항문주변의 청결이 가장 우선이다. 이 때 휴지보다는 따뜻한 비눗물이 피부에 자극을 감소시킬 수 있다. 건조는 피부가 상처 입지 않도록 부드러운 천으로 두들기듯이 건조시키거나 바람으로 시키도록 한다. 항문 주변에 피부 보호제를 사용하는 것도 한 방법이다. 용무가 끝난 후에는 꼭 비누로 충분한 마찰을 하여 손을 깨끗이 씻도록 한다. 환자가 스스로 화장실을 갈 수 없는 상황이어서 도와줘야 하는 경우라면 도와주는 사람은 장갑을 착용하도록 하며, 설사가 심할 경우는 비닐장갑은 찢어지기 쉬우므로 2겹을 착용하거나 좀 두꺼운 장갑을 착용하도록 한다. 장갑을 벗은 후에는 비누로 충분히 마찰하여 씻도록 한다. 설사가 심할 경우 화장실이나 이동변기가 오염될 수 있으므로 자주 소독제를 이용하여 청소하도록 한다. 배설물을 치우는 과정에서 주변환경이 오염되지 않도록 주의한다. 수세식 화장실의 물은 2번 이상 내리도록 하며 소독제는 가정용 염소계 표백제를 사용하면 충분하다.

소실된 수분과 전해질 보충을 위해서는 수분섭취를 증가시키도록 하며 설사에 도움이 되는 음식을 섭취하도록 한다.

3) 호흡곤란을 호소할 때

결핵이나 폐포자충 폐렴과 같은 호흡기계의 2차 감염은 잦고 얕은 호흡을 하게 된다. 숨이 찰 때는 기본적으로 침대상부를 세우거나 앉은 자세가 도움이 된다. 여러 가지 크기의 쿠션이나 베개를 이용하여 숨쉬기 편한 자세를 유지하도록 한다. 짧고 얕은 호흡보다는 길고 깊은 호흡이 효율적으로 산소를 공급할 수 있다. 숨을 들여마실 때는 입은 다물고 코로 깊고 길게 들여마시고 내쉴 때에는 입술을 동그랗게 한 후 입을 통해서만 길고 깊게 내뿜도록 한다.

결핵이나 세균성 폐렴은 가래가 많아져 공기교환을 방해하게 되므로 가래의 제거가 필요하다. 일반적으로 기계를 이용하여 가래를 제거하는 것은 의료인이 하게 된다. 특별한 금기사항이 없으면 물의 섭취를 늘리고 가슴이나 등 부위를 두드려주는 것이 분비물의 점도를 높여 기관지에서 쉽게 떨어질 수 있게 한다. 손을 둥글게 쥐고 공기를 손 안에 넣는다는 느낌으로 등이나 가슴 등 비교적 넓은 부위를 가볍게 치도록 한다. 한 자세로 있는 것보다는 체위를 자주 변경해 주는 것이 욕창의 예방 뿐만 아니라 가래를 잘 떨어지게 하기 위해서도 필요하다. 산소호흡을 하는 경우 코에 관을 대거나 마스크를 사용하게 되는데 산소는 물질을 건조시키는 성질이 있기 때문에 코나 입안이 마르지 않도록 소량의 물로 입을 자주 적셔준다. 코 안에 분비물이 말라서 산소의 유입을 방해하지 않는지 살피도록 한다.

4) 통증이 심할 때

여러 가지 기회감염의 증가는 참기 어려운 통증을 수반하게 된다. 통증은 개인적인 체험이므로 환자의 생각을 중시하여야 한다. 우선 근육긴장을 감소시키기 위해 자세를 자주 바꿔주고 부드럽게 등 마사지를 해 주고, 지나치게 밝은 빛이나 소음 등 해로운 자극을 제거하도록 한다. 편안한 옷을 입히고, 침상을 편안하게 해준 후 통증부위를 올려주면 덜 아픈 경우가 있으므로 금기가 없으면 통증부위를 올려주도록 한다. 통증 완화요법은 예방적으로 사용할 때 효과를 더 많이 볼 수 있으므로 아프기 전에, 아프기 시작했다면 가능한 빨리 통증 완화요법을 사용하도록 한다. 진통제와 함께 사용할 수 있는 완화요법은 마사지, 전환요법, 유도심상법, 정보제공이나 영적접근 등이다. 이 때 진통제와 이완요법, 냉찜질과 관심전환 등 두 가지 이상의 통증 완화법을 동시에 사용하는 것이 효과적이다. 치료자의 손은 따뜻하고 이완되어 있어야 하며, 환자 피부에 로션이나 오일을 발라 마찰이 적게 해야 한다. 경피 신경자극이나 지압 등도 사용할 수 있는 통증완화의 한 방법이다. 일반적으로 신경이 분산되는 낮보다는 밤에 통증에 대한 환자의 신경이 집중되기 때문에 밤에 통증을 느끼는 강도가 심하다. 환자의 관심을 통증으로부터 다른 것으로 분산시키기 위한 전환요법으로는 율동적 호흡, 이야기나 TV시청, 노래 부르기, 산보, 그림 보기, 유머, 만화나 책 읽기 등을 사용할 수 있다.

5) 의식이 명료하지 않을 때

질병의 말기로 가면서 질병의 진행과정의 하나로 의식이 명료하지 않거나 조절능력을 잃어 치매증상이 나타나게 된다. 개인위생, 음식섭취 등과 같은 꼭 필요한 활동을 스스로 할 수 없는 경우가 발생한다. 이런 경우에는 간단하고 명료하게, 반복적으로 알려주어야 한다. 이러한 변화는 환자의 의지와는 상관없는 질병의 진행과정이라는 것을 받아들이도록 한다. 가능한 감각자극을 많이 제공하여야 하고, 다치지 않도록 환경을 정리 정돈해 주는 것이 필수적이다.

환자와 적절한 신체적 접촉을 유지한다. 손잡기, 팔장끼거나, 껴 안거나, 등 문지르는 행위를 적절하게 함께 하는 것이 환자를 안정적이게 한다. 말은 조용하고 간단하게 환자를 보면서 말하고, 환자가 대답하기까지 충분히 기다려 주도록 한다. 사진, 의미가 있는 여러 가지 개인적 물건들을 배치하고 이에 대해 이야기 하거나 대화의 아이템으로 활용한다. 뭔가를 할 때는 간단하고 정확하게 무엇을 할 것인지를 설명해 준다. 대화를 할 때는 시계, 달력, 신문, TV 등 시간, 장소, 사람을 알려줄 수 있는 물건들을 이용하도록 한다

무의식인 경우라도 환자 앞에서 말하는 내용을 주의하도록 한다. 감각 중에서 청각이 가장 오래 남아있으므로 반응이 없더라도 내용을 들을 수 있기 때문이다. 환자가 듣는다고 간주하고 행동하도록 한다.

6) 시각장애가 있을 때

이차감염으로 인해 시각손실이 올 수 있다. 아직 환자가 시각이 부분적으로라도 남아있는 경우라면 가능한 시각적 자극을 유지하도록 한다. 편안한 색상과 시각적으로 자극을 줄 수 있는 옷을 입거나 의미 있는 사진, 축하 카드, 물건 등을 가까이 두고 활용하도록 한다. 방을 들어가고 나갈 때, 본인의 이름과 상태를 알리도록 한다. 일상생활에서 의사소통에 사용되는 얼굴 표정, 몸짓 등의 비언어적 실마리를 알아차릴 수 없음을 기억하고 가능한 본인의 상태를 말로 표현해 주도록 한다. 환자를 만지거나 뭔가 해 줄 때는 왜, 무엇을 어떻게 할 것인지에 대해 설명하고 시작하도록 하며, 방의 가구의 배열을 알려주고 통로를 깨끗이 하며, 가능한 물건들은 재배치하지 않는다.

7) 욕창 예방

설사로 인해 피부 위생에 문제를 초래할 수도 있고 동통이나 부종으로 인해 피부의 문제가 발생할 가능성이 많다. 실금이나 상처배액물과 관련된 습기로부터 피부를 보호한다. 실금이 있어 패드를 사용할 경우 자주 관찰하고 깨끗하고 건조하게 유지시켜준다. 이때 순한 세척제를 사용하도록 하고 마찰은 최소한으로 하고 뜨거운 물은 피하고 실온 정도의 물을 사용하는 것이 약해진 피부의 외상을 적게 할 수 있다.

엉덩이, 어깨 부위, 팔꿈치, 무릎 등 눕거나 엎드렸을 경우 압박이 가해지기 쉬운 부위의 잦은 사정이 요구된다. 환자가 움직이기 힘든 경우 매 2시간마다 체위변경을 해 주도록 하며, 공기침대의 사용이 가능하면 활용하도록 하고, 베개나 쿠션 등을 적절히 사용하여 뼈 돌출부위에 체중이 실리지 않도록 한다. 현재 관절의 움직임의 수준을 파악하여 운동수준을 유지시키도록 한다. 상처가 있는 경우는 공기 중에 노출하도록 한다. 사지의 피부가 건조해서 손상 받지 않도록 로숀 등의 피부보습제를 사용한다. 피부순환을 증진시키기 위한 체위변경과 마사지가 필요하다. 이 때 뼈 돌출부위의 마사지는 오히려 연조직의 손상을 악화시킬 수 있으므로 피한다.

8) 영양 관리

음식을 통해서 사람면역결핍바이러스가 전염되지는 않는다. 오히려 면역력이 저하된 경우 음식을 통한 감염이 환자에게 소화기계 감염을 유발하여 구토나 설사를 일으키고, 지속되는 구토와 설사는 경우에 따라서는 환자의 면역체계에 영향을 미쳐 각종 문제들을 유발할 수 있다.

(1) 음식으로 인한 감염 예방

음식으로 인한 감염은 주로 육류, 가금류, 생선과 계란 등에서 문제를 유발할 수 있으므로 이들 재료의 구입 및 보관, 조리과정에서 주의를 요한다. 음식재료는 신선한 것으로 유효 기간을 반드시 확인하고 구입하도록 한다. 물기가 있는 생선, 고기 등은 야채 등과 섞이거나 젖지 않도록 포장하여 가능한 빨리 운반하도록 한다. 재료나 만든 음식을 냉장고에 오래 보관하지 않도록 하며, 냉장고의 정기적인 관리가 필요하다. 음식 보관의 원칙은 깨끗하고, 차갑게, 밀폐해서 보관하는 것이다.

음식을 준비할 때는 재료를 만지기 전, 고기나 생선을 만진 후 꼭 손을 씻도록 하며, 고기나 생선을 자르거나 다듬은 칼과 도마는 다른 재료에 사용하기 전에 세제와 뜨거운 물에 닦은 후 사용하도록 한다. 도마는 나무 도마보다는 플라스틱 제품을 사용하도록 한다. 모든 고기나 생선, 달걀은 완전히 익히도록 하며, 반숙이나 덜 익은 고기, 살짝 찐 달팽이나 홍합, 특히 날 음식(생굴이나 조개, 회 종류)은 감염의 위험이 높으므로 피하도록 한다. 과일이나 야채는 흐르는 물에 충분히 씻은 후 껍질을 벗겨서 먹거나 조리하여 먹도록 한다. 수돗물은 그냥 마시지 말고 끓이거나 정수하여 먹도록 한다. 샐러드나 아이스크림 등은 피하는 것이 좋다. 종류에 따라서는 날계란이거나 충분히 높지 않은 온도에서 요리되기 때문이다.

외식을 제한하지는 않는다. 위생상태가 좋은 곳에서 완전히 익히거나 끓인 음식을 먹도록 한다. 음식을 주문할 경우 날계란이나 덜 익힌 계란이 사용되는지, 어느 정도 익히는지 확인하는 것이 필요하다. 낯선 곳이나 모르는 곳에 가서 음식을 먹거나 마실 때의 원칙은 '끓이거나, 껍질을 벗겨서 먹거나, 그렇지 않으면 포기할 것' 이다. 위생상태가 의심스럽거나 불분명할 때는 포기하는 것이 현명하다.

(2) 영양공급

균형 잡힌 영양공급은 환자의 면역력 유지에 도움이 되므로, 환자의 상태에 따라 다양한 음식을 섭취할 수 있도록 격려한다. 이차 감염의 증상으로 흔히 나타나는 오심, 구토, 설사, 구강 내 병변, 식욕부진 등으로 인해 영양섭취가 어려워진다. 이러한 증상들은 신체 요구량에 못 미치는 영양의 공급과 수분 및 영양분의 과잉 손실을 초래하게 된다. 증상에 따라 다양한 대책을 마련하도록 한다. 필요시 비위관영양이나 정맥주사요법을 하기도 한다.

가. 식욕부진

먹고 싶어질 정도의 적은 양을 예쁘고 깨끗하게 차리고 기분좋고 쾌적한 환경을 마련한다. 식사하기 전 양치질 등을 하여 입안을 깨끗하게 하고, 창문을 열어놓아 냄새가 많이 나지 않도록 한다. 먹고 싶어하거나 좋아하는 음식을 제공하도록 하며 싫어하는 음식과 함께 주지 않도록 한다.

나. 설사

설사는 환자에게 허약감과 탈수를 초래할 수 있으므로 하루 8컵 이상의 물을 먹도록 한다. 물, 맑은 된장국, 미음, 소고기나 닭 스프, 사골국이나 곰국, 과일 쥬스, 펀치 등으로 다양하게 공급하도록 한다. 사골국이나 곰국 등은 준비할 때 기름기를 제거하지 않으면 오히려 설사를 악화시킬 수 있으므로 기름기는 모두 제거한다. 설사할 경우 많은 양의 칼륨이 빠져나가 기운이 없어짐으로 칼륨을 보충하도록 한다. 칼륨이 많이 함유된 음식은 바나나, 복숭아, 살구 쥬스, 삶거나 으깬 감자, 지방을 제거한 고기 국물 등이다. 설사를 멈추는데 도움이 되는 음식은 흰죽, 곡류를 갈아서 만든 죽 종류, 국수류, 삶은 계란, 오트밀, 아이스크림, 젤리, 바나나, 과일 통조림, 으깬 감자, 요거트, 담백한 크래커 등이며 피해야 할 음식은 자극성 있는 매운 음식, 지방이 많거나 튀긴 음식, 생과일이나 생야채, 옥수수 등의 섬유질이 많은 음식 등이며, 복통이 있다면 가스를 형성하는 마른 콩류, 통조림 콩류, 양배추, 브로커리, 양상치, 탄산음료, 맥주, 껌 등은 피하도록 한다. 평소 우유나 유제품을 먹으면 설사하는 사람은 유제품을 피하도록 한다.

다. 오심과 구토

오심과 구토는 질병의 증상일 수도 있고, 약으로 인해 나타나는 증상일 수도 있다. 기본적으로 소량씩 자주 먹도록 하며 알람시계를 이용하기도 한다. 메스꺼움이 있을 때 평상시에 좋아하던 음식을 억지로 먹는 것은 나중에 완전히 이 음식을 싫어하게 만들 수 있다. 단 음식보다는 약간 짭짤한 음식이 낫고, 토스트나 크래커, 우유에 타지 않은 시리얼과 같은 마른 음식들을 먹도록 한다. 음료는 식사 때 함께 먹는 것보다는 전후 30~60분에 마시도록 한다. 때로 음식의 냄새가 문제가 될 수 있으므로 창문을 열어 신선한 공기가 들어오도록 하고, 냄새가 너무 강한 음식은 피하도록 한다.

식사 후 움직임은 소화를 방해할 수 있으므로 음식을 먹은 후 1시간 정도 쉬도록 한다. 쉴 때는 눕는 것보다는 앉아서 쉬도록 하며, 누워야 한다면 적어도 머리가 발보다 10cm 정도 높게 하도록 한다. 약 때문에 유발되는 오심이라면 시간을 조절하도록 한다.

라. 목이나 입의 궤양으로 삼키기가 힘들 때

목이나 입의 문제는 사람면역결핍바이러스 감염자에게 흔한 문제이다. 부드럽고 먹기 편한 것으로 준비하도록 한다. 각종 죽 종류나 미음류, 오트밀, 통조림 과일, 치즈, 국수류, 두부, 푸딩, 으깬 감자와 같이 부드러운 것이나, 곰국, 맑은 된장국, 닭죽 등은 영양도 높고 먹기도 쉽기 때문에 권장할 수 있는 음식이다. 빵이나 크래커 등은 먹기 전에 따뜻한 우유나 음료에 담그면 부드러워진다. 음료는 신선한 것으로 깨끗하게 씻어 갈아 만든 각종 과일이나 야채 쥬스, 미숫가루나 두유 등이 좋다. 과일은 생과일보다는 통조림으로 된 것이 먹기 편하며, 바나나처럼 부드러운 것이나 갈아서 먹도록 한다. 오렌지나 토마토는 산을 포함하여 구강에 자극이 될 수 있으므로 피한다. 자극적인 음식이나 커피, 알콜, 탄산음료 역시 피하는 것이 좋다. 뜨거운 것보다는 차거나 실온 정도의 음식이 좋으며, 아이스크림이나 샤베트 종류는 통증에 대한 감각을 감소시킬 수 있다. 고개를 약간 뒤로 젖히고 먹는 것이 삼키기 편하다. 음식찌거기와 감염을 막기 위해 입안을 자주 헹구도록 한다.

4. 가족 및 간호제공자의 부담 및 대처방안

환자 뿐만 아니라 가족이나 간호제공자 역시 많은 역할과 부담을 갖게 된다. 간호제공자가 된다는 것은 사랑하는 사람의 죽음을 지켜보는 고통의 경험을 의미한다. 이 과정은 몇 단계를 거치는데 우선 첫 번째 단계는 간호하기 위해 이행되는 단계로 이때 진단명을 알게 되고 환자와 간호제공자와의 관계 위치가 변화되기도 한다. 다음 단계는 본격적인 치료가 진행되는 시기로 많은 종류의 부담을 담당하게 된다. 미래에 대한 불확실성과 갈등이 지속되고, 감염의 위험과 사회적 소외나 낙인을 조절해야 한다. 마지막은 상실의 직면 단계로 간호제공자의 역할을 중지하거나 포기할 수도 있으며, 환자의 죽음을 준비시키지 못한 것에 대한 후회나 비탄을 느끼게 된다. 이러한 모든 과정을 거쳐 많은 책임과 역할을 담당하며, 사회의 비난과 투쟁하거나 혹은 환자를 위해 의료기관이나 사회의 편견과 투쟁하면서, 여러 적응전략들을 개발하고 사용하는 과정을 거치면서 성장하고 화해할 수 있게 된다. 간호제공자가 된다는 것은 간호제공자 자신이나 가족의 강점을 발견하고 활용하는 과정인 것이다. 이 과정들에서 간호제공자가 역할을 잘 수행하고 과정을 진행할 수 있기 위해서는 사람면역결핍바이러스 감염자 뿐만 아니라 간호제공자 역시 지지와 간호가 필요한 대상임을 인지해야 할 것이다.

물론 간호제공자의 부담감은 여러 가지 요인에 의해 달라질 수 있다. 즉 간호제공자의 인구사회학적 특성, 환자와의 관계, 환경적 요소(간호제공자의 감염상태나 환자의 기능장애정도), 사회지지망(가족과의 접촉, 친구, 지역사회), 개인적 자원(전문직, 경제적 능력), 공적부조의 활용(환자에게, 혹은 간호제공자에게 주어지는 서비스)에 영향을 받게 된다. 어떻게 간호제공자를 도와주는게 가장 효과적인지는 상황에 따라 달라져야 한다. 예를 들면 간호제공자가 직장을 가지고 있으면서 환자가 기능상의 제약이 많을 때는 입원하여 간호를 받을 수 있도록 하는 것이 가장 효과적인 지지가 될 수 있고, 더 나아간다면 기관의 위치와 간호제공자의 시간에 대한 배려가 필요하다.

5. 의료인의 태도 및 경험

모든 의료인이 사람면역결핍바이러스 감염자나 후천성면역결핍증 환자에 대한 태도나 인식이 일반인보다 좋을 거라는 인식을 당연시 하지 않도록 한다. 사람면역결핍바이러스 감염자나 후천성면역결핍증 환자를 접촉하지 않은 상황에서의 의료인들의 인식과 태도는 늘상 환자를 접촉하는 곳에서의 인식과 다르다. 실제 환자와 접촉이 많은 기관에서 간호사들의 경우는 오히려 일반 내과환자보다 감염자에게 할애하는 시간이 많았고, 시선 접촉도 많았던 것으로 보고되기도 한다.

간호사의 경험에 대한 연구결과들을 보면 HIV/AIDS 환자를 돌보는 데 있어 감염에 대한 두려움, 신체적 및 정서적 스트레스를 경험하는 것으로 보고하고 있다. 감염에 대한 두려움은 치매 등으로 의식이 명료하지 않은 환자를 돌볼 때 환자에게 물리거나, 환자가 정맥주사를 빼버리는 등의 행동으로 혈액에 노출될 가능성을 포함한다. 하지만 이런 것은 위험 요인을 찾아내고, 보호 장비를 사용하고, 필요한 주의지침을 지키며, 의식이 명료하지 않은 환자의 간호는 여러명이 함께 하는 것 등으로 극복하고 있었다. 다량의 설사와 상처의 분비물을 관리하는 과정에서 노출되는 냄새나 시각적 자극과 같은 감각적 충격과 이러한 상황에서도 불쾌한 표정을 환자에게 보이지 않아야 하는 것과 신체적인 스트레스 역시 만만치 않다고 보고하고 있다.

그러나 이러한 신체적인 스트레스보다 더 큰 것은 젊은 환자들이 후천성면역결핍증으로 고통받고 죽어가는 것, 가족들의 슬픔을 지켜봐야 하는 것, 간호의 윤리가 모든 대상자를 평등하게 대해야 하며 현재의 질병의 상태에 초점을 맞추어야 함에도 불구하고 발병의 원인을 환자의 탓으로 돌리려는 경향이 있다는 것, 후천성면역결핍증으로 진행될수록 환자들과의 상호작용이 많아지면서 환자들과 정서적으로 연결되는 것과 같은 정서적 스트레스이다. 이러한 정서적 스트레스를 조절하기 위해 간호사들은 개인 생활과 직업의 균형을 맞추기 위해 노력하거나 감정 조절, 타인에게 도움을 구하는 것, 신앙을 유지하는 것과 같은 여러 가지 적응 전략을 사용하고 있다. 이러한 경험은 간호사 뿐만 아니라 다른 의료인력이나 자원봉사자 등 환자와의 관계를 맺고 유지하는 여러 경우에서도 비슷할 것으로 보여진다.

또 다른 중요한 경험은 윤리적 문제이다. 캐나다에서 간호사를 대상으로 진행한 연구에 의하면 응답자의 73%가 말기 후천성면역결핍증 환자에게 자의적 안락사(voluntary euthansia)와 자살의 보조(Assited suicide)를 공식적으로 허락해야 한다고 응답하였으며, 5명중 1명은 환자로부터 자의적 안락사를 부탁 받은 경험이 있는 것으로 나타났다. 말기 후천성면역결핍증 환자가 중환자실로 입원할 때 환자의 생명연장을 위한 적극적인 치료를 진행할 것인가, 중단할 것인가에 대한 갈등이 진행되고 가족들이 이러한 결정을 병원이나 의료진에게 일임할 때 더욱 심각해진다. 많은 간호사들이 이러한 윤리적 딜레마에서 고민하지만 이러한 결정이 필요하다면 환자와 함께 참여해야 한다고 응답하고 있다. 감염자 뿐만 아니라 후천성면역결핍증 환자의 발생이나 사망이 늘어나는 국내의 현실을 감안할 때 이러한 윤리적 문제에 대한 준비가 필요하리라 본다.

사람면역결핍바이러스 감염자나 후천성면역결핍증 환자를 간호한다는 것은 끊임없는 수의와 세심한 배려가 필요하며 투입되는 노력에 비해 나타나는 결과가 적다는 선입견으로 인해 힘든 경험임에는 틀림없다. 그러나 사람면역결핍바이러스 감염자와 후천성면역결핍증 환자의 간호는 질병에 대한 지식에서부터 정부 및 사회의 대책에 대한 지식까지, 환자 개인에 대한 이해에서부터 가족과 간호를 하는 본인 자신에게 대한 이해와 태도 점검까지, 단순한 지식을 습득하는 것에서부터 수행을 위한 행동변화까지가 필요한 광범위한 분야라 하겠다. 그러나 이 모든 것보다 가장 우선적으로 요구되는 것은 HIV/AIDS에 대한 선입견을 벗어나 일반적인 질병의 하나로 받아들이는 것이라 본다. 그래서 편견없이 그냥 질병을 가진 한 명의 인간으로 바라볼 수 있을 때 비로소 그들을 불쌍히 여기는 마음, 도와주고자 하는 마음, 즉 간호하고자 하는 마음이 생기리라 본다.

참고문헌

1. Patterson B, Robichaud F. Managing Your Health. A guide for people living with HIV or AIDS. Community AIDS Treatment Information Exchange and Toronto People With AIDS Foundation, 1996
2. Bartlett, JG, Finkbeiner AK. The Guide to Living with HIV Infection. 5th ed. The Johns Hopkins University Press, Baltimore and London, 2003
3. Beekman SE, Henderson DK. Nosocomial Human Immunodeficiency virus Infection in Healthcare Workers. In Mayhall, CG. Hospital Epidemiology and Infection Control. 2nd ed. Lippincott Williams & Wilkins, Philadelphia 1075－1089, 1999
4. Augustus LI. Nutritional Care for Patients with HIV, Am J Nurs 97(10), 62－65, 1997
5. Deborah WS. Experiences of AIDS－dedicated nurses in alleviating the stress of AIDS caregiving, J Adv Nurs 31(6), 1501－1508, 2000
6. Ganer JS. Guideline for isolation precautions in hospitals. Infect Control Hosp Epidemiol 17; 53－80, 1996
7. Graig D. Death Anxiety, Coping Resoures, and comfort with dying patient among nurses in AIDS care facilities. Psychol Rep 83, 1051－1057, 1998
8. Linda R, Pugh LC, Kate L and Gordon DL. The fatigue experience: persons with HIV infection. J Adv Nurs 28(2), 295－304, 1998
9. Michael GY , Russell DO. The role of nurses in AIDS care regarding voluntary euthansia and assisted suicide: a call for further dialogue. J Adv Nurs 31(3), 513－519, 2000
10. Pearlin LI, Aneshensel CS, Leblanc. The Forms and Mechanisms of Stress Proliferation: The Case of AIDS caregivers. J Health Soc Behav 38, 223－236, 1997
11. Randall C, Marquis KA. Care for the Patient with AIDS in the ICU: Outcomes and Ethics. Clin Nurse Spec 11(1), 31－38, 1997
12. Stetz K, Marie AB, Taking care: caregiving to persons with cancer and AIDS. Cancer Nurs 20(1), 12－22, 1997
13. Turner HA, Pearlin LI, Mullan J. Sources and Determinants of Social Support for Caregivers of Persons with AIDS. J Health Soc Behav 39(June), 137－151, 1998

3. 호스피스

현 시점에서 후천성면역결핍증 환자에 대한 완치 방법은 없다. 그러므로 대부분의 환자는 정해진 과정을 거쳐 임종을 맞게 된다. 이들 환자에게는 완치 목적의 치료보다는 완화 목적의 호스피스 치료가 그 어떤 치료보다도 중요하다. 초창기 이들 환자들에게 호스피스와 완화의료는 많은 반대와 저항을 불러 일으켰으며, 환자들에게 희망을 포기시키는 것으로 인식되었다. 그러나 시간이 지남에 따라 암 환자에서 호스피스와 완화의료에 대한 요구만큼 후천성면역결핍증 환자에게도 이들 치료에 대한 요구가 증가하였다. 즉 의학적 치료 뿐만 아니라 정신적 사회적 영적인 치료를 통한 지속적이고 포괄적인 전인적인 치료가 요구된다.

1. 후천성면역결핍증 환자를 위한 호스피스의 특징

후천성면역결핍증 환자는 다른 질환의 호스피스 환자와는 다른 몇 가지 특징을 가지고 있다. 첫째는 환자의 연령이 젊다는 것이다. 특히 세계 보건 기구 자료에 의하면 해마다 10% 정도가 15세 미만의 어린이이고, 45% 이상이 15~24세에서 발생하고 있다고 한다. 즉 전체 약 55%가 24세 미만에 발병하여 죽음에 다다른다. 죽음을 생각하기에는 아직 어린 연령이다. 둘째는 완치에 대한 치료에만 관심을 갖고 있지 호스피스 치료는 치료가 아닌 포기로서만 여긴다. 그러나 아직까지 이 질환에 대한 완치 방법은 없다. 그러므로 대부분 호스피스 치료를 나중에 받게 된다. 셋째는 모든 치료의 결정에 본인의 나이에 무관하게 적극적으로 참여하기를 원한다. 그러나 이 질환은 병의 진행 정도나 예후를 판단하기가 어렵기 때문에 진행되는 경과에 따라 치료 시기 및 방법을 결정하기가 어렵다. 넷째는 만성 질환임에도 불구하고 생명을 위협하는 급성 또는 재발성 감염이 자주 발생한다는 사실이다. 호스피스 치료자들이 자주 어려움을 느끼는 점이다. 즉 호스피스 치료는 만성적 지속적 포괄적인 치료를 주로 하는 분야로 생명을 위협하는 급성 감염 치료에는 전문적인 치료를 하기가 어렵다. 다섯째는 이 질환 환자가 호소하는 통증은 단순한 진통제로만 조절하기가 어렵다. 세계보건 기구에서 제시하는 통증 조절의 3단계가 있지만 그것만 가지고는 잘 조절이 안되는 경우가 많다. 여섯째는 전염에 대한 위험성이다. 호스피스 치료가 후천성면역결핍증 환자에게 절대적으로 필요하지만 전염에 대한 공포 때문에 많은 의료진이 치료를 거부하거나 피하고, 봉사자들도 암환자 치료에는 많이 도우려고 하지만 이 질환 환자에는 하지 않으려는 경향이다. 그래서 말기 상태가 되면 환자를 간병하려는 사람이 없어 대부분 같은 후천성면역결핍증 환자가 환자의 침상에서 환자를 간호한다. 일곱째는 반사회적인 경향이 강하다. 환자의 대부분은 동성애자나 마약 중독자로서 사회로부터 나쁜 인식이 있는 집단이다. 그래서 사람들은 그들을 경멸하고 범죄자로까지 생각하며, 가족들도 그들을 외면하는 경향이다. 후천성면역결핍증 환자의 호스피스 치료는 다른 질환자와는 달리 이런 점을 고려하여 호스피스 치료를 시작하여야 한다.

2. 임상시기, 임상증상 및 예후에 따른 접근

1) 임상시기

4가지 임상 시기별로 치료 목적과 접근 방법에는 각각 차이가 있다. 1기는 초기 단계(early stage)로 처음 진단 받은 시기를 말하며, 항바이러스 치료와 감염 치료에 잘 반응한다. 이 때는 정상적인 생활과 활동을 하도록 유지시켜야 한다. 2기는 진행성 단계(progressive stage)로 자주 감염증이 생기는 시기로, 약물 치료의 부작용도 많이 나타난다. 이때는 피로감으로 인해 사회활동에 제한을 느낀다. 그러므로 1기처럼 정상적인 생활은 할 수 없지만 부분적으로 가능한 생활과 활동은 할 수 있도록 도와주어야 한다. 3기는 진전된 단계(advanced stage)로 지속적인 감염과 더불어 치료에 반응을 잘 하지 않는 시기며, 신경학적인 증상(치매, 실명)이 나타난다. 이 때는 더 이상 적극적인 항바이러제 치료보다는 완화 목적으로 치료가 바뀌어야 한다. 4기는 말기 단계(terminal stage)로 혼자서는 활동이 불가능한 시기로 임종이 수일에서 길면 몇 개월로 예상이 된다. 이 때는 오로지 환자가 편안한 것이 무언인지를 찾아 그렇게 되도록 노력해야 한다. 호스피스 치료는 1기 때부터 시작하여야 하지만 많은 환자에서 4기 때부터 실시하고 있다. 그것은 호스피스 치료에 대한 잘못된 인식 때문에 많은 사람들이 호스피스를 환자에게 치료의 희망을 상실시킨다고 생각하기 때문이다. 그러나 호스피스는 육체적 정신적 문제를 해결하기 위한 가장 적극적인 치료방법이다.

2) 임상 증상

(1) 신체적인 증상

가. 통증

후천성면역결핍증 환자는 여러 가지 질병이 함께 나타나므로 그 질병에 따른 다양한 신체적 증상들이 동반된다. 그 중에서도 가장 심각한 것은 통증일 것이다. 진행 중이거나 말기 상황의 경우 많은 환자들은 중등도 이상의 통증을 호소한다. 주의 깊은 관찰과 원인 분석을 통한 적절한 치료가 들어가야 한다. 암 환자와 마찬가지로 후천성면역결핍증 환자도 마약성 진통제의 사용을 꺼려하여 불필요한 고통에 노출되는 경우가 많다. 특히 후천성면역결핍증 환자는 질병과 연관된 신경병증 통증이 자주 발병하여 보조적 진통제 사용이 많다. 또한 항바이러스성 약물 등에 의한 신경병증 통증이 오기 때문에 필요에 따라서는 용량을 줄여야한다. 면역력이 떨어진 이들 환자에서 스테로이드 사용은 의료진이 고민하는 문제 중 하나이다. 왜냐하면 스테로이드는 기회감염의 위험을 높여 환자의 상태를 악화시킬 수 있다. 그러나 말기 환자의 경우 이런 위험성을 고려하더라도 사용하는 것이 이점이 많다. 그것은 통증을 조절하고, 식욕을 높이며, 삶의 질을 올리기 때문이다.

나. 식욕부진 및 체중감소

식욕부진으로 인한 체중감소는 후천성면역결핍증 환자에서 흔한 증상 중의 하나이다. 그 원인으로는 감염, 약물, 영양상태 불량, 치매, 질병으로 인한 악액질 등을 들 수 있다. 치료는 원인 치료를 하는 것이 가장 중요하며, 필요에 따라서는 영양사에게 자문을 구하여 환자에게 맞는 칼로리와 식단을 짜는 것도 바람직하다. 지속적인 설사나 영양 공급이 안되는 환자는 수액 공급이 도움이 되며, 그것의 치료 효과는 3~4주 후에 평가해야 한다. 약물로는 스테로이드, 메게스트롤, 항구토제가 있다. 스테로이드는 기분과 식욕증진을 유발시키지만 체중을 증가시키지는 못한다. 메게스트롤은 식욕증진과 체중증가를 유발시킬 수 있지만 성욕감퇴를 유발시킬 수 있다. 항구토제는 식욕증진을 유발시킬 수 있지만 말기 환자에서는 이상 기분을 만들 수 있다.

다. 설사

환자의 50% 이상이 설사로 고생을 한다. 심한 경우는 하루에 10~20회씩 조절되지 않는 설사를 하게 된다. 원인으로는 감염, 약물, 암 등이며, 특히 감염에 의한 경우가 전체 2/3를 차지한다. 급성 설사의 원인으로는 *Shigella, Salmonella, Campylobacter, Giardia lamblia, Clostridium difficile* 등이고, 만성 설사의 원인으로는 *Cryptosporidium, Isospora belli, Mycobacterium avium*, CMV, *Chlamydia* 등이다. 치료는 원인, 심각도, 환자 상태에 달려있으며, 원인에 맞는 항생제를 사용하는 것이 중요하다. 단순히 설사만 조절하기 위해서는 마약성 지사제(loperamide, codeine, morphine)와 kaopectate를 사용한다. 2차적인 흡수 장애가 있는 경우는 cholestyramine이 도움이 될 수 있고, 불가역적인 설사인 경우는 피하로 octreotide를 주는 것이 도움이 될 수 있다. 탈수로 인해 수액 공급이 필요할 때는 환자의 예후를 고려하여 선택하게 된다.

라. 우울

후천성면역결핍증 환자는 진단과 더불어 정도의 차이는 있지만 대부분 우울 증세를 가지고 있다. 이들 환자에서 정상적인 우울반응과 비정상적인 우울반응(반응성 우울증, 주요 우울증, 기질성 뇌 증후군)을 구별하기는 쉽지 않다. 정상적인 우울반응은 진단과 더불어 발생하며, 1~2주간 지속되다가 자연적으로 없어진다. 굳이 정신과적 자문이나 약물 치료없이 옆에서 지속적으로 지지만 해주면 된다. 반응성 우울증은 적응장애의 일종으로 정상적인 우울증과 그 심한 정도나 기간에서 차이가 있다. 기능적인 면 뿐만 아니라 다른 사람과의 관계에서도 매일매일 차이를 보이므로 정신과적인 자문 뿐만 아니라 필요에 따라서는 항우울제를 복용하는 것이 좋다. 주요 우울증은 자살의 위험이 있기 때문에 가능하면 입원해서 정신과적인 치료를 적극적으로 받도록 한다. 기질성 뇌 증후군은 뇌의 병변에 의해서 생기는 우울증으로서 정신과적인 치료 뿐만 아니라 원인 질환 치료를 하여야한다.

(2) 정신적인 증상

환자와 가족들에게 있어서 정신적인 증상 및 문제는 무수히 많이 있다. 그러나 많은 경우 불안이나 우울로서만 평가를 하는데 사실은 다양한 정신적인 반응과 신체적인 증상으로 나타난다. 치료는 적극적인 지지, 자문, 그리고 정확한 정보 제공이다. 또한 적극적으로 봉사자들을 이용하여 환자의 감정과 사회적 지지를 도모할 뿐만 아니라 환자가 어린 학생일 경우는 개별 교육을 시켜 사회나 학교로부터 소외되지 않도록 노력하여야한다. 실제로는 동료 환자들이 환자들을 돌보는 데 많은 도움이 된다. 심한 불안이나 우울이 동반된 경우는 정신과 의사에게 의뢰하여 정신과적인 평가를 통한 치료가 필요하기도 하다. 이들은 심한 우울과 더불어 병에 대한 잘못된 생각을 가지고 있어 자살에 대한 생각을 많이 하게 된다. 가능하면 현실적인 사고를 갖도록 주위에서 지지하고 도와주는 것이 필요하다. 미국의 한 보고에 의하면 후천성면역결핍증 환자가 아닌 우울증 환자에 비해 자살 위험도가 36배나 높게 나왔다.

(3) 사회적인 문제

후천성면역결핍증 환자들은 직업을 갖기가 어렵

고, 가족들로부터 외면 당해 혼자서 생활하는 경우가 많다. 그러나 말기 상태에서는 뇌 병변 이상으로 인한 치매 증상이 자주 보여 사회적인 돌봄과 보호가 각별히 필요하다. 일반적인 호스피스에서는 치료 과정 중 가족들이 적극적으로 동참하지만 후천성면역결핍증 환자의 경우에는 차이가 있다. 우리나라처럼 동성애가 인정되지 않고 이 질환에 대한 사회적 시각이 차가운 경우에는 가족들의 입장이 더욱더 난처할 것이다. 그러므로 사회적인 이해와 함께 가족들의 고통을 이해하고 지지해줄 수 있는 여건이 하루빨리 조성되어야한다.

(4) 영적인 문제

다른 사람들의 임종과정과 비슷하게 이 질환으로 죽어가는 환자들은 여러 가지 영적인 문제들을 가지고 있다. 그 문제들은 환자의 사회적 문화적 상황에 따라 영향을 받을 수 있다. 그러므로 그 환자의 상황에 맞는 적당한 사람을 통해 적절한 상담을 받을 필요가 있다.

3) 예후

후천성면역결핍증 진단 후 환자의 생존기간을 보면 1년 내 사망이 약 50%를 차지하고, 2년 내 사망은 약 25% 정도, 3~4년 내 사망은 약 5%를 차지하며, 나머지는 5년 이상 생존한다. 개인별 환자의 예후를 결정하는 것은 일반적으로 어렵지만 환자를 치료하는데 중요한 요인이 된다. 표 1은 후천성면역결핍증 환자에서 생존기간에 영향을 주는 인자들이다. 이들 인자들 중 하나도 없는 경우는 생존기간이 약 11.6개월인 반면 1가지를 가진 경우는 약 5.1개월, 2가지 이상을 가진 경우는 약 2.1개월로 나왔다.

표 1. 생존기간에 영향을 주는 인자

1. 심한 설사나 혈중 알부민 수치가 2.0g/dL 이하
2. 신경학적 결함
3. 동맥혈 산소포화도 50mmHg 이하
4. 헤마토크릿 30% 미만
5. 림프구 수 150/μL 미만
6. 백혈구 수 2,500/μL 미만
7. 혈소판 수 140,000/μL 미만

3. 치료

1) 치료 원칙

많은 다른 임상적, 윤리적 문제들이 병이 진행됨에 따라 나타난다. 즉 환자의 전신상태가 악화됨에 따라 환자의 호스피스 치료 시점을 결정하게 되고, 힘든 검사는 피하며, 약물 치료로 인한 부작용이 생기면 약물도 중단하게 된다. 여러 가지 동반된 문제들은 겸손하고 친절한 자세로 열린 대화를 하면 환자의 의지와 바람을 쉽게 포착하여 치료의 적정선을 찾을 수 있다. 호스피스 치료에서 치료의 결정은 환자가 하는 것이다.

2) 치료 결정

(1) 감염 치료

초기 때 생기는 감염은 물론 적극적으로 치료해야하지만 말기 상태로 진행됨에 따라 적극적으로 감염을 치료해야할 지에 대한 의문이 생기게 된다. 의료진의 입장에서는 물론 적극적으로 치료하는 것이 맞지만 환자의 입장에서는 그렇지 않을 수 있다. 그러므로 환자의 바람과 의지, 치료의 부작용, 환자

의 전신상태를 세심하게 고려하여 치료를 결정하는 것이 좋을 것이다.

(2) 영양 공급

병이 진행됨에 따라 만성적인 심한 설사를 경험하게 된다. 그래서 필요에 따라서는 정맥을 통한 수액공급이 필요하기도 하다. 항상 수액공급이 도움이 되는 것은 아니므로 다른 질환의 환자와 비슷한 상황이더라도 한번쯤 환자의 바람과 전신상태, 수액공급의 장단점을 고려하여 시행하는 것이 바람직하다.

(3) 스테로이드 사용

후천성면역결핍증 환자에서 스테로이드 사용은 임상증상을 호전시키는 데 중요하다. 즉 신경병적 통증, 두통, 호흡곤란, 오심, 식욕부진, 무기력감, 열, 땀 등에 효과적이며, 많은 환자들은 삶의 질에도 많은 호전이 있음을 느낀다. 그러나 스테로이드를 사용함으로써 인체 면역계가 약해져 감염이 될 가능성이 높을 것으로 생각하여 많은 의사들은 꺼려할 수 있다. 말기 상태에서 스테로이드를 사용한다고 환자의 면역계가 더 나빠진다는 증거는 거의 없다. 그러므로 스테로이드 사용에 주저할 필요는 없을 것이다.

(4) 항레트로바이러스 치료 중단

항바이러스 약물의 작용은 사람면역결핍바이러스 감염의 속도를 느리게 하고, 후천성면역결핍증 발생을 연기시키며, 삶의 질을 호전시킨다. 초기 단계의 환자에서 사용하게 되면 면역계를 증강시키고, 감염의 기회를 감소시켜 환자에게 많은 도움이 된다. 그러나 말기 상태로 갈수록 병이 진행됨에 따라 환자에게서 약물의 이점보다는 부작용이 많이 생기게 되어 약물 중단을 고려해야 된다. 물론 약물 중단은 환자 병의 상태와 예후, 부작용 등을 고려하여 세심하게 결정해야 한다.

(5) 예방적 화학요법 중단

다양한 감염의 예방적 차원에서 자주 많은 약물을 복용하게 된다. 그에 따라 약물 부작용도 많이 생긴다. 초기 상태에서는 이들 약물을 예방적으로 사용하는 것이 바람직하지만 말기 상태가 되면 약물에 따라 부작용 등을 고려하여 예방적으로 사용할지를 결정하여야 한다. 즉 대체로 부작용이 적은 약물은 장기간 사용하는 것이 좋지만 부작용이 심각한 것은 중단하는 것이 바람직하다.

4. 죽음과 임종

후천성면역결핍증은 진단과 더불어 환자들은 죽음에 대하여 생각하게 된다. 그리고 다음 4가지 사실로 인해 스트레스를 받는다. 첫째는 감염 자체는 면역계를 떨어뜨릴 뿐 임상 증상은 없다는 사실이다. 둘째는 대부분의 합병증은 예방이나 치료가 가능하다는 사실이다. 셋째는 대부분의 환자들은 대부분의 시간을 잘 지낼 수 있다는 사실이다. 넷째는 후천성 면역 결핍증으로는 죽을 수 없지만 다른 합병증으로는 죽을 수 있다는 사실이다. 환자에 따라 4가지 임상시기를 거치지만 환자에 따라서 나타나는 반응은 각각 다르고 앞서 말한 4가지 사실로 인해 예기적인 불안과 우울에 휩싸이며 임종 과정을 밟게 된다.

말기로 갈수록 환자에 대한 치료 목적은 생존 기간의 연장보다는 삶의 질에 관심을 두고 있다. 통증을 포함한 육체적 증상은 적당한 약물을 통해 적극적으로 조절하여 환자가 임종하는 순간까지 그것으로부터 해방되어야 한다. 죽음에 대한 두려움이나 불안이 점점 더 심해질 것이다. 이때는 동정심과 지속적인 지지를 통해서 환자의 마음이 편해지도록 노력해야 한다. 특히 가족과 동료의 힘이 중요하다. 그리고 얼마나 많은 사람들이 환자와 가족들을 위해 도와주고 노력하느냐에 따라 환자와 가족들이 사회로부터 느끼는 것이 다르다. 임종 환자들은 대부분 가족이 지켜보는 앞에서 집에서 마지막 순간을 보내기를 바란다. 후천성면역결핍증 환자도 예외는 아닐 것이다. 그러나 그런 여건이 안돼서 많은 경우 병원에서 임종한다. 샌프란시스코처럼 주위에서 이들 환자를 도우려는 사람들이 많은 경우는 90% 이상의 환자가 가정에서 임종을 맞이한다.

5. 결론

후천성면역결핍증 환자들 중에는 안락사를 요구하거나 스스로 목숨을 끊는 사람이 많다. 어차피 죽을 목숨이라는 측면에서 안락사가 좋을 것이라는 생각을 하는 사람들이나 의료진도 있다. 그러나 이들 환자에게 적극적인 호스피스 치료를 한다면 안락사나 자살의 위험도를 많이 줄일 수 있다. 안락사는 죽음에 초점을 맞춘 반면 호스피스는 삶에 초점을 맞춘 치료로 비록 비슷하게 보일지 모르지만 그 내면에는 정반대의 생각과 행동, 이론이 남아 있다. 후천성 면역 결핍증 환자에 대한 완화의료나 호스피스 치료는 그 어떤 치료보다 중요하며, 환자들이 남은 삶을 편안하게 보낼 수 있는 좋은 대안이기도 하다. 그리고 환자나 가족들에게 가족애를 전달해 주고, 사회에 대한 격리가 아닌 한 인간으로서 인정받고 있다는 사실을 심어준다.

참고문헌

1. Woodruff R. Palliative care for patients with AIDS. In: Palliative Medicine. 2nd ed. p 395－407, Asperula Pty Ltd, Melbourne, 1996
2. The World Health Organization Report. Estimated cases of adult HIV infection and AIDS. January 1, 2001
3. Duckett M, Orkin AJ. AIDS－related migration and travel poliscies and restrictions: a gloval survey. AIDS 3: S231－S252, 1989
4. Rothenberg R, Woelfel M, Stoneburner R, Milberg J, Parker R, Truman B. Survival with the acquired immunodeficiency syndrome. N Engl J Med 317; 1297－302, 1987
5. Justice AC, Feinstein AR, Wells CK. A new prognostic staging system for the acquired immunodeficiency syndrome. N Engl J Med 320; 1388－93, 1989
6. Welsby PD, Richardson A, Brettle RP. AIDS: aspects in adults. In: Doyle D, Hanks GWC, MacDonald Neil. Oxford Textbook of Palliative Medicine. 2nd ed. p 1121－1148, Oxford University Press, Oxford, New York, Tokyo, 1998
7. Kubler－Ross E. On Death and Dying. London: Tavistock, 1970
8. Martin JP. The AIDS home care and hospice programme. Am J Hosp Care 3; 35－7, 1986

INDEX

ㄱ

ㄴ

ㄷ

ㄹ

ㅁ

ㅂ

ㅅ

ㅇ

ㅈ

ㅊ

ㅋ

ㅌ

ㅍ

ㅎ

A－C

D−G

H−K

L−O

P−R

S−T

U–Z